古代名家经方医案类解

陈永灿　马凤岐　白　钰　主编

上海科学技术出版社

内 容 提 要

　　本书对清末(1911年)以前的医家著述或医案作品等古代文献进行广泛收集,筛选出其中以经方为主要治疗方药的名家医案进行整理,收录经方医案2 000余则,按照经方在通行版本《伤寒论》和《金匮要略》中出现的顺序,进行分类编排,同一首经方的医案按照医家生活年代先后顺序收录,并以经方为核心,从病机治法、灵活用药和作者临证体会等方面对其进行评析。本书以古代名家医案为横轴,以经方应用为切入点,既能体现不同时期医家运用同一经方的特色,又能展示经方自仲景以来的发展变化应用过程。本书医案资料翔实,经方分类明确,注解评述中肯,切合临床实用。

　　本书可供中医临床工作者、中医院校师生及中医爱好者参考阅读。

图书在版编目(CIP)数据

古代名家经方医案类解 / 陈永灿,马凤岐,白钰主编. -- 上海 : 上海科学技术出版社,2024. 6. -- ISBN 978-7-5478-6662-7

Ⅰ. R289.2;R249.1

中国国家版本馆CIP数据核字第2024J10S48号

古代名家经方医案类解

陈永灿　马凤岐　白　钰　主编

上海世纪出版(集团)有限公司
上海科学技术出版社　出版、发行
(上海市闵行区号景路159弄A座9F-10F)
邮政编码 201101　www.sstp.cn
上海雅昌艺术印刷有限公司印刷
开本 787×1092　1/16　印张 35.5
字数 650千字
2024年7月第1版　2024年7月第1次印刷
ISBN 978-7-5478-6662-7/R·3031
定价:128.00元

编 委 会 名 单

陈永灿全国名老中医药专家传承工作室
浙江省陈永灿名老中医专家传承工作室　　**策划**

主　编	陈永灿　马凤岐　白　钰
副主编	王恒苍　杨益萍　范天田
编　撰	陈永灿　马凤岐　白　钰　王恒苍
	杨益萍　范天田　任　莉　许　琳
	吴黎艳　吴　培　陈金旭　林雨琪
	林海燕　黄　瑶　严　航　虞晗群
	李秀月　傅海斌　徐欣欣

经方是中医临床的源头活水

（代前言）

　　中医之生命在于临床，临床之重点不外乎疗效，方剂作为中医临床不可或缺的治疗手段，在临床疗效的发挥中扮演着十分重要的角色。经方，即《伤寒论》《金匮要略》中所载之方，自张仲景之后被历代医家奉为圭臬，传承至今，仍熠熠生辉。我们对古代中医名家运用经方的2 000余则医案作了整理归类，发现他们对于经方的运用可谓得心应手，涉及临床各科，而经方作为历经千年并验之有效的经典方剂，也成为中医临床的源头活水，使中医学在漫漫的历史长河中经久不衰，历久弥坚。

一、群方之祖

　　经方作为群方之祖，用药十分精简，配伍极为严谨，根据中药各自的四气五味、升降浮沉、归经、用量等元素，进行配伍融合。药味上，或加减有法，一药变化而成新方；或药量严格，而现"同药异方"之象。配伍上，或相互辅佐，药专力宏；或相反相成，协调统一。

　　1. 加减有法　经方中通过变化一味药而成新方的例子比比皆是。例如，桂枝汤就可以演化出许多方剂，加大黄变为治疗"大实痛"的桂枝加大黄汤，加附子则成为治疗"漏不止……恶风，小便难，四肢微急，难以屈伸"的桂枝加附子汤；小青龙汤加石膏则成为治疗肺胀的小青龙加石膏汤；麻黄细辛附子汤与麻黄附子甘草汤，两方亦仅有一味药之别；还有苓桂术甘汤、茯苓桂枝甘草大枣汤和茯苓桂枝五味甘草汤等方剂，栀子豉汤及其类方，白虎汤及其类方，半夏泻心汤及其类方等。这种方药加减的严谨性，在经方中普遍出现。变化一药而成新方，反映了方剂功效与其针对病机的紧密联系，体现了经方在病机诊断要求上的严谨性。

　　2. 同药异方　"同药异方"是指两首方剂的药物组成相同，但是剂量不同。最为典型的是《伤寒论》的小承气汤与《金匮要略》的厚朴三物汤，两方均由大黄、厚朴、枳实组成，但因药物剂量的比例不同，功效以及所针对的病机与证候亦有差别。这种现象单在《伤寒论》中就有不少。例如，桂枝汤与桂枝加芍药汤、桂枝加桂汤，桂枝麻黄各半汤与桂枝二麻黄一汤,半夏泻心汤与甘草泻心汤等。除此之外,在剂型上变化的"同药异方"也有体现,剂型的不同亦使全方药物剂量有所改变,如抵当汤与抵当丸,二者除大黄用量相同外,水蛭、虻虫和桃仁的用量均有差别。经方对于剂量要求的严格,再次反映其对于病机诊断要求的严谨性。

3. **药专力宏**　此为经方的一大特点,对于病机相对单一的疾病,用药专一,效力宏大。例如,白虎汤原为伤寒阳明经热证的主方,后为治疗温病气分热盛的代表方。方中石膏辛甘大寒,入肺胃二经,功善清解,透热出表,以除阳明气分之热,故重用为君药;知母苦寒质润,助石膏清肺胃热;佐以粳米、炙甘草益胃生津。四逆汤是治疗少阴寒化证的主方,亦是扶阳第一要方。方中附子大辛大热,温发阳气,祛散寒邪,为主药;辅以干姜温中散寒,协助附子回阳;佐以甘草温养阳气,并缓和姜附之过于燥烈。扶阳派名家郑钦安言其"专主回阳以祛阴……凡世之一切阳虚阴盛为病者,皆可服也"。

4. **相反相成**　经方在配伍上还十分注重药物之间的相互作用,经常将看似"相反"的药物进行搭配,以获得"相成"之功。例如桂枝汤,清代医家柯琴赞本方为"仲景群方之魁,乃滋阴和阳,调和营卫,解肌发表之总方也"。《医宗金鉴》谓"此方为仲景群方之冠"。桂枝汤中,桂枝温卫阳、通经络,解肌祛邪于外;芍药敛营阴、固腠理,缓中和里于内。两药剂量相同,看功效似彼此对立,但一阳一阴,一动一静,一开一合,一散一敛,互相配合,药虽"相反"而实能"相成"。犹如太极图阴阳鱼之关系,看似相互对立,但又因对方存在而发挥自身作用,达到协调统一。又如小青龙汤,方中以温性之干姜、细辛、半夏燥湿化痰,温肺化饮,祛除内寒。因方中辛散温燥之品较多,容易耗散正气,伤及阴津,故少佐芍药、五味子等酸寒之品,收敛肺气,制约温燥之药,以达相反相成之功。

二、经久不衰

通过对古代名家运用经方医案的整理,我们可以看出,名家熟稔经方是不言而喻的,他们不仅精通经方的组方原理,更是身体力行,在临床上予以广泛运用,并积累了丰富的经验。

以苓桂术甘汤为例,该方重用茯苓为君,甘淡益脾利水。白术苦温,健脾燥湿以杜生痰之源;桂枝辛甘,温阳化气以消水饮,两药共为辅佐。佐以甘草,益气和中,调和诸药。四药相伍,温阳化饮,健脾利水,温而不热,利而不峻,是温化痰饮的和剂。古代名家对其多有运用,如陈念祖用其治疗哮喘,《南雅堂医案》载"诊得虚脉细无力,气促而喘,呼气短不能接济,是为虚候,师长沙法,拟用苓桂术甘汤治之。白茯苓四钱,白术二钱,川桂枝二钱，炙甘草一钱五分"；叶天士用其治疗脘痞，《临证指南医案》载"林，五二。中年清阳日薄，忽然脘中痞闷，乃清阳不自转旋，酒肉湿浊之气，得以凝聚矣。过饮溏泻，湿伤脾胃，胃阳微，仲景法，以轻剂宣通其阳。若投破气开降，最伤阳气，有格拒之害。苓桂术甘汤"；林珮琴用其治疗胸痹，《类证治裁》载"赵。脉缓胸痹，阳气不舒。用苓桂术甘汤加砂仁壳，数服效"；薛雪用其治虚劳，《扫叶庄一瓢老人医案》载"脉濡食少，腹鸣烦倦无力，此属劳伤阳气，当与甘温补其营卫。苓桂术甘汤中加入姜、枣"；张士骧用其治痰饮，《雪雅堂医案》载"何议臣。脉弦软，咳逆痰多，眩悸虚痞，痰饮盘踞中道，阻抑清阳之气。仲景云：饮家而咳，当治饮，不当治咳。又云当以温药和之，遵其意以消息之。茯苓四钱，桂枝三钱，白术二钱，炙草一钱，半夏二钱，生姜二钱。又劳伤阳气，胸中虚痞，地气冒明，清阳不运，欲期离照当空，须进辛甘之旨。茯苓三钱，桂枝二钱，白术二钱，炙草一钱"；沈又彭用其治腹胀，《沈俞医案合钞》载"詹，三十二。疟愈，脘下胀闷，既而失血盈碗，是营血既受伤。据云服地黄病剧，非滞腻沉阴之药可调。议以转运脾阳。茯苓，甘草，桂枝，南枣，蜜煮热老姜。复诊：桂苓术甘汤"。

从以上医案可以看出，古代医家在运用苓桂术甘汤时，不论病证如何，大多着眼于阳气不足，而非痰饮水湿。医案中常有"清阳日薄""阳气不舒""劳伤阳气""阻抑清阳之气""清阳不运"等字眼，此点或可作为苓桂术甘汤临床用方的辨证要点，提示我们不要只关注痰饮水湿之表象，而应看透阳气不足、运化乏力之本质，这也为现代临床正确运用苓桂术甘汤提供了用方思路，有一定的借鉴意义。

三、功泽百科

临床疾病，科类众多，复杂易变，治疗时难免会有束手无策之感。经方配伍有理有法，疗效久经考验，运用不论何科，注重辨证论治，可以为临床诊疗开阔思路，启发灵感。同一首经方可以应用在不同系统的疾病，而同一系统的疾病也可以应用不同的经方，法随证出，方依法变，圆机活法，功泽百科。

1. 异病同治案　五苓散为治疗太阳蓄水证的代表方，方中以泽泻为君，利水渗湿；臣以茯苓、猪苓，助君药利水渗湿；佐以白术健脾化湿，桂枝温阳化气。古代医家中有用五苓散治疗蓄水证的，如清代陈念祖的《南雅堂医案》中记载："太阳表邪不去，入于膀胱之腑，口渴，烦躁，不得眠，脉浮，小便不利，水入即吐。此乃蓄水之症，宜用五苓散法。桂枝八分，白茯苓二钱，猪苓二钱，泽泻三钱，白术二钱。水同煎服。"许多医家则将其运用到临床各科，内科如治疗伤风泄泻，《续名医类案》记载张三锡治"一人泻而左脉浮急，自汗鼻塞，乃伤风作泻也"，故"与五苓散加防风、白芷、升麻、葛根、姜、葱煎服"；治疗疟疾，薛雪《扫叶庄一瓢老人医案》中记载"今年患疟最多，皆因大地湿邪，湿伤阳气不旋，肛坠痔血，小便不利，宜旋转太阳之气。五苓散"；治疗淋证，叶天士《临证指南医案》中记载"某。遗由精窍，淋在溺窍，异出同门，最宜分别，久遗不摄，是精关不摄为虚，但点滴茎中痛痒，久腹坚满，此属淋闭，乃隧道不通，未可便认为虚，况夏令足趾湿腐，其下焦先蕴湿热，热阻气不流行，将膀胱撑满，故令胀坚，议理足太阳经。五苓散"。

此外，还有医家用五苓散治疗妇科和儿科疾病。邵兰荪用五苓散来治痛经，《邵氏医案》中记载"血虚气滞，每癸来腹痛作泻，脉细涩心悸，宜五苓散主治"；薛己用五苓散来治疗交肠病，《校注妇人良方·妇人遗尿失禁方论第四》载"一妇人病愈后，小便出屎。此阴阳失于传送，名大小肠交也。先用五苓散二剂而愈，又用补中益气而安"。薛铠用五苓散来治疗伤食作泻，《保婴撮要》载"一小儿伤食，作泻腹胀，四肢浮肿，小便不利，先用五苓散加木香，旬余诸症渐退；又用五味异功散为主，佐以加减肾气丸，又旬日，二便调和，饮食渐进，浮肿旋消；乃以异功散调理而愈"；曾世荣用五苓散来治疗惊风，《续名医类案》载"衡州同知官胡省斋，因其子惊风，曾治之愈。问曰：五苓散何以愈斯疾乎？曰：此剂内用茯苓，可以安此心之神，用泽泻导小便，小肠利而心气通，木得桂而枯，是能抑肝之气，而风自止，所以多主惊风。施之他症，亦皆有说。胡深然之。此其善用五苓散者欤"。

五苓散在现代临床各科中亦应用广泛，尤在循环系统、泌尿系统、消化系统、神经系统、代谢系统等疾病较多，以及风湿免疫科、外科、妇产科、小儿科、皮肤科等疾病，如肝内胆汁淤积症、肝纤维化、肝硬化腹水、病毒性肝炎、特发性水肿、高脂血症、糖尿病、痛风性关节炎、各类术后尿潴留、慢性尿路感染、慢性肾小球肾炎、高血压、慢性心力衰竭、顽固性头痛、湿疹、丘疹性荨麻疹、腹痛、腹泻、黄斑水肿等疾病。

2. 同病异治案 同一系统的疾病，以胃脘痛而言，也可以用不同的经方来治疗。如虞恒德用桃仁承气汤治胃脘痛，《名医类案》载其"治一男子，年三十五，胃脘作痛久矣，人形黄瘦，食少，胸中常若食饱。求治，与加味枳术丸，不效，而日渐大痛，叫号声彻四邻，自分死矣。与桃仁承气汤作大剂与之，连二服，大下瘀血四五碗许，困倦不能言者三日，教以少食稀粥，渐次将理而安"；孙文垣用小建中汤生姜易香附治愈胃脘痛，其所著《孙文垣医案》载"张一尹近川翁。始以内伤外感，过服发散消导之剂，致胃脘当心而痛，六脉皆弦而弱，此法当补而敛之也。白芍药（酒炒）五钱，炙甘草三钱，桂枝一钱半，香附一钱，大枣三枚，饴糖一合，煎服一帖而瘳"；张三锡则用理中汤治中气虚而火郁胃脘痛，其医案被收录在《续名医类案》中，"一妪胃痛久，诸药不应。六脉微小，按之痛稍定，知中气虚而火郁为患也。投理中汤，一服随愈"；钱艺用桂枝汤加减治胃脘痛喜按脉微，其所著《慎五堂治验录》中如此记载："周，左。脘痛喜按，脉微，治以桂枝汤加味。白芍，甘草，当归身，香附，肉桂，大枣，金铃子，茯苓。痛止，加西黄芪、潞党参。"可见，胃脘痛一病，不论瘀血内结，还是中气虚寒，抑或营卫不和，均有相应的经方予以治疗，体现了经方圆机活法的普遍性。

四、引领未来

中医之传承在于赓续传统，中医之发展在于引领未来。经方作为中医治疗十分重要的部分，也承担着继往开来的使命。一方面，在临床治疗疾病时能够继续发挥不可替代的作用；另一方面，对于今后中医药守正创新、发展壮大，也有着深远的意义。

临床方面，当今社会，疾病谱正在随着社会的变革和进步而发生巨大的变化。中国疾病预防与控制中心、中国医学科学院北京协和医学院、美国华盛顿大学健康指标和评估研究所（IHME）等机构的学者，联合对中国的疾病负担进行了全面评估。研究表明，现代人的疾病谱发生了根本改变，临床上逐步以慢性疾病、心身疾病和精神疾病等非传染性疾病占主导地位，影响人群的健康状况，并且这种情况会持续很长的时间。此类疾病一般病因病机复杂，临床症状多样，治疗较为棘手，导致临床处方药味日趋繁多、配伍比较杂乱，不仅加重了患者的医疗负担，而且也令中药资源有浪费之虞。经方以其精简的药味、严谨的配伍、确切的疗效，在疾病的治疗上表现出独特的魅力，不仅对于临床各科常见病证的治疗能够游刃有余，而且在治疗病因多样、病机复杂、病程缠绵的疑难杂症时也会收到意想不到的效果。例如，笔者曾治一男子焦虑症，辨证为心肾阴亏、虚热内扰，治予栀子豉汤、百合地黄汤、甘麦大枣汤等经方组合，以养心血、滋肾阴、清虚热，取效颇为理想。可见，临床运用经方治疗疾病，一者可以帮助患者早日脱离疾病的痛苦，提高生活质量；二者对于减少医疗费用，践行绿色中药理念，以及促进中医药可持续发展也有着积极的意义。

产业方面，传统医药在国外有着巨大的市场需求。日本汉方药占据了全球较大的中药市场销售份额，而日本目前普遍应用的 210 个汉方药处方大多来自张仲景《伤寒杂病论》的经方，可见经方有着巨大的市场潜力。目前，国内已有部分经方被制成中成药，如大黄䗪虫丸、桂枝茯苓丸、鳖甲煎丸、小柴胡冲剂、小建中颗粒、小青龙合剂、葛根芩连片、肾气丸、乌梅丸、麻子仁丸等，这些均由经方原方组成，疗效确切，被广泛应用于临床各科。另外，尚有一些中成药是在经方基础上化裁而来，亦有着不错的疗效。为了推动包括经方在内的古代经典名方中药复方制剂的稳步发展，2018 年 4 月国家中医药管理局发布《古代经典名方目录（第一批）》，100 首经典名方中，经方有 28 首，占比超过四分之一，由此可见经方之重要性，经方的市场前景十分广阔。

科技研发创新方面，经方研究亦大有可为。其一，对经方整方的研究，可以揭示其治疗机制，拓展其应用范围。如鳖甲煎丸在临床常用于治疗肝硬化、肝癌等，有学者对其治疗肝癌的机制进行了研究，发现其可以通过降低肝癌组织血管内皮生长因子表达，抑制新生微血管生成，从而抑制肿瘤组织的生长和转移。又如下瘀血汤，《金匮要略》中用其治疗瘀血阻滞引起的产后腹痛、经水不利等，现代有学者通过实验研究发现，其对急性放射性肠炎亦有较好疗效，可以保护肠黏膜，减轻临床症状。其二，对经方组成中药的研究，有助于新药的开发。例如，2010年8月，美国耶鲁大学医学院等机构研究人员在美国《科学·转化医学》杂志公布报告，动物实验和初步临床试验显示，经方黄芩汤可减轻化疗对结肠癌和直肠癌患者造成的肠道损伤。之后，学者们对黄芩汤的主药黄芩进行了研究，结果表明，黄芩的主要成分黄芩苷可以诱导结直肠癌细胞周期阻滞、抑制转化生长因子 $-\beta$ 引起的上皮间质转化、抑制结直肠癌肿瘤干细胞的生长和转化，进而抑制结直肠癌细胞生长和迁移/侵袭，为将黄芩苷开发为新药来治疗结直肠癌提供了可靠依据。

中医药是中华民族的伟大瑰宝，经方作为其中的一枝奇葩，根基于过去，传承于现在，发展于未来，是中医临床取之不尽的源头活水。经方用药精简，变化一药则成一首新方，疗效经久不衰，传承千年不息，同药异量而有"同药异方"；配伍严谨，或药专力宏，或相反相成。古代名家大多熟稔经方，将其广泛运用于临床，涉及内、外、妇、儿等各科，并结合自身临证经验，拓展经方应用范围，开阔临证用方思路。经方还有着引领未来的使命。一方面，有助于临床疑难杂症的治疗，可以激发用药灵感，提供解决方案；另一方面，对于中医药守正创新发展有着积极的推进作用。相信随着时代的发展，经方的价值会愈发凸显。

陈永灿　马凤岐　白　钰

2024 年 1 月

编 写 说 明

一、经方,即张仲景著《伤寒论》和《金匮要略》中所载的方剂。

二、本书对清朝末年(1911年)以前中医名家的著述或医案作品等古代文献进行广泛收集,筛选出以经方为主要治疗方药的医案,并进行分类评析。书中收录经方医案2 000余则,涉及医家100多位,中医著作100种,适应证涵盖内科、外科、妇科、儿科、五官科、皮肤科等各科疾病数百种。

三、本书以经方为纲,医家为目,对医案进行分类编排。经方按照其方剂在《伤寒论》和《金匮要略》中出现的顺序进行排列(《伤寒论》和《金匮要略》两书参照人民卫生出版社2005年出版的版本),其中《伤寒论》所载经方在前,《金匮要略》所载经方在后;医家一般以姓名出现,并按照其生活年代的先后进行排序。

四、每首经方下的内容包括医案原文和评析两部分。医案原文后附该案出处著作;评析部分由编者撰写,内容包含经方的原文、方义,医家运用的整体概况、化裁施治、辨证要点等。

五、本书医案均采用现行的简化字。凡古书中的异体字、俗字等一般予以径改。个别有特定含义的繁体字不宜改为简化字者,如"癥"不宜改为"症",则保留原字。

六、本书对部分中药名称进行了规范,如"焦查炭"改为"焦楂炭"等。古医籍中的有些药物如犀角等现已禁用,临证运用时可以用其他药物替代。

七、古代医家的医案著述能流传至今,后世的整理者功不可没,在此谨向本书所引著作的有关整理者表示由衷的感谢。

编 者

2024 年 1 月

目　录

桂 枝 汤

许叔微

一人病发热恶寒,自汗,脉浮而微弱,三服桂枝汤而愈。此方在仲景一百十三方内独冠其首,今人全不用,惜哉!仲景云:太阳中风,阳浮而阴弱,阳浮者热自发,阴弱者汗自出,濇濇恶风,淅淅恶寒,翕翕发热,宜桂枝汤。此脉与证,仲景说得甚分晓,只是人看不透,所以不敢用。仲景云:假令寸口脉微,名曰阳不足,阴气上入阳中,则洒淅恶寒也;尺脉弱,名曰阴不足,阳气下陷入阴中,则发热也。此谓元受病而然也。又曰:阳微则恶寒,阴弱则发热。医妄汗之,使阳气微,大下之,令阴气弱。此谓医所病而然也。大抵阴不足,阳往从之,故内陷而发热;阳不足,阴往乘之,故阴上入阳中则恶寒。举此二端明白,何惮而不行桂枝哉?(《名医类案》)

李中梓

儒者吴君明,伤寒六日,谵狂笑语,头痛有汗,大便不通,小便自利,众议承气下之。余谓其脉浮而大,察腹不硬不痛。因思仲景云:伤寒不大便六七日,头疼有热,小便清,知不在里,仍在表也。方今仲冬严寒,宜用桂枝汤。众皆咋舌云:谵狂为阳盛,用桂枝必死。余曰:汗多神昏故妄语。虽不大便,腹无所苦,和其营卫,必自愈耳。用之及夜而笑语止,明日大便通。夫既谵语而能察为表症者,百不得一也。向使误行下剂,则立毙可知。(《里中医案》)

叶天士

某五二。复受寒邪,背寒,头痛,鼻塞。风寒伤卫。桂枝汤加杏仁。(《临证指南医案》)

某五三。寒伤卫阳,咳痰。川桂枝五分,杏仁三钱,苡仁三钱,炙草四分,生姜一钱,大枣二枚。(《临证指南医案》)

某三九。劳伤阳气,形寒咳嗽。桂枝汤加杏仁。(《临证指南医案》)

某四四。寒热咳嗽,当以辛温治之。桂枝汤去芍,加杏仁。(《临证指南医案》)

某五十。形寒,咳嗽,头痛,口渴。桂枝汤去芍,加杏仁、花粉。(《临证指南医案》)

王三一。脉沉细,形寒,咳。桂枝一钱,杏仁三钱,苡仁三钱,炙草五分,生姜一钱,大枣二枚。(《临证指南医案》)

吴三六。劳力神疲，遇风则咳。此乃卫阳受伤，宜和经脉之气，勿用逐瘀攻伤之药。当归桂枝汤合玉屏风散。(《临证指南医案》)

某。服三拗汤，音出喘缓，可见苦寒沉降之谬，素多呕逆下血，中焦必虚，而痰饮留伏显然，议治其饮。桂枝汤去甘草，加杏仁、茯苓、苡仁、糖炒石膏。(《临证指南医案》)

费二九。劳力气泄阳伤，胸脘痛发，得食自缓，已非质滞停蓄。然初病气伤，久泄不止，营络亦伤，古谓络虚则痛也，攻痰破气不去病，即伤胃，致纳食不甘，嗳噫欲呕，显见胃伤阳败，当以辛甘温方。人参，桂枝，茯苓，炙草，煨姜，南枣。(《临证指南医案》)

某女。形寒脘痛，得食甚，手按少缓，非有余客邪病，拟进和营卫法。归桂枝去芍，加茯苓。(《临证指南医案》)

顾五一。营虚胃痛，进以辛甘。营络胃阳兼虚。当归一钱半，甜桂枝一钱，茯苓三钱，炙草五分，煨姜一钱半，南枣肉二钱。(《临证指南医案》)

盛三六。胃痛喜得暖食，肠中泄气则安，数年痛必入络，治在血中之气。桂枝木，桃仁，韭白汁，归须，茯苓块。

又：阳微胃痛。当归，桂枝木，桃仁，炙甘草，煨姜，南枣。(《临证指南医案》)

沈二四。精气内损，是皆脏病，萸、地甘酸，未为背谬，缘清阳先伤于上，柔阴之药，反碍阳气之旋运，食减中痞，显然明白。病患食姜稍舒者，得辛以助阳之用也，至于黄芪、麦冬、枣仁，更蒙上焦，斯为背谬极，议辛甘理阳可效。桂枝汤去芍，加茯苓。(《临证指南医案》)

沈三十。左胁下痛，食入则安。营络虚寒。当归桂枝汤加肉桂。(《临证指南医案》)

某四十。脉弦，胁痛引及背部，食减，此属营损传劳。桂枝木四分，生白芍一钱半，炙草四分，归身一钱半，茯神三钱，生牡蛎三钱，煨姜一钱，南枣三钱。(《临证指南医案》)

汪。脉左小右虚，背微寒，肢微冷，痰多微呕，食减不甘。此胃阳已弱，卫气不得拥护，时作微寒微热之状，小便短赤，大便微溏，非实邪矣，当建立中气以维营卫。东垣云：骨为卫之本，营乃脾之源，偏热偏寒，犹非正治。人参，归身(米拌炒)，桂枝木，白芍(炒焦)，南枣。(《临证指南医案》)

陆。劳伤阳气，不肯复元。秋冬之交，余宗东垣甘温为法，原得小效，众楚交咻，柴葛枳朴是饵，二气散越，交纽失固，闪气疼痛，脘中痞结，皆清阳凋丧，无攻痛成法，唯以和补，使营卫之行，冀其少缓神苏而已。人参，当归，炒白芍，桂心，炙草，茯神。(《临证指南医案》)

邢四四。努力伤，身痛无力。归桂枝汤去姜，加五加皮。(《临证指南医案》)

吴氏。脉虚身热，腰髀皆痛，少腹有形攻触，脏阴奇脉交伤，不可作外感治。当归，炒白芍，桂枝，茯苓，炙草，煨姜，大枣。(《临证指南医案》)

王二十。脉右虚，左虚弦数，腹痛两月，胸痹咽阻，冷汗，周身刺痛，寒栗，此属内损，有经闭成劳之事。郁损营阴。桂枝汤加茯苓。(《临证指南医案》)

尤 怡

背脊为督脉所过之处，风冷乘之，脉不得通，则恶寒而痛。法宜通阳。鹿角霜，白芍，炙草,桂枝,归身,半夏,生姜,南枣。

诒[1]按:方中半夏无所取义。拟再加杜仲、狗脊以通阳。[《(评选)静香楼医案》]

薛 雪

用甘药呕缓,都因治嗽苦辛寒伤胃,冲脉亦阳明胃经管辖。此补胃以宁冲阳,实具至理。川桂枝,炙甘草,生黄芪,生白芍,南枣肉,生牡蛎。(《扫叶庄一瓢老人医案》)

脉沉迟,背寒色夺,久有劳倦,新年暴冷,再拟用桂枝加白术附子汤。(《扫叶庄一瓢老人医案》)

张路玉

张路玉治吴江郭邑侯公子,患柔痉。用桂枝汤及六味地黄汤,咸加蝎尾,服之而愈。(《续名医类案》)

徐仲光

一儿疹不易透,知为风寒所遏,用桂枝汤加葛根、麻黄、前胡升发之,又厚用被裹之,再以大剂防风汤,熏于床下而愈。此亦可用芫荽防风汤,浴头面手足,又芫蘸芫荽酒戛之(疹证以照顾咽喉为要务,麻黄、葛根、升麻等药,最宜慎用)。(《续名医类案》)

鲁 峰

桂枝汤,此予治一邻人杨公冬令伤风之方也。初伊外感风寒,头痛发热,鼻流清涕,服防风通圣丸未愈,请予诊视。见其发热而有汗,脉深而缓,知是伤风之症,遂用此汤,服一剂而热退,头痛清涕俱止,二剂而愈。桂枝汤方:桂枝二钱,白芍(微炒)二钱,甘草一钱五分,生姜二钱,大枣(去核)二枚。煎出热服。(《鲁峰医案》)

加味桂枝汤,此予治陶公小女瘟疫清解后蒸热之方也。初女外感瘟疫,医治服药病瘥,后神清脉静,二便通利,一无头疼口渴之症,惟不时发热,蒸蒸汗出不止,嗜卧懒动,延予诊视。知其为病后余邪客于募原之症,遂疏是方,服一帖热退汗少止,二帖而愈矣。加味桂枝汤方:桂枝一钱,白芍(微炒)二钱,知母(炒)一钱,黄芩(炒)一钱,薄荷五分,甘草八分。引加生姜一小片,大枣二枚,煎服。(《鲁峰医案》)

缪遵义

三疟后,寒热屡发,持重则心悸。宜和营卫。桂枝汤加当归,鳖甲,淮小麦,茯神。(《缪氏医案》)

三疟头痛心悸,病在厥阴。桂枝汤加石决明,当归,茯神,龙齿,淮小麦。(《缪氏医案》)

---

[1] 注:指柳宝诒。

吴　瑭

鞠通自医，丁巳六月十三日，时年四十岁。先暑后风，大汗如雨，恶寒不可解，先服桂枝汤一帖。为君之桂枝用二两，尽剂毫无效验。次日用桂枝八两，服半剂而愈。（《吴鞠通医案》）

五十八岁。癸酉二月初一日：太阳中风，尚未十分清解，兼之湿痹髀痛。桂枝四钱，厚朴二钱，蚕砂三钱，杏仁三钱，防己三钱，茯苓皮五钱，姜黄二钱，炙甘草钱半，广皮钱半。二帖。

初二日：行经络而和脾胃，则风痹自止。桂枝八钱，白芍四钱，炒半夏五钱，防己六钱，炙甘草三钱，生白术五钱，生姜五片，大枣二个。水八杯，煮三杯，分三次服，头一次啜稀粥，令微汗佳，二三次，不必食粥。

初五日：左脉沉紧，即于前方加：熟附子五钱。

初六日：脉洪大而数，经络痛虽解而未尽除，痹也；小便白而浊，湿也。桂枝三钱，泽泻三钱，黄柏炭一钱，通草三钱，杏仁五钱，滑石五钱，苡仁五钱，茯苓皮五钱，猪苓三钱。

初七日：昨服开肺与大肠痹法，湿滞已下，小便亦清，但大便与瘴中微有血迹，证从寒湿化热而来，未便即用柔药以清血分。今日且与宣行腑阳，右脉仍见数大，可加苦药。如明日血分未清，再清血分未迟。杏仁泥三钱，黄柏炭一钱，黄芩炭二钱，陈皮钱半，苡仁五钱，半夏三钱，滑石五钱，厚朴二钱，细苏梗一钱。头煎两杯，二煎一杯，分三次服。

初八日：舌苔仍有新白，衣被稍薄则畏寒，身热已退，阳虚湿气未尽无疑。桂枝三钱，苡仁五钱，白芍（炒）二钱，陈皮钱半，半夏五钱，生茅术二钱，杏仁三钱，厚朴二钱，全当归钱半。煎服均如前法。二帖。

初十日：诸证向安，惟营气与卫不和，寐不实，寐后自觉身凉，以调和营卫为主。桂枝三钱，苡仁五钱，大枣二个，白芍三钱，陈皮钱半，炙甘草二钱，半夏六钱，生姜三片，茯苓三钱。六帖。

十六日：营卫已和，即于前方内加：胶饴三钱，白芍二钱成五钱。七帖而安。（《吴鞠通医案》）

陈念祖

形寒咳嗽，脉沉细，是寒伤卫阳也，仿仲景法。桂枝八分，杏仁（去皮尖）三钱，薏苡仁三钱，炙甘草五分，生姜八分，大枣二枚，水同煎。（《南雅堂医案》）

太阳为寒水之经，主一身之表，头痛项强，发热恶寒，邪在表也。脉缓自汗，又为虚邪之症，宜用桂枝汤主之。桂枝木三钱，白芍药三钱，炙甘草二钱，生姜三钱，大枣四枚，水同煎服。（《南雅堂医案》）

伤寒身热目痛，鼻干不得眠，自汗口渴，症属阳明显然，但头痛恶寒如故，是太阳未罢之象，拟用桂枝汤。桂枝木三钱，白芍三钱，炙甘草二钱，生姜三片，大枣四枚，水同煎服。

《南雅堂医案》）

腹满时痛时止，病已属于太阴，宜主以苦泄之剂，使误下之邪得以升举，将由阴分而达于阳分，是为正治之法。芍药四钱，桂枝二钱，炙甘草一钱，生姜二钱，大枣三枚，水同煎服。（《南雅堂医案》）

头面四肢俱肿，胸痞满，郁热成黄，少阴受外邪所伤，病在于上，拟用桂枝汤加味治之。桂枝木三钱，白芍药三钱，黄芪三钱，炙甘草二钱，生姜三片，大枣三枚。水煎服，啜热粥取汗。（《南雅堂医案》）

腰间骤然作痛，病系外感，即经所谓太阳所至为腰痛是也，用加味桂枝汤。桂枝木三钱，白芍三钱，生姜三钱，炙甘草二钱，白术三钱，附子（泡）一钱，大枣四枚。水同煎服。（《南雅堂医案》）

脉虚，少腹有形攻触，身热，腰髀皆痛，脏阴被伤，不宜作外感治，议方列后。桂枝木八分，白茯苓三钱，当归身三钱，炒白芍二钱，煨姜五分，炙甘草八分，大枣三枚。（《南雅堂医案》）

方　略

南昌吴君式齐，患伤风咳嗽，恶寒发热，鼻流清涕，每日寅卯时，咳嗽更甚。屡食杏仁、海带清燥润肺之品，毫不见减，虽咳久痰中带血，然守不轻服药之戒。令叔学山先生迎余诊视。两寸脉浮，两关脉滑，两尺俱迟，咳嗽重浊，三五声方有痰出。余曰："此症初起属风邪伤卫，何至迁延两月？总由脾虚生痰，痰滞结胸，兼服一派清凉，阻遏肺气。肺旺寅卯而主皮毛，腠理密固，邪无出路，故发热恶寒而平旦咳甚；且饮食入胃，所生之血不俟传布周流，被咳掇出，昔贤所谓伤风不醒变成痨是也。症系感冒风寒，非传经热邪，故久居太阳而不传他经。因用桂枝汤去白芍，加苏梗、桔梗、防风、神曲、楂肉，热服三四剂，津津有汗，寒热俱解，唯咳嗽益勤。复诊寸脉仍浮，乃以苏桔二陈汤加白蔻仁，接服三四剂，咳嗽始不费力。初吐浓痰，继吐白痰，末吐清痰。调治月余，服至二十剂，总以前方为加减，乃得脉静咳宁。处膏粱之家，能任余忌荤禁生冷以收全功，何其快哉！"（《尚友堂医案》）

扬州江都祝晴湖先生三乃郎，于乙巳仲春病患发热咳嗽，服药旬余未效，延余诊治。左手脉浮，右手脉弱，系风伤卫症而兼寒滞有痰。投以桂枝汤去白芍，加苏梗、桔梗、防风、半夏、陈皮、神曲、楂肉二剂，汗出热解，唯咳嗽更甚。复诊知表邪已去，中寒宜温。用六君子汤加炮姜，服之而愈。丙午新春，又患发热咳嗽，复迎余诊。授以桂枝原方，汗出热退而咳嗽不减。察其唇红口渴，大便五日未解，知为热伤津液，浊气上干清道，以至咳嗽不宁。因用肉苁蓉、油当归、火麻仁、白蜜，服二剂而便通思食，但咳犹未止，仍然面赤唇红，口气粗莽。想是肺经郁久，蕴蓄为热，以泻白散加麦冬、梨汁服之而痊。同一伤风咳嗽，而虚寒肺热症治各异，有如此者。（《尚友堂医案》）

陈柘樵先生患伤风夹食，恶寒发热，腹痛气疼。医以补药投之，寒滞填于太阴，脐腹痛甚，腰屈不伸。诊其脉，人迎浮而气口大，余以桂枝汤合平胃散加山楂、神曲、木香生磨汁服、生姜煎服，汗出热解，腹痛亦除。（《尚友堂医案》）

蒋宝素

脉浮缓,汗自出,身热恶风,不欲去衣。风送寒来,寒随风入,风寒两伤,营卫俱病。桂枝汤加味主之。桂枝,炙甘草,赤芍药,赤茯苓,制半夏,陈橘皮,当归身,川芎,生姜,大枣。(《问斋医案》)

高巅之上,惟风可到。风从虚受,头为之旋,目为之眩。汉光武感风吐眩,可为风眩之据。桂枝汤加味主之。桂枝,人参,炙甘草,赤芍药,制半夏,明天麻,冬白术,生姜,大枣。(《问斋医案》)

《经》以卧出而风吹之,血凝于肤者为痹。遍身痛无定所,游走不一,乃风胜之行痹也。桂枝汤加味主之。桂枝,炙甘草,赤芍药,麻黄,制附子,当归身,川芎,生姜,大枣。(《问斋医案》)

沈又彭

周,三七。邪在阳为三疟,再为烦劳伤阳,寒起足趾,甚则肢节若堕,冷饮不适,阳伤大著,身痛转甚,议用温经一法。桂枝汤加白术、附子。(《沈俞医案合钞》)

张志聪

张隐庵治一少年,伤寒三四日,头痛发热,胸痛不可忍。病家曰:三日前因食面而致病。张曰:不然。面饭粮食,何日不食? 盖因外感风寒,以致内停饮食,非因食面而为头痛发热之也。故凡停食感寒,只宜解表,不可推食,如里气一松,外邪即陷入矣(为庸师说法)。且食停于内,在胸下胃脘间,按之而痛。今胸上痛不可按,此必误下而成结胸。病家云:昨延某师,告以食面,故用消食之药,以致胸中大痛。因诊其外症尚在,仍用桂枝汤加减,一服而愈。(《续名医类案》)

谢映庐

刘正魁。患疟症,先寒后热,发时胸旁气闭,喘咳不伸,热甚口渴,自午至酉大热,直至彻晓,微汗乃解,间日依然,屡治弗效。余以胸痹喘急之兼症,悟出《内经》肺疟之例,而取法治之。夫人身营卫,昼夜流行不息,今肺素有热,复感外风,则肺气窒痹,毛窍不舒,经络乃阻,故发为寒热。日晡金旺之时,故发热尤甚。胸膈之旁,乃肺位之道,淫气痹聚,则喘咳不伸。法当疏利肺气,使淫气尽达于表,则内可宣通,庶几其疟不治自愈耳。与紫菀、杏仁、知母、桔梗、半夏,加入桂枝汤中,除姜、枣,一剂而安,孰谓不循古而敢自用哉!(《得心集医案》)

吴 达

绪泰杭庄张葵卿兄,苏垣人也,壬午正月杪请诊。见其面白瘦弱之躯,前有痰喘之恙,今患头痛、发热，少汗，不欲饮水，且有腹痛泻痢之证。予用桂枝汤加豆卷、杏仁、苓、泽为君；加橘、半、砂仁、姜、枣为佐。一剂汗出热退，经邪尽解，而赤痢未除，少腹疼痛，里急后重，至圊不爽。改用苓、泽、苡仁、车前，重用桂枝、丹皮、焦楂、苁蓉，略佐羌、防、升麻、炙草。两剂而诸病失，翌日亲自来寓，调理而安。余于此症药进效速，爰有解焉。其人素有湿痰，咳呛气促，乃中阳不足，肺胃上逆之体，兹因春感外邪，发热头痛无汗，病邪在经，因内蕴湿邪，故不口渴，虽在春令，较春温之燥火内应者不同，故用桂枝汤加豆卷、杏、陈，仿仲景之法，治其经邪。惟中宫久有水气，今被外邪闭郁，冲突于下窍而痢作，故用苓、泽渗脾湿以清其源，暂用姜、砂以温脾阳；佐橘、半以降胃浊；炙草、大枣以和中。盖脾湿之体，不温中宫，外犯之经邪，不易解也。至已成之痢，缘内蕴湿邪，郁其木火而色赤，故易方用苓、泽、苡仁、车前以理脾湿；桂枝、丹皮疏其木火之郁陷；佐羌、防、升麻，逆挽其下陷，顺升其清阳；重用焦楂利腑气而消滞；加苁蓉以滑肠；炙草和协诸味以安中。其病自不难治矣。予于治痢之法，已愈多人，然症之寒热虚实，变现不一，果能悟其理而审症明确，投无不效也。（《吴东旸医案》）

钱　艺

周，左。脘痛喜按，脉微，治以桂枝汤加味。白芍，甘草，当归身，香附，肉桂，大枣，金铃子，茯苓。痛止，加西黄芪、潞党参。（《慎五堂治验录》）

张金母，西泥泾。吐泻后而起奔豚，乃肾寒上泛之故，治非桂枝法不可。桂枝三分，茯苓三钱，广郁金一钱半，木通五分，赤芍一钱半，楝实一钱半，制半夏一钱半，甘草四分，苏梗一钱半，旋覆花一钱半。（《慎五堂治验录》）

张士骧

柳。太阳伤风，眩晕，脉浮缓模糊，左尺少紧。桂枝三钱，防风三钱，杭芍三钱，细辛六分，炙草钱半，生姜二钱，黑枣三枚。（《雪雅堂医案》）

邵。感受风寒，畏风发冷，小便频数，用桂枝汤加附子、龙骨。（《雪雅堂医案》）

刘信翁。患感，寒热独发于午后，脉浮弦尺甚，颈强硬不能转侧，仍以太阳论治，进桂枝汤加羌活、细辛一剂而痊。（《雪雅堂医案》）

余听鸿

常熟大河镇道士王少堂，六月初偕妻回里，十四日起寒热，遍体红疹满布。周姓医进以辛凉解肌之方，服后病增，至十七，病更剧。其岳母邀余诊之。脉极细而微，重按至骨，微见数象，神识颇清，遍体干燥，身无点汗，舌绛无津，而又不渴，言语轻微，躁不能寐，红斑密布无空隙之处。余思此乃正虚邪陷之阴斑也。余曰：初十晚到家，逐日所作何事，试一一述之。曰：十一至十三做法事，十四日忏事毕，结帐后当夜即热。余曰：再去问之，初十有房事否？答言有之。初十日酷暑，坐船数十里，外风袭表，暑热逼蒸，至夜欲后，气脉皆虚,热邪即乘虚内伏。加之十一至十三,身为法官,终日厚衣,汗出不止,汗多则外阳已虚,津液亦涸,膝理空豁。又高叫救令,中气亦虚,热邪易入,故见寒热。又被寒凉之药遏其阳气,故内热虽甚,无阳气蒸动,无津液化汗出表。若再服寒凉,表阳愈虚,热陷更深,阴斑无疑矣。用仲景桂枝汤加干姜、人参,重用甘草,服后再饮以米汤。余思汗多则阳弱阴伤,以桂枝汤和其表,以干姜合桂枝护其中阳,假甘草之多甘,合米饮之谷气,甘淡以助其胃津,得干姜之热,蒸动其胃津以上升,又赖桂枝之力推之出表,若得汗出,则中阳动而表阳和,内伏之邪亦可由外表而发。待其烦躁狂叫,或奔走越垣,方为佳兆。切不可与以凉药,恐火郁不能外达也。如服此药后,仍然不变,则难治矣。服药后,明午果然神识渐狂,声高而起坐不安,渴已能饮。病家惊惶,饮以蔗浆一碗,依旧静卧,声微脉细。至二鼓,余至其家,问之。曰:今午渐狂,声高渴饮,不料服蔗汁后依然如故。余曰:正欲其阴症转阳,由里出表,阳回而烦,方为佳兆。又为寒凉所遏,事属周折。仍从原方加台参须服之。明午,又见烦躁能饮,以温水饮之,汗出脉起矣。再进以甘凉之品,生胃阴而泄热助汗,托之外出,汗透而神静安寐,脉亦转和缓,能思饮食。余曰:汗后肌润,脉和思食,正能胜邪,病有转机矣。阳回以养阴为要,进以生脉法,加甘凉咸寒之品,数剂而痊。然症似少阴,究非伤寒可比,此是外邪内伏,无阳气阴液化汗以达表。所以读伤寒者,知有是病,即有是方,两言尽之矣。(《余听鸿医案》)

袁 焯

三侄德谦生母安氏,今年六月初十日,陡患发热恶寒,手麻胸闷,身困,舌苔白腻,脉息沉缓。盖乘凉贪食西瓜过度,冷滞伤胃,而又感冒风寒也。初用藿香正气散煎服,无大效,手足俱麻,胸闷作痛,乃于原方加桂枝、丁香、当归各一钱五分,安睡一夜。明日午后,手复麻,胸闷作痛,暖气作恶,舌苔白腻,口不渴,脉沉小缓,手微凉,不发热。盖寒湿之气,与痰水阻遏中焦,胃中阳气受其压抑,不能运化如常;其手足麻者,中焦受病,则应于四末,脾胃主四肢也。病势殊重,前药尚不免嫌轻,易方以桂枝二钱,厚朴一钱,苍术二钱,吴茱萸六分,母丁香、半夏各一钱五分,木香一钱,茯苓三钱,当归二钱,加生姜,煎服。先服头煎,服后旋即呕出清水涎沫约有碗许,胸腹窜痛,上下不停,手仍麻,复以二煎与服,服后出汗矢气,而痛遂止,能安寐,于是诸病悉除,但不思饮食而已。乃以桂枝汤合平胃散,减轻其剂,接服两剂而痊。(《丛桂草堂医案》)

张聿青

王右。隔宿之事,尚能记忆,神不昏也。神既不昏,而终日酣眠,呼之不应,断无如此睡状也。面青,脉左大,舌无华。此中气无权,阳气尽从上冒,则肾阴不能上交,阳气浮而少阴病矣。《金匮》惟少阴有但欲寐之条,兹用桂枝汤以和阳,参介类潜伏。但阴不与阳交,阳不与阴接,再进一层,即是阴阳脱离之局,可忧者在此。桂枝七分,杭白芍(炙甘草三钱煎汁拌炒),煅龙齿三钱,左牡蛎七钱,制半夏二钱,老生姜二片,大枣二枚。

二诊：蒙昧稍清，面青较退，左脉稍敛，而仍神迷如睡，时带错语。阳气上冒未平，炼液成痰，神机愈蔽。拟潜阳之中，参开郁化痰，必得绩效，方能许治。桂枝（白芍一钱五分同炒）三分一钱五分，左牡蛎一两，郁金（磨冲）五分，香附（研）一钱五分，炒范志曲一钱五分，茯苓五钱，煅龙骨三钱，炒枳实一钱，橘红一钱，淮小麦七钱。

三诊：阳气稍潜，上则耳鸣大减，下则大便通行，坎离稍济，蒙昧略清，面色青晦稍退，舌稍华泽。惟中脘尚觉作痛，右关脉稍觉沉实。中虚宿垢未清，阴阳稍通，坎离仍未互抱。拟从阳引阴，从阴引阳，仍参磨滞之品，合于胃府以通为降之旨。人参须（另煎冲）四分，橘红一钱，郁金（磨冲）五分，炒范志曲一钱五分，枳实（磨冲）五分，生香附（研）一钱五分，牡蛎一两，茯苓三钱，制半夏二钱，煅龙骨三钱，孔圣枕中丹（先服）三钱。

四诊：蒙混迷睡大退，目光渐觉灵动，面色青晦亦渐转华。其为阳气上冒，不能下交于阴，致少阴之气不能上承，确然可见。中脘拒按已化，虽属积滞下行，未始非土中之木得泄而然也。惟遍身作痛，良由营血失于涵养，肝风入于筋络。再用参归桂枝汤出入，仍参介类潜阳。人参须（另煎冲）八分，川桂枝三分，橘络（红花汤拌炒）一钱，煅龙齿三钱，左秦艽一钱五分，白芍一钱五分，煅牡蛎八钱，桑寄生（炒）三钱，当归（炒）二钱，孔圣枕中丹（开水送下，先服）三钱。

五诊：蒙昧已退，胃亦略起。然言语间有错杂，心中懊烦。当属阳气撼扰，再参宁神。云茯神三钱，辰砂（包）三钱，白蒺藜（去刺炒）三钱，枣仁（炒打）二钱，制香附二钱，缩砂仁（研后入）七分，石决明四钱，龙骨（炒打）三钱，白芍（与桂枝三分同炒）一钱五分，人参须五分，龙眼肉四个，左牡蛎五钱。

六诊：神气渐得如常，胃亦渐醒，浮冒之阳既得下潜，所以大便不攻自下者屡矣。但遍体作痛，是血虚风行入络。宜养血和络，所谓治风先治血也。川桂枝四分，白芍（炙甘草三分煎汁拌炒）一钱五分，白蒺藜（去刺炒）三钱，人参须（另煎冲）七分，桑寄生（酒炒）三钱，川断肉三钱，炒秦艽一钱五分，橘红（红花汤炒）一钱，全当归（酒炒）三钱，桑枝（酒炒）七钱，丝瓜络（酒炒）二钱。

七诊：大便甚艰，究之不攻而能畅解，肝火得以下行，面色已转，神渐灵慧。惟腹中作痛，遍体酸疼。络中为风所阻，肝气亦未疏和。再养其体，勿疏其用。白归身三钱，炒杞子三钱，香附（醋炒）二钱，潼沙苑三钱，火麻仁二钱，金铃子一钱五分，整砂仁（后入）七分，杭白芍（酒炒）二钱，青皮（醋炒）一钱，桑寄生三钱。服二帖后去青皮、归身，加枣仁二钱、辰茯神三钱、煅龙齿四钱、夜交藤四钱。（《张聿青医案》）

邵兰荪

营虚胃痛，脉虚肢稍冷，癸水不调，宜当归桂枝汤加减。当归（小茴五分拌炒）三钱，生牡蛎四钱，川楝子三钱，乌药二钱，桂枝五分，茯苓四钱，草豆蔻一钱，玫瑰花五朵，炙甘草五分，延胡二钱，省头草三钱。三帖。（《邵兰荪医案》）

阮怀清

黄。肝脾郁悒，经脉不和，以致背胀腹痛，饮食不得如常，拟以当归桂枝汤合平胃散加味治之。西当归三钱，炒白芍钱半，川桂枝钱半，炙甘草八分，南京术钱半，广陈皮一钱，紫川朴八分，广郁金钱半，鹿角屑三钱，玫瑰花八朵，生姜三片，大枣三枚。（《阮氏医案》）

章。天癸来时，风湿袭伤经络，内致肚腹疼痛，外致左手肩髃酸痛不舒。治以宣通气血立法。当归全三钱，炙甘草八分，川紫朴一钱，桑寄生钱半，嫩桂枝钱半，制香附二钱，广山漆一钱，青防风一钱，酒贡芍钱半，延胡索二钱，威灵仙钱半，姜三片，枣三枚。（《阮氏医案》）

也是山人

凌，四二。嗔怒动肝木，厥伤营络，能食心痛，得嗳稍舒，拟辛甘理阳方。粗桂枝八分，制半夏一钱五分，炙草五分，归身一钱五分，高良姜一钱，茯苓三钱，生白芍一钱五分。（《也是山人医案》）

陈，廿三。营虚胃痛，议辛甘理阳。甜桂枝八分，炙草五分，煨姜五分，归须一钱五分，南枣三钱，茯苓三钱，生白芍一钱五分。（《也是山人医案》）

【评析】 桂枝汤在《伤寒论》和《金匮要略》中均有提及。《伤寒论》第 12 条云："太阳中风，阳浮而阴弱。阳浮者，热自发，阴弱者，汗自出。啬啬恶寒，淅淅恶风，翕翕发热，鼻鸣干呕者，桂枝汤主之。桂枝（去皮）三两，芍药三两，甘草（炙）二两，生姜（切）三两，大枣（擘）十二枚。上五味，㕮咀三味，以水七升，微火煮取三升，去滓，适寒温，服一升。服已，须臾啜热稀粥一升余，以助药力。温覆令一时许，遍身漐漐，微似有汗者益佳，不可令如水流漓，病必不除。若一服汗出病差，停后服，不必尽剂。若不汗，更服依前法。又不汗，后服小促其间，半日许，令三服尽。若病重者，一日一夜服，周时观之，服一剂尽，病证犹在者，更作服。若汗不出，乃服至二三剂。禁生冷、黏滑、肉面、五辛、酒酪、臭恶等物。"《伤寒论》第 13 条云："太阳病，头痛，发热，汗出，恶风，桂枝汤主之。"《伤寒论》第 15 条云："太阳病，下之后，其气上冲者，可与桂枝汤。方用前法。若不上冲者，不得与之。"《伤寒论》第 42 条云："太阳病，外证未解，脉浮弱者，当以汗解，宜桂枝汤。"《伤寒论》第 44 条云："太阳病，外证未解，不可下也，下之为逆，欲解外者，宜桂枝汤。"《伤寒论》第 45 条云："太阳病，先发汗不解，而复下之，脉浮者不愈。浮为在外，而反下之，故令不愈。今脉浮，故在外，当须解外则愈，宜桂枝汤。"《伤寒论》第 53 条云："病常自汗出者，此为荣气和，荣气和者，外不谐，以卫气不共荣气谐和故尔。以荣行脉中，卫行脉外。复发其汗，荣卫和则愈。宜桂枝汤。"《伤寒论》第 54 条云："病人脏无他病，时发热，自汗出，而不愈者，此卫气不和也。先其时发汗则愈，宜桂枝汤。"《伤寒论》第 57 条云："伤寒发汗已解，半日许复烦，脉浮数者，可更发汗，宜桂枝汤。"《伤寒论》第 95 条云："太阳病，发热汗出者，此为荣弱卫强，故使汗出，欲救邪风者,宜桂枝汤。"《伤寒论》第234条云:"阳明病,脉迟,汗出多,微恶寒者,表未解也,可发汗,宜桂枝汤。"《伤寒论》第276条云:"太阴病,脉浮者,可发汗,宜桂枝汤。"《伤寒论》第387条云:"吐利止,而身痛不休者,当消息和解其外,宜桂枝汤小和之。"《金匮要略·妇人妊娠病脉证并治第二十》云:"师曰:妇人得平脉,阴脉小弱,其人渴,不能食,无寒热,名妊娠,桂枝汤主之。"《金匮要略·妇人产后病脉证治第二十一》云:"产后风,续之数十日不解,头微痛,恶寒,时时有热,心下闷,干呕汗出。虽久,阳旦证续在耳,可与阳旦汤(即桂枝汤)。"

桂枝汤又名阳旦汤。方中桂枝为君,助卫阳,通经络,解肌发表;芍药为臣,益阴敛营;生姜辛温,既助桂枝辛散表邪,又能和胃止呕,大枣甘平,既能益气补中,又能益脾生津,二者共为佐药;炙甘草调和诸药。药虽五味,发中有补,散中有收,邪正兼顾,阴阳并调,共奏解肌发表、调和营卫之功。

运用桂枝汤有许叔微、李中梓、叶天士、尤怡、薛雪、张路玉、徐仲光、鲁峰、缪遵义、吴瑭、陈念祖、方略、蒋宝素、沈又彭、张志聪、谢映庐、吴达、钱艺、张士骧、余听鸿、袁焯、张聿青、邵兰荪、阮怀清、也是山人25位医家,相关著作20余部,相关医案60余则,涉及伤寒、感冒、咳嗽、胃脘痛、胁痛、腹痛、虚劳、痉病、疟疾、胸痹、奔豚、呕吐、痰饮、咳血等病症。

分析上述名家医案。鲁峰治"外感风寒"之感冒,运用桂枝汤原方;治瘟疫瘢后余邪客于募原,予桂枝汤加知母、黄芩、薄荷,增清热祛邪之功。方略治伤风感冒,兼脾虚痰阻者,常以桂枝汤去白芍加苏梗、桔梗、神曲、楂肉等,增健脾行滞之功。张士骧治伤风感冒兼眩晕者,予桂枝汤加防风、细辛,强祛风解表之力;治伤寒,常以桂枝汤主之,阳虚者加附子、龙骨,颈强者加羌活、细辛。吴瑭治暑温汗出者,常以桂枝汤主之。许叔微治太阳中风证,常以桂枝汤主之。李中梓治伤寒谵狂,予桂枝汤以和营卫。叶天士治咳嗽、痰饮等,常以桂枝汤加杏仁、薏苡仁等降气化痰之味;治胃脘痛、胁痛、咳血、腰痛等证属阳虚者,常以桂枝汤加当归化裁主之,以煨姜易生姜增强温里之效。陈念祖治伤寒,常以桂枝汤和营卫,调阴阳;治"少阴受外邪所伤"之水肿,以桂枝汤加一味黄芪主之;治腰痛,常以桂枝汤加味主之,如外感所致者加白术、附子,脏阴被伤所致者加茯苓、当归。蒋宝素治"风寒两伤,营卫俱病"之伤寒,常以桂枝汤加味主之;治风眩,以桂枝汤合半夏天麻白术汤加减以祛风止眩。张志聪治伤寒食滞,以桂枝汤加减主之,一服而愈。徐仲光治"风寒所遏"之疹证,常以桂枝汤加葛根、麻黄、前胡升发之。缪遵义治疟疾,予桂枝汤加味以和营卫。沈又彭治烦劳伤阳之身痛,予桂枝汤加白术、附子以温经。尤怡治背痛,予桂枝汤加鹿角霜、当归等温通之。余景和治阳虚阴斑,予仲景桂枝汤加干姜、人参,且重用甘草。阮怀清治"肝脾郁悒,经脉不和"之腹痛,以桂枝汤加当归合平胃散加味主之;治风湿伤络之腹痛,予当归桂枝汤加味以宣通气血。薛雪治呕吐,用桂枝汤化裁以甘味补胃缓呕;治劳倦感寒之虚劳,予桂枝加白术附子汤主之。邵兰荪治营虚胃痛,予当归桂枝汤加减主之。钱艺治阳虚脘痛,桂枝汤加当归、香附、金铃子(川楝子)等,增强温阳止痛之功;治肾寒上泛之奔豚,予桂枝汤法主之。也是山人治肝郁营伤之胸痹,以桂枝汤加味辛甘理阳。

从上述分析中可知,桂枝汤既可治疗外感病证,亦可治疗内伤杂病、表里同病。而无论外感还是内伤,其治疗原则重在调和。调和可分为调和营卫、调和脾胃、调和阴阳及调和气血等。如上述医案中,以桂枝汤原方调和营卫治疗伤寒,以桂枝汤加当归调和气血治腹痛、胃脘痛等。

桂枝汤的临床运用相当广泛,现代医家在治疗呼吸系统、消化系统、神经系统、内分泌系统、循环系统、儿科、妇科、皮肤科、男科疾病等方面均有应用且疗效显著。笔者在临床上亦常用桂枝汤,如以桂枝汤为基础方加减治疗感冒、咳嗽、慢性胃炎、消化不良等病症,疗效较好。

桂枝加葛根汤

陈念祖

伤寒头痛目痛,鼻干肌热,脉浮大而长,本属阳明经症,惟项背几几,溅然汗出而恶风,此乃太阳未罢之明征,拟用桂枝加葛根汤主之。葛根四钱,桂枝二钱,白芍药二钱,炙甘草二钱,生姜三片,大枣两枚。水同煎服。(《南雅堂医案》)

方　略

胡月樵先生侄媳,恶寒发热头痛,先生以羌活、紫苏、防风、桔梗、陈皮、神曲煎服,汗虽出而头痛、寒热不减,商余。余诊之,脉浮且大。余曰:此太阳阳明合病也,于桂枝汤内加葛根服之,一剂而愈。(《尚友堂医案》)

【评析】　桂枝加葛根汤出自《伤寒论》。《伤寒论》第14条云:"太阳病,项背强几几,反汗出恶风者,桂枝加葛根汤主之。葛根四两,麻黄(去节)三两,芍药二两,生姜(切)三两,甘草(炙)二两,大枣(擘)十二枚,桂枝(去皮)二两。上七味,以水一斗,先煮麻黄、葛根,减二升,去上沫,内诸药,煮取三升,去滓。温服一升,覆取微似汗,不须啜粥,余如桂枝法将息及禁忌。"

桂枝加葛根汤系桂枝汤加葛根而成。方中桂枝汤解肌发表,调和营卫,以治汗出恶风之表虚,加君药葛根解肌发表,生津舒筋。

运用桂枝加葛根汤的有陈念祖、方略,相关著作2部,相关医案2则,均用于治疗伤寒。

分析上述名家医案。虽1则用于太阳阳明合病,1则用于太阳阳明并病,但均遵《伤寒论》原条文"项背强几几,反汗出恶风"以原方治之。

从上述分析中可知,古代医家运用桂枝加葛根汤时,主要抓住项背牵强不舒、出汗、恶风等仲景所言症状辨证施治。

桂枝加葛根汤的临床运用广泛,现代医家常用其治疗肩颈疾病、神经病变、小儿外感发热等。笔者在临床上常用其化裁治疗颈椎病、腰椎间盘突出症、风湿病等,疗效较好。

桂枝加附子汤

许叔微

一士人得太阳症,因发汗,汗不止,恶风,小便涩(肾与膀胱为表里,故恶风而小便涩也,所以用桂枝加附子)。足挛屈而不伸。诊其脉,浮而大,浮为风,大为虚。许曰:在仲景方中,有两证大同而小异,一则小便难,一则小便数,用药少差,有千里之失。仲景第七症云:太阳病,发汗,遂漏不止,其人恶风,小便难,四肢微急,难以屈伸者,桂枝加附子汤。第十六症云:伤寒脉浮,自汗出,小便数(脉浮自汗,表也,小便数,邪已入里,故不可攻表)。心烦,微恶寒,脚挛急,反以桂枝汤攻表,此误也。得之便数,咽中干,烦躁吐逆(十六症仲景本文便厥咽干云云,处以甘草干姜汤,须与本文参看,恶风用桂枝汤,恶寒则不可用桂枝。所以小便数在仲景治以甘草干姜汤)。一则漏风(漏不止,恶风),小便难;一则自汗,小便数。或恶风,或恶寒,病各不同也。予用第七证桂枝加附子汤,三啜而汗止,佐以甘草芍药汤,足便得伸。(《名医类案》)

吴 瑭

唐氏,三十八岁。太阳中风漏汗,桂枝加附子汤主之。桂枝六钱,熟附子三钱,炙甘草三钱,焦白芍四钱,生姜三片,大枣三个。煮三杯,分三次服。

十七日:中风漏汗,兼之肾水上凌心,心悸腹痛。昨用桂枝加附子汤,诸症悉退。今左脉沉缓,右脉滑,表虽清而浊阴未退。议苓、桂伐肾邪,归、茴温冲脉,吴萸、半夏、生姜两和肝胃,白芍以收阴气,合桂枝而调营卫,加黄芩以清风化之热。合诸药为苦辛通法,此外感之余,兼有下焦里证之治法也。桂枝四钱,全当归三钱,小茴香三钱(二味同炒),半夏四钱,吴萸三钱,青皮钱半,焦白芍二钱,茯苓五钱,黄芩炭一钱,生姜三片。甘澜水煎成三杯,分三次服。(《吴鞠通医案》)

蒋宝素

风湿相搏,骨节烦疼,有汗恶风,不欲去衣。温通卫阳主治。制附子,桂枝,羌活,青防风,炙甘草,威灵仙,赤芍药,生姜,大枣。(《问斋医案》)

【评析】 桂枝加附子汤出自《伤寒论》。《伤寒论》第 20 条:"太阳病,发汗,遂漏不止,其人恶风,小便难,四肢微急,难以屈伸者,桂枝加附子汤主之。桂枝(去皮)三两,芍药三两,甘草(炙)三两,生姜(切)三两,大枣(擘)十二枚,附子(炮,去皮,破八片)一枚。上六味,以水七升,煮取三升,去滓,温服一升。"

桂枝加附子汤为桂枝汤加炮附子1枚,并加重甘草用量而成。桂枝汤调和营卫,解肌祛风,附子温经复阳,固表止汗。俾邪去阳回,则津液自复,诸症自愈。

运用桂枝加附子汤的医家有许叔微、吴瑭、蒋宝素3位医家,相关著作3部,相关医案3则,涉及伤寒、痹证等疾病。

分析上述名家医案。吴瑭治太阳中风漏汗予桂枝加附子汤。许叔微治伤寒表阳虚者,予以桂枝加附子汤。蒋宝素治痹证见"有汗恶风",常以桂枝加附子汤温通卫阳,加羌活、防风、威灵仙通痹止痛。

从上述分析中可知,古代医家多用桂枝加附子汤治疗仲景原文所提太阳漏汗证,但也不拘泥于此,对于风寒湿所致痹证亦可用之。

桂枝加附子汤的临床应用广泛,现代医家常用其治疗汗证、崩漏、过敏性鼻炎、遗尿、产后发热等。笔者在临床上亦在桂枝加附子汤的基础上加减治疗肩周炎、漏尿、小便失禁、更年期综合征等,疗效较好。

桂枝麻黄各半汤

许叔微

一人病伤寒，身热头痛，无汗，大便不通，已四五日，医者将治大黄、朴硝等下之。许曰：子姑少待，予为视之。脉浮缓，卧密室中，自称甚恶风。许曰：表症如此，虽大便不通，数日腹不胀，别无所苦，何遽便下之？大抵仲景法须表证罢方可下，不尔则邪乘虚入，不为结胸，必为热痢也。作桂枝麻黄各半汤，继之以小柴胡，絷絷汗出，大便亦通而解。仲景云：凡伤寒之病，多从风寒得之，始表中风寒，入里则不消矣。拟欲攻之，当先解表，乃可下之。若表已解而内不消，大满，大坚实，有燥屎，自可徐下之。虽四五日不能为祸也（下不嫌迟）。若不宜下而便攻之，内虚热入，协热遂利，烦躁之变，不可胜数，轻者困笃，重者必死矣。（《名医类案》）

【评析】　桂枝麻黄各半汤出自《伤寒论》。《伤寒论》第23条："太阳病，得之八九日，如疟状，发热恶寒，热多寒少，其人不呕，清便欲自可，一日二三度发。脉微缓者，为欲愈也；脉微而恶寒者，此阴阳俱虚，不可更发汗、更下、更吐也；面色反有热色者，未欲解也，以其不能得小汗出，身必痒，宜桂枝麻黄各半汤。桂枝（去皮）一两十六铢，芍药、生姜（切）、甘草（炙）、麻黄（去节）各一两，大枣（擘）四枚，杏仁（汤浸，去皮尖及两仁者）二十四枚。上七味，以水五升，先煮麻黄一二沸，去上沫。内诸药，煮取一升八合，去滓，温服六合，本云桂枝汤三合，麻黄汤三合，并为六合，顿服，将息如上法。"

桂枝麻黄各半汤为桂枝、麻黄二方剂量的三分之一，为发汗轻剂。取麻黄汤发汗解表，疏达皮毛，以治表实无汗；取桂枝汤，调和营卫。两方合用，又小制其剂，乃有刚柔相济、从容不迫、异道取功之妙，既有小汗解邪之效，又无过汗伤正之弊。

上述医案中，许叔微用桂枝麻黄各半汤治疗伤寒兼中风证。

桂枝麻黄各半汤的临床应用甚广。现代医家常用其治疗荨麻疹、神经性皮炎、银屑病、过敏性紫癜、变应性血管炎、过敏性鼻炎、鼻窦炎、水肿、神经症等。笔者在临床上常用其治疗湿疹、过敏性皮炎、痤疮、脱发等，收效颇丰。

白虎加人参汤

吴　洋

吴洋治汪伯至从嫂病。众医术穷,洋始至,目家人曰:易治尔,第以寒水饮之。其党谓:病者三日不食,奈何与水?洋曰:伤寒阳明热甚,恃药将不遑,即投所宜,勿药可也。乃督汲者陈榻,先以一杯饮之,病者爽然,遂尽一斗,病良已,乃进人参白虎汤而平。(《续名医类案》)

陈念祖

大病初解,身热,口常渴饮,息粗神倦无力,昏昏不欲言,舌绛无苔,脉促,系病后金燥土裂,气不归元之故,治法最为棘手。姑遵《金匮》法,用人参白虎汤主治。人参三钱,生石膏五钱,知母二钱,生甘草八分,陈粳米三钱,水同煎服。(《南雅堂医案》)

汪　机

本县二尹大人,北人,形长魁伟,年逾四十。六月,舟中受热,病疟。寒少热多,头痛躁渴汗多,医用七保饮治之,不愈。予诊其脉浮濡而驶略弦。曰:此暑疟也。以白虎汤加人参三钱,煎服十余帖而疟止。(《石山医案》)

吕沧洲

吕沧洲治一人,病伤寒十余日,身热而人静,两手脉尽伏(似阴症)。俚医以为死也,弗与药。吕诊之,三部举按皆无,其舌苔滑,而两颧赤如火(似戴阳)。语言不乱(辨此症全在十余日,若是阴症过七日,焉能语言不乱耶?况身热乎)。因告之曰:此子必大发赤瘢,周身如锦文。夫脉,血之波澜也。今血为邪热所搏,淖而为瘢,外见于皮肤,呼吸之气无形可依,犹沟隧之无水,虽有风不能成波澜,瘢消则脉出矣。及揭其衾,而赤瘢烂然,即用白虎加人参汤化其瘢,脉乃复常,继投承气下之,愈。(《名医类案》)

王式钰

一僧患病,恶寒鼓栗,目眛耳聋,昏冒不知人事,切其脉,则洪数而有力,明知其火症,而一时未敢决也。以冷水少少与之,一吸而尽,遂用人参一钱、石膏二钱、知母一钱、甘草

一钱、粳米一撮,煎服,稍安。再并两剂为一剂,增薄荷叶八分,投之,汗出而愈。(《东皋草堂医案》)

叶天士

蔡。暑湿热,都着气分,乃消食、苦降、滋血乱治,热炽津涸,舌板成痉,究竟邪闭阻窍,势属不稳。人参,生甘草,石膏,知母,粳米。(《临证指南医案》)

李用粹

郑襟宇,余族叔祖也,年六十外,初秋每日仆仆道途,夜忽小便多极,两倍于平常,且频数不已,次日即发热口渴。先医作疟治,一二日即小便淋滴不断,竟无宁刻。余往视之,见其面垢齿燥口渴,脉浮而弦,此病似疟而非疟,乃仲景之中暍证也。暑邪中于太阳膀胱经,以膀胱自受病,不能司出纳之权,是以小便频数,且面垢齿燥,口渴脉弦,的属中暍。用白虎加人参汤,一剂身得微汗,热渴旋止,小便即如常矣。(《旧德堂医案》)

钱　艺

王寿甫。壮热将及一月,白疹屡见不凉,神识如迷,耳聋唇燥,下痢血水紫块,牙龈结瓣色黄,鼻孔干燥,舌黄且厚。暑湿久羁于肺,肺病则下注大肠,脏腑受邪,母病及子,肾阴告涸,勉拟方宗余氏败毒合叶氏救肾法应之。冬瓜皮一两半,黄连五分,沉香汁二匙,鲜生地(同炒)四钱,元参三钱,银花炭三钱,槐花三钱,灯心五尺,黄柏炭一钱半,黄芩一钱半,鲜石斛四钱,荷梗三尺,生谷芽八钱。

下血止,去黄柏,加苇根。

壮热间日而作,热时神迷不语,脉左弦数右洪数,舌黑无津,唇燥齿焦。此阴气先伤,阳气独发之瘅疟症也。拟仲景白虎加参法为治。西洋参二钱,石膏八钱,知母三钱,白米一合,鲜首乌五钱,鲜生地八钱,青蒿三钱,甘草五分。

进药后各恙减其大半,再拟清胃救肾。生地,白知母,苋麦冬,天花粉,青蒿,石膏,西洋参,润元参,鲜首乌,竹叶。(《慎五堂治验录》)

罗定昌

茂才秦馨山,性豪嗜酒,因就幕官所,饮酒过多,阳明胃腑,为酒所伤,病患咽燥口渴,寒热往来,百药不效,舆异而归,势颇危殆,延余诊之。六脉洪大,右关更甚,谓之曰:此胃热之极,人参白虎症也。拟用元参五钱,生石膏一两,知母三钱,甘草一钱,葛根三钱,糯米一撮,同煎。馨山见石膏过重,意不敢服,余力劝之。馨山曰:此身千钧一发,生死由君主宰,余见其言悽惋,改用生石膏六钱。一服而热渴稍减,次服元参改用沙参,连日均以白虎汤为进退,十余日乃愈。(《医案类录》)

【评析】 白虎加人参汤在《伤寒论》和《金匮要略》均有记载。《伤寒论》第 26 条言："服桂枝汤，大汗出后，大烦渴不解，脉洪大者，白虎加人参汤主之。知母六两，石膏（碎，绵裹）一斤，甘草（炙）二两，粳米六合，人参三两。上五味，以水一斗，煮米熟汤成，去滓，温服一升，日三服。"《伤寒论》第 168 条言："伤寒若吐若下后，七八日不解，热结在里，表里俱热，时时恶风，大渴，舌上干燥而烦，欲饮水数升者，白虎加人参汤主之。"《伤寒论》第 169 条言："伤寒无大热，口燥渴，心烦，背微恶寒者，白虎加人参汤主之。"《伤寒论》第 170 条言："伤寒脉浮，发热无汗，其表不解，不可与白虎汤。渴欲饮水，无表证者，白虎加人参汤主之。"《伤寒论》第 222 条言："若渴欲饮水，口干舌燥者，白虎加人参汤主之。"《金匮要略·痉湿暍病脉证治第二》云："太阳中热者，暍是也。汗出恶寒，身热而渴，白虎加人参汤主之。"《金匮要略·消渴小便不利淋病脉证并治第十三》云："渴欲饮水，口干舌燥者，白虎加人参汤主之。"

白虎加人参汤是在白虎汤基础上加用益气生津的人参，来治疗气分热盛，气津两伤。在上述古代名家医案中，运用白虎加人参汤的名家有吴洋、陈念祖、汪机、吕沧洲、王式钰、叶天士、李用粹、钱艺、罗定昌 9 位，相关著作 8 部，相关医案 9 则，涉及伤寒、霍乱、疟疾、火证、痉病、暑证、痢疾、积热 8 种病症。

分析诸名家之运用，汪机治"寒少热多，头痛躁渴汗多"，叶天士治"舌板成痉"，李用粹治"面垢齿燥口渴"，钱艺治"壮热间日而作，热时神迷不语"，均选白虎加人参汤补气生津。

白虎加人参汤现代临床多用于改善糖尿病症状及退热，如 2 型糖尿病、糖尿病酮症酸中毒、重症肺炎、肿瘤性发热、脓毒症等疾病。笔者认为其可用于改善气分热病的病后调护，因现代用法中多不煮米成汤，故可于其中加入部分调护胃气之药物，如谷芽、麦芽，应仲景"保胃气存津液"理念。

甘草干姜汤

张畹香

又治南郭嘉余典内一妇,伏邪误服大黄致危,予以叶法,多日治愈。身凉能食,或食后倾囊吐出,吐后仍食,间数日又吐。予用仲景炮姜甘草汤一剂即止。盖炮姜三钱、炙甘草四钱,以大黄之伤其胃也。(《张畹香医案》)

【评析】 甘草干姜汤在《伤寒论》和《金匮要略》中均有记载。《伤寒论》第29条云:"伤寒脉浮,自汗出,小便数,心烦,微恶寒,脚挛急,反与桂枝汤,欲攻其表,此误也,得之便厥。咽中干,烦躁,吐逆者,作甘草干姜汤与之,以复其阳。若厥愈足温者,更作芍药甘草汤与之,其脚即伸。若胃气不和谵语者,少与调胃承气汤。若重发汗,复加烧针者,四逆汤主之。甘草干姜汤方:甘草(炙)四两,干姜二两。上二味,以水三升,煮取一升五合,去滓,分温再服。"《金匮要略·肺痿肺痈咳嗽上气病脉证治第七》云:"肺痿吐涎沫而不咳者,其人不渴,必遗尿,小便数,所以然者,以上虚不能制下故也。此为肺中冷,必眩,多涎唾,甘草干姜汤以温之。"

伤寒误用桂枝汤而致厥逆、咽干、烦躁、吐逆,此乃阳虚阴寒气逆,以复阳为先,以炙甘草补中益气,干姜温中回阳。两药相配,辛甘化阳,共奏辛甘益气、温中复阳之效。肺痿乃因肺中虚寒,气不摄津,故吐涎沫。干姜辛热温脾肺之阳气,炙甘草建中补脾肺之气,肺脾之阳气得振,肺中之阴寒得散,故亦可治肺痿。

上述名家医案中,张畹香易干姜为炮姜,缓其燥热之性,治一妇人中阳不足而生呕吐。现代医家运用本方为基础方治疗咳嗽、支气管哮喘、肺癌、过敏性鼻炎、咽炎、眩晕、呕吐、胃痛、泄泻、十二指肠球部溃疡、遗尿、妊娠恶阻、崩漏、痛经等证属脾肺阳虚的多种寒证。

芍药甘草汤

苏朴

消渴引饮，白芍药、甘草等分为末。每用一钱，水煎服，日三服。鄂渚辛祐之患此九年，服药止而复作。苏朴授此方，服之七日顿愈。古人处方，殆不可晓，不可以平易而忽之也。（《本草纲目》卷十四引《陈日华经验方》）

胡慎柔

淮安客，年三旬外。季夏患瘅疟，单热不寒，连日发于午后，热躁谵语，至次日天明才退。数日后，忽腹痛，昼夜无间，勺水不进，呼号欲绝，遇疟发时即厥去，延医治之，投药皆不效。求余诊，脉弦细而濡。余谓：弦细为虚为暑，而濡为湿。盖暑邪为疟，湿热乘虚内陷而腹痛。用酒炒白芍一两，炙甘草五分，水煎，调下天水散五钱。服后腹痛如失，次日疟亦不发。（《慎柔五书》）

杜钟骏

广西巡抚张叔丹中承之媳，幼丹先生之夫人，先病肝气，继病肝风，延经数月之久，变成痛风历节。周身筋脉拘挛，其痛也，或在两肩，或在腕臂腿胫之节间，移徙走注不定，行则同流寇，着则为肿痛，其尤甚者，十指拘挛，不能使用。邗上名医延之殆遍，气药、风药遍尝无效。适予由浙请假回邗，详参四诊，遍阅诸方，不外行气驱风。其实，肝因血燥而生风，气因络空而窜痛，气愈行而愈横，风愈驱而愈烈。脉来劲急，全无和缓悠扬之态。爰订芍药甘草汤，芍用二两，草用三钱。血充则气和，肝平则风息。一剂内风定，筋急舒，再剂指能摄而手能握矣。守服十数剂，诸苦悉释。（《药园医案》）

曹颖甫

辛未之秋，予家筱云四弟妇来诊，无他病，惟两足酸疼，拘急三年矣。其子荫衢问可治与否，予告以效否不可必，药甚平稳，不妨姑试之，乃为用赤白芍各一两，生草八钱。至第三日，荫衢来告曰，服经两剂，今已行步如常矣。（《经方实验录》）

四嫂（十一月十三日），足遇多行走时则肿痛而色紫，始则右足，继乃痛及左足。天寒不可向火，见火则痛剧。故虽甚恶寒，必得耐冷。然天气过冷，则又痛。眠睡至浃晨，而肿痛止,至夜则痛如故。按历节病足亦肿,但肿常不退,今有时退者,非历节也。惟痛甚时筋挛,先用芍药甘草汤以舒筋。赤白芍各一两,生甘草八钱。

拙巢注:二剂愈。(《经方实验录》)

【评析】《伤寒论》第 29 条有言:"伤寒脉浮,自汗出,小便数,心烦,微恶寒,脚挛急,反与桂枝,欲攻其表,此误也,得之便厥。咽中干,烦躁,吐逆者,作甘草干姜汤与之,以复其阳。若厥愈足温者,更作芍药甘草汤与之,其脚即伸。若胃气不和谵语者,少与调胃承气汤。若重发汗,复加烧针者,四逆汤主之。芍药甘草汤方:白芍药、甘草(炙)各四两。上二味,以水三升,煮取一升五合,去滓,分温再服。"

芍药甘草汤方中芍药酸寒,养血敛阴,柔肝止痛;甘草甘温,健脾益气,缓急止痛。二药相伍,酸甘化阴,调和肝脾,有柔筋止痛之效,主要治疗伤寒伤阴、筋脉失濡、筋肉挛急等。

古代运用芍药甘草汤的有苏朴、胡慎柔、杜钟骏、曹颖甫 4 位医家,相关著作 4 部,相关医案 5 则,涉及消渴、腹痛、痛风历节、足痛挛急等病症。

本方主治津液受损,阴血不足,筋脉失濡所致诸症,如伤寒伤阴,筋脉失濡,腿脚挛急,心烦,微恶寒,肝脾不和,脘腹疼痛等。观上医案,苏朴、胡慎柔、杜钟骏均施以原方,分别治疗消渴引饮、瘅疟腹痛和痛风历节;曹颖甫则喜赤芍、白芍同用,治疗足痛挛急之疾。

现芍药甘草汤常用于血虚津伤所致的腓肠肌痉挛、肋间神经痛、胃痉挛、胃痛、腹痛、坐骨神经痛、妇科炎性腹痛、痛经,以及十二指肠溃疡、萎缩性胃炎、胃肠神经症、急性乳腺炎、颈椎综合征等属阴血亏虚、肝脾失调者。

调胃承气汤

郭 雍

郭雍治一人，盛年恃健，不善养，因极饮冷酒食肉，外有所感，初得疾，即便身凉自利，手足厥，额上冷汗不止，遍身痛，呻吟不绝，偃卧不能转侧，心神俱无昏愦，不恍惚。请医视之，治不力。言曰：此证甚重，而病人甚静，殊不昏愦，身重不能起，自汗自利，四肢厥，此阴证无疑也。又遍身痛，不知处所，出则身如被杖，阴毒证也。当急治之。医言缪悠，不可听。郭令服四逆汤，灸关元及三阴交，未知，加服九炼金液丹，利厥汗证皆少止。稍缓药艾，则诸证复出，再急灸治。如此进退者三，凡三日两夜灸千余壮，服金液丹亦千余粒，四逆汤一二斗，方能住灸汤药。阳气虽复而汗不出，证复如太阳病未敢服药。以待汗二三日，复大烦躁饮水，次则谵语，癍出热甚。无可奈何，复与调胃承气汤，得利，大汗而解。阴阳反复有如此者，前言烦躁不可投凉药，此则可下证具，非止小烦躁而已，故不同也。（《名医类案》）

张锡驹

一妇人素有虚弱之症，后患伤寒。一医以为阴虚发热，用滋阴之药，命食鸡子火肉，而病更甚。所用皆玉竹、骨皮、丹皮、归、芍之类，十余日，死症悉具。延张至，其人已死。张请视之，气虽绝，而脉尚在且带滑。曰：此症不死，乃误服补药，使邪不解，胃络不通，胃家实也。幸正气未败，可治，少顷果苏（亦以厥故），用调胃承气汤，一服而结粪解，诸症愈。次日大汗如雨，此虚象也，用人参三钱，芪、术、枣仁各五钱而愈。（《续名医类案》）

张子和

张子和治一叟，年六十，值徭役烦扰而暴发狂，口鼻觉如虫行，两手爬搔，数年不已，两手脉皆洪大如绳。足阳明经起于鼻，交额之中，旁纳太阳，下循鼻柱，交人中，环唇，下交承浆，故其病如是。夫徭役烦扰，便属火化，火乘阳明经，故发狂。《经》言阳明之病，登高而歌，弃衣而走，骂詈不避亲疏。又况肝主谋，胆主决，徭役迫遽，则财不足支，肝屡谋而胆不能决，屈无所伸，怒无所泄，心火磐礴，遂乘阳明。然胃本属土，而肝属木，胆属相火，火随木气而入胃，故暴发狂。乃命置燠室中，涌而汗出，如此三次。《内经》曰木郁则达之，火郁则发之，良谓此也。又以调胃承气汤半斤，用水五升，煎半沸，分作三服，大下二十行，血水与瘀血相杂而下数升乃康。以通圣散调治，其后大下，则是土郁夺之也。（《续名医类案》）

杜弓匠子妇,年三十,有孕已岁半矣,每发痛则召侍媪侍之,以为将产也。一二日复故,凡数次。张诊其脉涩而小,断之曰:块病也,非孕也。《脉诀》所谓涩脉如刀刮竹形,主丈夫伤精,女人败血,治法有病当泻之。先以舟车丸百余粒,后以调胃承气汤加当归、桃仁,用河水煎,乘热投之。三日后,又以舟车丸、桃仁承气汤,泻出脓血杂然而下。每更衣,以手向下推之揉之则出。后三二日,又用舟车丸,以猪肾散佐之。一二日,又以舟车丸、通经散,如前数服,病去十九。俟晴明,当未食时,以针泻三阴交穴,不再旬,已消矣。(《续名医类案》)

周贞,字子固,玉田隐者,治卫礼得寒病,虽盛夏必袭重裘,拥火坐密室中。他医投以乌、附,转剧。曰:此热极似寒,非真寒也。用硝、黄大寒之剂而愈。(《续名医类案》)

龚子材

龚子材治一男子,年六十七,因怒,左边上中下三块,时动而胀痛,揉之则散去,心痞作嘈,食则胃口觉滞,夜卧不宁,小便涩,大便八日不通。一医以大承气汤,一医以化滞丸,一用猪胆导法,一用蜜导,俱不效。诊之,六脉弦数有力,此血不足,气有余,积滞壅实。大黄末三钱,皮硝五钱,热烧酒调服,下黑粪如石数十枚。如前再进,下粪弹盆许遂安。后以四物汤加桃仁、红花、酒蒸大黄、黄连、栀子、三棱、莪术、枳壳、青皮、木通、甘草,十数剂而愈。(《续名医类案》)

齐秉慧

曾治一龙姓,大便闭结不通。余用大黄、皮硝、牙皂三味,等分水煎,一服立通。

又治一人,患前证。余用大黄三钱,皮硝五钱,好酒一碗,泡化服之,立通。

又治一人,患前证,以皮硝五钱,热酒化开,澄清去渣,入香油四五茶匙,温服立通。(《齐氏医案》)

李文荣

武生盖七下牙床作痒,至不能受,不寐者累日矣。偶值予求治,予笑曰:此大肠风也。上牙床属足阳明胃,下牙床属手阳明大肠,大肠有积热,热生风,风生痒。问大便结否?曰:结甚。以调胃承气小其制,加生地、槐花、荆芥、防风,与之一药,得大解畅行而愈。(《仿寓意草》)

蒋宝素

《经》以善食而瘦,名食亦,即中消症也。乃火结阳明胃腑,宜速下之,否则有发痈疽之变。生大黄,元明粉,川黄连,川黄柏,细滑石,生甘草,天门冬,大麦冬,活水芦根。(《问斋医案》)

王孟英

局医黄秀元之舆人韩名谅者,有儿妇重身患热病,局中诸医皆虑胎陨,率以补血为方,旬日后势已垂危,浼人求孟英诊之。曰:胎早腐矣,宜急下之,或可冀幸,若欲保胎,则吾不知也。其家力恳疏方,遂以调胃承气合犀角地黄汤,加西洋参、麦冬、知母、石斛、牛膝投之,胎落果已臭烂,而神气即清,热亦渐缓。次与西洋参、元参、生地、知母、麦冬、丹参、丹皮、茯苓、山楂、石斛、豆卷、茺蔚、琥珀等药调之,粥食日加,旬日而愈。(《回春录》)

【评析】 调胃承气汤出自《伤寒论》。第 29 条言:"伤寒脉浮,自汗出,小便数,心烦,微恶寒,脚挛急,反与桂枝,欲攻其表,此误也,得之便厥。咽中干,烦躁,吐逆者,作甘草干姜汤与之,以复其阳。若厥愈足温者,更作芍药甘草汤与之,其脚即伸。若胃气不和谵语者,少与调胃承气汤。若重发汗,复加烧针者,四逆汤主之。调胃承气汤方:大黄(去皮,清酒洗)四两,甘草(炙)二两,芒硝半升。上三味,以水三升,煮取一升,去滓,内芒硝,更上火微煮令沸,少少温服之。"第 70 条言:"发汗后,恶寒者,虚故也;不恶寒,但热者,实也。当和胃气,与调胃承气汤。"第 94 条言:"太阳病未解,脉阴阳俱停,必先振栗,汗出而解。但阳脉微者,先汗出而解,但阴脉微者,下之而解。若欲下之,宜调胃承气汤。"第 105 条言:"伤寒十三日,过经谵语者,以有热也,当以汤下之。若小便利者,大便当硬,而反下利,脉调和者,知医以丸药下之,非其治也。若自下利者,脉当微厥,今反和者,此为内实也,调胃承气汤主之。"第 123 条言:"太阳病,过经十余日,心下温温欲吐,而胸中痛,大便反溏,腹微满,郁郁微烦。先此时自极吐下者,与调胃承气汤。若不尔者,不可与。但欲呕,胸中痛,微溏者,此非柴胡汤证,以呕故知极吐下也。"第 207 条言:"阳明病,不吐不下,心烦者,可与调胃承气汤。"第 248 条言:"太阳病三日,发汗不解,蒸蒸发热者,属胃也,调胃承气汤主之。"第 249 条言:"伤寒吐后,腹胀满者,与调胃承气汤。"

调胃承气汤由大承气汤去消胀行气的枳实、厚朴,而加安中缓急的甘草,以缓芒硝、大黄的急下,故以调胃名之。不用枳、朴,虽后纳芒硝,但大黄与甘草同煎,故泻下之力较前二方缓和,称为"缓下剂",主治阳明燥热内结,有燥、实而无痞、满之证。

在上述古代名家医案中,运用调胃承气汤的名家有郭雍、张锡驹、张子和、龚子材、齐秉慧、李文荣、蒋宝素、王孟英 8 位,相关著作 6 部,相关医案 10 则,涉及伤寒、癫狂、癥瘕积聚、便秘、牙痒、消渴、胎死不下等病症。

分析诸位名家之运用,郭雍治"烦渴热甚"之伤寒,张锡驹治"胃络不通"之伤寒,常以原方主之。张从正治"火乘阳明"之癫狂,合通圣散,意在火郁发之;对于妇人之癥瘕积聚者,加当归、桃仁活血化瘀。蒋宝素治"火结阳明"之消渴,多加黄连、黄柏清中下焦热。王孟英治"热盛伤胎"之胎死不下,与犀角地黄汤合而用之,以增清热散瘀之力。李文荣治大肠积热之牙痒,加生地、槐花、荆芥、防风,清肠祛风。

从以上分析中可以看出,古代医家在运用调胃承气汤时,多着眼于热伤胃肠,医案中常有"胃络不通""大肠有积热"等字眼,此点可作为调胃承气汤临床用方的辨证要点。

现代医家多采用调胃承气汤治疗慢性痢疾、应激性溃疡、脓毒症胃肠损伤、银屑病、功能性便秘、顽固性呃逆、肝性脑病、肺心病合并肝损害、血栓性外痔、消化道肿瘤等。

四 逆 汤

汪 机

汪公肃兄令眷，夏初大产，天气犹寒，生时亦快。而不解事之稳婆，已至不令上床，令其久坐秽桶，以俟下血。次日即腹痛，大小便皆不通，玉门肿闭，小便反自大肠渗出。第五日请救，脉沉紧。先医用芎归消瘀不效，又用理中补中亦不效，痛胀益甚。细询病状，盖由产后玉门未敛，久坐秽桶，寒气袭入下焦，阳气不通，前阴肿闭，阴阳乖错，小便反从后阴渗出。此非交肠之病，乃属厥阴中寒明矣。所幸者，尚未厥逆于上耳。但乙癸同源，肾肝同治，且肾主二便，开窍于二阴，又属厥阴纯寒，只得借用少阴治法，以四逆汤主之。附子三钱，干姜二钱，甘草一钱，肉桂、当归各钱半，日进三剂。小便微通，肿处微消。如此药三日九剂，小便通而瘀血甚少，五日大便通。半月臀上生痈，盖因瘀血未净，寒因热化而作脓溃也。病者幸因前药见效，不致怨热药贻患。（《石山医案》）

金九渊

真如葆辉，庚辰夏月，身热中清，杭僧用小柴胡数日，遂虚妄，郑声，发躁，不眠，眼赤，足冷。时休宁江皜臣，以镌玉章授葆辉，下榻其寮，甚危之，日晡入城延先生，舆至真如，暮矣。诊之，脉已脱。先生曰：此阴症似阳也。急投四逆汤，加人参三钱。脉渐复，手足乃温。治五六日而霍然。葆辉之再生，虽先生功哉，亦皜臣力也。（《冰壑老人医案》）

郑重光

郭元威学博令政，平素虚弱，正月杪夜发寒战，寒后发热。次日招诊，脉细紧而近于疾，其证发热头疼，左胁痛甚，上至臂，下至腰足，皆牵引而痛，干呕胸胀。因脉沉细，作厥阴病主治，用桂枝、细辛、赤芍、附子、干姜、半夏、茯苓、吴萸、木通、甘草，姜、枣为引。四剂上身微汗，痛减而下体痛甚。因向有脚气证，加独活。至第五日有出少阳之机，以前剂稍加柴胡，令其微汗。不虞亲属覆以重裘，逼汗大出，虽热退半日，至夜即烦躁不寐，呻吟不绝，胸中大热，欲饮冷水。暮夜再诊，脉变数大无伦，重取近散。此汗多亡阳也，急以茯苓四逆汤救之。用人参三钱，茯苓四钱，附子二钱，干姜一钱，甘草五分。一剂稍安，二剂得寐，一夜三剂，至天明热退而安。随增咳嗽，半身不能侧卧，此又属肝肾阴虚，伤寒病后，每多此证。若认少阳而用柴胡、二陈、苏、杏，必致不救。仍以前厥阴为主病，用桂枝、当归、白芍、茯苓、附子、甘草、人参、五味子，姜、枣为引。十数剂咳止，可侧卧矣。半月后，紧脉退尽，方去桂、附，以归、芍、参、术、苓、草，平补而愈。（《素圃医案》）

魏虞成学博，壬申秋，得伤寒似疟。诸医皆以柴、葛解肌，枳、朴化滞，或作疟治。而寒热无定期，且无汗解。因热不退，又进大黄丸下之而不便。至十八日，招余诊视。脉来弦细而紧，三脉皆阴，舌黑而滑，干哕不休，频欲饮汤，甫下咽，即呕出，而水倍之，当胸结硬，腹亦微痛。告之曰：余治法不类诸医，恐不相信也。此证已转虚寒，非温剂不效。舌黑而滑，肾水凌心，饮汤即吐，引水自救，皆属少阴。况已汗已下而邪犹不解，反增呕哕，阴躁不眠，乃亡阳之机，常药不效。遂立方，用生附子三钱，茯苓四钱，干姜二钱，甘草五分，乃茯苓四逆汤也。令其多迎高明参议，未敢奉药，惟团弘春首允，他皆不然。至暮，乞药于余。服二剂躁定，四剂舌退黑，六剂热除，八剂呕止，能进谷汤。照此药再加半夏，八九日后，粥食渐进，而大便冷秘不通，兼服半硫丸五日，大便方通，而病解。计服温药一月，甫能离床。（《素圃医案》）

续溪堪舆方于长，年将六旬，自徽初到淮扬，为方宅卜地。时癸亥初冬，彼不知江北较冷，多啖海珍，盖覆单薄，夜受寒冷，因之头痛发热。忍隐不药，而饮食又未节，迨传至阴经，干呕胸胀，舌黑干卷，脉细如丝，方求医治。因其脉证，诸医金云不治，宜迁别寓。而卜地主人不忍使迁，最后招余以定去留。余诊脉望形，答以不死。其语音清响，身轻自能起卧，无烦躁、下利、厥逆等证，病脉似少阴，而实太阴也。因肥甘在胃，冷结不通，食压太阴，致脉不出；中宫壅滞，津液不能上输，致舌干齿燥。用四逆汤加人参，作太阴霍乱治法。干姜三钱，附子二钱，人参、甘草各一钱，陈皮二钱。服至六日，腹中肠鸣，冷食熔化，大便畅解二次，脉出舌润。次日黑苔转黄，胸宽思食矣。此证内实似虚，冷证似热，若不以形证相参，几至不救。要之，阳气未伤，身轻不厥，为可治也。（《素圃医案》）

黄庶常翁令政，年近四十，于五月初旬，惟熟睡不醒，呼醒又睡，胸背胀痛，呕吐不能食，不知何病，招余诊视。脉沉细紧滑，恶寒足冷，以前病论之，此少阴中寒而兼痰饮也。《经》曰：少阴病但欲寐。此证是已。诸阳受气于胸中，转行于背。今胸背胀者，寒痰冷气上参于阳部，幸未厥逆，急以四逆汤加半夏、茯苓，日投三剂。计用附子七钱五分，服至七日，即霍然起矣。（《素圃医案》）

叶奉宇媳丁氏，孕三月，恶寒呕吐，腹痛下利。前医作霍乱治，至第三日腹痛而厥者三次，回苏则喉无音而竟哑。前医辞不治，其母迎余诊。其脉尺寸皆伏，惟寸口尚应指。余曰：此少阴寒证，肾脉循喉咙，散舌本。《经》云：肾气厥，不至舌。今寒极于下，阳气不升，致喉无音，惟救病人，不能顾胎矣。病家唯唯，遂以四逆汤加桔梗，大剂灌下，片刻音出，再剂痛止，手足回温，脉亦渐出，第五日果胎堕，而产母无恙。若徘徊瞻顾，产母不救，而胎何能独存乎？（《素圃医案》）

许蔚南兄令眷，暑月因食瓜果，得夹阴伤寒，至第七日，迎余往真州，时当酷暑，诊其脉，数大无伦，重取无力，乃虚阳伏阴之脉。烦躁席地而卧者五日矣，身发赤斑，目赤畏亮，口渴频欲冷饮，复不能饮。前医不识夹阴，误为中暑，投以香薷，以致阴极似阳。余因其怀孕六月，姜、附未敢即投，初用温中平剂，又属女病，不能亲视病容唇舌，脉大而虚，亦似暑证。恐热药伤胎，先以井底泥敷脐，以试其里之寒热，便投温剂，甫以泥沾腹皮，即叫冰冷入腹而痛，急令拭去。余曰：此真病状也。遂用茯苓四逆汤，茯苓三钱，附子二钱，干姜、人参各一钱五分，甘草五分，令煎成冷饮。余方撮药，病家惊畏而哭，谓人参、附子尽剂也，倘不效，奈何？有孕在怀，即药效，胎将奈何？余曰：《经》云有故无殒，有病则病受，不伤胎也。正在迟疑，吴中璧兄曰：此吾女也，年少可再孕。接药加参，煎成立令服下。五日未寐之病人，得药便睡，醒则登床。再剂斑消热退，熟寐半夜。次日余辞曰：药效矣，病未除也，尚须药六日，倘畏热，予告去矣。病家云：药虽效，而附子、干姜必致堕胎，汝去谁为先生任过耶？因留七日，每日人参五钱，附子四钱，干姜、白术三钱，甘草一钱，服六日，胎不堕。而病回后，足月产一女，今成育。（《素圃医案》）

邵子易兄，四月间自江右回扬，素有中寒痰证，数日腹中微痛，渐次痛甚。先医者已用炮姜、附子、苍、朴温消，继用六君子加香砂，作太阴寒治，而痛益甚。迎余往诊，其脉沉细而紧，汗出沾衣，面赤腹痛，腹形胀大，干呕欲吐，小便频数，大便下利，少阴证全。此因前之苍、朴耗气，继用白术闭气，是以不效也。但久痛伤气，须急扶阳，不宜疏气。以附子、干姜为君，肉桂、人参为臣，吴萸、甘草为佐。用生附子三钱，人参、干姜二钱，肉桂、吴萸、甘草一钱，日三剂。三日后减一剂，又三日痛止而愈。（《素圃医案》）

吴非昨表侄，初夏喉痛，疡医不辨寒热，用黄连四剂，喉痛止而变呕吐，胁肋大痛，三四日不进米饮矣。令尊若翊兄，急迫商之于余。诊其脉弦细而紧，此厥阴吐逆，外科谓之过关喉痹，因误用苦寒直折，痹下结于胃口矣。先用乌梅丸三十粒，以开其寒热格拒之邪。日进三服，至夜吐止而能纳食矣。即转腹痛，手不可按，此上焦之寒，下注于中焦。急用四逆汤加桂、苓、人参，日进四剂，服附子一两。如此六七日，腹大痛方止，尚微痛作泻。后乃若翊兄自行调治而愈。（《素圃医案》）

汪次履兄，年逾二十，夜寝发寒战而醒，战后发热。次日迎诊，大热，肩背皆痛，但头不疼而面赤，脉亦浮大，惟重按无力，肠鸣欲便，知为夹阴伤寒。用桂枝、炮姜、苍术、赤芍、二陈两剂。次日再诊，各证俱减。照前留药二剂，嘱其一日全服，勿进饮食。少年畏药，只服一剂，更因便通热退，遂食饭行走，两日不药。至三日，其病复作，大热身痛足冷，呻吟不息，胸中气塞，口中臭气逼人，自云吐痰亦臭，脉细沉紧。此乃病中不慎，复传少阴矣。盖腑气本于肾，脉既细紧，断非胃热。肾藏寒邪，逼真气上出于口，亢害之证。初病已汗已便，今病复作，何得旋有实热，此为少阴身热可知。用茯苓四逆汤，加桂枝、半夏温里解肌。如此六日，热退便通，口亦不臭。但里寒未解，腹痛便溏，不思饮食，仍用姜、附、桂、苓、人参、半夏、甘草，六七日方能起坐。计服参、附、桂、苓、理中汤三十六日，因事劳辍药一日，即寒战厥冷，倍用参、附方回。又温补半月乃健。若因口臭遂为胃热，不几大误耶！（《素圃医案》）

行九族弟，夏月得伤寒，初医者不知何药。至第八日招诊，脉大而数，按则无力，身有微热，烦而不寐者三日矣。云已发汗解肌消导，皆不效，相商议下。余曰：脉大为病进，今八日已阳尽入阴之期，而汗和不解，脉反彰大，此虚阳伏阴，非温不效。用茯苓四逆汤温里收阳。彼不肯服，延扬世医决之。彼云：脉大面红，口中大臭，乃阳明内实，非大凉大下不解。见余四逆汤，摇手而去。又迎团弘春决之。弘春曰：阳气外越，里实虚寒，急服无疑。犹不敢用。余因族谊，迂道复探，则席地而卧，烦躁不宁。余曰：病急矣，若再不药，必寒战大汗而亡阳矣。令急煎药，坐视其下咽。片刻面白，合目欲卧，扶其登榻。再留二剂，通夜服完。次日脉敛热退，口亦不臭，而手足反清，就枕便寐，全见少阴本证。如此温剂十日，继用理中汤半月方愈。（《素圃医案》）

方哲先兄在室令爱，夏月恣食瓜果，伏暑霍乱，泻止而呕吐不止，已三日矣。他医用薷藿二香汤，皆吐不纳。第四日延余，而脉细紧无伦，他医以紧为数，将用黄连，乞余决之。余曰：若暑霍乱一经吐泻，邪解即愈。今泻止而吐逆更甚，此中寒厥逆于上也。紧寒数热，相去天渊。今阴阳格拒，药不能下，失之不温，发呃烦躁厥冷，即不可治矣。先以来复丹，以开格拒而止吐，继用四逆汤，去甘草加半夏、茯苓，以温里，嘱煎成冷饮。仍令质之前医，再行与服。恐招谤也。及余甫出门，病者即发呃，少顿即欲下床卧地，方以余言不谬。先化服来复丹，果吐定，再服四逆汤，片刻稍宁，继服二煎，呕止得卧。次日再诊，紧脉下移两尺，乃寒注下焦，反增腹痛。仍用前剂加肉桂、甘草，服三日而愈。（《素圃医案》）

全椒胡子任寓王东木兄宅，二月上旬，舟中受寒，即中阴经。王兄知医，自以桂枝、姜、附治之。暂减，因无发热头痛，病者漫不为意，饮食不节，酒肉无忌，致邪不解。如此半月，坐食时忽不能起立，遂困卧于床，渐变神昏谬妄，舌黑而干。迎医治疗，不识寒邪入里，食满胃中，误以舌干谬妄，认为前服热药所致。因身有红影，遂作斑狂。初用生地黄、玄参、麦冬、石膏、升麻、黄连，不效。益加犀角、大黄，如斯三日，大便不动，而病愈笃。前医自逊不辨何证，易余诊视。脉则一息二至，似雀啄之象，证则舌干而黑，身痛不能转侧，口不能言，余辞不治。因告之曰：此水极似土，《内经》亢则害之证也。今舌干不渴，阴也。脉只二至，阴也。谬妄声低，乃为郑声，阴也。身重痛，不能转侧，阴也。夜则谵妄，日则但寐，阴也。身有疹影，乃寒极于内，逼阳于外，阴斑也。具此六阴，其舌干黑者，乃寒极于下，逼阳于上，假热也。因一假热而弃六阴，悖谬殆甚。王兄力嘱，勉用附子人参茯苓四逆汤，五日脉起三至，身轻能言，稍有生机，至六日真阳欲绝，夜汗三身，遂肉瞤筋惕，脉脱亡阳，乃苦寒结阴，大便冷秘，竟成脏结，药难下膈，又延六日而殒。前方于长舌干齿燥，用四逆汤而愈。以此证之，诚误治也。存为舌鉴。（《素圃医案》）

程载锡兄如君艰产，产后即晕厥，醒后喉哑，全无声音，而人事清楚，脉细如丝，手足厥冷。盖艰产玉门久开，寒气袭入，《经》云：寒中少阴，令人卒然而哑。且脉细厥冷，可征也。用四逆汤疾驱其寒，以防变证，用附子三钱，干姜三钱，甘草一钱，当归三钱，连进三剂，次日音出，瘀血方下。盖少阴经络尽于喉，寒极于下，肾气不能时上，致卒然失音，若非重剂，入里之寒，何能骤解？数日后，因难产内伤肿痛，去附子加肉桂、赤芍、桃仁，肿消痛止，半月方愈。（《素圃医案》）

吕惟斗翁令眷，住居仪真，癸亥正月初旬，余自真州发郡，路遇令婿黄苍润兄价，执帖相招。至诊其脉，细数近疾，重取全无，舌卷焦黑，齿垢枯黄，卧床去被，露胸取凉。问其病源,初二日开窗梳头受寒,前医用麻黄汤发汗,汗出后即烦躁,因而又用石膏白虎汤,遂致如此。口索冷水,复不能咽,而房内又设火三炉。余曰病人如此怕热,何须置火?家人答以主母平素畏寒,日常所设。余曰:若此乃阴极似阳,亡阳脱证。辞不治。其时朱性生翁在座,力嘱用药,勉以四逆加猪胆汁汤主之。生附子三钱,干姜二钱,人参三钱,甘草一钱,人尿、猪胆汁各五匙,煎成灌下一半,而人即昏沉不能咽。约一时许回苏,已离魂至江口,醒云扬州医生药好,复索余药。服后熟寐,次日回阳,齿舌润滑,如常畏寒矣。继用理中生脉汤十数剂而愈。(《素圃医案》)

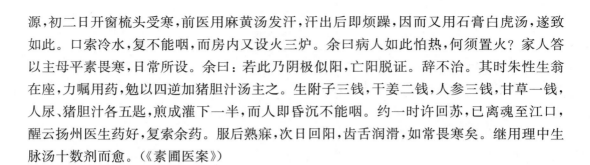

王式钰

一少年夏月患病,时厥时热,汗出如浴,四肢僵直,及余诊视,不大便者几日矣,脉沉细。告之曰:此厥阴经寒症也。仲景云:大汗出,热不去,内拘急,四肢疼,又下利厥逆而恶寒者,四逆汤主之是也。用附子五分、人参一钱、白术一钱、茯苓八分、甘草五分、白芍八分、桂枝五分、乌梅一个、当归一钱。投之而汗敛,诸症亦向愈。时有一邻医从而憎之,谓其尊人曰:此皆冬月伤寒之论也,夏月治病,何用拘拘于六经为哉!余闻而叹曰:人身之有六经,犹第宅之有门户也,何人不由此道,何病不由此经,岂以冬则用之,夏则废之哉?信斯言也,吾知若人当夏月,必无五脏六腑在腔子里也。世间裁云种电之议,往往有此,有志斯道者,慎勿为其所惑。(《东皋草堂医案》)

叶天士

王。右脉已伏,左小紧,四肢冰冷,干呕烦渴,厥阴浊泛,胃阳欲绝,此属痛厥,姑以辛热泄浊通阳。泡淡吴萸,制附子,川楝子,延胡索,淡干姜,茯苓。

又:脉微为无阳,下利冷汗,呕逆不食,肢厥不肯回阳,一团浊阴阻蔽,却有闭脱之危,议四逆之属,护阳驱浊。人参,淡附子,枳实,茯苓,生淡干姜。

又:肢厥,恶心,吞酸,胸满,大便不通有六日。川连,淡干姜,人参,枳实,陈皮,半夏,茯苓。(《临证指南医案》)

脉沉微,下利,呕逆,身痛,四肢厥冷,少阴中寒。应四逆汤,急救其里。生炮附子,干姜,炙甘草。(《临证指南医案》)

顾。脾肾瘕泄,腹膨肢肿,久病大虚,议通补中下之阳。人参,川熟附,茯苓,泽泻,炒黄干姜。(《临证指南医案》)

胃主纳,脾主运。能食不化,泄泻,治在太阴脾脏。此脏为柔脏,阳动则能运,凡阴药取味皆静,归、地之属,反助病矣。淡附子,淡干姜,生益智,生砂仁,人参,茯苓。(《叶氏医案存真》)

薛 雪

久痢久泻肛坠,频频不爽。此乃肾伤,脉来数小,医作脾胃病治,故不效。熟地黄炭,炒焦归身,漂淡补骨脂,炒菟丝子,五味子。

接案:久痢治法,非通即温。既曰肾病,则阳宜通,阴宜守矣。熟地炭,熟附,桂枝木,五味,炒川椒,炒归身。

接案:柔中佐刚,利未得减,下焦常冷过膝。仲景四逆汤。(《扫叶庄一瓢老人医案》)

汪廷元

巴滨上翁,八旬外尚能生子,禀受异人,平日惟多痰火。偶因如君病,忧思辛苦,一日忽然寒战,又即发热烦躁,时气候已凉,翁单衣尚不能耐,正有思坐卧泥井中之状,脉弦大而疾,重取空虚,诸令嗣欲作疟治,予执不可,曰:此乃阴盛隔阳,真元欲脱之象,宜用四逆汤加人参,为对症之方。温服一剂而平,三剂而病旋已。(《赤崖医案》)

陈念祖

少阴为病,内寒外热,腹痛下利清谷,四肢厥冷,恶寒不渴,拟用四逆汤主治。附子(生用)一枚,干姜一钱五分,炙甘草三钱。(《南雅堂医案》)

少阴汗后,病仍未解,而烦躁益甚,是真阳扰越,水气凌心故也,拟用四逆汤加味。白茯苓六钱,人参一钱,附子(生用)一钱,炙甘草二钱,干姜一钱五分,水同煎服。(《南雅堂医案》)

齐秉慧

曾治汪少宰妻,腹中急痛,恶寒厥逆,呕吐下利,脉见微涩。予以四逆汤投之无效,其夫明日来寓告曰:昨夜依然作泄无度,然多空坐,榨胀异常,尤可奇者,前阴榨出一物,大如柚子,想是尿脬,老妇尚可生乎?予即踌躇良久,曰:是证不可温其下,以逼迫其阴,当用灸法温其上,以升其阳,而病自愈。用生姜一片,贴头顶中百会穴上,灸艾三壮,其脬自收。仍服四逆汤加黄芪、白术,二剂而愈。(《齐氏医案》)

蒋宝素

吐泻虽止,柔汗不收,四肢渐冷,六脉渐伏,从虚化也。目不陷,肢不麻,非沙蜮可比。六化四逆汤主之。广藿香,广木香,紫降香,白檀香,黑沉香,东壁土,制附子,炮姜,炙甘草。(《问斋医案》)

温存厚

锡观察韦卿之妾,于夏日偶患腹中疞痛,吐泻交作,四肢厥逆。医谓夏日霍乱吐泻,例用正气散以和解之,其病愈甚,汗出不止。观察惶惧,延医满座,并邀余诊治。审其六脉沉伏,舌苔白滑。此必过服生冷,停滞中焦,缘夏日伏阴在内,不胜其寒,脾阳不运,是以吐泻交作。必用四逆汤大温之剂,方能解释。观察谓其暑日炎天,大温恐非所宜,疑而不用,仍

服别医平和之剂不效。次日，复召余往，仍主前方，两剂全瘳。(《温氏医案》)

陈廷儒

壬辰秋，余客天津，张鸿卿观察来速余诊。据云：夙病呕吐，延今偶触凉风，即泛冷涎，若将哕逆者然。余切其脉，沉细而迟，知是积寒久郁，非用大热药，不足消沉痼之逆冷，不能复耗散之元阳，用四逆汤加味，重剂与之，每剂用附子一两，共服至百数十剂，宿恙始痊。(《诊余举隅录》)

壬辰七月，余至天津。杨鹤年之室，病大便不通，旬有余日。人见舌苔微黄，唇口微焦，拟用下药，来延余诊。切其脉，沉而迟。余曰：沉迟为里寒，寒甚则水冻冰凝，投以大剂热药，犹恐不及，若之何下之乎？人曰：时当夏秋，似非冬月可比，大火炎炎，何至中寒若此？余答曰：舍时从症，古有明文。如谓燥热时必无寒症，则严寒时当无热症，昔仲景制大小承气汤，何以治冬令伤寒。可知夏热冬寒者，时之常；而冬不必热，夏不必不寒者，病之变。至唇舌焦黄，又真寒似热之假象。倘误认为热，投以硝、黄，热将不救。王太仆曰：承气入胃，阴盛以败，其斯之谓欤。用四逆汤、四神丸意，并加当归半硫丸为方。三剂，便闭依然。主人讶甚，嘱余改方。余曰：坚冰凝结，非用火煎熬至六七昼夜之长，其冻不解。仍前方倍与之，又三剂，夜半，腹中忽痛，大便始通。时有识者愕然曰：如此炎热，吾谓热中者必多，不料此症腹中，一寒至此，然则君子何待履霜，始知坚冰之至哉！后于热剂外，又佐补剂，调治月余而安。(《诊余举隅录》)

丙戌秋八月，余同邑城南，陆家塘陆大兴，患胸痛半年，请诊于余。面色唇舌俱赤，鼻息亦粗，脉象尤数，大致似有火郁。及问病状，渠答曰：稍感外寒，痛势连绵，必饮热烧酒，始能止痛。因知症系虚寒，一切面舌之赤，鼻息之粗，脉象之数，是饮热烧酒所致。用四逆汤、理中汤等方，加减治之，其痛即平。(《诊余举隅录》)

余听鸿

常熟东门外叶泳泰布行一童子，名锦兰，年约十二三。吐泻止后，即就余诊。两尺皆伏，惟寸关脉浮，汗多气促。余曰：此症大有变局。进以和中分清芳香淡渗之品。至明日又邀余去诊。汗如珠下，面红目赤，肢厥脉伏，口中要饮井水、雪水，烦躁不休。余曰：此症阳已外脱，若认为热症，一服寒凉即死。若畏其死，即无法矣。病家人曰：听君所为，死不怨也。余曰：吾开方后，不可再请他医，因他医以余方为是，死则归罪于彼，若以余方为非，而更立一方，死则其罪愈不能辞。症既危险，死生不如余独肩其任。即以干姜一钱，附片一钱，肉桂八分，猪胆汁一钱，童便二两，三物先煎，将汁滤清，和入胆汁、童便，沸一二次冷服。此症本可用白通四逆加人尿、猪胆汁为是，因症已危险，故去参、草之甘缓，恐其夺姜、附之功，加以肉桂之辛，如猛将加以旗鼓，万军之中，以夺敌帜。不料时已在晡，胆汁、童便，俱无觅处。病家先以姜、附、桂三味煎而饮之，欲将胆汁、童便明晨再饮。余闻而大骇，即送字与其父。曰：姜、附、桂阳药，走而不收，一误犹可，胆汁、童便阴药，守而不走，再误不可,一服即死。明晨速即将原方照服,或可挽回万一。明晨果照方服一剂。至午,余又去诊之,汗止,口渴亦止,面目红色亦退,脉细如丝而已见。余曰:脉已微续,可无虑矣。即进四逆加人参、人尿。再一剂而病霍然。吾友曰:如此酷暑,十余岁小童,服如此热药,倘一挽回不转,其咎何辞。余曰:不然。为医者当济困扶危,死中求生,医之责也。若惧招怨尤,袖手旁观,巧避嫌疑,而开一平淡之方以塞责,不徒无以对病者,即清夜自问,能无抱惭衾影乎?(《余听鸿医案》)

郭敬三

李王氏,夏初病咽喉肿痛,痰涎上涌,水浆不入口者数日。诸医有作风热治胃火治者,有用大黄、芒硝者,用桂、附者,纷纷乱投,而咽喉更加溃烂,颈项肿大,痛不可忍,无片刻宁静。伊兄延余诊视,以决生死。按其脉微细欲绝,三至而迟,此乃少阴阴邪上逆之证。盖少阴之脉循喉咙,夹舌本,下焦阴邪随经上逆,结于喉间,非苦寒药可治者。于是用四逆汤,加桔梗、猪胆汁、童便,附子用至八钱,干姜四钱。服一剂,夜半后,喉中咯出白皮二块,咽痛即止,两剂全瘥。喉证市医,多用苦寒之药,愈服愈剧,由于不识脉,不辨证,寒热虚实不分,只以杂药乱投,鲜不误人者!(《萧评郭敬三医案》)

费绳甫

夏月中寒,每有腹痛吐泻见症,倘误认为霍乱,而治失其宜,危殆立至。甲午夏,郭善臣军门驻节申江,病腹疼吐泻,舌苔白,口不干,肢冷汗多,口鼻气冷,脉来沉细而迟。寒中太阴,中阳不司旋运。群医或主清解,或主温散。余谓辛热通阳,犹恐力有不逮,若用清解温散,真阳即有飞越之虞。遂以四逆汤加白术主之。制附子五钱,淡干姜三钱,炙甘草一钱,生白术二钱。军门知医,力排众议而用余药,一啜而安。此症本是伤寒门中之中寒病,与霍乱大相径庭。因夏月避暑贪凉,间或有患此病者,特附记于此,以便治霍乱者临症时当明辨之,否则误人非浅。(《孟河费绳甫先生医案》)

袁 焯

王姓老妇,年约六旬,偶病感冒,医者以发散药与之。次日遂发狂奔走,欲脱去上下衣服,欲卧冷地,其子惶骇,延予诊之。予视其面色黄淡,手足俱冷,脉息沉弱,是阳虚欲脱也。急以四逆汤加党参、熟地、肉桂,两剂而安。嗣以人参养荣汤,调补数日乃瘥。(《丛桂草堂医案》)

庚戌三月,叶姓妇卧病垂危,其子来邀予诊,行色怆惶,口称已经某医诊治数日,称为不治,并求速往。视之果神色大衰,时出冷汗,手冷额冷,面色萎黄,心悸头晕,精神不支,脉息小弱,盖阳气大虚,亡阳在即之危候也。遂以四逆加人参汤,再加黄芪、白术、枣仁、白芍、红枣等,姜、附各用一钱五分,参、芪、术均用三钱,急煎与服,旋即汗止手温,神气亦转,能进米粥。原方去附子,稍轻其剂,接服三日全安。(《丛桂草堂医案》)

【评析】 四逆汤在《伤寒论》和《金匮要略》中均有记载。《伤寒论》第 29 条言："伤寒脉浮,自汗出,小便数,心烦,微恶寒,脚挛急。反与桂枝,欲攻其表,此误也,得之便厥。咽中干,烦躁,吐逆者,作甘草干姜汤与之,以复其阳。若厥愈足温者,更作芍药甘草汤与之,其脚即伸。若胃气不和谵语者,少与调胃承气汤。若重发汗,复加烧针者,四逆汤主之。四逆汤方:甘草(炙)二两,干姜一两半,附子(生用,去皮,破八片)一枚。上三味,以水三升,煮取一升二合,去滓,分温再服。强人可大附子一枚,干姜三两。"《伤寒论》第 91 条言:"伤寒,医下之,续得下利,清谷不止,身疼痛者,急当救里;后身疼痛,清便自调者,急当救表。救里宜四逆汤,救表宜桂枝汤。"《伤寒论》第 92 条言:"病发热头痛,脉反沉,若不差,身体疼痛,当救其里,四逆汤方。"《伤寒论》第 323 条言:"少阴病,脉沉者,急温之,宜四逆汤。"《伤寒论》第 324 条言:"少阴病,饮食入口则吐,心中温温欲吐,复不能吐。始得之,手足寒,脉弦迟者,此胸中实,不可下之,当吐之。若膈上有寒饮,干呕者,不可吐也,当温之,宜四逆汤。"《伤寒论》第 353 条言:"大汗出,热不去,内拘急,四肢疼,又下利厥逆而恶寒者,四逆汤主之。"《伤寒论》第 354 条言:"大汗,若大下利而厥冷者,四逆汤主之。"《伤寒论》第 377 条言:"呕而脉弱,小便复利,身有微热,见厥者难治。四逆汤主之。"《伤寒论》第 388 条言:"吐利汗出,发热恶寒,四肢拘急,手足厥冷者,四逆汤主之。"《伤寒论》第 389 条言:"既吐且利,小便复利,而大汗出,下利清谷,内寒外热,脉微欲绝者,四逆汤主之。"《金匮要略·呕吐哕下利病脉证治第十七》言:"下利,腹胀满,身体疼痛者,先温其里,乃攻其表。温里宜四逆汤,攻表宜桂枝汤。"

四逆汤为回阳救逆的代表方,方中生附子大辛大热,入心、脾、肾经,能破阴救逆,为君药;干姜辛热,以附子相须为用,增强温里之力,为臣药;炙甘草益气补中,亦能缓附子、干姜的峻烈之性,为佐药。此方为治疗少阴肾阳衰寒厥证的基础方,药少效捷,使阳复厥回。

在上述古代名家医案中,运用四逆汤的名家有汪机、金九渊、郑重光、王式钰、叶天士、薛雪、汪廷元、陈念祖、齐秉慧、蒋宝素、温存厚、陈廷儒、余听鸿、郭敬三、费绳甫、袁焯 16 位,相关著作 17 部,相关医案 36 则,涉及产后玉门不敛、伤寒、霍乱、厥乱、产后血晕、腰痛、厥证、泄泻、痢疾、阴挺、呕吐、便秘、胸痛、腹痛、喉痹、厥脱、脚气等 10 余种病症。

分析诸位名家之运用,多是加味治疗。如四逆汤加人参,金九渊用之治"虚妄,郑声,发躁,不眠,眼赤,足冷",汪廷元用之治"忽然寒战,又即发热烦躁,脉弦大而疾,重取空虚",陈念祖用之治"少阴汗后,烦躁益甚";如茯苓四逆汤,郑重光用之治"烦躁不寐,呻吟不绝,胸中大热,欲饮冷水,脉数大无伦,重取近散""大热身痛足冷,呻吟不息,胸中气塞,口中臭气逼人,脉细沉紧"。此外,汪机以原方加当归、肉桂治产后"腹痛,大小便皆不通";郑重光以原方加半夏、茯苓治疗"胸背胀痛,呕吐不能食";叶天士以原方去甘草加人参、茯苓、泽泻治"脾肾瘕泄,腹膨肢肿";袁桂生以原方加党参、熟地、肉桂治"发狂奔走,欲脱去上下衣服,欲卧冷地"。

从以上医案中分析可以发现,四逆汤多用于真阳衰微的患者,然其辨证有难点,而古代医家对四诊要素的描述,多有"脉沉紧""脉已脱""脉细紧而近于疾""脉细紧""脉细如丝""脉数大无伦,重取无力""脉沉细""脉已伏""六脉渐伏"等,可见其为辨证运用的重要条件,临床可多多借鉴。

四逆汤目前临床应用较为广泛,尤以急症为多,如冠心病心绞痛、慢性心力衰竭、高血压病、脓毒血症、休克、缺血性脑卒中、脑出血、血小板减少症、腹泻、慢性便秘、子宫内膜异位症、慢性阻塞性肺疾病、精神分裂症等疾病。此方服用时有所讲究,如遇阳虚阴盛较重者服药出现格拒现象,应采用热药冷服之法,尚可有回阳救逆之余地。

葛 根 汤

孙文垣

陈茂之。劳倦之后，勉强色欲，精竭而血继至。续感风寒，发热头痛，胸膈饱闷。始从太阳而传之少阳，胸胁痛而耳聋，呕逆口苦，咳嗽，六脉俱弦数，此少阳症也。以小柴胡汤加枳壳、桔梗、竹茹，而呕逆止，热退。因进粥早，复热口渴，小水不利，大便一日夜六七次，所行皆清水。日晡热甚，舌上黄苔，昏沉振颤。此食复之候。书云：渴而小便不利者，当先利其小便。以猪苓汤为主。猪苓、泽泻各二钱，滑石三钱，赤茯苓一钱，柴胡八分，升麻、木通各五分。连进两帖，小便利而大便实，但热不退。以六神通解散一帖，其夜热仍不退。次早诊之，左脉不弦数矣。两寸脉虚，以故服药无汗，口渴，漱水而不欲咽，咽热，此邪传阳明经，不急凉血，必作鼻衄，病势至此，可谓极恶矣。投黄芩芍药汤合生脉散，以止嗽渴。用葛根汤以解肌热。白芍药三钱，葛根、升麻、黄芩各一钱，人参一钱五分，麦冬、滑石各三钱，甘草、五味子各五分，乌梅一枚。急煎二帖饮之。日中大便下燥粪十数枚，始得微汗，就得睡矣。晚进粥一盂，夜卧向安。（《孙文垣医案》）

江　瓘

一人年四十余，春初因房后伤寒，身热恶寒头痛（太阳），腹胁痛（太阴、少阳），自饮胡椒汤取汗，汗出热不退（热不退宜细审）。三日后，江诊其脉，浮而洪大（虞案亦自利清水，但脉弦长沉实）。且下利清水（虚），咳嗽。乃以葛根汤，麻黄、桂减半，加白术、五味子，得微汗，次早脉稍平，身凉痛减，但泻不甚止，头疼嗽未减。乃以白术、陈皮、五味、川芎、茯苓、干姜、甘草、姜、枣，一服而愈。既而劳复，感寒兼怒，热复作，胁复痛甚，目不欲开，兼之咯痰如桃花脓（琇按：此实胡椒姜桂之误）。仲景论曰：呕家有痈脓者，不可治呕，脓尽自愈。惟治其劳复。小柴胡去参、枣，加五味，胁痛减半。但嗽出尚有脓，大小溲如猪血水，口渴甚，夜睡谵语，小柴胡去参、半、枣，加胡黄连（胡连治伤寒咳嗽）。天花粉、茯苓、五味子，出入加减而安（罗治两案，俱目不欲开，一投炙甘草汤，一投四逆汤，俱用轻重温补之剂。而此案目不欲开，又用小柴胡，信哉伤寒要见症也。东垣治大头天行症，亦目不开，当治毒而愈。琇按：此乃目胞肿不能开，非不欲开也）。（《名医类案》）

王式钰

一老妪伤风三日，咽干口苦，发热恶寒，遍身痛，喘而无汗，脉浮缓，大便利，幸小便自利,用葛根汤加石膏:干葛、桂枝、羌活、石膏、芍药、甘草、麻黄、生姜、大枣。一帖而表症已解,再疏一方:柴胡、黄芩、半夏、杏仁、陈皮、厚朴、木通、猪苓、甘草、芍药、竹叶。服之,口苦烦渴虚汗俱愈,顿思饮食,为定调理方:人参、黄芪、茯苓、甘草、陈皮、白术、当归、半夏、姜、枣。(《东皋草堂医案》)

鲁 峰

葛根汤:乙巳冬,予因换衣伤寒,头痛发热,项背拘急,恶寒恶风,服柴葛解肌之剂,毫无见瘥,遂按书察方,用此汤服一头煎而愈。葛根汤方:葛根二钱,麻黄(去节)一钱五分,桂枝一钱,白芍(炒)二钱,炙甘草一钱,引加生姜一大片,大枣(去核)二枚,煎服。(《鲁峰医案》)

温存厚

小儿急惊一症,古无其名,不知创自何时。余著有《急惊治验》一书,经李太守听斋刊送流传。兹有曾姓之子,生甫一周,染患此症。医用清热祛风化痰之剂,愈见口渴便闭,角弓反张,四肢抽掣,已无生理,医辞不治,伊戚王姓,知余能医此病,时已三更,令其叩门求治。余视经纹,告曰:此名痉症,俗号惊风。问曾服凉药否?曰数剂矣。余曰:此寒也,非火也,服凉药大谬,幸而今晚求治,明日殆矣。余即与以葛根汤,令其服药后,覆取微汗,其搐搦自止。次晨抱来复诊,诸症悉退,再用桂枝加葛根汤而愈。(《温氏医案》)

黄述宁

仁和布夥妹姓陈,寡居,夏日患刚痉,头足反张,口噤不语,身凉无汗,脉沉,其口当未噤时,曾言身痛异常,至此刻并无声音,只辗转床笫而已。因用仲景葛根汤古方治之。一服能语言,次服汗出脉出。仲景之法,应如桴鼓,而世人每忽之。(《黄澹翁医案》)

傅松元

周大勋晚年得一子,名好官,年十七岁,五月初旬,患病六日,阖家慌乱,邀余诊。见其裸卧席上,据云昨服犀角地黄汤,灼热不减,恐其发瘀也。余切其脉,浮细而紧,即告曰:此伤寒症也。寒束于外,营分之热不能外散,故身发热,清阳之气不能外卫,故表恶寒。所以此症首宜发散以解表,使营热从汗而散,则发热退,清阳得以流通,则恶寒去,急宜盖被使温,断无冻凉之理。遂问病者曰:有恶寒时乎?答云:忽有忽无。遂嘱令下垫褥而上覆被。少间,病者云:此时又恶寒矣。余为用葛根汤加鲜石斛,用百劳水煎服,告以服后必得汗,若汗出而身热未退者,再服二煎,汗出热解,切勿再服。明晨,周宅来云:昨服药片刻,汗即至,此时汗还未止,速请再诊,余即往。询知未服二煎,诊之脉已和而热已解,盖病愈矣。为书养胃调理方而安。(《医案摘奇》)

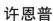

许恩普

祁子和尚书之孙君司马段少沧军机之婿夫人，产后伤寒，谵语病重。延余诊视，脉紧有力，拟以葛根汤、生化汤合参和解，一服汗澈而愈。（《许氏医案》）

【评析】 葛根汤在《伤寒论》和《金匮要略》中均有记载。《伤寒论》第31条言："太阳病，项背强几几，无汗，恶风，葛根汤主之。"《伤寒论》第32条言："太阳和阳明合病者，必自下利，葛根汤主之。葛根四两，麻黄（去节）三两，桂枝（去皮）二两，生姜（切）三两，甘草（炙）二两，芍药二两，大枣（擘）十二枚。上七味，以水七升，先煮麻黄、葛根，减二升，去白沫，内诸药，煮取三升，去滓，温服一升，覆取微似汗，余如桂枝汤法将息及禁忌。"《金匮要略·痉湿暍病脉证治第二》言："太阳病，无汗而小便反少，气上冲胸，口噤不得语，欲作刚痉，葛根汤主之。"

葛根汤是由桂枝汤加葛根、麻黄组成。方中葛根为君药，解肌散邪，舒筋通络；麻黄、桂枝疏风散寒，发汗解表；芍药、甘草生津增液，缓急止痛；生姜、大枣调和脾胃，鼓舞脾胃生发之气。诸药配伍，共奏发汗解表、生津舒筋之功。

在上述古代名家医案中，运用葛根汤的名家有孙文垣、江瓘、王式钰、鲁峰、温存厚、黄述宁、傅松元、许恩普8位，相关著作8部，相关医案8则，涉及伤寒、痉病、惊风等病症。其中伤寒案最多，或与《伤寒杂病论》中记载其治疗太阳病有关。

分析诸位名家之运用，有直接运用原方者，亦有随症加减者。孙一奎治伤寒"邪传阳明"之咽热无汗，常以原方主之；鲁峰治伤寒所致"项背拘急"，常以原方主之；王式钰治伤寒所致"遍身痛""喘而无汗"等症，则加一味石膏宣肺平喘；傅松元治伤寒误治后营热内蕴，添一味鲜石斛清营生津；许恩普治产后伤寒，予原方合生化汤，强温养之功；黄述宁治刚痉，遵仲景之法，常以原方主之；温存厚治小儿惊风误治后之口渴便闭，常以原方主之。

从以上分析中可以看出，古代医家在运用葛根汤时，常治原条文所提之病症，医案中常有"身凉无汗""遍身痛，喘而无汗""项背拘急"等描述。亦有在原条文基础上有所发挥的，如治小儿惊风等。但总以恶寒发热无汗、项背四肢拘急不舒为辨证要点。

葛根汤的临床运用广泛，现代医家常用葛根汤治疗感冒、急性肠炎、小儿秋季腹泻及发热、内耳眩晕症、三叉神经痛、腓总神经痛、面神经瘫痪、重症肌无力、肩颈肌痉挛、肩周炎、荨麻疹、过敏性鼻炎、眼睑脓肿、麦粒肿等。笔者在临床上对于证属风寒袭表的上呼吸道感染、胃肠道型感冒、颈椎病、腰椎间盘突出症、肩周炎、鼻窦炎等，常以葛根汤化裁治疗，疗效较好。

葛根芩连汤

谢映庐

吴启明之子。甫及周岁，发热呕吐，泄泻迸迫，烦躁不能少睡，大渴饮水不休。医者误为脾胃不足之呕，虚阳发外之热，津液下陷之渴，与七味白术散一服，遂至两目上吊，角弓反张，肢体痉强，牙紧气促，唇口齿舌干燥而不可解。余知此症乃疫邪传胃，未经清解，以致协热下利，直以葛根黄芩黄连汤。一服，病气大退。再以小柴胡汤去半夏加花粉，二剂而安。盖哑科之病，人皆详其外而略其内，所以头疼身痛、胸中膨满、小便涩痛、大便热泄，人所不知，而医者又不详为谛审，徒执白术散为渴泻圣药一语，致令疫邪愈炽，熇热偏强，小儿筋骨柔脆，极为难耐，欲其不筋脉牵引变为痉症，其可得乎？余因解肌清热，将表里两症，外内合邪，一同并解。记此一案，不仅协热下利之绳墨，尤为幼科疫疾之鼓钟矣。此症着眼处全在泄泻迸迫、唇口齿舌干燥，而不可解上谛审。葛根黄芩黄连汤（仲景）：葛根，黄芩，黄连，甘草，或加姜、枣。小柴胡汤（仲景）：人参，胡，黄芩，半夏，甘草，姜，枣。（《得心集医案》）

【评析】　葛根黄芩黄连汤在《伤寒论》中有记载。《伤寒论》第34条言："太阳病，桂枝证，医反下之，利遂不止。脉促者，表未解也，喘而汗出者，葛根黄芩黄连汤主之。葛根半斤，甘草（炙）二两，黄芩三两，黄连三两。上四味，以水八升，先煮葛根，减二升，内诸药，煮取二升，去滓，分温再服。"

葛根黄芩黄连汤又名葛根芩连汤，方中以葛根为君药，轻清升发，以解肌表之邪热，透邪与升清并行。以黄芩、黄连为臣，清热厚肠，坚阴止利。佐以甘草，和中缓急。方行表里双解之功，效以清消里热为主。

清代医家谢映庐运用葛根芩连汤治疗痉病，意在消除表里热势，案中病势较为凶险，已有痉病之象，见"两目上吊，角弓反张……唇口齿舌干燥而不可解"，但不选白虎汤急清里热，而遣葛根芩连汤表里双解，因其有协热下利的表现，故热不独在里，需全面考虑，解肌清热，方为稳妥。

葛根芩连汤临床多用于解除下利症状，如细菌性痢疾、急慢性结肠炎、慢性泄泻、腹泻型肠易激综合征、病毒性肠炎等消化系统疾病，也可扩大运用范围至其他系统，如糖尿病、病毒性心肌炎、颈动脉粥样硬化、痤疮、头痛、带下病、前列腺炎等。笔者临床喜用此方，尤其是见各种胃肠功能紊乱引起大便溏软，并伴有热象者，可辨证用之。

麻 黄 汤

许叔微

一人病伤寒,脉浮而长,喘而胸满,身热头痛,腰脊强,鼻干,不得卧。许曰:太阳阳明合病。仲景法中有三证:下利者,葛根;不下利,呕逆者,加半夏;喘而胸满者,麻黄汤也。治以麻黄汤得解。(《名医类案》)

陶 华

陶尚文治一人,伤寒四五日,吐血不止,医以犀角地黄汤等治而反剧。陶切其脉,浮紧而数,若不汗出,邪何由解?遂用麻黄汤一服,汗出而愈(养葵先生用之而效,以见血即汗,汗即血之理)。或问曰:仲景言衄家不可汗,亡血家不可发汗,而此用麻黄汤,何也?瓘曰:久衄之家,亡血已多,故不可汗。今缘当汗不汗,热毒蕴结而成吐血,当分其津液乃愈,故仲景又曰:伤寒脉浮紧,不发汗,因致衄血者,麻黄汤主之。盖发其汗则热越而出,血自止也。(《名医类案》)

李中梓

类江张尔和,伤寒头痛发热。余曰:症在太阴,方今正月,天令犹寒,必麻黄取汗,当两日愈。若中和汤不惟不得汗,即得汗,必致传经沉困,乃以麻黄汤热饮之,更以滚水于床下熏之,得汗如雨,密覆移时,神已爽,头痛止,至晚索粥。余曰:邪已解矣,可粥也。粥之明日愈。(《里中医案》)

鲁 峰

麻黄汤,此予治仆妇冬令伤寒之方也。初伊忽然发热,头痛,骨节痛,喘逆气促,一病即卧而不能起。予诊视其脉,俱浮而紧,遂用此汤,服头煎,见汗而热退,头痛止,尽剂而愈,深服仲景诚为医家之祖师,而麻黄汤为治太阳症之神剂也。后予以此汤,治初中寒多人,无不应手而效焉。麻黄汤方:麻黄(去节)二钱,桂枝一钱五分,杏仁(去皮尖研)一钱二分,甘草(炙)一钱,煎服。(《鲁峰医案》)

吴 瑭

吴氏,二十三岁。二月二十一:头项强痛而恶寒,脉缓有汗,太阳中风,主以桂枝汤。

桂枝三钱,白芍二钱,炙甘草二钱,生姜三钱,大枣二个。水五杯,煮二杯。第一杯服后,即食稀热粥,令微汗佳。有汗二杯,不必食粥,无汗仍然。

二十四日:不解,于前方内加羌活五钱。

二十五日:服前方已,脉静身凉,不肯避风,因而复中,脉紧无汗,用麻黄汤法。麻黄(去节)三钱,羌活三钱,桂枝三钱,白芍三钱,炙甘草二钱,生姜三片,大枣二个。煮二杯,分二次服。

二十六日:服前药不知身重疼痛,其人肥而阳气本虚,平素面色淡黄,舌白湿气又重,非加助阳胜湿之品不可。于前方内加:麻黄五钱成八钱,桂枝二钱成五钱,炙甘草一钱成三钱,杏仁三钱,白术五钱,熟附子三钱。水五碗,先煮麻黄去上沫,入诸药取两碗,分二次服,服一碗而汗出愈。(《吴鞠通医案》)

黄宫绣

直隶居于北坎,最属寒地,凡人生于是处,或有感冒,即当大为发表,不当早用凉药引邪入内为殃。况肺最属娇脏,邪一内入,则咳嗽无已,非若南方体气稀疏,邪气易于出入,而不致经年屡月有莫解之患也。岁乾隆甲子,余同余父上北,有一河间姓吴,与余早晚同寓,日夜咳嗽不宁。余见其人连咳不止,且有痰饮,色白如雪,余问嗽已多时?渠曰:已经月余。又问是否服药?答曰:余药未服,只是雪梨每日服数枚而已。余曰:此属寒嗽,切勿服之。渠曰:雪梨清火润肺,如何不服?余曰:雪梨味甘性寒,凡有火无水而作干咳者最宜服此。余见嗽出痰下之水,牵有如胶如饴,丝联不断,更即问其背心定属恶寒。渠曰:实恶寒耳。余曰:既已恶寒,如何日食雪梨不厌,岂不使寒益寒乎?当即进用麻黄二钱,桂枝二钱,杏仁二十粒,生姜三钱,嘱其日服一剂。其人因余言服雪梨咳嗽无已,只得依服二剂,汗出而愈,若再泥作火嗽,日服雪梨,必致滋甚。

嗽属中寒,又食雪梨甘寒不厌,岂不雪上加雪乎?玩此可以例余。晁雯。(《锦芳太史医案求真初编》)

伤寒寒塞于肺与伤寒寒结于膈,皆有痰见,而痰却与胃之痰湿不同。如寒塞于肺者,则有喘哮之症可察,治宜仲景麻黄汤。结于膈者,则有嗽而不出之象,治宜枳梗二陈汤。若痰湿在腑,则痰一咳即出,治宜仲景小半夏汤。医者须细如此分辨,若分见分治,合见合治。岁乾隆甲子,余同余父上此,夜宿由东兖州汶上,有附近马庄集姓刘名继周者同歇,继周病患咳嗽,唤余为彼诊视。余诊六脉浮大而数,气甚喘哮,嗽则胸膈若有所阻,必尽一嗽而痰始出,间或胃有湿痰,一咽可以即至。余知其人脏阴,诸痰症见,治法莫遗,因索先医药单,乃有一医进用仲景小半夏汤而遗喘哮胸结,又有一医进用枳桔二陈汤而喘哮仍遗,更有一医悖谬进用甘露饮。统而论之,凡医止有数方以为轮用,而仲景麻黄汤竟不敢投。余于是病通同酌施,即用仲景麻黄合小半夏、枳桔二陈汤而增减之,方用麻黄五分,杏仁十个,半夏三钱,生姜三钱,枳壳三分,桔梗三分,川杜二钱,木香一钱,砂仁八分,附子三钱以进,以此通活变化,而邪自不容留,并无治一遗百之患。是夜即服一剂而寝安,次早添用茯苓通其小便而愈。

不识病症，妄将汤方轻试误甚，学者苟能如此分辨，则于医之一途，可云思已过半。晟雯。(《锦芳太史医案求真初编》)

凡血生于心，藏于肝，统于脾，流于经络。无论内因是虚是实、是痰是气、是水是火，外淫是风是寒、是暑是湿、是燥是火，皆能使血不行，致其妄溢，此固一定之理，岂尽阴虚火动二字贯其一身，血溢尽皆属火，而竟无有区别于其中哉？呜呼！医之一道，何其若斯之易！医道之败，何其若斯之剧！流传至今，牢不可破，可恨极矣！岁嘉庆丁巳孟春中旬，余因内侄飞腾吐血，一夜不息，几至上涌而毙。余接来信奔视，自道旧岁腊晚未暇服药，至正月初，请医进用归、地滋补，彼云可以即效，再请仍用原药。一时血如泉涌，精神莫振。余急将渠左手脉诊，见其肝脉颇平，并无火动，知其不死。再将右脾细诊，但见脉动而急，滑大倍常，知是脾气不舒，痰气内涌，阻其血道妄逆而上。并察咽喉觉有喘哮，胸膈不舒，有难上嗽之象，余始问身是否作寒？答曰：背寒独甚。当用枳、桔、二陈，合仲景麻黄汤，疏其肺气，开其胸膈，而血归经而愈。若作火盛血动，而置风寒不理，必致不救。缘此本属命门火衰，胃有寒湿，故特暂疏其表以通血脉。目今病虽见愈，而不峻补命门，温暖脾胃，并戒荤腻，则病终不克生，笔记以存后验。

咯血吐血，外视用辛用热，大拂人意，而药一入是口，具见血止，且见神爽气清，此非平昔治病善索兼症，曷有如此神技？男省吾识。(《锦芳太史医案求真初编》)

陈念祖

深秋感受寒邪，气机被痰所阻，发为哮喘，气粗不能卧，宜从实证治。桂枝木(炙)一钱，白茯苓三钱，五味子一钱，白芍(炒)一钱，干姜一钱，杏仁(去皮尖)一钱五分，炙甘草五分，麻黄(去根节)五分。(《南雅堂医案》)

齐秉慧

一贫者。冬天居大室中，卧大热炕，得吐血，求治于余。余料此病大虚弱而有火热在内，上气不足，阳气外虚，当补表之阳气，泻里之虚热，是其法也。冬天居大室，衣盖单薄，是重虚其阳，表有大寒，壅遏里热，火邪不得舒伸，故血出于口。忆仲景所著《伤寒论》中一证，太阳伤寒，当以麻黄汤发汗而不与，遂成衄血，却以麻黄汤立愈。(《齐氏医案》)

又医一证，发动六日，儿已出胞，头已向下而竟不产，医用催生诸方，又用催生灵符，又求灵神炉丹，均皆无效。延余诊视，其身壮热无汗，头项腰背强痛，此太阳寒伤营也。法主麻黄汤，作一大剂投之，令温服。少顷，得汗热退，身安乃索食，食讫豁然而生。此皆治其病而产自顺者也。(《齐氏医案》)

方　略

靖邑雅溪李谦恭先生，念切济人。庚辰春，予游靖邑，萍踪契合，相与讲论医理，私心折服。时其族弟龙海,首夏时辍耕归卧,呼之不应,移时谵语,云遍野大雪,满庭飞雀。其母仓皇。李君邀予往诊,六脉浮紧有力,面如醉人,张目疾视,鼻鼾气喘,四肢战动,两手紧握,小便自遗,似中风脱症。予思果系脱症,脉必沉散,何得浮紧?手必直撒,何能握固?由此推之:面如醉人者,阳气怫郁也;张目直视者,寒涩血也;鼻鼾气喘者,阴寒上蔽清道,呼吸为之不利也;四肢战栗者,诸寒收引,气血流行之道艰也;小便自遗者,膀胱为寒所逼也。况阴邪盛则见雨雪,目昏眩则见雀飞,正合太阳寒伤营症。用麻黄汤大剂灌之,汗出神清,但觉周身疼痛。予闻其素患失血,今被发汗,必血不荣筋,所以疼痛,改用驱风养血之药,二剂而安。(《尚友堂医案》)

蒋宝素

宿哮有年,脾湿、肺风交并。桂枝,炙甘草,川厚朴,苦杏仁,麻黄,赤芍,制半夏,陈橘皮,白芥子。(《问斋医案》)

林珮琴

王。正月伤寒,头痛项强,烦热无汗,脉浮紧。虽立春后气候尚寒,非麻黄汤腠理不开,一啜汗透而愈。(《类证治裁》)

王泰林

庄。但热不寒,此为牡疟,柴胡桂枝汤主之。柴胡,桂枝,半夏,茯苓,陈皮,川朴,草果,炙甘草,生姜,红枣。

复诊:疟发间日,但热不寒,口腻多涎,乃寒痰郁于心下,阳气不得宣越故也。蜀漆,桂枝,半夏,陈皮,茯苓,羌活,菖蒲。另,独头蒜六枚,黄丹六分,雄黄五分,共研末,为丸。清晨分五服,开水送。

三诊:舌白胸闷,背寒独甚。拟宣通阳气,以化痰浊。麻黄汤合二陈汤,加鹿角霜、石菖蒲。

四诊:疟止,当调胃气。半夏,茯苓,炙甘草,陈皮,白蔻仁,生姜,红枣。(《王旭高临证医案》)

费绳甫

上海王君佐才,恶寒发热,头项强痛,牵及腰背,无汗苔白,脉来浮紧,太阳经寒伤营症也。与麻黄一钱,桂枝一钱,酒炒羌活一钱,苦杏仁三钱,甘草一钱,生姜三片。一啜而病悉退。(《孟河费绳甫先生医案》)

也是山人

冯,四八。咳嗽哮喘,宜当温散。制麻黄五分,橘红一钱,茯苓三钱,川桂枝八分,炙草

四分,生姜一钱,杏仁三钱。(《也是山人医案》)

杨,五六。久病痰哮,深秋复发,急宜温通。川桂枝一钱,橘红一钱,杏仁一钱,制麻黄七分,茯苓二钱,淡干姜二钱,炙草四分。(《也是山人医案》)

凌,六一。阳衰痰哮,气喘背寒,拟温通法。粗桂枝一钱,制麻黄五分,炙草五分,杏仁三钱,橘红一钱,茯苓三钱,淡干姜一钱,五味子一钱五分。(《也是山人医案》)

【评析】 麻黄汤载于《伤寒论》中。《伤寒论》第35条曰:"太阳病,头痛发热,身疼腰痛,骨节疼痛,恶风无汗而喘者,麻黄汤主之。麻黄(去节)三两,桂枝(去皮)二两,甘草(炙)一两,杏仁(去皮尖)七十个。上四味,以水九升,先煮麻黄,减二升,去上沫,内诸药,煮取二升半,去滓,温服八合。覆取微似汗,不须啜粥,余如桂枝法将息。"第36条曰:"太阳与阳明合病,喘而胸满者,不可下,宜麻黄汤。"第46条曰:"太阳病,脉浮紧,无汗,发热,身疼痛,八九日不解,表证仍在,此当复发汗。服药已微除,其人发烦目暝,剧者必衄,衄乃解。所以然者,阳气重故也。麻黄汤主之。"第51条曰:"脉浮者,病在表,可发汗,宜麻黄汤。"第52条曰:"脉浮而数者,可发汗,宜麻黄汤。"第55条曰:"伤寒脉浮紧,不发汗,因致衄者,麻黄汤主之。"第235条曰:"阳明病,脉浮,无汗而喘者,发汗而愈,宜麻黄汤。"

麻黄汤以麻黄为君,辛温发汗宣肺;臣以桂枝解肌发表,通达营卫;佐以杏仁利肺平喘;使以炙甘草,调和药性,又缓麻、桂峻烈之性。四药相伍,散风寒,宣肺气,诸症可愈。

在上述名家医案中,运用麻黄汤的医家有许叔微、陶华、李中梓、鲁峰、吴瑭、黄宫绣、陈念祖、齐秉慧、方略、蒋宝素、林珮琴、王泰林、费绳甫、也是山人14位医家,相关著作13部,相关医案19则,涉及伤寒、咳嗽、喘哮、疟疾、吐血等病症。

分析上述名家医案,许叔微治伤寒,症见"喘而胸满"者,常以原方主之。陶华治"热毒蕴结"所致吐血,当以原方发汗使热外达,则血自止。李中梓治太阴伤寒,症见"头痛发热"等,常以原方主之。鲁峰治太阳伤寒,常以原方主之。吴瑭治太阳中风兼"阳虚湿重"者,随症加减,以原方加白术、附子等温阳祛湿之味。方略治"太阳寒伤营症",常以原方主之。林珮琴治外感风寒表证,常以原方主之。费承祖治"太阳经寒伤营症",加羌活增解表散寒止痛之功。黄宫绣治寒嗽原方去甘草加生姜主之,重在解表散寒止嗽;治寒痰塞肺之喘哮,合小半夏汤及枳桔二陈汤加减散寒解表化痰;治胃寒所致呕血,原方合枳桔二陈汤,疏表理气,引血归经。陈念祖治寒痰阻肺所致哮喘,原方加茯苓、五味子、干姜等,功在散寒解表,温肺化饮。蒋宝素治"脾湿、肺风交并"之宿哮,原方加厚朴、赤芍、半夏、陈皮、白芥子等解表理脾化湿。也是山人治寒痰喘哮,法当温通,常以原方加橘红、茯苓、干姜或生姜等,增理气化痰之功。齐秉慧治表寒遏热于内所致吐血,常以原方主之,疏表散寒以通血脉,血自归经;治难产后伤寒证,常以原方主之。王泰林治牡疟见"舌白胸闷,背寒独甚",以原方合二陈汤加鹿角霜、石菖蒲等,通阳气,化痰浊。

从上述分析中可以看出,古代医家常运用麻黄汤治疗风寒郁滞腠理导致的经络不通和肺气失宣等呼吸系统疾病。除此之外,麻黄汤还应用于外寒束闭而内热壅滞所致血证,使邪解而气降,血自归经。

　　麻黄汤临床应用广泛,现代医家常用其治疗病毒性感冒、风湿热、脑炎、风湿性关节炎、雷诺病、颈椎病、湿疹、荨麻疹、急性肾炎、慢性肾小球肾炎等病症。笔者在临床上常以麻黄汤为基本方加减治疗肺炎、关节炎、慢性支气管炎、鼻炎、腰椎间盘突出症等,同时强调在运用时一定要根据汗出的情况,来斟酌给药的剂量和时间,以汗出症减为度,切不可令汗出体虚、心慌、肢冷等。

小 柴 胡 汤

朱丹溪

丹溪治金得，年三十八岁，面色青白，患伤风身热，大便不通。小柴胡汤加羌活、枳壳、桃仁、麻子仁各七分（此等案俱见症治病）。（《名医类案》）

丹溪治一人，旧有下疳疮，忽头疼发热自汗，众作伤寒治，反剧，脉弦甚，七至，重则涩。丹溪曰：此病在厥阴肝，而与证不对。以小柴胡加草龙胆、胡黄连热服，四帖而安。（《名医类案》）

张致和

张致和治一人，病阴证伤寒，先因感寒湿，既而发热不食，数日后不省人事，语多错乱，神思昏迷，面青齿露，人谓其必死。张诊之，两手脉沉细，先以小柴胡汤与之，继以四君子汤加炮附子数片，煎成药，置盆中，以水制其热性，少时令温与服，其脉渐回，神思亦爽，更用药调理而愈。（《名医类案》）

朱 肱

朱肱，吴兴人，尤深于伤寒。在南阳，太守盛次仲疾作，召肱视之，曰：小柴胡汤证也。请并进三服。至晚觉胸满，又视之，问所服药安在，取视，乃小柴胡散也。肱曰：古人制咬咀，锉如麻豆大，煮清汁饮之，名曰汤，所以入经络，攻病取快。今乃为散，滞在膈上，所以胸满而病自如也。因旋制自煮以进，两服遂安。（《名医类案》）

江应宿

江应宿治李祠部，真阳伤寒变疟，大渴大热，烦躁引饮。都城医投六君加青皮、厚朴、槟榔、草果，十余日不效，召予诊视。六脉洪数微弦，与小柴胡去半夏，加白虎汤，一剂而渴止，再剂热退而愈。予时有仪扬之行，李问已后当服何药。予曰：公劳伤心脾，将来但恐瘤而不寐，宜归脾汤调理。后果烦躁不寐，遣幼官往仪召予。至则诸医众论纷纭，将欲下。予止之，曰：胃不和则卧不安，岂可妄下？其家人器器，以下为是，竟投下药。予固辞不复往。绵延三月余，弗瘳，遂养病归籍，多方调理而后愈。此盖轻病重治，皆医之过也。（《名医类案》）

江应宿治西村金氏妇,年二十一岁,五月中患热病,发热头痛,渴欲饮冷,六脉紧数,经行谵语。用小柴胡汤,病家疑病人素强健,药有人参,未敢服。过二日,病转剧,腹痛急胀,已经八九日不更衣,仍以小柴胡加大黄四钱,利去黑粪,热退身凉而愈(此症之常。同一腹痛,而下者、温补者,宜细味之)。(《名医类案》)

许叔微

许学士治一妇病伤寒,发寒热,遇夜则如见鬼状,经六七日,忽然昏塞,涎响如引锯,牙关紧急,瞑目不知人,病势危困。许视之,曰:得病之初曾值月经来否?其家云:经水方来,病作而经遂止,得一二日,发寒热,昼虽静,夜则有鬼祟,从昨日不省人事。许曰:此乃热入血室症。仲景云:妇人中风,发热恶寒,经水适来,昼则明了,暮则谵语,如见鬼状,发作有时,此名热入血室。医者不晓,以刚剂与之,遂致胸膈不利,涎潮上脘,喘急息高,昏冒不知人。当先化其痰,后除其热。乃急以一呷散投之,两时顷涎下,得睡,省人事。次授以小柴胡汤加生地,三服而热除,不汗而自解矣。(《名医类案》)

虞恒德

虞恒德治一少妇,夏月行经,得伤寒似疟,谵语狂乱(此行经在先而病在后)。诸医皆以伤寒内热,投双解散、解毒汤,服之大汗如雨,反如风状。次以牛黄丸金石之药,愈投愈剧。一日,延虞诊视。脉弦而大,虞思伤寒内热狂乱,六阳俱病,岂不口干舌黑?况脉不数,病体扪之或热或静,其腹急痛(下)(意必有内伤在前,伤寒在后,今伤寒得汗虽已,内伤则尚存故也。因细问之,患者曰:正行经时,因饮食后多汗,用冷水抹身,因得此症。方知冷水外闭其汗,内阻其血,邪热入室,经血未尽,血得邪热,乍静乍乱,寒热谵语,掉眩类风,须得玉烛散下之而愈。玉烛散,四物加大黄、朴硝,非大便燥结不可用)。下后谵语已定。次以四物、小柴胡汤调理五日,热退身凉,其患遂瘳。(《名医类案》)

薛 己

一妇人项患毒,焮痛发寒热,以荆防败毒散,二剂少愈;以小柴胡汤加连翘、牛蒡子、桔梗,四剂而消。(《外科发挥》)

一上舍年逾四十。因怒胁内作痛不止,数日后,外结一块三寸许,漫肿,色不赤,按之微痛。余谓:怒气伤肝,致血伤气郁为患。以小柴胡汤对四物,倍用芎、归、黄芪、贝母、肉桂治之。彼谓丹溪云:肿疡内外皆壅,宜托里表散为主。又云:凡疮未破,毒攻脏腑,一毫热药,断不可用,况此证为气血凝滞。服流气饮,愈虚,始信而复求治。视之,虚证并臻。诊之,胃气更虚。彼欲服余前药。(《外科发挥》)

一男子患此(便痛),未作脓,小便秘涩,以八正散三剂稍愈,以小柴胡汤加泽泻、山栀、木通,二剂而消。(《外科发挥》)

一男子肿痛,日晡发热,以小柴胡汤加青皮、天花粉,四剂痛止热退;以神效瓜蒌散,四

剂而消。(《外科发挥》)

一男子溃而痛不止,以小柴胡汤加黄柏、知母、芎、归,四剂少止;更以托里当归汤,数剂而敛。(《外科发挥》)

一男子耳后漫肿作痛,肉色不变,脉微数。以小柴胡汤加芍、归、桔梗,四剂肿少起。更以托里消毒散数剂,脉滑数,此脓已成矣,宜针之。彼畏而不肯用。因痛极,始针之,出脓碗许,以托里药两月余而始愈。(《外科发挥》)

一男子患此(鬓疽),焮肿作痛发热,以小柴胡汤加连翘、金银花、桔梗,四剂而消。(《外科发挥》)

一男子因怒后,发际肿痛,发热,以小柴胡汤加连翘、金银花、天花粉、桔梗,四剂根畔俱消。惟疮头作痛,以仙方活命饮,二剂痛止。脓成针之,更以托里消毒药而愈。(《外科发挥》)

一男子因怒胁下作痛,以小柴胡汤对四物,加青皮、桔梗、枳壳治之而愈。(《外科发挥》)

一老人伤寒,表邪未尽,股内患肿发热,以人参败毒散二剂热止。灸以香附饼,又小柴胡汤加二陈、羌活、川芎、归、术、枳壳,数剂而消。(《外科发挥》)

一男子每怒耳下肿,或胁作痛,以小柴胡汤加青皮、木香、红花、桃仁,四剂而愈。(《外科发挥》)

一男子肿硬不作脓,脉弦而数,以小柴胡汤兼神效瓜蒌散各数剂,及隔蒜灸数次,月余而消。(《外科发挥》)

一妇人颈肿不消,与神效瓜蒌散,六剂稍退;更以小柴胡汤加青皮、枳壳、贝母,数剂消大半;再以四物对小柴胡,数剂而平。(《外科发挥》)

一室女年十七,项下时或作痛,乍寒乍热,如疟状,肝脉弦长,此血盛之证也。先以小柴胡汤二剂稍愈,更以生地黄丸治之而痊。(《外科发挥》)

一室女性急好怒,耳下常肿痛,发寒热,肝脉弦急。投以小柴胡汤加青皮、牛蒡子、荆芥、防风治之,而寒热退;更以小柴胡汤对四物,数剂而肿消。其父欲除去病根,勿令再发。予谓:肝内主藏血,外主荣筋,若恚怒气逆则伤肝。肝主筋,故筋蓄结而肿,须病者自能调摄,庶可免患。否则肝逆受伤,则不能藏血,血虚则为难瘥之证矣。后不戒,果结三核。屡用追蚀药,不敛而殁。(《外科发挥》)

一妇人因怒,两乳肿,兼头痛寒热,以人参败毒散,二剂表证已退;以小柴胡汤加芎、归、枳壳、桔梗,四剂而消。(《外科发挥》)

一男子年逾五十,患子不立事,左乳肿痛,左胁胀痛,肝脉弦数而涩。先以龙荟丸二服,诸症顿退;又以小柴胡汤对四物,加青皮、贝母、远志,数剂而脓成。予欲针之,仍以养气血、解郁结。彼不从,乃杂用流气败毒之剂,致便秘发热作渴,复请。予谓:脓成不溃,阳气虚不能鼓舞也;便秘发热,阴血竭不能濡润也。辞不治,果死。(《外科发挥》)

一男子因怒,左乳肿痛,肝脉弦数,以复元通气散二服少愈,以小柴胡汤加青皮、芎、归

数剂而消。(《外科发挥》)

一男子患此(囊痈),肿痛发热,以小柴胡汤加黄连、青皮,四剂少愈,更以加减龙胆泻肝汤而消。(《外科发挥》)

一男子脓熟作胀,致小便不利,令急针之;以小柴胡汤加黄柏、白芷、金银花,四剂少愈;更以托里消毒散,数剂而愈。(《外科发挥》)

一小儿肿痛寒热,用克伐之药,不能成脓,用托里清肝散而脓溃,用托里散而疮敛。后寒热如疟,小便闭塞,用小柴胡汤加山栀、龙胆草、车前子而愈。(《外科发挥》)

一男子坠马,两胁作痛,以复元活血汤,二剂顿止;更以小柴胡汤加当归、桃仁,二剂而安。(《外科发挥》)

一妇人耳前后结核,耳后微肿,寒热口苦,用小柴胡汤加山栀、桔梗、川芎,四剂而愈。后恚怒,耳后、头角俱痛,发热憎寒,以小柴胡汤加羌活、川芎、桔梗而愈。

疏曰:此案亦当用逍遥治之,何以用小柴胡气分之药乎?是必少阳经火邪独旺,而血未虚也。且后因恚怒,其症复发在少阳经部分,是怒之不伤于厥阴肝经而伤于少阳胆经也,故仍用小柴胡所加之味,与前相同。更加羌活者,以发热憎寒,有太阳外感之邪兼之耳。盖作寒作热是少阳经症,发热憎寒是太阳经症也。然余谓小柴胡汤一方,不特少阳经主方,即厥阴亦未尝不入,故立斋当以之治怒动肝火,但入厥阴气分,不入厥阴血分耳。故余谓耳前后又两头角虽是少阳经部分,未始非厥阴经部分也。(《薛案辨疏》)

司厅张某,阴囊肿痛,时发寒热,小腹作痛,茎出白津,用小柴胡加山栀、胆草、茱萸、芎、归而愈。(《薛案辨疏》)

少司马黎仰之南银台,时因怒耳鸣,吐痰作呕不食,寒热胁痛,用小柴胡合四物加山栀、陈皮、茯苓而瘥。(《薛案辨疏》)

太守朱阳山,因怒腹痛作泻,或两胁作胀,或胸乳作痛,或寒热往来,或小便不利,饮食不入,呕吐痰涎,神思不清。此肝木乘脾土,用小柴胡加山栀、炮姜、茯苓、陈皮、制黄连,一剂即愈。

疏曰:此案为肝木乘脾土是矣。但观其现症,与前李北川更多脾气虚弱之症,如腹痛,而更多作泻呕吐,而更多痰涎,兼之神思不清者,岂非脾气虚弱之明验乎?何以不用补中益气为主,而用小柴胡加清火消痰,以疏肝气为主乎?无他,病起于暴,而无黄中见青之色也。是肝火独盛之症,故不必补中益气而单用小柴胡也。故治病当顾其常,而更当察其神色为主也。(《薛案辨疏》)

一男子茎中痛,出白津,小便闭,时作痒,用小柴胡加山栀、泽泻、炒连、木通、胆草、茯苓,二剂顿愈,又兼六味丸而痊。

疏曰:此案少阳经湿火所致,故用小柴胡加清火渗湿之品治之。然察其所以,则火甚于湿,何也?盖芩、栀、连、胆草,清少阳之药,不遗余味,而渗湿之药,不过泽泻、木通、茯苓,轻浅者而已,然数味亦只是火从小便出耳。初不论有湿无湿也,若果甚有湿,六味又不可兼用,今兼用之者,盖因少阳火甚,则厥阴之阴必虚,故又兼六味以补之,况小便实为肝经所主者乎？夫小便有病，大概皆以膀胱为主，即白津出者，亦必以通利为先，若茎中痛，小便秘而论，更属膀胱无疑。不知膀胱属一定之腑，而所以致此腑之病不一，盖相火多寄旺于肝经，少阳实主之，茎中之病，相火为多，白津非相火所系乎？痛痒非肝经所为乎？故曰肝主小便也。然相火当从肾经主治，而知、柏在所宜用，然而知、柏治肾经相火，而山栀、胆草实治肝经相火者也。而究不离乎肾，故又兼用六味丸也。（《薛案辨疏》）

一妇人因怒，经事淋沥，半月方竭，遇怒其经即至，甚则口噤筋挛，鼻衄头痛，痰痉搐搦，瞳子上视，此肝火炽甚。以小柴胡汤加熟地黄、山栀、钩藤治之，后不复发。（《校注妇人良方》）

一妇人患之，因怒寒热头眩，或耳项脑胁胀痛，或小腹阴道闷坠，或小便频数下血。此属肝火血热，先用小柴胡加炒黑山栀、芎、归、车前，二剂，诸症悉退。又用加味逍遥而愈。后因饮食劳倦，前症复作，疮口出血，用补中益气汤而安。（《校注妇人良方》）

一妇人因暴怒而腰肿一块，或胸膈不利，或走气作痛。此荣气郁滞，与方脉流气饮数剂而止，更以小柴胡对四物加香附、贝母，月余而愈。（《校注妇人良方》）

一妇人因怒，胁下肿痛，胸膈不利，脉息沉滞。此荣气郁遏而为肿，用方脉流气饮数剂少愈。以小柴胡对二陈加青皮、桔梗、贝母，数剂顿退，更以小柴胡对四物，二十余剂而痊。（《校注妇人良方》）

一妇人因怒结核，经行不止，发热，昼安静而夜谵语。此血分有热也，用小柴胡加生地顿安。其核尚大，经候先期，肝脉弦数。此肝火血涸而筋挛也，用加味逍遥加生地，月经如期而核消。（《校注妇人良方》）

一妇人因怒崩血，久不已，面青黄而或赤，此肝木制脾土而血虚。用小柴胡合四物，清肝火，生肝血；又用归脾、补中二汤，益脾气，生肝血而瘥。此症若因肝经风热而血不宁者，防风为丸，以兼症之药煎送。或肝经火动而血不宁者，炒条芩为丸，以兼症之药煎送。若瘀血为患，用五灵脂为末，烧铁器淬酒调服，无不效者。（《校注妇人良方》）

一妊娠六月，每怒下血，甚至寒热头痛，胁胀腹疼，作呕少食。余谓寒热头痛，乃肝火上冲；胁胀腹痛，乃肝气不行；作呕不食，乃肝侮脾胃；小便下血，乃肝火血热。用小柴胡加芍药、炒黑山栀、茯苓、白术而愈。（《校注妇人良方》）

一妊妇每因恚，其胎上逼，左关脉弦洪。乃肝火内动，用小柴胡加茯苓、枳壳、山栀而愈。但体倦不食，用六君子调养脾土，加柴胡、枳壳调和肝气乃瘥。（《校注妇人良方》）

一妊妇小腹作痛，其胎不安，气攻左右，或时逆上，小便不利。用小柴胡汤加青皮、山栀，清肝火而愈。后因怒，小腹胀满，小便不利，水道重坠，胎仍不安。此亦肝木炽盛所致，用龙胆泻肝汤一剂，诸症顿愈。乃以四君子加柴胡、升麻，以培脾土而安。（《校注妇人良方》）

一妊妇因怒，咳嗽吐痰，两胁作痛。此肝火伤肺金，以小柴胡汤加山栀、枳壳、白术、茯苓治之而愈。但欲作呕，此肝侮脾也，用六君子加柴胡、升麻而痊。（《校注妇人良方》）

一妇人胸膈不利，内热作渴，饮食不甘，肢体倦怠，阴中闷痒，小便赤涩。此郁怒伤肝脾所致,用归脾汤加山栀而愈。复因怒,患处并小腹胀痛,用小柴胡加山栀、芎、归、芍药痛止,用逍遥散加山栀而愈。又因劳役,患处肿胀,小便仍涩,用补中益气加山栀、茯苓、丹皮而瘥。(《校注妇人良方》)

一妇人阴肿下坠,闷痛出水,胸腹不利,小便频数,内热晡热,口苦耳鸣,此肝脾火症,用小柴胡加车前、胆草、芩、术、升麻,一剂稍愈。又用加味逍遥加升麻,数剂渐愈。乃以加味归脾加升麻、柴胡,并补中益气加山栀,数剂顿愈。仍用加味逍遥、加味归脾二药调理全愈。(《校注妇人良方》)

一妇人耳下肿赤,寒热口苦,月经不调,小腹内一块。此肝火气滞而血凝也,用小柴胡加山栀、川芎、丹皮治之,诸症悉退。(《校注妇人良方》)

一妇人患前症,内热作渴,饮食不甘,肢体倦怠,阴中作梗,小便赤涩。此脾经郁结,肝经湿热,用加味归脾汤而愈。后因怒复作,小腹胀痛,用小柴胡加山栀、芎、归痛止,又用加味逍遥散而愈。(《校注妇人良方》)

一妇人经行,感冒风邪,昼则安静,夜则谵语,此热入血室也。用小柴胡加生地黄治之,顿安。但内热头晕,用补中益气加蔓荆子而愈。后因怒恼,寒热谵语,胸腹胀痛,小便频数,月经先期,此肝火血热妄行,用加味逍遥加生地黄而愈。(《校注妇人良方》)

一妇人内热胁胀,两乳不时作痛,口内不时辛辣,若卧而起急,则脐下牵痛。此带脉为患也,用小柴胡加青皮、黄连、山栀,二剂而瘥。(《校注妇人良方》)

一妇人因怒,牙疼寒热。此肝火侮脾土,用小柴胡加芎、归、芩、术、山栀而疼痛止,用加味逍遥散而寒热退。(《校注妇人良方》)

一妇人唇裂内热二年矣,每作服寒凉之剂,时出血水,益增他症。此胃火伤血,而药伤元气也,余用加味清胃散而愈。后因怒,唇口肿胀,寒热作呕,此属肝木乘脾土,用小柴胡加山栀、茯苓、桔梗,诸症顿愈。复以加味逍遥散,调补元气而愈。(《校注妇人良方》)

一妇人因怒唇肿,内热体倦。用化痰药,食少作呕,大便不实,唇出血水;用理气消导,胸膈痞满,头目不清,唇肿经闭;用清胃行血,肢体愈倦,发热烦躁,涎水涌出。余曰:此七情伤肝脾,屡用攻伐,反致他症。遂用济生归脾汤,食进便实涎止;用加味逍遥散,肿消热退体健。后因怒,寒热耳痛,胸膈胀闷,唇焮肿甚。此怒动肝火而伤血,用四物合小柴胡,加山栀顿愈。(《校注妇人良方》)

一妇人耳内外肿痛,胸胁不利,寒热往来,小便不调。余以为肝火伤血,先用龙胆泻肝汤四剂,诸症顿退,又用加味逍遥散而愈。又因怒复作,用小柴胡汤而瘥。(《校注妇人良方》)

一妇人耳内肿痛出水,寒热口苦,焮连颈项,饮食少思。此肝火甚也,用小柴胡汤加山栀、牡丹皮稍愈,用加味逍遥散渐愈,用八珍汤加柴胡、丹皮、山栀,调补肝脾而全愈。(《校注妇人良方》)

一寡妇耳内外作痛,不时寒热,脉上鱼际。此血盛之症,用小柴胡加生地以抑其血而愈。又项间结核如贯珠,寒热晡热,用加味归脾汤、加味逍遥散,调补肝脾而愈。(《校注妇

人良方》)

一女子耳下肿赤，寒热口苦，月经不调，小便内结一块。此肝火气滞而血凝也，先用小柴胡加山栀、川芎、丹皮，又用柴胡清肝散而痊。(《校注妇人良方》)

一妇人因忿怒，身发疙瘩，憎寒发热。余谓肝火，用小柴胡汤加山栀、黄连治之而愈。后口苦胁痛，小便淋漓，复用前药全愈。(《校注妇人良方》)

一妇人患前症发热，夜间谵语，此血分有热，以小柴胡汤加生地治之而安。后用四物汤加柴胡、山栀、丹皮而热退，又用逍遥散全愈。(《校注妇人良方》)

一室女十四岁，天癸未至，身发赤斑痒痛，左关脉弦数，此因肝火血热，以小柴胡汤加山栀、生地、丹皮治之而愈。若因怒而致者，亦宜治以前药。(《校注妇人良方》)

一女子赤晕如霞，作痒发热，用小柴胡汤加生地、连翘、丹皮而愈。后时常发热，遍身如虫行，因恼怒起赤晕作痒。用柴胡清肝散，热痒顿止；用加味逍遥散热痒全止，但见风起赤晕，或发瘾疹，或患疙瘩，用胡麻散随愈。(《校注妇人良方》)

一妇人因怒呕哕，时或昏愦，口噤，或时举体肉动，其面色或青或赤。余以为肝火炽盛，脾土受侮，用小柴胡汤加山栀、钩藤治之，渐愈。又用加味归脾、逍遥二药，调理而痊。(《校注妇人良方》)

一妊娠因怒吐血，两胁胀痛，小便淋涩。此怒而血蓄于上，随火出也，用小柴胡合四物，四剂血止，用六君子、安胎饮调理而安。(《校注妇人良方》)

一妇人经素不调，因怒衄血。此肝火炽盛，用加味小柴胡加红花，二剂血止，又用加味逍遥散、八珍汤兼服三十余剂，经行如期。(《校注妇人良方》)

一妇人郁结而患前症，用加味归脾汤，其血渐止，饮食渐进。用加味逍遥散，元气渐复，寒热渐止。后因怒乃衄，寒热往来，用小柴胡汤加芎、归、丹皮而愈。(《校注妇人良方》)

一妇人胸胁膨满，小腹闷坠，内热晡热，饮食不甘，体倦面黄，日晡则赤，洒淅恶寒。此脾肺气虚，先用六君子加川芎、当归，诸症渐愈，又用补中益气加茯苓、半夏，诸症全愈。后饮食失节，劳怒，恶寒发热，不食，用加味小柴胡一剂而热退，用逍遥散、归脾汤调理而康。(《校注妇人良方》)

一妇人两臁赤痛，寒热口苦，呕吐懒食，面色青黄或赤。此肝木乘脾土，用小柴胡汤加山栀、升麻、茯苓，二剂顿愈。又用六君子汤加柴胡、山栀痊愈。(《校注妇人良方》)

孙文垣

考功偶冒风，头痛倦怠，发寒热如疟，脉弦浮而数。予曰：此小柴胡汤症也。一剂而瘥。(《孙文垣医案》)

侄君孝，后溪兄次子也。三月患头项痛，腰脊强，遍身如被杖，脐腹也痛，口渴不寐，饮食不进，六脉浮数。吴医以为阴虚，为滋阴降火三投而三剧，反加呕恶。又与疏通，热尤不退，下午烦乱。延方和宇丈视之，以为外感拟进人参败毒散。吴争之，谓阴虚体弱，难再汗。仍用四物汤加柴胡、葛根、薄荷、黄芩、知母，而热如焚，神且昏冒矣。予时远出，促归诊之，六脉浮弦而数，鼓指。语之曰：此春温症也。方诊良是。因复加内伤，以故病剧。滋阴之剂，壅而作滞，且引邪入于阴分，宜乎热加而躁闷也。法当清解兼消，可愈无伤。以二陈汤加羌活、柴胡、防风、麦芽、山楂，服下得微汗，热退其半。惟下午作潮，大便未行，腰脐之痛不止。用小柴胡汤加葛根、白芍药、青皮、黄连、山楂，饮下热又少退，大便已行，腰脐之痛也随减去，但不知饿。再以柴胡、甘草、青皮、枳实、麦芽、知母、黄芩、白芍药，诸症悉平，惟觉体倦乏力，加人参、白扁豆、薏苡仁，减去柴胡、青皮，调养而痊。（《孙文垣医案》）

予弟淑南，额痛遍身痛，口干，舌苔黄厚，左脉浮大，六部俱数。时当仲秋初旬，以小柴胡合白虎汤加羌活，热仍不退。下午用六神通解散，以葱汤调服三钱，热稍退。至半夜后又复热，额痛，顶巅尤甚。舌根黄且焦黑，小水赤痛，烦躁不睡，遍身又痛，此三阳合病，暑症也。次日，以小柴胡大加石膏为君，藁本、白芷、竹叶、粳米、生姜、大枣，少顷，大汗出至足，热始尽退，犹烦躁不睡。仍以小柴胡汤，加桂枝、山栀子、竹茹、竹叶，饮下，烦躁宁而得睡，余热悉平，精神爽而向安矣。（《孙文垣医案》）

蔡中林文学内人，发热口渴，舌上燥裂，小腹痛，呕吐，药食不能入者七日，诸医之技殚矣。皆视为膈食而不可为。吴我峰翁固邀予诊，右寸脉绝不应指，关沉滑有力，左手弦数。予曰：此阳明少阳合病，邪热壅于上焦然也，非膈食，法当解散，数剂可愈，无恐。以软柴胡、石膏各五钱，半夏曲、枳实、黄芩、黄连、葛根、竹茹、人参各二钱，姜三片，煎服，药纳而不吐，五更下黑粪数块，热痛减半。次日仍与前药，右寸脉至是亦起，粥始进。改用小柴胡加橘红、竹茹、葛根，服三帖而全安。（《孙文垣医案》）

琼兄内伤饮食，外感风邪，洒淅恶寒发热，烦躁不宁，已经表汗泻吐之后，小水短赤，口渴腹中疼，夜不能睡，耳聋气塞，神魂不安，懊憹不已。予脉之，两寸滑大，左关弦，右关滑，两尺皆弦，皆七至。据此乃少阳、阳明两经合病。仲景云：渴而小便不利者，当利其小便。先与柴苓汤加竹茹进之。耳稍聪，稍得睡，热仍不退，闻食气即呕，以济生竹茹汤加人参、麦冬、黄连与辰砂六一散三钱，服后神稍清，手足心仍热，用竹叶石膏汤而热亦不退，且懊憹殊甚，合目即谵语。按仲景谓伤寒汗吐下后，懊憹不得眠者，热在心胸之间，宜轻涌之，以栀子豆豉汤主之。服后晚间仍不得眠，两耳气塞难当。改以小柴胡汤合白虎汤进之，即得睡。睡中汗出二次，耳顿通利。因进食早，又发热口渴，舌上黄苔，此阳明余热复萌，乃用石膏七钱，甘草一钱，知母三钱，黄连一钱五分，百合、竹茹各一钱，竹叶三十片，急进而热全退，始得获安。（《孙文垣医案》）

族侄元素，春温头痛发热，左脉弦大，右洪大，以小柴胡合白虎汤，二帖而愈。乃为食复，发斑色紫，神昏，人事不省，身重不能转动。即水火皆不自知。合目鼾睡，形如醉人，面赤发热。舌苔外黄内黑，皆有芒刺。三日后，予至脉之，六部俱浮洪，以三黄石膏汤加枳实、鳖甲进之，稍得微汗，大便始有真粪，次日才开目言语。乃进粥一盏，改以小柴胡汤加山栀、枳实、鳖甲、白芍药，调理而愈。（《孙文垣医案》）

江右熊二官，疫后食复，额痛口渴，谵语神昏，面青舌黑，鼻中停灰，不省人事，小水短小，势已危急。以小柴胡汤减去半夏，加石膏、知母、当归、山栀子、豆豉、枳实，急与服之。一饮便得微汗，热退大半。次日，以柴胡、滑石、甘草、知母、石膏、人参、桔梗、黄芩、天花粉与之，舌黑始退。人事乃清。饮食才进，霍然生矣。（《孙文垣医案》）

钟泽有程梦奎孺人者，年将五十，仅一子，廿一岁而殁于痘，旦夕哭之，哀且弥月，揽镜自鉴曰：何子死而形色不瘁。如此因持铁如意捶其胸，绝粒断浆，肌容日瘁。时为初秋，寒热交作，呕哕懊憹，遍身疼。夫为遍延诊视，却药不饮，诸医百喙开譬，拒而不听，媳与孙跽而恳，姻族就而谕其不纳者，若罔闻焉。惟合睫以待死。已而作色语其夫曰：病若此，汝曷不延名医一决生死乎？夫曰：所延皆名士。病者曰：昔常闻程方塘参军，患疯三年而起者谁？曰：孙君。又问：吴西源孺人病燥，揭痰喘三年，与程道吾内眷劳瘵晕厥，谁为起之？夫答如前。病者曰：何不请孙君决我生死。夫闻言，物色征予，五日而后至，则薄暮矣。病者犹疑为诞也。私至三家访予状，皆曰：魁然长髯者也。诘朝，觌面诊之毕，则问曰：何日死？予应曰：病势危，去死不远。病者喟然叹曰：死不足惜，第九华山香愿未了为恨耳！予曰：孺人大愿不思，何须以此小愿为孜孜也。孺人曰：无大愿。予曰：人之修短有数，今年之痘死者，不可胜计，令嗣之死亦数也。然有二孙可承宗祧，孺人能忍哀抚孙，使其成立，娶妇以蕃后胤，令嗣虽死，犹不死也。而孺人亦有令名，若不此之思，忧伤以殒，夫君必娶，娶必少年，继室生子，则必厚其子，而薄孺人之孙，晚娘晚爷之谣，独不闻之耶？孺人万金之家，使令孙不得其所，令嗣九泉之下，恐不能无憾，孺人忧死？何益也，愿孰大于此者？予故谓未之思耳。孺人试思之，谁轻谁重当自辨也。语毕怃然曰：先生言至此，吾如寐者得醒矣。顾病势去死不远，何能得如吾愿？予曰：所谓近者，病也非脉也。脉左弦细，右关滑，故发热体痛呕哕，乃秋来疟症，非死脉也。若如前执拗不服药，不进饮食，书谓绝谷者亡，殆非虚语。孺人诚听予言，以二孙为念，以大体为重，予以活血养血之剂而治其伤损，以小柴胡加竹茹、滑石，以和阴阳而止其呕哕，不一月而可无恙矣。奚忧哉？果从予言而进饮食服药，五日寒热呕哕皆止。后以丹参、刘寄奴各三钱为臣，五加皮五钱为君，香附一钱为佐，入四物煎服。果一月而全可矣。程孺人病起，而闻者皆曰：《七发》起太子之病，观于孙君益信。（《孙文垣医案》）

鲍子五保，时疫，耳聋，体有热，口干，大便五日不行，人事不清。竹叶、黄芩、柴胡、半夏曲、甘草、枳壳、天花粉、知母，煎服，而热渴更甚。大便行而泻，手挛缩不能伸，且发呃或又咳嗽。改以柴胡、石膏、竹茹、人参、甘草、麦冬、半夏曲、橘红、黄芩、黄连，一帖而呃止泻除，诸症悉罢而安睡矣。（《孙文垣医案》）

由溪程竹坡孺人，年过六十，为疫所染，头痛口渴，舌苔前黄燥，后紫黑，身热沉重，人事昏愦，语言错乱，小水短涩，呕逆烦躁，合目不开，谵语不辄口，耳聋，胸胁痛，时五月初旬也。迎予为诊。左浮而弦数，右洪长而数，诊毕，仲君清夷问曰：何症？予曰：此热病类也。清夷曰：因体热便名热病乎？予曰：否！否！仲景谓春温过时为热病。矧兹又为热疬也。邪在阳明、少阳二经。又问曰：可生乎？予曰：脉症对，可生也。此症远迩染延甚伙，不足怪。清夷曰：适方和宇亦云少阳、阳明二经之病，二公所见既同，乞商确一方为幸。

予与和宇诊多符合，即以柴胡、石膏为君，知母、麦冬、天花粉、竹茹为臣，黄连为佐，甘草、枳壳、桔梗为使。连进两帖，丑刻微汗，热退神清，不虞即进荤粥，下午又复大热，谵语昏沉，举家惊怖。予曰：此食复也，即以小柴胡汤加山栀、枳实、淡豆豉、鳖甲，四剂复得汗，热从散去，神顿清爽，仍口渴烦躁。以生脉汤加黄连、香薷、竹茹、竹叶而安。（《孙文垣医案》）

文学张云门三令郎，丁年偶发寒热，右胁有一块降起，疼痛，手不可近，下午至夜尤甚，额颅手心皆热，脉右关洪滑，两尺尤有力，日夜不得睡。乃仿推气散例，姜黄、桔梗、川芎各一钱五分，枳实二钱，白芍药一钱，粉草五分，姜、枣煎服。外以当归龙荟丸。其夜大便行一次，颇得睡。三更后，先发寒战，徐热，至五更微汗，而胁痛寒热悉减。再诊之，左脉略弦，舌有黄白厚苔，两胁重按微疼，大便燥结不行，以小柴胡汤减半夏，倍加瓜蒌、鳖甲、牡蛎，胁疼全瘳，睾丸略硬痛，彼自以为无后恙矣。（《孙文垣医案》）

程相如丈令政，孕四月，头疼，遍身皆痛，腰痛更甚，恶寒发热，咳嗽口渴，六脉浮数。以小柴胡汤加防风、羌活、葛根、姜、枣煎服。夜忽大发寒战，继而发热，五更又发战，告急于予。予曰：此作汗之兆。俄而汗出，口渴头痛，身热皆减。惟胸膈胀闷，此胎气上逼而为子悬。以大紫苏饮与之：紫苏、人参、白术、茯苓、甘草、当归、陈皮、大腹皮、川芎、白芍药。服后身冷而汗出不止，胸腹胀痛。急以夺命丹进，服下嗒然而睡，觉则痛止胀消。始能饮食，身温汗止，骎骎向安。夺命丹用白术、茯苓、牡丹皮、桃仁、白芍药、桂枝，醋水煎服，止痛如神。（《孙文垣医案》）

李悦斋先生夫人，胸胁大腹作痛，谵语如狂。寅卯辰三时稍轻，午后及夜痛甚，昼夜不睡，饮食不进者十八日。究其故，原有痰火与头疼、牙疼之疾，又因经行三日后，头疼发寒热。医以疟治，因大恶热，三四人交扇之，而两手浸冷水中，口噙水而不咽，鼻有微衄，又常自悲自哭，目以多哭而肿，痛时即壁上亦欲飞去，剧则咬人，小水直下不固，喉梗梗吞药不下。脉则左弦数，右关洪滑。予曰：此热入血室症也，误服治疟刚燥之剂而动痰火，以致标本交作。诸人犹谓：热入血室，当夜间谵语如狂，如见鬼，何至胸胁痛剧咬人也？予曰：仲景云，经水适来适止，得疾，皆作热入血室治之，治同少阳。而以小柴胡汤为主，加凉血活血之药，此古人成法可守也。痛极咬人者，乃胃虚虫行，求食而不得，故喉中梗梗然也。即以小柴胡汤加桃仁、丹皮，而谵语减，次日以安蛔汤与服，而疼随止，饮食进，遂骎骎有生意。（《孙文垣医案》）

朱宅女眷，经水行一月不止，每黄昏先寒后热，夜遍身疼痛，胸前胀闷不通，必欲大喊叫嘶，用手于喉中斡而吐出痰涎乃宽，今且渴甚。此痰饮疟疾。今饮食不进，夜如见鬼者，乃热入血室也。用小柴胡汤加生地黄、丹皮、陈皮、桃仁，两帖后，以白术三钱，何首乌二钱，陈皮、麦芽各一钱，乌梅一枚，生姜三片，水煎服之，而寒热止，诸症皆安。（《孙文垣医案》）

郑重光

辛酉仲夏，予迁郡城之次年，其时疫气盛行，因看一贫人斗室之内，病方出汗，旋即大便，就床诊视，染其臭汗之气，比时遂觉身麻，而犹应酬如常，至第三日病发，头眩欲仆，身痛呕哕外,无大热,即腹痛下利,脉沉细而紧。盖本质孱弱,初病邪气即入少阴,脉证如斯,不得不用姜附人参以温里。如此六七日,里温利止,而疫气遂彰,谵言狂妄,胸发赤斑数点,舌苔淡黄而生绿点,耳聋神昏,脉转弦数,此由阴而出阳,必须汗解之证也。病剧回真州,诸医束手不治。适山紫家叔来探问,数当不死。余忽清爽,细道病源,谓非正伤寒,乃染时疫,缘本质虚寒,邪气直入少阴,服参附里气得温,逼邪外发,但正气甚弱,不能作汗。今脉弦耳聋,邪在少阳,乞用小柴胡汤本方,加人参三钱,必然取效。山紫家叔遂照古方,一味不加增减而入人参三钱,一剂得寐,再剂又熟寐。夜又进一剂,中夜遂大汗至五更,次日即霍然矣。继服人参半斤始健。(《素圃医案》)

王式钰

一人恶寒发热,头痛腰疼,烦躁口渴,庸医欲汗之,余为力争,云:此瘟病也,其人本虚,可误汗乎?症兼少阳阳明,宜小柴胡、升麻、葛根合而服之:柴胡、黄芩、人参、甘草、葛根、升麻、白芍。(《东皋草堂医案》)

一老妪,病后失调,不思食,因而绝谷者月余,下部浮肿,切其右脉浮而迟,左脉沉而有力,此肝郁克脾也。为之定方:肉桂、白芍、藿香、青皮、半夏、白术、干姜、陈皮、甘草、米仁、茯苓、当归,服二帖,浮肿退,胃口开,仍用前方去藿香加人参,又二帖,而口苦,微发寒热,病者心慌,余慰之曰:发寒热,病将退矣。再立方:柴胡、升麻、半夏、人参、白术、茯苓、甘草、当归、肉桂、干姜、白芍、黄芩,少阳诸症悉愈,而脉渐虚微,余知其病退矣,于前方去黄芩、半夏、肉桂,加附子、陈皮、黄芪。四剂而霍然。凡木郁之症,服药后,身发寒热者,此木气上升也,故知其病将愈。(《东皋草堂医案》)

叶天士

郑,三十四岁。雨淋,卫阳受伤,热水洗澡,迫其冷湿深入,水谷之气与冷热互蒸,肌肉发黄。陈无择曰:谷瘅能食不饥,舌有黄苔。一年之久,寒湿已酿湿热。凡湿伤必太阴脾,热必在阳明胃。不分经络乱治,乃不读书医工。人参,川黄连,生谷芽,熟半夏,枳实,嫩柴胡,淡黄芩,陈皮白。姜汁泛丸。(《叶天士晚年方案真本》)

尤 怡

疟后,胁下积痞不消,下连少腹作胀。此肝邪也。当以法疏利之。人参,柴胡,青皮,桃仁,茯苓,半夏,甘草,牡蛎,黄芩,生姜。

诒按:此小柴胡法也。加青皮以疏肝,桃仁以和瘀,牡蛎以软坚,用意可云周到。惟少腹作胀,乃肝邪下陷之证。若再加川楝子、归尾、延胡,似更完密。[《(评选)静香楼医案》]

万 全

万密斋治县尹唐肖峰,二月间患伤寒。医进九味羌活汤,不效。又云内伤挟外感,进补中益气汤,不效。又进柴苓汤去人参,病略减。四日,复发热,头苦痛,医欲下之,未决。万脉之,阳明、少阳洪长而弦,曰:此元气素虚,因起早感寒得之,今病在少阳阳明并病。乍热乍凉者,少阳也;头苦痛者,阳明也。宜小柴胡合葛根葱白汤。唐曰:吾素多痰火病,勿用人参。万曰:元气不足,乃虚火也。实火宜泻,虚火宜补。幸勿疑,一剂而病愈。(《续名医类案》)

李养晦患伤寒,苦右胁痛。医用陶节庵法,以小柴胡加枳壳、桔梗,服之无效,已十七日。万脉之,沉弦且急,曰:此蓄水症也。《经》云沉潜为水,支饮脉弦急,必得之饮水过多。问曾服何方?以前药对。万曰:只用此方,再加牡蛎以泄其蓄水可耳。一服而痛止。(《续名医类案》)

万密斋治汪氏媳,病疟且痢,用小柴胡合桂枝汤加当归、陈皮,二十余剂疟愈。随以黄芩芍药汤加人参治痢,不效。再思之,悟曰:此病得之内伤,名为白蛊。乃用升麻除湿防风汤,一剂而安。(《续名医类案》)

密斋长男,幼多病。一日,病疟后潮热,日益瘦,先父母忧之。全曰:此疳气也。用小柴胡加鳖甲、当归、川芎、陈皮、青皮为丸,服之愈。(《续名医类案》)

刘宏璧

刘宏璧治一富室女,正梳洗间,忽见二妇相拘,方奔逸,复挤至,遂大叫,叫后乃大哭,哭已即发狂,寒热相继,目眩不眠。以为鬼祟,召巫符咒而益困。因诊之,肺脉直上鱼际,肝亦双弦。知所见者,本身之魂魄也。盖肺藏魂,肝藏魄,因用小柴胡汤去甘草之恋,加羚羊角、龙骨、牡蛎,清肺肝,镇惊怯,一服而安。(《续名医类案》)

张意田

张意田治一妇,产后,患病已及半载,咸作劳损治,且云阴亏已极,势难痊愈。张连诊五次,确知此症服小柴胡汤,法必当应。奈群议纷纭,以参、柴非治阴亏之药,又言肺热咳嗽,大忌人参,因立案争之。幸病家见信,一服而寒热大作,三服之后,寒热退而咳嗽平,十服全愈……景岳云:虚弱之人,外邪初感,不为解散,而作内伤,或用清凉,或用滋补,以致寒邪郁伏,久留不解,而寒热往来,或为咳嗽,其症全似劳损。欲辨之者,察其表里病情,或身有疼痛,而微汗则热退,无汗则复热。或大声咳嗽,脉虽弦紧,而不甚数,即病至一两月,而邪犹未解,此似损非损症,毋再误也。今此症实类此,当用小柴胡汤,转动枢机,藉少阳之生气,由内而外,自下而上,则阴阳和而伏邪解散矣。(《续名医类案》)

王海藏

王海藏治一妇人,先病恶寒,手足冷,全不发热,脉八至,两胁微痛。治者从少阳治之。阳在内伏于骨髓,阴在外致使发寒,治当不从内外,从乎中治也。宜以小柴胡调之,倍加姜、枣。(《续名医类案》)

龚子材

龚子材治一妇人，口苦胁胀，此肝火也。用小柴胡加黄连、栀子少愈，以四君子汤加当归、白芍、柴胡，调理脾胃而瘥。（《续名医类案》）

龚子材治一男子，茎中痛，出白津，小便闭，时作痒，用小柴胡加山栀、泽泻、木通、炒连、胆草、茯苓，二剂顿愈，又兼六味地黄而痊。（《续名医类案》）

鲁　峰

小柴胡汤，药有加减。此予治东城富章京侄女外感之方也。初伊偶感风寒之症，多日未愈，心烦作渴，胸膈痞满，口苦耳聋，往来寒热，面黄神呆，默默不欲食。予用此汤，服一剂而神清思食，二剂而全愈。小柴胡汤方：柴胡二钱，黄芩（炒）二钱，花粉二钱，石膏（煅）二钱，桂枝一钱，枳壳（麸炒）二钱，茯苓二钱，甘草一钱五分。引加生姜一片、大枣二枚，煎服。（《鲁峰医案》）

吴　瑭

伊氏，二十二岁。正月初七日。妊娠七月，每日午后，先寒后热，热至戌时，微汗而解。已近十日，此上年伏暑成疟，由春初升发之气而发，病在少阳，与小柴胡法。柴胡五钱，黄芩（炒）三钱，炙甘草二钱，半夏四钱，人参二钱，生姜三钱，大枣二枚。一帖，寒热减。二帖，减大半。第三日用前方三分之一，全愈。（《吴鞠通医案》）

陈念祖

邪在半表半里，寒热往来，胸胁痞满，心烦喜呕，口苦咽干，病在少阳之经，拟用小柴胡汤主之。柴胡四钱，人参一钱二分，淡黄芩一钱五分，炙甘草一钱五分，制半夏二钱，生姜三片，大枣两枚。（《南雅堂医案》）

少阳经病，外有寒热往来，心痞，口微苦，烦闷，呕不止，脉弦沉有力，是内有积热也，今遵仲景法。柴胡四钱，制半夏一钱五分，淡黄芩一钱五分，枳实一钱五分，白芍药一钱五分，生姜二钱五分。水同煎服。（《南雅堂医案》）

病已两月有余，脾胃衰弱，疟邪内陷变痢，面浮腹胀，里急肛门欲坠，气虚伏邪未清，拟用和解之法。柴胡一钱，淡黄芩二钱，粉丹皮二钱，炒白芍二钱，当归身（炒）二钱，生谷芽二钱，人参一钱，炒楂肉一钱。（《南雅堂医案》）

疟疾日必举发，口苦咽干，热多寒少，脉形弦数而滑，由风暑湿邪伏于募原，不能发越外泄，是以往来寒热，进退不已，此为阳疟，其邪尚浅，拟用运中转枢一法。柴胡一钱五分，川朴一钱，淡黄芩二钱，青皮八分，制半夏一钱，沙参二钱，白茯苓二钱，草果仁五分，甘草五分，生姜两片。（《南雅堂医案》）

疟发寒热，口苦心烦喜呕，胸脘痞闷，胁间隐隐作痛，脉弦，邪在少阳。用转枢法。柴

胡三钱,制半夏一钱五分,淡黄芩一钱五分,炙甘草一钱五分,天花粉二钱,人参一钱,生姜三片,大枣二枚。(《南雅堂医案》)

产后阴从下泄,阳乃上冒。是以头汗出,呕不能食,大便反坚,脉象微弱,即仲景所谓新产郁冒者是,用小柴胡汤主治。柴胡四钱,人参一钱五分,炙甘草一钱五分,黄芩一钱五分,法半夏二钱,生姜三片,大枣二枚。(《南雅堂医案》)

食入即呕,并吐酸水痰沫,胁痛寒热往来,病在少阳,拟用转枢法。柴胡三钱,制半夏二钱,白茯苓三钱,陈皮一钱,人参一钱,黄芩一钱,炙甘草八分,生姜两片,大枣二枚,水同煎服。(《南雅堂医案》)

大腹为太阴脾土部位,脾之大络曰大包,从经隧而外出于络脉,今脾络滞而不行,是以内外皆痛,兹用转枢法,以小柴胡汤加减治之。柴胡三钱,人参一钱五分,制半夏二钱,芍药一钱五分,炙甘草一钱,加生姜三片,大枣二枚。水同煎服。(《南雅堂医案》)

寒热往来,脉弦,腹痛便溏,时邪下陷,用和解法。柴胡一钱,炒白芍二钱,白茯苓二钱,泽泻一钱,制半夏二钱,黄芩二钱,广木香五分,陈皮八分,生姜三片,大枣五枚。水同煎服。(《南雅堂医案》)

色苍,寒热往来,巅顶及少腹常痛,病由少阳郁入厥阴,复由厥阴逆攻阳明,宜泄木和土为主。川连八分,人参一钱,吴茱萸一钱,白茯苓三钱,制半夏二钱,柴胡一钱,淡条芩二钱,陈皮一钱,炙甘草五分。(《南雅堂医案》)

齐秉慧

曾治张太来之妻,寒热间作,口苦咽干,头痛两侧,默不欲食,眼中时见红影动,其家以为雷号,来寓备述。予曰:非也,此少阳腑邪溢于肝经,目为肝窍,热乘肝胆而目昏花也。予用小柴胡和解少阳,加当归、香附宣通血分,羚羊角泻肝热而廓清目中,不数剂而愈。(《齐氏医案》)

曾治一武童,患痢,寒热往来,默默不欲食,下痢赤白兼绿冻,其粪内带青水,来寓求药。予乃与小柴胡汤去黄芩以治少阳之经证,以芪、术、砂、半、姜、附以温太阴脾经之脏寒,四剂而痊愈。予曰:凡不能食,皆为噤口,皆因不知分经辨证之故耳。此证寒热往来,不欲食,是少阳之表证也;绿冻者,少阳之本色也,少阳属甲木,主东方青色;清水为鹜溏,是太阴之里寒也。阴阳表里,懵然不识,求其不杀人者,几希耳。(《齐氏医案》)

曾治汤思祖之妻,年五十四,其家富饶,三子二庠一廪,夫妇和谐,乃一日无故自缢,幸孙见救,问之郁郁不语,藏绳袖中,一见无人,即寻自缢。其子向余道其故,余曰:是病也,书有之名扣颈瘟。即求余治,乃与小柴胡提出少阳之邪,雄黄、香附、郁金开膻中之郁,去白陈皮、法夏破膈中之痰,羌活、细辛温肝驱风,丹参、赤小豆、鬼箭羽通心包络而兼泄火邪,生姜煎服。头痛身热大作,自出其袖中之绳,曰:谁纳我乎?语以故,恍然自失,曰:岂有此事。后再用发汗,兼散疫邪而安。(《齐氏医案》)

余治一人,遇怒则少阳两侧头痛。先用小柴胡汤加茯苓、山栀,二服而效。继用六味

地黄丸壮水之主,以镇阳光,而再不发。(《齐氏医案》)

治大司马,因怒耳鸣,吐痰作呕,默默不欲食,寒热胁痛。余用小柴胡汤合四物加陈皮、山栀、茯神,服之而愈。(《齐氏医案》)

治张思廷,小腹不时作痛,茎中出白淫。乃与小柴胡汤加山栀、龙胆草、山萸肉、川芎、当归而愈。(《齐氏医案》)

吴　楚

癸亥秋月,一女人年过七旬,患感寒,有汗。服羌活、防风,汗愈多,热不退,头痛面赤,左胁痛。更一医,见汗多,用平补药更剧。又更一医,见胁痛呻吟之状,谓是搁胁伤寒,且年逾七旬不治矣,竟不用药而去。始求余诊之,脉弦紧。余曰:此少阳症,可无虑也。与小柴胡汤一剂,用参五分。病家畏惧,云伤寒不可补。余曰:非补也,借参之力以和解半表半里之邪耳。此是古人制方之意,缘今医家畏用人参,又不解古人制方之意,故用此汤,必除去人参。抑知有当除者,有不当除者。如此七十老人,大汗数日,断不当除者也。力为辨晰,始依余服一剂,当夜诸症尽愈,始称余为神。余笑曰:我何敢自居为神,当不肯使人为鬼耳!(《医验录》)

涪溪同学朱无疆兄(讳日进),甲子秋,同在省应试。患疟,隔日一发,发时寒热不分,烦躁谵语,迎余诊视,时八月初二日也。既苦疟凶,又虑不得入闱。余诊其脉,极沉而数,余谓此疟积热已深,不得依寻常治疟法。用大柴胡汤,内用大黄二钱五分。服后下二三次,初四日疟发便轻一大半,寒热分明,口不渴人事清爽。再用小柴胡汤,去人参,倍黄芩,连服二剂,初六疟止不发矣。初七日遂用六君子汤,加当归、白芍,嘱用人参一钱。初八日仍服一剂进场,克终场事,病亦复元。(《医验录》)

方　略

李某病疟,遽服截药,疟止而左胁疼痛。余以少阳之邪未解,用小柴胡汤去黄芩加桔梗、苏梗、牡蛎粉(煅),三服而瘳。(《尚友堂医案》)

一人途中见披发妇人,授以红虫,惊恐成疾,举家疑为祟祸。余曰:此胆虚热乘也。投以小柴胡汤加竹茹、琥珀、茯神、远志,服之遂愈。(《尚友堂医案》)

蒋宝素

脉双弦,苔白滑,寒已而热,热已而寒,昼夜如是。邪踞少阳之枢,二阳三阴之间变生难测。小柴胡加减主之。柴胡根,黄芩,当归身,炙甘草,制半夏,新会皮,赤芍,赤茯苓,生姜,大枣。(《问斋医案》)

《经》以夏伤于暑,秋为痎疟。疟来热重寒轻,有汗,苔黄溲赤,神烦不寐,间有谵语,脉来弦数少神。兼有伏邪横连膜原则一,小柴、达原加减主之。柴胡根,黄芩,炙甘草,制半夏,鸡心槟榔,川厚朴,草果仁,赤芍,生姜。

昨服小柴、达原加减，诸症未见退机。第伏邪与疟相持，疟胜则寒热，两胁其平为顺，伏邪胜则热不退为逆。仍以小柴、达原加减主之。柴胡根，黄芩，炙甘草，制半夏，陈橘皮，海南槟榔，草果仁，知母，赤芍药，川厚朴，生姜。

昨服小柴、达原加减，疟势已正，寒热相等，夜寐渐安，黄苔渐腐，浑赤之溲亦淡，弦数之脉亦缓，都是佳征。宜从小柴加减论治。柴胡根，黄芩，赤茯苓，炙甘草，制半夏，陈橘皮，赤芍，生姜，大枣。（《问斋医案》）

间数日一发之疟，见于《内经》疟论篇中。乃夏暑秋凉，痰滞互结深远，不能与卫气俱行，甚于痎疾。柴胡根，黄芩，人参，制半夏，鸡心槟榔，草果仁，川厚朴，醋炒常山，九肋鳖甲，生姜，大枣。（《问斋医案》）

疟之寒热轻重犹权衡，重日反轻，轻日反重，必得两胁其平为正。柴胡根，黄芩，人参，制半夏，炙甘草，大生地，当归身，生姜，大枣。（《问斋医案》）

疟因伏暑而作，与温热因伏寒而发一体，所伏寒暑虽殊，横连膜原则一，故伏邪、痎疟多有互转之症。盖由寒暑两伏于中，前次之疟轻而易解者，伏暑因秋风而作，风从大汗已散也。今次之疟，寒热大作者，伏邪内动于伏暑，交并于少阳经也。苔白，溲红，乃伏邪之据。然伏邪化疟亦无足虑。爰以小柴、达原加减，一达膜原之邪，一开少阳之路，使伏邪速化，无得稽留而已。柴胡根，黄芩，炙甘草，制半夏，尖槟榔，川厚朴，草果仁，赤芍药，生姜。（《问斋医案》）

病经一月之久，寒热八九日一作，乃转疟战汗之属。伏邪盘踞膜原，化之不尽故也。尚宜小柴、达原加减主之。尖槟榔，川厚朴，草果仁，柴胡根，黄芩，制半夏，白知母，炙甘草，陈橘皮，生姜，五行丹。（《问斋医案》）

肝胆气郁不伸，胁胁痛如锥刺。柴胡根，黄芩，制半夏，川黄连，淡吴萸，油足肉桂，枳壳，片姜黄，炙甘草，生姜，大枣。（《问斋医案》）

林珮琴

李氏。寒热烦渴，耳聋，胸满肿痛，或疑为外症，用攻里药。予曰：此伤寒少阳症，若外症安得耳聋。仿陶节庵法，小柴胡汤去参、枣，加枳、桔、蒌、陈，诸症自愈。陶氏曰：表邪传至胸中，未入腑，故为半表半里，只须小柴胡汤加枳、桔，或对小陷胸汤，一服豁然。王海藏亦谓小陷胸汤为少阳药，以其能涤膈上结热也。（《类证治裁》）

丁氏。秋间寒热似疟，入暮谵语潮热，少腹满，此为热入血室。用小柴胡汤去参、姜、枣，加牡丹皮、赤芍药、生地黄、楂肉（生）、归尾，三五剂瘳。（《类证治裁》）

眭妇。伤寒发热咳呕，右胁刺痛，邪在少阳未解，忽经行，少腹烦满。医不知热陷血海，且有无犯胃气及中上焦之戒。犹用杏、蒌、谷芽等味，烦满益剧。仿陶氏加减小柴胡汤，去参、枣，加生地黄、牡丹皮、赤芍药、郁金、山栀、枳壳，数服而病霍然。（《类证治裁》）

温存厚

忠州广文黄东阳之子，年甫十三，春日病温，所现发热恶寒，口不渴而微思热饮，医用辛温表散愈剧,延余诊视。审其六脉洪数有力,询其小便短涩,时而鼻衄,似此全非寒症,乃属风温也。但风温一症,首以恶热而渴为辨,此病外症,全然相反,惟脉洪鼻衄可凭,自应舍症从脉,不然必致错误。余用小柴胡汤去人参、姜、枣,加元参、麦冬、荆芥、葛根、连翘、银花、车前仁等味,连服三剂,小便清利,鼻衄亦止,恶寒反减,再服竹叶石膏汤二剂,诸症悉退而愈。若果拘执成法,不参以脉象,以及鼻衄溺短,仅以发热恶寒辨之,鲜不误事。《经》云热深厥亦深,即此之谓也。(《温氏医案》)

钱　艺

赵,右。抑郁而后患疟,寒热极重,汗出不畅,头疼口苦,脘痞太息,纳呆,脉弦数,苔薄白。医投清化不应,当用小柴合逍遥意。柴胡五分,制半夏二钱,茯苓三钱,藿香二钱,黄芩二钱,旋覆花二钱,香附三钱,橘皮一钱,鸡苏散三钱。(《慎五堂治验录》)

陈廷儒

己丑冬,余居里门,及门刘子铣患疟,间日一发,人见形体瘦弱,并有盗汗,疑为虚象,与以补剂。旬余,病益剧。余诊之,面色晦浊,脉象浮紧而弦,知是表邪尚盛,治不可补,补之适助其邪,用小柴胡汤去人参,合香苏散以疏解之,数剂即愈。(《诊余举隅录》)

壬辰冬,余客津门,周庚五观察之夫人,患疟七日,忽然神昏,气促汗多,谵语不已,来延余诊。脉虚微濡数,审是少阳客邪,袭入血室所致。用小柴胡汤去甘草、半夏,加生地、丹皮、桃仁、红花,一剂,谵语平,诸症减。再承前意加味补益之,数剂即安。其后周君谓余曰:当初诊之夕,药虽煎就,吾疑此方与疟邪不合,及既饮以后,乃知此药竟神效非常,道之所以异于人者,固如此乎?答曰:何异之有,不过随时论症耳。此症初起,邪在少阳,故寒热往来,继则少阳客邪,乘月水之来,潜入血室,所以神昏谵语,至气促汗多,非气虚所致,即药误使然,如法而治,应手何疑!所虑者,人之执一不通耳。(《诊余举隅录》)

黄述宁

吴立夫,贫人也。患时邪四五日,寸关皆沉,手足逆冷,舌堆厚苔,腹大而痛,起卧不宁,虽诊脉时,片刻亦不自持,而人事甚清,乃阴燥也。以达原饮去芩,加桂枝、炮姜,一服而脉出肢温,三服而脉大。始复发热,待其壮热,复用小柴胡全方,一服而平。询其初起之时,前医已用凉剂,症乃因药制成,时邪瘟疫之中,本无阴症也。(《黄澹翁医案》)

天宁州贾凤来,血症五日一次,计患病五十五日,吐血十一次,其来也,先三日左胁作胀,至期则夹寒皆胀,发申酉戌三时。余诊其脉,左关弦数而结滞,问五十余日,曾发寒热否?曰:第一次有寒热,一吐而解。予曰:此外感邪热,客于少阳,留于募原,邪热与卫气相遇,夹血上行,故五日一次,如疟之应期至也,以血症药治之,故不应手。乃用小柴胡汤去半夏。柴胡,黄芩,甘草,白芍,桃仁,茜梗。服四剂而愈。(《黄澹翁医案》)

赵海仙

伏邪晚发,寒热不清,胸次痞结。拟用小柴胡合泻心法,获效乃吉。春柴胡一钱,淡干姜七分,制半夏二钱,粉甘草五分,炒黄芩八分,云茯苓三钱,粉葛根三钱,枳实汁一钱,广藿香一钱五分,川厚朴一钱,黄郁金五分,川雅连五分。(《寿石轩医案》)

叶德培

通州老相公姓胡。六脉弦数,外见寒热往来,间日而作,两额、巅顶微痛,舌现黄苔,饮食不贪,小便通调,大便艰涩。此统属少阳阳明两经疟症之象。今治宜用小柴胡汤主之,加入阳明之药一二味。服之两剂,再议损益可也。柴胡,黄芩,枳壳,知母,花粉,甘草,橘红,杏仁,桔梗,竹青,灯心。(《龙砂八家医案》)

戚云门

程汉平。寒热胁痛,脉弦细数,系邪郁少阳不清。小柴胡加桂枝、郁金、赤芍。(《龙砂八家医案》)

张仲华

得食则呕,已延月余。形神疲乏,宛如膈证。听其言,观其人,惟知明而动,晦而休,务农无息者流。诊左关脉数,右关细软,舌白口苦,寒热往来,汗之有无,病者不知。盖少阳见证,原有呕恶,揆其病情,是任其呕逆,以致反胃厌谷,胃气日逆,似乎噎膈,实由邪蕴于少阳一经,胃被邪克,气不通达。据是脉证,宜先泄少阳之邪为要,拟小柴胡法,佐以辛通。柴胡七分,制半夏一钱五分,制厚朴七分,苏叶七钱,苏子一钱,炒川椒二分,橘皮一钱,青皮一钱,淡姜渣(后入)五分。[《(评选)爱庐医案》]

袁焯

吴性宜君夫人,年逾四旬,寒热往来,头晕心悸,彻夜不寐,胸闷食少,舌光如镜,毫无苔垢,脉息小数,盖血液素亏之体,而又感受暑湿,且兼有怫郁也。与小柴胡汤合增液汤,加枣仁、茯神、青蒿、佩兰、香橼皮,二剂而解,复以养血舒郁之方以善其后。(《丛桂草堂医案》)

张聿青

翰臣。症起七日,先寒后热,寒则震战,热则烦渴,恶心胸闷,汗出溱溱,而气味甚秽。脉象弦滑,苔白质腻。病起之际,适值失精,若论邪势直入阴经,则喻氏治黄长人房劳后伤寒论极详细。此盖由时感之邪,与湿混合,阻遏于少阳阳明,名曰湿疟。所恐少阳之邪,并入阳明,而转但热不寒,或热而不退,便多变局,以少阳主半表半里,无出无入,而阳明胃络,上通于心也。若有寒有热,当无大患耳。用小柴胡以和解表里,合达原饮以达募原之邪。即请商政。净柴胡五分,草果仁(炒)五分,花槟榔八分,赤茯苓三钱,橘红一钱,黄芩(酒炒)一钱五分,制半夏一钱五分,枳壳(炒)一钱,制川朴一钱,竹茹(姜汁炒)一钱五分。(《张聿青医案》)

邵兰荪

痰疟二期,寒多热少,脉弦苔白,邪在少阳,宜小柴胡汤加减治之。柴胡(酒炒)一钱,桂枝八分,炒青皮八分,秦艽二钱五分,淡芩一钱五分,炙甘草五分,赤苓四钱,橘红一钱,仙半夏一钱五分,川芎一钱,威灵仙一钱五分,引老生姜三片。二帖。(《邵氏医案》)

【评析】 小柴胡汤在《伤寒论》和《金匮要略》中均有记载。《伤寒论》第37条言:"太阳病,十日以去,脉浮细而嗜卧者,外已解也。设胸满胁痛者,与小柴胡汤。脉但浮者,与麻黄汤。小柴胡汤方:柴胡半斤,黄芩、人参、甘草(炙)、生姜(切)各三两,大枣(擘)十二枚,半夏(洗)半升。上七味,以水一斗二升,煮取六升,去滓,再煎取三升。温服一升,日三服。"《伤寒论》第96条言:"伤寒五六日中风,往来寒热,胸胁苦满,嘿嘿不欲饮食,心烦喜呕,或胸中烦而不呕,或渴,或腹中痛,或胁下痞硬,或心下悸,小便不利,或不渴,身有微热,或咳者,小柴胡汤主之。"《伤寒论》第97条言:"血弱气尽,腠理开,邪气因入,与正气相抟,结于胁下。正邪分争,往来寒热,休作有时,嘿嘿不欲饮食,藏府相连,其痛必下,邪高痛下,故使呕也,小柴胡汤主之。服柴胡汤已,渴者,属阳明,以法治之。"《伤寒论》第99条言:"伤寒四五日,身热恶风,颈项强,胁下满,手足温而渴者,小柴胡汤主之。"《伤寒论》第100条言:"伤寒,阳脉涩,阴脉弦,法当腹中急痛,先与小建中汤,不差者,小柴胡汤主之。"《伤寒论》第103条言:"太阳病,过经十余日,反二三下之,后四五日,柴胡证仍在者,先与小柴胡汤。呕不止,心下急,郁郁微烦者,为未解也,与大柴胡汤,下之则愈。"《伤寒论》第104条言:"伤寒十三日不解,胸胁满而呕,日晡所发潮热,已而微利,此本柴胡证,下之以不得利,今反利者,知医以丸药下之,此非其治也。潮热者,实也,先宜服小柴胡汤以解外,后以柴胡加芒硝汤主之。"《伤寒论》第148条言:"伤寒五六日,头汗出,微恶寒,手足冷,心下满,口不欲食,大便硬,脉细者,此为阳微结,必有表,复有里也,脉沉亦在里也。汗出为阳微。假令纯阴结,不得复有外证,悉入在里,此为半在里半在外也。脉虽沉紧,不得为少阴病。所以然者,阴不得有汗,今头汗出,故知非少阴也,可与小柴胡汤。设不了了者,得屎而解。"《伤寒论》第229条言:"阳明病,发潮热,大便溏,小便自可,胸胁满不去者,与小柴胡汤。"《伤寒论》第230条言:"阳明病,胁下硬满,不大便而呕,舌上白胎者,可与小柴胡汤。上焦得通,津液得下,胃气因和,身濈然汗出而解。"《伤寒论》第231条言:"阳明中风,脉弦浮大而短气,腹都满,胁下及心痛,久按之气不通,鼻干不得汗,嗜卧,一身及目悉黄,小便难,有潮热,时时哕,耳前后肿,刺之小差,外不解,病过十日,脉续浮者,与小柴胡汤。"《伤寒论》第266条言:"本太阳病不解,转入少阳者,胁下硬满,干呕不能食,往来寒热,尚未吐下,脉沉紧者,与小柴胡汤。"《伤寒论》第 394 条言:"伤寒差以后,更发热,小柴胡汤主之。脉浮者,以汗解之;脉沉实者,以下解之。"《金匮要略·呕吐哕下利病脉证治第十七》载:"呕而发热者,小柴胡汤主之。"《金匮要略·妇人产后病脉证治第二十一》载:"产妇郁冒,其脉微弱,不能食,大便反坚,但头汗出。所以然者,血虚而厥,厥而必冒,冒家欲解,必大汗出。以血虚下厥,孤阳上出,故头汗出。所以产妇喜汗出者,亡阴血虚,阳气独盛,故当汗出,阴阳乃复。大便坚,呕不能食,小柴胡汤主之。"《金匮要略·妇人杂病脉证并治第二十二》载:"妇人中风,七八日续来寒热,发作有时,经水适断,此为热入血室,其血必结,故使如疟状,发作有时,小柴胡汤主之。"

小柴胡汤为治疗少阳病症的基础方,柴胡苦平,入肝胆经,能透泄少阳之邪,疏通气机之郁滞,为君药;黄芩苦寒,功在清热,其性降泄,能减少柴胡升阳劫阴之弊,为臣药;此一清一散,解少阳之邪。佐以半夏、生姜,温胃降逆止呕;人参、大枣益气健脾,甘草调和诸药。诸药合用,既和解少阳,亦兼和胃气。

在上述古代名家医案中,运用小柴胡汤的名家有朱丹溪、张致和、朱肱、江应宿、许叔微、虞恒德、薛己、孙文垣、郑重光、王式钰、叶天士、尤怡、万全、刘宏壁、张意田、王海藏、龚子材、鲁峰、吴瑭、陈念祖、齐秉慧、吴楚、方略、蒋宝素、林珮琴、温存厚、钱艺、陈廷儒、黄述宁、赵海仙、叶德培、戚云门、张仲华、袁焯、张聿青、邵兰荪 36 位,相关著作 28 部,相关医案140 余则,涉及痈疡、疽、流注、瘰疬、乳痈、肾囊痈、内伤、耳鸣、腹痛、淋证、痉证、臁疮、结核、崩漏、胎漏、胎动不安、子咳、阴痒、阴疮、癥瘕、不孕、热入血室、乳房胀痛、牙痛、唇裂、唇肿、耳痛、疥疮、痒证、呕吐、呕血、衄血、虚劳、腿脚痛、感冒、春温、暑温、伤寒、食复、疟疾、瘟疫、子悬、梅毒、郁证、黄疸、癫狂痫、产后寒热、疳证、胁肋胀痛、痢疾、头痛、尿浊、泄泻、祟病、虫病、风温、伏暑等 50 余种病症。

分析诸位名家之运用,涉及病种广泛,有内科杂病,亦有外科疮疡。薛己将小柴胡汤灵活加味,用于治疗各类痈疡,如加连翘、牛蒡子、桔梗治"项患毒",加连翘、金银花、桔梗治疗"鬓疽,焮肿作痛发热",加青皮、木香、桃仁、红花治"每怒耳下肿",加青皮、川芎、当归治"因怒左乳肿痛";亦用于内科疾患,如加栀子、陈皮、茯苓治"因怒耳鸣,吐痰作呕不食,寒热胁痛",加栀子、炮姜、茯苓、陈皮、黄连治"因怒腹痛作泻,或两胁作胀,或胸乳作痛",加熟地黄、栀子、钩藤治"遇怒其经即至,甚则口噤筋挛,鼻衄头痛,痰痉搐搦";又用于妇产科疾病,如加四物汤治"因怒崩血,久不已,面青黄或赤",加芍药、栀子、茯苓、白术治"妊娠六月,每怒下血,甚至寒热头痛,胁肋腹疼,作呕少食",加青皮、栀子治"妊妇小腹作痛,其胎不安,气攻左右,或时逆上,小便不利",加栀子、川芎、牡丹皮治"耳下肿赤,寒热口苦,月经不调,小腹内一块",加生地黄治"妇人经行,感冒风邪,昼则安静,夜则谵语",加栀子、钩藤治"妇人因怒呕哕,时或昏愦,口噤"。孙文垣用小柴胡汤治疗各类外感时邪,如治"头项痛,腰脊强,遍身如被杖,脐腹也痛,口渴不寐,饮食不进,六脉浮数"之春温,治"额痛遍身痛,口干,舌苔黄厚,左脉浮大,六部俱数"之暑温,治"内伤饮食,外感风邪,洒淅恶寒发热,烦躁不宁"之伤寒,治"表里皆热,昏闷谵语,头痛,身疼,腹痛"之瘟疫。

从以上医案分析中可以发现,小柴胡汤的应用可从少阳经证扩展至厥阴肝经疾患,再囊括血证。少阳之证,寒热往来,因其邪气在半表半里使然,临床可以小柴胡汤和解少阳。肝经疾患,既可对应足厥阴肝经循行部位,如胁下、绕阴器等,故可治疗此类疾病,也可囊括中医五脏的肝脏失常而引发的疾病。肝主藏血,肝失疏泄,可影响血室,进而引发全身各处出血的血证。从古代名家医案可以发现,以小柴胡汤加减治疗上述疾病均可收效。然其辨证有难点,临床可先分外感内伤,外感者,以找准症状为先,凡有少阳病表现,可在小柴胡汤基础上进行加减运用。内伤疾病,以辨清肝疏泄功能是否失常为先,常见为情志不调与肝气郁滞并见,继而引发气机不畅,或是恰逢经行,致热入血室,遵仲景"发作有时,经水适断"之言辨之,便可使用小柴胡汤。可以发现,小柴胡汤的辨证以症状为主,故临床需细细审症,鉴别主症与次症,见微以知著,找准病机。

小柴胡汤目前临床应用广泛,在多个系统均可发挥作用,如咳嗽、上呼吸道感染、变异型哮喘、不稳定型心绞痛、冠状动脉粥样硬化性心脏病(冠心病)、失眠、癫痫、消化性溃疡、胃食管反流病、功能性消化不良、胆囊炎、病毒性肝炎、肠梗阻、肾病综合征、尿路感染、痛经、闭经、妊娠感冒、更年期综合征、围绝经期躯体症状障碍、乳腺增生、梅尼埃病、颈性眩晕、带状疱疹后神经痛、亚急性甲状腺炎等,均有较好疗效。笔者认为小柴胡汤应用前景较广,且其方义经过千年间医家发挥,如其加减化裁后的逍遥散类方,应对现代各类情志疾病,效果较好,更加印证了此方的妙处。

大 青 龙 汤

吴 瑭

范，十八岁。风水肿胀。麻黄(去节)六钱，生石膏四两，杏仁五钱，桂枝三钱，生姜三钱，大枣(去核)二枚，炙甘草三钱。一帖而汗解，头面肿消，次日与宣脾利水，五日痊愈，戒其避风不听，后八日复肿如故，仍与前法而愈，后受规戒，方不再发。(《吴鞠通医案》)

周，十八岁。肿从头面起。麻黄(去节)六钱，杏仁五钱，炙甘草三钱，生石膏一两，桂枝三钱，苍术三钱。服一帖分三次，汗出不至足，次日又服半剂，肿全消，后以理脾痊愈。(《吴鞠通医案》)

陈念祖

伤寒，头痛发热，无汗烦躁，拟以大青龙汤主之。麻黄(去根节)三钱，桂枝木一钱，杏仁(去皮尖炒)五枚，石膏三钱，甘草四钱，生姜一钱，大枣两枚。水同煎服。(《南雅堂医案》)

程文囿

许妪冬月病伤寒，寒热头痛。医投疏表和解不应，渐致昏谵口渴，更进芩、连清之亦不应，便秘经旬，用大黄亦不下。予初望其面赤烦躁，意属阳证。及切脉细涩，又疑阳证阴脉，思维未决。因问其汗，自病起至今未出，扪之肤熇而枯，予曰：是矣。且不立方，姑先与药一剂，有验再商。幸彼农家，不谙药性，与药即服。次日往视，面红稍退，烦躁略平，肤腠微润，予曰生矣。疏方付之，乃大青龙汤也。又服一剂，更见起色，转为调理而安。渠族人佩之兄与予善，亦知医理。问曰：君治此病，殆有神助，不然如斯重候，何药之奇效之速也。予曰：仲圣云，太阳病不罢，面色缘缘正赤者，此阳气怫郁在表，其人躁烦，不知痛处，但坐以汗出不彻，更发汗则愈。何以知之？脉涩故也。子能参悟此篇，自知此病之治法矣。(《杏轩医案》)

蒋宝素

逆流之水从乎气，气水相搏，溢于四末，沉重疼痛，为溢饮。宜发汗，议取大青龙。麻黄，桂枝，杏仁泥，炙甘草，生石膏，生姜，大枣。(《问斋医案》)

高斗魁

桐乡曹献宸室人，十一月病疟，发则头重腰痛，寒从背起，顷之壮热烙手，汗出不止。予曰：此太阳经疟也。用大青龙汤。献宸曰：病来五六日，委顿甚矣。而病者禀素怯弱，又他医言有汗要无汗，带补为主，今汗如此，而子复用此药，恐不能当。予笑曰：第服此，其病自除。当晚汗犹未止，进一大剂即熟睡。次日不发。逾日以补中益气调理而瘳。

既为太阳经疟，乃不用麻黄汤而用大青龙者。以症见壮热烙手，汗出不止也。即此见前辈用方之谛。（《四明医案》）

张士骧

赵十二岁。病即微热恶寒，口渴无汗，目中白睛带青蓝色，脉浮缓，此太阳阳明合病，仿大青龙意。川麻黄钱半，桂枝一钱，苦杏仁一钱，大枣三个，生石膏四钱，甘草一钱，大生姜二钱。（《雪雅堂医案》）

费绳甫

江阴石少梅，患发热头痛，项强腰痛，恶寒无汗，烦躁苔白，脉来浮紧。此本有里热，为外来之风寒所束，营卫不通，里热无从外泄也。非发汗以通其营卫不可。与麻黄一钱，桂枝钱半，杏仁三钱，甘草五分，石膏三钱。一剂，即汗出，热退躁止而安。余之用伤寒法而不泥伤寒方，类如此云。（《孟河费绳甫先生医案》）

张聿青

顾童。寒入肺腧，稍涉感寒，则外寒与伏寒相触，遂致哮喘咳嗽频发，甚则见红。良由喘咳激损肺络，与吐血实属两途。伏寒既深，肺热不解，而肺为娇脏，过进辛温，恐转损肺。拟辛温寒合方，而用重药轻服法。麻黄（蜜炙）三分，川桂枝三分，石膏（煨，打）一钱五分，生熟甘草各二分，白茯苓三钱，淡干姜二分，光杏仁（打）三钱，冬瓜子三钱。（《张聿青医案》）

【评析】　大青龙汤在《伤寒论》和《金匮要略》中均有记载。《伤寒论》第38条云："太阳中风，脉浮紧，发热恶寒，身疼痛，不汗出而烦躁者，大青龙汤主之。若脉微弱，汗出恶风者，不可服之。服之则厥逆，筋惕肉𥆧，此为逆也。大青龙汤方：麻黄（去节）六两，桂枝（去皮）二两，甘草（炙）二两，杏仁（去皮尖）四十个，生姜（切）三两，大枣（擘）十枚，石膏（如鸡子大，碎）。上七味，以水九升，先煮麻黄，减二升，去上沫，内诸药，煮取三升，去滓，温服一升，取微似汗。汗出多者，温粉粉之。一服汗者，停后服。若复服，汗多亡阳遂虚，恶风烦躁，不得眠也。"《伤寒论》第39条云："伤寒脉浮缓，身不疼，但重，乍有轻时，无少阴证者，大青龙汤发之。"《金匮要略·痰饮咳嗽病脉证并治第十二》："病溢饮者，当发其汗，大青龙汤主之,小青龙汤亦主之。"

大青龙汤方由麻黄汤倍麻黄再加石膏、生姜、大枣而成。方中倍用麻黄增其发汗之力为君药;佐桂枝与生姜解表散寒,辛温发汗,配伍发汗以开腠理,外宣湿郁,开表气之闭;杏仁入肺以降肺气,与麻黄相合,以适肺之宣降;石膏有解肌发汗之力,其味辛能透邪外出,宣发清泄里热,除烦躁;炙甘草调和诸药,大枣健脾和胃,配生姜,培护中脏以滋汗源。诸药同用,发汗散寒之中又兼清解里热之效,如龙升雨降,郁热顿除,故名大青龙汤。此方麻黄用量在《伤寒论》诸方中最大,为峻汗之剂。

在上述古代名家医案中,运用大青龙汤的名家有吴瑭、陈念祖、程文囿、蒋宝素、高斗魁、张士骧、费绳甫、张聿青8位,相关著作8部,相关医案9则,涉及伤寒、哮喘、痰饮、疟疾、浮肿5种病症。程文囿治"阳气怫郁"之伤寒,常以原方主之。蒋宝素治"气水相搏"之溢饮,用大青龙汤原方,意以"开鬼门"之法,发越水气。费承祖治"营卫不通"之伤寒,去姜、枣意在更发其汗。张聿青治"伏寒肺热"之哮喘,加冬瓜子、茯苓意在清肺健脾。

从以上分析中可以看出,古代医家在运用大青龙汤时,多着眼于里热不泄,而非发热恶寒,寒热俱重。医案中常有"阳气怫郁""伏邪肺热""外寒内热"等字眼,可作为大青龙汤临床用方的辨证要点。亦可从风寒之邪外束,营卫不通,里热无从外泄者,发汗以调和营卫的机制考虑。

大青龙汤临床应用广泛,现代医家采用本方治疗的病症颇多,如小儿哮喘、支气管哮喘急性发作、Ⅰ型心肾综合征、新生儿败血症、病毒性结膜炎、原发性皮肤淀粉样变、间质性肺炎、急性胃炎、小儿反复呼吸道感染、急性肾炎、慢性支气管炎、闭经、小儿高热等。笔者在临床上对于外感高热病、证属外寒内热的小儿感冒、小儿哮喘、小儿流行性感冒、无汗症、急性支气管炎、荨麻疹、支气管哮喘、急性肾炎、过敏性鼻炎等,常以大青龙汤为基础方增损治疗,取效良好。

小　青　龙　汤

郑重光

李子立兄令眷，年三十外，频次半产，产后未及满月，便乘凉食瓜果，中秋夜乘凉，外感风寒，即咳嗽恶寒，呕吐痰水。又当经水大行之后，前医不辨外感风寒，犹用调经养血补剂，见咳嗽益甚。又疑去血过多，阴虚咳嗽，再用麦冬、贝母，以致表邪不解，里冷益深。恶寒发热，汗出咳喘，坐不能卧，吐不能食，腹胀作泻，遍身麻木，筋骨冷疼。自疑必死，促备终事。急迎救疗，脉浮细而紧，余曰：风寒积冷，表里皆邪，须重剂方解，无足虑也。以小青龙汤加减，用桂枝、细辛、防风、赤芍、附子、干姜、半夏、茯苓、杏仁、厚朴。二剂得冷汗一身，遂喘定得平卧。如斯八剂，表邪解后，咳喘身痛甫退，旋即里冷发作，腹痛下痢白脓。转用附子、干姜、肉桂，合胃苓汤八剂，冷积消。胃气本厚，故易效也。（《素圃医案》）

张其相兄未出室令爱，首春咳嗽，乃恣食生冷，肺受寒邪，所谓形寒饮冷则伤肺也。前医初作伤风，以苏前解表。殊不知邪不在表，而直伤肺，不知温肺，致寒不解，咳甚吐血。前医见血，遂改用归、芍、丹皮、苏子、杏仁、贝母，以清滋肺热。服二剂，遂发寒战栗，手足厥冷，身痛腰疼，咳吐冷水，脉沉细紧，表里皆寒，正合小青龙加附子证。用麻黄、桂枝、细辛、赤芍、干姜、附子、半夏、茯苓、杏仁、甘草，二剂手足回温，四剂通身冷汗大出，咳止大半。再去麻黄、附子，二剂全愈。若泥吐血阴虚，迟疑其间，安得有此速效耶！（《素圃医案》）

乔俊升光禄令爱，年七岁，二月苦冷，右胁忽大痛，呻吟不绝，手不可近，脉沉弦而紧，手足厥冷。幼科不知何病，嘱余治之。予曰：半月前曾呕吐长虫，不能饮食，用乌梅丸吐止，今又胁痛，合而论之，厥阳寒证也。当温里为急，用桂枝、赤芍、细辛、干姜、半夏、吴茱萸、茯苓，日进二剂。右痛移于左，而下连于肋，此少阴部位也。遂加附子，又二剂，则夜发热，咳嗽喘促，鼻煽，下利黄水。余沉思良久，其吐虫时便尔受寒，未经解表，今见诸病，皆属小青龙汤证，乃寒水冲逆于上下，当以汗解。但病因循日久，必兼温里，用桂枝、细辛、麻黄、赤苓、半夏、附子、干姜、五味子、甘草、生姜，日服二剂，得汗而热退喘定。再二剂又汗而泻止，胁肋之痛，移于少腹。始去麻黄、细辛、桂枝，换肉桂以温里，其痛方除，每日微汗。八日后咳嗽始宁。十日后以理中汤合桂枝汤，温经调治而愈。观此足征幼儿伤寒，当与大人同治。世俗皆谓小儿纯阳，不宜温热，岂小儿竟无三阴病耶？（《素圃医案》）

王式钰

一妇人经水久闭，咳嗽三月不愈，自分必成痨瘵，余切其脉滑而紧，用温肺汤加瓦楞粉,二剂咳嗽顿止,求余通经之药。余曰:此痰闭经络,故月事不以时下,当用滚痰丸及控涎丹之类大下之,然后健脾,自获全效,勿计功于旦夕也。不信吾言,遂成痼疾。桂枝,麻黄,杏仁,细辛,白芍,甘草,干姜,半夏,五味,橘红,蚌粉。(《东皋草堂医案》)

一人患嗽,腹中雷鸣泄泻,泻后则嗽稍宁,治嗽之药,不啻十易其方矣。予诊其脉沉,知其有水气也。水上行则嗽,下行则泻,泻则水去而嗽止耳。先投小青龙汤去麻黄二剂,再投理中汤二剂而安。(《东皋草堂医案》)

一人口渴舌燥,不欲饮,不得卧,卧则喘,心下若怔忡,或用天王补心丹治怔忡,或用温胆汤治不眠,或用地黄汤治燥渴,医药乱投,腹中作胀,又认癖积,索余上池膏贴癖,余见其目窠肿如新卧起之状,按其腹,随手而起,决其为水也。以小青龙加减消水,继以四逆汤培土,不数剂而愈。乃知口渴舌燥,因水气上逆,心火浮游,故虽渴而不欲饮也。其怔忡者,水停心下曰悸之谓也。不得卧,卧而喘,《经》曰是水气之客也。夫水循津液而流也,肾为水藏,主津液,主卧,主喘,惟肾有病,故水不顺行,喘不得卧也。(《东皋草堂医案》)

一楚贾年近五旬,饮食减少,四肢乏力,夜卧不安,切其脉,告之曰:此劳役思虑损其脾也。以补中益气汤、六君子汤为主,归脾汤辅之,连服两月而愈。何以知楚客之病在脾也?以右脉浮大于左,且下坚而上虚也。越一年,复来吴门,谢余曰:赖公良药,得以强饭,近因咳嗽不得卧,服归脾汤减去木香而不效,何也?余曰:归脾汤中,当归补肝,参、芪、术、草补脾,茯神、远志、龙眼、枣仁补心,各守一经,得木香一味,疏畅调和,庶使肝心二经之药,尽归于脾,故名归脾。若去木香,则上焦之滞气不调,何由使脾淫气于心,散精于肝乎?楚客心折,复求诊视,切其左脉浮而紧,此风寒失表也,不宜误投人参。楚客曰:病果得之行路感寒而发也。余曰:凡火症用参,纵或误投,犹不为害,若寒症未散而骤用之,是闭门留盗矣。用小青龙汤去麻黄而愈。(《东皋草堂医案》)

叶天士

范妪。久咳涎沫,欲呕,长夏反加寒热,不思食。病起嗔怒,气塞上冲,不能着枕,显然肝逆犯胃冲肺,此皆疏泄失司,为郁劳之症,故滋腻甘药,下咽即呕矣。小青龙去麻、辛、甘,加石膏。(《临证指南医案》)

王。受寒哮喘,痰阻气,不能着枕(寒)。川桂枝一钱,茯苓三钱,淡干姜一钱,五味(同姜捣)一钱,杏仁一钱半,炙草四分,白芍一钱,制麻黄五分。(《临证指南医案》)

卜十九。哮喘,当暴凉而发,诊脉左大右平。此新邪引动宿邪,议逐伏邪饮气,小青龙法。(《临证指南医案》)

某。气逆咳呛喘促。小青龙去桂枝、芍、草,加杏仁、人参。(《临证指南医案》)

徐氏。痰饮上吐,喘不得卧,乃温邪阻蔽肺气,气不下降,壅滞不能着右,议用宣通,开气分方法。小青龙去细辛、麻黄,加苡仁、白糖、炒石膏。(《临证指南医案》)

沈妪。冬温,阳不潜伏,伏饮上泛。仲景云:脉沉属饮,面色鲜明为饮,饮家咳甚,当治其饮,不当治咳。缘高年下焦根蒂已虚,因温暖气泄,不主收藏,饮邪上扰乘肺,肺气不降,一身之气交阻，熏灼不休，络血上沸。《经》云：不得卧，卧则喘甚痹塞。乃肺气之逆乱也，若以见病图病，昧于色诊候气，必致由咳变幻，腹肿胀满，渐不可挽。明眼医者，勿得忽为泛泛可也。兹就管见，略述大意，议开太阳，以使饮浊下趋，仍无碍于冬温。从仲景小青龙、越婢合法。杏仁，茯苓，苡仁，炒半夏，桂枝木，石膏，白芍，炙草。（《临证指南医案》）

曹四七。中年阳气日薄，痰饮皆属阴浊，上干清道，为冲逆咳嗽，仲景治法，外饮治脾，内饮治肾，分晰甚明。昔年曾用桂苓泽术得效，是治支饮治法，数年真气更衰，古人谓饮邪当以温药和之，须忌治嗽肺药，先用小青龙去麻、辛，接服《外台》茯苓饮。（《临证指南医案》）

顾。饮邪泛溢，喘嗽，督损头垂，身动喘甚，食则脘中痞闷，卧则喘咳不得息。肺主出气，肾主纳气，二脏失司，出纳失职，议用早进肾气丸三钱，以纳少阴，晚用小青龙法涤饮，以通太阳经腑，此皆圣人内饮治法，与乱投腻补有间矣。小青龙去麻、辛、甘、芍，加茯苓、杏仁、大枣。（《临证指南医案》）

某。形盛面亮，脉沉弦，此属痰饮内聚，暮夜属阴，喘不得卧，仲景谓饮家而咳，当治其饮，不当治咳。今胸满腹胀，小水不利，当开太阳以导饮逆，小青龙去麻、辛合越婢。桂枝，半夏，干姜，五味，杏仁，石膏，茯苓，白芍。（《临证指南医案》）

某。太阳经气不开，小水不利，下肢肿浮渐上，着枕气塞欲坐，浊饮上干，竟有坐卧不安之象。医者但以肺病刻治，于理未合，急用小青龙法，使膀胱之气无阻碍，浊饮痰气自无逆冲之患矣。桂枝，杏仁，干姜，五味，半夏，茯苓。（《临证指南医案》）

潘三八。远客路途，风寒外受，热气内蒸，痰饮日聚于脏之外，络脉之中，凡遇风冷，或曝烈日，或劳碌形体，心事不宁，扰动络中宿饮，饮泛气逆，咳嗽，气塞喉底胸膈，不思食物，着枕呛吐稠痰，气降自愈，病名哮喘伏饮，治之得宜，除根不速，到老年岁，仍受其累耳（哮喘伏饮）。小青龙汤去细辛。（《临证指南医案》）

赵。支饮，胁痛咳逆。小青龙去麻、辛。（《临证指南医案》）

李三八。哮喘久发，小溲频利，此肾虚气不收纳，痰饮从气而上。初病本属外邪，然数年混处，邪附脏腑之外廓，散逐焉得中病？宿哮不发时，用肾气丸三钱。喘哮坐不得卧，议用开太阳之里。小青龙汤去麻、辛。（《种福堂公选医案》）

向来下部赤疥，湿热下注，本乎质薄肾虚，秋冬微感外邪，肺气失降，气隧为壅。水谷气蒸，变湿气阻，横渍经脉，膀胱气痹，小溲不爽，不司分别清浊，湿坠大肠便稀，痹塞自下，壅逆及上，喘息气冲，坐不得卧，俯不喜仰，甚于夜者。湿与水皆阴邪，暮夜阴用事也。夫膀胱为肾腑宜开，则水通浊泄。初因外感，太阳先受。治不得其要领。孟子谓：水搏激过颡，在人身逆而犯上射肺，则肺痹喘息矣。仲圣凡治外邪致动水寒上逆，必用小青龙汤为主。方与《内经》肿胀开鬼门取汗，洁净腑利水相符。宗是议治。麻黄八分，桂枝（去皮）一钱，白芍一钱，杏仁（去皮）十五粒，茯苓三钱，甘草（炙）三分，淡干姜（同五味子一钱，捣，罨一夜）一钱。上午服。（《叶氏医案存真》）

扬州四十四。痰饮哮喘，遇寒劳怒即发，小青龙汤去麻黄。（《叶氏医案存真》）

王公美。脉沉而咳，不能着枕而卧，此老年下元虚，气不摄纳。浊气痰饮，皆为阴象，

乘暮夜阴时寐发。发散清润皆非，当以小青龙法，开太阳经，撤饮下趋。小青龙去麻、辛、草。(《叶氏医案存真》)

尤 怡

饮邪射肺为咳。半夏，杏仁，干姜，北五味，白芍，炙草，茯苓，桂枝。

诒按：此治饮正法也。[《(评选)静香楼医案》]

薛 雪

幼年哮喘，是寒暄失时，食味不调，致饮邪聚络。凡有内外感触，必喘逆气填胸臆，夜坐不得卧息，昼日稍可展舒，浊沫稀涎，必变浓痰，斯病势自缓，发于秋深冬月。盖饮为阴邪，乘天气下降，地中之阳未生，人身藏阳未旺，所伏饮邪，与外凉相召而窃发矣。然伏于络脉之中，任行发散，攻表涤痰，逐里温补，与邪无干，久药不效。谓此治法，宜夏月阴气在内时候，艾灸肺俞等穴，更安静护养百日，一交秋分，暖护背部，勿得懈弛。病发之时，暂用汤药，三四日即止，平昔食物，尤宜谨慎，再经寒暑陶溶，可冀宿患之安。发时背冷气寒，宜用开太阳逐饮。青龙法。(《扫叶庄一瓢老人医案》)

脉沉背寒，咳嗽吐稀涎，夜不得卧，此为伏饮，遇冷即发。小青龙汤去麻、辛。(《扫叶庄一瓢老人医案》)

寒热客邪，已过营卫，变为痰饮，遇冷遇暖，或加劳悴，饮泛阻塞升降，喘不得着枕，饮去便安，逐饮非一，最难除根。小青龙去麻、辛。(《扫叶庄一瓢老人医案》)

张路玉

一酒客严冬醉卧，渴饮冷茶，肺胀喘咳，脉得气口沉紧搏指。与小青龙去白芍，加葶苈、半夏，一剂而痊，则知肺胀喘满，当以葶苈为向导也，非实症未可轻投。(《续名医类案》)

陈念祖

脉象浮紧，发热头痛，项强无汗，恶寒，干呕而咳，拟用小青龙汤。麻黄(去根节)二钱，桂枝二钱，白芍药三钱，制半夏三钱，干姜二钱，甘草二钱，五味子一钱，细辛八分。(《南雅堂医案》)

诊得脉浮大，目如脱，气急而喘，是肺胀之实症，幸下元未虚，可施以发散，拟用小青龙汤主之。麻黄(去根节，先煎去沫)二钱，白芍药二钱，炙桂枝二钱，干姜二钱，法半夏三钱，五味子一钱，细辛八分。水同煎。(《南雅堂医案》)

病愈三月，元气渐虚，寒饮仍恋而不化，是以咳嗽口不渴，当脐引痛，脉细，头常眩晕，此乃手足太阴二经，有寒饮积滞，阻遏清阳之气，不能通达，故一月之中必发寒热数次，乃郁极欲达之机，先以小青龙蠲除寒饮，宣通阳气，再议治法。麻黄(去根节)一钱，川桂枝一

钱,细辛五分,干姜一钱,法半夏二钱,五味子五分,芍药二钱,甘草一钱。(《南雅堂医案》)

水饮流行,归于四肢,当汗不汗,身体疼重,即经所谓溢饮也,此症以得汗为出路,然饮既流溢,亦随人之脏气寒热而化,今饮从寒化,忌用辛凉发汗之剂,宜以辛温发汗利水,方合治法,拟用小青龙主之。麻黄(去根节,先煎去沫)三钱,白芍药三钱,干姜三钱,炙甘草三钱,桂枝木三钱,五味子一钱五分,法半夏一钱五分,细辛二钱。同煎服。(《南雅堂医案》)

人身胸为太空,清阳不足,则阴邪窃踞其间,故胸前常觉一团冷气结滞,背亦恶寒,入夜气喘,烦闷不得安眠,皆痰饮阻遏上焦,阳微阴盛之故,天明则阳气张,故喘始平。治法当先振元阳,则阴邪自祛,所谓离照当空,阴霾退伏,师《金匮》法,拟方如下。川桂枝八分,炒白术二钱,炙甘草八分,炮姜八分,法半夏二钱,麻黄(去根节)五分,细辛五分,白茯苓二钱,五味子八分。水煎八分服。(《南雅堂医案》)

肺主出气,肾主纳气,二脏失司,正气渐不能用事,是以痰饮泛滥,食则脘中痞闷,卧则喘咳不得息,早服肾气丸三钱,以纳少阴之气,晚用小青龙加减,以通太阴之腑,此为内饮正治法,列方于后。炙桂枝二钱,干姜二钱,制半夏一钱五分,五味子一钱五分,杏仁(去皮尖)二钱,白茯苓三钱,大枣三枚。同煎服。(《南雅堂医案》)

郁热内蒸,风寒外搏,致痰饮留伏于脉络之间,遇寒冷劳役,心志烦动,宿饮上泛,气逆咳嗽,喉中时觉气塞,胸膈痞闷,不思食物,卧倒咳喘益甚,吐痰不止,气降自愈,经年凤疾,非一时遽可除根,姑以小青龙去细辛主之。麻黄(去根节)八分,白芍药一钱五分,川桂枝八分,制半夏一钱五分,五味子八分,甘草八分,干姜八分。水同煎。(《南雅堂医案》)

太阳经气不开,浊饮上干,坐卧不安,着枕咳益甚,小水不利,下肢浮肿,前医徒投肺药,宜乎不济。兹用小青龙法,开太阳以理膀胱,水道一通,逆冲自平,拟方列后。桂枝木一钱,白茯苓三钱,杏仁(去皮尖)二钱,法半夏二钱,五味子一钱,干姜一钱。水同煎八分服。(《南雅堂医案》)

吴 瑭

谢氏,二十五岁。癸亥二月二十二日。痰饮哮喘,咳嗽声重,有汗,六脉弦细,有七月之孕,与小青龙去麻、辛主之。桂枝五钱,半夏五钱,干姜三钱,白芍三钱,小枳实二钱,炙甘草一钱,五味一钱,广皮钱半。甘澜水五杯,煮成两杯,二次服,渣再煮一杯服。

二十二日:其人本渴,服桂姜热药当更渴,今渴反止者,饮也。恶寒未罢,仍用小青龙法,胸痹痛加薤白。桂枝八钱,小枳实二钱,薤白三钱,干姜五钱,制五味一钱,川朴三钱,半夏六钱,焦白芍四钱,广皮二钱,炙甘草二钱。甘澜水五杯,煮成两杯,分二次服,渣再煮二杯服。

按:饮为阴邪,以误服苦寒坚阴,不能速愈。

二十三日:胃不和则卧不安,亥子属水,故更重。胀也,痛也,皆阴病也,无非受苦寒药之累。桂枝八钱,半夏八钱,炙甘草一钱,白芍(炒)三钱,干姜五钱,薤白三钱,生苡仁五钱,川朴三钱,杏泥三钱,苦桔梗三钱,五味子钱半,茯苓块五钱。甘澜水八杯,煮三杯,分三次服,渣再煮一杯服。

二十四日:寒饮误服苦寒坚阴,大用辛温三帖,今日甫能转热,右脉始大,左脉仍弦细,咳嗽反重者,是温药启其封固也。再用温药兼滑痰,痰出自然松快。桂枝五钱,生苡仁五钱,薤白三钱,杏泥三钱,干姜三钱,茯苓五钱,栝蒌二钱,小枳实二钱,半夏八钱,白芍(炒)三钱,川朴三钱,制五味钱半。甘澜水八杯,煮取三杯,三次服,渣再煮一杯服。

二十五日:右脉已退,病势少减,但寒热汗多胸痹,恐成漏汗,则阳愈虚,饮更难愈。议桂枝加附子,去甘草,以肋胀故也。合栝蒌薤白汤意,通中上之清阳,护表阳为急。桂枝六钱,大枣(去核)二枚,川朴三钱,焦白芍四钱,熟附子二钱,小枳实钱半,生姜三片,薤白三钱。甘澜水五杯,煮取两杯,渣再煮一杯,三次服,其第一次即啜稀热粥半碗,令微汗佳,第二三次不必啜粥。

二十六日:昨日用桂枝汤加附子,再加薤白法,漏汗已止,表之寒热已和,但咳甚,议与逐饮。桂枝六钱,大枣(去核)五枚,半夏五钱,茯苓块六钱,生苡仁五钱,葶苈子(炒研细)二钱。甘澜水八杯,取三杯,分三次服。(《吴鞠通医案》)

僧,四十二岁。脉双弦而紧,寒也;不欲饮水,寒饮也;喉中痒,病从外感来也;痰清不粘,寒饮也;咳而呕,胃阳衰而寒饮乘之,谓之胃咳也;背恶寒时欲厚衣向火,卫外之阳虚,而寒乘太阳经也;面色淡黄微青,唇色淡白,亦寒也。法当温中阳而护表阳,未便以吐血之后而用柔润寒凉,小青龙去麻、辛,加枳实、广皮、杏仁、生姜汤主之。服此方十数帖而愈。(《吴鞠通医案》)

徐,二十六岁。二月初十日。酒客,脉弦细而沉,喘满短气,胁连腰痛,有汗,舌白滑而厚,恶风寒,倚息不得卧,此系内水招外风为病,小青龙去麻辛证也。桂枝六钱,干姜三钱,杏泥五钱,白芍(炒)四钱,生姜五片,半夏六钱,炙甘草一钱,制五味钱半,旋覆花(包)三钱。(《吴鞠通医案》)

某氏。内饮招外风为病,既喘且咳,议小青龙法。桂枝三钱,麻黄(蜜炒)一钱,制五味一钱,白芍钱半,细辛八分,半夏三钱,炙甘草钱半,茯苓块三钱,干姜三钱,生苡仁五钱。

痰饮喘咳,前用小青龙汤,业已见效,但非常服之品,脉迟缓,议外治脾法。桂枝五钱,炙甘草二钱,生於术三钱,制茅术四钱,茯苓六钱,生苡仁五钱,益智仁钱半,半夏六钱,生姜五片。四帖。(《吴鞠通医案》)

皮氏,四十八岁。甲子十月二十八日。痰饮喘咳,左脉浮弦沉紧,自汗,势甚凶危,议小青龙加杏仁、厚朴,去麻、辛。桂枝六钱,白芍四钱,半夏六钱,炙甘草三钱,干姜五钱,厚朴三钱,制五味二钱,杏仁霜五钱。甘澜水八杯,煮成三杯,分三次服。

二十九日:于前方内加云苓块五钱,半夏五钱。

三十日:服青龙已效,然其水尚洋溢,未能一时平复。桂枝八钱,炙甘草三钱,五味子三钱,杏仁霜五钱,半夏一两二钱,干姜五钱,云苓八钱,白芍(炒)五钱,生姜五大片,广皮三钱。四帖。甘澜水八碗,煮取三碗,渣再煮一碗,日三夜一,分四次服。

初二日：以眩冒甚，于前方内加於术六钱。

初四日：脉现单弦，喘止咳减，眩冒未宁，再太阴属土，既重且缓，万不能一时速愈。且痰饮五年，岂三五日可了。於术六钱，半夏一两，杏仁霜五钱，桂枝五钱，干姜三钱，云苓六钱，炙甘草三钱，五味子六钱。甘澜水八碗，煮三碗，分三次服。（《吴鞠通医案》）

邵，三十八岁。十一月十一日。脉弦细而沉，咳嗽，倚息不得卧，胸满口渴，小青龙去麻辛法。桂枝六钱，白芍四钱，炙甘草三钱，干姜五钱，半夏一两五钱，五味子二钱，茯苓一两，小枳实七钱，广皮三钱。四次服。

十三日：服小青龙已效，但喉哑知渴，脉见微数，为痰饮欲去，转用辛凉，开提肺气法。麻黄（蜜汁）三钱，杏仁五钱，石膏八钱，生甘草三钱，苦桔梗三钱，半夏三钱，广皮一钱。（《吴鞠通医案》）

颜，四十二岁。丙寅正月二十四日。嗽不欲饮，倚息不得卧，胁痛，自汗，不寐，脉弦缓，议小青龙去麻、辛，加杏仁、苡仁，再重加半夏。桂枝六钱，干姜三钱，五味子钱半，炙甘草钱半，焦白芍三钱，半夏一两，杏泥六钱，生苡仁一两。甘澜水八碗，煮取三碗，分三次服。

二十七日：呕凉水，于前方内加干姜、广皮以消痰气。干姜二钱，广皮三钱。

二月初一日：《金匮》谓桂枝、干姜为热药，服之当遂渴，今反不渴者，饮也。兹证不惟不渴，反呕凉水不止，其为寒饮无疑。既真知其饮，虽重用姜、桂何惧乎！世人之不能立方者，皆未真知病情也。畏而不敢服者，亦未真知病情也。桂枝八钱，干姜七钱，五味子钱半，半夏二钱，焦白芍四钱，带皮苓四钱，炙甘草三钱，生姜五片，小枳实三钱，广皮三钱。甘澜水八杯，煮取三杯，渣再煮一杯，分四次服。（《吴鞠通医案》）

严，三十九岁。五月初二日。六脉弦细短涩，吐血三年不愈，兼有痰饮咳嗽，五更出汗。《经》谓阳络伤则血上溢。要知络之所以伤者，有寒有热，并非人之有络，只许阳火伤之，不许寒水伤之也。今人见血投凉，见血补阴，为医士一大痼疾。医士之疾不愈，安望病家之病愈哉。此症阳欲亡矣，已难救治，勉照脉症立方。半夏六钱，干姜炭三钱，五味子二钱，云苓五钱，小枳实二钱，桂枝木三钱，广皮炭三钱，焦白芍三钱。

初六：据云饮食已增，午后五心烦热如故，脉和缓，诸病必究眠食，得谷者昌，方无可转。至午后之热，方即甘温除大热法也。因脉稍和缓，去干姜炭。

十三日：前后共服过十帖，汗敛食增，血亦不吐，头中发空，得甜食则咳减，中气虚也。加甘草三钱以补中气，再服四帖，以其脉仍紧也。前后共服十四帖，诸症向安。惟脉之弦紧如故，咳甚则欲呕，于原方去五味，减甘草，再服四帖。

二十一日：诸症皆渐减，痰亦渐厚，心悸甚。加枳实一钱。四帖。

二十五日：脉弦细如故，咳嗽日减，夜甚阳微，阴盛可知，午后身热已减，惟食后反觉嘈杂，胸中有水状，少时即平，于原方加干姜一钱，枳实二钱。

三十日：汗停嗽减，五心烦热亦减，脉弦数，夜间咳甚，服热药反不渴，饮尚重也。病痰饮者，冬夏难治。桂枝三钱，半夏六钱，枳实五钱，白芍三钱，云苓块五钱，苡仁五钱，炙甘草一钱,干姜一钱,五味子钱半,广皮炭三钱。

六月初四日:前方已服四帖,脉弦紧不数,仍不知渴,于前方加甘草钱半,干姜二钱。再服三帖。

初八日:脉弦紧如故,呛咳如故,舌苔白滑,加桂枝二钱,再加干姜二钱。

十二日:脉之短涩退而弦细如故,痰饮仍重,再加桂枝二钱,干姜二钱,茯苓三钱,以化饮。

十七日:夜咳已止,是其佳处,咳来日减,亦是最好。左脉沉细,右脉弦紧,饮未尽除,至遍身骨痛,久病之故。古人云:劳者温之。甘温调营卫而复胃气,气旺进食,久久自愈,病减者减其治。桂枝三钱,半夏五钱,枳实五钱,炙甘草二钱,干姜三钱,广皮三钱,五味子钱半。蠲饮丸,痰饮久骤,未能一时猝去,业已见效,与丸药缓化可也。戒生冷恼怒。桂枝半斤,广皮十二两,益智仁四两,干姜六两,小枳实四两,苍术炭六两,半夏一斤,炙甘草六两,云苓廿四两。神曲法丸梧子大,每日三服,每服三钱,饮甚时服小青龙汤。(《吴鞠通医案》)

李,四十八岁。五月初一日。其人向有痰饮,至冬季水旺之时必发,后因伏暑成痢,痢后便溏,竟夜不寐者多日,寒热饥饱,皆不自知,大便不通。按暑必夹湿,况素有痰饮。饮即湿水之所化。医者毫不识病,以致如此,久卧床褥而不得起。议不食,不饥,不便,不寐,九窍不和,皆属胃病例,与《灵枢》半夏汤令得寐再商。姜半夏二两,秫米二合。急流水八杯,煮三杯,三次服,得寐为度。

十一日:诸窍不和,六脉纯阴,皆痰阴为腻补药所闭,昨用半夏汤,已得寐而未熟,再服前方三帖,续用小青龙去表药,加广皮、枳实,以和其饮。盖现在面色光亮,水主明也。六脉有阴无阳,饮为阴邪故也。左脉弦甚,《经》谓:单弦,饮澼也。有一症必有一症之色脉,何医者盲无所知,不知伊一生所学何事,宁不愧死。桂枝五钱,姜半夏六钱,白芍(炒)三钱,五味子二钱,炙甘草三钱,小枳实五钱,干姜二钱,广皮三钱。甘澜水八碗,煮成三杯,三次服。

十八日:胃之所以不和者,土恶湿而阳困也。昨日纯刚大燥,以复胃阳,今诊脉象较前生动,胃阳已有生动之机,但小便白浊,湿气尚未畅行,胃终不得和也。与开太阳阖阳明法。半夏二两,猪苓六钱,滑石三钱,秫米一合,泽泻六钱,白通草一钱,广皮三钱,桂枝四钱,云苓皮六钱。急流水十一碗,分二次煮成四碗,分四次服。

五月初三日:去滑石、通草,加川椒(炒去汗)三钱。(《吴鞠通医案》)

高,五十二岁。乙酉五月十六日。脉弦痰饮喘咳,与小青龙去麻、辛,加广皮、枳实。桂枝五钱,姜半夏六钱,白芍三钱,广皮三钱,炙甘草三钱,小枳实五钱,干姜二钱,五味子二钱。煮三杯,分三次服。二帖。

十八日:已见小效,汗多,加:净麻黄根三钱。又三帖。

病减者减其制,去桂枝,枳实各二钱。

二十四日:服前药汗少,惟喜嚏,周身酸痛,于原方减干姜一钱,加杏仁、防己各三钱。

《吴鞠通医案》

董，五十四岁。五月二十七日。脉沉细弦弱，咳嗽夜甚，久而不愈，饮也。最忌补阴，补阴必死。以饮为阴邪，脉为阴脉也，《经》曰无实。桂枝六钱，广皮（炒）三钱，白芍四钱，半夏五钱，炙甘草一钱，五味子一钱，干姜三钱，小枳实二钱。四帖。

六月初一日：加云苓三钱，小枳实二钱。

十七日：其人本有痰饮喘咳，服小青龙，胃口已开，连日午后颇有寒热，正当暑湿流行之际，恐成疟疾，且与宣通三焦。杏仁三钱，半夏四钱，云苓皮五钱，白蔻仁钱半，枳实三钱，苡仁五钱，广皮三钱，藿梗三钱，青蒿二钱。二帖。

十九日：寒热已止，脉微弱，去蔻仁、青蒿，加桂枝、干姜，以治其咳。

二十二日：咳减寒热止，胃开，嗽未尽除，脉尚细小，效不更方，服至不咳为度。（《吴鞠通医案》）

程文圃

黄敬修兄店内，有同事鲍宗海者。因感风寒，喘嗽多日。就彼地某姓老医看视，谓其证属内亏，药与地、归、参、术。予见方劝其勿服。宗海以为伊体素虚，老医见识不谬，潜服其药，是夜喘嗽益甚。次日复往加减，医谓前药尚轻，更增黄芪、五味子。服后胸高气筑，莫能卧下，呻呀不休，闭闷欲绝。敬兄询知其故，嘱予拯治。予曰：前药吾原劝其勿服，伊不之信，况加酸敛，邪锢益坚，如何排解。敬兄云：渠与我同事多年，不忍见其死而不救。揣摩至再，立方用麻黄、桂枝、细辛、半夏、甘草、生姜、杏仁、葶苈子，并语之曰：此乃风寒客肺，气阻痰凝，因而喘嗽。医不开解，反投敛补，以致闭者愈闭，壅者愈壅，酿成肺胀危证。《金匮》云：咳逆倚息不得卧，小青龙汤主之。予于方中除五味、白芍之酸收，加葶苈、杏仁之苦泻者，盖肺苦气上逆，急食苦以泻之，如救眉燃，不容缓待也。敬兄欣以为然，即令市药，煎服少顷，嗽出稠痰两盂，胸膈顿宽。再服复渣，又吐痰涎盏许，喘定能卧。宗海始悟前药之误，泣求救援。予笑曰：无妨，枉自吃几日苦耳。次剂麻、桂等味分量减轻，参入桔梗、橘红、茯苓、苏子，更为调和肺胃而痊。（《杏轩医案》）

蒋宝素

寒伤营血，血涩无汗，头痛身疼，腰脊强，脉浮紧。宜发汗。羌活，防风，北细辛，制苍术，川芎，白芷，炙甘草，生姜，葱白。

昨药后，得汗未透，诸症未减。解肌兼汗，议取青龙。麻黄，桂枝，炙甘草，杏仁泥，煅石膏，赤芍药，北细辛，炮姜，制半夏，甘葛，柴胡根。（《问斋医案》）

《经》以诸气膹郁，皆属于肺。肺合皮毛，为气之主，风寒外束，肺卫不舒，气壅作喘。麻黄，桂枝，炙甘草，赤芍，五味子，北细辛，炮姜，制半夏，苦杏仁。（《问斋医案》）

诸气膹郁，皆属于肺。肺有伏风，遇风则发，气喘不能平卧，喉间水鸡声。拟先服小青龙，从标论治。麻黄，桂枝，炙甘草，赤芍药，五味子，北细辛，炮姜炭，制半夏。（《问斋医案》）

寒热类感,喘咳目泪,身振肉瞤,腰背相引而痛,为伏饮。小青龙汤主之。麻黄,桂枝,炙甘草,赤芍,五味子,北细辛,炮姜炭,制半夏。煎送《医话》桃花丸三钱。(《问斋医案》)

《经》以厥阴有余为阴痹。遍身痛如虎咬,关节尤甚,故又名白虎历节风,乃寒胜之痛痹也。小青龙加减主之。麻黄,桂枝,炙甘草,赤芍药,北细辛,制半夏,制附子,油松节,炮姜。(《问斋医案》)

温存厚

胞弟融斋。年当强仕,身体素壮,因平日夜间于静坐时,爱饮香茗饮后辄眠,以致水停胃中,不能下输膀胱,浸入四肢,渗于肌腠,渐渐腹大气促,尚自不觉。余因代庖浮图汛务,月余未晤,偶见其鼻准发亮,两目下有卧蚕形。余告之曰:弟伤于水,现已成肿。当云似觉肚腹胀大,行路气喘,然并不知其为水病也。余曰:即宜早治,否则蔓难图矣。诊其六脉沉迟,是水气散漫之象。伏思治水肿者,当以《内经》开鬼门、洁净府二语为宗。《伤寒论》有小青龙汤,能治水气,余遂用其全方,外加附片五钱,内温其里,外通其表。连服三剂,其汗微出,未能透彻,小便涩滞,即用五苓散利其小便。服药后四肢鼓栗,周身寒战,心甚惶惑。余曰:此乃攻其巢穴,不必疑惧。约有一时之久,小便大下如注,汗湿重衣,其肿随消。此乃地气通,天气亦因之以通也。继用理脾涤饮之剂,调理而愈。后余弟问故,小青龙汤乃治伤寒之剂,非治水肿之方,方书多用五皮饮,兄今用之,何以见效甚速?答曰:夫水者阴气也,亦寒气也。小青龙汤内温外散,治饮症之良方,今用之先通其表,即开鬼门之谓也。用五苓散利小便,即洁净府之谓也。要能熟读仲师之书,自能领会。此次虽然奏效,全赖吾弟信任之专,方能服至三剂之多,如果疑惑,更延他医,另用别药,定然变象多端,吉凶未可知也。(《温氏医案》)

钱 艺

顾耕室。壬午,西张河泾。寒热有汗,朝轻暮重,脘痞不饥,溲少脉濡,病累二年,湿邪犹在,清化治之。六一散三钱,藿香二钱,杏仁三钱,郁金一钱半,大豆卷一钱半,青蒿一钱半,茵陈一钱半,荷杆(去刺)二尺,制半夏一钱半,苡仁三钱,佩兰一钱半。

苦辛淡以通阳化湿,各恙去其一二,背寒足冷,肺气不肃,痰饮支膈也。宜通为治。杏仁四钱,干姜五分,半夏三钱,赤芍药一钱,防己一钱半,五味二分,茯苓三钱,炙甘草三分,桂枝二分,竹沥炒威灵仙一钱。

屡投敛阴温散,背寒足冷渐温,痰亦稀少,舌苔未化,肺中宿邪留恋,巨阳气不输化,拟仲圣青龙小剂意。干姜五分,杏仁五钱,五味五分,半夏三钱,桂枝三分,茯苓三钱,附子五分,白芍一钱半,南沙参四钱。病去八九,依原守服,加於术七分。(《慎五堂治验录》)

徐 镛

发热恶寒,头疼身痛之暴证,人易辨之。惟久郁肺经而成喘嗽,有似阴虚劳嗽者,不可

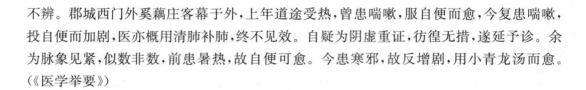

不辨。郡城西门外奚藕庄客幕于外,上年道途受热,曾患喘嗽,服自便而愈,今复患喘嗽,投自便而加剧,医亦概用清肺补肺,终不见效。自疑为阴虚重证,彷徨无措,遂延予诊。余为脉象见紧,似数非数,前患暑热,故自便可愈。今患寒邪,故反增剧,用小青龙汤而愈。(《医学举要》)

心　禅

　　郭姓年四十许,素有痰饮,每值严寒,病必举发,喘咳不卧,十余年来,大为所苦。甲申冬,因感寒而病复作,背上觉冷者如掌大,喉间作水鸡声,寸口脉浮而紧,与小青龙汤,二剂即安。至冬乃灸肺俞、大椎、中脘等穴,以后不复发矣。凡饮邪深伏脏腑之俞,逢病发作,用灸法必能除根,惜人多不信,致延终身之疾,可慨也。(《一得集》)

马　俶

　　发热喘急,头痛下引胸胁,昼夜不安,面赤不渴,二便如常,左脉弦虚,右脉空大。此无形之感,挟有形之痰,表里合邪,互结于胸胁之位也。口不渴者,外邪挟饮上逆,不待饮水自救也。二便调者,病在胸胁,犹未扰乱中州也。仲景治伤寒表不解,心下有水气,咳而微喘,发热不渴,小青龙汤主之,今仿此治。(《马氏医案并附祁案王案》)

王泰林

　　赵。寒入肺底,咳喘而呕,水饮停于心下也。腰胁痛而经停,肝肾已虚。拟开上、温中、补下。麻黄,细辛,淡干姜,五味子,茯苓,陈皮,杏仁,炙甘草,大熟地(海浮石拌),半夏,沉香,枇杷叶。

　　复诊:痰饮咳呕清水,而致停经发热,带下淋漓,营阴虚而肝肾亏矣。脘中胀满,大便偶利则胀觉松,仍是饮邪见症。夫痰饮宜温宜化,而阴虚宜补宜清。所虑热久停经,恐成干血劳损。半夏,陈皮,茯苓(细辛拌炒),生地(姜汁炒),干姜(五味子同炒),沙苑子,白芍,当归,川芎,款冬花。

　　渊按:经停发热,未必即属虚证;惟带下过多,营液虚矣。脘胀便通则松,乃肺脾气分不化也。(《王旭高临证医案》)

　　范。寒痰留于胃,则脘痛而吐清水;入于肺,则咳嗽而多白沫。宜仿小青龙法,辛温开达上焦。淡干姜,茯苓,白芍,细辛,橘红,桂枝,半夏,五味子,款冬花,杏仁。(《王旭高临证医案》)

张士骧

　　石依言。患感痰咳,左关紧,应以少阳感寒论治,干姜、五味,辛与酸合,开发阳气最速,观小青龙可知也,非仅辛散酸收而已。柴胡二钱,干姜一钱,杏仁二钱,黄芩钱半,半夏二钱,五味一钱,炙草一钱,麻黄一钱。(《雪雅堂医案》)

赵海仙

七疝统属于肝,肝木络于阴器。曾患疝气,已延数年,时愈时发。岁末因劳发疝。疝发受风,肿自下起,渐至高原,咳逆气短。舌苔浮白,脉象左大于右。症情若此,恐成肺胀。法当开太阳之表,获效乃吉。麻黄三分,杭白芍二钱,制半夏二钱,杏仁一钱五分,粉甘草五分,北细辛三分,淡干姜(五味子同杵)五分,川桂枝一钱,建泽泻一钱,鲜枇杷叶(去毛布包)三片。

次日复诊:去麻黄,加川朴八分,赤茯苓三钱,熟附片一钱,十枣丸五分,九宝丹一粒。(《寿石轩医案》)

姜学山

王业侯令政伤寒治验。业侯令政,素多郁怒,因产后嗽咳未除,口干喜饮,至春夏之交,忽恶寒壮热,身重头疼,其上则时欲饮水,水入即吐,下则气痛泄泻,小水全无。所服皆柴胡、黄芩、桔梗、竹茹、泽泻、猪苓等药,外热似减,诸症转甚。予忝在相知,为越俎而代庖焉。诊脉两寸浮大,关尺弦数,且闻嗳气频加,并见上气难忍,不得不略陈一二,以辨证定治。大凡伤寒之来,始太阳而络厥阴,在一经则有一经之症,有一经之症,必有一经之脉以符合之。虽其错综变化,自不可执,要不外乎同中察异,所谓有者求之,无者求之是也。故有时上病不必治上,下病不必治下,从乎中治;有时上病而反治下,下病而反治上,运用存乎一心。夫当头痛治头,脚痛医脚,遂以毕神奇之用,而称大方家哉。即今外显恶寒发热,头疼吐逆,是太阳表症未解也。喜饮汤水,仍不能饮,非热邪之入里,乃津液结聚于胸中也。肺主气,水出高源。故《经》曰:膀胱者,州都之官,津液藏焉,气化则能出矣。胸中为津液结聚,兼以素多郁怒,遂使肺失其职,不能通调水道,下输膀胱,须其水饮,达阳和,则上之口干不治自愈,而下之小便不利亦多矣。因请立方,遂以小青龙减麻黄、细辛、五味,加茯苓、前胡、紫朴、苏梗、广皮,一剂立效。嗳气未除,两寸尚浮,此气逆上也,再加益智、香附,服后向安。但下午微寒,寒过又热,至天明始退,如是者二日,此客病已去,本病犹存。因用调理脾胃,兼养血分之品,投之乃愈(壬寅初夏)。桂枝,白芍,炮姜,炙草,半夏,茯苓,前胡,紫朴,苏梗,广皮。(《龙砂八家医案》)

戚金泉

章。春夏阳升,忽然面目虚浮,畏寒喘息,渐渐肢胀,其为风水何疑,进分消五皮等法,皆疏里而不及表,徒增汹涌之势。今肤光亮,邪无去路,且以小青龙汤开其膀胱。麻黄,桂枝,干姜,杏仁,细辛,滑石,苡仁。

发汗后肿势大减,喘息渐平,但脉微神倦,恍惚惊惕。此水去而封蛰不固也,以真武镇之。方用真武汤,服数剂后,即以此作丸料。(《龙砂八家医案》)

袁 焯

乙巳二月，季姓妇，咳喘倚息不得卧，恶寒发热，头疼身痛，胸闷不舒，心痛彻背，脉沉而滑，舌苔白腻，此风寒痰饮内外抟结，肺气不得下降而成肺胀也。乃用小青龙汤合栝蒌薤白汤，麻黄、细辛各四分，干姜、五味子各五分，栝蒌、薤白各三钱，甘草五分，余药各一钱五分。服后得汗，而寒热喘息俱平，惟身痛咳嗽未已，易方，以桂枝汤和营卫，加干姜、五味子各五分，细辛三分，以治咳，一剂效。因贫不复延诊，遂渐愈。（《丛桂草堂医案》）

张聿青

某。痰喘劳碌，感寒触发，呀呷有声，胸膺先觉不舒而病作，其痰阻气坠，已非一日矣。阅苔满白，脉来沉弦。于法当宗小青龙加减。姑宗仲景之意，不拘其方，俾得肺气宣通，则痰自下降。麻黄（炙）三分，杜苏子（盐水炒）二钱，前胡一钱五分，白芥子（炒黄）三分，南沙参三钱，生甘草二分，旋覆花（包）一钱，桂枝二分，煨生姜一片，栝蒌仁（姜汁炒）二钱，白芍（土炒）一钱五分，橘红（盐水炒）六分，枇杷叶（去毛）两片。（《张聿青医案》）

某。肝肾素亏，脾土亦弱，水谷之气，生痰聚饮，饮阻肺下，气喘痰多盈碗。脉象沉弦，舌苔白腻。五饮中之支饮也。仲景云：饮家当以温药和之。仿此立方。麻黄（蜜炙）三分，炒白芍一钱五分，川桂枝三分，五味子二分，橘红一钱，北细辛三分，制半夏一钱五分，淡干姜三分，炙黑草三分。（《张聿青医案》）

翁媪。痰饮内阻，肺气失降，咳嗽痰多气逆，卧着尤甚，食入胀满。脉象沉弦，舌苔白腻。宜温开饮邪，用重药轻服法。麻黄（蜜炙，后入）三分，淡干姜三分，北细辛二分，长牛膝（盐水炒）三钱，白芍（酒炒）一钱，桂枝三分，五味子（同干姜打）四粒，炙草三分，茯苓三钱。

二诊：辛温以开太阳，喘咳稍轻，痰略见少。再用三子养亲汤以温肺蠲饮。白芥子（研）五分，生莱菔子二钱，广橘红一钱，炒於术一钱五分，淡干姜（五味子四粒同打）三分，炒苏子三钱，茯苓三钱，炒枳壳一钱，制半夏一钱五分。（《张聿青医案》）

邵。由足肿而致遍体虚浮，二便不利。脉象沉弦，舌苔白滑。脾虚湿邪不运，溢入肌肤，名曰饮肿。恐水气逆射而致气喘。拟开鬼门法。炙麻黄五分，北细辛三分，煨石膏四钱，制半夏一钱五分，橘红一钱，桂枝四分，淡干姜四分，光杏仁三钱，生甘草二分，大腹皮二钱。（《张聿青医案》）

许恩普

福建陆路提督程魁齐军门，年六旬伤寒，时医以年老气衰，重用参、芪补药，固邪于内，痰喘不眠，病剧。延余诊视，脉紧数，知系闭塞寒邪，化热痰喘。拟以小青龙汤加减，解寒邪疏通肺气化痰之品。金曰：年老气衰，不可服。余曰：有症无损，开门逐盗之法，姑试少服。其弟从周军门天姿过人，以为然，嘱先服半，咳喘顿减，终服大好，依方加减十日而愈。（《许氏医案》）

阮怀清

李。脉见弦滑,系痰饮之症也。夫痰饮之源,本属乎水,三焦为决渎之官,水道出焉。今三焦感受寒邪,决渎失职,水道痞塞,聚成痰饮,种种见症多端。盖外阻经络,则身体拘急疼痛;营卫不和,怕寒发热;内蔽君阳,胸间觉见冷气;水凌火位,瘄时蓦然悸动;中阳被困,饮食无味;升而上逆,呕吐涎沫,皆是水气扰动所致。拟用小青龙,蠲除痰饮,宣通阳气,恐动阳明燥热,故以石膏佐之。生麻黄一钱,水法夏一钱半,酒白芍一钱半,老干姜八分,北细辛八分,川桂枝一钱半,水炙草八分,北五味八分,白茯苓一钱半,生石膏一钱半。(《阮氏医案》)

【评析】　小青龙汤在《伤寒论》和《金匮要略》中均有记载。《伤寒论》第40条言:"伤寒表不解,心下有水气,干呕发热而咳,或渴,或利,或噎,或小便不利,少腹满,或喘者,小青龙汤主之。麻黄(去节)、芍药、细辛、干姜、甘草(炙)、桂枝(去皮)各三两,五味子半升,半夏(洗)半升。上八味,以水一斗,先煮麻黄,减二升,去上沫,内诸药,煮取三升,去滓,温服一升。"《伤寒论》第41条言:"伤寒心下有水气,咳而微喘,发热不渴。服汤已渴者,此寒去欲解也。小青龙汤主之。"《金匮要略·痰饮咳嗽病脉证并治第十二》云:"病溢饮者,当发其汗,大青龙汤主之,小青龙汤亦主之。""咳逆,倚息不得卧,小青龙汤主之。"

方中以麻黄、桂枝为君,辛温发汗解表,且麻黄兼能开宣肺气而止咳平喘,桂枝兼可温阳化气而行水化饮。臣以辛热之干姜、细辛,温肺化饮,并助麻、桂解表祛邪。佐以半夏燥湿化痰,和胃降逆。然素有痰饮,脾肺本虚,纯用辛温,恐辛散耗气,温燥伤津,故配酸甘之五味子敛肺止咳、芍药和营养血,二药与辛散之品相伍,既增强止咳平喘之功,又防诸辛散温燥之药耗气伤津,亦为佐药。炙甘草益气和中,兼调和辛散酸收之性,为佐使之药。全方有散有收,解表散寒,温肺化饮,敛肺止咳,为治疗外感风寒,内停寒饮喘咳之常用方。

上述古代名家医案中,运用小青龙汤的名家有郑重光、王式钰、叶天士、尤怡、薛雪、张路玉、陈念祖、吴瑭、程文圃、蒋宝素、温存厚、钱艺、徐镛、心禅、马傲、王泰林、张士骧、赵海仙、姜学山、戚金泉、袁焯、张聿青、许恩普、阮怀清24位,相关著作25部,相关医案70余则,涉及肺痈、哮喘、咳嗽、泄泻、水肿、虚劳、痹证、疝气等疾病,其中哮喘案最多,或与《伤寒论》及《金匮要略》中载其治疗咳喘有关。

分析诸位名家之运用,症见外寒内饮者多以小青龙汤论治。郑重光治疗伤寒表证失治误治,从虚证论误投补血养阴,从肺热论误用清滋肺热所造成的寒邪里积,用小青龙汤和附子等急以发汗解表兼顾温里,祛除久积寒邪。王式钰治疗痰饮郁滞、久咳兼经闭者,兼以健脾之法;治疗外感咳嗽兼泄泻者,去辛温解表之麻黄防止正气耗散太过,以桂枝温阳化气行水,水去泻止则咳止,方中酸甘之五味子除敛肺止咳外亦有收敛止泻之功;治疗阳虚水泛之水肿兼喘者,兼以四逆汤温阳;治外感风寒误投参、芪而邪气内陷者,去麻黄防止温热太过。叶天士治疗肝郁化热之长夏久咳,去麻、辛、甘,加石膏,减辛温发散之力,而加强清热之功；治疗哮喘之外寒而内有痰饮者，或者经气不开、小便不利之水肿者，多用原方；治疗哮喘之痰饮郁久化热，则去麻、辛，加炒石膏，清热之力较强；治疗哮喘之年老脾肾阳虚者，去麻、辛，加《外台》茯苓饮，防辛热散气，同时兼顾虚证；治疗哮喘之肾不纳气者，去辛散之麻、辛，滋补之甘、芍，加茯苓、杏仁、大枣，合肾气丸补肾益肺。薛雪治寒饮内伏、遇感而发的哮喘时结合春夏养阳之法，行温补之剂，或艾灸肺俞等穴，表证不著者则去麻黄、细辛。张璐治外寒内饮之肺胀喘咳实寒证，去白芍加葶苈子专泻肺行水。吴瑭治外寒内饮且表虚者，常去麻黄、细辛，专取其化饮之功。陈念祖治哮喘之外寒内饮者，常组合用干姜、细辛、五味子，敛肺止咳，养阴益气生津兼顾。程文圃治风寒误投补益，去酸收之五味子、白芍，投葶苈子、杏仁，意在苦泻救急。蒋宝素治疗寒痹去五味子加附子，以散寒通络、祛风除湿。钱艺治风水相搏之水肿，除用小青龙汤疏风解表、宣肺行水之外，后用五苓散以奏"洁净府"之功。心禅治寒邪引动伏饮之哮喘，兼灸肺俞、大椎、中脘等穴，以清寒饮。王泰林治寒饮停滞兼肝肾阴亏、血热经停者，加地黄以滋阴清热。张士骧治少阳感寒之咳嗽，去细辛，加柴胡、杏仁以和解少阳、止咳。赵海仙治虚劳感寒兼疝气水肿，加泽泻利水消肿，枇杷叶降逆止咳。姜学山治伤寒久不解、表邪未祛者，去麻黄、细辛、五味子防发表太过，加茯苓、前胡、厚朴、苏梗、陈皮增强行气利水化痰之功。袁桂生治外寒内饮之肺胀者，合栝蒌薤白汤振奋胸阳，行气散结消痰。张聿青治哮喘因外寒引动者，加旋覆花、沙参、瓜蒌、枇杷叶等，降逆宽胸，化痰止咳，痰盛者常加橘红。许恩普治伤寒之年老气虚有外寒内饮化热之症者，以小青龙方加减奏效。阮怀清治营卫不和、痰饮聚集、"中阳被困"之哮喘，合石膏防止麻、辛温热以致阳明燥热。

从以上分析中可以看出，古代医家在运用小青龙汤时，立足于外感伤寒、内有水饮之证，风寒束表，卫阳被遏，见恶寒发热之表证，内素有伏饮者，每致表寒引动内饮而发哮喘、咳嗽、水肿等，不论饮郁化热、年老体虚，对证加减用之多有效果。

小青龙汤临床应用广泛，现代医家采用本方治疗的病症颇多，以支气管炎、支气管哮喘、慢性阻塞性肺气肿、肺炎、百日咳、过敏性鼻炎等呼吸系统疾病为主，有缓解气管、支气管黏膜炎性反应、水肿及平滑肌痉挛的作用，亦可治疗肺源性心脏病、心力衰竭等心血管系统疾病。此外，小青龙汤还有抗过敏、抗炎作用。

桂枝加厚朴杏子汤

许叔微

一武官为寇执,置舟中艎板,数日得脱,乘饥恣食良久,解衣扪虱。次日遂伤寒,自汗而膈不利。一医作伤食而下之,一医作解衣中邪而汗之,杂治数日,渐觉昏困,上喘息高。许诊之,曰:太阳下之,表未解,微喘者,桂枝加厚朴杏仁汤,此仲景法也。指令医者急治药,一啜喘定,再啜漐漐汗出,至晚身凉而脉已和矣。医曰:某平生未尝用仲景方,不知其神捷如此。(《名医类案》)

张聿青

王左。久咳痰多,数日来中脘结聚有形,食入痞阻,痰喘气逆。脉象沉弦,舌苔淡白。此带病感寒,寒湿痰交阻肺胃。大节在迩,有喘脱之虞。用《金匮》桂枝加厚朴杏子汤。川桂枝五分,川朴一钱,海蛤壳一两,炒苏子三钱,橘红一钱,白芥子三钱,砂仁四粒,磨沉香四分,白茯苓四钱,枳壳四分,杏仁泥三钱,杭白芍(炙草二分炒入)一钱。(《张聿青医案》)

【评析】 桂枝加厚朴杏子汤出自《伤寒论》。《伤寒论》第18条:"若喘家作,桂枝汤加厚朴、杏子佳。"第43条:"太阳病,下之微喘者,表未解故也,桂枝加厚朴杏子汤主之。桂枝(去皮)三两,甘草(炙)二两,生姜(切)三两,芍药三两,大枣(擘)十二枚,厚朴(炙,去皮)二两,杏仁(去皮尖)五十枚。上七味,以水七升,微火煮取三升,去滓,温服一升,覆取微似汗。"

桂枝加厚朴杏子汤为桂枝汤加厚朴、杏仁降气平喘,化痰止咳,行解肌发表、降气平喘之功。

运用桂枝加厚朴杏子汤的医家有许叔微、张聿青,相关著作2部,相关医案2则,均用于治疗伤寒、痰饮。

上述名家医案中,许叔微治太阳表证未解兼喘者,予桂枝加厚朴杏子汤;张聿青治痰饮病感寒,症见痞满、咳喘等,恐发展至喘脱,以桂枝加厚朴杏子汤加味主之。

由上述分析可知,古代医家在运用桂枝加厚朴杏子汤时,疾病虽有不同,但多兼见喘息,究其病因病机,多为肺脾气虚或素有咳疾加之感邪而肺气上逆致喘。

桂枝加厚朴杏子汤的临床应用广泛,现代医家常用其治疗支气管哮喘、咳嗽、慢性阻塞性肺疾病、急慢性支气管炎、肺源性心脏病、急性心力衰竭等。笔者在临床上常用桂枝加厚朴杏子汤化裁治疗咳嗽、变异性哮喘、小儿支气管肺炎、脘痞等,疗效较好。

干姜附子汤

陈廷儒

呕哕有气血多少之分,有寒热虚实之异。实而热者,清之泻之,可以即瘳;虚而寒者,温之补之,不能速愈。壬辰秋,余客天津,张鸿卿观察来速余诊。据云:夙病呕吐,延今偶触凉风,即泛冷涩,若将哕逆者然。余切其脉,沉细而迟,知是积寒久郁,非用大热药,不足消沉痼之逆冷,不能复耗散之元阳,用四逆汤加味,重剂与之,每剂用附子一两,共服至百数十剂,宿恙始痊。或问:附子禀雄壮之质,用至一两,不嫌多乎? 答曰:大寒症,非用斩关夺将之药不治,惟附子能通行十二经,无所不至,暖脾胃,通膈噎,疗呃逆,同干姜则热,同人参则补,同白术则除寒湿如神,为退阴回阳必用之味。近世疑而不用,直待阴极阳竭,而用已迟矣。古人于伤寒阴证厥逆直中三阴,及中寒来阴,虽身热而脉细,或虚浮无力者,俱用附子以温理之。或厥冷腹痛脉沉细,甚则唇青囊缩者,急须生附以温散之。东垣治阴盛格阳,面赤目赤,烦渴引饮,脉来七八至,按之即散者,用干姜附子汤加人参。余于此症,附子外又加干姜、吴萸、白术、人参,共服至百余剂而止。可见阴寒固结,非重剂不为功也。(《诊余举隅录》)

【评析】 干姜附子汤出自《伤寒论》第 61 条:"下之后,复发汗,昼日烦躁不得眠,夜而安静,不呕,不渴,无表证,脉沉微,身无大热者,干姜附子汤主之。干姜一两,附子(生用,去皮,切八片)一枚。上二味,以水三升,煮取一升,去渣,顿服。"下后复汗,阳气骤虚,阴寒内盛,故以大温大燥之生附子即复肾中之阳,大辛大热之干姜即补脾胃之阳,二药相伍,火土俱暖,阳气得复,回阳救逆之力显著。

清代医家陈廷儒治疗脾肾阳虚型呕吐,以本方加味,重用附片,意在峻补阳气,散寒止呕。现代医家以本方为基础方加减治疗咽痛、胃痛、泄泻、不寐、烦躁、妊娠恶阻等证属脾肾阳虚的多种病症。

麻杏石甘汤

叶天士

吴四一。咳嗽,声音渐窒,诊脉右寸独坚,此寒热客气,包裹肺俞,郁则热,先以麻杏石甘汤(寒包热)。又:苇茎汤。(《临证指南医案》)

徐四七。疟属外邪,疟止声音不扬,必是留邪干于肺系,故咳嗽不已,纳食起居如常,中下无病,但以搜逐上焦,勿令邪结,可望病已。麻黄,杏仁,生甘草,射干,苡仁。(《临证指南医案》)

某二八。风邪阻于肺卫,咳嗽面浮,当辛散之。麻黄(先煎去沫)五分,杏仁三钱,生甘草三分,生石膏三钱。(《临证指南医案》)

某。伏邪久咳,胃虚呕食,殆《内经》所谓胃咳之状耶? 麻黄,杏仁,甘草,石膏,半夏,苡仁。(《临证指南医案》)

吴　瑭

吴,五十六岁。十一月十二日:内热外寒,兼发痰饮喉哑,咳嗽痰多,头痛恶寒,脉浮,与麻杏石甘汤。麻黄五钱(去节),半夏一两,生石膏六两,桔梗六钱,杏仁八钱,陈皮四钱,炙甘草四钱。煮四杯,先服一杯,得汗,止后服。不汗再服,汗后勿见风。

十四日:肺脉独浮,去麻黄三钱。

十七日:脉浮,喉哑,咳嗽,痰多。麻黄三钱,杏仁六钱,陈皮三钱,生石膏四两,桔梗五钱,半夏六钱,炙甘草二钱。

二十三日:脉浮,喉哑,咳嗽,痰多,内饮招外风为病,与大青龙法。麻黄五钱,杏仁八钱,陈皮五钱,生石膏四两,炙甘草三钱,半夏八钱,桔梗五钱,生姜三钱,大枣二钱。头煎三杯,先服一杯,得汗,止后服,不汗再服。

二十四日:病减者减其制,减麻黄二钱,去陈皮、姜、枣,加木通,小便短故也。

二十七日:喉复哑,脉洪数,小便已长,前方去木通,加石膏二两。(《吴鞠通医案》)

朱。乙丑二月初二日:右脉洪数有力,金实无声,麻杏石甘汤证也。奈已为前医发汗,麻黄未便再用,议清音汤加石、杏。苦桔梗六钱,生甘草二钱,半夏六钱,苇根五钱,石膏六钱,杏仁粉五钱。水五杯,煮成两杯,渣再煮一杯,分三次服。

初三日:肺脏本热,为外感所搏,实而无声,究系麻杏石甘法为速。生石膏一两,麻黄

（去节）五钱，炙甘草三钱，杏泥六钱，半夏五钱。

初四日：右脉洪数，已减其半，音亦渐开，仍用麻杏石甘加半夏一帖。麻黄（去节）三钱，炙甘草三钱，杏仁霜七钱，生石膏（研末）一两，半夏七钱。甘澜水八碗，煮三碗，分三次服，以后病减者减其治。（《吴鞠通医案》）

朱，四十五岁。酒客失音，与麻杏石甘汤。麻黄五钱，生石膏四两，炙甘草三钱，杏仁四钱。

服一帖无汗，音不出，二帖微汗，音出不甚响，仍用前法。麻黄（蜜炙）三钱，生石膏三两，炙甘草三钱，杏仁四钱。

服五帖音大出，但脉滑耳，与清音汤。草桔梗六钱，炙甘草二钱，姜半夏六钱。服五帖，音清，脉滑，痰饮不尽，与《外台》茯苓饮法，减辛药。茯苓八钱，半夏五钱，麦冬（连心）五钱，沙参三钱，小枳实钱半，广皮二钱，甘草钱半。七帖而安。（《吴鞠通医案》）

张聿青

马左。寒束于外，热伏于中，咳嗽痰黄。脉形滑大。拟辛温寒合方。生麻黄（后入）五分，光杏仁（打）三钱，橘红一钱，前胡一钱五分，煨石膏四钱，制半夏一钱五分，茯苓三钱，生甘草三分，马兜铃一钱五分，冬瓜子三钱。

又：感邪已解，而晨昏之咳，仍然未止。再降气化痰。光杏仁，川贝母，冬瓜，海蛤粉，白茯苓，炒苏子，蜜炙橘红，蜜炙款冬花，肺露。（《张聿青医案》）

蒋宝素

风寒外束，胃火内炎，肺热气壅作喘。一解外束之寒，一清上炎之火，麻杏石甘汤主之。麻黄，苦杏仁，生甘草，生石膏。（《问斋医案》）

也是山人

卫，三十。失音已久，胃纳颇佳，非其气之馁，当《金匮》金实无声议治。麻黄三分，石膏三钱，杏仁三钱，生草三分，射干五分，苡仁三钱。（《也是山人医案》）

郭敬三

蓝某家贫，于大路旁开设饭店生理。性喜饮酒，湿热壅痹肺气，治节不行，遂患水肿症，胸腹满胀，不思饮食，微作喘咳，头面手足俱肿，小便不利，面色青白，卧床不起者十余日，延附近医生，以消胀利水之药不应。适余进城路过伊店，因求一方。余诊其脉沉而数大，知为肺气痹阻，拟麻黄石甘汤加苡仁，嘱伊连服二剂。数日后，余回家又过伊店，见其已能起立，经营生理矣。问之服药后，周身似汗出，小便即利，其肿即消而愈。

尚按：从此人平日嗜饮之素因，据喘咳小便不利之证候，悟出湿热阻痹肺气，因而治节不行，引用麻杏石甘汤以开通肺气，加苡仁养肺气以肃清治节。妙在麻黄之功用，既能上

开皮毛以发汗,复能下行膀胱而利尿,故服后周身微似汗出,小便即利,而其肿遂消也。(《萧评郭敬三医案》)

魏之琇

一儿汗出疹透,犹喘不止,亦邪壅也。急以炒黑麻黄加石膏、杏仁、甘草治之而愈。(《续名医类案》)

程文囿

肖翁三郎心成兄,幼时出麻,冒风隐闭,喘促烦躁,鼻扇目闽,肌肤枯涩,不啼不食,投药莫应。翁商于予,见其势已濒危,谓曰:此麻闭急证,药非精锐,蔑能挽救。方疏麻杏石甘汤与之。一服肤润,麻渐发出。再服周身麻出如痱,神爽躁安,目开喘定。继用泻白散,清肺解毒。复用养阴退阳之剂而愈。予治麻闭危候,每用此方获验。盖麻出于肺闭,则火毒内攻,多致喘闷而殂。此方麻黄发肺邪,杏仁下肺气,甘草缓肺急,石膏清肺热。药简功专,所以效速。可见仲景方,不独专治伤寒,并能通治杂病也。(《杏轩医案》)

沈祖复

琴雪轩某牙科之女,病顿咳已四月,不咳则已,咳则百余声不止,气不接续,骨瘦如柴。先生用麻杏石甘汤两剂而愈。年余又病寒热咳嗽,痧点隐约不透。先生偕门人丁士铺同去诊视,脉象闷郁,舌苔光红,壮热口糜,神情模糊。曰:此邪热炽盛,故痧点不能透达也。时医仅知透发,但余须用犀角、紫草清凉一派,此药非君家不开,防时医之訾议也。其家信服之,大便得解,痧点外达。再剂点齐,三服而愈。观此则吾邑过玉书所著治痧书专用温透者,未可一概论也。(《医验随笔》)

【评析】 麻杏石甘汤来源于《伤寒论》。《伤寒论》第 63 条云:"发汗后,不可更行桂枝汤。汗出而喘,无大热者,可与麻黄杏仁甘草石膏汤。麻黄(去节)四两,杏仁(去皮尖)五十个,甘草(炙)二两,石膏(碎,绵裹)半斤。上四味,以水七升,煮麻黄,减二升,去上沫,内诸药,煮取二升,去滓,温服一升。"

麻黄杏仁甘草石膏汤俗称麻杏石甘汤,方中麻黄、石膏共为君药,麻黄辛温,宣肺解表,宣泄气机,发散风寒,石膏辛寒,清泄肺胃之热以生津。二药相伍,一以宣肺为主,一以清肺为主,合而用之,既宣散肺中风热,又清宣肺中郁热。麻黄得石膏,宣肺平喘而不助热;石膏得麻黄,清解肺热而不凉遏。杏仁降肺气以平喘咳为臣药。炙甘草既能益气和中,又防石膏寒凉伤中,为佐使药。全方辛凉疏表,清肺平喘,为治疗表邪未解,邪热壅肺之喘咳的基础方。

在上述古代名家医案中,运用麻杏石甘汤的名家有叶天士、吴瑭、张聿青、蒋宝素、也是山人、郭敬三、魏之琇、程文囿、沈祖复 9 位医家,涉及著作 9 部,相关医案 14 则,涉及感冒、咳嗽、失音、水肿、哮喘、麻疹 6 种疾病,其中咳嗽案最多,或与其善治内热咳喘等肺系疾病有关。

叶天士治"伏邪久咳,胃虚呕食"之胃咳,加半夏、薏苡仁以化痰止呕。张聿青治外感寒邪,邪热壅肺之咳嗽,合二陈汤加减以健脾化痰,加前胡、马兜铃以镇痉止咳。蒋宝素治哮喘证属寒包热哮者,以原方主之。郭敬三治湿热阻肺之水肿,兼咳喘者,加薏苡仁以利水祛湿、清肺养肺。魏之琇治邪热内蕴之麻疹,见汗出疹透,犹喘不止者,用原方主之,麻黄炒黑以缓峻汗之力。程文囿治邪热郁闭之麻疹,见喘促烦躁,鼻扇目阘,不啼不食者,急用原方疏之。

由以上分析可以看出,古代医家在运用麻杏石甘汤时,多着眼于邪热壅肺之象,或由表邪入里化热,壅遏于肺,或风寒之邪入里郁而化热,或风热袭表,表邪不解而入里,热邪充斥内外。热邪壅肺,肺失宣降,则咳逆气喘,肺气闭郁,气水不行,则见肿胀,邪热内蕴,郁闭气机,以致发疹,皆宜清泄肺热,疏表透邪,常取得良效。

麻杏石甘汤临床应用广泛,现代医家采用本方治疗的病症颇多,常用于上呼吸道感染、急性支气管炎、支气管肺炎、大叶性肺炎、支气管哮喘、麻疹合并肺炎、肺源性心脏病、鼻窦炎、痔疮等证属表证未尽,热邪壅肺者。

桂 枝 甘 草 汤

马 俶

马元仪治沈康生夫人，病经一月，两脉浮虚，自汗恶风，此卫虚而阳弱也。与黄芪建中汤，一剂汗遂止。夫人身之表，卫气主之，凡所以温分肉、实腠理、司开阖者，皆此卫气之用，故《内经》曰：阳者，卫外而为固也。今卫气一虚，则分肉不温，腠理不密，周身毛窍，有开无阖，由是风之外入，汗之内出，其孰从而拒之？故用黄芪建中汤，以建立中气，而温卫实表也。越一日，病者叉手自冒心间，脉之虚濡特甚，此汗出过多，而心阳受伤也。仲景云：发汗过多，病人叉手自冒心，心下悸者，桂枝甘草汤主之。与一剂良已。（《续名医类案》）

【评析】 桂枝甘草汤出自《伤寒论》第64条："发汗过多，其人叉手自冒心，心下悸，欲得按者，桂枝甘草汤主之。桂枝（去皮）四两，甘草（炙）二两。上二味，以水三升，煮取一升，去滓，顿服。"此条乃发汗过多，误伤心阳，心阳不振，故心中悸动。

本方以桂枝为君，通血脉，温心阳；甘草为臣，益气补中。两药辛甘合化，温通心阳，心阳得复，心悸得止。古代医家马俶以原方治疗心阳不足之心悸，甚为合拍。

现代医家以本方治疗冠心病、充血性心力衰竭、房室传导阻滞、窦房结综合征、窦性心动过缓、窦性心动过速、病毒性心肌炎、原发性直立性低血压、心血管神经症、失眠、耳聋、过敏性鼻炎、慢性鼻炎等心阳虚所致的多种疾病。

厚朴生姜半夏甘草人参汤

孙 兆

孙兆治殿中丞某郎中妹,十岁,腹痛色不变,按之而大陷,心腹痞膈,病已月余。按《甲乙经》云:三焦胀者,气满于皮肤中,肿如石坚。遂与仲景方,厚朴、生姜各二两,半夏七钱,甘草半两,人参一钱。每用药一两五钱,水煎分三服,一日服之,至二十日愈。(《续名医类案》)

王孟英

一少年体肥畏热,因酷暑,午餐酒肉后,以席铺砖地而卧,觉即饱啖西瓜,至晚觉头重恶寒,夜分吐泻大作,四肢拘急,汗冷息微,时时发躁。黎明速余勘之,脉沉弱。予浆水散加吴茱萸、厚朴,投匕即瘥。改授厚朴生姜半夏甘草人参汤,数服而愈。(《随息居重订霍乱论》)

【评析】《伤寒论》第 66 条言:"发汗后,腹胀满者,厚朴生姜半夏甘草人参汤主之。厚朴(炙,去皮)半斤,生姜(切)半斤,半夏(洗)半升,甘草二两,人参一两。上五味,以水一斗,煮取三升,去滓,温服一升,日三服。"

厚朴生姜半夏甘草人参汤,又称朴姜夏草人参汤。方中厚朴下气消胀,化湿除满;生姜温胃散寒,与半夏相伍,温散寒饮,和胃降浊;人参、甘草健脾益气。诸药合用,共奏补气健脾、化饮和胃之效。

在古代名家医案中,孙兆治腹痛按之下陷,心腹痞满者,径用原方;王孟英治寒邪入里所致严重吐泻、四肢牵急者,先予浆水散加味温中止泻,后施朴姜夏草人参汤补气健脾、化饮和胃而收功。

现代临床多采用本方治疗慢性浅表性胃炎、功能性消化不良、不完全性肠梗阻等消化系统疾病,常可取得较为满意的效果。

茯苓桂枝白术甘草汤

叶天士

白二六。脉沉小弦,为阴浊饮邪,禀质阳不充旺,胸中清气不得舒展旷达,偶触入寒冷,或误进寒物饮邪暴冷,凝结胸痞,当平日食物,忌用酒肉腥浊,便清阳流行,常服仲景苓桂术甘汤百剂,若病来因冷,即服大顺散。(《临证指南医案》)

张二七。酒客谷少中虚,常进疏散表药,外卫之阳亦伤,其痰饮发时,胸中痞塞,自述或饥遇冷病来,其为阳气受病何疑,不必见痰搜逐,但护中焦脾胃,使阳气健运不息,阴浊痰涎焉有窃踞之理(脾阳不运)。生於术,川桂枝,茯苓,淡姜渣,苡仁,泽泻。姜枣汤法丸。(《临证指南医案》)

王三二。脉沉为痰饮,是阳气不足,浊阴欲蔽,当以理脾为先,俾中阳默运,即仲景外饮治脾之意。苓、桂、术、甘,加半夏、陈皮,水法丸。(《临证指南医案》)

黄。味过甘腻,中气缓,不主运,延绵百天,聚气结饮,东垣云:病久发不焦,毛不落,不食不饥,乃痰饮为患。饮属阴类,故不渴饮,仲景五饮互异,其要言不繁,当以温药和之,通阳方法,固无容疑惑,大意外饮宜治脾,内饮治肾,是规矩准绳矣,议用苓桂术甘汤。(《临证指南医案》)

某。形体似乎壮实,阳气外泄,畏风怯冷,脾阳消乏,不司健运,水谷悍气,蒸变痰饮,隧道日壅,上实下虚,仲景谓饮邪当以温药和之,苓桂术甘得效,从外饮立方。人参,淡附子,生於术,枳实,茯苓,泽泻。荆沥姜汁法丸。(《临证指南医案》)

某。老人久嗽妨食,议以外饮治脾。苓桂术甘汤。(《临证指南医案》)

某三一。疟邪由四末以扰中宫,脾胃受伤无疑,但寒暑更迁,病邪既久,脏腑真气自衰,两年来纳谷不运,渐觉衰微,不耐风冷之侵,并无凝痰聚气见症,此必胸中宗气自馁,致清阳不可转运,当以仲景苓桂术甘汤。

又:六君子汤去甘草,加檀香泥、桂枝木。(《临证指南医案》)

华。阳气微弱,胸痹。苓桂术甘汤。(《临证指南医案》)

平。酒客脾胃阳微,下午阴气渐漫,脘中微痛,不饥,服苦降重坠辛燥,愈加不适者,清阳再受伤触也。宗仲景圣训,以转旋胸次之阳为法(胸次清阳不运)。苓桂术甘汤。(《临证指南医案》)

林五二。中年清阳日薄,忽然脘中痞闷,乃清阳不自转旋,酒肉湿浊之气,得以凝聚矣。过饮溏泻，湿伤脾胃，胃阳微，仲景法，以轻剂宣通其阳。若投破气开降，最伤阳气，有格拒之害。苓桂术甘汤。（《临证指南医案》）

莫五十。今年夏四月，寒热不饥，是时令潮渗气蒸，内应脾胃。夫湿属阴晦，必伤阳气，吞酸形寒，乏阳营运。议鼓运转旋脾胃一法，苓姜术桂汤。（《临证指南医案》）

吴五三。当脐微痛，手按则止。此络空冷乘，阳气久虚之质，自述戒酒谷增，不可因痛，再以破泄真气。茯苓，生姜（煨），熟术，肉桂。（《临证指南医案》）

李氏。脉沉，形寒，腰髀，牵强腹鸣，有形上下攻触，每晨必泻，经水百日一至，仿仲景意。茯苓，炮淡干姜，生於术，肉桂。（《临证指南医案》）

某。背部牵掣入胁，晨泻。苓桂术甘去甘，加鹿角、姜、枣。（《临证指南医案》）

某十六。地中湿气，自足先肿，湿属阴邪，阳不易复，畏寒，筋骨犹牵强无力，以《金匮》苓姜术桂汤。（《临证指南医案》）

姜二四。久患胸右有形，形瘦，畏风怕冷，卧则咳呛痰沫。凡治痰饮，须辨饮食，食少已极，议治中宫之阳。苓桂术甘汤。（《种福堂公选医案》）

唐三五。病是劳伤阳气，阳衰不主流行，清浊升降不得自如，是为虚痞之结，《内经》谓劳者温之。此温字，乃温养之称。若吴萸大热开泄，仍是攻克，与劳伤原气相反。苓桂术甘汤。（《种福堂公选医案》）

薛　雪

脉濡食少，腹鸣烦倦无力，此属劳伤阳气，当与甘温补其营卫。苓桂术甘汤中加入姜、枣。（《扫叶庄一瓢老人医案》）

沈又彭

詹，三十二。疟愈，脘下胀闷，既而失血盈碗，是营血既受伤。据云服地黄病剧，非滞腻沉阴之药可调。议以转运脾阳。茯苓，甘草，桂枝，南枣，蜜煮热老姜。

复诊：桂苓术甘汤。

复诊：香砂六君子汤。（《沈俞医案合钞》）

何元长

命门无火失化，水泛为痰，以致停饮作痛，痛甚呕吐，六脉沉弦，纳少作胀。此由火不生土，土不能制水也。夫气所以摄水，气虚则水泛；阳所以配阴，阳虚则阴横。故舍温补脾肾，别无万全之策。而欲求其速效，则又不能。先进苓桂术甘法加味，以觇进止。生於术，煨益智，菟丝子，炙甘草，陈皮，上肉桂，炒白芍，白茯苓，生谷芽。

接方：高丽参，炒於术，菟丝子，炙甘草，陈皮，上肉桂，淡干姜，枸杞子，白茯苓，炒谷芽。

二复方：前进温阳之剂，停饮呕吐略止；后因触动肝阳，胃痛大作，痛甚气升。日来又服温补,胃气渐好,而脉象沉郁且弦。夫脉弦为肝象,肝木旺则侮土,沉郁为气虚,气失化则生寒。惟温补下焦之火,以升上焦之气而已。然根深难于速效。制附子,高丽参,山萸肉,枸杞子,白茯苓,上肉桂,大熟地,菟丝子,山药,陈皮。(《斛山草堂医案》)

陈念祖

诊得虚脉细无力,气促而喘,呼气短不能接济,是为虚候,师长沙法,拟用苓桂术甘汤治之。白茯苓四钱,白术二钱,川桂枝二钱,炙甘草一钱五分。(《南雅堂医案》)

胸为人身之太空,乃阳气往来之道路,今饮邪弥漫,上蔽君阳,横溢支络,是以胸胁支满,且水气荡漾,随其所变而作,故常苦头旋目眩,心悸,呼气短,皆水势扰动所致,宗《金匮》法,用苓桂术甘汤主之。白茯苓四钱,白术二钱,川桂枝二钱,炙甘草一钱五分。(《南雅堂医案》)

胸膺乃阳之部位,清阳失旷,则胸痹而痛,午后阴气主事,故痛尤甚,拟用苓桂术甘汤加味治之。桂枝木一钱五分,白茯苓二钱,白术一钱,炙甘草一钱,瓜蒌仁二钱,制半夏一钱,白蔻仁一钱,薤白八分,干姜八分,陈皮一钱。(《南雅堂医案》)

胸痹腹痛,夜甚昼安,清阳不振,浊阴僭逆,拟先宣通阳气为主。桂枝木八分,人参二钱,白术(土炒)三钱,炙甘草八分,制半夏二钱,白茯苓三钱,炮附子五分,干姜五分,川椒五分,陈皮八分。(《南雅堂医案》)

林珮琴

侄。脉沉弦为停饮,由脾阳不运输,水湿留胃,故食后清稀宿水倾吐而出。按仲景论饮邪,当以温药和之。《金匮》治痰饮胸胁支满,苓桂术甘汤主之。今仿其法而更其制,以茯苓泄水,桂枝通阳,白术燥湿,甘草和中,加砂仁、半夏、枳壳、苏子,运脾以降浊。研末服,姜汤下,积饮遂除。(《类证治裁》)

赵。脉缓胸痹,阳气不舒。用苓桂术甘汤加砂仁壳,数服效。(《类证治裁》)

王泰林

周。饥饱劳碌则伤胃,寒痰凝聚,气血稽留,阻于胃络,而胃脘胀痛,呕吐黏痰,殆无虚日。倘不加谨,恐成胀满。异功散去甘草,加炮姜、熟附子、良姜、蔻仁。

复诊:温胃化痰,从理中、二陈、平胃三方化裁。六君子合附子理中,加川朴。

三诊:寒积中焦,胃阳不布,痰饮窃踞。为胀为痛,为吐为哕。法当温运中阳。但病根日久,必耐服药乃效。六君子合附子理中,去草,加川椒、白蔻仁。

四诊:中虚非补不运,寒饮非温不化。益火生土,通阳蠲饮,苓桂术甘汤主之,附子理中汤亦主之。苓桂术甘汤合附子理中,去草,加半夏、陈皮、蔻仁。

五诊:病有常,经方有定法,药已见效,无事更张。袁诗云:莫嫌海角天涯远,但肯扬鞭有到时。附子理中合二陈汤,加老生姜、老桂木。

渊按：偶觉风流，足征读书功夫。(《王旭高临证医案》)

徐。痰饮伏于胸中，遇寒则咳而喘，心嘈气塞，头眩腰酸。年逾五旬，天癸当去而不去，是气虚不能摄血也。夫气本属阳，阳气日衰，痰饮日盛。法当通阳气以祛水饮之寒。仲景云：病痰饮者，当以温药和之是也。二陈合苓桂术甘，加款冬、杏仁、蛤壳、沉香。朝服都气丸二钱，肾气丸一钱，开水送下。(《王旭高临证医案》)

金。痰饮停胸，清阳失旷，咳嗽眩悸。与苓桂术甘汤加味。茯苓，桂枝，白术，炙甘草，紫石英，五味子，陈皮，半夏，蛤壳，胡桃肉。(《王旭高临证医案》)

陈。宗台先生认此症为痰饮，卓识超群，曷胜佩服。窃思痰饮久踞，中土必受其戕，而脏气亘伤，穷究必归于肾。肾为五脏之根，土为万物之本。脾土弱则清阳失旷，而气化无权；肾水亏则真阳失藏，而源泉消涸。夫以痰饮之病，久卧不起于床，加以寒热神疲，其为水土俱败明矣。节届春分，木旺阳升之候。木旺则土益弱，阳升则水益亏。清明节后百花齐放，将奈之何？为今之计，崇脾土而转旋清阳，以治其中；补肾水而蛰藏真阳，以治其下。守过清明，若得病情安稳，有减无增，或者其克济乎！苓桂术甘合二陈，上午煎服。《金匮》肾气丸三钱，暮服。(《王旭高临证医案》)

某。肾中之元阳不足，胆中之火用不宣。痰饮伏留于心下，故心胸如盆大一块，常觉板痛，背亦常寒。三四年来每交子后则气喘，乃阳气当至而不至，痰饮阻遏，阳微阴胜故也。天明则阳气张，故喘平。至心悸咳嗽，易于惊恐，属阴邪窃踞胸中为病。其常若伤风之状者，卫外之阳亦虚也。图治之法，当祛寒饮而逐阴邪，斡旋阳气，如离照当空，阴邪尽扫。用仲景苓桂术甘汤，先通其胸中之阳气，再议。茯苓(细辛一分煎汁炒)，冬术(附子二分炒)，党参(姜汁炒)，甘草(麻黄一分炒)，桂木，半夏，干姜(五味子五粒炒)，破故纸(青盐炒)，紫石英，陈皮，胡桃肉，白螺蛳壳(洗)。(《王旭高临证医案》)

陆。阳升头痛，心虚善忘，痰火迷心，若昧若狂。安神定志，人参可用，而腻补且缓，以其纳少痰多也。舒郁化痰，川贝最妙，而燥劫须忌，以其舌苔干白也。潜阳息风，须参重镇，而收涩当戒，恐反敛其痰也。人参，茯神，川贝石，石决明，蛤壳，枣仁(川连三分拌炒研)。

复诊：脉细数，懒言倦卧，其为精气神三者皆虚。然舌苔白腻，有痰且有饮。再察神情，静则气怠而若虚，动则气上而自乱，是虚而有痰兼有火也。火伏而痰不上升则静，静则虚象现，火动而痰升则躁，躁则虚象隐，非不虚也，痰火为之起伏也。治不越十味温胆加减。临症各有心思，悉关根柢。参须，川贝，茯神，枣仁，石决明，橘红。

三诊：阴遏于外，阳伏于内，阴如迷雾，阳若日光，今阳为阴遏，故沉沉默默而蒙昧，脉亦为之不显。有时阳光见晛晛，则起坐而神清，脉亦为之稍起。顷之阴霾四合，阳气复翳，则仍昏昏如寐。前案谓有痰饮郁于其中，十味温胆屡投不应。再思病源起于头眩心悸，苔白多痰，常服苍术见效。近因神乱若痴，多从事于痰火，清滋重镇，阴胜于阳，以致变幻。然欲开阴雾，法必通阳，譬之离照当空，而后阴雾始散。议进仲景苓桂术甘汤加味。苓桂术甘汤加远志。

渊按：此从喻氏《寓意草》得来。昧者见神乱若痴,从事于痰火,不思心主阳神,痰为阴物,以阴邪遏其阳气,灵明为之蒙闭颠倒。《内经》云：重阳则狂,重阴则癫。癫狂二证,未可混治。世医一见神志昏乱,多从事于痰火,由不读《内经》耳。(《王旭高临证医案》)

某。自咸丰四年秋季,饱食睡卧起病,今已五载,过投消积破气之药,中气伤戕。脘间窒痛,得食则安,不能嗳气,亦不易转矢气,脉迟弦。肝胃不和,阳虚寒聚于中。拟通阳泄木法。苓桂术甘汤加陈皮、白芍、吴茱萸、干姜、大枣。(《王旭高临证医案》)

高。脉沉取数,其阴内亏,其热在里,劳损之候。症见咳吐白痰,心腹不时疼痛,痛则气满,得矢气则稍宽。病兼肝郁。据云咳嗽已及三年,初无身热,则病从痰饮而始,宜从痰饮气郁例治之。法半夏,炙甘草,桂木,茯苓,冬术,陈皮,川贝,神曲,归身,丹皮,白芍,香附,沉香,橘饼。

复诊：痰饮咳嗽发热,肺肾两亏,湿热不化。用苓桂术甘合二陈治其肺脾,都气丸兼治其肾可也。苓桂术甘汤合二陈,加沉香、杏仁、川贝。都气丸四钱,盐花汤送下。(《王旭高临证医案》)

张士骧

何议臣。脉弦软,咳逆痰多,眩悸虚痞,痰饮盘踞中道,阻抑清阳之气。仲景云：饮家而咳,当治饮,不当治咳。又云当以温药和之。遵其意以消息之。茯苓四钱,桂枝三钱,白术二钱,炙草一钱,半夏二钱,生姜二钱。

又：劳伤阳气,胸中虚痞,地气冒明,清阳不运,欲期离照当空,须进辛甘之旨。茯苓三钱,桂枝二钱,白术二钱,炙草一钱。(《雪雅堂医案》)

【评析】 茯苓桂枝白术甘草汤在《伤寒论》和《金匮要略》中均有记载。《伤寒论》第67条言："伤寒若吐、若下后,心下逆满,气上冲胸,起则头眩,脉沉紧,发汗则动经,身为振振摇者,茯苓桂枝白术甘草汤主之。茯苓四两,桂枝(去皮)三两,白术、甘草(炙)各二两。上四味,以水六升,煮取三升,去滓,分温三服。"《金匮要略·痰饮咳嗽病脉证并治第十二》云："心下有痰饮,胸胁支满,目眩,苓桂术甘汤主之。""夫短气有微饮,当从小便去之,苓桂术甘汤主之。"

茯苓桂枝白术甘草汤又名苓桂术甘汤,方中重用茯苓为君,甘淡益脾利水。白术苦温,健脾燥湿以杜生痰之源;桂枝辛甘,温阳化气以消水饮,两药共为辅佐。佐以甘草,益气和中,调和诸药。四药相伍,温阳化饮,健脾利水,温而不热,利而不峻,是为温化痰饮的和剂。

在上述古代名家医案中,运用苓桂术甘汤的名家有叶天士、薛雪、沈又彭、何元长、陈念祖、林珮琴、王泰林、张士骧 8 位,相关著作 9 部,相关医案近 40 则,涉及哮喘、痰饮、疟疾、胸痹、惊悸、胃脘痛、痞满、吐酸、腹胀、腹痛、泄泻、水肿、臌胀、虚劳等 10 余种病症。其中痰饮案最多,占比接近一半,或与《金匮要略》载其治疗痰饮有关。

　　分析诸位名家之运用,径用原方者有之,随症加减者亦有之。陈念祖治虚候之哮喘及饮邪"上蔽清阳"之支饮,常以原方主之;疗"清阳失旷"之胸痹,则合瓜蒌薤白半夏汤治之。叶天士治阳微之胸痹及"清阳不运"之胃脘痛和痞满,多径予原方;治吐酸、腹痛、泄泻、水肿等病症,常用生姜或干姜易甘草,以强温阳散寒之功。王泰林治痰饮,多与二陈汤合而用之,以增祛湿化痰之力;对于"阳为阴遏"之惊悸,则加远志一味安神定志。林珮琴治"阳气不舒"之胸痹,加砂仁壳数服见效;对于"脾阳不运"之痰饮,则加砂仁、半夏、枳壳、紫苏子运脾降浊。薛雪治"劳伤阳气"之虚劳烦倦,加生姜、大枣,旨在补其营卫;张士骧治"阻抑清阳"之痰饮咳逆,加半夏、生姜,意在温药和之;何世仁治"命门无火"之停饮作痛,加益智、菟丝子等,重在温补脾肾;沈又彭治疟疾愈后之少腹胀闷,用苓桂术甘汤原方,功在转运脾阳。

　　由以上分析可以看出,古代医家在运用苓桂术甘汤时,多着眼于阳气不足,而非痰饮水湿。医案中常有"清阳失旷""清阳不运""阳为阴遏""阳气不舒""劳伤阳气""阻抑清阳"等字眼,此点可作为苓桂术甘汤临床用方的辨证要点,这也提示我们不要只关注痰饮水湿之表象,而应看透阳气不足之本质。

　　苓桂术甘汤临床应用广泛,现代医家采用本方治疗的病症颇多,如冠心病、病毒性心肌炎、心力衰竭、眩晕、梅尼埃病、胆汁反流性胃炎、泄泻、咳嗽、遗尿、消渴、尿路结石、产后尿潴留、带下病、痛经、小儿夜啼、银屑病、病毒性角膜炎等。笔者在临床上对于证属脾阳不足、痰饮内停的咽异感症、慢性食管炎、慢性萎缩性胃炎、糜烂性胃炎、功能性消化不良、肠易激综合征、慢性气管炎、慢性阻塞性肺疾病、糖尿病、高血压病、颈椎病、椎-基底动脉供血不足性眩晕、血管性痴呆、抑郁症等,常以苓桂术甘汤为基础方增损治疗,取效较好。

芍药甘草附子汤

沈又彭

嘉善一张姓少年，春间患热如疟，始用发散，继用养阴已愈矣。越数日，疟又作，且兼白浊不止，用小柴胡加首乌、生地、丹皮、萆薢等不应，又数日寒热渐重，口渴烦躁，舌赤唇焦。一老医用白虎汤，而热益甚，发晕冒沉几死，热气冲开二三尺，两目赤肿，目眵胶闭，舌红且干，唇焦面赤，两足如烙，惟大便泄泻，脉虚而软。沈尧封用人参二钱，附子三钱，茯苓五钱，白芍一钱五分，一剂而热稍定，遂连服十余日，惟以牡蛎、牛膝、枸杞、生地，出入加减，粥进热退，诸症去其六七矣。忽然腹痛大作，连泄二三十次，烦渴又作，懊侬昏迷不安，举家骇然。沈曰，此久积之寒饮，因脾得参、附之力以运动之，饮乃大下也。复用附子五钱，干姜二钱，苓、芍、炙草，数剂而安，又用参、术平补全愈。(《古今医案按》)

金大文

金大文先生治一妇，产后三日发疹，细而成粒，不稀不密。用荆芥、蝉蜕、鼠粘等药，一剂头面俱退。越一日，渐有回意，忽大便溏泻数次，觉神气不宁，问其所苦，曰热曰渴。语言颤怯如抖出者。脉来微细，数有七至，外露但欲寐，少阴证据。曰：此阳脱症也，属少阴。用生附子(水洗，焕如炒米)三钱，甘草(炒)一钱，白芍(炒)一钱半，干姜(炒)八分，水煎，冲入人尿一调羹，猪胆汁四小茶匙。时已黄昏，无猪胆，以青鱼胆代之，服毕即睡，觉来热渴俱除，续用黄芪建中汤加丹参、苏木，二剂而安。(《古今医案按》)

【评析】　芍药甘草附子汤出自《伤寒论》第68条："发汗，病不解，反恶寒者，虚故也，芍药甘草附子汤主之。芍药、甘草(炙)各三两，附子(炮，去皮，破八片)一枚。上三味，以水五升，煮取一升五合，去滓，分温三服。"

本证乃汗后阴阳两虚的证治。方中芍药味酸微苦，补血敛阴；附子辛热温通，温经助阳；炙甘草补中益气，调和脾胃。三药相用，既酸甘化阴，又辛甘化阳。全方扶阳益阴，阴阳两调。

古代医家沈又彭治泄泻，在本方基础上加干姜、茯苓温阳利水。金大文治阳脱证，在本方基础上加干姜以回阳救逆，加猪胆汁、人尿以引虚阳下行。

现代医家运用本方治疗偏头痛、坐骨神经痛、风湿性关节炎、肠痉挛、腓肠肌痉挛、陈旧性脑梗死、腰背痛、肩关节疼痛、胃痛、寒疝痛、痛经等阴阳两虚的多种病症。

五 苓 散

薛 铠

一小儿伤食，作泻腹胀，四肢浮肿，小便不利，先用五苓散加木香，旬余诸症渐退；又用五味异功散为主，佐以加减肾气丸，又旬日，二便调和，饮食渐进，浮肿旋消；乃以异功散调理而愈。(《保婴撮要》)

薛 己

一妇人病愈后，小便出屎。此阴阳失于传送，名大小肠交也。先用五苓散二剂而愈，又用补中益气而安。(《校注妇人良方》)

一产妇小便出粪，名大小肠交，乃气血俱虚，失行常道。先用六君子汤二剂，又用五苓散二剂而痊。循常肠交，亦可用。(《校注妇人良方》)

孙文垣

程松逸兄患酒疸，遍身皆黄，尿如蘗汁，眼若金装，汁出沾衣如染。胸膈痞满，口不知味，四肢酸软。脉濡而数，以四苓散加厚朴、陈皮、糖球子、麦芽、葛根，倍加青蒿，水煎，临服加萱草根自然汁一小酒杯，四帖，其黄焕然脱去。(《孙文垣医案》)

孙 兆

孙兆治一人自汗(阳微厥，故自汗。阴微厥，不得复有外症)，两足逆冷至膝下(似阴症)，腹满(腹满，故先伤湿)，不省人事。孙诊，六脉小弱而急。问其所服药，取视皆阴病药也。孙曰：此非受病重，药能重病耳。遂用五苓散、白虎汤十余帖，病少苏，再服痊愈。或问治法，孙曰：病人伤暑也。始则阳微厥而脉小无力，医谓阴病，遂误药，其病愈厥。用五苓散大利小便，则腹减，白虎解利邪热，则病愈。凡阴病，胫冷则臂亦冷，渠今胫冷臂不冷，则非下厥上行，所以知是阳微厥也(妙辨)。此症乃先伤湿，后伤暑，为湿温之症也。(《名医类案》)

江应宿

江应宿治一妇人，六月中旬病霍乱，吐泻转筋。一医投藿香正气散，加烦躁面赤，揭衣卧地。予诊视,脉虚无力,身热引饮,此得之伤暑,宜辛甘大寒之剂泻其火热。以五苓散加滑石、石膏,吐泻定,再与桂苓甘露饮而愈(凡治霍乱,俱要辛热寒凉并用)。(《名医类案》)

江应宿治余氏仆,年十七岁,五月初患泄泻,至六月骨瘦如柴,粒米不入者五日矣,将就木。诊其脉,沉细濡弱而缓。告其主曰:湿伤脾病也。用五苓散加参、术各三钱,不终剂而索粥,三剂而愈。(《名医类案》)

罗山人

罗山人治王厚宇一婢,年三十余,长夏患泄泻身凉,四肢厥冷,昼夜数次,皆完谷不化,清水如注,饮食下咽,即泄出不变,已经六七日。一医用药不效,谓肠直,症在不治。诸罗视之,六脉沉伏无力而涩,乃脾虚受湿,为肝木所乘,乃五泄之一,非怪证也。法当健脾疏风燥湿,升提其下陷之气。以五苓散加苍术、羌活、防风、炮姜、半夏、厚朴、芍药(加药妙),一服十去七八。再以二陈加二术、砂仁、白芍、厚朴、曲蘖,调理数剂而安。(《名医类案》)

程仁甫

程仁甫治孚潭汪尚新之父,年五十余,六月间忽小便不通,更数医,已五日矣。予诊,其六脉沉而细。曰:夏月伏阴在内,因用冷水凉药过多,气不化而愈不通矣。用五苓散倍加肉桂(桂属龙火,使助其化也),外用葱白煎水热洗,一剂顿通。(《名医类案》)

朱丹溪

丹溪治一人患湿气,背如负二百斤重。以茯苓、白术、干姜、桂心、泽泻、猪苓、酒芩、木通、苍术服,愈。(《名医类案》)

张从正

张子和治一妇,为室女时,心下有冷积如覆盆,按之如水声,以热手熨之如冰,于归十五年不孕,其夫欲黜之。张曰:可不必出。若用吾药,病可除,孕可得。从之。诊其脉,沉而迟,尺脉洪大有力。非无子之候也。乃先以三圣散,吐痰一斗,心下平软。次服白术调中汤、五苓散,后以四物汤和之,不再月气血合度,数年而孕二子。张尝曰:用吾此法,无不子之妇。信然。(《名医类案》)

张子和治束茂之病,虚劳寝汗,面有青黄色,自膝以下冷痛无汗,腹中燥热。医以姜、附补之,五晦朔不令饮也,又禁梳头,作寒治之。张曰:子之病不难愈,难于将护,恐愈后阴道转茂,子必不慎。束曰:不敢。乃先以舟车丸、浚川散,下五七行,心火下降。觉渴,与冰水饮之,又令澡浴。数日间,面红而泽。后以河水煮粥,温养脾胃,又以治血当归丸、人参柴胡散、五苓散、木香白术散调之,病即瘥,汗止足暖食进。张曰:此本肺脾之病,当以凉剂。盖水一物,在目为泪,在皮为汗,在下为小溲。若禁饮水,则渴而燥热生。人若不渴,与水亦不饮之矣。束既愈,果忘其戒,病复作,张已去,乃殂。(《续名医类案》)

张子和治相台监酒岳成之病疟，滑泄日夜不止，肠鸣而口疮，俗呼为心劳口疮，三年不愈。令以长流水同姜、枣煎，五苓散五七钱，空心使服之，以治其下，以宣黄连与白茯苓(去皮)，二味各等分为末，以白面糊为丸，食后温水下三五十丸，以治其上，百日而愈。(《续名医类案》)

倪士奇

孟秋中浣，忽云食后偶感，胸满作泻，召余诊疗。按得左手人迎脉平和，气口脉虚弱，胃脉微滑，脾脉虚涩。余向太史公云：此脾虚气弱，不能运胃中之食故耳，非外感有余停滞之候也，不敢用解散消导之剂，只可益元气、健脾胃而已。太史公且不许。一二日后，复召余诊治，按得六脉虚弱欲脱，命门与胃两脉更微甚，余惊疑不识何故，急向公云：如此脉状，非大温补元气不能即起。太史公不以为然，乳母传言，手足俱冷，语声无力，中气不接，面目无神，泄泻不食。余曰：脉症既对，势不容缓，遂投理中汤合五苓散，加补骨脂，一剂未验，再剂脉稍起，三剂脉顿王，食甘而泻止，去后亦实，较初秋精神饮食倍加，太史公深信余脉药及时不谬。(《两都医案》)

王式钰

一妇人腹中胀满，足胫跗肿，腰痛不能转侧，小便秘，大便溏，本是湿气入肾，所云至阴盛则水胜，合为阴湿之症也。病家闻拈痛汤治前症之妙，尤而效之，面目浮虚，气逆喘急，延余诊视，六脉沉细。余曰：前证呕吐头重，湿淫上焦，故升散得宜，此症足肿腰痛，湿淫下焦，误用升提，水气随之上涌，故不惟无益，反致气喘面目浮肿也。急以五苓调六一散，利其小便，随进真武汤加干姜，温中镇水，计日奏效。(《东皋草堂医案》)

沈鲁珍

脾气已虚，肝木不能条达通畅，以致作胀，小便不利，大便不实。此乃木旺土衰之象，理宜扶脾疏肝之药治之。白术，茯苓，广皮，半夏，猪苓，泽泻，厚朴，香附，山栀，青皮，郁金，砂仁，加生姜煎。丸方：白术，茯苓，猪苓，泽泻，香附，厚朴，广皮，半夏，山栀，木香。用木通四两煎汤法丸，朝晚服。(《沈氏医案》)

潘广川，病起于脾胃受伤，加之肾家不足，致胀满而大小便不禁。因肾主二便，脾主运化，脾虚不足，不能制水，以致鼓胀。前服胃苓汤，大便去薄粪，脾气运化，气道转输，此药之对病也。非煎剂不宜多服，当服丸药，使之渐渐和软，饮食可进。但食物须要调匀，过多不能运化，反致伤脾。白术，苍术，厚朴，广皮，猪苓，泽泻，茯苓，肉桂，白芍。用荷叶汤法丸，空心焦米汤下，人参砂仁汤更妙。(《沈氏医案》)

叶天士

杨，四二。太阳脉行，由背抵腰，外来风寒，先伤阳经，云雾自下及上，经气逆而病发，

致呕痰涎头痛,小溲数行病解,膀胱气通,斯逆者转顺矣。当通太阳之里,用五苓散,倘外感病发再议。(《临证指南医案》)

某。湿温下痢,脱肛,五苓散加寒水石。(《临证指南医案》)

某。脉缓,脐上痛,便稀溺短,此乃湿郁脾胃之阳,致气滞里急,宗古人导湿分消意(阳虚气滞)。生茅术,广皮,厚朴,官桂,飞滑石,茯苓,猪苓,泽泻,炒山楂。(《临证指南医案》)

薛,十九。腹满下至少腹,三阴都已受伤,而周身疥疮,数年不断。脉络中必有湿热,就腹痛泄泻,腑阳不通,不独偏热偏寒之治,常用四苓散。猪苓三钱,茯苓三钱,泽泻一钱半,生於术一钱,椒目五分。(《临证指南医案》)

朱,四九。郁勃久坐,中焦不运,寒热,小溲不通,腹膨胀满,脉小而涩。全是腑阳失司,与泄木通腑分消法。四苓加椒目、厚朴、大腹皮、青皮。(《临证指南医案》)

叶,五七。平素操持积劳,五志之火易燃,上则鼻窍堵塞,下有肛痔肠红。冬春温邪,是阳气发越,邪气乘虚内伏。夫所伏之邪,非比暴感发散可解,况兼劳倦内伤之体。病经九十日来,足跗日肿,大便日行五六次,其形黏腻,其色黄赤紫滞,小便不利,必随大便而稍通。此肾关枢机已废,二肠阳腑失司,所进水谷,脾胃不主运行,酿湿坠下,转为瘀腐之形。正当土旺入夏,脾胃主气,此湿热内淫,由乎脾肾日伤,不得明理之医,一误再误,必致变现腹满矣。夫左脉之缓涩,是久病阴阳之损,是合理也。而右脉弦大,岂是有余形质之滞?即仲景所云:弦为胃减,大则病进。亦由阳明脉络渐弛,肿自下日上之义,守中治中,有妨食滋满之弊。大旨中宜运通,下宜分利,必得小溲自利,腑气开阖,始有转机。若再延绵月余,夏至阴生,便难力挽矣。四苓加椒目、厚朴、益智、广皮白。(《临证指南医案》)

程。诊脉肝部独大,脾胃缓弱,平昔纳谷甚少,而精神颇好,其先天充旺不待言矣。目今水泻,少腹满胀,少腹为厥阴肝位,由阴阳不分,浊踞于下,致肝失疏泄。当以五苓散导水利湿,仿古急开支河之法。(《临证指南医案》)

倪,六七。阳伤湿聚,便溏足肿。粗桂枝,生白术,木防己,茯苓,泽泻。

又:脉紧,足肿便溏,阳微湿聚,气不流畅,怕成单胀,照前方加茵陈。

又:晨泄肢肿。生白术,桂枝木,淡附子,茯苓,泽泻。(《临证指南医案》)

某,五九。舌白目黄,口渴溺赤,脉象呆钝,此属湿郁。绵茵陈三钱,生白术一钱,寒水石三钱,飞滑石三钱,桂枝木一钱,茯苓皮三钱,木猪苓三钱,泽泻一钱。(《临证指南医案》)

某。胀满跗肿,小溲短涩不利,便泄不爽,当开太阳为主(湿浊凝滞,小溲不行,当开太阳)。五苓散加椒目。(《临证指南医案》)

马,五一。初起胸痹呕吐,入夏跗臁、少腹悉肿,食谷不运,溲短不利,此阳气式微,水谷之湿内蕴,致升降之机失司。当开太阳,姑走湿邪。猪苓三钱,桂枝木八分,茯苓皮三钱,泽泻一钱,防己一钱半,厚朴一钱,四帖。(《临证指南医案》)

某,六七。少腹单胀,二便通利稍舒,显是腑阳窒痹,浊阴凝结所致。前法专治脾阳,宜乎不应,当开太阳为要。五苓散加椒目。(《临证指南医案》)

周。湿伤脾阳，腹膨，小溲不利。茅术，厚朴，茯苓，泽泻，猪苓，秦皮。

又：五苓散。

又：二术膏。（《临证指南医案》）

某。遗由精窍，淋在溺窍，异出同门，最宜分别。久遗不摄，是精关不摄为虚，但点滴茎中痛痒，久腹坚满，此属淋闭，乃隧道不通，未可便认为虚。况夏令足趾湿腐，其下焦先蕴湿热，热阻气不流行，将膀胱撑满，故令胀坚，议理足太阳经。五苓散。（《临证指南医案》）

唐，三六。寒湿已入太阳之里，膀胱之气不利，阴囊茎肿（膀胱寒湿凝滞）。五苓散加独活、汉防己。（《临证指南医案》）

今年浮肿腹胀，泄泻，皆雨湿太过，脾阳郁遏，久则气窒，小溲不利。凡分消健中，调治其气，水湿自去，脾阳渐复。酒肉闭气，食物宜忌。生白术，茯苓皮，生益智，椒目，厚朴，广皮，泽泻，猪苓。（《叶氏医案存真》）

唐，五十六岁。夏，足跗肌浮，是地气着人之湿邪，伤在太阴、阳明。初病失血，继而呕涎拒食，医不知湿伤脾胃，漫延乃尔。五苓散去泽泻，加益智仁、厚朴、广皮、滑石。（《叶天士晚年方案真本》）

薛　雪

今年患疟最多，皆因大地湿邪，湿伤阳气不旋，肛坠痔血，小便不利，宜旋转太阳之气。五苓散。（《扫叶庄一瓢老人医案》）

夏秋内伏暑湿，皆是阴邪，久疮渐致食入痞满，形寒脉小。当温中醒阳，莫以清凉治疮。薏苡仁，茯苓，肉桂，生白术，猪苓，五加皮。（《扫叶庄一瓢老人医案》）

吴　瑭

洪氏，六十八岁。孀居三十余年，体厚忧郁太多，肝经郁勃久矣。又因暴怒重忧，致成厥阴太阴两经膜胀并发，水不得行，肿从跗起，先与腰以下肿，当利小便例之五苓散法。但阴气太重，六脉沉细如丝，断非轻剂所能了。桂枝五钱，生苍术五钱，猪苓五钱，泽泻五钱，茯苓皮六钱，肉桂四钱，广皮五钱，厚朴四钱。

前方服三五帖不效，亦无坏处，小便总不见长，肉桂加至二三两，桂枝加至四五两，他药称是，每剂近一斤之多，作五六碗，服五七帖后，六脉丝毫不起，肿不消，便亦不长。所以然之故，肉桂不佳，阴气太重。忧郁多年，暴怒伤肝，必有陈菀。仍用原方加鸡矢醴（熬净烟）六钱，又加附子八钱，服之小便稍通，一连七帖，肿渐消，饮食渐进，形色渐喜。于是渐减前方分量，服至十四帖，肿胀全消。后以补脾阳，疏肝郁收功。（《吴鞠通医案》）

陈，二十六岁。乙酉年五月十五日。脉弦细而紧，不知饥，内胀外肿，小便不利，与腰以下肿当利小便法，阳欲灭绝，重加热以通阳，况今年燥金，太乙天符，《经》谓必先岁气，毋伐天和。桂枝六钱，猪苓五钱，生茅术三钱，泽泻五钱，广橘皮三钱，川椒炭五钱，厚朴四钱，茯苓皮六钱，公丁香二钱，杉木皮一两。煮四杯，分四次服。

二十五日：诸症皆效,知饥,肿胀消其大半。惟少腹有疝,竟如有一根筋吊痛,于原方内减丁香一钱,加小茴香三钱。(《吴鞠通医案》)

孟,十五岁。八月初八日。伏暑泄泻,加以停食,欲泻腹痛,泻后痛减,防成滞下,与五苓散加消食,脉细弦而缓。桂枝三钱,云苓皮五钱,楂炭二钱,苍术炭三钱,神曲(炒)四钱,小枳实二钱,猪苓三钱,广皮炭四钱,川椒炭二钱,泽泻三钱。(《吴鞠通医案》)

陈念祖

目黄口渴,小便赤,舌白,脉形濡缓无力,乃中有湿郁也。桂枝木一钱,生白术二钱,飞滑石三钱,细茵陈三钱,猪苓三钱,泽泻一钱,茯苓皮三钱,寒水石三钱。(《南雅堂医案》)

太阳表邪不去,入于膀胱之腑,口渴烦躁不得眠,脉浮,小便不利,水入即吐。此乃蓄水之症,宜用五苓散法。桂枝八分,白茯苓二钱,猪苓二钱,泽泻三钱,白术二钱。水同煎服。(《南雅堂医案》)

形寒肌瘦,水饮郁于下焦,阴邪停留,故脐下时有动气,且水气太甚,荡漾中宫,必多吐涎沫,久则郁极而发,其势冲激直上,是以头目昏眩,皆水势泛滥之故,兹用五苓散主之。猪苓二钱,泽泻三钱,白术二钱,白茯苓二钱,桂枝(去皮)一钱。(《南雅堂医案》)

痰盛流溢四肢,身重不得汗,吐痰不已,状似溢饮。然痰之本,水也,天一生水,周流灌输,无处不到,一有瘀滞,则脏污阴浊,必旁溢横流,不复循道而行,故水入胃之后,胃土或有壅滞,则水不顺流,以入膀胱,乃由胃而外溢四肢。四肢原无泄水之路,全凭化汗而出。今胃气不行,汗既无从而化,水自无从而出,身重吐痰,正水湿之明征也。治法宜因势利导,以顺其润下之性,庶乎可矣,方列后。炒白术三钱,白茯苓四钱,白芍药(微炒)三钱,桂枝五分,猪苓一钱,厚朴一钱,泽泻一钱,制半夏一钱。(《南雅堂医案》)

湿郁脾胃,阳虚气滞,致后重里急不爽,脉缓,腹部作痛,小便短,宜用分消法。肉桂五分,生茅术三钱,飞滑石三钱,泽泻一钱,白茯苓二钱,猪苓二钱,炒楂肉二钱,川朴一钱,陈皮一钱。水同煎服。(《南雅堂医案》)

发热头痛,口中大渴,身痛,吐泻不止,是外感表邪,内因暑湿挟而为病也。今宗仲景法,主以五苓散。猪苓二钱,白茯苓二钱,泽泻三钱,桂枝一钱,炒白术二钱。水同煎服。(《南雅堂医案》)

长夏湿胜为泻,腹胀,小便短少,用分利和中之法。桂枝木五分,苍术(米泔浸炒)二钱,姜炒川朴一钱,陈皮一钱,炒白术二钱,白茯苓二钱,猪苓二钱,泽泻一钱,炙甘草八分,生姜三片,大枣二枚。(《南雅堂医案》)

诊得右脉缓弱,左关独大,少腹胀满,水泻不止,由肝失疏泄,阴阳不分,秽浊下注,兹用开支河一法,导水利湿,以五苓散主之。桂枝五分,炒白术三钱,白茯苓三钱,猪苓三钱,泽泻二钱。水同煎服。(《南雅堂医案》)

湿聚阳气式微,足肿,大便溏泄,防成单胀之症。桂枝木一钱,细茵陈二钱,生白术三钱,白茯苓三钱,木防己二钱,泽泻一钱。(《南雅堂医案》)

脉象沉细,目黄,面色黧黑,腹满足肿,脾胃阳不运化,水湿阻滞,致成黄疸,拟以通阳渗湿为主。肉桂(研冲)五分,炒白术三钱,川朴一钱,陈皮一钱,大腹皮二钱,白茯苓三钱,猪苓二钱,泽泻一钱,细辛五分,麦芽二钱,神曲二钱。(《南雅堂医案》)

病由咳嗽而起,咳止而气反升,暮晚尤剧,面及足跗浮肿,腹虽未满,而按之觉坚,推此病原是为肾风。盖外来风邪,乘虚而入于肾,肾气上逆,故气升而入暮尤甚,凡邪入于藏者,必借其所合之府以为出路,今拟用五苓加味,通膀胱以导出肾府之邪,再以都气临晚进之,以培养肾藏之本,庶正邪虚实,得以兼筹并顾,免酿成腹满之患,方列于后。肉桂八分,炒白术三钱,猪苓二钱,白茯苓二钱,大腹皮二钱,陈皮一钱,细辛一钱,泽泻一钱。上药八味,水同煎,午前服。

又丸方:干地黄八两,山萸肉四两,淮山药四两,白茯苓三两,粉丹皮三两,泽泻三两,五味子三两。上药七味,炼蜜为丸,晚间盐汤送下三钱。(《南雅堂医案》)

病后阳虚,不能运化水湿,面浮足肿腹满,脉细,面色青黄,延久恐成臌症,宜温通脾肾,疏导决渎,为杜渐防微之计,方列后。川附八分,肉桂八分,白茯苓三钱,泽泻一钱,炒白术三钱,猪苓二钱,冬瓜皮二钱,川朴一钱,通草一钱,陈皮八分。水同煎服。(《南雅堂医案》)

面浮,腹胀跗肿,食入欲呕,脾虚受湿所致,宜运中利湿为主。炒白术三钱,白茯苓三钱,川朴一钱,木通一钱,制半夏二钱,桑白皮一钱,猪苓三钱,泽泻一钱,陈皮一钱。水同煎服。(《南雅堂医案》)

病后腰下肿,乃土虚不能摄水,病属下焦,当利小便,拟用五苓散加减。猪苓二钱,白茯苓二钱,白术(炒)二钱,泽泻三钱,左牡蛎三钱,海藻二钱。水同煎服。(《南雅堂医案》)

始苦痞满,继复腹胀,脐突筋露,足跗浮肿,大便溏泄,此湿热内壅,中虚不主运化,势必从下而走,治法颇难,兹姑从口苦舌红,小便短赤,依症酌立一方。桂心五分,白术三钱,白茯苓三钱,泽泻一钱五分,猪苓一钱五分,石膏二钱,寒水石二钱,滑石三钱。(《南雅堂医案》)

淋闭点滴,茎痛,腹中坚满,乃隧道不通,未可概认为虚证。盖遗由精窍,淋由溺窍,异源同流,须分别治之,且盛夏暑热熏蒸,足趾时患湿痒,下焦湿热内蕴,腑气阻遏不行,致有胀满之虑,拟先治膀胱,为利湿泻热之计。白术二钱,猪苓二钱,白茯苓二钱,泽泻三钱,桂枝木五分。水同煎服。(《南雅堂医案》)

淋证之后,近忽变为癃闭,少腹坚满,小便胀痛,脉象沉细,舌苔白,口不渴饮,下焦湿热,为外寒所遏,膀胱气化不行,已为危急之症,倘加喘汗,将何施治,姑用温通一法。肉桂八分,炒白术三钱,猪苓三钱,白茯苓三钱,泽泻四钱,广木香八分,乌药一钱,枳壳一钱。上药水同煎服,另用青葱十余茎,麝香三厘,共捣成饼,帖脐上,待小便通后,将药饼除去。(《南雅堂医案》)

《经》云,任脉为病,男子内结七疝,又曰足厥阴肝病,丈夫癫疝。今睾丸控痛,囊冷结硬如石,脉沉而紧,是即七疝中所谓寒疝是也,拟主以二陈,并用温通佐之。制半夏二钱,白茯苓二钱,陈皮(去白)一钱,甘草五分,炒白术二钱,猪苓二钱,泽泻一钱,小茴香一钱五

分,木通一钱五分,金铃子一钱,桂枝八分,干姜八分,炮附子五分。水同煎服。(《南雅堂医案》)

寒湿之气伏于肾经,睾丸作痛,遇冷即发,宜以祛寒导湿为主。肉桂五分,生白术三钱,白茯苓三钱,生苡仁三钱,橘核一钱,泽泻一钱。(《南雅堂医案》)

顾金寿

晨泄数年不止,腹不痛,饮食起居如常,服温下补火之剂,反增梦泄,小便短赤,脉形沉缓,两尺小数。此寒湿积于脾阴,久而化热,故温补不应。丹溪云:去湿而不利小便,非其治也。拟健脾利湿法。制於术一钱五分,茯苓三钱,猪苓一钱,泽泻一钱,桂枝三分,川萆薢一钱五分,生薏米三钱,车前子(炒)一钱,陈仓米(炒黄)一合。煎汤代水。

又:服药小便渐长,晨起虽未泄而濯濯肠鸣,仍有下坠之势,脉现寸关俱虚,两尺俱旺。此湿虽稍清,而清气已有下陷之象,正合薛新甫补中益气法。人参五分,炙黄芪一钱,制於术一钱五分,茯苓三钱,煨葛根七分,桑叶一钱五分,橘白五分,炒薏米三钱,陈仓米(炒黄)一合。煎汤代水。五服全愈。(《吴门治验录》)

何元长

脾土受湿,足膝麻肿。以五苓散主之。川桂枝,秦艽肉,宣木瓜,赤苓,泽泻,苡仁,生於术,汉防己,新会皮,猪苓,冬瓜皮。(《醉山草堂医案》)

王 堉

赵梅村先生,崞县人,工书,兼精笔札,见者辄赏之。以廪生博广文尚在需次,为榆林观察芝田先生记室,后芝翁以内艰归里,梅翁亦家居,近为定襄令同谱弟戴幼安翁司笔札。壬戌夏,定襄县试,幼翁邀余阅卷,与梅翁朝夕聚谈。一日梅翁曰:弟素颇健,近不知何故,两腿连脚作肿,午后益盛,闷滞不能屈伸。余问皮皱乎?曰然。光亮乎?曰然。小便不利乎?曰然。胸膈发闷乎?曰然。告曰:此必饮水太多,水气下注,不治则成水肿,渐而至腰至腹,则无救矣。梅翁请一诊,余曰:不必诊脉,但疏泻其水,小便利则肿自已。至于茶水,渴而后饮,不渴时则绝之,勿过贪也。因进以五苓散加木通、牛膝、防己、瞿麦,至夜则小便五六次,觉肚腹宽舒。天明视之,肿消其半。连服三剂。则肿迹全无,步履矫健。梅翁为书对联、横幅,称神者再再。(《醉花窗医案》)

介之田村乔某,忘其名,年老得痹疾,或手或足,痛发左右无定。医药数辈皆以瘫痪治之,药不啻千百剂,竟罔效。委顿经年,已为治丧具矣,而痛则饮食、二便尚无大害。其里中有商于都者,知余名,因嘱请治。余至其家,未见病人,先问其子曰:遵大人是何病?其子以瘫痪告。余曰:老年人得此病十无二三愈者,恐治之亦无益也。然既来不得不一视之。入其室,则病者拱手称谢,问答数语,口舌便利,视其口眼无歪斜状,神气亦清。乃问手足麻木乎?曰:并不麻木,惟有时作痛,不可忍耳。因诊其脉,六部俱缓而沉,兼带弱象。

告之曰：君所患乃湿痹，既非瘫痪，又非痿症。盖寒湿着于皮肤，四肢重滞，每转侧则重不可举，如移山挪石，非人不行。病者曰：不错，不错，先生所认既真，急请施方必可愈也。余曰：愈则可愈，然无速效，须服药数十付，起居调摄，乃杖而起，早亦在三月外，迟则半年。病者曰：但求病愈，何必急急。乃先以五苓、理中汤加附子、苍术进之。五服而痛少止，肚腹宽，饮食进。又易羌活胜湿汤加牛膝、肉桂等类，命多服之，半月痛全止。惟举动艰滞，步履尚难。更以白术附子汤，加松节、草薢等。命十服后，丸服之。更命每早晚遣入扶掖，往返数十步不必再视也。病者遵之，越三月，驱车备物衣冠而来，见其行走如常，而履阶遇限，尚多不利，急遣还而养之。冬十一月遇于城中酒市，则指挥如意，毫无痛苦矣。此事相隔十余年，辛酉其子来求治眼，谈次具陈本末，乃始忆而录之。（《醉花窗医案》）

介之罗王庄张冠英，家称小有，继娶吾里中李姓女。张得腿病，骨节痛楚，不可屈伸，且时作肿，卧床已半年矣。延医视之，或以为下痿，用虎潜丸补之；或以为瘫痪，用续命汤散之，皆不效。其内弟请余往治。余诊六脉缓大。告之曰：既非下痿，亦非瘫痪。所患乃寒湿下注，关节不灵，肿痛必在关节。病虽久，可治也。乃先进羌活胜湿汤加牛膝、防己以疏利之。三服后，杖而能起。又往视之，投以五苓理中汤，四服后，肿痛全消。意不愿服药。余曰：湿气未清，恐将复作，不如多服，以免后患。张听之，服药二十余剂，乃以酒肉来谢。余告以谨避风寒湿气。相隔十余年，余见于其戚家席上，称健步焉。（《醉花窗医案》）

蒋宝素

吐泻霍乱，口渴心烦，苔黄脉数，从热化也。六化四苓散主之。广藿香，广木香，紫降香，白檀香，黑沉香，东壁土，云茯苓，木猪苓，冬白术，福泽泻。（《问斋医案》）

《经》以岁土不及，民病霍乱，从虚化也。人参，冬白术，炙甘草，炮姜炭，赤茯苓，木猪苓，福泽泻，桂枝。（《问斋医案》）

暑湿司令，湿甚则泻，色黄属脾，烦渴属热。四苓、六一加味主之。赤茯苓，猪苓，福泽泻，焦白术，滑石，生甘草，大腹皮，广藿香梗。（《问斋医案》）

肾主湿，湿多成五液。泻色黄属脾。后重如痢疾之状者，热也。脉数少神，防转肠澼。广藿香，煨木香，大腹皮，川厚朴，赤茯苓，猪苓，福泽泻，焦白术，新会皮，生姜，大枣。（《问斋医案》）

肾主湿，脾化湿，水流湿，湿归于囊。服扶脾化湿之剂不应，宜顺其势以导之。赤茯苓，猪苓，福泽泻，冬白术，白通草，车前子，怀牛膝，滑石，生甘草梢。（《问斋医案》）

肾为水之下源，肺为水之上源，膀胱为水之导引，脾土为水之防堤。水肿总是气化无权。治水之法，禹功疏凿虽善，然非羸弱所宜，虚则崇土。前贤成法，如商陆、甘遂、大戟、芫花等，行水虽速，防堤不固，正气不支，终属不济。人参，冬白术，云茯苓，炙甘草，木猪苓，福泽泻，油足肉桂，生姜，大枣。（《问斋医案》）

《经》以七疝皆属任脉。水疝，肾囊肿痛，阴汗常出。由于水湿生痰，水流湿就下归肾，肾主湿故也。七疝煎加减主之。赤茯苓，猪苓，冬白术，福泽泻，桂枝，川楝子，小茴香，黑

丑末,藁本,赤小豆,荔枝核。(《问斋医案》)

林珮琴

潘。色苍嗜饮,助湿酿热,濡泻经年,脉寸关实大,岂温补升提所得效。细询平昔吞酸,去秋连发腿疡,明系湿邪蕴热,流注经络所致。治者不察,当夏令主火,仍以四神丸加炮姜、乌梅,补中汤加吴萸、肉果,愈服愈剧,致头晕口燥,气坠里迫,溺涩肛痛,皆火性急速证据,必清理湿热之邪,乃为按脉切理,仍当戒饮,毋谓六旬外久泻延虚也。四苓散加薏苡仁、车前子、麦门冬、山栀、灯心,二服已效。加神曲、砂仁壳、枳椇子以理酒伤而泻稀,加黄芩、白芍药而脉敛,后用参苓白术散加减而痊。(《类证治裁》)

谢映庐

何挺芳。患伤寒病,服表散药而头痛身痛、发热恶寒诸症已除,可知表邪固解,惟大小便不利,咳唾多涎。医者不察,拘于伤寒法中有表邪既除、里邪可下之说,误与承气一服,遂至通腹反满,呕逆上气。前医再视,骇然辞去。余视口不渴,身不热,且脉来弦滑,知无热邪实结在里,不过痰饮阻滞肠胃。承气苦寒,徒损胃气,以致传化失常,湿邪不走,痰饮愈逆,故胃气愈乱,胀满愈增也。当取五苓散,重桂化气利湿,加入陈、半、甘遂、和中逐饮,一剂二便俱通,病者立时精神爽利,未劳再剂而愈。盖气化湿走。又病机中当以小便不通之为标急也。五苓散(仲景):猪苓,泽泻,茯苓,白术,官桂。(《得心集医案》)

胡永隆之子三岁,其弟久隆之子四岁,时当夏季,患烦渴吐泻之症,俱付幼科医治,病势转剧。惟永隆求治于余。视其汗出烦躁,饮水即吐,泄泻迸迫,小水短赤,舌干芒刺,中心黄苔甚厚,时时将舌吐出。因干刺故也。细为思之,与仲景所谓太阳中风、发热六七日、不解而烦、有表里症、渴欲饮水、水入即吐,名曰水逆,治与五苓散者相符。但此症烦热蓄盛,三焦有火,宜加苦寒之味,引之屈曲下行。妙在剂中之桂,为膀胱积热化气之上品,又合热因寒用之旨,庶几小便通而水道分清矣。以猪苓、茯苓、泽泻、白术、肉桂、黄连、栀仁,二剂而愈。(《得心集医案》)

王孟英

钱某患霍乱,自汗,肢冷,脉无,平日贪凉饮冷,人皆谓寒证,欲用大剂热药。余曰:苔虽白,然厚而边绛,且渴甚,头大痛,不可因寒凉致病,而竟不察其有暑热之伏也。遂以五苓去术,加黄连、厚朴、黄芩、竹茹、木瓜、扁豆,服后脉稍出,汗渐收,吐利亦缓,即去肉桂,加桂枝、滑石、甘草。头痛吐利皆止,苔色转黄,随用清暑和中而愈。(《随息居重订霍乱论》)

马培之

久患小便淋滴近带,白浊绵绵,气化失职,湿热下坠。拟开太阳法。桂枝三分,白术八分,猪苓二钱,赤苓二钱,泽泻二钱。(《马培之医案》)

王泰林

张。便痢白腻如水晶鱼脑色,小便不利,少腹偏右板室。诸医以为肠痈,固亦相似。然考肠痈为病,有寒有热。《金匮》并出二方,如大黄牡丹汤、薏苡附子败酱散,概可见矣。但此症则属寒积,脉弦紧而数,面色青而不渴,宜用温通。肉桂五苓散加楂肉、砂仁。

复诊:温通已效,仍从前方加炮姜、木香。

三诊:欲溺不爽,溺后气向下坠,便痢白腻虽稀,然腰尻酸痛如折。全属阳虚气陷之象。仿东垣参入前法。西党参,升麻,冬术,肉桂,茯苓,泽泻,炮姜,木香,诃子(煨),砂仁,生鹿角。

此方连三剂,大便白腻全无,脾胃已开。按此症并非肠痈,乃寒积下痢耳。因诸医皆云肠痈,只得委曲周旋,但从肠痈有寒有热轻轻转笔,折入温通方法,既不碍医,又与病相合,不得不然之事也。故志之。(《王旭高临证医案》)

施。三疟止而复作,腹满平而又发。今目黄脉细,面黑溺少,防延黑疸。然疸而腹满者难治,姑与分消。制附子,大腹皮,陈皮,麦芽,绵茵陈,赤苓,滑石,焦山栀,通草,瓜蒌皮。

渊按:疸而腹满,前人未言其故。余谓肝脾脏气两伤,木土相克也。故难治。

复诊:面色黧黑,腹满足肿,脉沉而细。此脾肾之阳不化,水湿阻止于中,证势甚重。且与通阳燥湿。四苓散,肉桂,川朴,陈皮,大腹皮,焦六曲,细辛,香橼皮,麦芽。(《王旭高临证医案》)

张。痢后阳虚,水湿不化,腹满、面浮、足肿,而色青黄,脉来虚细。虑延臌胀重症。川熟附,猪苓,茯苓,白术,党参,上肉桂,泽泻,陈皮,神曲,砂仁。

复诊:温通脾肾之阳,疏利决渎之气,冀其胀消肿退。熟附子,肉桂,白术,猪苓,泽泻,茯苓皮,冬瓜皮,川朴,陈皮,通草。

渊按:两方治半虚半实,乃通阳泄水法。(《王旭高临证医案》)

杨。两尺脉滑,湿热积滞在于下焦。小便不利,大腹胀满,是下焦不利,中焦气不通也。肉桂,赤苓,猪苓,白术,泽泻,大戟,神曲,陈皮,冬瓜皮,姜皮。(《王旭高临证医案》)

某。痞块由大疟日久而结,多因水饮痰涎与气相搏而成。久则块散腹满,变为臌胀,所谓癖散成臌也。脉细如丝,重按至骨乃见弦象,是肝木乘脾也。口干,小便短少,是湿热不运也。匝月腹日加大。急宜疏通水道,泄木和中。五苓散,川朴,姜汁炒川连,青皮,陈皮,大腹皮,木香,车前子,通草。(《王旭高临证医案》)

孙。疮疥平面浮起,渐至腹满,胸闷气塞,小便不利,肿势日甚。水湿之气,一无出路,证成疮臌,防加气急。发汗而利小便,是两大法门。麻黄,杏仁,白术,泽泻,茯苓,猪苓,葶苈子,川朴,通草,车前子,姜皮。

复诊:肿势已平,小便通利。前方加减。防风,白术,半夏,茯苓,陈皮,泽泻,杏仁,川朴,通草,葶苈子,车前子,葱白头,姜皮。(《王旭高临证医案》)

张士骧

孙铭仲。寒湿凝滞膀胱,小腹痛泄,恶心,肝木郁而不疏,右手脉软,左关略大,用五苓去猪苓,加小茴香、半夏、陈皮、甘草、青皮、川连、吴萸。(《雪雅堂医案》)

潘观察。吸受暑热入表中之里,发热口渴,淋秘,议通太阳以清阳明。清桂枝,云茯苓,飞滑石,生石膏,大猪苓,海金沙,寒水石,津泽泻,淡竹叶。(《雪雅堂医案》)

孙太太。白带不断,面黄溺短,体倦脉沉缓,进五苓散合二妙而痊。(《雪雅堂医案》)

赵海仙

疮湿传里,遍身浮肿,胸次胀痛。脉象浮濡。拟元戎五苓汤治之,透出乃吉。川羌活一钱五分,川桂枝一钱,川厚朴(炒)七分,赤小豆(打)三钱,青防风一钱五分,生苍术一钱,杏仁泥二钱,苏薄荷一钱五分,猪赤苓各三钱,建泽泻一钱五分,鲜生姜一片,葱白三枚,鲜鲤鱼一尾(煎汤代水)。

复诊:改用生姜皮七分,加五加皮一钱五分,冬瓜皮四钱。(《寿石轩医案》)

余听鸿

常熟大东门外余义大店伙,余姓年五十余。因暑天到浒浦,舟中受热受风,是晚回店,发热极盛,至晨,脉伏肢厥,二便皆秘,遍体无汗,项背几几,体寒。邀余诊之。曰:风袭太阳之表,暑湿热郁于里,急宜开表通阳,迟则恐成刚痉。叶天士曰:通阳莫如通小便。使膀胱一开,一身之阳气皆通。即进以五苓散,每服五钱,煎沸汤一大碗饮之。饮两次,小溲通畅,而汗出脉起厥回,体转热矣。此症虽轻,如作热深厥亦深,投以沉寒凉药,危矣。故志之以示后学。(《余听鸿医案》)

余同窗邹端生患黄疸日久,孟河诸前辈,始从湿热治之,进以黄柏、茵陈、四苓之类,不效。余适有事至孟河,诊之,脉细,色淡黄而青,舌白口淡,进以姜、附、茵陈、五苓合香燥之品,数剂而愈。此余未习医之时也。后有茶室伙,黄疸三年,亦以前法服三十剂而愈。(《余听鸿医案》)

常熟长田岸某姓妇。妊娠四月,小溲点滴不通。某妇科进以鲜生地、龙胆草、青麟丸等寒凉之品,小溲秘之更甚,已有三日。余诊其脉,沉细而涩,少腹胀痛。余曰:此胞阻也,被寒凉凝滞膀胱,无阳不能化气而出。即将葱二斤,煎水熨洗少腹,略能小便。即进五苓散,桂枝一钱,猪苓、赤苓各二钱,泽泻二钱,白术二钱,研粗末,煎沸滤清饮之。仍不能通畅,而少腹痛势稍减。将前方去桂枝易肉桂一钱,服法依前,服后而小便大畅而愈。如曰胎前忌热,专用寒凉,杀人在反掌矣。(《余听鸿医案》)

戚云门

王圣清。病后失调,胃阳室塞,中脘痞结,阻隔上焦,烦渴善饮,二便闭结,即《内经》二阳结谓之消也。法当养金生水,软坚消痞,俾得清升浊降,胃津游溢于上,肺气通调于下,病可内全矣。虽然渴而能食,必发疮疡,渴不能饮,易成中满。失调久延可虑,莫道赠言不详。麦门冬汤合四苓散。(《龙砂八家医案》)

姜学山

沙瓯瞻二媳时气治验(乙卯二月),瓯瞻次媳,缪氏女也。缪无子,止生此女,性多躁,久患三疟,春初归探母病,维持而调护之,寒热交作。有程姓蒙师,属在比邻,亦稍知医,遂服发散药,热已渐退,连食腐浆大枣等药,胸前遂觉胀闷,热又复作。乃延余诊,因用和解清导一帖,已自减可。程不思彼体虚,加入三棱、蓬术,嗳气转加,吐痰不已,酌方主和营卫,兼清气化痰,寒热乃止。但汗出过多,反觉恶寒脉细。且所吐者皆清水,而小便全无,少腹肿满,余思脾气又虚之人,土不制水,水泛为痰,土不生金,金难化气,惟纳其气以归肾,燥其脾以培元,则水不患其无制,金不患其失司。遂以五苓散加益智、半夏、广皮、车前,外用杉木皮煎汤熏洗,病即全愈。(《龙砂八家医案》)

费绳甫

常州杨君廷选,甲午冬,病伤寒霍乱,吐泻交作,胸腹作痛,恶寒发热,头痛苔白,脉象浮迟。寒湿蕴结于中,淆乱清浊,风寒外袭,营卫因而不和,似霍乱而非霍乱,因其吐泻,又不得不以霍乱名之,仲景所谓伤寒霍乱者是也。法当温中解表理中,五苓加减主之。干姜一钱,生甘草八分,焦茅术一钱,云茯苓一钱,防风钱半,桂枝一钱。一剂而安。(《孟河费绳甫先生医案》)

张聿青

左。便利虽止,而肛门如坠,迸迫不舒。服升补之药,下坠不退,脉濡且滑。此湿热压滞,府气下坠。宜苦泄法。台白术,枳壳,赤白苓,泽泻,桔梗,防风,制半夏,猪苓。上瑶桂三分,炒黄柏七分,川连三分,三味研末为丸服。(《张聿青医案》)

张左。神情不爽,头目昏晕,起居动作,甚属畏葸。此湿困脾阳,弗作虚诊。制半夏,猪苓,赤白苓,生熟薏仁,酒炒桑枝,台白术,泽泻,川草薢,白蒺藜。(《张聿青医案》)

徐左。气虚脾弱生痰,脾为湿土,喜温恶寒,燕窝清肺养阴,清肺则伤脾土,养阴愈助脾湿,所以服食既久,而得腹痛便泄之证。拟和中温运,清利水湿,以善其后。台白术,制半夏,生熟薏仁,川朴,煨姜,云茯苓,木猪苓,土炒陈皮,泽泻。(《张聿青医案》)

金右。暑湿浸淫脾土,土不运旋,气湿不能分化。水泻口渴,舌淡白而喜热饮,中脘不舒。宜调气分化。川朴一钱,六一散(包)三钱,缩砂仁五分,藿香三钱,白茯苓三钱,广皮一钱,鲜佛手一钱五分,煨木香六分,猪苓二钱。

二诊:调气分化,水泻已止,口渴亦减。再调气以通津液。六一散(包)三钱,生於术一钱,猪苓一钱五分,沉香曲一钱五分,建泽泻一钱五分,薄官桂三分,鲜佛手一钱,鲜荷梗

(去刺)尺许,茯苓三钱,砂仁(盐水炒研,后入)四分。(《张聿青医案》)

储左。胀势既松之后,适交春令,肝藏之气,勃然升发,流行之机,皆为之阻。大腹仍胀,寅卯木旺,气觉攻撑。脉细而弦。恐成气胀大症。酒炒白当归二钱,广皮一钱,土炒东白芍二钱,炒川椒四分,制香附二钱,建泽泻一钱五分,猪苓二钱,金铃子一钱五分,砂仁七分,连皮苓四钱,上瑶桂(研末饭为丸,先服)五分。

二诊:辛温以通阳气,寅卯胀觉略平。据述:露坐受寒而起。《经》谓:脏寒生满病。再守温脏为法。制香附二钱,新会皮一钱,泽泻一钱五分,云茯苓四钱,木猪苓二钱,广郁金一钱五分,上沉香二分,上瑶桂三分,木香四分,砂仁四粒,酒炒湘军四分。后五味研末为丸。(《张聿青医案》)

荣右。胎前作肿,产后未消,兹将三月有余,反觉面浮腹满。此脾阳虚而不能旋运,水湿泛滥莫制也。势在正盛。土炒於术一钱五分,大腹皮二钱,炙黑草二分,炮姜五分,广皮一钱,炒冬瓜皮四钱,连皮苓四钱,生熟薏仁各二钱,建泽泻一钱五分,官桂(后入)五分,炙内金(研末调服)一钱半。

二诊:腹胀消,肤仍肿,微带呛咳。产后脾虚,湿不旋运。再运湿温中,以参调气。土炒於术,猪苓,茯苓皮,泽泻,葶苈子,生熟薏仁,炮姜,广皮,光杏仁,五加皮,官桂,炙内金(研末调服),炒冬瓜皮。(《张聿青医案》)

曹左。胃脘作痛,渐至腹大,泄泻之后,痛势虽止,面目肢体俱肿,朝则面甚,暮则足甚。脉细沉弦。此水饮之气,郁遏脾阳,水从泻去,而脾以泻虚,致水气泛溢。水胀根源也,不可轻视。苍於术各二钱,川朴一钱,制半夏二钱,猪苓二钱,羌活一钱,防风一钱,连皮苓五钱,陈皮一钱,磨沉香三分,泽泻一钱五分,藿香三钱,川芎一钱,杜苏子三钱。(《张聿青医案》)

左。至暮不能纳食,食即胀满,至天明其满始退。脉象沉弦。此由脾阳不振,所以至暮则阳无以化,而胀满辄甚。鼓胀根源,未可忽视。上川朴,连皮苓,建泽泻,大腹皮,炒于潜术,草果仁,炒枳实,熟附片,木猪苓,炙鸡内金,老姜衣。(《张聿青医案》)

某。大腹胀满,筋露脐突,小溲涩少。脾虚而湿热壅滞。鼓胀重症,鞭长莫及。於术炭,广皮,制香附,木香,猪苓,茯苓皮,砂仁,建泽泻,舟车丸。

原注:服后便溏三次,腹中自觉宽舒。(《张聿青医案》)

金。类疟之后,湿热未清,蕴结膀胱。溲血两次,咳恋不止,旋即咯吐见红。今虽止住,咳嗽仍然未尽。脉濡微数。良由湿热熏蒸肺胃,遂致络损血溢。拟开肺气以导湿热下行。冬瓜子三钱,薏仁三钱,象贝母二钱,丝瓜络一钱五分,绿豆衣二钱,杏仁三钱,茯苓三钱,竹茹一钱,鲜荷叶络三钱,生扁豆衣二钱,枇杷叶(去毛)四片,活水芦根一两。

又:咳嗽咯血之后,元气未复,阳虚肝旺,脐下漉漉鸣响,两目干涩。脉沉而弦,苔白而腻。膀胱之湿,为风所激,所以鼓动成声。宜分利水湿,参以养肝。生於术一钱五分,木猪苓二钱,泽泻一钱五分,炒白芍一钱五分,橘叶三钱,白茯苓三钱,野黑豆三钱,女贞子(酒炒)三钱,池菊花一钱五分。(《张聿青医案》)

郁左。时病之后,左胁下癖块胀大,腹满不舒。脉弦滑,苔白。脾土不运,胃络阻滞。拟宣通气血,参以运土。川桂木六分,焦麦芽四钱,猪苓二钱,范志曲(炒)二钱,南楂炭三钱,广陈皮一钱,茯苓三钱,当归炭一钱五分,台白术二钱,延胡索一钱五分。

二诊:癖积稍收,腹仍胀满。胃络不宣,生化因而不及。再宣通胃气,运土理湿。川桂木五分,台白术二钱,范志曲(炒)二钱,猪苓二钱,泽泻一钱五分,南楂炭三钱,焦麦芽四钱,川郁金一钱五分,茯苓三钱,炒枳壳一钱。(《张聿青医案》)

邵兰荪

某。据述胃纳稍增,便泻稀水。缘水湿并归阳明,宜分利为稳。茯苓三钱,大腹皮三钱,原砂仁七分,石莲子三钱,泽泻三钱,猪苓钱半,绿萼梅钱半,通草钱半,江西术一钱,新会皮钱半,生白芍钱半。清煎,四帖。

介按:湿归阳明而为泄泻,治以五苓散加减,洵是对症之妙剂。(《邵兰荪医案》)

左。久病咳嗽,下汲肾水,刻下由肺传脾,腿足肿,大便溏泄,脉细软。气急面浮,杳不思食。病深已甚,理之不易。桂枝四分,猪苓三钱五分,代赭石(先煎)五钱,冬瓜皮五钱,漂白术三钱,泽泻三钱,川贝母三钱,戈制半夏五分,茯苓五钱,旋覆花(包)三钱五分,水姜片五分,陈麦柴三钱,生谷芽五钱,盐半夏三钱。《邵氏医案》

血虚气滞,每癸来腹痛作泻,脉细涩心悸,宜五苓散主治。炒冬术一钱,猪苓一钱五分,延胡三钱,丹参三钱,桂枝五分,泽泻三钱,厚朴一钱,龙齿一钱五分,茯苓四钱,广木香八分,香附三钱,玫瑰花五朵,三帖。(《邵氏医案》)

阮怀清

王。老年命火衰微,湿阻气化,致水道不利,小腹痞胀,非温通利湿不为功。白茯苓三钱,结猪苓钱半,紫瑶桂一钱,杭青皮钱半,建泽泻二钱,生冬术钱半,楮实子三钱,台乌药钱半。(《阮氏医案》)

周。耳顺之年,劳倦伤脾,阳气下陷,湿热挟肝火交迫,以致小便涩痛,艰苦异常。拟以加味五苓散治之。建泽泻二钱,生白术二钱,台乌药八分,水云连八分,洁猪苓钱半,川桂枝八分,黄木通八分,绿升麻四分,赤茯苓三钱,杭青皮八分,紫川朴八分,软柴胡四分。(《阮氏医案》)

曹沧洲

左。客冬背寒,今肠鸣濯濯如囊裹浆,小溲少,痰多胸闷,脉细。积饮阻遏中阳,一时不易速效也。桂枝四分,猪苓三钱五分,陈皮一钱,炙鸡金(去垢)三钱,漂白术三钱五分,泽泻三钱,法半夏三钱五分,大腹皮(洗)三钱,茯苓五钱,车前子(包)三钱,白芥子一钱,五加皮三钱,陈麦柴三钱。(《曹沧洲医案》)

右。脉右软、左微弦,便血止,仍头晕,足肿入大腿,心悸,吃力面浮。以通阳泄浊,涤痰顺气。桂枝五分,甘草炭三分,法半夏三钱五分,猪苓三钱五分,漂白术三钱五分,白芥子一钱,制南星七分,泽泻三钱,茯苓五钱,橘红(盐水炒)一钱,五加皮三钱,陈麦柴三钱。(《曹沧洲医案》)

左。诸湿肿满,皆属于脾,脾阳不振,积湿泛滥,满腹胀硬,两腿俱肿,脉细,舌白,夜来溲多。肝脾交困,最防因肿增喘。桂枝三分,猪苓三钱五分,旋覆花(绢包)三钱五分,杜仲(盐水炒)三钱,漂白术三钱五分,泽泻三钱,代赭石(煅,先煎)四钱,九香虫七分(焙),茯苓五钱,冬瓜皮五钱,煅瓦楞粉(绢包)一两,车前子(绢包)四钱,陈麦柴四钱。(《曹沧洲医案》)

左。疟臌因而松,肝脾交困,反复可虑。川桂木四分,猪苓三钱五分,大腹皮三钱,楂炭三钱五分,漂白术(熟枣仁一钱同炒)三钱五分,泽泻三钱,炙鸡金三钱,川椒目七分,茯苓四钱,五加皮三钱,陈香橼一钱,陈麦柴四钱,白麻骨一两。(《曹沧洲医案》)

左。湿郁气阻中州,转运失司,满腹胀大,大肠鸣不已,大便溏。气化不及州都,小溲为之不利,膨状显著,延恐作喘。桂枝五分,猪苓三钱五分,五加皮三钱,范志曲三钱,生穹术三钱五分,泽泻(小茴香二分同炒)三钱,胡芦巴三钱五分,炙鸡金(去垢)三钱,茯苓四钱,水姜皮四分,冬瓜皮五钱,车前子(绢包)四钱,陈麦柴四钱,白麻骨一两。(《曹沧洲医案》)

也是山人

杨,八岁。少腹水胀,两足俱浮,小便不解,温通太阳可效。川桂木八分,焦白术二钱,茯苓三钱,汉防己一钱五分,木猪苓一钱五分,泽泻一钱,苡仁二钱,椒目四分。(《也是山人医案》)

【评析】 五苓散在《伤寒论》和《金匮要略》中均有记载。《伤寒论》第71条言:"太阳病,发汗后,大汗出,胃中干,烦躁不得眠,欲得饮水者,少少与饮之,令胃气和则愈。若脉浮,小便不利,微热消渴者,五苓散主之。猪苓(去皮)十八铢,泽泻一两六铢,白术十八铢,茯苓十八铢,桂枝(去皮)半两。上五味,捣为散,以白饮和服方寸匕,日三服,多饮暖水,汗出愈。如法将息。"《伤寒论》第72条言:"发汗已,脉浮数,烦渴者,五苓散主之。"《伤寒论》第73条言:"伤寒,汗出而渴者,五苓散主之;不渴者,茯苓甘草汤主之。"《伤寒论》第74条言:"中风发热,六七日不解而烦,有表里证,渴欲饮水,水入则吐者,名曰水逆,五苓散主之。"《伤寒论》第141条言:"病在阳,应以汗解之,反以冷水潠之若灌之,其热被劫不得去,弥更益烦,肉上粟起,意欲饮水,反不渴者,服文蛤散;若不差者,与五苓散。寒实结胸,无热证者,与三物小陷胸汤,白散亦可服。"《伤寒论》第156条言:"本以下之,故心下痞,与泻心汤。痞不解,其人渴而口燥烦,小便不利者,五苓散主之。"《伤寒论》第244条言:"太阳病,寸缓关浮尺弱,其人发热汗出,复恶寒,不呕,但心下痞者,此以医下之也。如其不下者,病人不恶寒而渴者,此转属阳明也。小便数者,大便必硬,不更衣十日,无所苦也。渴欲饮水,少少与之,但以法救之。渴者,宜五苓散。"《伤寒论》第386条言:"霍乱,头痛发热,身疼痛,热多欲饮水者,五苓散主之;寒多不用水者,理中丸主之。"《金匮要略·痰饮咳嗽病脉证并治第十二》:"假令瘦人,脐下有悸,吐涎沫而癫眩,此水也,五苓散主之。五苓散方:泽泻一两一分,猪苓(去皮)三分,茯苓三分,白术三分,桂(去皮)二分。上五味,为末。白饮服方寸匕,日三服,多饮暖水,汗出愈。"《金匮要略·消渴小便不利淋病脉证并治第十三》:"脉浮,小便不利,微热,消渴者,宜利小便、发汗,五苓散主之。""渴欲饮水,水入则吐者,名曰水逆,五苓散主之。"

此方为治疗太阳蓄水证的代表方,方中以泽泻为君,利水渗湿;臣以茯苓、猪苓,助君药利水渗湿,茯苓亦有通阳之功;佐以白术健脾化湿,桂枝温阳化气。全方利水化气,既能治太阳蓄水证,亦能温阳平冲降逆治痰饮病,同样也适用于水湿内盛证。

在上述古代名家医案中,运用五苓散的名家有薛铠、薛己、孙文垣、孙兆、江应宿、罗山人、程仁甫、朱丹溪、张从正、倪士奇、王式钰、沈鲁珍、叶天士、薛雪、吴瑭、陈念祖、顾金寿、何元长、王堉、蒋宝素、林珮琴、谢映庐、王士雄、马培之、王泰林、张士骧、赵海仙、余听鸿、戚云门、姜学山、费绳甫、张聿青、邵兰荪、阮怀清、曹沧洲、也是山人36位,相关著作三十余部,相关医案一百余则,涉及儿科食滞、黄疸、交肠、湿热、霍乱、泄泻、癃闭、肩背痛、不孕、痰饮、虚劳、口疮、产后泄泻、腹胀、水肿、臌胀、伤寒、痢疾、淋证、疝气、疟疾、痞满、儿科腹泻、痰饮、积滞、脚气、呕吐、痹证、儿科咳喘、尿浊、带下、厥证、转胞、消渴、眩晕、咳血、癥瘕积聚、痛经38种病症,其中以泄泻、水肿居多。

分析诸位名家之运用,可发现多用五苓散主治水液代谢失常疾病。如薛铠用五苓散加木香治"小儿伤食,作泻腹胀,四肢浮肿,小便不利"。薛己用原方治"小便出粪"。孙兆用五苓散及白虎汤治"一人自汗,阳微厥"。江应宿用五苓散加滑石、石膏治"烦躁面赤,揭衣卧地";以原方加参、术治"五月泄泻,六月骨瘦如柴"。程仁甫以五苓散倍加肉桂治"忽小便不通"。张从正以五苓散合黄连治"滑泄日夜不止,肠鸣而口疮"。倪士奇投五苓散合理中汤治"胸满作泻"。王式钰以五苓调六一散治"腹中胀满,足胫跗肿,腰痛不能转侧,小便秘,大便溏"。叶天士用原方治"呕痰涎头痛";在原方基础上加寒水石治"湿温下痢,脱肛";加椒目治"小溲短涩不利,便泄不爽";去猪苓加附子治"晨泄肢肿"。吴瑭选苍术易白术,加陈皮、厚朴、肉桂治"肿从跗起,先与腰以下肿"。陈念祖以原方加芍药、厚朴、制半夏治"痰盛流溢四肢,身重不得汗,吐痰不已"。谢映庐以肉桂易桂枝加黄连、栀子治"汗出烦躁,饮水即吐,泄泻逼迫,小水短赤,舌干芒刺,中心黄苔甚厚,时时将舌吐出"。张士骧以五苓散合二妙治"白带不断,面黄溺短,体倦脉沉缓"。张聿青以原方加枳壳、桔梗、防风、制半夏、黄柏、黄连治"便利虽止,而肛门如坠,逼迫不舒"。阮怀清以原方加青皮、楮实子、乌药治"命火衰微,湿阻气化,致水道不利,小腹痞胀"。

从以上医案分析中可以发现,古代名家对五苓散的运用是基于其能治疗太阳蓄水证的基础上进行发展的,机体气化不利,致水液输布不利,辨证要点有"渴而不欲饮,小便不利,大便反溏"等,深究其病机核心,在于阳气不足,无力布散,致水液运化代谢失常。分析方药,原方中只予桂枝化气兼解表,少助阳气,使气行而水运。后世医家抓准病机,若是阳虚较著,则可加入附子等温阳之品,若是湿热并重,则去桂枝加清热利湿之品。

　　五苓散目前临床应用广泛,尤以循环系统、泌尿系统及消化系统疾病较多,如肝内胆汁淤积、肝纤维化、肝硬化腹水、病毒性肝炎、特发性水肿、高脂血症、糖尿病、痛风关节炎、各类术后尿潴留、慢性尿路感染、慢性肾小球肾炎、高血压病、慢性心力衰竭、顽固性头痛、湿疹、丘疹性荨麻疹、腹痛、腹泻、黄斑水肿等疾病。笔者认为,此方在临床可用于大部分原发或继发的水肿疾患,需注意的是,在利水同时,适当加入理气活血药物,能事半而功倍。

茯苓甘草汤

叶天士

胡二十。受湿患疮,久疮阳乏气泄,半年奄奄无力,食少嗳噫难化,此脾胃病,治以运中阳为要。处方:茯苓、桂枝、生於术、炙草、苡仁、生姜。(《临证指南医案》)

李三八。劳伤阳气,内起痰饮,卧着气钝饮阻,其咳为多。痰出稍通势缓。且体常汗泄,非风寒表邪不解,并不热渴,亦非火炎烁金。仲景云:饮家而咳,当治饮,不当治咳。处方:茯苓、桂枝木、苡仁、炙草、姜汁。(《临证指南医案》)

【评析】 《伤寒论》第73条云:"伤寒,汗出而渴者,五苓散主之;不渴者,茯苓甘草汤主之。茯苓二两,桂枝(去皮)二两,甘草(炙)一两,生姜(切)三两。上四味,以水四升,煮取二升,去滓,分温三服。"第356条云:"伤寒,厥而心下悸,宜先治水,当服茯苓甘草汤,却治其厥。不尔,水渍入胃,必作利也。"可见茯苓甘草汤是治水饮之方,以桂枝配生姜,温心脾之阳,茯苓、甘草健脾渗湿。

两则医案的病虽不同,但病机均为阳气损伤所致的水湿停聚,故选方均为茯苓甘草汤,药亦有所侧重。前一则为脾胃阳虚,疮疡无力向愈,食少难化,用茯苓甘草汤加白术、薏苡仁温健脾阳、渗湿和胃,重在健脾。后一则以痰饮为主,兼有表证,上犯肺窍导致咳嗽,桂枝配生姜,一方面温脾阳以健肺之母,另一方面防止表邪循经入里。用姜汁则增强止呕之功效,防止痰饮停聚出现呕吐,化痰饮于无形。茯苓、薏苡仁健脾渗湿,炙甘草健脾止咳。此案重在治饮。

栀 子 豉 汤

江 瑾

都事靳相庄患伤寒十余日，身热无汗，怫郁不得卧，非躁非烦，非寒非痛，时发一声如叹息之状。医者不知何症，迎予诊视，曰：懊侬，怫郁证也。投以栀子豉汤一剂，十减二三，再以大柴胡汤，下燥屎，怫郁除而安卧，调理数日而起。(《名医类案》)

叶天士

张。老年郁勃，肝阳直犯胃络，为心下痛，久则液枯气结成格。金铃子，延胡，黑山栀，淡豆豉(炒香)。(《临证指南医案》)

陈念祖

长夏湿热正盛，病初起，即壮热不止，口渴，胃脘烦闷，眼常欲合，时作谵语，乃浊邪蒙闭上焦，肺气不舒，邪将逼入心包之象。《经》云：高者越之。引邪外出，要非涌泄不为功，徒恃轻清之剂，焉能望其却病，今仿仲景栀豉汤法。栀子(生用)十枚，淡豆豉一钱，桔梗八分，枳壳五分。(《南雅堂医案》)

腹中阵痛如绞，爪甲色渐变青，两足转筋，肢冷如水，欲吐不吐，欲泻不泻，此即干霍乱之证。上下势成格拒，热毒内攻，邪势不得外泄，内燔如焚，症候最为险恶，防有神昏内闭之虑，急以涌吐泄毒，并芳香宣窍，冀其邪从吐解，俟平，再议。生栀子七枚，香豉六钱。上药两味，先煎分作两次服，得吐即止，不必尽剂，不吐再服。吐后，随服紫雪丹五分。(《南雅堂医案》)

劳倦致伤，复感时令温热之气，乃误以风寒发散消导，致湿甚生热，内蒸变现黄疸，兹将拟方列后。连翘(去心)二钱，黑山栀三钱，赤小豆二钱，通草一钱，天花粉一钱，香豉一钱。水同煎服，另吞保和丸三钱。(《南雅堂医案》)

也是山人

戴，廿八。脉象短数，脘闷，舌白黏腻，得大便胸次稍舒。此属热结在上，为上焦不行，下脘不通，况肺与大肠，亦是表里相应。见症拟栀豉汤以解其陈腐之邪。佩兰叶三钱，郁金一钱，枳壳一钱，炒香淡豉一钱五分，杏仁三钱，桔梗一钱，黑山栀一钱五分，栝蒌皮一钱

五分。(《也是山人医案》)

柳宝诒

张。浊邪壅塞中焦,阻闭不开,里热不达,嘈杂脘闷,脉情亦郁塞不畅。用栀子合泻心法以疏达之。淡豆豉,黑山栀;细川连(干姜煎汁,拌炒),淡黄芩(酒炒),制半夏,蔻仁,九节菖蒲,块滑石,赤苓块,广郁金,通草,荷梗,降香片。(《柳宝诒医案》)

谢映庐

吴鼎三。形禀木火之质,膏粱厚味,素亦不节,患胁痛冲脱之病,绵缠两载,痛时由左直上撞心,烦愫莫耐,痛久必呕稀涎数口,方渐安适。始则一日一发,继则一日数发,遂至神疲气怯,焦躁嘈杂,虽以名状。医者不从正旁搜求,用控涎、导痰诸方,治之毫不中窍,延磨岁月。迨至春升,一日痛呕倍甚,吐血两碗,红白相间,结成颗粒,是阳明离位之血留久而为瘀者,所当审辨也。神昏气涌,目瞪如毙。即进人参、当归二味,渐渐苏回。嗣后神容顿萎,杜门静坐,不乐对客交谈。而气上撞心,胸胀脘闷诸症,仍是一日一发,守不服药,以攻补两难,惟日进参汤而已。值余道经其门,邀入诊视,细询其由,始知原委。问曰:伤症乎? 余曰:非也。曰:痨症乎? 曰:非也。曰:非伤非痨,请先生明示何症。余曰:肝气病也。诊得脉来弦大。弦为肝强,大则病进。记读《灵枢·经脉篇》云:足厥阴所生病者,胸满、呕逆。又仲景云:厥阴之为病,消渴,气上撞心,心中疼热,饥不欲食。故见嘈杂焦躁等症,窃意焦躁嘈杂,即古人所谓烦冤懊恼之状。知肝气横逆,郁火内燔。仿仲景治胸中懊恼例,用栀子淡豆豉汤以泄郁火,参入叶天士宣络降气之法,以制肝逆。酌投数剂,诸症渐愈。附方:栀子,淡豉,郁金,当归须,降香,新绛,葱管,柏子仁。

厥后诊云:前进泄郁降逆之法,虽两载痼疾,数剂而瘥。然拟暂行之法,未可久恃,缘甘平之性少,苦辛之味多,仅使中病即已,勿过用焉。亟当善为转方,所谓用药如用兵。更订四君子加白芍、远志,续服多多益善。(《得心集医案》)

郭敬三

族侄媳,王氏。妊娠七月,忽患胸脘疼痛,呕吐不止,水米不进者数日。余用吴茱萸汤,一剂痛缓呕止,改用栀子豉加生姜汤而愈。盖妇人怀孕,周身血液被胎吸引,肝木遂乏荣养,郁而不升,夹冲上逆,故作呕吐,先用吴茱萸苦辛以开降之。而厥阴少阳,相为表里,未有肝病而胆不病者,故少阳相火痞结胸中,不思纳谷。呕吐止后,用栀子豉加生姜汤,以清胸脘热浊,服后顿然开爽,进食如常。后以四物汤加阿胶、黄芩,调治十余日而愈。两月后,生一子,母子俱无恙。(《萧评郭敬三医案》)

【评析】 栀子豉汤在《伤寒论》和《金匮要略》中均有记载。《伤寒论》第76条言:"发汗后,水药不得入口为逆,若更发汗,必吐下不止。发汗吐下后,虚烦不得眠,若剧者,必反复颠倒,心中懊憹,栀子豉汤主之。若少气者,栀子甘草豉汤主之;若呕者,栀子生姜豉汤主之。栀子豉汤方:栀子(擘)十四枚,香豉(绵裹)四合。上二味,以水四升,先煮栀子,得二升半,内豉,煮取一升半,去滓,分为二服,温进一服。得吐者,止后服。"《伤寒论》第77条言:"发汗,若下之而烦热,胸中窒者,栀子豉汤主之。"《伤寒论》第78条言:"伤寒五六日,大下之后,身热不去,心中结痛者,未欲解也,栀子豉汤主之。"《伤寒论》第221条言:"阳明病,脉浮而紧,咽燥口苦,腹满而喘,发热汗出,不恶寒反恶热,身重。若发汗则躁,心愦愦反谵语。若加温针,必怵惕烦躁不得眠。若下之,则胃中空虚,客气动膈,心中懊憹,舌上胎者。栀子豉汤主之。"《伤寒论》第228条言:"阳明病,下之,其外有热,手足温,不结胸,心中懊憹,饥不能食,但头汗出者,栀子豉汤主之。"《金匮要略·呕吐哕下利病脉证治第十七》云:"下利后更烦,按之心下濡者,为虚烦也,栀子豉汤主之。"

栀子豉汤中,栀子既能上入心胸清透郁热以除烦,又可导火下行以除热;豆豉质轻,辛凉宣散,透邪畅中,既能宣泄胸中郁热而助栀子除烦,又能开壅散满而和胃。全方苦辛相济旨在透泻郁热,苦甘相济旨在泻不伤正,寓宣散于清降之中,清轻宣泄,善解胸膈之郁热。

在上述古代名家医案中,运用栀子豉汤的名家有江瓘、叶天士、陈念祖、也是山人、柳宝诒、谢映庐、郭敬三7位,相关著作7部,相关医案9则。涉及霍乱、高热、黄疸、郁证、胃痛、痞满、嘈杂、胁痛、妊娠恶阻等病症。

诸位名家径用原方者有之,随症加味者亦有之。陈念祖治邪热壅于中焦之痞满,见壮热口渴、胃脘烦闷者,加桔梗以载药上行,枳壳以行气宽中;治热毒内闭之霍乱,以原方涌吐之,继服紫雪丹以清热解毒、息风开窍。江瓘治外感风寒、内有郁热之郁证,用原方清热除烦后,继用大柴胡汤下之。叶天士治肝气犯胃之胃痛,合金铃子散以行气止痛。也是山人治湿热中阻之痞满,加佩兰芳香化湿、醒脾开胃,郁金清热解郁,枳壳、瓜蒌行气宽中散结,杏仁润肠通便以下之。柳宝诒治湿热中阻之嘈杂,合泻心汤加减,以增强清热燥湿之功。谢映庐治肝气上逆之胁痛,热邪内郁于中焦者,加郁金、降香以行气降气解郁,加当归以活血通络。郭敬三治肝气上逆,热邪内郁之妊娠恶阻,合生姜成栀子生姜豉汤以温宫散寒,防止栀子寒凉伤胎。

从以上分析中可以看出,古代医家在运用栀子豉汤时多基于热郁胸膈的辨证特点。栀子豉汤为"虚烦"火郁证而设。其病机为火热邪气蕴郁,而使胸膈气机阻塞不利。火当清之,郁当发之,故用栀子豉汤清宣郁火。

现代临床常用于食管炎、胃炎、胆囊炎、焦虑、失眠、神经症等证属热郁胸膈者。

栀子厚朴汤

叶天士

口苦，恶热，腹满，虚烦，汗出。此阳明症也。《内经》云：邪中于面则入于膺。而未全归腑，故有是症。拟仲景栀子厚朴汤。香豉，栀子，厚朴，连翘，枳壳。（《叶氏医案存真》）

【评析】 栀子厚朴汤首载于《伤寒论》，其中第79条云："伤寒下后，心烦、腹满、卧起不安者，栀子厚朴汤主之。栀子（擘）十四个，厚朴（炙，去皮）四两，枳实（水浸，炙令黄）四枚。上三味，以水三升半，煮取一升半，去滓，分二服，温进一服，得吐者，止后服。"

本方乃伤寒误下之后，表邪内陷，热郁胸腹。伤寒本应辛温解表，误下伤上，外邪乘虚而入，热郁胸膈，故心烦；误下伤中，阳明受损则胃气不降，邪气郁积于腹，故腹部胀满不适；胃不和则卧不安，故患者起卧难安。本方选用味苦性寒之栀子，清透胸膈之郁热，味苦微辛之枳实、厚朴行气消满。三药配伍，共奏清热除烦、行气消满之效。

本方病机为邪气内陷，热郁胸腹，病位在胸腹，依据其用药可判定此方重在腹而轻在胸，如《伤寒来苏集》云："栀子厚朴汤，以枳、朴易豉，是取其下泄，皆不欲上越之义。"后世医家根据其临床症状灵活化裁，如叶天士依据虚烦、腹满选用本方加味，因其口苦、恶热、汗出等症状在胸也在腹，故加用香豆豉、连翘向上向外宣散胸膈之郁热，因势利导，祛邪外出。可见，古代医家在运用栀子厚朴汤时，多着眼于热郁胸腹而引起的心烦、腹胀、失眠、口苦等各种症状，临证也应辨清郁热在胸在腹之轻重，针对其郁热，并非纯用清热解毒寒凉之品以攻伐阳气，凝滞气机，而是依据其病位选择轻清灵动、辛散疏利之品与苦寒药结合，或宣发肌表，或通利二便，均在因势利导，祛邪外出。

现代医家多运用栀子厚朴汤治疗失眠、慢性胃炎、反流性食管炎、慢性食管炎、糜烂性胃炎、焦虑症等临床病症。

真 武 汤

孙 兆

一道士患伤寒,发热汗出,多惊悸目眩,身战掉欲倒地。众医有欲发汗者,有作风治,有用冷药解者,病皆不除。召孙至,曰:太阳经病,得汗早,欲解不解者,因太阳经欲解,复作汗,肾气不足,汗不来,所以心悸目眩,身战。遂作真武汤服之,三服,微汗自出,遂解。盖真武汤,附子、白术和其肾气,肾气得行,故汗得来也。若但责太阳者,唯能干涸血液耳。仲景云:尺脉不足,荣气不足,不可以汗。以此知肾气怯则难得汗也明矣。(《名医类案》)

滑 寿

滑伯仁治一人,七月病发热。或令服小柴胡汤,升发太过,多汗亡阳,恶寒甚,筋惕肉瞤。视其脉,微欲绝。以真武汤七八服,稍愈,服附子八枚而痊。(《名医类案》)

滑伯仁治一人,暑月病身冷自汗,口干烦躁,坐卧欲于泥水中,脉浮而数,按之豁然空散。曰:脉至而从,按之不鼓,诸阳皆然。此为阴甚格阳,得之饮食生冷,坐卧当风所致。以真武汤(附、术、苓、芍)冷饮,一进汗止,再进躁去,三饮而安。

琇按:江案暑门,滑治一人,汗出如雨,身热烦躁,医误用术、附,乃以黄连、人参白虎,三进愈之,宜参看。(《续名医类案》)

郑重光

方安止郡丞。素虚寒,脉本细小。丙子年初冬,因酒后盖覆不周,感寒呕吐。次日即发热恶寒,身痛脉浮,犹有表证,作太阴病治法,用桂枝、苍术、炮姜、二陈等药,温里解肌,得汗表解,旋入少阴,脉细如丝,舌黑下利,尿如煤水。因病重,又请一医参治,见舌黑而滑,作肾虚,用八味地黄汤加人参,甫一剂,即呕吐,半夜而增呃逆。因吐汗多,遂致亡阳,筋惕肉瞤,大便频下,神昏蜷卧,急以真武汤换干姜,每剂人参五钱,附子三钱,日服三剂,如此十日,未少间断,方得神清利止。幸天生胃气,能进粥食,计用人参三斤,姜、附二斤,医治两月,方获痊可。(《素圃医案》)

吴云翼兄。秋杪赴席,夜归已寐,半夜后寒战,呕吐汗多,次日微发热。他医作阳证伤寒,用汗法,汗后热愈甚,反增身痛腹疼。三日后就诊,脉细紧,身无大热,因思酒后已寐而病作,寒战不热,呕吐汗出,此病从中发,寒邪在里,不在表也。因药汗出,而身反疼,岂非误汗乎。初以桂枝理中汤解肌温里，二日不效。至夜即转少阴，而现亡阳烦躁，狂呼抚几而立，不能卧床，少腹急痛，肉瞤筋惕，两足厥冷。急用四逆汤加人参三钱，夜投三剂，至四鼓方躁定，登床得寐。次日，夫妇悲泣畏死。余慰曰：昨夜应死，今日不死矣。改用真武汤加人参二钱，六日后方能坐于床。后用理中汤加减调治，半月方愈。治病须意会表里阴阳，此寒霍乱，初治即当用理中汤者。（《素圃医案》）

仙柯族侄。秋杪内伤生冷，外感寒邪，形盛气虚，中宫素冷，即腹痛作泻，呕吐发热，里证多而表热微。余初作太阴治，用苍术、炮姜、桂枝、二陈、香砂之剂。畏余药热，易医用柴苓汤，至十日，寒邪直入少阴，渐变神昏不语，默默但寐，肠鸣下利，足冷自汗，筋惕肉瞤。复召治疗，病势已危，主用真武汤加人参、干姜，回阳固脱。众医议论不合，惟秦邮孙医，以予不谬。令祖晓斋先生主持，坚托余医。遂以真武汤本方，加人参三钱，干姜二钱，附子三钱，日投三剂，汗泻稍宁。其时令岳母曰：药则效矣，奈热不退何？余曰：此证以身热为可治，若不热则厥冷下利不止矣，故余留热医也。照上药服至三十剂，历一旬始省人事，筋惕下利方止。询其前事，全然不知，后服理中汤匝月方起。盖少阴病以阳为主，热乃可治也。（《素圃医案》）

吴南皋兄家人，年二十余。五月间得伤寒。初系他医所治，至八九日忽发狂谵语，躁欲坠楼，其妻拉住，挥拳击妇，致妇胎堕，数人不能制。用醋炭熏鼻，方能握手诊脉。脉则散大无伦，面赤戴阳。此误服凉药，亡阳谵语，瞬息即脱。众药陈几，有用白虎汤者，承气汤者，柴胡凉膈者。病家云：因服香薷凉药，大汗至此，故不敢再煎。求余决之。余辞不治，主人力嘱，遂以真武汤本方易干姜，用生附子三钱，令其煎成冷饮。服后片时，即登床就枕，略睡片刻，醒则再剂，加人参一钱，熟睡两时，即热退神清，询其前事，皆云不知。继用理中汤六七日而愈。其妇因击堕胎而反殒。（《素圃医案》）

汪文年兄。冬月伤寒，初诊脉沉细紧，少腹背皆痛，外证反发热头疼。余曰：此阳证阴脉，法当难治，应以脉为主，作厥阴病治法，不用表散，惟主温经。用桂枝、细辛、赤芍、附子、干姜、吴萸、甘草、生姜，服三日，得微汗，头痛表热尽退，腹中尚隐隐而痛。如此六七日，胸中亦不饥，惟进清米饮，脉亦不甚起，正为可虑。盖以厥阴不回阳外解，邪搏于里，恐转少阴，而变下利也。至夜果腹痛，下黑血数碗，即眩晕汗出。次日往诊，脉仍如前之细小，未因脱血散乱，幸因预用桂、附温经，故不致气随血脱。彼之尊人，十数年前夏月病此，医作暑疗，血下随脱，病人恐甚。急用真武汤日投三剂，每剂加人参四钱，附子三钱，茯苓、干姜、白术各二钱，赤芍一钱。幸下血之后，更不再便。如此大剂，七日后方减参、附，加甘草，合理中汤，调治一月而愈。（《素圃医案》）

余青岩广文令眷，年近三十。夏初得时疫伤寒，初起不恶寒，但发热身痛目赤。用败毒散，二日微汗，而热不退。延至六七日，身发稠密赤斑，狂乱谵语，声变北音，发则不识人，似属阳明热证，但脉细如丝而弦紧，口虽干而不渴。有议用凉膈化斑者，余以脉为主，作时疫阴斑亡阳危证，幸程至飞团弘春，定议金同。主以真武理中合剂，重用参附者五日，阳回斑散，始克有生。此余致恭同道冢媳，因自如医，故弗疑而治效也。（《素圃医案》）

王式钰

一人患水气,咳嗽而喘,误认伤风,概投风药,面目尽肿,喘逆愈甚。余曰:风起则水涌,前药误之也。以真武汤温中镇水,诸症俱平。(《东皋草堂医案》)

叶天士

冯。阳虚则形寒汗出,痰饮痞聚,都是阴浊成形,乘阳气衰微,致上干窍踞,古人法则,必通其阳以扫阴氛,但宿病无急攻方,况平素忧郁,气滞血涩,久耗之体,不敢纯刚,防劫液耳。人参,熟附子,淡干姜,炒川椒,川桂枝,乌梅肉,生白芍。另真武丸三两。(《临证指南医案》)

徐。清阳未展,浊阴欲踞,久延必结痰饮,议用真武丸二钱五分,人参一钱煎汤送,胃阳得震,浊当退避矣,十服。(《临证指南医案》)

陈。痛久气乱,阳微,水谷不运,蕴酿聚湿,胃中之阳日薄,痰饮水湿,必倾囊上涌,而新进水谷之气,与宿邪再聚复出,致永无痊期。仲景云:饮邪当以温药和之。又云:不渴者,此为饮邪未去故也。则知理阳通阳,诚有合于圣训,断断然矣。真武汤。(《临证指南医案》)

陈。脉虚微,春阳地升,浊阴上干,喘不得卧,治在少阴。人参,淡熟附子,猪胆汁。

又:照前方加淡干姜一钱半。

又:脉弦,暮夜浊阴冲逆,通阳得效,议真武法,以撤其饮。人参,淡附子,生白芍,茯苓,姜汁。

又:真武泄浊,脘通思食能寐,昨宵已有渴欲饮水之状,考《金匮》云:渴者,饮邪欲去也。当健补中阳,以资纳谷。人参,生於术,淡附子,茯苓,泽泻。

又:早服肾气丸四五钱,晚用大半夏汤。人参,半夏,茯苓,姜汁。(《临证指南医案》)

戴。十二月间,诊得阳微,浊饮上干为咳,不能卧,曾用小青龙汤减去麻黄、细辛,服后已得着枕而卧,想更医接用不明治饮方法,交惊蛰阳气发泄,病势再炽,顷诊脉来濡弱无神,痰饮咳逆未已,谅非前法可效,宗仲景真武汤法,以熟附配生姜,通阳逐饮立法。真武汤去白术,加人参。(《临证指南医案》)

邹姬。湿伤泄泻,小便全少,腹满欲胀,舌白不饥,病在足太阴脾,宜温中佐以分利。生茅术,厚朴,草果,广皮,茯苓,猪苓,泽泻,炒砂仁。

又:早服真武丸,姜汤送二钱五分,一两。夜服针砂丸,开水送一钱五分。六钱。

又:人参,附子,枳实,茯苓,干姜,生白芍。(《临证指南医案》)

凡蛔虫上下出者,皆属厥阴乘犯阳明,内风入胃,呕吐痰涎浊沫,如仲景《厥阴篇》中,先厥后热同例。试论寒热后,全无汗解,谓至阴伏邪既深,焉能隔越诸经以达阳分?阅医药方,初用治肺胃,后用温胆茯苓饮,但和胃治痰,与深伏厥阴之邪未达。前进泻心汤,苦可去湿,辛以通痞,仍在上中,服后胸中稍舒,逾时稍寐,寐醒呕吐浊痰,有黄黑之形。大凡色带青黑，必系胃底肠中逆涌而出，老年冲脉既衰，所谓冲脉动，则诸脉皆逆，自述呕吐之时，周身牵引，直至足心，其阴阳蹻维，不得自固，断断然矣。仲景于半表半里之邪，必用柴、芩，今上下格拒，当以桂枝黄连汤为法，参以厥阴引经，为通里之使，俾冲得缓，继进通补阳明，此为治厥阴章旨。淡干姜，桂枝，川椒，乌梅，川连，细辛，茯苓。

又：食入欲呕，心中温温液液，痰沫味咸，脊背上下引痛，肾虚水液上泛为涎，督脉不司约束，议用真武撤其水寒之逆，二服后接服：人参，半夏，茯苓，桂枝，煨姜，南枣。（《临证指南医案》）

寒湿损伤脾阳，遂成中满之症，乃淡泊不堪所致。附子，干姜，茯苓，白芍，胡芦巴。（《叶氏医案存真》）

永隆号。屡通大便，胀势不减，是阳气愈伤，阴浊益壅矣，进通阳法，真武汤去白芍，加泽泻、椒目。（《叶氏医案存真》）

戴徽州，三十九岁。仲景论痰饮分二要，外饮治脾，内饮治肾，又云凡饮邪必以温药和之。阅方是温养肾脏，不为背谬。考痰饮有形，原其始也。阳气微弱，浊阴固聚自下逆行。喘不着枕，附子走而通阳，极为合理。然其余一派滋柔护阴，束缚附子之剽疾矣。真武汤。（《叶天士晚年方案真本》）

贺，四十八岁。肾水脂液，变化痰饮。每遇寒冷，劳动身心，喘嗽吐涎即至。相沿既久，肾愈怯，里气散漫不收，此皆下元无根也。人参，茯苓，於术，白芍，熟附子，五味子。（《叶天士晚年方案真本》）

秦，五十一岁。脉沉微，少腹冲气，两胁胀痛呕逆。真武汤。（《叶天士晚年方案真本》）

薛　雪

痰饮皆阴浊，乘阳微浊攻为呕吐，胃气伤，不主纳食，用真武汤驱浊饮醒阳。真武汤。（《扫叶庄一瓢老人医案》）

吴　瑭

邵，四十三岁。癸亥七月二十三日：右关单弦饮癖，少阴独盛，水脏盛而土气衰也。至吞酸饭后吐痰不止，治在胃肾两关。不能戒酒，不必服药，真武法。熟附子五钱，茯苓块六钱，生苡仁六钱，细辛钱半，生姜五片，真山连（同吴萸浸炒）钱半，吴萸三钱。水八杯，煮成三杯，分三次服。四帖。

二十八日：内饮用温水脏法，已见大效，但药太阳刚，不可再用，所谓一张一弛，文武之道。且议理阳明，以为过峡文字。半夏六钱，广皮一钱，小枳实钱半，茯苓块六钱，生苡仁六钱，白豆蔻一钱，生姜六钱。四帖。

八月初三日：用理阳明，亦复见效，惟吐酸仍然未止（按：吞酸究属肝病，议肝胃同治法）。半夏六钱，桂枝三钱，吴萸三钱，茯苓块六钱，青皮六钱，生姜三片，苡仁五钱，山连（姜炒）钱半。四帖。（《吴鞠通医案》）

陈念祖

太阳病发汗太过,妄动营血,反致卫邪内伏,故汗出而病仍不解,发热如故,心悸头眩,筋惕肉瞤,无非心液过伤,虚阳内动,不能荣养筋肉之故,拟用真武汤。炮附子七分,炒白芍三钱,白茯苓三钱,炒白术三钱,生姜三片。水同煎服。(《南雅堂医案》)

少阴伤寒腹痛,小便不利,四肢沉重疼痛,下利,心烦而呕,用仲景真武汤法加减。炒白术三钱,白茯苓二钱,生姜四钱,干姜一钱五分。(《南雅堂医案》)

久嗽不止,时见喘促,是肺肾两虚,天水不交之症,但咳嗽之作,虽为肺病,然肺为标,肾为本,故咳嗽者必挟有饮邪,宜先利其水道,则上焦之水饮亦必下行,源流俱清,咳嗽自平,惟肾具有水火两脏,水虚者宜滋,火虚者宜温,今诊得右尺细濡,真火不足之象,先用真武汤加减治法。炒白术三钱,炮附子五分,白茯苓三钱,炒白芍三钱,五味子八分,细辛五分,干姜八分。水同煎。(《南雅堂医案》)

背寒喘咳,饮浊上泛,缘体中阳气不振之故,宜真武法。白茯苓三钱,白芍三钱,白术二钱,炮附子二钱。水同煎。(《南雅堂医案》)

心悸汗出,畏风怯冷,阳气已伤,卫虚不主拥护,用真武汤一法。炮附子五分,炒白术二钱,白茯苓二钱,炒白芍一钱,生姜一钱。水同煎服。(《南雅堂医案》)

何元长

劳伤痰疟,而致腹胀,恶寒,脉象沉微。不易治之证也。制附子,生茅术,法半夏,大麦芽,陈皮,苓皮,炒白芍,炮姜,生苡仁,炒青皮,腹皮。(《簳山草堂医案》)

病后脾虚失化,渐致腹胀食减,脉弦而细,色痿黄,不易治。制附子,炒黄连,炒中朴,防己,茯苓皮,腹皮,炒白芍,生於术,生苡仁,陈皮,冬瓜皮,泽泻。(《簳山草堂医案》)

劳力内伤,肝脾俱病,以致疟久不止,痞胀腹膨,神色萎顿,脉形弦细。鼓证之根不浅矣。舍温补,无策。制附子,焦冬术,菟丝,法半夏,苓皮,泽泻,上肉桂,炒白芍,枸杞,广陈皮,煨姜,大枣。(《簳山草堂医案》)

火衰脾困,而致腹胀成鼓,不易治也。姑与真武法加味。制附子,炒白术,菟丝子,陈皮,大腹皮,焦白芍,炮姜,法半夏,苓皮。(《簳山草堂医案》)

方　略

孝廉胡少樵先生。体素阳虚,忽患两耳卒痛,寝食不安。尊翁以生附子和葱捣汁,滴入耳中。内服真武汤,其痛即止。(《尚友堂医案》)

谢映庐

陈南圃先生。由京归里,舟泊浒湾,忽觉浑身麻痹,自服灵宝如意丸,得稍安,日西浑身大热,谵语无伦。昏夜邀视,见其面色如妆朱红,热势沸腾,脉虽鼓指,重按全无,上身躁扰,下半僵冷,知为肾气素虚,真阳浮越肌表,恐其战汗不止,藩篱洞开,势必飞越而亡。宜用表里先后救援之法。因处大剂真武汤与之,坐镇北方,以安肾气。饮毕,复预煎黄芪二两,附子二两,五味、龙骨、牡蛎各五钱,沉香、肉桂各一钱,此畜鱼置介之法,以救既散之阳。后药方煎,人事已清。亥刻果然浑身战栗,魄汗不止,叉手冒心。即将预煎之药,亟为啜尽,俾得战止汗收。盖未绝之阳,先已安堵,而既散之阳,复以驷追。千金之身,救援有数,诚非偶然。重服养荣汤而健。真武汤:附子,白术,茯苓,白芍,生姜;人参养荣汤:人参,白术,黄芪,甘草,陈皮,桂心,地黄,五味,茯苓,远志,白芍,当归,姜,枣。(《得心集医案》)

温存厚

友人某,年五十余。偶于夏日纳凉,夜坐至亥刻,腹中忽然作痛,上吐下泻,小便自遗,须臾不省人事,赶余往视。诊其六脉沉细兼迟,四肢厥冷,两目紧闭,气息奄奄。先已延有一医,拟用藿香正气散。余告之曰:所现各症,概系阴霾用事,须防脾肾之气暴脱。况夏日伏阴在内,最多此病,若服藿香正气散,耗其元气,必致不救。夫正气散,乃治外感四时不正之气,非治夏日阴症之方。余即用附子理中汤大剂以回脾肾之阳,令其浓煎频服,一剂而苏,二剂即能起坐,但云胸中爽快,惟两足怕冷,是肾无火,随用真武汤两剂全愈。后读陈修园《时方歌括》,藿香正气散方后载有医生郑培斋,夏日患吐泻阴症,自服藿香正气散二剂,以致元气脱散,大汗大喘而殁,可不戒哉!(《温氏医案》)

友人刘里圃。患泄泻之症,被医误治,变为痢疾,小便不通,缠绵匝月。竟有一医,认为水结,恣用甘遂、甘草,并杂以他药十余味,凑为一剂。病家谓:听闻甘遂与甘草相反,人虚如此,今可同服乎? 医云:此名经方,非此不行,信而服之。仅服一次,即直泻不止,几乎气脱,势甚危殆,始延余诊视。见其气息奄奄,六脉沉细无力,左尺浮芤,右尺沉伏。余曰:病由肾命火衰,水泛无归,今又被妄下,肾命之火愈衰。急宜温固,遂用四神丸以温之,一剂泻止溺通,次用真武汤以回阳镇水,随用健脾补火之剂,大有转机,每餐能食饭一碗。因久病尚弱,殊又另延市医王某,谓其阴虚,大加滋阴之品,龟板、首乌等味,服一剂,即气喘胸高,不思饮食,复延余往诊。其六脉虚小,阳气全消,譬犹一星之火,猝被水浇,已经渐灭,不能复燃,余辞不治。再延他医,三日而卒。噫! 此中殆有数欤?(《温氏医案》)

钱 艺

吕少堂。久官湖北,喜服热剂,乃方宜之异也。壬午岁底旋里,癸未二月中旬,忽起腹痛泄泻,色赤无度,身热有汗不凉,舌苔糙腻。谱伯王若怀投以清化,反加口渴神疲,腹痛似厥,脉之紧数不堪,知是山水沉寒,痼积腹中。近回吴地天多阴雨,湿寒相合,脾肾之阳几乎寂灭矣。正医和所谓"雨淫腹疾"也。遂以真武汤加苡仁、木香,一剂知,二剂已。(《慎五堂治验录》)

陆应山室,南码头。透表逐湿,上呕下泄汗出,肿势退半,依原出入主之。浮萍,威灵仙,苡仁,豆卷,橘皮,羌活,制半夏,椒目,车前,黄土。

又,加潞党参、苍术。水肿证后,调理丸方。考诸古训,人之一身制水者,脾也;主水者,肾也。肾为胃之关,聚水而从其类也。倘肾中无阳,则脾之枢机虽运而肾之关门不开,水即欲行以无主制,故泛溢妄行,而有水气,或咳,或小便不利,或呕,或利。连用表里分消,既得肿平咳止,今谋善后事宜。猛剂虑难常服,思仲景治水气之方不越外解内利二法,其真武一汤燠土制水,可移作善后之方。真武即元武,避讳也。真武者,北方司水之神也,以之名方者,藉以镇水之逆也。茯神三两,附子(大)一枚,赤芍二两,苍术一两,白术一两,老生姜三两,北沙参二两。上为细末,用车前子三两、川牛膝一两、淮牛膝一两、西砂仁一两,落潮水武火煎极浓,去渣,以汤法丸,如劳豆子大。每服二钱,空心服,日二服。(《慎五堂治验录》)

沈登阶

丁丑九月,方子严观察哲嗣仲侯于凤阳试寓,病甚剧。时予客邗上,观察招予往治之。于月之二十二日起行,二十六日抵凤,与仲侯朝夕诊治,阅一月,始获起坐。兹将颠末录记于后:九月二十七日,诊得脉来如弦,灼热无汗,午后尤甚,面上浮肿,色青黄,鼻黑暗,口苦而渴,时作咳嗽,痰色青白,有沫如珠,口内流涎,舌苔滑腻,前半色白,后半灰黑,唇口焦裂,神气昏沉,日夜寤而不寐。是内伏秋燥之气,外受冷露之寒,病延两旬,燥气化热,表里未能通达,邪气深入,灼热日多,阴液所存无几,渐至内陷,证属险危,非喻氏逆流挽舟法,恐难奏效,以四逆散合增液汤加减,若能得汗,方是佳兆。柴胡,鲜生地,钗石斛,大枣,冬元参,枳实,牡丹皮,天花粉,金银花。

二十八日:前师喻氏之意,参以救液化热,浑身透汗,其灼热虽未退尽,而表里业已通达,由午睡至申,始醒,神气安宁,大有转机之象。《经》云:夏伤于暑,秋必疟痢。察病情,邪已深入,将来恐有疟痢,仍宗前法,以枳实易茯苓,引郁蒸之热,从小便而出,方为合法。柴胡,鲜生地,大枣,冬元参,茯苓,牡丹皮,天花粉,金银花。

二十九日:病由前延两医,用药夹杂,苦寒过分,阴寒之性,凝结下焦,日夜肠鸣幽幽,如走水之状,若燥粪下行,早伏便溏泄泻之机。今灼热已退,神气清爽,肌肤潮润,身汗常有,能不虑及伤阳之条,恐里阳衰乏,阴盛生寒,真阳飞越,亟须镇摄,免至临时棘手,譬如剑阁若据,而阴平非复汉有也。非真武汤,不能胜任。熟附子,炒白芍,白术,白茯苓,炙甘草。

十月初一日:昨服真武汤,口中不干不渴,心中不烦不躁,咳嗽流涎,面浮尚未见松,乃宗前法,加茯苓一钱。熟附子,炒白芍,白茯苓,炒白术,炙甘草。

初二日:真武汤连服两剂,兼以猪胆、蜂蜜导入谷道。夜半下燥粪甚多,脉静身凉,稀粥稍进,口中流涎作苦,灰黑之苔,已转白腻而滑矣。面上浮肿,喉痒咳嗽,痰吐不出,色青如胶,白沫如珠,尚未松动,内伏秋燥之气已化,外受冷露之寒未宣,遏塞肺窍。若不早除,愈后恐成痰饮,致有咳嗽气喘之疾。惟小青龙汤,能直入病所,适达肺窍,非此方不为功。

麻黄,细辛,桂枝,干姜,半夏,五味子,白芍。

初三日:昨服小青龙汤,喉痒咳嗽,痰吐白沫皆松,大便又行。予思病久则虚,有先补而后攻者,有先攻而后补者,不可执定成规。气体本虚,而病已一月,不妨先固真原,待气分稍充,再行攻伐,未尝不可,八珍汤去熟地加陈、姜、芪。潞党参,茯神,炮姜,川芎,白芍,炙黄芪,当归,於术,炙甘草,大枣,生姜,陈皮。

初四日:昨服八珍汤,夜间出软粪甚多,天明时,又下粪水一次,真原稍复,能食薄粥少许,但咳嗽稍定,痰未活动,仍用小青龙汤,服后再议。麻黄,细辛,桂枝,干姜,白芍,半夏,五味。

初五日:服小青龙汤,痰已活动,白沫亦无,面上浮肿尽消。然经方能直入巢穴,只能暂用。连日已行燥粪三次,又见稀粪,上中下三焦皆属空虚,胃气未开,薄粥仍然少许,宜温补脾肾气血为法。炙黄芪,潞党参,炒白术,白茯神,破故纸,缩砂仁,炮姜炭,熟附子,全当归,大川芎,炙甘草,大枣,生姜。

初六日:自邪热一退,即用真武汤,继用温补脾肾。不料燥粪出尽,一夜连泻稀水三次,病后泄泻滞下,用药更难。阅方徐二君之法,大黄连用十日,不但大便未通,反将阴寒之气结聚腹中,以致日夜肠鸣幽幽,如走水状。仍宗前法,加温暖肠胃之品。煨肉果,吴茱萸,熟附子,炮姜炭,白茯神,炒白术,炙黄芪,潞党参,破故纸,炙甘草。

初七日:两手关脉见弦,阴阳不和,夜半大便,易于受凉。时将未初,骤然寒热两时,汗出直至足底,被褥皆湿,夜半又下软粪一次。窃思病后汗多,恐阳气衰微,拟参附汤以扶阳固气。予谓治病难,而养病亦不易也。潞党参,熟附子。

初八日,连日寅刻大便,起坐床上,天尚未明,而寒气更甚,又泄泻三次,体虚之人,焉能不受寒凉?随看两手关脉,弦而有力,是虚疟来派。幸而寒热时候不大,只胸腹时觉膨胀,小便混浊黄色。以补中益气汤,升清降浊,待疟疾转正,再议。潞党参,升麻,柴胡,陈皮,当归,炙黄芪,於术,炙草,生姜,大枣,白茯苓。

初九日:脉弦不平,阴阳未调,已转间日疟疾,先寒后热,约两时许,热退汗收,被褥全行汗湿,而手指冰冷,特恐汗多亡阳。幸喜泄泻已止,寒渐化热,日夜食稀粥汤数次。惜无人参调补,只好重用党参以代之,兼固阳气,庶将来病愈后,真元易于充复,参附汤主之。潞党参,熟附子。

初十日:疟不当期,脾腹时觉膨胀,小便混浊,余皆平安。以小柴胡汤轻剂,直入少阳,以探病机,佐猪苓以分清浊。柴胡,半夏,黄芩,党参,炙草,猪苓,生姜,大枣。

十一日:疟来已早两时,寒去热退汗止,似乎稍松,记日来已三次汗多,屡潮被褥,指尖不冷,只觉胸腹膨胀而响,小便混浊,精神疲困而已,独参汤主之。潞党参。

十二日:疟不当期,余皆平安,如果来日再至,恐病久汗大,难以支持。仍用少阳经重剂加猛药,直入巢穴,所谓不入虎穴,焉得虎子。若不即除,延久恐难制伏。柴胡,党参,枯芩,常山,花粉,半夏,猪苓,知母,甘草,生姜,大枣。

十三日:昨用猛药,欲是行险侥幸,而疟疾竟除,一大快事也。今仍以独参汤主之。潞党参。

十四日：精神渐复，薄粥频添，惟胸腹膨胀，小便混浊，浑身作痒，此汗出潮湿所致，无碍也。从此小心调理，指日可以痊愈，五苓散主之。炒白术，猪苓，泽泻，茯苓，肉桂心。

十五日：小便混浊，业已分清，大便如常，并无虚热潮热等证，只有胸腹膨胀时响。《经》云：饮食后作胀，其胀在肠胃；不饮食亦胀而响，其胀在脾。水气结聚，脾为所困，经所谓胀满之证也。宗景岳人参四磨饮，合五皮饮加减。大腹皮，真陈皮，茯苓皮，制川朴，老苏梗，潞党参。

十七日：腹胀已松，仍宗前法。大腹皮，真陈皮，制川朴，茯苓皮，潞党参，老苏梗，炒枳壳。

十九日：腹中膨胀已消，惟饮食下咽，下气上逆，泄气而消。揣其病情，是清浊之气升降失和耳。现两足软弱，步履维艰，仍宜睡养，切勿勉强，致生别端，仿七气汤。熟半夏，制川朴，白茯苓，紫苏叶，玫瑰花，鲜生姜。

二十七日：睡亦安宁，二便如常，且素患内痔，便后有血，或有或无，近食面饭，颇有滋味，两足仍然软弱，再用调补之剂，五十日即可复原。予细查前方，不觉心胆惊悸，始知死里逃生之病，仲侯受之，而用出奇行险之方，予一心主之。药到病除者，有神助焉。回忆乙亥冬，扬州太守英公，病亦危险，于一药而除七年之疾。仲侯与英公，病虽不同，其事则一也，予并志之。党参，萸肉，茯神，枸杞，山药，苁蓉，炙草，枣仁。

十一月十五日：予切脉，幼得《太素》之传，仲侯品格清高，容止谦顺，将来福泽，未可限量。惟大病甫痊，精气未复，务当慎风寒，节饮食，则天地六淫之气自然不侵于内。予自十月二十八日，由凤回邗，仲侯半月以来，连下宿粪大小百余枚，惟日间多坐，夜间两足微肿，虚汗频有，大便间或有血。是水寒土湿、木郁风动之故，当补火燥土，暖血温肝，即痔血亦以此法通之。炒於术，大生地，炒黄芩，清阿胶，熟附子，炙甘草，老桂枝，鲜扁柏，灶心土。（《青霞医案》）

张士骧

脐下小腹积如鸡卵，日见其大，虽能左右移动，仍不离小腹部位，两年来攻伐消水迅利之药，服之殆遍，病未能除，元气大伤，每月例胀一次，不治亦能自消，诊脉沉弦而牢。石水为患，宜进真武汤，王道缓攻之法。云茯苓三钱，生白术二钱，炒白芍三钱，熟附子二钱，大生地三钱，甘遂末一钱。连服五六剂，其积略小，再加腹皮三钱，间日一服，其积渐消七八，仅如酒杯大，嗣去腹皮、甘遂，十余剂而痊。（《雪雅堂医案》）

赵海仙

气体素虚，肚腹膨胀，漉漉有声，间有喘咳，四肢酸软。脉细濡，舌色淡白。此系肾中阳气不足，拟用真武汤加味。茯苓三钱，熟附片一钱五分，川朴（炒）一钱，粉甘草五分，野於术一钱五分，淡干姜（五味子七粒同杵）五分，半夏粉一钱，煅紫石英三钱，杭白芍二钱，

北细辛一分,化橘红五分,胡桃肉二钱。(《寿石轩医案》)

戚云门

宋大年令政。则九窍不利,以至阴之藏,不得阳和舒布,斯水谷入胃,传送不行,清浊混乱,遂成腹满肿胀之病,此《经》旨所谓藏寒生满病。三阴结,谓之水也。病者胎前即患喘咳,产后继以肿胀,经今百日有余,脉来微弱无神,在右尤甚。可知气血式微,中焦窒塞,升降无由。州都失职,决渎不宣,日居月诸,灌入隧道,津液脂血,浸淫洋溢,悉化为水。总由中央孤藏无气,不能灌溉四旁,以镇流行,则水湿泛滥而难支矣。读《病机一十九条》,所以胀病独归脾土,盖脾损不能散精于肺,则病于上,胃损不能司肾之关钥,则病于上,三焦俱病,以肾纯阴之剂投之,求其向愈,岂可得乎?勉拟东垣脾宜升胃宜降,合以回阳,不失乎人事之当尽也可。真武汤加肉桂。(《龙砂八家医案》)

郭敬三

范敖氏。体素孱弱,偶患咳嗽吐痰,少食怯风,牙床肿痛,口不能开。伊翁以为阳明胃火,用白虎汤,石膏用至二两之多,数剂转剧,延余往诊。脉微细而迟,乃少阴阴邪上逆,假热真寒之证,用真武汤,加干姜、五味、细辛,一剂牙床肿痛即消,咳嗽亦减,连进数剂而愈。此病所现之证,似乎阳邪,而脉则微细虚迟,纯是少阴寒证,若不凭脉,必至误事,所谓舍证从脉也。

尚按:此案之真寒假热,连前案寒饮上逆,皆凭脉断病,活用经方,收效敏捷。彼诋中医者,谓脉不足诊,不知彼曾临证否?抑曾临此大证否?若徒为争饭碗计,则挑葱卖蒜,亦可谋生,何必出此罪戾之举?虽然事实终胜难办,为斯言也,又岂足以服中医之心哉,更岂能以一手掩尽天下之耳目哉。呜呼!可以休矣。(《萧评郭敬三医案》)

王孟英

一叟患滞下,色白不黏,不饥不渴,腹微痛而不胀。孟英切脉迟微。进大剂真武汤加参而愈。(《王氏医案续编》)

【评析】 真武汤出自《伤寒论》第82条:"太阳病发汗,汗出不解,其人仍发热,心下悸,头眩,身瞤动,振振欲擗地者,真武汤主之。茯苓、芍药、生姜(切)各三两,白术二两,附子(炮,去皮,破八片)一枚。上五味,以水八升,煮取三升,去滓,温服七合,日三服。"《伤寒论》第316条言:"少阴病二三日不已,至四五日,腹痛,小便不利,四肢沉重疼痛,自下利者,此为有水气,其人或咳,或小便利,或下利,或呕者,真武汤主之。"

真武汤方中以辛热之附子为君,主入心肾,温补命门真火,阳气来复则水津运行有度。茯苓淡渗利水,通调三焦;生姜辛开肺气,宣通毛窍,温化水饮又能达邪出表。此二药助君以温阳散寒,化气利水,为臣药。白术健脾除湿以助水津运行,白芍滋阴柔肝,调理肝之疏泄,缓解经脉痉挛,并利小便。五药相合,共同温阳利水,使阳复阴化水行。

在上述古代名家医案中,运用真武汤的名家有孙兆、滑寿、郑重光、王式钰、叶天士、薛雪、吴瑭、陈念祖、何元长、方略、谢映庐、温存厚、钱艺、沈登阶、张士骧、赵海仙、戚云门、郭敬三、王孟英19位,相关著作21部,相关医案50余则,涉及伤寒、咳嗽、痰饮、痢疾、瘟疫、霍乱、厥脱、汗证、呕吐、腹胀、泄泻、臌胀、虫病、结核、产后水肿、耳痛等病症。其中伤寒案最多,占比接近三分之一,或与《伤寒论》载其治疗太阳病有关。

分析诸位名家之运用,沈登阶治寒凝下焦之伤寒秋燥常以原方主之,或加猪胆、蜂蜜以通燥粪。滑寿治多汗亡阳之伤寒、厥脱及"阴甚格阳"之汗证,常以原方主之。孙兆治"肾气不足"之太阳经病,亦以原方主之。郑重光治吐汗亡阳及寒邪直入少阴之伤寒,以真武汤换干姜、生附子,加人参,以强回阳固脱之功;对于"厥阴不回阳,邪搏于里"之伤寒,以原方主之;对于"亡阳危证"之瘟疫,合理中以回阳散斑。陈念祖治"虚阳内动"之伤寒及阳气不振之痰饮与卫虚不固之汗证,以原方主之;对于"真火不足"之咳嗽,加五味子、细辛,以增敛肺温肺之功。叶天士治"脾肾阳虚"之痰饮加人参益气扶阳;阳气衰微之痰饮,加川椒、桂枝通其阳以扫阴氛;疗"寒湿伤脾"之腹胀,以胡芦巴易术,增其散寒之功;治"阳伤浊壅"之腹胀,加泽泻、椒目,以温阳泻浊。薛雪治误攻伤胃之痰饮,常以原方主之。吴瑭治"少阴独盛"之痰饮,加左金丸、薏苡仁以温其胃肾。王孟英治虚寒之痢疾,加参而愈。温存厚治"肾中无火"之霍乱,多径予原方;治命门火衰之泄泻,合四神丸温固肾火。何元长治"脾虚失化"之腹胀,加腹皮、防己、薏苡仁、陈皮,健脾利水;治肝脾虚衰之臌胀,加菟丝子、肉桂、枸杞等,重在温补肝脾。王式钰治"湿淫下焦"之水肿,加干姜以温中镇水。赵海仙治"肾阳不足"之鼓胀,加陈、夏、厚朴,兼平喘咳。张士骧治真元大伤之癥瘕积聚,加生地、甘遂末,意以缓攻之法。郭敬三治"阴邪上逆"之真寒假热,多加干姜、五味、细辛以增温补肺肾之效。方略治"体素阳虚"之耳痛,用真武汤原方,功在温肾固阳。

从上可以看出,古代医家在运用真武汤时,多着眼于肾阳虚衰,而非水湿泛溢。医案中常有"肾气不足""真火不足""阳伤浊壅""肾中无火""肾阳不足""脾肾阳虚"等字眼,此点可作为真武汤临床用方的辨证要点,这也提示我们不要只关注水湿泛溢之表象,而应抓住真阳不足之核心。诸多医家将真武汤归属肾阳虚证,而非水气病证中,即含此理。

真武汤临床应用广泛,现代医家采用本方治疗的病症颇多,如缓慢性心律失常、慢性心功能不全、肺源性心脏病、慢性肾小球肾炎、糖尿病肾病、慢性心功能不全、变应性鼻炎、尿毒症、甲状腺功能减退、前列腺增生症、慢性结肠炎、非酒精性脂肪性肝病、肝硬化腹水、狼疮性肾炎、心肾综合征等。

小 建 中 汤

孙文垣

张道南先生内人，以饮食忤于气，因腹痛不饮食五日矣。逆予诊之，两寸关弦，尺滑。予曰：此上焦气虚，下有郁滞也。以姜黄、青皮为君，山楂、槟榔、当归、杏仁、乌药、枳壳为臣，柴胡、木香为佐，吴茱萸为使。服后气稍顺。然后用葱二斤，煎汤浴洗腰腹，即将熟葱擦摩腰腹，使气通透，洗毕即安卧少顷。其夜大便通，先下皆黑硬结块，后皆水，此积滞行而正气虚也。以建中汤加山楂、茯苓、泽泻、柴胡、香附、姜连调摄之而痊。（《孙文垣医案》）

吴勉斋年近五十，有腹痛疾，或作或止，性极急，多躁多怒，今痛在当脐，不间昼夜，市里医者为下之，已五日，大便虽泻，痛则尤甚，饮食不进，手足清冷，形神俱倦，脉仅四至，重按则伏而有力，此由攻克太过，寒凉伤脾，脾虚则中气不运，积反凝滞，以故大便虽泻，而积不行，痛终不减也。治当立建中气为主，中气一回，痛当立止。先与海藏五神丸一钱，滚水送下，以止其痛。此丸补接元气，安和五脏，升降阴阳，极有神应，故名五神丸（方出《医垒元戎》第十卷中）。再用小建中汤，调肝养脾。盖脐下乃肝经部位，惟此汤乃对症剂也。白芍（酒炒）三钱，炙甘草一钱五分，桂心一钱，加香附一钱，生姜三片，水煎服。午牌进药，未牌已报痛止。因其夜进粥太频，且食鸭汁，撼动余积，腹又作痛，且加胀闷，面有浮气，里急后重。与四平丸而渐定。外以二陈汤加香附、砂仁、苍术、厚朴、山楂，腹中始觉宽快，三日无恙。又纵恣口腹，大啖肥甘，糕、粽、肉、鸡之类，不饱不止，腹中大痛，时刻难存，欲吐则食已下膈，欲泻则食尚未入肠，自喊叫云，可取木香槟榔丸、大承气汤，急与我下之，虽死无憾。予谕之曰：据痛虽甚，腹则不坚，顾今日适届冬节，礼曰：先旺于至日，闭关安静，以养微阳，曷敢以大寒峻剂，而汨天和乎？设不得已，只须柏树东行根上白皮一钱，长流水煎饮之，一服可愈也。夜已二鼓，觅而煎服，天明泻三五行，痛减大半。仍以小建中汤和之，痛又旋减，唯脐下尚不脱然，常常以热手重熨之，大便欲行，及至厕，又不解，知其血少而气不调。用熟地三钱，白芍一钱，杏仁二钱，乌药一钱，木香五分，水煎饮既，下黑粪甚多，十年腹痛沉疴，从此不再复萌。此后勉斋常语人曰：吾得孙公五神丸、柏根皮、小建中汤三法，不啻脱胎换骨，数年来，岂惟饮食增加，即步履轻便，捷若少壮，皆孙君赐也。亲友有求其三法者，畀而服之，捷若桴鼓，彼家谓予殆三生夙缘云。（《孙文垣医案》）

有臧氏之妇，原以有痰火，服降火之药过多，至秋痰积，因令气，下行而滞于大肠，脐边有硬块,按之甚痛,痢下红白八日,下惟点滴,日夜二十余行,腹痛潮热,口渴,小水不利,大便里急后重,饮食不进,身重不能转侧。予诊之,喜左脉皆有神气,即从刘守真之法,行血则便脓自愈,调气则后重自除治之。用白芍药、滑石、桃仁为君,当归为臣,木香、槟榔、山楂、酒芩、酒连、枳壳为佐,服下大便稍流利,腹中稍宽舒,次日仍与前药,则滞下大行,痢减大半。第三日,用芍药、当归、滑石、桃仁、炙甘草、酒连、木香,与保和丸同服,下午大便行,上午所服丸药,随粪而下。乃知积滞已尽,诸症悉减,惟脐边痛未全止。以仲景小建中汤加当归、木香,服之而安。(《孙文垣医案》)

邵敬圃令眷,常胃脘痛,由气郁而起。近以产后下痢红白,而胃脘之痛不止。汗多,六脉滑大无力。法当收敛。以小建中汤为主,白芍药(酒炒)四钱,炙甘草一钱半,桂皮、五灵脂(醋炒)各一钱,香附、棠球子各八分,水煎饮之,痛减,汗未全敛。次日前方加御米壳醋炒过一钱,两帖全止。(《孙文垣医案》)

张一尹近川翁。始以内伤外感,过服发散消导之剂,致胃脘当心而痛,六脉皆弦而弱,此法当补而敛之也。白芍药(酒炒)五钱,炙甘草三钱,桂枝一钱半,香附一钱,大枣三枚,饴糖一合,煎服一帖而瘳。(《孙文垣医案》)

吴见南令郎心脾痛。因劳倦而致,每痛必得可口之物压之立止。两腿生疮。右脉滑,左脉弱。以白芍药三钱,甘草一钱五分,白蒺藜、碧胡麻各一钱,当归、黄柏各八分,石菖蒲、白茯苓各六分,四剂而痛止。仍用小建中汤,减去桂枝,加黄柏、苍耳子、白蒺藜、何首乌,炼蜜为丸,服之疮亦寻愈。(《孙文垣医案》)

吴仰玄先生,患胃脘痛,痛则彻于背,以手重按之少止,痛时冷汗如雨,脉涩,此气虚而痛也。以小建中汤加御米壳服之而愈。(《孙文垣医案》)

许叔微

一乡人邱生者病伤寒,许为诊视,发热,头痛烦渴,脉虽浮数而无力,尺以下迟而弱。许曰:虽麻黄证,而尺迟弱。仲景云:尺中迟者,荣气不足,血气微少,未可发汗。用建中汤加当归、黄芪令饮。翌日脉尚尔,其家煎迫,日夜督发汗药,言几不逊矣。许忍之,但只用建中调荣而已。至五日尺部方应,遂投麻黄汤,啜二服,发狂,须臾稍定,略睡,已得汗矣。信知此事为难,仲景虽云不避晨夜即宜便治,医者须察其表里虚实,待其时日。若不循次第,暂时得安,亏损五脏,以促寿限,何足贵也。(《名医类案》)

朱丹溪

一人于六月投渊取鱼,至秋深雨凉,半夜小腹痛甚,大汗。脉沉弦细实,重取如循刀责责然。与大承气汤加桂二服,微利痛止。仍连日于申酉时(申酉为足太阳、少阴)复痛,坚硬不可近,每与前药,得微利,痛暂止。于前药加桃仁泥,下紫黑血升余,痛亦止。脉虽稍减而责责然犹在,又以前药加川附子,下大便五行,亦得温即行。有紫黑血如破絮者二升而愈。又伤食,于酉时复痛,在脐腹间,脉和,与小建中汤,一服而愈。(《名医类案》)

朱丹溪治一男子,家贫而多劳,十一月得寒病,时吐三两口血,六脉紧涩。一日,食减中痞,医投温胆汤、枳桔汤,三日后,发微热,口干不渴,口中有痰。此感寒也。询之,云:因十日前,霜中曾三四次渡溪水,心下有悲泣事,腹亦饥。遂以小建中汤去白芍加桔梗、陈皮、半夏,四帖而安。(《续名医类案》)

郑重光

吴斡庭文学,年二十余,本质阴虚,秋病疟,至冬未瘥,迎往真州以治之。病已五月,疟邪虽轻,而真阴大损。因病中时时梦遗,不能禁固,致疟不瘳,脉弦细数而无力,畏寒不欲揭帐,胁肋气冲而痛,脐有动气,半身不能侧卧,腰膝酸疼,不能久立,间或咳嗽,自汗盗汗,而阴毛皆变白色,证现肝肾两虚。检其前方,皆柴、芩、二陈、二母、鳖甲清疏之品,间有用人参、白术者,亦未服。余主补阴,俾邪自解,用桂枝、当归、赤芍、何首乌、葳蕤、茯苓、人参、甘草,姜枣为引,仿建中汤治法。因当脐动气,胁肋气冲,皆肝肾之病,故不用芪、术也。外朝服枸菟丸以固精,全不作疟治,半月而疟止矣。后以参、芪入六味地黄汤,调治而康。(《素圃医案》)

叶天士

陈,二八。失血,前后心痛。归建中去姜。(《临证指南医案》)

宣,三五。痛而纳食稍安,病在脾络,因饥饿而得,当养中焦之营,甘以缓之,是其治法(饥伤)。归建中汤。(《临证指南医案》)

高。脉细下垂,高年久咳,腹痛泄泻,形神憔悴。乃病伤难复,非攻病药石可愈,拟进甘缓法(中虚腹痛)。炙甘草,炒白芍,炒饴糖,茯神,南枣。(《临证指南医案》)

某。向有背痛,尚在劳力,气逆咳血,乃劳伤病也。归建中去姜,加茯苓。(《临证指南医案》)

某,三十。脉软,不嗜食,腰酸无力,咳烦劳,营虚所致。当归,生白芍,桂枝木,茯苓,炙草,饴糖,煨姜,南枣。(《临证指南医案》)

杨,二八。内损,阴及阳分,即为劳怯,胃弱少纳,当以建中汤加人参。(《临证指南医案》)

朱,二七。既暮身热,汗出早凉,仍任劳办事,食减半,色脉形肉不足,病属内损劳怯。人参小建中汤。(《临证指南医案》)

某。阳伤背寒,胃伤谷减。小建中汤。(《临证指南医案》)

华,二十。此劳怯损伤不复之病,已经食减,便溏,欲呕,腹痛,二气交伤,然后天为急,舍仲景建中法,都是盲医矣。建中汤去糖,加人参。(《临证指南医案》)

杜,二八。积劳思虑,内损失血,久病秋季再发,乃夏暑气泄,劳则气愈泄不收,络空动沸,此与阴虚有别,色脉胃减,凉降非法,人参建中汤。(《临证指南医案》)

陆。脉细形瘦,血后久咳不已,复加喘促,缘内损不肯充复,所投药饵,肺药理嗽居多,当此天令收肃,根蒂力怯,无以摄纳,阴乏恋阳,多升少降,静坐勉可支撑,身动勃勃气泛,所纳食物,仅得其悍气,未能充养精神矣,是本身精气暗损为病,非草木攻涤可却,山林寂静,兼用元功,经年按法,使阴阳渐交,而生生自振,徒求诸医药,恐未必有当,建中汤去姜加茯苓。(《临证指南医案》)

某。脉弱无力,发热汗出,久咳形冷,减食过半,显然内损成劳,大忌寒凉清热治嗽,姑与建中法,冀得加谷经行,犹可调摄。桂枝五分,生白芍一钱半,炙草五分,枣肉三钱,饴糖二钱,归身一钱半。(《临证指南医案》)

某。色白肌柔,气分不足,风温上受而咳,病固轻浅,无如羌防辛温,膏知沉寒,药重已过病所,阳伤背寒,胃伤减谷,病恙仍若,身体先惫,问谁之过欤? 小建中汤。(《临证指南医案》)

某,二四。脉弦右大,久嗽,背寒盗汗。小建中去姜,加茯神。(《临证指南医案》)

姜。劳烦哮喘,是为气虚。盖肺主气,为出气之脏,气出太过,但泄不收,则散越多喘,是喘症之属虚。故益肺气药皆甘,补土母以生子。若上气散越已久,耳目诸窍之阻,皆清阳不司转旋之机,不必缕治。人参建中汤去姜。(《临证指南医案》)

马。虚损脉弦,久嗽食减。小建中去姜。(《临证指南医案》)

王。面色㿠白,脉来细促,久嗽不已,减食腹痛便溏,经闭半载。此三焦脏真皆损,干血劳怯之疴,极难调治,俗医儿嗽见热,多投清肺寒凉,生气断尽,何以挽回? 归建中汤去姜。(《临证指南医案》)

徐,二六。胃减,痰血频发,上年误服玄参、山栀,致便溏泻,此受苦滑寒凉之累。人参建中汤。(《种福堂公选医案》)

脉细咳逆,不得侧眠,肌消色夺,经水已闭,食减便溏。久病损及三阴,渐至胃气欲败,药饵难挽。拟进建中法,冀得胃旺纳谷,庶几带疾延年。建中汤去姜。(《种福堂公选医案》)

痢止咳频,脉虚形寒,多悸。进甘缓法,小建中去姜,加玉竹。(《叶氏医案存真》)

黄家巷,廿七。色夺脉促,寒露霜降嗽甚,风冷形肌凛凛,卫阳疏,气易泄也。小建中汤。(《叶氏医案存真》)

许,五十岁。劳倦伤阳失血,庸医以凉药再伤气分之阳,指麻身痛,法当甘温。人参当归建中汤去姜。(《叶天士晚年方案真本》)

吴,廿三岁。夏病入秋嗽血,外寒内热,乃虚症。阴阳交伤,色萎黄。脉大濡,可与人参建中汤。(《叶天士晚年方案真本》)

范,湖州,二十五岁。形色黄瘦,脘痛呛血,问纳食减平日之七,自初春至霜降不得醒复。此内损七情,淹淹劳怯。若不扶其脾胃,但以嗽呛为治,殆不可为矣。参归建中汤。(《叶天士晚年方案真本》)

张,廿九岁。劳伤阳气,当壮盛年岁,自能保养安逸,气旺可愈。人参当归建中汤。(《叶天士晚年方案真本》)

顾。劳伤形气寒,脉小失血,乱药伤胃食减。必用人参益胃,凉药治嗽必死。人参,炙草,南枣,饴糖,当归,白芍,桂枝。(《叶天士晚年方案真本》)

叶,十七岁。冲气自下而起,丹溪谓上升从肝而出。木侮胃,食少呛逆,不得著枕卧眠。夏热时,风迎胸痛,艾灸稍安。久恙阳微,须用甘温。前法皆以疏通不效,本虚无疑。《金匮》见肝之病,必先理脾胃,防患于克制尔。人参建中汤。(《叶天士晚年方案真本》)

钱,娄门,十七岁。少年面色青黄,脉小无神,自幼频有呕吐,是后天饮食寒暄,致中气不足。咳嗽非外感,不宜散泄,小建中汤法主之。(《叶天士晚年方案真本》)

吴,三十五岁。据述咽中气冲即起咳嗽。经年调治,渐致食减力乏,此皆不分外因,徒受治痰治嗽之累。凡久恙当问寝食,参视形色脉象。越人谓下损及胃是已。建中法。(《叶天士晚年方案真本》)

沈,三十三岁。初春时候尚冷,水涸开湖,挑脚劳力,居于寒湿冷处,是脱力内伤气弱,嗽加寒热,大忌发散清肺。小建中汤。(《叶天士晚年方案真本》)

秦,三十九岁。劳心力办事,气怯神耗致病。医咳嗽失血,多以清凉为药。视其形色脉象,凡劳伤治嗽药不惟无效,必胃口日疲。小建中汤。(《叶天士晚年方案真本》)

吴,三十二岁。述暑伏减食,即热伤气之征。中秋节令,知饥未得加餐。大凡损怯之精血枯寂,必资安谷生精,勿徒味厚药滋滞。小建中汤。(《叶天士晚年方案真本》)

尤　怡

肝脏失调,侵脾则腹痛,侮肺则干咳,病从内生,非外感客邪之比。是宜内和脏气,不当外夺卫气者也。但脉弱而数,形瘦色槁,上热下寒,根本已漓,恐难全愈。归身,白芍,炙草,茯苓,桂枝,饴糖。

诒按:此内补建中法,宜于腹痛,而不宜于干咳。宜加清肝保肺之味,乃为周匝。[《(评选)静香楼医案》]

薛　雪

少年奔走劳动,动则阳升,阳气不主内守,咳非外感,岂必肺伤,必情志未坚,龙相内灼,冲阳上举致咳。知见咳治肺,非辛解,即寒凉,治不中病,徒耗胃口,食减,其病日凶。病人自述,自腰以下筋脉不束,竟夜不寐,晨必咳呕。中下损极,显然明白。桂枝木,南枣肉,炙黑草,白芍,白饴糖。(《扫叶庄一瓢老人医案》)

病乃阴伤,已及阳分,形羸背寒,河车丸包举填精,究属浊阴之药,必兼建立中阳,以崇生气。若医咳治血滋阴,必然败坏决裂。紫衣胡桃,米糖,煨姜,南枣肉,白芍,炙甘草。(《扫叶庄一瓢老人医案》)

诊脉左部弦大,若有锋锐,右脉如数,按之虚濡。述上秋失血,夏季再发,交秋咳嗽甚,必食谷哕呕而出。凡人身左升主肝,右升主肺,左升太过,必右降不及,木反刑金,气不肃化而咳,咳甚而呕。况冲年阴火易动,龙相交炽,胃少宁静。越人有下损及胃之文,此皆内动精气之羔。苟非屏绝欲念怒劳,徒以药饵为治,草木无情之物,不能充精益髓耳。人参,饴糖浆,蜜炒新会皮,炙甘草,生白芍,南枣肉。(《扫叶庄一瓢老人医案》)

色㿠白,脉小不食不饥,便溏不爽,久坐脊骨痛软,行动如喘。此精气内夺,失血内损未复,更加时疟再伤,涎沫涌吐,五液所化,非阴腻之药所宜用。参建中汤去姜。(《扫叶庄一瓢老人医案》)

面黄肌瘦,脉数虚,形寒食少,乃劳倦致伤,不可为外感有余,议用小建中汤。(《扫叶庄一瓢老人医案》)

脉涩缓无神,胁痛吐痰腥秽,渐至减食,短气寒热,肝病入胃显然,劳伤不复。当归建中汤去姜。(《扫叶庄一瓢老人医案》)

虚损暴寒外袭。小建中汤。(《扫叶庄一瓢老人医案》)

缪遵义

肝邪偶有所触则发,遇寒遇郁,或饥饱不时,尤易扰动,见于两胁肝部也。口涌甜水,脾滞也,木乘土,用建中法。桂枝木,当归,橘饼皮,煨姜,炙草,香附,橘络,南枣。(《缪氏医案》)

脘中常痛,病起于劳倦伤中,用建中法极合,当即以此加减。桂枝,当归,肉桂,橘饼,炙草,煨姜,南枣。(《缪氏医案》)

胃脘痛,右关弱而不鼓,中阳式微,故肝邪乘之,用建中法。当归,炙草,香附,煨姜,官桂,炒大茴,橘饼,南枣。(《缪氏医案》)

吴 瑭

施,二十岁。形寒而六脉弦细,时而身热,先天不足,与诸虚不足之小建中法。芍药六钱,生姜四钱,大枣(去核)四枚,桂枝四钱,炙甘草三钱,胶糖(去渣化入)一两。前方服过六十剂,诸皆见效,阳虽转而虚未复,于前方内减姜、桂之半,加柔兼药与护阴法。大生地五钱,五味子二钱,麦冬(连心)四钱。(《吴鞠通医案》)

章。丙寅二月初九日。劳伤吐血,脉双弦。《金匮》谓:大则为虚,弦则为减,虚弦相搏,其名曰革,男子失精亡血诸不足,小建中汤主之。白芍六钱,桂枝四钱,炙甘草三钱,大枣二枚,生姜四钱,胶饴(去渣后入,上火二三沸)一两。(《吴鞠通医案》)

寿,二十岁。乙酉十一月十二日。怒伤吐血,两胁俱痛,六脉弦紧,误补难愈。凡怒伤肝郁,必有瘀血,故症现胁痛,一以活肝络为主,俟瘀血去净,而后可以补虚。新绛纱三钱,桃仁三钱,丹皮炭三钱,归须三钱,降香末三钱,苏子霜二钱,旋覆花三钱,广郁金二钱。煮三杯,分三次服。四帖。

二十二日:复诊脉之弦紧虽减,而未和缓,胁痛虽大减,而未净除,与原方去桃仁,加细生地五钱。四帖。

十二月初五日:六脉弦细而紧。《金匮》谓:脉双弦者寒也,弦则为减,男子失精亡血,小建中汤主之。怒伤吐血愈后,以小建中复阳生阴。焦白芍六钱,生姜三钱,桂枝三钱,大枣二枚,炙甘草三钱,胶饴(后化入)一两。

初九日:加丹皮三钱,麦冬三钱。服八帖。

十八日:诸症全愈,胃口大开,虚未全复,于原方加麦冬二钱,使分布津液于十二经脏,则虚从饮食中复矣。(《吴鞠通医案》)

姚,三十岁。乙酉五月初五日。六脉弦细而紧,劳伤吐血,诸虚不足,小建中汤主之。小建中汤加茯神四钱。共服二十一帖痊愈。(《吴鞠通医案》)

陈念祖

诊得脉象见弦,有寒饮在胃也,腹痛呕吐酸水,土被木克也,得食痛稍缓,是中虚之候,当扶土泄木,祛寒通阳为主,拟用加味小建中汤治之。桂枝木一钱,炒白芍三钱,人参二钱,制半夏二钱,焦白术三钱,陈皮一钱,干姜五分,川椒(炒)五分,炙甘草八分。水同煎服。(《南雅堂医案》)

诊得脉左小右虚,背恶寒,肢亦微冷,痰多兼呕,胃纳少。此症乃胃阳衰弱,卫气不足之故,宜以建中为主。人参二钱,炒归身二钱,桂枝八分,芍药一钱,大枣三枚。(《南雅堂医案》)

肺为华盖,位居最高,其体恶寒恶热,为出气之脏,气出太过,有泄无收,则散越多喘,证属虚候,故益肺之药,多取甘品,所谓补土生金,母子相益也。今上气散越已久,耳目诸窍被阻,皆清阳不司转旋之机,用建中法加减。人参二钱,桂枝木(炙)八分,炒白芍二钱,甘草一钱,五味子八分,饴糖三钱,水同煎服。(《南雅堂医案》)

脉弦,主胃有寒饮,胸脘作痛,呕吐酸水,乃木强侮土,得食则痛稍缓,系中虚之故,治宜泄木扶土,和中祛寒,用建中加味法。桂枝木八分,炒白芍一钱五分,干姜八分,炙甘草八分,制半夏一钱五分,川椒八分,人参一钱,白术(微炒)二钱,制香附五分。(《南雅堂医案》)

蒋宝素

脾虚湿热熏蒸,自汗频频不已,面戴阳色,心下怔忡,经来不能应月盈亏,饮食迟于运化,缘过劳神思。建中为主。上肉桂,大白芍,炙甘草,饴糖,生姜,大枣。(《问斋医案》)

谢映庐

辛卯冬月,有同道长子患伤寒病,畏寒头痛,发热无汗,屡服发散,汗不能出,热不能止,变痉而逝。其次子旋得此症,连进发表,皮肤干涩,发热愈炽。同道骇怖请视,告余曰:明是寒邪伤营,见症俱属外感,奈何汗之不应,又岂死症耶?余曰:辨证虽真,未能相体故耳。郎君关弦尺迟,面白露筋,乃中气虚而血不足,故寒邪外感,非滋其血液,何能作汗?汗既不出,热何由解?宜与当归建中汤。同道又欲减除饴糖。余曰:建中之用,妙义正在于此,且糖乃米谷所造,所谓汗生于谷也。如法啜之,果微汗热退而安。壬辰春,复闻乃郎患中虚气痛,缘脾向虚,肝木自强,且春升木旺之际,正宜补土荣肝,反以极力消导,竟堕前功,殊可惜耳。仲景建中汤加当归(仲景)。桂枝,生姜,芍药,甘草,大枣,饴糖,加当归。(《得心集医案》)

欧生石匠。夏间咳嗽,秋初益其,但云胸紧气促,似属伤寒感冒之症,然无寒热舌苔之据,且声音面色,俱属不足。此劳伤中气,土不生金,金气衰馁,气耗咳嗽无疑。惟胸紧气促,参、术难以骤进,姑先与建中汤,三服稍安,再加参、芪、当归、薏苡,数剂而瘥。建中汤。(《得心集医案》)

傅妇。素属阴亏,常宜斑龙丸。无病求诊,冀余写补剂。余曰:脉来弦紧而沉,有凝滞之状,腹中必有宿食,秋深恐成痢疾,目今调治,昔药非宜。况邪气久居肠胃,其脏气之虚实可知。但伏邪未溃,岂可暴攻?譬之贼兵方聚,未张其势,我等只宜先固城郭,以示其威,令其自散可耳。以四君子汤加枳壳一剂,服下腹中略响,正邪气缓散之征。讵妇女辈闻余言有滞积,竟私煎服浓姜茶二汤一碗,下咽之后,腹中绞痛难堪,下利数十行,头身大热,十指微冷。时值傍晚,急延余视。初不知其服姜茶汤也,谓曰:四君逐邪,果有如此之暴耶?因述所误。盖微积久伏,肠胃素薄可知,得此姜茶刮决之物,岂不大张其势。然至圊虽勤,所下甚少,余邪尚存未尽,而既已误治惹动其邪,无如乘其元气未败,再与疏通尽驱其邪,更以小剂行气之品一剂,泻下腹痛略减,但潮热指冷不除。次早复诊,问所下何物。视之,一团白沫,隐然秋深肠澼之征。此时人事困顿,脉仍弦紧,是知当理阳气,投建中汤以建立中气,弗投理中以复削其阳气,与《金匮》小建中汤一剂,其症悉瘥。愈后,余不禁自笑,盖初因未病,余为寻病治之,中因自误,余即以误治之法治之,末因脾阳衰弱,余全不以补药补之,见亦奇矣。而非见之奇,实见之先耳。小建中汤。芍药,桂枝,甘草,饴糖,姜,枣。(《得心集医案》)

钱　艺

平,左,朝阳门。气元不足,症似损怯。进建中既合病机,今参内补法。红枣五枚,生芪皮一钱半,细直地三钱,白芍一钱半,炙草五分,淮小麦三钱,益智仁三分,谷芽七钱,归身一钱半,地骨皮一钱半,川桂枝一分半。十帖愈。(《慎五堂治验录》)

王泰林

毛。产后腹痛,一载有余。营虚木郁,脾胃受戕,时作恶心,时吐酸水。用《千金》当归建中汤法。当归,炮姜炭,炙甘草,肉桂,川椒,白芍(吴萸炒),橘饼。(《王旭高临证医案》)

陈,十六岁。少年而体质本弱,六脉弦细而软,五更咳嗽,时而吐血。应照阳虚夹饮吐血论治,又劳者温之治法,与小建中汤,加茯苓、半夏。白芍(炒)六钱,姜半夏三钱,生姜三大片,桂枝四钱,云苓五钱,胶饴(化入)八钱,炙甘草三钱,大枣(去核)二枚。多服为妙。(《王旭高临证医案》)

姜宇瞻

产后脉涩而数,形羸气怯,腹痛腰疼,潮热心悸,将成蓐劳,症非轻可,宜建中汤。黄芪,云苓,白芍,甘草,桂枝,枣仁,丹参,广皮,香附,煨姜。(《龙砂八家医案》)

傅松元

王大福百家奴也,年五十余,初冬患伤寒,兼吐下,第七日热退未解,而起呃逆。余以小建中合陈、夏,加丁香、柿蒂、刀豆子,二服呃止,食进身和,调理半月而愈。(《医案摘奇》)

陆锦燧

产后气弱不能行血,血滞致腹痛,用和血理气之剂不应,拟当归建中法如何。归身,木香,官桂,焦白芍,橘核,炒小茴香,劈碎大枣,甘草,生姜,煎就加粥汤二三匙冲服。(《重固三何医案》)

王孟英

张慈斋室,自春间半产后发热有时,迄于季秋,广服滋阴之药,竟不能愈。其大父陈霭山延孟英诊脉,按之豁然。投当归补血汤而热退,继以小建中愈之。此众人用滋阴者,而孟英以阳和之品愈之,可见医在认证,不在执方也。(《王氏医案续编》)

邵兰荪

前药已效,寒热较轻,脉弦细,苔滑白,呛咳不已,腿腑酸楚。宜建中汤加减治之。当归二钱,炒白芍一钱五分,仙半夏一钱五分,紫菀一钱五分,桂枝七分,白石英三钱,广橘红一钱,豨莶草三钱,炙甘草五分,光杏仁三钱,茯苓四钱,引老姜三片,红枣四枚。四帖。(《邵氏医案》)

阮怀清

林。时值初春,厥阴司令。兹因脾肺虚寒,肝气横逆,右脐旁每致触动,痛苦异常,牵引腰背亦酸木胀痛。诊脉右迟弱,左弦长。理宜补土生金以制木。东洋参一钱半,炒白术二钱,川桂枝一钱半,川椒肉(炒)一钱半,白茯苓三钱,酒白芍三钱,炙甘草八分,淡吴萸(泡入)八分,炮老姜一钱半,紫沉香八分,大红枣三枚,饴糖冲服。(《阮氏医案》)

叶。素多忧郁,肝脾受伤,木不条达,土失健运,是以气血凝滞,经脉不和,腹内疼痛,饮食无多,主以当归建中汤加味。全当归二钱,川桂枝一钱,制香附一钱半,软柴胡八分,酒白芍二钱,炙甘草八分,元胡片一钱半,广木香八分,春砂仁八分,玫瑰花八朵,赤茯苓二钱,炒白术一钱半。(《阮氏医案》)

王。右脉涩滞,左脉濡弱,舌苔厚腻。此系元虚感暑,暑中兼湿,中阳被困,健运失常以致胸膈痞闷,肚腹疼痛,营卫不和,时觉寒热,或浊邪上干,头目昏胀,湿热下注,小水短黄。先拟解暑利湿,然后可以温补调元。广藿香一钱,连皮苓二钱,南京术一钱五分,白蔻仁(研冲)八分,水佩兰一钱,水法夏一钱五分,紫绍朴八分,广陈皮八分,细桂枝八分,川通草八分。

又:前经解暑利湿,稍觉见效,再诊六脉模糊,舌苔白滑,乃湿犹未清耳。盖土困中宫,水谷之精微不化,金无生气,阴阳之枢转不灵,清浊混淆,其湿从何而化乎?再进调中化湿,斯为合法。生白术一钱五分,广陈皮一钱,白茯苓二钱,生谷芽一钱五分,茅苍术一钱五分,水法夏一钱五分,炙甘草八分,生米仁三钱,紫绍朴一钱。

又:调中化湿见效,所嫌六脉细弱,五脏皆虚。究其最虚者,惟脾胃耳。中阳困弱,上下失调。然邪症虽退,而真元未复,拟用六君合建中,方列于后。西党参三钱,炒白术一钱五分,广陈皮一钱,酒白芍一钱五分,白茯苓二钱,炙甘草八分,水法夏一钱五分,川桂枝八分,广木香八分,春砂仁八分,老生姜三片,大红枣三枚。(《阮氏医案》)

蔡。右关细弱,左关弦强,舌中溜苔,系土衰木强,每致肝气横行,冲阳上逆,痛由左胁下渐及膈间,呕恶冲心,时刻难安,拟小建中汤加平肝降气法。酒白芍三钱,炙甘草八分,淡吴萸八分,玫瑰花八朵,川桂枝八分,川椒肉(炒)八分,紫沉香八分,紫石英三钱,生姜片三片,大枣三枚,饴糖二匙。(《阮氏医案》)

【评析】 小建中汤出自《伤寒论》及《金匮要略》。《伤寒论》第100条云:"伤寒,阳脉涩,阴脉弦,法当腹中急痛,先与小建中汤,不差者,小柴胡汤主之。小建中汤方:桂枝(去皮)三两,甘草(炙)二两,大枣(擘)十二枚,芍药六两,生姜(切)三两,胶饴一升。上六味,以水七升,煮取三升,去滓,内饴,更上微火消解,温服一升,日三服。"《伤寒论》第102条云:"伤寒二三日,心中悸而烦者,小建中汤主之。"《金匮要略·血痹虚劳病脉证并治第六》言:"虚劳里急,悸,衄,腹中痛,梦失精,四肢酸疼,手足烦热,咽干口燥,小建中汤主之。"《金匮要略·黄疸病脉证并治第十五》言:"男子黄,小便自利,当与虚劳小建中汤。"《金匮要略·妇人杂病脉证并治第二十二》言:"妇人腹中痛,小建中汤主之。"

小建中汤方中重用甘温饴糖为君,温补中焦,缓急止痛。桂枝辛温,能温阳气,祛寒邪;白芍酸甘,能养营阴,缓肝急,止腹痛,二者共为臣药。生姜温胃散寒,大枣补脾益气,二药共佐之。炙甘草益气和中,调和诸药。六药合用,共奏温中补虚、和里缓急之功。

运用小建中汤的医家有孙文垣、许叔微、朱丹溪、郑重光、叶天士、尤怡、薛雪、缪遵义、吴瑭、陈念祖、蒋宝素、谢映庐、钱艺、王泰林、姜宇瞻、傅松元、陆锦燧、王孟英、邵兰荪、阮怀清20位医家,涉及著作24部,相关医案78则,涉及感冒、暑温、伤寒、咳嗽、哮喘、痰饮、失音、痢疾、疟疾、胸痹、汗证、惊悸、厥证、胃脘痛、呃逆、腹痛、积滞、泄泻、黄疸、胁肋肿痛、咳血、衄血、呕血、麻木、便血、虚劳、闭经、产后寒热、蓐劳、产后腹痛、小儿咳喘等疾病。

上述名家医案中,孙文垣治积滞腹痛愈后正气虚者,小建中汤加山楂、茯苓、柴胡、香附等理气行滞之品调摄而痊;治脾胃虚寒,中气不运之脐周痛,小建中汤去饴糖,加香附调肝理脾或加当归、木香行血调气;治中焦虚衰之胃脘痛,常随症以小建中汤化裁主之,如症见下痢加五灵脂、山楂等活血消瘀之品。朱丹溪治伤食之腹痛,与小建中汤一剂而愈。郑重光治肝肾两虚之疟疾,仿小建中汤法,去饴糖加何首乌、葳蕤、人参等,补阴则疟邪解。叶天士运用小建中汤治疗虚劳、咳嗽、哮喘、咳血、闭经等诸多病症,有径用原方者,亦有加减运用者,如失血者多去姜加当归、人参等。尤怡治肝肾脾三脏受损之腹痛干咳,以小建中汤加清肝保肺之味。薛雪治劳伤虚劳,以小建中汤建中阳,兼痰饮者常去生姜主之。缪遵义治中虚肝乘之胃脘痛、胁痛、疟疾,常加当归、香附、橘饼等,增行气血之功。蒋宝素治"过劳忧思"所致闭经,用小建中汤以肉桂代桂枝,增强温阳之功。谢映庐治"劳伤中气,土不生金"之咳嗽,常加人参、黄芪、当归等补益气血;治腹痛下利症减后,中气不足,常与小建中汤。傅松元治呃逆,以小建中汤合陈皮、半夏、丁香、柿蒂、刀豆子,强降逆止呃之力。阮怀清治"脾肺虚寒,肝气横逆"之腹痛,以小建中汤加味补土生金以制木;治"土衰木弱"之胁痛,以小建中汤加平肝降气之味主之。

从上述分析可知,古代医家运用小建中汤时,并不拘泥于中焦虚寒证,见"虚"者皆可考虑用之。如医案中见"肝肾两虚""气虚而痛""营虚所致""阳虚夹饮""肝脾受伤"等字眼,或可成为小建中汤临床用方的辨证要点。在加减运用方面,补气者多加人参,补血者多加当归。

小建中汤的临床运用广泛。现代医家常用其治疗十二指肠溃疡、肠易激综合征、慢性胃炎、慢性乙型病毒性肝炎、慢性低血压病、心律失常、癫痫、焦虑症、痛风、失眠、痛经、更年期综合征、复发性口腔溃疡、小儿肠系膜淋巴结炎、小儿肠痉挛症等。笔者在临床上对于证属虚寒的慢性结肠炎、消化性溃疡、慢性浅表性胃炎、慢性萎缩性胃炎、功能性消化不良、便秘、顽固性呃逆、胃肠道恶性肿瘤术后等,常以小建中汤为基础方增损治疗,取效较好。

大 柴 胡 汤

许叔微

许学士叔微云：一乡人伤寒身热，大便不通，烦渴郁冒。医者用巴豆药下之，顷得溏利，宛然如旧。予视之，阳明结热在里，非大柴胡、承气等不可。巴豆止去积，不能荡涤邪热蕴毒。亟进大柴胡等，三服得汗而解（以下作汗，亦是一法）。（《名医类案》）

一人患伤寒，目痛鼻干，不得卧，大便不利，尺寸脉俱大，已数日，一夕汗出，许谓速以大柴胡下之。医骇曰：阳明自汗出，津液已漏，法当用蜜兑，果然稳当。何须用大黄药？许谓曰：子只知把稳，若用大柴胡，此仲景不传之妙，子殆未知也。乃竟用大柴胡，二帖而愈。仲景论阳明之病，多汗者急下之。人多谓已是自汗，若下之，岂不表里俱虚？又如论少阴云：少阴病一二日，口干燥者，急下之。人多谓病发于阴，得之日浅，但见干燥，若更下之，岂不阴气愈盛？举斯二者，则其疑惑者不可胜数。此仲景之书世人罕读也。予谓不然。仲景称急下之者，亦犹急当救表，急当救里耳。凡称急者有三处，谓才觉汗，未至津液干燥，便速下之，则为捷径，免致用蜜兑也。若胸中识得了了，自无可疑，若未能了了，误用之，反不若蜜兑为稳也。（《名医类案》）

江应宿

江应宿治休宁潘桂，年六十余。客淳安，患伤寒，亟买舟归。已十日不更衣，身热如火，目不识人，谵语烦躁，揭衣露体，知恶热也，小便秘涩，腹胀，脉沉滑。疾与大柴胡汤，腹中转矢气，小便通，再与桃仁承气汤，大下黑粪，热退身凉而愈。（《名医类案》）

汪廷元

邑尊桐冈王公。署中谭幕友病疫，神昏谵语，身热恶热，口苦耳聋，扬手掷足。医以阳症阴脉为难治，公乃延予。予曰：此脉厥也。邪在少阳阳明，热盛气壅，故脉厥。但时疫与伤寒所受不同，诸名家论之详矣。临症制宜，不可拘执。如此脉症，当兼清下以解其毒，可无忧也。公问愈期，予曰：七日可愈。遂仿大柴胡汤，柴胡、黄芩、芍药、枳实、石膏、大黄，为之两解，果如期而愈，公自是加敬焉。（《赤厓医案》）

陈念祖

外有寒热往来，内有热结痞痛，上则懊忱呕恶，下则大便溏臭，此新邪伏邪，湿热阻滞，表里三焦同病,易至变端,兹用表里两解之法,并以芳香逐秽者佐之。柴胡八分,制半夏二钱,赤芍一钱五分,郁金八分,枳实八分,瓜蒌仁二钱,川连八分,大黄(酒炒)一钱,白蔻仁八分,石菖蒲一钱,淡黄芩一钱五分。(《南雅堂医案》)

伏邪挟积,疟发日轻日重,重则神昏烦躁,起卧不安,乃食积蒸痰,邪热化火,痰火上蒙为患,防有风动痉厥之虞,脉象沉实,舌黄,邪在阳明,拟用通下法,仿大柴胡例,加减主治。柴胡四钱,半夏三钱,川朴一钱五分,枳实五分,大黄一钱,瓜蒌仁二钱,黄芩一钱五分,生姜三片,大枣两枚。(《南雅堂医案》)

蒋宝素

疟来七次,热忽不退,黄苔转黑起刺,烦躁不寐,妄语,溲浑赤,协热利,脉数,汗不达下,疟转伏邪,危症。柴胡根、黄芩、制半夏、尖槟榔、川厚朴、草果仁、枳实、赤芍药、炙甘草、生大黄、元明粉。(《问斋医案》)

王泰林

杨。年过花甲,病逾旬日,远途归家,舟车跋涉,脉沉神昧,舌强白,中心焦,身热不扬,手足寒冷,气短作呃,便泄溏臭。是属伏邪挟积、正虚邪陷之象。深虑厥脱。大黄、人参、制附子、柴胡、半夏、茯苓、陈皮、淡芩、泽泻、当归、枳实、丁香、柿蒂、竹茹。

渊按:虚象实象杂沓而至,立方最宜斟酌,如无实在把握,还从轻面着笔,否恐一误不可收拾。

复诊:症尚险重,再望转机。桂枝、柴胡、人参、白芍、川连、半夏、枳实、丁香、陈皮、蔻仁、炙甘草、竹茹。

三诊:伏暑化燥,劫津动风,舌黑唇焦,鼻煤齿燥,神昏,手指牵引。今早大便自通,据云病势略减。然两脉促疾,阴津消涸,邪火燎原,仍属险象,恐其复剧。犀角、羚羊角、鲜生地、元参、芦根、钩藤、鲜石斛、六一散、沙参、连翘、通草、天竺黄、枇杷叶、竹叶、珠黄散(另调服)。(《王旭高临证医案》)

浦。伏邪挟积,阻塞中宫。疟发日轻日重,重则神糊烦躁,起卧如狂。此乃食积蒸痰,邪热化火,痰火上蒙胞络,怕其风动痉厥。脉沉实而舌苔黄,邪积聚于阳明,法当通下,仿大柴胡例备商。柴胡、淡芩、川朴、枳实、生大黄、瓜蒌仁、半夏。

复诊:下后热净神清,竟若脱然无恙。惟是病退太速,仍恐变幻莫测。拟方再望转机。川连(姜汁炒)、陈皮、半夏、淡豆豉、淡芩、枳实、郁金、瓜蒌仁、六神曲、竹茹。病退太速,仍恐变幻,老练之言宜省。凡下后方法总以泻心加减,仍用栝蒌、枳实何也?盖因胸痞未舒,舌苔未化故耳。

三诊:昨日疟来,手足寒冷,即腹中气撑,上塞咽喉,几乎发厥,但不昏狂耳。此乃少阴疟邪,内陷厥阴,上走心胞为昏狂,下乘脾土为腹撑。脾与胃为表里,前日昏狂,病机偏在阳明,故法从下夺。今腹胀,舌白,脉细,病机偏在太阴,法当辛温通阳、转运中气为要。随机应变,急者为先,莫道用寒用热之不侔也。淡芩,半夏,陈皮,茯苓,熟附子,川朴,丁香,槟榔,草果,白蔻仁,通草。前方用寒,后方用热,随症用药,转换敏捷,不避俗嫌,的是一腔热血。

渊按:少阴阴邪,上凌君火,下乘脾土,《经》所谓气有余则制已所胜,而侮所不胜。案亦老练,必如此转语,方不为病家指摘,否则虽有热肠,亦招谤怨。

四诊:投姜附、达原、神香、二陈合剂,喉中汩汩痰声顿时即平,腹胀遂松。今脉缓大,神气安和,腹中微觉胀满,痰多黏腻。脾脏阳气虽通,寒热痰涎未化。仍宗前法,轻减其制。前方去附子、槟榔,又加大腹皮。

五诊:腹中之气稍平,湿热余邪未尽,所以微寒微热,仍归疟象。头胀身痛,知饥能食。法拟疏和,兼调营卫。二陈(去甘草),豆卷,青蒿,秦艽,焦六曲,谷芽,生姜,红枣。(《王旭高临证医案》)

陆。外有寒热起伏之势,里有热结痞痛之形,上为烦懊呕恶,下则便泄溏臭。此新邪伏邪,湿热积滞,表里三焦同病也,易至昏呃变端。拟从表里两解,佐以芳香逐秽。柴胡,生大黄,淡芩,枳实,半夏,川连,瓜蒌皮,赤苓,郁金,菖蒲,蔻仁。

复诊:投两解法,得汗得便,竟安两日。昨以起床照镜,开窗看菊,渐渐发热,热甚神糊,两目上视,几乎厥脱。逮黄昏,神渐清,热渐减,脉沉不起。据述热时舌色干红,热退舌色黄腻。此乃湿遏热炽,将燥未燥,将陷未陷,但阳症阴脉,相反可虞。勉拟河间甘露饮,涤热燥湿之中,更借桂以通阳,芩以通阴,复入草果祛太阴湿土之寒,知母清阳明燥金之热。甘露饮去滑石、白术,加茅术、草果、知母、姜汁、葱白头。(《王旭高临证医案》)

谢映庐

吴秀华。时值秋尽,头痛畏寒,略有潮热,食减便泄,来寓索方。予视面色晦黑,舌色干裂,因告之曰:内有湿热,外感风寒,当节口腹,免成疟痢,疏与小柴合平胃与服,病已霍然。殊伊归里房室不谨,食物不节,疟症果起。其疟寒少热多,自汗口渴,不能自支,自服理中丸。次日疟发颇重,延医称为热症,与石膏、知母之属,热势虽轻,却无退刻,乃热邪内陷,非热邪外解,果然里急后重,下痢红白相兼,烦渴谵语,其势转重。延予视时,人事昏惑,细按其脉,弦数劲指,重按有力,上则逆胸满,下则后重逼迫,中则腹痛拒按,且身虽发热,尚有头痛畏寒,此热邪内陷,气血怫郁,充斥三焦,故有谵语妄见,是表里内外交困,棘手重症矣。反复思议,非表里交攻之法,势所难挽,与仲景治伤寒发热、汗出不解、阳邪入里、热结在里、表邪未除、里邪又急之例相符,处以大柴胡汤。寒热红白顿除,谵语亦息。仍与前汤除枳实,再进而安,后与甘寒而健。噫!圣人之法,布在方策,倘能寻其端倪,而起一生于九死者,岂非仲景之徒哉?大柴胡汤:柴胡,半夏,黄芩,芍药,枳实,大黄,姜,枣。(《得心集医案》)

【评析】 大柴胡汤在《伤寒论》和《金匮要略》中均有记载。《伤寒论》第103言:"太阳病,过经十余日,反二三下之,后四五日,柴胡证仍在者,先与小柴胡汤。呕不止,心下急,郁郁微烦者,为未解也,与大柴胡汤,下之则愈。柴胡半斤,黄芩三两,芍药三两,半夏(洗)半升,生姜(切)五两,枳实(炙)四枚,大枣(擘)十二枚。上七味,以水一斗二升,煮取六升,去滓,再煎,温服一升,日三服。一方用大黄二两。若不加,恐不为大柴胡汤。"《伤寒论》第136条言:"伤寒十余日,热结在里,复往来寒热者,与大柴胡汤。但结胸,无大热者,此为水结在胸胁也。但头微汗出者,大陷胸汤主之。"《伤寒论》第165条言:"伤寒发热,汗出不解,心中痞硬,呕吐而下利者,大柴胡汤主之。"《金匮要略·腹满寒疝宿食病脉证治第十》云:"按之心下满痛者,此为实也,当下之,宜大柴胡汤。"

大柴胡汤以和解少阳的小柴胡汤与轻下阳明热结的小承气汤合方加减而成。方中重用柴胡为君,疏解少阳之邪;以黄芩为臣,清泄少阳郁热,二药合用,和解清热,以解少阳之邪。轻用大黄、枳实泻热通腑,以泻阳明热结,亦为臣药。芍药缓急止痛,半夏和胃降逆,生姜既增止呕之功,又解半夏之毒。此三味共为佐药。大枣补中益气,调和诸药,为佐使药。诸药合用,既不悖少阳禁下之原则,又可和解少阳、内泻热结,使少阳与阳明之邪得以分解,为治疗少阳阳明合病之代表方。

在上述古代名家医案中,运用大柴胡汤的名家有许叔微、江应宿、汪廷元、陈念祖、蒋宝素、王泰林、谢映庐7位,相关著作6部,相关医案12则,涉及伏暑、湿热、疟疾、感冒、痢疾、疟疾、瘟疫等病症。其中病属温病类的较多,或与《伤寒论》和《金匮要略》中载其治疗少阳阳明合病有关,符合温病发病表证与里热俱有的特点。

分析诸位名家之运用:许叔微治伤寒之外感寒热、大便不通者,常用原方。江应宿治伤寒之热甚小便秘涩、谵语烦躁者,亦取原方。王泰林治正虚邪陷、虚实夹杂之伏暑,见身冷、呃逆,去姜枣,益人参、附子以补虚温阳,加丁香、柿蒂、竹茹等降逆止呃;治伏暑中阻、烦躁如狂者,去姜枣,加厚朴、瓜蒌仁泻下,下后热净神清;治伏暑内结、外有寒热者,去姜枣,加黄连、瓜蒌皮、赤茯苓、郁金、石菖蒲、白豆蔻以清热除烦。陈念祖治外有寒热、湿热内蕴之证,去姜枣,加白豆蔻、石菖蒲、瓜蒌、黄连等清热燥湿;治邪伏郁热之疟疾,加厚朴、瓜蒌理气泻下以通阳明。谢映庐治外感风寒、热邪内陷之痢疾,见神昏谵语者,采用原方。蒋宝素治邪毒内陷之疟疾,见高热、烦躁者,去姜枣,加芒硝、槟榔、草果、厚朴以增强泻下清热燥湿之功。汪廷元治邪毒内陷之瘟疫,见神昏谵语、身热不退者,去姜枣,加石膏共清气分热盛。

从以上分析中可以看出,古代医家在运用大柴胡汤时多基于邪热内结于阳明,而表证或是外感寒热新病,或是外感时邪,引动伏邪者多为温病,入里化热者多为伤寒。表证显著者以和解少阳为主,辅以内泻热结;表证不著,而里证急迫时,以内泻热结为主,和解少阳为辅,多去调和营卫之姜枣,加瓜蒌、黄连等清热泻下之品。

在现代临床应用上,大柴胡汤常用于胆系急性感染、胆石症、胆道蛔虫病、急性胰腺炎、胃及十二指肠溃疡等证属少阳阳明合病者。

柴胡加芒硝汤

陈念祖

病在少阳,固以和解为主。今乃日晡潮热,胸胁满而作呕,是少阳之邪已入于阳明之腑,总由误下之后,胃气受伤,阳明热结已成,于法固应攻下,而又须扶养胃气,乃为合法。柴胡一钱二分,芒硝一钱,人参一钱,炙甘草一钱,黄芩一钱,半夏七分,生姜一钱,大枣二枚。(《南雅堂医案》)

【评析】 柴胡加芒硝汤出自《伤寒论》第104条:"伤寒十三日不解,胸胁满而呕,日晡所发潮热,已而微利。此本柴胡证,下之以不得利,今反利者,知医以丸药下之,此非其治也。潮热者,实也,先宜服小柴胡汤以解外,后以柴胡加芒硝汤主之。柴胡二两十六铢,黄芩一两,人参一两,甘草(炙)一两,生姜(切)一两,半夏(洗)二十铢,大枣(擘)四枚,芒硝二两。上八味,以水四升,煮取二升,去渣,内芒硝,更煮微沸,分温再服,不解更作。"

伤寒邪犯少阳,经气不利,郁而化热,故胸胁满而呕,日晡所发潮热乃典型阳明内实之象,前医以丸药下之,徒伤正气,则肠中实邪仍结聚不去,故以柴胡加芒硝汤治之,以小柴胡汤和解少阳而运转枢机,芒硝软坚泻热以去其阳明实邪,共奏和解少阳、软坚泻热之功。

古代医家陈念祖依据病在少阳,兼阳明实邪,虑其胃气已伤,选用原方,邪正兼顾,甚为合拍。现代医家运用本方多治疗消化系统病症,如便秘、胆囊炎、胰腺炎、黄疸、肝炎、慢性胃炎、反流性食管炎、痢疾、功能性消化不良、肠易激综合征等。

桃核承气汤

薛 己

一男子坠马，腹作痛，以桃仁承气汤加苏木、红花下之，顿愈；更以四物汤加天花粉、柴胡，二剂而愈。（《外科发挥》）

应有王治中，遍身发黄，妄言如狂，又患胸痛，手不可近，此中焦蓄血为患，用桃仁承气汤一剂，下瘀血而愈。

疏曰：遍身发黄，不必属瘀血也。因妄言如狂，胸痛手不可近，故知为蓄血也；妄言如狂，不必属蓄血也，因遍身发黄，故知为蓄血也；蓄血不必属中焦也，因胸痛，故知为中焦蓄血也。（《薛案辨疏》）

孙文垣

大宗伯郎君董龙山公夫人，为宪副茅鹿门公女，年三十五而病便血，日二三下，腹不疼，诸医诊治者三年不效。予诊之，左脉沉涩，右脉漏出关外，诊不应病。予窃谓，血既久下，且当益其气而升提之，以探其症。乃用补中益气汤，加阿胶、地榆、侧柏叶，服八剂，血不下者半月。彼自喜病愈矣。偶因劳而血复下，因索前药。予语龙山公曰：夫人之病，必有瘀血积于经隧，前药因右脉漏关难凭，故以升提兼补兼涩者，以探虚实耳。今得病情，法当下而除其根也。龙山公曰：三年间便血，虽一日二三下，而月汛之期不爽，每行且五日，如此尚有瘀血停蓄耶？予曰：此予因其日下月至而知其必有瘀血停蓄也。《经》云：不塞不流，不行不止。今之瘀，实由塞之行也，不可再涩。古人治痢，必先下之，亦此意也。公曰：明日试卜之。予曰：卜以决疑，不疑何卜。公随以语夫人，夫人曰：孙先生非误人者，识见往往出寻常，宜惟命。盖夫人读书能文，聪明谋断，不啻丈夫，故言下便能了悟。即用桃仁承气汤，加丹参、五灵脂、荷叶蒂，水煎，夜服之，五更下黑瘀血半桶，其日血竟不来，复令人索下药。予曰：姑以理脾药养之，病根已动，俟五日而再下未晚也。至期复用下剂，又下黑血如前者半，继用补中益气汤、参苓白术散，调理痊愈。（《孙文垣医案》）

吕沧洲

一人伤寒旬日（辨证全在旬日二字及肌热灼）。邪入于阳明。俚医以津液外出，为脉虚自汗，进元武汤以实之，遂致神昏如熟睡。吕切其脉，皆伏不见，而肌热灼指（肌热灼有少阴反发热之辨,况又脉伏耶? 然此症何以断为实热,曰:全在旬日二字。若是直中阴经虚寒症,何能至十日也? 即曰阴,亦属传邪阴症,非实热而何)。告其家曰:此必荣血致瘀而脉伏,非阳病见阴脉比也(脉伏不见,若是阴寒,手足断无不厥冷之理,不见厥逆,是实热可知)。见瘀则应候,否则蓄血耳。乃去其衾褥,视其隐处及小腹,果见赤瘀,脐下石坚,且拒痛。为作化瘀汤半剂,继进韩氏生地黄汤逐其血,是夕下黑矢若干枚,即瘀消脉出。后三日又腹痛,遂用桃核承气以攻之,所下如前,乃愈。(《名医类案》)

吴荛山

吴荛山治一妇,长夏患痢,痛而急迫,其下黄黑色。诸医以藜苓汤,倍用枳壳、黄连,其患愈剧。吴诊其脉,两尺紧(诸紧为寒)而涩(涩为血少),知寒伤荣也。问其病由,乃行经之时因渴饮冷水一碗,遂得此症。盖血被冷水所凝,瘀血归于大肠,热气所以坠下。故用桃仁承气汤内加马鞭草、元胡索(何以不加桂)。一服,次早下黑血升许,痛止脏清。次用调脾活血之剂,其患遂痊。此盖经凝作痢,不可不察也(此案奇,有下痢色如墨者)。(《名医类案》)

虞恒德

虞恒德治一男子,年三十五,胃脘作痛久矣,人形黄瘦,食少,胸中常若食饱。求治,与加味枳术丸,不效,而日渐大痛,叫号声彻四邻,自分死矣。与桃仁承气汤(若非大痛叫号,承气断不可用。此症亦急则治标之故)。作大剂与之,连二服,大下瘀血四五碗许,困倦不能言者三日,教以少食稀粥,渐次将理而安(琇按:瘀血不下,定成血膈,幸其人尚少壮,可用承气,否则以四物入桃仁、红花、五灵脂、归尾、酒大黄、韭汁为妥)。(《名医类案》)

江 瓘

江篁南治一妇,患心脾疼,弱甚。医以沉香、木香磨服之,其痛益增,且心前横痛,又兼小腹痛甚。其夫灼艾灸之,痛亦不减。江以桃仁承气汤去芒硝投之,一服而愈。(《名医类案》)

江应宿

江应宿治从侄妇,患秘结,因产后月余如厕,忽胯痛如闪,大小便不通,已经四五日。杂进通利淡渗之药,罔效。予适归,仓惶告急,云:前后胀肿,手不敢近,近之则愈痛。虽不见脉,知其形气、病气俱实。与桃仁承气汤加红花一剂,暴下而愈。(《名医类案》)

滑 寿

滑伯仁治一妇,体肥而气盛,自以无子,尝多服暖宫药,积久火盛,迫血上行为衄,衄必数升余,面赤,脉躁疾,神恍恍如痴。医者犹以上盛下虚,丹剂镇坠之。伯仁曰:《经》云,上者下之。今血气俱盛溢而上行,法当下导,奈何实实耶?即与桃仁承气汤三四下,积瘀既去,继服既济汤,二十剂而愈。(《名医类案》)

金九渊

郁黄僧。乙丑秋,初患疟,寒热有时,俗工治之,及二旬矣。治虚治痰,参、术杂投,躁扰日甚,诸医坚认为虚妄也。至八月望,始延先生,脉得沉涩,按之中坚,便通似下坠。而溺短涩。先生曰:噫!此血疟也,向补非矣。投桃仁承气,加柴胡、当归,便见衃血矣。诸俗工不信,更进参、术一剂,不识人,妄言,妄见,技穷罔措。有家有者,先生大笑,投以桃仁承气,玄明粉五钱,滑石五钱,辰砂三钱,下瘀血十余日安。(《冰壑老人医案》)

姚子家子。衃血齿血,倾泻不止,面目肿胀,几危,诸医杂投以调血药,更剧。先生以桃仁承气下之,一剂愈。此因饮食过饱,呕血,呕不畅而肿胀俱作也。(《冰壑老人医案》)

喻 昌

治伤寒坏证两腰偻废奇验。张令施乃弟伤寒坏证,两腰偻废,卧床彻夜痛叫,百治不效,求诊于余。其脉亦平顺无患,其痛则比前大减。余曰:病非死证,但恐成废人矣。此症之可以转移处,全在痛如刀刺,尚有邪正相争之象;若全然不痛,则邪正混为一家,相安于无事矣。今痛觉大减,实有可虑,宜速治之。病者曰:此身既废,命安从活,不如速死。余蹙额欲为救全,而无治法。谛思良久,谓热邪深入两腰,血脉久闭不能复出,只有攻散一法。而邪入既久,正气全虚,攻之必不应,乃以桃仁承气汤,多加肉桂、附子,二大剂与服,服后即能强起,再仿前意为丸,服至旬余全安。此非昔人之已试,乃一时之权宜也,然有自来矣。仲景于结胸症,有附子泻心汤一法,原是附子与大黄同用,但在上之症气多,故以此法泻心,然则在下之症血多,独不可仿其意,而合桃仁、肉桂以散腰间之血结乎!后江古生乃弟,伤寒两腰偻废痛楚,不劳思索,径用此法,二剂而愈(胡卣臣先生曰:金针虽度,要解铸古熔今,始能措手)。(《寓意草》)

王式钰

一人咳嗽吐血,身灼热,左胁如压重物,咳则刺痛,谵语,头不能举,举则气逆嗽剧,谷食不进者二十余日,诸药罔效,延余诊视。六脉洪大,余忆少时曾患此症,幸赖徐君同野,疗治得生,因询其曾负重努力乎?侍者曰:否。曾犯房事乎?侍者曰:否。余用危言以激之,病者略为首肯。遂用大黄末一两酒为丸,延胡一两、桃仁五钱、红花二钱、甘草一钱、桂枝一钱、芒硝五钱,煎汤送下。半日顷,下血痰黑粪半桶,头渐举。再用前方之半,服而安寝。急用补中益气汤加童便,连服两月,服参斤外而愈。此症若非身亲其恙,与病者自点其头,其敢放胆用药乃尔乎!可笑世人讳疾试医,以疗病为射覆,设或误投,命殒顷刻,何其愚也。(《东皋草堂医案》)

一人粪后下血者月余矣,而腹中时痛,夜则发热,面色黄而小便利,群以阴虚发热,争投补血之剂。余曰：此蓄血证也，当下之。病者曰：匝月以来，去血不下数斗，尚有瘀积乎？余力辨之。投以桃仁承气汤，下血块紫黑色者数枚，后以十全大补汤，调理而愈。（《东皋草堂医案》）

叶天士

李。据云，两次服辛温药，瘀浊随溢出口，此必热瘀在肝胃络间，故脘胁痞胀，大便阻塞不通。芦荟苦寒通其阴，仅仅更衣，究竟未能却瘀攻病。有年久恙，自当缓攻，汤药荡涤，理难于用。议以桃仁承气汤为丸。（《临证指南医案》）

脉濡涩数，至暮昏乱，身热未尽，腹痛便黑。阳明蓄血，拟仲景桃仁承气以逐其邪。桂枝木，大黄，甘草，芒硝，丹皮，桃仁。（《叶氏医案存真》）

朱丹溪

朱丹溪治超越陈氏二十余岁，因饱后奔走数里，遂患哕病。但食物连哕百余声，半日不止，饮酒与汤则不作，至晚发热，如此者三月。脉涩数，以血入气中治之，用桃仁承气汤加红花煎服，下污血数次即减。再用木香和中丸加丁香服之，十日而愈。（《续名医类案》）

张意田

张意田治钟姓人。因举重用力，略有胁痛，数日后，发热身疼，甚至胸胁痞硬，服大小陷胸，更剧。诊之，左脉强硬而数，右脉寸尺浮而关沉滞，胸胁拒按，四肢厥逆。症似结胸，然服陷胸不应，必有他故。察其臂上筋肉微黄，咳出痰色如橘。合症与脉，知为用力太过，胁肋受伤，瘀血为患，欲发黄也，所谓瘀血类伤寒者此耳，治宜桃仁承气汤下之。但瘀滞日久，杂用攻散，阴气大损，当重兼养血为是。用生地二两，当归八钱，丹参四钱，桃仁三钱，大黄三钱，枳实二钱，芒硝二钱，甘草八分。服后，下瘀血紫块二次，热退胸平。惟气欠清，脉气弦软，此伤阴络而神虚故也，服补阴舒络之剂而愈。（《续名医类案》）

陈念祖

膀胱为太阳之腑，表邪久必入里，故烦躁如狂，小腹硬满，小便自利，脉沉，是为膀胱蓄血症，于法宜下。大黄四钱，芒硝二钱，桃仁（去皮尖）十六枚，桂枝二钱，甘草二钱，水同煎服。（《南雅堂医案》）

脉涩，大便黑，腹有积块，发则攻痛如刺，系瘀血之确证，死血宜下，用药莫嫌其峻，宜用桃仁承气汤主之。大黄四钱，桂枝（去皮）二钱，桃仁（去皮尖）十五枚，芒硝七分，甘草八分，水同煎八分服。（《南雅堂医案》）

数日前曾经跌仆，腰间受伤肿痛，败血凝滞，故痛甚如刺，用桃仁承气加味治之。桃仁（去皮尖打）十枚，大黄三钱，芒硝二钱，桂枝木二钱，当归身二钱，芍药二钱，穿山甲二钱，附子五分，水同煎服。（《南雅堂医案》）

陆士龙

董尉如三令侄。饱餐面食,树下纳凉,困倦瞌睡,因而熟寝,以致头痛身热,骨节烦疼,胸腹否(痞)满。村医以丸药下之,表症未除,胸满兼痛。一医又行表汗,头痛虽和,胸痛更甚,似此或消导,或推逐,其痛渐下,而未得舒畅,病过五十日。予诊得六脉涩数,面容黄白,舌苔灰黑而润,按其胸腹柔软,脐下坚硬,晡时微热,夜半才退,小水自利,大便不通,此蓄血症也。乃用桃仁承汤,下咽之后,满腹扰刺,躁烦靡安,病者求死不得,父母恸其决死,哭泣骂詈,深咎药之过也。予心知其无妨,再四解说,奈何村氓不可以理谕(喻)者。蔚如踢跻不安,温存款慰。时届黄昏,势难入城,只得隐忍,榻于小楼,夜已将半,楼梯有步履之声,张目视之,火光明亮,主人携灯至榻前,笑容可掬,告云:小儿适才大便,所去黑粪虾血约有若干,肚腹宽舒,神识清爽,诚再生之恩也。次早,改用调理之剂,半月以来,渐就坦途。其父谬听人言,以为红枣、芡实补脾之品,恣其多啖,又成食复,三五日来,频用润字丸。缓缓消之而愈。

蓄血之症,最难辨识,下多亡阴,血蓄于中,予为审脉验症,对病发药,然不瞑眩则不瘳,父母泣涕张惶,虽是迫切至情,何轻亵若此。迨至病除,感愧称谢,难免前倨后恭之消矣。(《陆氏三世医验》)

方　略

桃源熊求才妻。因人盗笋,赴林中呼号怒骂。归即发狂,乱言无次,遂致纵火持刀,无所忌惮,家人扃锁内室,絷其手足,咸称邪祟。迎余诊视。令其夫烧圆石一枚,置杓中,再令扶坐,解其缚,以醋浇石,使烟气入鼻,乃得安寝就诊,其脉关滑尺数。余曰:此因经期适至,大呼大怒,气从上升,热入血室,瘀血直冲,故发狂妄,症实阻经,非祟也。投以桃仁承气汤加犀角、羚羊角、归尾、红花、丹皮、元胡、郁金、牛膝,三剂经血下行,其病如失,次年春月获生子焉。(《尚友堂医案》)

靖邑卢田李龙泮妻。年近四旬,患发热腹痛,医以小建中汤投之,未减,随用附子理中汤二剂,心烦便闭,痛甚,昼夜不安。余与舒君德昌、王君声拔同往诊视。入室搴帷,热气扑面,口渴舌粗,脉细而数。予曰:此阳明蓄血症也,法宜犀角地黄汤合桃仁承气汤主之。二君相谓:生平医病多矣,未尝见有此症,先生之言得毋欺乎?予曰:服药后必下结粪,结粪后必下黑血,浼君耐坐片晌,即有明征。命其子将药煎好灌入,少顷,腹胀便急,果下结粪数枚,旋下瘀血碗许,死蛔三条。改用滋阴生血,数服而安。人咸以为异。夫医亦何异,惟切脉审症,能得古人之所同,乃为今人之所异耳。(《尚友堂医案》)

蒋宝素

吐血有三,伤胃、肺疽、内衄。血如涌泉,势若釜沸,盈碗、盈盆,不竭不已。危急之秋,药宜瞑眩。勉拟理中合桃仁承气,从伤胃论治。人参,冬白术,炙甘草,炮姜炭,桃仁泥,油肉桂,生大黄,赤芍药,童子小便。理中汤力挽随血散亡之气复聚,桃仁承气逐瘀泻火,帅倒行之血归经。服后大便畅行起沫,中有黑块。血止神清,安不忘危,善后宜慎。大生地,粉丹皮,建泽泻,怀山药,赤茯苓,人参,大麦冬,五味子。(《问斋医案》)

谢映庐

徐伯昆。长途至家,醉饱房劳之后,患腰痛屈曲难行。延医数手,咸谓腰乃肾府,房劳伤肾,惟补剂相宜,进当归、枸杞、杜仲之类,渐次沉困,转侧不能,每日晡心狂意躁,微有潮热,痛楚异常,卧床一月,几成废人。余诊之,知系湿热聚于腰肾,误在用补。妙在有痛,使无痛,则正与邪流,已成废人。此症先因长途扰其筋骨之血,后因醉饱乱其营卫之血,随因房劳耗其百骸之精,内窍空虚,湿热扰乱,血未定静,乘虚而入,聚于腰肾之中。若不推荡恶血,必然攒积坚固,后来斧斤难伐矣。以桃仁承气汤加附子、玄胡、乳香数剂,下恶血数升而愈。桃仁承气汤(仲景):桃仁,大黄,芒硝,甘草,桂枝。(《得心集医案》)

黄绍发。腰屈不伸,右睾丸牵引肿痛,服补血行气之剂,病益日进。余诊脉象弦涩带沉,询其二便。小便长利,不及临桶,大便则数日未通,知为蓄血无疑。处桃仁承气汤,加附子、肉桂、当归、山甲、川楝,下黑粪而愈。(《得心集医案》)

钱　艺

陈松室。己丑三月二十九日。始由左胁结痞胀痛,李泊扬投疏和而痛止。半月复病,脘间胀痛如鼓,按之更痛,夜分寒热,气喘不食,二便皆闭。胡吉欣大投分渗无功。雅诊脉实左细,舌苔微黄,形肉大脱,转侧皆难。良由肝木乘土,瘀血阻结,症有内痈之象,而正气叠残。勉拟桃核承气加味,以作背城一战,或出再生之路。光桃仁三钱,川桂枝四分,生延胡索一钱半,生大黄三钱,元明粉五分,川金铃子二钱,西赤芍一钱半,旋覆花一钱半,冬瓜子四钱,射干一钱半。(《慎五堂治验录》)

余听鸿

余治胁痛、肋痛等症甚多,皆肝之外候也,内消理气消瘀,虫蚁搜络,俱可取效。惟肝之本脏生痈,未曾遇见。忆昔在业师处,施姓妇素有肝气,丧夫后因立嗣争产不能决,后胁肋刺痛,经吾师治愈。经阻三月不通,觉左肋内由脐旁引痛腰脊,肌肉不变,重按之内觉极痛。吾师曰:此肝痈也。用延胡、柴胡、川楝、青皮、归尾、木香合桃核承气法下之。下紫血片如鸡肝,一剂后痛大减。再进消瘀理气、疏肝解郁数十剂,经通痛止而愈。吾师曰:若肝经络脉生痈,当用理气活血之轻药,取其轻可入络。若痈生于本脏,当用破血理气之重药,取药重力专,直攻本脏也。肝为藏血之脏,血壅气阻,叶胀成痈,故速下之,使肝中气血疏通,肿亦可消。治内痈虽属理气消瘀,同一治法,然各脏引经之药,必须用之。倘不用引经之药,反伤他脏气血矣。(《余听鸿医案》)

常熟旱北门吴姓女,十九岁,经停四月余。饮食如常,脉亦不涩,肌肉不削,不内热,不咳嗽。其父母恐停经而成干血。余曰：饮食如常，肌肉不削，少腹胀硬，此乃水寒与血互相胶结于血室之中，若不趁其正气旺时攻之，待至日久，正虚难以再攻。即以瞿麦、桃仁、红花之类，罔效。再以归尾、红花、肉桂、三棱、莪术、延胡、五灵、炮姜、桃仁等品，服百余剂，不效。自六月至十月，少腹渐硬，诸药不效。至十二月，余适回孟河度岁，请某姓妇科，服以四物等汤，恐其血虚，经不能济，先养其血，少腹更硬。又延某医治之，曰：被余某破血太甚，急宜补之。进以四君、补中益气之类，少腹仍然。二月，余回琴，仍邀余诊。少腹胀硬，令其母扪之，其冷如冰，痛不可言，肢冷面青。余曰：水与血互结血室，下之亦死，不下亦死。既是血虚，岂有服三棱、莪术、归尾、桃仁等百余剂而不死者耶？余即进桃核承气汤，大黄四钱，桂枝一钱，炙草一钱，芒硝二钱，桃仁三钱，陈酒和水煎，分三次服。初次服下，小便中即下黄腻水，连服三次，连下三次，腹痛稍缓，神气极疲，少腹稍软。明晨，余恐其过下气脱，即进以活血理气之品，血仍不下，腹痛更甚。再进以桃仁承气汤，送下抵当丸，不料腹痛欲厥，即以艾叶煎汤，洗熨少腹，下黄腻水更多，又下紫血块数枚，而痛即止。两月后，信水如常，至九月出阁，强健如昔。余读《金匮》仲圣有瘀血在少腹，或水与血结于血室，大黄甘遂汤、下瘀血汤、抵当汤，皆非大黄不可，因大黄是血分之下药也。此症若不遵古训而不用大黄，虽三棱、莪术千剂，亦徒然耳。所以仲景之书不可不读也。（《余听鸿医案》）

戚云门

顾村徐九官令政。脉细涩，少腹胀如覆杯，舌燥渴饮，躁狂便闭，乃心阳火炽，藏病连府，气不宣化，致手足太阳之府，俱热结也。议桃核承气汤。（《龙砂八家医案》）

沈祖复

先生之媳钱世嫂。怀妊五月，病暑邪，壮热烦躁，扬手掷足，神识昏糊，目定直视，热时身如炭炙，赤身卧地者累日。不热则身冷如冰，面色青灰，人中掀起，舌苔黄㾗而腻，腹中作痛，号呼不已。请诸道长诊视，均不敢立方。先生嘱极热时用井底泥贴其胸腹，泥为热沸，先服西瓜与薄荷绞汁数碗，继服川连、佩兰叶、黑山栀、连翘、子芩、郁金、菖蒲、鲜荷叶蒂、薄荷及牛黄清心丸，前后共透红白瘖九次，枯皮满榻，西瓜汁共服二十余个，热势稍衰，尚难把握。先生子亦苏世兄私与服枳实槟榔丸三钱，恐病不起，而胎在腹中也。从此妊未足七月而呱呱坠地，产后又变为五色痢，日夜无度，七日不减。先生以为生机绝望矣。与服桃仁承气略见小效，并以鸦片灰泡汤服之，而痢渐稀，调理月余始安。（《医验随笔》）

【评析】 桃核承气汤出自《伤寒论》第 106 条："太阳病不解，热结膀胱，其人如狂，血自下，下者愈。其外不解者，尚未可攻，当先解其外；外解已，但少腹急结者，乃可攻之，宜桃核承气汤。桃仁（去皮尖）五十个，大黄四两，桂枝（去皮）二两，甘草（炙）二两，芒硝二两。上五味，以水七升，煮取二升半，去滓，内芒硝，更上火，微沸下火，先食温服五合，日三服，当微利。"

桃核承气汤中桃仁苦甘平,活血破瘀;大黄苦寒,下瘀泻热。二者合用,瘀热并治,共为君药。芒硝咸苦寒,泻热软坚;桂枝辛甘温,通行血脉,二者共为臣药。炙甘草护胃安中,缓和诸药,为佐使药。诸药合用,共奏破血下瘀泻热之功,为治疗下焦蓄血证的代表方。

在上述古代名家医案中,运用桃核承气汤的医家有薛己、孙文垣、吕沧洲、吴荩山、虞恒德、江瓘、江应宿、滑寿、金九渊、喻昌、王式钰、叶天士、朱丹溪、张意田、陈念祖、陆士龙、方略、蒋宝素、谢映庐、钱艺、余听鸿、戚云门、沈祖复23位医家,相关著作19部,相关医案32则,涉及伤寒、腹痛、痢疾、暑温、胃脘痛、哕、腹胀、便血、吐血、内伤发热、腰痛、便秘、痈疡、闭经等病症。

分析上述名家医案,沈祖复治产后暑温见下痢者,用原方主之。江瓘所著《名医类案》中,吴荩山治瘀热互结之痢疾,原方加马鞭草、延胡索,强活血通经之效;虞恒德治胃脘痛,滑寿治衄血,均以原方主之;江应宿治产后便秘,以原方加一味活血祛瘀红花主之。喻昌治伤寒两腰偻废,原方加附子、肉桂,增止痛之功。陈念祖治膀胱蓄血证、积聚等,常以原方主之;治筋伤,以原方加当归、芍药、穿山甲等活血通经止痛之品。叶天士治阳明蓄血证,常以原方加丹皮主之,清热凉血,活血下瘀;治"热瘀相结"之便秘,常以原方作丸主之。陆士龙治下焦蓄血证,常以原方主之。金九渊治血疟见"躁扰""溺短涩",诊"脉沉涩",以原方加滑石、辰砂等逐瘀泻热,利水通淋;治肿胀呕血,常以原方主之。方略治"热入血室,瘀血直冲"之癫狂,原方加犀角、红花、归尾、牛膝等,增强活血通经之功。钱艺治"瘀血阻结"之胃脘痛,原方合金铃子散、赤芍等泻热下瘀止痛。魏之琇所著《续名医类案》中,朱丹溪治哕,诊"脉涩数",原方加红花活血下血;张意田治内伤发热,原方去桂枝加生地、当归、丹参、枳实等,泻热祛瘀,补阴舒络。戚云门治热结少腹之腹胀,常以原方主之。薛己治中焦蓄血证,常以原方主之;治内伤腹痛,原方加苏木、红花活血祛瘀。孙文垣治瘀血停蓄之便血,以原方加丹参、五灵脂、荷叶蒂等活血下血,理气祛瘀。王式钰治吐血、便血等血证,常以原方主之,或加延胡索、红花等活血祛瘀之味。蒋宝素治吐血伤胃,原方合理中汤主之,逐瘀泻火,补中益气。谢映庐治血热停滞之腰痛,加延胡索、乳香等通经止痛;治蓄血证兼"腰屈不利",加当归、穿山甲、川楝子等活血通经止痛。余听鸿治水与血互结之闭经,常以原方主之。

由上述分析可知,古代医家运用桃核承气汤,多着眼于瘀血内结,而非单单治疗蓄血之证。案语中常见"热瘀相结""瘀血阻结""热入血室,瘀血直冲""败血凝滞"等字眼,此点可成为运用桃核承气汤的辨证要点。

桃核承气汤临床运用广泛,现代医家常用该方治疗中风、前列腺炎、附睾炎、肾结石、胸腰椎骨折、椎体压缩性骨折、脑病、慢性肾衰竭、子宫内膜异位症、银屑病、急性咽炎等。笔者在临床上亦以该方加减治疗糖尿病、胃脘痛、胆囊炎、脂肪肝、肠梗阻、慢性盆腔炎等疾病,疗效较好。

柴胡加龙骨牡蛎汤

张意田

张意田治一人,戊寅三月间,发热胸闷不食,大便不通,小便不利,身重汗少,心悸而惊。予疏散消食药,症不减,更加谵语叫喊。诊其脉弦缓,乃时行外感,值少阳司天之令,少阳症虽少,其机显然。脉弦发热者,少阳本象也。胸闷不食者,逆于少阳之枢分也。少阳三焦内合心包,不解则烦而惊,甚则阳明胃气不和而谵语。少阳循身之侧,枢机不利,则身重而不能转侧。三焦失职,则小便不利。津液不下,则大便不通。此症宜以伤寒例,八九日,下之胸满烦惊,小便不利,谵语,一身尽重,不可转侧者,柴胡加龙骨牡蛎汤主之。如法治之,服后果愈。(《续名医类案》)

陈念祖

胸满心烦善惊,时作谵语,小便不利,一身沉重,不得转折,是正气已虚,邪入于里,而复外扰三阳,致有种种见症,拟用柴胡加龙骨牡蛎汤。柴胡一钱五分,人参一钱五分,黄芩一钱五分,法半夏一钱五分,牡蛎一钱五分,龙骨一钱五分,白茯苓一钱五分,桂枝一钱五分,铅丹一钱五分,生姜一钱五分,大枣二枚。(《南雅堂医案》)

【评析】 柴胡加龙骨牡蛎汤见于《伤寒论》第107条,其言:"伤寒八九日,下之,胸满烦惊,小便不利,谵语,一身尽重,不可转侧者,柴胡加龙骨牡蛎汤主之。柴胡四两,龙骨、黄芩、生姜(切)、铅丹、人参、桂枝(去皮)、茯苓各一两半,半夏(洗)二合半,大黄二两,牡蛎(熬)一两半,大枣(擘)六枚。上十二味,以水八升,煮取四升,内大黄,切如棋子,更煮一两沸,去滓,温服一升。"

柴胡加龙骨牡蛎汤中,柴胡、桂枝、黄芩和解里外,寒热并调;龙骨、牡蛎、铅丹为重镇之药,有安神之功;半夏、生姜和胃气,降逆气;大黄通下泻热;茯苓健脾安神;人参、大枣益气养营。诸药合用,共奏和解清热、镇惊安神之效。

在古代名家医案中,张意田治少阳枢机不利、三焦功能失职而致发热胸闷、二便不利、身重汗少、心中悸惊。陈念祖治正虚邪扰三阳引起的胸满心烦、惊悸谵语、小便不利,均用柴胡加龙骨牡蛎汤原方,获效满意。

现代临床常用本方治疗失眠、焦虑症、抑郁症等精神疾病,以及心脏神经症、冠心病心绞痛、胃食管反流病、尿道综合征等。需要注意的是,本方中的铅丹有毒,需布包入煎,且不宜长期服用,可用代赭石或磁石代替。

桂枝去芍药加蜀漆牡蛎龙骨救逆汤

叶天士

蔡。神气索然，腹中动气，舌红嗌干，寒热日迟，平素积劳致虚，邪伏厥阴，脉促细坚，温清难用，勉议复脉汤，存阴勿涸，希图援救。复脉汤。

又：两投复脉色脉略转，所言平素积虚，不但疟邪内陷，阳结于上则胸痞，阴走于下则频利，非徒开泄攻邪也。救逆汤去姜。

又：奔豚动气，皆是阳虚浊泛，当和营理阳。人参，茯苓，归身，炙草，桂心，牡蛎，煨姜，大枣。

又：冲气填塞，邪陷下痢，势非轻小，用泻心法。人参，淡干姜，熟附子，川连，黄芩，枳实。

又：人参，淡干姜，生地，炒桃仁。（《临证指南医案》）

陈。前方复疟昏迷，此皆阳气上冒。救逆汤去姜加芍。

又：镇逆厥止，议养心脾营阴，乃病后治法。人参，炙草，杞子，桂圆，炒白芍，枣仁，茯神，远志。（《临证指南医案》）

吴。体丰色白，阳气本虚，夏秋伏暑，挟痰饮为疟，寒热夜作，邪已入阴，冷汗频出，阳气益伤，今诊得脉小无力，舌白，虚象已著，恐延厥脱之虑，拟进救逆汤法。人参，龙骨，牡蛎，炙草，桂枝木，炒蜀漆，煨姜，南枣。

又：闽产，阳气偏泄，今年久热伤元，初疟发散，不能去病，便是再劫胃阳，致邪入厥阴，昏冒大汗。思肝肾同属下焦，厥阳挟内风冒厥，吐涎沫胶痰，阳明胃中，久寒热戕扰，空虚若谷，风自内生，阅医药不分经辨证，但以称虚道实，宜乎鲜有厥效，议用仲景安胃泄肝一法。人参，川椒，乌梅，附子，干姜，桂枝，川连，生牡蛎，生白芍。

又：诸症略减，寒热未止，尚宜实阳明、泄厥阴为法。人参，炒半夏，淡干姜，桂枝木，茯苓，生牡蛎。

又：天暴冷，阳伤泄泻，脉得左手似数而坚，口微渴，舌仍白，阴液既亏，饮水自救，非热炽也，议通塞两用，冀其寒热再缓。人参，淡附子，桂枝木，茯苓，生牡蛎，炒黑蜀漆。（《临证指南医案》）

周。脉革无根，左尺如无，大汗后，寒痉，头巅痛，躁渴不寐，此属亡阳。平昔饮酒少谷，回阳辛甘，未得必达，有干呕格拒之状，真危如朝露矣。勉议仲景救逆汤，收摄溃散之阳，冀有小安，再议治病。救逆汤加参附。（《临证指南医案》）

吴。新产阴气下泄,阳气上冒,日晡至戌亥,阳明胃衰,厥阴肝横,肝血无藏,气冲扰膈,致心下格拒,气干膻中,神乱昏谵,若恶露冲心则死矣,焉有天明再醒之理?回生丹酸苦直达下焦血分,用过不应,谅非瘀痹,想初由汗淋发热。凡外感风邪,邪滞汗解,此热昏乱,即仲景之新产郁冒也,倘失治,必四肢牵掣,如惊似风痫则危。议从亡阳汗出谵语例,用救逆法。生龙骨三钱,生牡蛎三钱,桂枝五分,淮小麦百粒,炙甘草三分,南枣二钱。(《临证指南医案》)

艾。自半月前,寒热两日,色脉愈弱,食减寝少,神不自持,皆虚脱之象,议固之涩之,不及理病。人参,生龙骨,牡蛎,桂枝,炙草,南枣肉。

又:脉神稍安,议足三阴补方。人参,砂仁末炒熟地,炒黑杞子,茯神,五味,牛膝炭。(《临证指南医案》)

阳虚阴亦伤损,疟转间日,虚邪渐入阴分,最多延入三日阴疟。从前频厥,专治厥阴肝脏而效。自遗泄至今,阴不自复,鄙见早服《金匮》肾气丸四五钱,淡盐汤送,午前进镇阳提邪方法,两路收拾,阴阳仍有泄邪功能,使托邪养正,两无妨碍。人参,生龙骨,生牡蛎,炒黑蜀漆,川桂枝,淡熟附子,炙草,南枣,生姜。

此仲景救逆汤法也,龙属阳入肝,蛎属阴入肾。收涩重镇,脏真自固,然二者顽钝呆滞,藉桂枝以入表,附子以入里,蜀漆飞入经络,引其固涩之性,趋走护阳,使人参、甘草以补中阳,姜、枣以和营卫也。(《叶氏医案存真》)

沈又彭

瞿。失血数载,经脉久空,瘅寒无热为牝疟,每发于阳气不足之人。柿味甘寒,蟹味咸寒,阳失行宣,是皆左券宜乎?日加寒慄而血络并逆矣。救逆汤。(《沈俞医案合钞》)

薛 雪

脉弱无力,心中洞,入夜神昏谵语,面目皆红,烦渴微饮。是劳倦内伤,频与苦辛消导滋阴,阳愈伤则浮越,有虚脱之虑。议用仲景救逆法。生龙骨,炒黑蜀漆,生左牡蛎,炙甘草,川桂枝木,南枣肉。(《扫叶庄一瓢老人医案》)

王孟英

胡秋纫于酷热时偶有不适,医以柴、葛、香薷散之,反恶寒胸痞,更医用枳、朴、槟榔以泻之,势日剧。延孟英视之,自汗不收,肢背极冷,奄奄一息,脉微无神。曰:禀赋素亏,阳气欲脱,此必误认表证使然。与救逆汤加参、芪,服之渐安。继以补气生津,调理匝月而痊。(《回春录》)

沈登阶

丁亥正月初十日,吴吉甫观察夫人,产后有病。余追溯十年前,连生女孩,后歇十年未开怀。去年十二月初六日，复产一女，因望子情切，心中忧闷，十日内毫无病痛，至十六日下床，收拾被垫，忽然疲倦，身发寒热。以上皆刘一翁所治，延至正月初十日，始来招余。余思新产妇人有三病：血虚多汗，喜中风，故令病痉；亡血复汗，故郁冒；亡津液胃燥，故大便难。何等沉重，所以寒热发后，加之气郁痰涎，渐入包络，产后疯癫之基已兆，终日神气恍惚，刻刻怕死，合眼则诸事缠扰，时生惊恐，不能安静，大便溏，及欲二便时，亦不自知觉，饮食无味，不寐唇燥，气逆中脘，是一派心虚痰积火生所致。病延已久，恐难除也。仿麦门冬汤，以降中脘逆气。

十一日，服麦门冬汤，夜间睡颇安，惟心虚胆怯，时生疑虑。骆龙吉云：疑久生魔。余思产后，一见寒热，遂即落瘦脱形，狼狈如此，恐其痰入包络，妄言妄语，将成疯癫症矣。仿救逆汤合麦门冬汤。

十二日，乍明乍昧，精神恍惚，午后则思虑扰心，颠倒迷乱，惊怕异常，合目则神魂飞扬，梦寐中欲不哭而哭不出，病状亦难自鸣，诸亲友及名医满坐，均疑有醋心，不问病理。殊不知产后风狂癫痫惊悸，古书各立有门，以及心疾，似真似假似癫似痫，所论甚详。余与吉翁相交数十年，敢不尽心，奈一齐人傅，众楚人咻，议论不一，纵思立方，而左右摇惑者多，亦不能专心，服一人之药。余察真情，既不能深信，终属徒劳无功，将有归咎于余者，余何甘焉？此不得不推手者也。闻后来渐以假成真，虽有方药，又何敢妄陈耶！（《青霞医案》）

【评析】　桂枝去芍药加蜀漆牡蛎龙骨救逆汤又名救逆汤、桂枝救逆汤，在《伤寒论》和《金匮要略》中均有记载。《伤寒论》第112条云："伤寒脉浮，医以火迫劫之，亡阳必惊狂，卧起不安者，桂枝去芍药加蜀漆牡蛎龙骨救逆汤主之。桂枝（去皮）三两，甘草（炙）二两，生姜（切）三两，大枣（擘）十二枚，牡蛎（熬）五两，蜀漆（洗去腥）三两，龙骨四两。上七味，以水一斗二升，先煮蜀漆，减二升，内诸药，煮取三升，去滓，温服一升。"《金匮要略·惊悸吐衄下血胸满瘀血病脉证治第十六》云："火邪者，桂枝去芍药加蜀漆牡蛎龙骨救逆汤主之。"

方中桂枝味辛性温，合炙甘草以辛甘化阳，温通阳气，救心阳之虚损；生姜辛散温中，合补中益气之大枣以调和营卫；龙骨、牡蛎，重镇潜敛，安神定志，以固飞扬之神气；加用蜀漆，涤痰祛浊，开清窍之闭塞。诸药合用，共奏温通心阳、安神镇惊、涤痰开窍之功。

在上述古代名家医案中，运用救逆汤的名家有叶天士、沈又彭、薛雪、王孟英、沈登阶5位，相关著作6部，相关医案11则，涉及疟疾、奔豚、昏迷、亡阳、虚脱、谵语、癫痫、惊悸、厥逆等病症。

分析诸位名家之临床运用，叶天士治疟邪内陷之厥脱，多在本方基础上加人参以大补元气；疟邪之奔豚动气多在本方基础上加茯苓以利水渗湿；治亡阳之头痛，在本方基础上加人参、附子以温阳益气，回阳救逆。薛雪治阳气虚脱，虚阳浮越，常去生姜之辛温宣散。王孟英治阳气欲脱，常在本方基础上加黄芪、人参以益气固表。沈又彭治阳气不足之牝疝,径用原方。沈登阶治心虚痰积,化火伤阴之产后疯癫,加麦门冬汤以养阴清心,和胃降逆。

综上可见,古代名医在运用救逆汤时,多着眼于心阳大伤,兼夹痰浊,阳气欲脱等病机,其临床表现有心虚胆怯、胸闷心烦、易惊不安、汗出短气、神昏谵语、脉弱无力等症状。

现代医家多采用救逆汤来治疗心血管和神志类疾病,如冠心病、心力衰竭、呼吸衰竭、病毒性心肌炎、眩晕、抑郁症、焦虑症、精神分裂症、狂躁症等。笔者在临床上针对证属心阳不足、兼夹痰浊的遗精、滑精、心悸、失眠、更年期综合征、产后抑郁、小儿遗尿、盗汗、多汗等,以本方为基础方进行加减,常取得较好疗效。

桂枝加桂汤

叶天士

朱。入暮腹痛鸣响，睾丸久已偏坠，春正下血经月，颜色鲜明。此痛决非伤瘀积聚，乃营损寒乘，木来侮土，致十四载之缠绵。调营培土，以甘泄木，散郁宜辛，节口戒欲，百天可效。人参，炒当归，炒白芍，肉桂，炮姜，茯苓，炙草，南枣。

又：细推病情，不但营气不振，而清阳亦伤，洞泄不已，而辛润宜减，甘温宜加，从桂枝加桂汤立法。人参，桂枝，茯苓，生白芍，炙草，肉桂，煨姜，南枣。

又：仍议理营。人参，於术，茯苓，炮姜，桂心，白芍，真武丸二钱。(《临证指南医案》)

钱　艺

戴幼，陈家坟。脐腹攻痛，吐泻交作，四肢逆冷，晕厥频仍，脉大舌黄，乃奔豚证也。勉拟加桂汤，希图百一。安桂(冲入)四分，赤芍二钱，茯苓三钱，淡吴萸二分，制半夏一钱半，炙甘草四分，川楝子二钱，台乌药一钱，紫石英四钱，谷芽五钱。各恙减半，照方加沉香三分、李根白皮五钱。(《慎五堂治验录》)

姚在明，癸未十一月下浣，突起腹痛，二便皆秘，上支胸膈，呕吐涎沫，肢冷头汗，米饮不受，脉无舌白。作奔豚治，用仲景桂枝加桂汤，加蜣螂末，同安桂末冲服，一剂知，二剂已。数日复病，其势益厉，自问无生理矣，乃用前方加咸苁蓉、旋、半，一剂痛缓，再剂痛处移下，三剂便通痛止，安寐能食。数日后，可起榻出外行走矣。(《慎五堂治验录》)

郭敬三

堂侄孙，年近六旬，犹多外遇，纵欲伤肾，水不涵木，遂使肝木不升，自少腹斜串大腹，及胸膺胁肋，俱痛不可忍，肛门坠胀，自云如妇人将产之势，饮食不能进者数日。某始用破气宽中之药不应，复用硝、黄下夺，仍不应。因其肛坠甚急，改用补中汤，更加胀满，刺痛欲死，于是坐卧俱废，于堂中扶杖缓走，觉胀痛稍缓。如此两昼夜，喘汗淋漓，无力游走，雇工数人，轮换扶挽以走。又经两日两夜，形神愈加困惫，家人咸谓其无生理矣。伊子赴市，赶办后事，适余在镇赶集，见伊子泪眼涔涔，手持纸赙，惊问之曰：尔父病势，近日如何？据云愈形危笃，今日已备办后事矣。余始详问病情，现服何人药方？何以不向余商酌？答云：伊父素信某医，平日偶有病痛，闻某医一到，遂觉神已爽半矣，故不肯另延他人医治云云。

163

余曰：急病请三医。如此大症，伊已用药十余日，病反增剧，倘不另求别人诊视，恐真不可救矣。汝父此病余适细思，乃奔豚之类，尚有治法。因其肛坠甚急，先用四逆散，加薤白煎服，是晚连进三四次，渐渐痛缓思睡，扶至床上，即熟睡一觉，直至次日巳刻方醒，其痛已愈，肛亦不坠，惟觉小腹尚跳动，改用桂枝加桂汤而愈。(《萧评郭敬三医案》)

袁　焯

龙耀南年逾五旬，素有疝病，时发时愈。辛亥冬月，病复作，然与从前发病时情形不同，自觉有气从脐下直冲于心，则心痛欲裂，于是手冷汗出，不能支持，吸鸦片烟暂止片刻，然于病无济。初犹间一二日始发，继则日发无已，精神疲倦，饮食大减，两脉弦小，舌中有白苔，盖奔豚病也。乃肾气素虚，复受客寒，身中阳气不能胜寒气之侵逼，则上冲而作痛，昔人所谓肾气凌心者是也。乃与桂枝加桂汤，再加熟地、鹿角胶、小茴香，服两剂后，痛大退。越两日，天气愈寒，而病又复作，更兼呕吐，遂改用理中汤加肉桂、吴茱萸、半夏、鹿角胶、沉香，接服三剂全安。(《丛桂草堂医案》)

【评析】　桂枝加桂汤出自《伤寒论》及《金匮要略》。《伤寒论》第117条云："烧针令其汗，针处被寒，核起而赤者，必发奔豚。气从少腹上冲心者，灸其核上各一壮，与桂枝加桂汤，更加桂二两也。桂枝(去皮)五两，芍药三两，生姜(切)三两，甘草(炙)二两，大枣(擘)十二枚。上五味，以水七升，煮取三升，去滓，温服一升。"《金匮要略·奔豚气病脉证治第八》中亦有类似描述。

桂枝加桂汤即桂枝汤重用桂枝五两而成。重用桂枝，意在温通心阳，以制肾水，共奏温通心阳、平冲降逆之功。

运用桂枝加桂汤有叶天士、钱艺、郭敬三、袁焯4位医家，相关著作4部，相关医案多则，涉及便血、奔豚、脱肛等疾病。

分析上述名家医案，叶天士从桂枝加桂汤立法，用治营损寒乘、清阳损伤之便血多年、洞泄不已。袁焯治"肾气素虚，复受客寒"之奔豚，予桂枝加桂汤加熟地、鹿角胶等益肾之味。郭敬三治下有脱肛，上有奔豚，与桂枝加桂汤温通心阳，平冲降逆。钱艺治奔豚，予桂枝加桂汤加味以降气。

综合上述分析可知，古代医家对于桂枝加桂汤的运用，主要抓住"阳气不足"的病机特点。如医案中见"清阳亦伤""身中阳气不能胜寒气之侵逼"等表述，可成为桂枝加桂汤的临床应用要点。

桂枝加桂汤的临床应用广泛。现代医家常用其治疗奔豚、顽固性呃逆、慢性阻塞性肺疾病、偏头痛、自主神经性癫痫等。笔者在临床上亦用桂枝加桂汤化裁治疗胃食管反流病、虚寒性腹痛、胃痛、头痛等，疗效较好。

桂枝甘草龙骨牡蛎汤

王廷俊

纱帽街夏氏子，年甫二十五岁……疯癫……面戴阳，口裂，骨里青惨，扬手掷足，哭笑无时。问病几何时，曰：两月。问服何药，出方子视，不离攻痰败火诸峻剂。强诊，下指如窟，已虚极矣。先以洋参、桂圆，令煎浓汁与服，探其尚任药否。次日来告，得药可睡片刻，醒亦稍静。知可挽回，以桂甘龙牡汤投之。详告伊父：此药有旋乾转坤之力，服后狂甚往日，顷刻即定，一定即不复发，断不可令庸耳俗目见吾方，恐无知阻挠也。果一剂即应。往诊，已困卧无力，脉亦收敛，不似前空大无伦矣。原方再进二剂，睡卧安恬，语言有序。以炙甘草汤缓为调理，两月痊愈。桂枝甘草龙骨牡蛎汤：炙甘草五钱，桂枝二钱半，生龙骨五钱，生牡蛎五钱。照原方一两折二钱半为大剂。（《寿芝医案》）

【评析】 桂枝甘草龙骨牡蛎汤出自《伤寒论》第118条："火逆下之，因烧针烦躁者，桂枝甘草龙骨牡蛎汤主之。桂枝（去皮）一两，甘草（炙）二两，牡蛎（熬）二两，龙骨二两。上四味，以水五升，煮取二升半，去滓，温服八合，日三服。"

方中桂枝为君，温通心阳，脉通而血行；臣以甘草健脾气，益心气；龙骨、牡蛎重镇安神为佐药。四药合用，阳气得复，心神得安，血行得畅，则诸症悉除。

上述医案中，王廷俊以桂枝甘草龙骨牡蛎汤原方治疗癫狂，症见"面戴阳""扬手掷足，哭笑无时"，诊脉空大无力，为危急重症也。

桂枝甘草龙骨牡蛎汤临床运用广泛，现代医家常用其治疗心律失常、心力衰竭、心功能不全、神经症等疾病。笔者在临床上亦用该方加减治疗心悸、失眠、室性期前收缩、心房颤动等疾病，疗效较好。

抵 当 汤

虞 抟

虞天民治一人,年四十余。因骑马跌扑,次年左胁胀痛,医与小柴胡汤加青皮、龙胆草等药,不效。诊其脉,左手寸尺皆弦数而涩,关脉芤而急数;右三部惟数而虚。虞曰:明是死血证。用抵当丸一剂,下黑血二升许。后以四物汤加减,调理而安。(《古今医案按》)

郭敬三

曾姓室女,年十七八,忽患经闭,微咳心中作热,两颧发红,足胫作肿,肝火虽然上逆,幸未乘侮中土,尚能纳食。余作经闭实证治,用芒硝一两,大黄一两五钱,土鳖六钱,水蛭(煅灰)三十枚,虻虫(焙黄)五十枚,秦归一两,白芍一两,桃仁一两,炼蜜为丸,每早空心白汤送下三十丸。服旬日,汛即至,诸症皆减。继用秦归、白芍、阿胶、龟胶、鳖甲、麦冬、丹皮等,养血潜阳之药,调养而愈。虽系实症,医者稍涉迟疑,延久木火灼烁,胃阴被劫,食少便泄,则难挽救矣。

尚按:此方是取仲景抵当汤暨下瘀血汤,加归、芍为丸,用峻药缓授之法,以治经闭实症,自然特效,及治妇女干血痨病,目眶黯黑,肌肤甲错者,亦有殊功。倘虻虫、水蛭不易骤得,而病家又多疑忌者,代以藏红花、参三七各一两,更用黑木耳一两,煮汤吞送,既攻其实,又顾其虚,是亦仿本方归、芍养血之意也。(《萧评郭敬三医案》)

堂嫂邓氏,孀居经闭,遂成血蛊之证,腹大如鼓,周身上下皆肿,面色灰白,不思饮食,见者咸谓莫无生理矣。求余医治,诊其脉,沉细而数,按之涩指。见其虚弱至此,不敢峻攻,与逍遥散加桃仁、香附、泽兰,服后不应。勉拟大黄、水蛭、虻虫、桃仁、干漆、郁金、三棱、莪术,蜜丸,令早晚服二十粒,渐加至四十粒,微作溏泄,其黑如漆,肿胀渐消,即思纳谷。服十余日,便转本色,周身肿胀消尽而愈。始知极虚之中,亦有实症,倘畏其虚,而以归脾、八珍之类补之,尚有生理耶?甚矣医道之难也!

尚按:血蛊一证,肚大筋青,兼现赤缕,肝脏变硬,回血管障碍不通,经水闭塞,最为难治。仲景抵当丸加味真乃活人之方,鄙意再加土鳖虫、生三七、山甲珠、南麝香以峻通其血络,而用木耳桃胶煎汤吞送,以濡润其血液之枯燥,而柔和肝脏,庶病易去而正又不伤,为血蛊重证,完成一极可靠之特效方法,又供医者病家之采择。(《萧评郭敬三医案》)

张意田

张意田治甬江焦姓人,七月间,患壮热舌赤,少腹满闷,小便自利,目赤发狂,已三十余日。初服解散,继则攻下,俱得微汗,而病终不解。诊之,脉至沉微,重按疾急。夫表症仍在,脉反沉微者,邪陷入于阴也。重按急疾者,阴不胜其阳,则脉流转疾,并乃狂矣。此随经瘀血,结于少阴也,宜服抵当汤。乃自为制虻虫、水蛭,加桃仁、大黄煎服。服后下血无算,随用熟地一味,捣烂煎汁,时时饮之,以救阴液。候其通畅,用人参、附子、炙草,渐渐服之,以固真元。共服熟地二斤余,人参半斤,附子四两,渐得平复。(《续名医类案》)

徐大椿

大守朱阳山弟,下部蓄血发狂,投抵当汤而愈。(《洄溪医案》)

王泰林

尤。少腹肿如墩阜,其色鲜红,已经三月不能行动,而饮食如常。无伤六淫之感,故积久如斯,否则结成痈疡,而为肠痈极重之病。当以仲景法调之。非久服不效。抵当丸,每服三十粒,益母草汤送下。(《环溪草堂医案》)

【评析】 抵当汤出自《伤寒论》,又作丸剂。《伤寒论》第124条云:"太阳病六七日,表证仍在,脉微而沉,反不结胸,其人发狂者,以热在下焦,少腹当硬满,小便自利者,下血乃愈。所以然者,以太阳随经,瘀热在里故也。抵当汤主之。水蛭(熬)、虻虫(去翅足,熬)各三十个,桃仁(去皮尖)二十个,大黄(酒洗)三两。上四味,以水五升,煮取三升,去滓,温服一升。不下,更服。"《伤寒论》第125条云:"太阳病身黄,脉沉结,少腹硬,小便不利者,为无血也。小便自利,其人如狂者,血证谛也,抵当汤主之。"《伤寒论》第126条云:"伤寒有热,少腹满,应小便不利,今反利者,为有血也,当下之,不可余药,宜抵当丸。水蛭(熬)二十个,虻虫(去翅足,熬)二十个,桃仁(去皮尖)二十五个,大黄三两。上四味,捣分四丸,以水一升,煮一丸,取七合服之,晬时当下血,若不下者,更服。"《伤寒论》第237条云:"阳明证,其人喜忘者,必有蓄血。所以然者,本有久瘀血,故令喜忘。屎虽硬,大便反易,其色必黑者,宜抵当汤下之。"

本方集活血药之大成,故为破血逐瘀之峻剂,非一般活血剂所能比拟。方中水蛭、虻虫为虫类药,水蛭咸苦且平,入血分,破血逐瘀;虻虫苦而微寒,效近水蛭,而性尤峻猛。两药相配,直入血络,行血破瘀,药力峻猛,有单刀直入之势。桃仁、大黄为植物药,桃仁活血化瘀,大黄泻热导瘀。四药合用,其行血破瘀之力最强,瘀血得下,诸症方愈。

在古代名家医案中,运用抵当汤的名家有虞抟、郭敬三、张意田、徐大椿、王泰林5位,相关著作5部,相关医案6则,涉及胁肋痛、闭经、狂证、臌胀等病症。诸位医家运用抵当汤,皆抓住了瘀血固结这一要点,故不管是汤剂还是丸剂,均收到满意疗效。

本方在临床各科应用广泛,如闭经、多囊卵巢综合征、功能失调性子宫出血、子宫内膜异位症、子宫肌瘤、血栓性静脉炎、慢性前列腺炎、前列腺肥大、慢性肾炎、糖尿病、脑出血、脑梗死、血管性痴呆等疾病,经过临床验证,其疗效值得肯定。

大 陷 胸 汤

寇宗奭

《衍义》云：一妇人温病，已十二日。诊之，其脉六七至而涩，寸稍大，尺稍小，发寒热，颊赤口干，不了了，耳聋。问之，病数日，经水乃行。此属少阳热入血室也，若治不对病则必死。乃按其症，与小柴胡汤服之。二日，又与小柴胡汤加桂、干姜，一日寒热遂止。又云脐下急痛，又与抵当丸微利下，脐下痛痊，身渐凉，脉渐匀。尚不了了，乃复与小柴胡汤，次日但胸中热躁，口鼻干，又少与调胃承气汤，不得利。次日心下痛，又与大陷胸汤半服，利三行，次日虚烦不宁，时妄有所见，复狂言，虽知其尚有燥屎，以其极虚不敢攻之，遂与竹叶汤去其烦热，其夜大便自通，至晓两次，中有燥屎数枚，而狂言虚烦尽解。但咳嗽，唾，此肺虚也，若不治，恐成肺痿，遂与小柴胡汤去人参、大枣、生姜，加干姜五味子汤，一日咳减，二日而病悉愈。以上皆用仲景方。（《名医类案》）

【评析】　大陷胸汤方在《伤寒论》中有明确记载。《伤寒论》第134条言："太阳病，脉浮而动数，浮则为风，数则为热，动则为痛，数则为虚，头痛发热，微盗汗出而反恶寒者，表未解也。医反下之，动数变迟，膈内拒痛，胃中空虚，客气动膈，短气躁烦，心中懊侬，阳气内陷，心下因硬，则为结胸，大陷胸汤主之。若不结胸，但头汗出，余处无汗，剂颈而还，小便不利，身必发黄。大陷胸汤：大黄（去皮）六两，芒硝一升，甘遂一钱匕。上三味，以水六升，先煮大黄，取二升，去滓，内芒硝，煮一两沸，内甘遂末，温服一升，得快利止后服。"第135条言："伤寒六七日，结胸热实，脉沉而紧，心下痛，按之石硬者，大陷胸汤主之。"第136条言："伤寒十余日，热结在里，复往来寒热者，与大柴胡汤。但结胸，无大热者，此为水结在胸胁也。但头微汗出者，大陷胸汤主之。"第137条言："太阳病，重发汗而复下之，不大便五六日，舌上燥而渴，日晡所小有潮热，从心下至少腹硬满，而痛不可近者，大陷胸汤主之。"第149条言："伤寒五六日，呕而发热者，柴胡汤证具，而以他药下之，柴胡证仍在者，复与柴胡汤。此虽已下之，不为逆，必蒸蒸而振，却发热汗出而解。若心下满而硬痛者，此为结胸也，大陷胸汤主之。"

大陷胸汤方以大陷胸命名，大陷胸即大下胸腹水热邪浊之意。方中三药性味均苦寒，苦则降下，寒可除热。其中甘遂既能泄热，又能逐水破结，泄胸腹积水，疗效最速。芒硝泻热导滞，润燥软坚。大黄苦寒，攻积泻下，推陈致新。药虽三药，然药性猛峻，同为苦寒峻下之品,力专效宏,共泻水热互结之邪,共奏泄热逐水破结之功。以峻治危急,因症选药,用药简洁,配伍精当,堪称攻下猛剂。

在上述医案中,妇人因温病迁延,先后予小柴胡汤、抵当丸、调胃承气汤、大陷胸汤、竹叶汤等治疗,采用大陷胸汤时症见心下痛,有结胸证,用方谨慎,仅予半服,利三次,可谓中病即止。结胸者,乃无形之寒热与有形之痰水相结合,病邪内结,为实证;结胸有寒热之分。大陷胸汤即为热实结胸而所设,辨证要点当注意"心下痛"等字眼,这同时提醒我们临床应当重视邪实的性质和病位,分辨其与大陷胸丸(水热互结胸膈偏上)与小陷胸汤(痰热互结于心下)的不同。

大陷胸汤临床应用广泛,现代医家采用本方治疗的病症颇多,如渗出性胸膜炎、胸腔积液、急性肺水肿、胃穿孔、肝脓肿、胆囊炎、胆石症、急性胰腺炎、急性肠梗阻、肠扭转、腹膜炎、腹腔积液、流行性出血热、急性肾衰竭等属于水热互结者。

小 陷 胸 汤

万 全

万密斋治一儿四岁,忽作喘,气逆痰壅,鼻孔开张。万曰:此马脾风也(以鼻煽命名也)。如胸高肩耸,汗出发润(皆下脱也)。则不可治。须急治之,以葶苈丸去防己,加大黄,除肺之热;合小陷胸汤,除肺之痰。碾为细末,竹沥调服(作实治,服法精当)。(《续名医类案》)

张锡驹

张令韶治一妇人,患伤寒十余日,手足躁扰,口目瞤动,面白身冷,谵语发狂,不知人事,势甚危笃。其家以为风,缚其手足。或以为痰迷心窍,或以为虚,或以为寒,或辞不治。张诊之,切其脉全无,问其证不知,按其身不热。张曰:此非人参、附子证,即是大黄、芒硝证,出此入彼,死生立判。因坐视良久,聆其声重而且长(亦有中焦停食,而奄奄似不属者,亦下之而愈。见缪仲淳治姚平之案),曰:若是虚寒证,到脉脱之时,气沉沉将绝,那得有如许气力大呼疾声,久而不绝?即作大承气汤,牙关紧闭,挖开去齿,药始下咽,黄昏即解黑粪半床。次早脉出身热,人事亦知,舌能伸出而黑,又服小陷胸汤二剂而愈。(《续名医类案》)

叶天士

热邪入里,脘痞,按之痛,脉浮滑者,此邪结阳分,拟仲景小陷胸汤。川黄连,栝蒌实,半夏,杏仁,枳实。(《叶氏医案存真》)

王孟英

张友三室,去春受孕后,忽梦见其亡妹,而妹之亡也,由于娩难。心恶之,因嘱婢媪辈广购堕胎药饵服,卒无验。冬间娩子后亦无恙,自疑多饵堕胎药,元气必伤,召朱某治之。述其故,朱即迎合其意,而断为大虚之候。且云:苟不极早补救,恐延蓐损。病者闻而益惧,广服补剂,渐至卧榻不起,多药弗效。延至仲春,族人张镜江为邀孟英视之。不饥不寐,时或气升,面赤口干,二便秘涩,痰多易汗,胸次如春,咽有炙脔,畏明善怒,刻刻怕死,哭笑不常,脉至左部弦数,右手沉滑。曰:此郁痰证误补致剧也,与上年李健伯令正之病情极相类。第彼已年衰而伤于忧思谋虑,是为虚郁;此年壮体坚,而成于惊疑惑惧,是为实郁。虚郁不为舒养而辄投温补,则郁者愈郁,而虚者愈虚;实郁不为通泄而误施温补,则郁不能开,而反露虚象,所谓大实有羸状也。医者但云补药日投,虚象日著,不知虚象日形,病机日锢,彼岂故酿其病,而使之深耶?亦是一片仁心,无如药与病相僻而驰,盖即好仁不好学之谓耳。余非好翻人案,恐不为此忠告,未必肯舍补药而从余议也。病者闻之大悟,即授小陷胸合雪羹,加菖蒲、薤白、竹茹、知母、栀子、枳实、旋、赭出入为方,吞当归龙荟丸。三剂后,蒌仁每帖用至八钱而大解始行,各恙乃减。半月后,心头之舂杵始得全休。改用清肃濡养之法,调理匝月,汛至而瘥。(《王氏医案三编》)

吴奏云三令郎甫八龄,患感,幼科治以清解弗瘥,迓孟英视之。脘闷便秘。曰:气机未展耳。投小陷胸,加紫菀、通草、杏仁。服三剂,先战汗而解,寻更衣以愈。当战解之时,家人不知,诧为将脱,欲煎参汤灌之。幸孟英适至,阻其勿服。既而其妇弟陈某之病略相似,亦用此法而瘥。(《王氏医案三编》)

高瑞生令弟,疟久不瘥,形消不食,医谓虚也,投补药而更增自汗。孟英诊之,脉弦滑,脘下聚气。投小陷胸加竹茹、旋、枳,以开痰结,渐能纳谷。继以清养,病去肌充。(《王氏医案续编》)

林珮琴

巢氏。发热胸痞,时呕,胀入背胁,脉沉小。仿小陷胸汤。用半夏、栝蒌、枳壳、陈皮、茯苓,加姜煎。二服病除。(《类证治裁》)

钱 艺

光绪丙戌,拙寓于湖川塘朱宅,见河川镇东首钱介甫,年将花甲,仲夏起形寒身热,黄小陶作暑湿内蕴治,病不增减。连邀四诊,金云老熟,理难药愈。所亲朱立甫乞余诊视,冒雨而往。见其但热不寒,且轻夜重,泛恶痰涎,将寐之时必惊惕,瘈疭而醒,不饥不食,旬日不便,脉来左部弦滑而数,舌苔黄腻,喜甜恶咸。曰:热痰内蓄,痰饮阻中,治节不行,肝阳郁勃所致也。予小陷胸汤合雪羹,二剂。大便得通,稀糜略进,反加不寐神烦,舌苔化燥。改予甘凉滋液,如水投石,舌苔渐转微酱,由根冲尖,腹脘膨满,抚见皮肤甲错之状,按之隐隐作痛,人迎脉盛,喉结滑数,是热搏痰血,蒸酿内痈。《伤寒论》中原有内痈一证,可见仲师立义之深密。既属初萌,何难一击即平。径投牡丹皮汤合三仁法,一剂知,三剂已。(《慎五堂治验录》)

王泰林

温。暑邪挟积,身热腹痛,先与疏达。香薷,川朴,花槟榔,砂仁,藿梗,苏梗,赤苓,焦六曲,陈皮,通草。

复诊:腹痛拒按,当脐有块,壮热无汗,舌苔黄腻,气升烦懊。防其发厥。法以表里两解。柴胡,淡芩,枳实,赤苓,赤芍,半夏,元明粉,生大黄。

三诊:投大柴胡汤法,下出碎块溏粪两次,腹痛不减,烦懊不安,气升呕逆,舌苔黄燥。

食积填塞阳明,暑邪内走厥阴。防其昏厥,拟以泄厥阴、通阳明。川连(吴萸炒),楂炭,淡豆豉,黑山栀,瓜蒌仁,当归龙荟丸(包煎)三钱,枳实,苏梗,木香(磨冲)三味。外敷方:葱一把,盐一杯,丁香一钱,飞面三钱,打烂,敷痛处。此四磨饮合小陷胸、栀豉、左金合剂,疏通气分,泄肝化积。再用外敷法,其气有不通行者乎!

渊按:暑必挟湿,湿为阴邪,最能阻碍阳气。故暑湿病多脘腹痞痛,积滞内阻,暑湿之不化,实由气机之不通。下而痛仍不减,乃未得辛通之药,中焦痞滞未去耳。(《王旭高临证医案》)

高。舌白,口渴,咽痛。湿温化热,症方四日。年高正虚,势防战汗。冀其无变为佳。薄荷,桔梗,射干,滑石,牛蒡子,橘红,杏仁,枳壳,蔻仁,芦根。

复诊:温邪挟积化燥。昨服药后战汗不透,大热虽减,里热仍炽。舌霉边白,脉形不显。高年恐其内陷。大力子,香豉,鲜石斛,连翘,黑山栀,薄荷根,滑石,枳实。

三诊:胸脘板痛拒按,此属结胸。舌心燥边白,此挟痰水、挟气积。症交七日,温邪内伏,将燥未燥,将陷未陷。昨午投生津达邪一剂,今结胸症已具,势不容缓,再进小陷胸法。川连,半夏,枳实,蒌仁,香豉,黑山栀。

渊按:仲景小陷胸以枳实佐川连,瓜蒌佐半夏,苦泄辛润,开中焦之痞,以化痰水热邪。方名陷胸,与诸泻心汤出入,并非下剂。今人以蒌、枳为通腑之药,殊属可笑。(《王旭高临证医案》)

袁　焯

鸿泰糖栈陈祝山,年约三旬,今年七月患伏暑病,延某医诊治,服药四五日不效,壮热头疼,胸闷,咽喉作燥,口渴,舌绛苔薄,焦燥无津,大便七八日不通,溲赤脉数。盖暑热蕴伏肠胃热结之病,治法当先通大便,以解肠胃之焚。乃以生大黄二钱,元明粉三钱,枳壳、黄芩、麦冬、天花粉各二钱,甘草五分,此药服后,得大便两次,热全退,头痛亦轻,舌苔转白腻,脉缓不数,小便仍红,知饥欲食,乃易方以连翘、苡仁、佩兰、花粉、沙参、贝母等以解余邪。越两日,又复发热口渴胸闷,是余邪欲出也,以小陷胸汤合小柴胡汤,去人参、姜、枣,加连翘、青蒿,接服两剂,得汗而安。大凡应用硝、黄之病,决非他药所能代,若畏而不用,必致缠延误事,但须辨认真切,用之有方,不可颠顸孟浪耳。(《丛桂草堂医案》)

城内红旗口王善余之子,十九岁,由常州病归,头疼身重,肢节酸疼,发热谵语,咳嗽痰中夹血,面色晦黯,脉息滑数,盖湿温而兼肺病也。用小陷胸汤加青蒿、黄芩、贝母、苡仁、连翘、滑石、生地、茅根、枇杷叶等,一剂头面得汗,咳少减,二剂热退神清,夜间能睡矣。复以原方减轻其剂,接服两日得大便一次,每餐能进粥碗许,遂改用北沙参、扁豆、苡仁、白术、麦冬、白芍、黑豆、甘草、茯苓等养胃之品而瘥。未几,因口腹不慎,复病,胸闷不饥,饮食大减,乃与二陈汤加沙参、麦冬、佩兰、桔梗、苡仁等消补之品,两剂,饮食能进矣。但消瘦日甚,复用六君子汤加麦冬、枸杞子、苡仁、红枣等补养之剂,并戒其勿食煎炒油腻等难消之物,但以米粥蔬菜调养半月,而康复如初。(《丛桂草堂医案》)

查养和女佣,十八岁,端午节啖糯米粽过多,遂病胸膈饱闷,恶寒发热,舌苔垢腻,脉息滑大,先与平胃散合枳桔汤,加神曲、栝蒌。不效,乃于方中加滚痰丸三钱,服后得大便两次,胸膈遂通。嗣以原方去滚痰丸,合小陷胸汤,接服两剂全愈。(《丛桂草堂医案》)

邵兰荪

安昌顾(建记)。阳明伏暑,舌焦腻,脘闷呕恶,脉弦细,暮夜烦热。症属棘手,宜防外脱内闭,候正(八月二十四日)。瓜蒌子(杵)四钱,枳实钱半,淡竹叶钱半,广郁金三钱,炒川连八分,焦栀子三钱,赤苓四钱,晚蚕砂四钱,仙半夏钱半,原滑石四钱,光杏仁三钱。

介按:伏暑发自阳明,古人以白虎汤为主方,此人系是浊热黏腻之邪,由阳明而留恋脘膈。治宗小陷胸汤之意,是属对症疗法。(《邵兰荪医案》)

【评析】 小陷胸汤在《伤寒论》中有记载。《伤寒论》第138条言:"小结胸病,正在心下,按之则痛,脉浮滑者,小陷胸汤主之。黄连一两,半夏(洗)半升,栝楼实大者一枚。上三味,以水六升,先煮栝楼,取三升,去滓,内诸药,煮取二升,去滓,分温三服。"第141条言:"病在阳,应以汗解之,反以冷水潠之若灌之,其热被劫不得去,弥更益烦,肉上粟起,意欲饮水,反不渴者,服文蛤散;若不差者,与五苓散。寒实结胸,无热证者,与三物小陷胸汤,白散亦可服。"

小陷胸汤中,栝楼甘寒,清热涤痰,宽胸散结,润肠通便,辅以黄连苦寒泄热,佐以半夏辛温祛痰。三药合用,辛开苦降,清化痰浊。全方攻而不峻,旨在蠲除痰热互结之邪。

在上述古代名家医案中,运用小陷胸汤的名家有万全、张锡驹、叶天士、王孟英、林珮琴、钱艺、王泰林、袁焯、邵兰荪9位,相关著作8部,相关医案14则,涉及伏暑、湿热、伤寒、食复、痢疾、疟疾、胸痹、噫呃、痞满、积滞、黄疸、郁证、呕血、痈疡、感冒、咳喘等十余种病症,其中痞满案较多。

分析诸位名家之运用,小陷胸药物精简,古代医家喜化裁用之,如万全合用葶苈丸治"小儿忽作喘,气逆痰壅,鼻孔开张",意在除肺之痰;叶天士原方加杏仁、枳实治"热邪入里,脘痞,按之痛";王孟英原方加紫菀、通草、杏仁治"脘闷便秘,气机未展",加竹茹、旋覆花、枳实治"脘下聚气",意在开痰结;林珮琴原方去黄连,加枳壳、陈皮、茯苓治"发热胸痞,时呕,胀入背胁";钱艺以原方合雪羹汤治"热痰内蓄,痰饮阻中";王泰林用原方加枳实、香豉、黑栀子治"胸脘板痛拒按";袁桂生合小柴胡汤治"发热口渴胸闷";邵兰荪原方加枳实、竹叶、郁金、栀子、赤茯苓、蚕砂、滑石、杏仁治"脘闷呕恶,暮夜烦热"。

从以上分析中可以发现,古代医家多用小陷胸汤治疗胸脘部痞满、闷滞,甚则疼痛的症状,病机多在于气机运行不畅,停滞胸部,并遇痰滞、热邪,而成气、痰、热之纠缠乱象。

小陷胸汤现代运用广泛,能用于治疗胆石症、反流性食管炎、胆囊炎、顽固性呃逆、肺源性心脏病、缺血性心肌病、糖尿病等。笔者在临床上多将其加味治疗气滞热郁痰滞之咽异感症、食管炎、胃食管反流病、慢性胃炎等消化系统疾病,同时也将其用于治疗顽固性便秘、慢性肝炎、酒精性肝炎、肋间神经痛、失眠症等疾病。

文 蛤 散

傅松元

邻人冯在邦妇，胎前子肿甚大，产后肿益甚，卧床人如大字式，一足在内，一足在外，一被不能覆二足。询其故，阴门如五升斗，时产后八日，大方脉女科五六辈，老医皆束手无法，独周易堂尚未辞绝，然服其方亦不效，而喘促之状欲绝。余初学医，日三四往诊，脉形气色，皆无败证，每思一方，诸医皆用过，然殊不应，乃考方书至二更后，神倦合目，室中别无人，忽闻云文蛤散，不知声从何来，既而解衣就寝，才合目，又闻呼文蛤散，余奇其声，惊而起，伏思此方出于《金匮》，乃披衣起检查。《金匮》云：渴不喜饮，文蛤散主之。惟思此方与水肿不合，更与产后水肿无关，乃熄灯安卧。卧未几，突闻大声言端的（太仓土音到底）。文蛤散，余遂大醒，再三忖度，忽闻挝门声甚急。即披衣拖履下楼，至门启关，冯在邦在焉，则云病势极危，求赐一方，望勿却。余即书文蛤散三钱，淡姜汤调和分三服，频频徐进，余不过聊为塞责，不意天才明，在邦报云：已大效矣。（《医案摘奇》）

【评析】 肺通调水道，脾运化水湿，肾化气行水，人体水液代谢赖此三脏。肺、脾、肾三脏任何一脏发生病变，均可引起水液代谢障碍而发生肿胀。尤其是脾，"诸湿肿满，皆属于脾"，水湿为病，其制在脾。子肿的发生与妊娠期间特殊的生理有密切关系。孕后胎阻气机，有碍肾阳敷布，膀胱气化失职，不能化气行水。且肾为胃之关，肾阳不布，则关门不利，聚水而从其类，水遂泛溢而为肿。因此，脾肾阳虚、水湿不化，或气滞湿停为妊娠肿胀的主要机制。

文蛤散在《伤寒论》和《金匮要略》中均有记载。《伤寒论》141条："病在阳，应以汗解之，反以冷水潠之，若灌之，其热被劫不得去，弥更益烦，肉上粟起，意欲饮水，反不渴者，服文蛤散。""文蛤散方，文蛤五两。上一味，为散，沸汤和一方寸匕服，汤用五合。"《金匮要略·消渴小便利淋病脉证并治第十三》："渴欲饮水不止者，文蛤散主之。"对于文蛤，《注解伤寒论》曰"走肾"。《长沙药解》言"入手太阴肺、足太阳膀胱经""清金利水，解渴除烦，化痰止嗽，软坚消痞"。《汤液本草》亦言"能利水"。案中患者"喘促之状欲绝"，乃水气上犯、肾不纳气所致，当为子肿之患的延续。故取文蛤散奏功。文蛤现又称为蛤蜊，地方名有花蛤、黄蛤、海蛤等。

三 物 白 散

钱国宾

钱国宾治中翰六登之次子，自幼吼喘，日夜不绝，今八岁莫愈，身体无病。诊右寸浮滑，主肺窍有痰喘吼。三白丸：煅白砒、贝母、桔梗各三分，饭丸黍米大，每睡时，冷茶送下五丸。至五日，此子索物不厌，其母嗔之，猛然一呛，吐出黑痰一块，如圆眼大，其臭满室，剖开，内包大黑瓜子一枚，尖小破，从此吼喘即止，举家感激，除此子一生之患矣。及问其故，曰：肺有六叶两耳，四垂如华盖，清虚之脏，一尘不染。因乳子误吞瓜子，入于肺缝，久则痰胶，阻碍呼吸之气，作吼喘声也。今药力攻出，肺清而金不鸣则无声，痰出而呼吸利，则无吼喘症矣。（《续名医类案》）

黄宫绣

痘宜用暖，麻宜用凉，人谁不知，而亦有不然者。余于乾隆乙卯仲春，余地田心麻症盛行。其中阴虚素挟有火者，每于麻发之时，轻剂发表，兼用清凉；及麻已发收靥，专用苦寒以解其毒，其药无有不效；至有麻发最迟，多由在经在府以为遏阻，切不可用苦寒以为闭塞。即如余治余族县尉字觉夫第二令媛，年仅十三，麻当取靥，过于发泄，阴凝胸膈，而阳难返。俗医不审是寒是热，概用凉药以施，病且增剧，招余治疗。余见周身头面手足，麻皆鲜红，稠密不空。余曰：此毒甚也，当用凉解。又看上下两唇俱有裂缝，血出厚重，予曰：毒甚无疑。又看两目皆赤，舌苔色如鹅黄，明亮可爱。余曰：此非毒甚，何以至斯？及细问其心中苦欲，告以胸中畏闻油腻，且喜向其胸膈摩擦，于是余心颇疑。并于两关细诊，见其脉突有珠，浮而不细，知其胸有阴凝食滞，凡一切苦寒伤中之药，概不敢投，若不改用温剂不愈。但此病已告急，若以温中暖胃之药直告遽进，则不免有见疑嫁谤之虑。姑以仲景三白散，内有桔梗、贝母，人知用药无害；中有巴豆大辛大热，人多不晓。随索病家纸笔开单，先以犀角、羚羊、红花、紫草、知、柏、芩、连、蒌仁等药，以从其俗。但告此勿急用，当先进用三白散以开其胸，胸开然后用此酌投。（《锦芳太史医案求真初编》）

【评析】 三物白散，又名白散，出自《伤寒论》第141条："寒实结胸，无热证者，与三物小陷胸汤，白散亦可服。白散方：桔梗三分，巴豆（去皮心，熬黑研如脂）一分，贝母三分。上三味，为散，内巴豆，更于白中杵之，以白饮和服。强人半钱匕，羸者减之。"三物白散由桔梗、巴豆、贝母组成,《金匮要略》中用以治疗肺痈。《注解伤寒论》言此方"辛散而苦泄。桔梗、贝母之苦辛,用以下气;巴豆之辛,用以散实"。前案患者自幼患喘疾,实为幼时"误吞瓜子,入于肺缝,久则痰胶",用桔梗、贝母消饮开膈,白矾(为矾石的一种,功可祛痰平喘,有剧毒,内服慎用)佐之,攻逐引出包裹瓜子的"黑痰一块",呼吸遂畅。后案患者因误用寒凉,寒邪与寒药相结,成寒实结胸,加之阴凝食滞,故取三物白散以辛散阴邪,以苦泄其毒。

柴 胡 桂 枝 汤

王式钰

松陵张惠吉尊堂。七十一岁。遍身疼痛,不能转侧,口干不欲食,腹中若有块,脉弦弱,诸医以破气之药投之不效。余曰:此少阳经中风也。用桂枝五分,人参一钱二分,柴胡六分,半夏一钱,白芍八分,甘草四分,黄芩五分,大枣一枚,生姜一片。二剂霍然。(《东皋草堂医案》)

一人感冒,口苦咽干,耳聋,目眩,渴,不大便,身发寒热,少阳症已悉具,为定煎方:柴胡、人参、半夏、甘草、桂枝、花粉、姜、枣。病家私去人参,服之不效,加人参一钱,一剂而愈。所以然者,以其脉弦迟,知其阳气怯弱,不能内御,得参以壮其里气,则拒邪有力,庶使柴胡疏半表之寒,黄芩清半里之热,桂枝、姜、枣得以和荣卫而效命也,何畏之有!有倡邪说者曰:大黄有活人之功,人参有杀人之力。持正论者曰:人参有活人之功,大黄有杀人之力。余以为皆非也。何不曰物物有活人之功,物物有杀人之力,亦视用之者何如耳。(《东皋草堂医案》)

一人患右胁痛引缺盆,左脉弦,右脉涩,肝木乘脾之证,且其人素有痰饮,用柴胡八分,半夏一钱,人参八分,黄芩八分,桂枝五分,赤芍八分,花粉五分,牡蛎八分,炮姜五分,桔梗八分,甘草五分,枳壳五分,枣子同煎。二剂,再用黄芪一钱,白术一钱五分,归身八分,陈皮八分,甘草五分,人参一钱,柴胡五分,升麻三分,半夏八分,益智五分,木香三分,丹皮八分,姜、枣。四剂,呕痰碗许而愈。以吐则气升,木气得达也。(《东皋草堂医案》)

陈念祖

当秋燥金司令,寒热头痛,胸胁疼,此金胜克木,表里俱病,宜达少阳之气,由太阳外出,故从足经例治,主以苦温通降之剂,并用芳香定痛者为佐。柴胡二钱,黄芩一钱五分,白芍一钱五分,炙甘草五分,桂枝木八分,吴茱萸八分,广木香五分,川楝子一钱,制半夏一钱,小茴香八分,人参一钱,生姜两片,大枣两枚。(《南雅堂医案》)

王泰林

孙。间疟变为大疟,其寒也三日一作,其热也日无间断,此卫气不得疏通,邪痹不达,是属卫实而营虚,营虚故内热不止也。拟和营卫以祛邪。桂枝,白芍,柴胡,半夏,赤苓,天

花粉,淡芩,陈皮,生姜,红枣。(《王旭高临证医案》)

袁 焯

王善余次子,年十六岁。陡患腹痛呕吐,恶寒发热,痛甚则出汗,舌苔薄腻,脉缓滑,与柴胡桂枝汤去人参,加蔻仁、木香,一剂痛呕俱止,寒热亦退。接服一剂全愈。(《丛桂草堂医案》)

阮怀清

柯。寒湿袭伤肝肾,结成疝气,下注阴囊,左睾丸偏坠,坚硬肿痛,稍加寒热。《经》云:病在厥阴,治从少阳;病在少阴,治从太阳。遵其法以治之。软柴胡钱半,淡黄芩八分,广橘核(炒)三钱,西小茴(炒)钱半,水法夏钱半,川桂枝钱半,川楝子钱半,青木香八分,东洋参一钱,酒白芍钱半,小青皮(炒)钱半,炙甘草八分,生姜三片,大枣三枚。(《阮氏医案》)

【评析】 柴胡桂枝汤出自《伤寒论》第146条:"伤寒六七日,发热,微恶寒,支节烦疼,微呕,心下支结,外证未去者,柴胡桂枝汤主之。桂枝(去皮),黄芩一两半,人参一两半,甘草(炙)一两,半夏(洗)二合半,芍药一两半,大枣(擘)六枚,生姜(切)一两半,柴胡四两。上九味,以水七升,煮取三升,去滓,温服一升。"

柴胡桂枝汤又称柴胡加桂汤、柴胡加桂枝汤、桂枝柴胡各半汤。柴胡桂枝汤取小柴胡汤、桂枝汤各半量,合剂而成。桂枝汤调和营卫,解肌辛散,以治太阳之表。小柴胡汤和解少阳,宣展枢机,以治半表半里。二方合之,和解少阳,调和营卫。

在上述名家医案中,运用柴胡桂枝汤的有王式钰、陈念祖、王泰林、袁焯、阮怀清5位医家,相关著作5部,相关医案7则,涉及伤寒、秋燥、疟疾、疝气、胁痛、腹痛等病症。

上述名家医案中,陈念祖治秋燥见"寒热头痛,胸胁疼"等症,常以原方加吴茱萸、川楝子、木香、小茴香等解肌散表,疏达肝气,通络止痛。王式钰治少阳伤寒,常以原方主之;治素有痰饮,"肝木乘脾"之胁痛者,原方加天花粉、牡蛎、桔梗、枳壳等行气化痰之品。袁桂生治太阳少阳合病见"腹痛呕吐、恶寒发热",原方去人参加白豆蔻、木香,二剂痊愈。阮怀清治疝气见睾丸坠胀、寒热等太阳、少阳二经症状,添橘核、川楝子、木香、小茴香、青皮等,增行气止痛之功。

通过上述分析可知,古代医家运用柴胡桂枝汤并不拘泥于太阳少阳合病。凡见有阴阳失调,人体气机失常的病症皆可使用,如上述医案中可见"卫气不得疏通,邪痹不达""苦温通降""阳气不得宣越"等字眼。

柴胡桂枝汤临床运用广泛,现代医家常用其治疗癫痫、夜尿症、胆石症、胰腺炎、眩晕症、胸膜炎、肋间神经痛、急性肾盂肾炎、流行性出血热、慢性鼻窦炎、荨麻疹、产后发热、儿童精神性起立调节障碍、小儿厌食症等病症。笔者在临床上常以此方为基础,加减治疗胃炎、胆石症、胆囊炎、肝炎、胃溃疡、十二指肠溃疡、痤疮等太阳少阳合病者,疗效较好。

柴胡桂枝干姜汤

俞 震

夏秋时行之病，原属客邪郁伏，汗出已多，邪当解散，乃自秋徂冬，身热不能尽退，近则午后寒热，寒重热轻，宛如疟状，迫汗出而热渐减，却仍不净。诊其脉象尚带弦数，但左手空软，右关滑大，此营阴已亏，阳明犹有痰气阻滞，所以胃脘左畔结硬成块，幸不作痛，惟按之坚硬，仲景少阳篇中所谓心下有支结也。此块不除，寒热不止，仲景本用柴胡桂枝干姜汤，今宗是方加减，可获愈。桂皮，花粉，炙草，丹皮，蒌皮，橘红，牡蛎。（《沈俞医案合钞》）

【评析】 柴胡桂枝干姜汤在《伤寒论》中有记载。《伤寒论》第 147 条言："伤寒五六日，已发汗而复下之，胸胁满微结，小便不利，渴而不呕，但头汗出，往来寒热，心烦者，此为未解也，柴胡桂枝干姜汤主之。柴胡半斤，桂枝（去皮）三两，干姜二两，栝楼根四两，黄芩三两，牡蛎（熬）二两，甘草（炙）二两。上七味，以水一斗二升，煮取六升，去滓，再煎取三升，温服一升，日三服。初服微烦，复服汗出便愈。"

柴胡桂枝干姜汤又名柴胡桂姜汤，方中重用柴胡，苦微寒和解表里；黄芩苦寒泄火除热，两药相合还可清利肝胆、和解少阳共为君药，再佐以用辛温之桂枝、干姜温化寒邪，交通寒热阴阳，咸寒之牡蛎散胸中微结，炙甘草温补脾阳，瓜蒌根清热止渴。诸药相伍，和解散结，温里祛寒，温而不热，是少阳兼里虚寒的和剂。

古代名家俞震治客邪郁伏所致痞满，常用牡丹皮、瓜蒌皮、橘红易柴胡、干姜、黄芩治之，以减轻清热之力，增强燥湿化饮之力，顺应"寒重热轻"之病情，且不伤及已虚之"营阴"。

柴胡桂枝干姜汤临床应用广泛，现代医家采用本方治疗的病症颇多，如疟疾、神经症、肝硬化、胆囊炎、精神分裂症、冠心病、不稳定型心绞痛、高血压病、心力衰竭、结核性胸膜炎、肺结核、支气管哮喘等。笔者在临床上对于证属肝郁脾虚的腹泻型肠易激综合征、慢性乙型病毒性肝炎、肝硬化腹水、慢性胆囊炎、胆汁反流性胃炎、慢性浅表性胃炎、失眠症、抑郁症、糖尿病等，常以柴胡桂枝干姜汤为基础方增损治疗，取效较好。

半夏泻心汤

郑重光

瓜镇卞祥生,七月外感内伤,午后潮热,天明汗出而解。前医误认阴虚,更劝其加餐肉食。至七八日食塞胸中,药饮难下,招余往诊。其脉细数,俨似阴虚,重按则滑而有力,此外感轻而内伤重也。用仲景泻心汤法,以柴胡解外之晡热,以黄连、干姜、半夏、枳实,泻胃中之湿热。但中宫胶固,恐发呃则难治。其夜果呃,次日更加干姜,七八日胸次方开,食滞出胃。然后以小承气汤两下而愈,计断食十二日。盖此证脉细,乃食结中宫;下午发热,乃阳明内实;五更盗汗,乃湿热熏蒸。三证非虚而是实。若以脉细误认为虚,不以滑而有力为实热,岂不再误耶?(《素圃医案》)

熊辟疆兄,秋间食冷物,当风假寐,次日即胸前结硬冷痛,干呕作泻。随服平胃、二陈、炮姜四剂,稍减而未痊。因循两月,服药断续。其间或服姜桂温中之剂,则痛愈甚。以手扪之,胸皮皆冷,呕吐酸水,小便涩少,脉初诊则细,重按反滑而有力。余曰:初因寒中,积之既久,郁而成热,所以姜桂反增痛矣。皮外虽冷,乃阳郁于内也,用仲景泻心汤法,但苦以泻实,辛以散结。以二陈汤加黄连一钱,干姜一钱,四剂后,胸中作响而宽,胸皮回温,续得大便畅解数次方愈。(《素圃医案》)

叶天士

江。暑邪深入厥阴,舌缩,少腹坚满,声音不出,自利,上下格拒,危期至速,勉拟暑门酸苦泄热,辅正驱邪一法。黄连,淡干姜,乌梅,生白芍,半夏,人参,枳实。(《临证指南医案》)

蔡。阳虚挟湿,邪热内陷,所以神识如蒙,议用泻心法(湿热内陷)。人参,生干姜,黄芩,川连,枳实,生白芍。(《临证指南医案》)

陆。湿热内蕴,中焦痞结,阳气素虚体质,湿注自利不爽,神识昏乱,将变柔痉。炒半夏,人参,枳实,川连,干姜,黄芩,姜汁。(《临证指南医案》)

张。气衰热伏,腹痛下痢,脘中痞闷,不欲纳食,由疟变痢,经邪入腑,斯病势已重,清理湿热以开痞,延久必须扶正。淡黄芩,川连,人参,生白芍,干姜,枳实。(《临证指南医案》)

曹。身痛,舌白口渴,自利,此湿温客气为疟,不可乱投柴、葛,仲景有湿家忌汗之律。

湿热。飞滑石,杏仁,郁金,淡黄芩,白蔻仁,防己。

又:湿甚为热,心痛,舌白便溏,治在气分。竹叶心,麦冬,郁金,菖蒲,飞滑石,橘红。化服牛黄丸。

又:心下触手而痛,自利,舌白烦躁,都是湿热阻气分,议开内闭,用泻心汤。川连,淡黄芩,干姜,半夏,人参,枳实。

又:神气稍清,痛处渐下至脐,湿伤在气,热结在血,吐咯带血,犹是上行为逆,热病瘀留,必从下出为顺。川连,黄芩,干姜,半夏,人参,枳实,白芍,炒楂肉。(《临证指南医案》)

李。不饥,口涌甜水,疟邪未清,肝胃不和。川连,干姜,枳实,瓜蒌仁,半夏,广皮,白姜汁。

又:口涌甜水,脾瘅。川连,黄芩,厚朴,半夏,生干姜,广皮,煎送脾约丸。又:橘半枳术丸。(《临证指南医案》)

金,七五。强截疟疾,里邪痞结,心下水饮,皆呕吐无余,病在胃口之上,老年阳衰,防其呃厥,舍泻心之外无专方。人参,枳实,干姜,半夏,川连,黄芩。

又:舌白,气冲心痛,嗳噫味酸,呕吐涎沫,皆胃虚肝乘,仿仲景胃中虚,客气上逆,可与旋覆花代赭石汤。旋覆花,代赭石,人参,半夏,茯苓,姜汁,粳米。

又:诸恙向安,寝食颇逸,平昔肝木易动,左脉较右脉弦长,味变酸,木侮土,秋前宜慎。人参,半夏,茯苓,广皮,生谷芽,生白芍。(《临证指南医案》)

马。疟半月不止,左胁下已有疟母,寒热时,必气痞呕逆,乃肝邪乘胃,有邪陷厥阴之象,拟进泻心法。川连,黄芩,干姜,半夏,人参,枳实。(《临证指南医案》)

钱氏。暑热伤气成疟,胸痞结,呕吐痰沫,皆热气之结,前医泻心法极是。人参汁,枳实汁,黄连,黄芩,炒半夏,杏仁,厚朴,姜汁。(《临证指南医案》)

程氏。脉右大,寒热微呕,脱痞不纳,四末疟邪交于中宫,当苦辛泄降,酸苦泄热,邪势再减二三,必从清补可愈。川连,炒半夏,姜汁,黄芩,知母,草果,炒厚朴,乌梅肉。(《临证指南医案》)

某。疟未止,热陷下痢,中痞不欲食(疟兼热痢)。人参,川连,黄芩,生白芍,广皮,炒当归,炒山楂,干姜,枳实,银花。

又:疟后劳复。人参,当归,白芍,枣仁,茯神,广皮,生姜,南枣。(《临证指南医案》)

胡。不饥、不食、不便,此属胃病,乃暑热伤气所致。味变酸浊,热痰聚脘,苦辛自能泄降,非无据也(暑热阻气中痞不运)。半夏泻心汤去甘草、干姜,加杏仁、枳实。(《临证指南医案》)

项。阳气最薄,暑入为疟,先由肺病,桂枝白虎汤,气分以通营卫为正治,今中焦痞阻,冷饮不适,热邪宜清,胃阳亦须扶护,用半夏泻心法(热邪痞结)。半夏,川连,姜汁,茯苓,人参,枳实。(《临证指南医案》)

柳。暑湿都伤气分,不渴多呕,寒起四肢,热聚心胸,乃太阴疟也,仍宜苦辛,或佐宣解里热之郁(脾疟)。川连,黄芩,炒半夏,枳实,白芍,姜汁。烦躁甚,另用牛黄丸一丸。(《临

证指南医案》)

毛氏。用玉女煎,寒热未已,渴饮仍然,呕恶已减,周身皆痛,诊脉两手俱数,舌色灰白边赤,汗泄不解,拟用酸苦泄其在里热邪,务以疟止,再调体质。黄芩,黄连,草果,白芍,乌梅,知母,用秋露水煎药。

又:寒热由四末以扰中宫,胃口最当其戕害,热闷不饥,胃伤邪留,清热利痰,固为要法,但有年气弱,兼之病经匝月,清邪之中,必佐辅正,议用半夏泻心法。人参,半夏,黄连,黄芩,枳实,姜汁。(《临证指南医案》)

江。拒按为实,患目病来属肝,痛必多呕,大便秘涩,肝病及胃,当苦辛泄降,少佐酸味。小川连,生淡干姜,半夏,枳实,黄芩,生白芍。(《临证指南医案》)

陈。宿病冲气胃痛,今饱食动怒痛发,呕吐。是肝木侵犯胃土,浊气上踞,胀痛不休,逆乱不已,变为先寒后热,烦躁面赤汗泄,此为厥象,厥阴肝脏之现症,显然在目。夫痛则不通,通字须究气血阴阳,便是看诊要旨矣,议用泻心法。干姜,川连,人参,枳实,半夏,姜汁。(《临证指南医案》)

王氏。寡居多郁,宿病在肝,近日暑邪深入,肝病必来犯胃,吐蛔下利得止,不思谷食,心中疼热,仍是肝胃本症,况暑湿多伤气分,人参辅胃开痞,扶胃有益,幸无忽致疲可也。人参,川连,半夏,姜汁,枳实,牡蛎。

又:胃开思食,仍以制肝和胃。人参,金石斛,半夏,枳实,茯苓,橘红。(《临证指南医案》)

某。脉不清,神烦倦,中痞恶心,乃热邪里结,进泻心法(热邪里结)。炒半夏,黄芩,黄连,干姜,枳实,杏仁。(《临证指南医案》)

周。寒热,呕吐蛔虫自利,是暑湿热外因,因嗔怒动肝,邪气入于厥阴,胸满腹胀消渴,议以开痞方法(热邪入厥阴)。泻心汤去参、甘,加枳实、白芍。(《临证指南医案》)

伊。因惊而得,邪遂入肝,故厥后热,神识昏狂,视得面青舌白,微呕渴饮,胸次按之而痛,此属痞结,乃在里之症,宗仲景以泻心汤为法。川连,半夏,干姜,黄芩,人参,枳实。(《临证指南医案》)

刘。湿热,非苦辛寒不解,体丰,阳气不足,论体攻病为是,胸中痞闷不食,议治在胃(湿热伤胃)。川连,炒半夏,人参,枳实,姜汁,茯苓,橘红。(《临证指南医案》)

王,四三。劳伤胃痛,明是阳伤,错认箭风,钓药敷帖,更服丸药,心下坚实按之痛,舌白烦渴,二便涩少,喘急不得进食,从痞结论治(寒热客邪互结)。生姜汁,生淡干姜,泡淡黄芩,枳实,姜汁炒川连,半夏。(《临证指南医案》)

王。胃虚少谷,肝来乘克,呕吐不能受纳,盖脏厥象也。人参,川连,附子,黄芩,干姜,枳实。(《临证指南医案》)

陆,十七。食已即吐,病在胃也,用辛以通阳,苦以清降。半夏,川连,厚朴,茯苓,姜汁。(《临证指南医案》)

江。脉弦迟,汤水不下膈,呕吐涎沫,此阳结,饮邪阻气。议以辛热通阳,反佐苦寒利

膈,用泻心法。人参,附子,干姜,先煎一杯,入姜汁四分。川连,黄芩,半夏,枳实,滚水煎,和入前药服。(《临证指南医案》)

何。寒热呕吐,胸中格拒,喜暖饮怕凉,平昔胃阳最虚,热邪内结,体虚邪实,最防痉厥(热邪内结)。人参,黄芩,炒半夏,姜汁,川连,枳实。(《临证指南医案》)

某。舌赤,浊呕,不寐不饥,阳邪上扰,治以苦辛,进泻心法。淡黄芩,川连,炒半夏,枳实,姜汁。(《临证指南医案》)

毛氏。旧有胃痛、脘痹、呕吐之病,秋前举发,已得小安。近痛呕复来,身体煪热,宿病未罢,而暑热秽气上窍侵入,三焦混淆,恐内闭变现痉厥(暑秽内结)。川连,淡黄芩,半夏,姜汁,黑山栀,枳实汁。(《临证指南医案》)

唐女。气臌三年,近日跌仆呕吐,因惊气火更逆,胸臆填塞胀满,二便皆通,自非质滞,喜凉饮,面起瘭瘰,从《病能篇》骤胀属热。川连,淡黄芩,半夏,枳实,干姜,生白芍,铁锈针。(《临证指南医案》)

周,五九。酒热湿痰,当有年正虚,清气少旋,遂致结秘,不能容纳,食少,自述多郁易嗔,议从肝胃主治。半夏,川连,人参,枳实,茯苓,姜汁。(《临证指南医案》)

胡,四六。悲泣,乃情怀内起之病,病生于郁,形象渐大,按之坚硬,正在心下,用苦辛泄降,先从气结治(心下痞结)。川连,干姜,半夏,姜汁,茯苓,连皮瓜蒌。(《临证指南医案》)

吴。脉小涩,脘中隐痛,呕恶吞酸,舌绛不多饮,此高年阳气结于上,阴液衰于下,为关格之渐,当开痞通阳议治(阳结于上、阴衰于下关格)。川连,人参,姜汁,半夏,枳实汁,竹沥。(《临证指南医案》)

杜,六四。老人积劳久虚,因渴饮冷,再伤胃阳,洞泄复加呕吐,不受汤饮食物,上不得入,下不得出,此为关格难治。人参,半夏,川连,淡干姜。(《临证指南医案》)

某。脉寸口搏大,按之则涩,形瘦气逆,上不纳食,下不通便,老年积劳内伤,阳结不行,致脘闭阴枯,腑乏津营,必二便交阻,病名关格,为难治。人参,枳实,川连,生干姜,半夏,茯苓。(《临证指南医案》)

倪妪。湿热脚气,上攻心胸,脘中满胀,呕逆,乃湿上甚为热化,与苦辛先平在上之满胀,用泻心法(湿热脚)。川连,黄芩,枳实,半夏,姜汁,杏仁。(《临证指南医案》)

寒热虽减,脘中犹然不爽,非是食滞,乃气结所致,尚宜开上中之痹。川连,干姜,淡芩,炒半夏,杏仁,白蔻,枳壳,桔梗。(《叶氏医案存真》)

尤 怡

脾以健运为职,心下痞不能食,食则满闷,脾失其职矣。但健运之品,迂缓无功,宜以补泻升降法治之。人参,干姜,半夏,茯苓,川连,枳实,陈皮,生姜。(《静香楼医案》)

薛 雪

酒热伤胃,谷食入脘即噎,涌出涎沫,阳明脉不用事,筋脉牵绊,与半夏泻心汤。半夏,

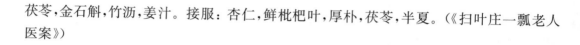

茯苓,金石斛,竹沥,姜汁。接服:杏仁,鲜枇杷叶,厚朴,茯苓,半夏。(《扫叶庄一瓢老人医案》)

张路玉

张路玉治内兄顾九玉,大暑中患胸痞颅胀。脉得虚大而濡,气口独显滑象,此湿热泛滥于膈上也。与清暑益气二剂,颅胀止而胸痞不除。与半夏泻心汤,减炮姜,去大枣,加枳实,一服而愈。(《续名医类案》)

陈念祖

湿聚热蒸,互相纠结,初起身苦烦疼,渐至连及心脘,面黄舌白,口渴烦躁,疟邪痞结心下,用泻心汤加减。半夏六钱,黄芩三钱,黄连二钱,枳实三钱,生姜三钱。(《南雅堂医案》)

疟邪伏于太阴,脾主四肢,故寒由四末而起,人身五脏,脾为阴土,土病木必乘而侮之,是以心脘烦热,口渴,时作呕吐,病偏于热,法当清热敛阴,两和肝胃为宜。制半夏三钱,黄连二钱,黄芩二钱,白芍三钱,枳实一钱五分,姜汁(冲)一杯,水同煎,分三次服。(《南雅堂医案》)

心下痞不能食,食则满闷,脾失健运之职,兹用泻心加味,于补泻升降之法,庶各适其宜。川连一钱,白茯苓三钱,人参一钱,干姜八分,制半夏二钱,枳实八分,陈皮八分,生姜二片。(《南雅堂医案》)

色青舌白,微呕渴饮,胸间按之作痛,此乃痞结,病由惊恐而得。热邪入于厥阴,故神色昏狂,厥后发热,是属在里之症,今仿长沙泻心汤法。制半夏三钱,川连一钱五分,黄芩二钱,人参二钱,干姜一钱,枳实一钱。(《南雅堂医案》)

中痞恶心,脉不清,神烦倦,乃热邪里结也,方列后。川连一钱五分,炒半夏二钱,干姜八分,杏仁二钱,枳实一钱,黄芩二钱,水同煎服。(《南雅堂医案》)

高年下元已虚,寒热邪气扰中,胃阳大伤,酸浊上涌作吐,脘痛如刺,系阳衰阴浊上僭,胃气不得下行,拟用仲景附子泻心汤,通阳之中,并可泄热开导,使中土温和,气机藉以流通,可如法遵服。附子(泡)一钱五分,人参一钱五分,干姜一钱,枳实一钱,白茯苓三钱,制半夏一钱五分,川连六分,上药前三味,先另煎取汁,后四味用冷水开水各一杯,煎三十沸为度,倾出去滓,将前三味药汁和服。(《南雅堂医案》)

望七高年,精气内夺,不食不便,气冲涎涌,乃关格之症,极难调治,兹将拟方列后。制半夏二钱,川连二钱,白茯苓三钱,生白芍二钱,人参二钱,附子五分,干姜五分,姜汁(冲)半盏。(《南雅堂医案》)

高年气血已虚,呕恶吞酸,脘中隐隐作痛,舌苔微绛,脉细涩,系阳结于上,阴衰于下,恐成关格之症,宜通阳开痞为主。人参一钱五分,法半夏二钱,川黄连一钱,枳实八分,竹沥一盏,姜汁半匙,水同煎。(《南雅堂医案》)

形瘦气逆,上不纳食,下不通便,脉寸口搏大,按之涩,高年积劳内伤,阳结不行,津液耗乏,致脘闭便阻,成为关格之症,治法最为棘手,姑拟一方列后。人参一钱,川连一钱,法半夏二钱,白茯苓三钱,枳实一钱,生姜三片,水同煎服。(《南雅堂医案》)

何元长

气食凝结,兼湿痰内滞,六脉沉弦,腹胀气闭。暂用小温中合泻心法。生茅术,制川朴,法半夏,焦建曲,陈皮,砂仁,炒川连,淡干姜,广藿香,川郁金,赤苓,车前。(《齐山草堂医案》)

蒋宝素

吐泻不止,胸腹作胀,苔厚,身凉,脉数,从里化也。六化泻心汤主之。广藿香,广木香,紫降香,白檀香,黑沉香,东壁土,川黄连,炙甘草,制半夏,黄芩,生姜。(《问斋医案》)

心下满,按之不痛为痞,泻心汤加减主之。人参,制半夏,黄芩,广木香,制香附,枳实,厚朴,陈橘皮,冬白术。(《问斋医案》)

《经》以浊气在上,则生膜胀。土为木克,健运失常,升降失司,变生痞象。东垣谓痞从血中来。仲景言病发于阴而反下之,因作痞。盖皆营分受伤,当理脾营为主。人参,川黄连,枳实,炮姜炭,制半夏,当归身,赤芍药,川厚朴,大枣。(《问斋医案》)

心下满,按之微痛,如心积伏梁之状。延今半载有余,诸药无效。年当盛壮,二气素充,非五泻心汤合治不可。制半夏,黄芩,炮姜,炙甘草,人参,川黄连,生大黄,制附子,生姜,大枣。(《问斋医案》)

三下大便畅行,心下满不减,按之不痛为痞。仲景言:病发于阴而反下之,因作痞。无热恶寒发于阴,盖身无热时先恶寒,而后发热,若真无热,下反立败,以邪发于阴血之中。泻心汤加减主之。故东垣谓痞从血中来是矣。川黄连,炮姜炭,枳实,制半夏,黄芩,炙甘草,广木香,陈橘皮,东洋参。(《问斋医案》)

下后,心下痞满反甚,当以仲景泻心汤加减论治。制半夏,黄芩,炙甘草,炮姜炭,人参,川黄连,制附子,大枣肉。(《问斋医案》)

形乐志苦,外强中干,饥嘈欲食,食不能多,消中未著。凡治消症,必先荡涤积热,然后补阴。拟先服泻心汤加减。川黄连,黄芩,炙甘草,制半夏,北沙参,川黄柏,生姜,大枣。(《问斋医案》)

沈又彭

陈。初因寒湿,久变为热,格拒于中为痞,疟固在阴,当与邪陷痞气同法,用泻心汤。黄芩,川连,半夏,厚朴,干姜,草豆蔻,枳实,姜汁。(《沈俞医案合钞》)

徐大椿

嘉兴朱亭立，曾任广信太守，向病呕吐，时发时愈，是时吐不止，粒米不下者三日，医以膈证回绝，其友人来邀诊。余曰：此翻胃证，非膈证也。膈乃胃腑干枯，翻胃乃痰火上逆，轻重悬殊。以半夏泻心汤加减治之，渐能进食，寻复旧，从此遂成知己。每因饮食无节，时时小发，且不善饭，如是数年，非余方不服，甚相安也。后余便道过其家，谓余曰：我遇武林名医，谓我体虚，非参、附不可，今服其方，觉强旺加餐。余谓此乃助火以腐食，元气必耗，将有热毒之害。亭立笑而腹非之，似有恨不早遇此医之意。不两月遣人连夜来迎，即登舟，抵暮入其寝室。见床前血汗满地，骇问故，亭立已不能言，惟垂泪引过，作泣别之态而已。盖血涌斗余，无药可施矣，天明而逝。十年幸活，殒于一朝，天下之服热剂而隐受其害者，何可胜数也。

雄按：服温补药而强旺加餐，病家必以为对证矣，而孰知隐受其害哉。更有至死而犹不悟者，目击甚多，可为叹息。（《洄溪医案》）

林珮琴

金氏。寒热拘急，脉不紧数，胃痛，饮入辄呕，中焦痞阻，溺涩痛。宜宣通法。白通草，制半夏，橘白，草豆蔻，枳壳，苏梗，赤苓，甘草（梢），煨姜。一啜症减，痞满未除。用泻心法。半夏，黄连（俱姜汁炒），黄芩，干姜，陈皮，枳壳，甘草（梢），木通，山栀。二服全安。（《类证治裁》）

张氏。寒热似疟，胸痞不食，汗止腋下。阅所服方，混用枳、朴、楂、蘖、槟榔、青皮之属。此邪在上焦，误行克伐，徒伤中下焦耳。予用半夏泻心汤去芩、连、甘草，加柴胡、煨姜、蒌皮、苏梗、茯苓。数服随愈。（《类证治裁》）

谢映庐

黄平福。形瘦面白，时当暑热，得呕吐泄泻之病。医见口渴溺赤，与竹叶石膏汤，而呕泄未止，反加心胸胀满，神气昏冒，躁扰不安，势甚危急。诊之脉来浮数，肌热灼指，舌边红刺，满舌白苔，中心黄黑。伊父绍邦，年老独子，求治甚切。因慰之曰：俟吾以二法治之，毋庸惧也。先与连理汤，继进半夏泻心汤，果得呕泄顿止，热退纳食而安。门人问曰：吾师治病，每预定安危，令人莫测。此症先定二法，服下丝毫不爽，其理安在？答曰：业医必揣摩有素，方有把握。《内经》有云，肠中热、胃中寒、胃中热、肠中寒。肠中热，则出黄如糜；胃中热，消谷善饥；胃中寒，则腹胀；肠中寒，则肠鸣飧泄；胃中寒、肠中热，则胀而且泄；胃中热、肠中寒，则疾饥小腹痛胀。斯人斯症，合乎胃中寒、肠中热，故胀而且泻也。然胃中之寒，始先原是盛暑逼于外，阴冷伏其中，而医又以大寒之药清胃，则胃愈寒矣。故虽寒热错杂，不得不先与连理调其胃气分其阴阳也。然阳邪内陷，已成痞结，非苦以泻之、辛以通之，其何以解寒热错杂之邪耶？世医治病，但守寒以热治，热以寒治，倘遇寒热错杂之邪，不知《内经》胃热肠寒、胃寒肠热之旨,及仲景诸泻心、嘉言进退黄连汤法者,其何以肩斯任也?半夏泻心汤,连理汤。人参,干姜,白术,黄连,茯苓,甘草。(《得心集医案》)

沈登阶

初十日,前日连进白通四逆,及加味理中地黄汤,亡阳证立止。昨晚亥刻,忽烦躁不寐,两目瞤动,舌条伸缩不定,腹痛反复卷屈,时呕逆,时饱隔,时叹气,乳食不多,小便不利,止胸中痞塞,关格不通,心火上亢,不能下济下焦,阴寒凝结,不得阳热之化。仿半夏泻心汤法,如小便自利,则痞格开矣。党参一钱,熟半夏二钱,干姜一钱,黄芩八分,黄连三分,炙草五分,大枣二枚,生姜一片。(《青霞医案》)

王泰林

杜。风水相搏,一身暴肿,上则咳嗽,喉有痰声,下则溏泄,小便不利。发汗而利小便,是其大法。计不出此,迁延匝月,节近清明,天气温暖,肺胃久蕴之风,从中暗化为热,反服肾气汤方,意欲通阳化水,阳未通而阴先劫,水未化而火反起矣。于是舌燥唇焦齿黑,心烦囊缩,胸腹肤红,危险之象,已造极中之极。勉拟清肃肺胃,存阴泄热,以冀转机为幸。生石膏,杏仁,通草,茯苓皮,豆豉,北沙参,麦冬,川贝,丹皮,芦根,鲜薄荷根,绿豆汤代水。

复诊:肺得热而不降,肝有火而上升,胃居于中,受肝火之冲激,欲降不能而反上逆,由是呕吐不纳矣。昨用清金以通决渎,幸水道已通,高原得清肃之令。然中焦格拒,艮阳失游溢之权,似宜转运其中。但肝火炽甚,徒运其中无益也。当清肝之亢,以衰木火之威,胃不受肝之克,而中气得和,则呕可以宁矣。川连(姜汁炒),黄芩(姜汁炒),半夏,泽泻,陈皮,黑山栀,竹茹(姜汁炒),茯苓皮,川贝,芦根,枇杷叶,当归龙荟丸三钱,绿豆生姜汤送下。

渊按:风水坏证也。两方应变俱佳。(《王旭高临证医案》)

张士骧

痰火内结胸脘,痞阻不通,呕吐呃哕,饮食下咽即吐,右关弦滑。医者以膈症论治岂不大谬,拟以泻心汤法取辛开苦降之旨。制半夏,旋覆花,生干姜,陈枳实,鲜竹沥,生姜汁,川黄连,枇杷叶,淡黄芩。(《雪雅堂医案》)

柳宝诒

王。伏暑之邪在气分者,由汗痦而达;在中焦者,尚留恋不化。苔灰,唇焦,目黄,胸闷,皆湿积阻窒气机不舒之象。拟方泻心合陷胸法。川连(干姜煎汁炒),制半夏,小枳实,黄芩(酒炒),焦楂炭,广藿梗,白杏仁,黑山栀,生熟神曲(各),栝蒌皮(姜汁炒),栝蒌仁(元明粉同打),西茵陈,荷叶。(《柳宝诒医案》)

许。病之初起,由乎停积饮冷。迨寒热大发,即觉胸膈痞闷,烦扰不安。七八日来,汗便通而未畅，邪机不得清化。刻诊痞闷仍然，舌苔黄腻底红。想系向有痰湿，复为时令湿热所侵，内外合邪，湿郁热伏，气机窒闷，故邪机愈觉不达。脉象沉细，不能应指，职是故也。此时清热则助湿，燥湿则助热。古人治湿热两感之病，必先通利气机，俾气水两畅，则湿从水化，热从气化，庶几湿热无所凝结。拟三仁滑石汤合泻心法。白杏仁，蔻仁，苡仁，滑石，川朴，赤苓皮，豆卷，法半夏，川连(干姜拌炒)，广陈皮，干菖蒲，姜竹茹。

二诊：昨进三仁合泻心法，右脉较畅，左部尚见沉郁，胸痞恶心，气机仍不爽快。此症因暑湿外侵，痰浊内蕴。而寒热烦扰，则引动内郁之邪，并乘肺胃，不得爽达也。拟栀豉泻心，佐芳香法，以泄浊开痹。豆豉，黑山栀，川连(干姜炒)，豆卷，半夏，藿梗，佩兰，蔻仁，淡黄芩，滑石，菖蒲，前胡，栝蒌皮，姜竹茹。

三诊：脉象通而未畅，胸前仍觉痞闷。宗仲景胸痹治例，参入泻心法。栝蒌皮，薤白，郁金，杏仁，前胡，旋覆花，江枳壳，姜半夏，川连，桔梗，橘红，滑石，枇杷叶露。

四诊：脉象两手均觉较前流畅，寒热之时较短，伏邪似有外达之机。惟苔腻虽化，而舌底色红，胸前仍觉烦闷。盖邪热内扰则烦，痰湿阻遏则闷。病象虽退，而湿遏热伏，仍与初病不殊。拟方疏浊化热，用苦辛合芳香法。豆豉卷(各)，川连(干姜炒)，淡黄芩，枳实，法半夏，川朴，陈皮，黑山栀，瓜蒌皮仁(各)，滑石，藿梗，竹二青，竹叶心。

五诊：湿郁热伏，屡经疏泄，而烦闷仍未清畅。近因暑热偏胜，热象较胜。拟仿湿温治例。茅术，川朴，半夏，玉泉散，菖蒲，淡酒芩，赤苓，滑石，杏仁，蔻仁，竹茹叶。(《柳宝诒医案》)

庞。悬拟贵恙，起手本属湿温，因气机窒塞，不得疏达，故淹缠日久，而余邪尚觉留滞不化。胸脘之间，时有攻撑板痛诸恙。此肺胃络气中阻，失通降之常。调治之法，当泻心法以泄邪除痞，如芩、连、半夏、生姜、干姜之类；蒌、薤以开结通痹，如瓜蒌、薤白之类；旋覆花以通结畅气，如旋覆花、归须、橘红、郁金、枳壳、桔梗之类。合此三法，以除湿泄热。苟得气机一通，则病邪自退矣。至于饮食之道，总以清洁不腻，易于清化者为佳，如荤腥黏腻之品则恋邪，生冷难化之物则气滞，均非病后所宜。(《柳宝诒医案》)

朱。湿温病经两月，其热为痰浊所遏。迭经清化疏泄而邪机未能尽达。故热势虽退而呃逆未至。灰苔未净，中焦之湿热仍有留恋之象也。近因坐蓐之后，寒热又作。脉象浮弦数急，而右手转细。肺胃之气为痰浊所阻，不得疏通也。齿垢唇焦而肿。舌根灰、尖白，干燥起刺，而色均晦白不红。面色黄浮，咳痰不爽，闷热昏倦，渴不多饮。种种见证，皆属于热蕴痰蒙、湿遏津枯之象。清润则助浊，香燥则伤津。此证即非产后，亦属棘手。凡湿浊之属阳明者，其邪由腑而泄，出路较便；若内涉太阴，则缠绵日久，仍须得阳明之燥化，再由胃腑而外达。其间托化疏泄，层折最多。以病久正虚之体，又值新产之后，遇此邪机深曲不易外达之病，即使用药得手，亦有正气不足之虑。况未必能丝丝入扣乎！姑拟仿泻心法以泄浊降胃，参以化痰泄热，清肺养津。冀得胃气下行，浊热随降，仍有转机。川连，黄芩，干姜，姜半夏，瓜蒌仁(元明粉同炒)，西洋参，菖蒲根，广郁金，枳实，杏仁，豆卷，竹二清。

二诊：改方去干姜、洋参、菖蒲，加青蒿、茯苓皮、沙参、橘红、紫菀。(《柳宝诒医案》)

金。呕吐酸浊,不能纳谷,痰浊内阻,胃气不降,幽门不通。每吐必先撑痛,病因情志不舒,肝木内克而起,与王太仆所称食入反出者不同。大解艰燥,肠液渐枯。姑与泄肝降胃,通幽化痰,冀胃气得以下行为顺。干姜(盐水炒),川连(姜汁炒),干菖蒲,制半夏(醋炒),吴萸,云苓,黄芩,枳实,白芍(土炒),杜苏子,小青皮(醋炒),野於术,竹二青,陈佛手。(《柳宝诒医案》)

杜。肝木横逆,化火生风,挟痰瘀蒙扰神明。刻下大势已平,而胃气被其冲逆,不得下降。纳谷扰呕,脉象虚软而数,是土虚木乘之证。据述左胁块撑作痛,肝络不通,气瘀交阻。拟煎方以疏木降胃为主,另拟膏方,以疏化气瘀,俟呕止后服之。细川连(吴萸煎汁,拌炒),姜半夏,广陈皮(盐水炒),太子参,白芍(土炒),青皮(醋炒),黑山栀(姜汁炒),川贝母,干姜(盐水炒),枳实,竹茹(姜汁炒)。(《柳宝诒医案》)

戚云门

马嘶桥陶女。病过两候,脉不缓和,舌干鼻鼾,上哕下泄,非退象也。川连,黄芩,半夏,广皮,干姜,炙草,竹茹,生姜,大枣。(《龙砂八家医案》)

费绳甫

寿春镇郭善臣,戊戌秋患噎膈,胸腹胀痛,呕吐胶痰如鸡蛋白,干饭难下,肌肉消瘦,势甚可危。就治于余,诊脉弦大洪滑。此抑郁伤肝,阳升灼胃,气失降令。方用人参一钱,枳实一钱,牡蛎四钱,白芍钱半,木瓜钱半,酒炒黄连一分,泡姜三分,陈皮一钱,半夏钱半,生熟谷芽各四钱。进二剂,干饭能下,精神亦振。遂照方连服二十剂,眠食如常而愈。后四年,因事动怒,其病复发而殁于任。(《孟河费绳甫先生医案》)

张聿青

某。伏邪晚发,热甚寒微,经水适来适断,冲脉气阻。夫冲脉起于气街,布散于胸中,此响彼应,遂致中州痞满,痰湿停聚,哕恶呕吐,自觉中脘之间似有一团凝结,滴水入口,皆聚于此。心火下降,肾水上升,水火交通,才得成寐。今中州阻痹,则水火相济之道路阻隔不通,坎离不接,彻夜不能交睫。脉象滑大而数,沉取濡软,舌淡红,苔白且揩。邪湿痰气交会中宫,而正气渐虚。所虑神昏发呃,气湿之结,前人谓非辛不能开,非苦不能降,拟泻心为法。川连(姜汁炒)三分,制半夏三钱,赤白苓各四钱,鲜佛手一钱五分,淡干姜四分,陈皮一钱,白蔻仁(后入)七分,大腹皮二钱,藿香三钱,竹茹(姜汁炒)一钱,生姜三片。

改方加郁金一钱五分,枳实一钱,石菖蒲五分,玉枢丹三分(先调服)。(《张聿青医案》)

左。和胃中阴阳,呕吐仍来。苔灰舌白。从苦辛进退之。制半夏一钱五分,川桂枝四分,炙黑草二分,人参须七分,枳实八分,淡干姜五分,川雅连五分,白茯苓三钱,生姜汁一匙。(《张聿青医案》)

邵兰荪

某妇伏暑呕渴发热，脉寸滑数，冲气撞脘，溲数。癸水趱迟，慎恐变端。宜泻心汤加减，候正（十月十一号九月初二日）。炒川连八分，枳实钱半，省头草三钱，原滑石四钱，仙半夏钱半，生白芍三钱，广郁金三钱，蔻壳钱半，酒炒黄芩钱半，光杏仁三钱，橘白一钱。清煎，二帖。

介按：暑热伏于心膈之间，治以芩、连、半夏，仿泻心汤之意而泄其热，又佐杏仁、蔻壳以止其呕。惟冲气撞脘，尚少镇冲之品，而癸水趱迟，系是血虚之候。此方先清其暑，治法最佳。待暑解之后，再行调经补血，自无内外夹杂之虞。（《邵兰荪医案》）

苔黄脉涩左弦，脘腹联痛呕恶，此厥阴顺乘阳明，癸水趱迟，宜泻心汤加减治之。干姜二分，生牡蛎四钱，木蝴蝶五分，新会皮一钱五分，川连（吴萸四分拌炒）八分，苏梗一钱五分，茯苓四钱，绿萼梅一钱五分，仙半夏一钱五分，乌药一钱五分，川楝子三钱。三帖。（《邵氏医案》）

木克土化泻，脉涩脘格，心涎欲呕，癸涩不调，宜泻心汤加减治之。干姜二分，炒白芍一钱五分，炒谷芽四钱，通草一钱五分，川连（吴萸五分拌炒）七分，北细辛二分，香附一钱五分，玫瑰花五朵，仙半夏二钱，厚朴一钱五分，佩兰叶三钱。三帖。（《邵氏医案》）

也是山人

王，三四。久疟频呕，木邪伤土，阳明厥阴同治。川连，制半夏，草果仁，淡干姜，黄芩，茯苓，生白芍一钱五分，炒焦乌梅肉五分。（《也是山人医案》）

马，二六。胃虚痞塞，拟辛以助阳。姜汁炒川连五分，制半夏一钱五分，枳实一钱，淡干姜八分，黄芩一钱，鲜竹茹三钱，茯苓三钱。（《也是山人医案》）

汤，六岁。泄泻腹痛，呕恶头汗，在冲年总属脾胃气馁。从《经》旨后泄腹痛例，拟建中渗湿方。焦白术一钱五分，炒扁豆三钱，茯苓三钱，苡仁二钱，木瓜一钱，泽泻一钱，南楂炭一钱五分，广皮一钱。

又：泄泻腹痛，呕恶头汗，全是脾胃病。前服建中渗湿之剂，泻痛悉减，恶心汗泄仍在。《经》云：诸呕吐逆，皆属于火。恐脾传肾，而变为滞下之患，仿仲景泻心汤意。炒小川连四分，制半夏一钱五分，吴萸七分，炮淡黄芩一钱，木瓜（炒）一钱，茯苓二钱，生白芍一钱五分。（《也是山人医案》）

王，七二。脘痛不食，二便艰少，并不渴饮。此属阳气结于上，阴液衰于下，为关格，难治之症。人参一钱，泡淡川附子一钱，枳实五分，淡干姜一钱，制半夏一钱五分，川连四分，茯苓三钱，生白芍一钱五分。（《也是山人医案》）

【评析】 半夏泻心汤在《伤寒论》和《金匮要略》中均有记载。《伤寒论》第149条言："伤寒五六日，呕而发热者，柴胡汤证具。而以他药下之，柴胡证仍在者，复与柴胡汤。此虽已下之，不为逆，必蒸蒸而振，却发热汗出而解。若心下满而硬痛者，此为结胸也，大陷胸汤主之;但满而不痛者,此为痞,柴胡不中与之,宜半夏泻心汤。半夏(洗)半升,黄芩、干姜、人参、甘草(炙)各三两,黄连一两,大枣(擘)十二枚。上七味,以水一斗,煮取六升,去滓,再煮取三升。温服一升,日三服。"《金匮要略·呕吐哕下利病脉证治第十七》言:"呕而肠鸣,心下痞者,半夏泻心汤主之。"

本方为治疗心下痞的代表方,以辛温之半夏为君,能降逆止呕,散结除痞;以辛热之干姜,苦寒之黄芩、黄连为臣;再佐以人参、大枣、甘草,补脾益气。全方寒温并用,辛开苦降,能平调寒热,升降气机,机体恢复正常,故痞满自消。

在上述古代名家医案中,运用半夏泻心汤的名家有郑重光、叶天士、尤怡、薛雪、张路玉、陈念祖、何元长、蒋宝素、沈又彭、徐大椿、林珮琴、谢映庐、沈登阶、王泰林、张士骧、柳宝诒、戚云门、费绳甫、张聿青、邵兰荪、也是山人21位,相关著作23部,相关医案八十余则,涉及内伤发热、胸痛、湿热、痢疾、疟疾、暑温、胃脘痛、痞满、呕吐、臌胀、郁证、关格、脚气、噫呃、噎膈、中暑、吐酸、腹胀、霍乱、伤寒、痉证、水肿、伏暑等二十余种病症。其中痞满、呕吐案较多。

分析诸位名家之运用,多取半夏泻心汤辛苦并用之组合,将其灵活运用于各类疾病,旨在泻实散结,且多在原方上进行化裁,多保留"黄连、半夏、干姜、人参"等药物,少有径用原方者。如郑重光保留黄连、干姜、半夏,加柴胡、枳实,治"外感内伤,午后潮热";叶天士在人参、干姜、黄芩、川连的基础上加枳实、白芍治"阳虚挟湿,邪热内陷",在川连、干姜、半夏、黄芩的基础上加用枳实、生白芍治"痛必多呕,大便秘涩",在原方上去人参加枳实治"心下坚实按之痛",在川连、干姜、半夏基础上加茯苓、瓜蒌治"悲泣,乃情怀内起之病",原方去人参加杏仁、白豆蔻、枳壳、桔梗治"脘中不爽";陈念祖以原方去黄芩加茯苓、白芍、附子治疗"精气内夺,不食不便";张士骧原方去人参加旋覆花、枳实、竹沥、枇杷叶治"呕吐呃哕,饮食下咽即吐"。

从以上分析中可以发现,古代医家多用半夏泻心汤调理寒热错杂,调整气机紊乱,此气机逆乱可只影响某一脏器,致不通之表现,也可波及全身,引发神识昏乱等重症。古代医家选用此方的核心意在治痞,狭义之痞可理解为中焦功能失常的一种状态,而广义之痞则可对应全身气血、津液等物质运行代谢停滞的一类病症。方中的辛开苦降之法,可谓是妙用,辛可散,苦可降,辛以通阳,苦则坚阴,此配伍既可升降气机,亦可治理寒热,调和阴阳,故在临床中应用广泛。

半夏泻心汤现代运用广泛,以治疗消化系统疾病居多,如消化性溃疡、急慢性胃炎、胆汁反流性胃炎、顽固性呕吐、慢性肠炎、溃疡性结肠炎、消化不良、胃肠功能紊乱、慢性肝炎、慢性胆囊炎、糖尿病胃肠自主神经病变、脓毒症胃肠功能障碍等疾病,效果明显。笔者认为,此方运用的关键是寒热错杂的病机,现代人如工作生活不注重起居有时,引起脾胃功能减退,饮食无常,喜食厚味,偏食辛辣,可出现神疲力乏、腹痛、腹胀、泄泻等因中焦虚寒而导致运化失常引发的症状,亦伴随多食、口臭、泛酸嗳气、夜寐欠安、舌色偏红等热郁征象,便可用此方调治,收效颇佳。

十 枣 汤

朱丹溪

一少妇身小味厚,痃疟月余,间日发于申酉。头痛身热,口干寒多,喜饮极热辣汤,脉伏,面色惨晦。作实热痰治之。以十枣汤为末,粥丸黍米大,服十粒,津咽,日三次,令淡饮食,半月后大汗而愈。(《名医类案》)

陈念祖

痰饮之源,皆出于水,三焦为决渎之官,水道出焉。三焦失职,则气道痞涩,聚成痰饮,种种变症多端,先宜宣通三焦,为正本清源之法。然停积既久,譬如沟渠淤塞,势必倒流逆上,污浊泛溢,无所不至,今幸无内虚诸症,脉象见弦,咳甚,胸苦烦闷,是饮邪上干清阳之位,若缓以图之,势必滋蔓,斯时用猛攻之法,直达病所,可不嫌其峻,拟用十枣法。芫花(熬透)二钱,甘遂二钱,红芽大戟二钱,大枣十枚。上药三味,捣末筛,水一碗,先煮枣,得半碗,去滓,纳药末,平旦温服两杯许。不下者,次日再服,得快利后,可啜粥汤安养胃气。(《南雅堂医案》)

王泰林

秦。悬饮居于胁下,疼痛,呕吐清水。用仲景法。芫花、大戟、甘遂、白芥子、吴茱萸各三钱,大枣二十枚。将河水两大碗,上药五味,煎至浓汁一大碗,去滓,然后入大枣煮烂,候干。每日清晨食枣二枚。

渊按:此十枣汤、葶苈大枣泻肺汤之变法也。以吴萸易葶苈,颇有心思。(《王旭高临证医案》)

【评析】 十枣汤在《伤寒论》和《金匮要略》中均有记载。《伤寒论》第 152 条言:"太阳中风,下利呕逆,表解者,乃可攻之。其人漐漐汗出,发作有时,头痛,心下痞硬满,引胁下痛,干呕短气,汗出不恶寒者,此表解里未和也,十枣汤主之。芫花(熬),甘遂,大戟。上三味等分,各别捣为散,以水一升半,先煮大枣肥者十枚,取八合,去滓,内药末,强人服一钱匕,羸人服半钱,温服之,平旦服。若下少,病不除者,明日更服,加半钱,得快下利后,糜粥自养。"《金匮要略·痰饮咳嗽病脉证并治第十二》云:"病悬饮者,十枣汤主之。""咳家,其脉弦,为有水,十枣汤主之。""夫有支饮家,咳烦,胸中痛者,不卒死,至一百日或一岁,宜十枣汤。"

十枣汤,方中芫花辛温有毒,《本草纲目》谓其"治水饮痰癖,胁下痛",善消胸胁之水;甘遂苦寒有毒,《本草衍义》云"此药专于行水",善逐水通利;大戟苦寒有毒,善泻六腑之水。因上三药药性峻烈有毒,易伤正气,故以大枣肥者十枚,益气扶正,培土制水,缓诸药之峻烈,以免伤正之虞,因而得其名"十枣汤"。《伤寒附翼》解道:甘遂、芫花、大戟,皆辛苦气寒,而秉性最毒,并举而任之,气同味合,相须相济,决渎而大下,一举而水患可平矣。然邪之所凑,其气已虚,而毒药攻邪,脾胃必弱,使无健脾调胃之品主宰其间,邪气尽而元气亦随之尽,故选枣之大肥者为君,预培脾土之虚,且制水势之横,又和诸药之毒,既不使邪气之盛而不制,又不使元气之虚而不支。

在上述古代名家医案中,运用十枣汤的名家有朱丹溪、陈念祖、王泰林 3 位,相关著作 3 部,相关医案 3 则,涉及病症主要为疟疾、咳嗽和悬饮。朱丹溪治少妇实热痰阻之疟疾,以十枣汤作丸服;陈念祖治饮邪上干清阳之咳嗽,以原方主之;王泰林治"悬饮居于胁下"之脘腹痛,以十枣汤加白芥子、吴茱萸,增其逐清水饮之力。可见,古代医家在十枣汤时,多尊崇经典,着眼于痰饮内停之证,并用于实证居多,中病即止。这也提示我们应用本方时辨病辨证要明确,用方当衰其大半而止,勿忘顾护胃气,而方中芫花、甘遂、大戟三药均与甘草相反,一般不与甘草同用。

十枣汤临床应用广泛,现代医家采用本方治疗的病症颇多,如肺炎、结核性胸膜炎、肝硬化腹水、胸腔积液、肾性水肿、尿路结石、充血性心力衰竭、胃痛、便秘、青光眼、颅内压增高症、外伤瘀血等。笔者在临床上对于证属水饮内停的盆腔积液、卵巢黏液性囊性瘤、子宫肌瘤、输卵管积水等妇科疾患,仿十枣汤意,加用其方中一二味,小剂量试用之。

大黄黄连泻心汤

陆　岳

施凤冈尊正。素嗜五辛,三孕皆不育,至三十岁,即月事不来,将及二年。胸腹作痛,行走无定处,数日一发,甚者一日二三发,养血行血之药,无日彻口,身体时热,肌肤渐瘦。因用三黄汤加山栀、丹皮、生地、白芍十剂,痰红便血俱减,更以前方加归芎十剂,而月事通矣。后以六味丸,加知母、黄柏、紫河车一具,服之,药未终而即受孕。(《陆氏三世医验》)

易大艮

瑞州一妇。产后半月余,胃中有清水作逆而吐,以为胃寒,令煮鸡,倍用姜椒,初觉相宜,至三五日,清水愈多,以姜椒煎汤,时时饮之。近一月,口气渐冷,四肢发厥,昼夜作逆,腹中冷气难堪,有时战栗,用四物汤,人参一钱至二钱,初服少安,久则不应,又加炮姜,亦不效。众议用附子理中汤,主人自度非寒证,请予。予诊六脉俱无,以食指复按尺部,中指、无名指按尺之后,脉来实数有力,左右皆同,发言壮厉,一气可说三五句,唇焦颊赤,大便五六日一次,小便赤少,此实热证也。询之,其俗产后,食胡椒炒鸡为补,此妇日食三次,半月后,遂得疾。予用三黄汤治之,连进四盏,六脉俱现,姜椒汤不欲食矣。又进四盏,身不战栗,清水减半。服四日,口中热气上升,满口舌尖俱发黄小粟疮,大便八日不通,以四苓合凉膈散,空心一服,至午不动。又以甘草煎汤调元明粉五钱,热服一时许,腹中微鸣,吐出酸水一二碗,大便连去二次。又服元明粉五钱,所下皆黑弹粪十数枚,后以四苓散、三黄、山栀、枳壳,调理一月,全愈。主人曰:荆人之病,医皆以为虚,而用姜、附,生藕疑之,欲以为热,而六脉俱无,欲以为寒,而姜、附不应,先生一诊,而遂用大剂三黄汤,更加元明粉寒凉之剂以通之,不以产为制肘,公何见也? 予曰:脉证明显,不详察耳。《脉法》云:极大极微,最宜斟酌。凡诊脉,遇有极大无力者,须防阳气浮散于外,若极微之脉,久久寻而得之,于指稍稍加力,按之至骨愈坚牢者,不可认作虚寒。今脉左右三部,初按愈无,再以食指按其尺部,中指、无名指按其尺后,脉来实数有力,所谓伏匿脉是也。此乃阳匿于下,亢之极矣。(《易氏医案》)

吴　瑭

吴,七十岁。周身痒不可当,脉洪,狂吐血,与大黄黄连泻心汤,以后永不发。(《吴鞠

通医案》)

史，五十岁。酒客大吐狂血盛盆，六脉洪数，面赤，三阳实火为病，与大黄黄连泻心汤，一帖而止，二帖脉平。后七日又复发，血如故，又二帖。(《吴鞠通医案》)

陈廷儒

辛卯春，余客济南，高君仲闻之妾，患咽痛，饮食不进，夜寐不安，身热便闭，病势颇危，用符祝针砭法治之。不应，来延余诊。脉象洪大，审是温邪内蕴，不能下达，迫而上升所致。用三黄泻心汤加石膏、小生地，一剂，痛减，二剂，痛平。后以清养药，调理而愈。(《诊余举隅录》)

郭敬三

屈蓝氏，年十九，父母俱殁。以故过于伤痛，肝气常郁，厥阳上冒，头常作痒，两颧发赤，口作干苦，胸胁痞胀，食少倦怠，微作咳嗽，月信趱前，于归后病仍如故。至次年二月，延王姓医生调治，不辨脉症，徒以为虚，用归脾汤温补，月余不效。以为药力浅薄，加以姜桂附数剂后，即吐血十余口。不识为肝火上炎，反以为戬分过轻，于是用附子一两，肉桂五钱，炮姜六钱，参、芪、术各两许，服二剂，吐血如涌，口鼻俱出，每日早晚两次尤甚。尚以为药力未到，嘱其再服。一面专舆迎余，申刻抵伊家。诊其脉六部洪数无伦，有上无下，如釜沸然，满面通红，舌色鲜红，咳嗽不止，发热出汗，诸经之火皆动。余拟泻心汤，用大黄四钱、黄连二钱、黄芩二钱煎服。傍晚仍大吐不止，是夜连服二次。次早虽吐，即成数口，不似前之口鼻俱涌矣。诊其脉犹未稍平，于是用大黄六钱，黄连、黄芩各三钱。服后病者云：服此药心中甚安，晚间虽吐，较早上更少矣。服至五六剂，血始止，而痰中尚带瘀黑血，不能骤净。仍用前方小其制，又服数剂，血始净尽。然阴血大伤，难于骤复，血虽止而脉仍洪数，咳嗽不止，发热出汗不止，与以独参汤，咳嗽愈增，即截丁吞服，亦增咳嗽。因改用生地、白芍、犀角、天冬、麦冬、玄参、龟胶、阿胶、牡蛎、地骨皮、丹皮、竹叶之类甘寒养阴，介属潜阳，调理十余日，身面之热始退，汗出亦止，惟手心尚微热，饮食颇增，嘱其多服。余因有事回家，不意病者娘家、荐伊族叔某诊视谓此病尤不可用凉药，再服必不可救，遂定方大剂参、术、归、芪、姜、桂、附之药。甫下咽，病者即觉心中火热不安，面红出汗如昔，问系何药？伊夫以实对，坚不肯服，伊族叔乃自至房中苦劝，谓必须服此药，病始能好。无奈又服二剂，遂大发热，汗出淋漓，喘咳不止而殁。嗟夫！人命至重，如此谬妄，阳律虽逃，阴律必不可逭？录此以为强不知以为知者戒，更喜服补药者之戒也！

尚按：脉至六部洪数无伦，有上无下，如釜沸然，病已阴竭阳亢，挽回甚难。急以补水济火，泻亢存阴，庶几合拍，单治以泻心汤，是治一面而遗一面也。又十余剂，而血始尽止，未免耽延时日。进独参汤而咳嗽增剧，非肺热还伤肺之明征乎？甘寒养阴，介属潜阳，惜失之晚，故调理十余日之久，余症减退。案中并未言及脉象好转，可以观见，至杀人以药，不问亲疏，则又为劣医之惯技矣，可胜诛哉！(《萧评郭敬三医案》)

【评析】 大黄黄连泻心汤在《伤寒论》《金匮要略》中均有记载,《伤寒论》第 154 条云:"心下痞,按之濡,其脉关上浮者,大黄黄连泻心汤主之。大黄二两,黄连一两。上二味,以麻沸汤二升,渍之须臾,绞去滓,分温再服。"《金匮要略·惊悸吐衄下血胸满瘀血病脉证治第十六》云:"心气不足,吐血,衄血,泻心汤主之。泻心汤方:大黄二两,黄连、黄芩各一两。上三味,以水三升,煮取一升,顿服之。"

大黄黄连泻心汤又名泻心汤、三黄汤,全方旨在泄热,大黄为下行之药,泻热而出,黄连、黄芩为苦寒之品,三药并用,能解阳明里热。此方亦有变通用法,以麻沸汤渍之,取其气味,留其泻热之效,弃其泻下之力,以解热痞。

在上述古代名家医案中,运用大黄黄连泻心汤的名家有陆岳、易大艮、吴瑭、陈廷儒、郭敬三 5 位,相关著作 5 部,相关医案 6 则,涉及呕血、产后呕吐、闭经、胁肋胀痛、喉风等病症。

分析诸位名家之运用,原方加味俱备。陆岳治阴虚火旺之闭经,加栀子、丹皮、生地、白芍柔阴泻火。易大艮治火热炽盛之产后呕吐,用三黄汤原方,功在泻火除烦。吴瑭治"周身痒不可当,脉洪,狂吐血""酒客大吐狂血盛盆,六脉洪数",郭敬三治"吐血如涌,口鼻俱出",均遣原方治疗。陈廷儒原方加味生地、石膏治"咽痛,饮食不进,夜寐不安,身热便闭"。

从以上分析中可以看出,大黄黄连泻心汤的运用应对热势较急而出血之症,急用此方泻热止血。

现代临床中,大黄黄连泻心汤除了用于治疗实热血证,如鼻衄、吐血、消化道出血、便血、尿血、功能失调性子宫出血外,亦有将其用于治疗高血压病、糖尿病、肠易激综合征、口腔黏膜炎、耳鸣、痤疮、肝性血卟啉病等。此方药物苦寒,笔者认为在临床中非大实大热者,不可用之,忌其过寒伤胃,化燥伤阴。另外,可将其与白头翁汤合用,用于治疗湿热型细菌性痢疾。

附 子 泻 心 汤

叶天士

卢。阴阳逆乱,已成关格,议用附子泻心汤,为上热下寒主治。(《临证指南医案》)

谢映庐

龚初福。初起畏寒发热,腹痛而呕,医以柴胡、当归之属治之,更加大热,继以藿香、砂仁温中之药,愈加沉重,以致人事昏愦,言语声微,通身如火,然发热犹衣被不离,四肢时冷,有如疟状,时忽痛泄,昼夜不寐,欲服归脾、理中药未决,与余商。余诊之曰:此症全为药误,病之初起,原是太阳府症,若以五苓散投之,得非对症之药乎? 奈何以柴胡引入少阳、当归引入厥阴,病剧。又误以藿、砂香燥之药而劫其胆之津液,以助其火,又安得寐? 而乃以久病体虚,欲服归脾、理中之剂,岂相宜耶? 夫寒邪郁而成热,颠倒错误,已成坏症,理宜急通经络,而兼以直降其郁火,庶几寒去而热除,热除而人事清,人事清而寤寐安矣。以仲景附子泻心汤,附子以通经,芩、连以降火,正合其宜。乃渠犹畏芩、连之凉,竟不肯服。力争之,一剂大便下泄,小便红赤,再剂诸症悉除。惟不寐,加入温胆汤,四剂而痊。附子泻心汤:大黄,黄连,黄芩,附子。温胆汤:陈皮,茯苓,竹茹,半夏,甘草,枳实,或加姜、枣。(《得心集医案》)

【评析】 附子泻心汤在《伤寒论》中有记载,《伤寒论》第155条言:"心下痞,而复恶寒汗出者,附子泻心汤主之。大黄二两,黄连一两,黄芩一两,附子(炮,去皮,破,别煮取汁)一枚。上四味,切三味,以麻沸汤二升渍之,须臾绞去滓,内附子汁,分温再服。"

附子泻心汤为三黄泻心汤的加味运用,方中取大黄、黄连、黄芩三味,热开水浸渍须臾即去滓,取其清泻热痞之功效。再合入附子汁,温经回阳,固表止汗,以解恶寒汗出。全方寒热并用,但能同行而发挥各效,既清热解痞,亦扶阳强卫。

分析上述名家案例,多取其寒温并用之意,以治寒热错杂之证,如叶天士用原方治"阴阳逆乱,已成关格"。谢映庐用原方合温胆汤治"寒邪郁而成热,颠倒错误,已成坏症"。方药虽有变动,但不离针对"热痞兼有阳虚"的核心病机,且其较其他泻心汤类方有所不同,多是阳虚病势较重,可选用此方。

附子泻心汤临床运用较为广泛,凡有热痞兼阳虚引起的口疮、呕吐、痞证、胃脘痛、关格、吐血、泄泻、痢疾的病症,除此之外,只要药证恰当,可运用于口腔溃疡、牙龈炎、消化道溃疡、结肠炎、慢性荨麻疹等疾病。笔者认为,此方的阳虚可拓展为表里阳气的虚弱,伴有热痞者,均可选用本方。

生 姜 泻 心 汤

叶天士

孙。阳虚之体,伏暑成疟,凉药只宜少用,身麻属气虚,用生姜泻心法。半夏,生姜汁,茯苓,炙甘草,南枣肉。(《临证指南医案》)

孙十四。食物随入即吐,并不渴饮,当年以苦辛得效,三载不发。今心下常痛如辣,大便六七日始通。议通膈上,用生姜泻心汤。生姜汁(调)四分,川连(炒)六分,黄芩(泡十次)二钱,熟半夏(炒)三钱,枳实一钱,人参(同煎)五分。(《临证指南医案》)

赵海仙

肝升在左,肺降在右。脉来弦滑。肝为起病之原,胃为传病之所。两肋胸胃气痛,痛则呕吐酸水、黏痰。肝病犯胃,积饮为患,防成痞隔中满。先拟生姜泻心汤。川雅连(姜汁炒)五分,黄芩一钱(酒炒),党参三钱,制半夏二钱,干姜一钱,茯苓四钱,延胡索一钱五分,甘草五分,金铃子二钱,生姜一片,黑枣三枚。

复方:去延胡索、金铃子,加桂枝五分。(《寿石轩医案》)

张聿青

席左。疏补兼施,百次以外之痢,渐减至二十余行,脐下按痛,已得全化,不可不谓起色。无如气怯懒言,频频哕恶,不能饮食。脉细无神,大有雀啄之意。良以食滞通行,而暑湿热冲斥三焦,致胃气遏伏不宣,脾气因而涩滞。较昨虽有起色,正虚病实,犹于大局无裨。台参条一钱,炒川连五分,广陈皮一钱,水炒竹茹一钱,广木香五分,生姜汁一匙,茯苓三钱,藕汁(隔汤炖热冲)一两,白粳米(煎汤代水)一撮。呕恶甚,先用石莲、川连以止呕。

二诊:病稍起色。用生姜泻心汤。

三诊:痢渐减疏,肛门涩滞,亦已爽利,里急亦松,恶心亦定,脉亦起。川雅连五分,半夏一钱五分,砂仁七分,鲜竹茹一钱,赤白苓各二钱,甜广皮一钱,淡芩一钱五分,滑石三钱,鲜生姜四钱,香稻根一两五钱,藕(煎汤代水)一两五钱。

此证至后痛痢均减,竟仍不起,正虚也。清儒附注。(《张聿青医案》)

【评析】 生姜泻心汤出自《伤寒论》第 157 条:"伤寒,汗出解之后,胃中不和,心下痞硬,干噫食臭,胁下有水气,腹中雷鸣,下利者,生姜泻心汤主之。生姜(切)四两,甘草(炙)三两,人参三两,干姜一两,黄芩三两,半夏(洗)半升,黄连一两,大枣(擘)十二枚。上八味,以水一斗,煮取六升,去滓,再煎取三升,温服一升,日三服。"

本方为半夏泻心汤减少干姜用量加生姜而成,重用生姜以和胃降逆,温阳化饮,以消除水热互结于中焦、脾胃升降失常之胃痞。

在上述古代名家医案中,运用本方的名家有叶天士、赵海仙、张聿青3位,相关著作3部,相关医案4则,涉及痢疾、疟疾、胃脘痛、呕吐等病症。

分析名家之运用,叶天士以此方去干姜、甘草、大枣加枳实,治"食物随入即吐,并不渴饮,当年以苦辛得效";赵海仙以原方加茯苓、延胡索、川楝子,治"两肋胸胃气痛,痛则呕吐酸水、黏痰";张聿青以原方治疗"频频哕呃,不能饮食"。由上案可以发现,生姜泻心汤多用于治疗气机上逆明显,致不能饮食,或反复噫嗳,或痰饮呕出,在症状的基础上进行加减运用。

生姜泻心汤主要用于消化系统疾病的治疗,如胃食管反流病、功能性消化不良、幽门梗阻、急性胃肠炎、胃肠功能紊乱、慢性腹泻、肠易激综合征、溃疡性结肠炎等疾病,临证时可根据患者寒热症状对药物进行加减。

甘草泻心汤

谢映庐

危廷阶。年二十始病发热恶寒，进表散药二剂，汗已大出，热仍不解。更医又用柴葛解肌之法，反增气逆干呕，胸前板结。一医进大柴胡汤一剂，遂尔腹中雷鸣，利下不止。其父亦知医理，邀集同道相商，交口当进七味白术散。余独议曰：仲景云，胸中实，下利不止者死。其父惶悚，诸医默然。余又曰：此真谓之死症耶，但症极险耳，俟吾以法治之，二剂可收神效。其父且惊且喜，及见疏方乃生姜泻心汤，又疑芩、连不服。余曰：此症吾揣摩有素，非一时之拟用也。服下果然呕热顿止，但渴泄未止，更与甘草泻心汤，呕利随止。归语门人，门人不解。因诲之曰：此症头绪错杂，无非汗下伤胃，胃中不和，客气上逆，伏饮抟结聚膈，夫胸前板结，即心中痞硬也，胃虚火盛，中焦鼓激，以致腹中雷鸣，盖火走空窍，是以上呕下泄也。生姜性温，善助胃阳，甘草味甘，最益胃阴。因仿长沙之诀，汗后胃虚，是阳气外伤，故用生姜之温以助阳。下后胃虚，是阴气内伤，故用甘草之甘以补阴。药仅更一味，意则有二，先后两剂，欲起一生于九死者，敢操无师之智哉！门人问曰：甘草补阴止利之义，先贤开导来学，但此症胸前板实，生姜散满，固其宜也，吾师复用甘草，独不虑其资满乎？答曰：甘草味甘补土，土健而满自除也，况施诸火性急迫，阴气不守之症耶。且甘草之功用甚长，惟仲景之圣，方知举用，试观发表药中，如桂枝、麻黄、大小青龙辈，必用甘草者，欲以载邪外达，不使陷入阴分也。若邪入里，必无复用甘草之理，如五苓、承气、陷胸、十枣诸方，俱不用也。至桃核、调胃两方，以其邪兼太阳，尚属用之。若阴血大伤，竟重用甘草以复脉。可见前贤用药，取舍自有法度。而后之叶天士、黄宫绣辈，每视甘草为畏物，致令良药见屈，固不识此取舍之妙，又不察资满泄满之意也。又问曰：土健而满自除，则凡满症，俱不必忌乎？曰：非也，阴气内盛之满，法所必忌，阴气下亡之满，法所必施，如发表药中之甘草，必不可少，攻利药中之甘草，有断不可用者。举一隅不以三隅反，则不复也。

半夏泻心汤（仲景）。治伤寒下之早，胸满而不痛者为痞，身寒而呕，饮食不下，非柴胡症。半夏，黄芩，黄连，甘草，人参，干姜，大枣。本方除人参，再加甘草，名甘草泻心汤。本方加生姜，名生姜泻心汤。凡用泻心者，皆属误下之症，非传经热邪也。（《得心集医案》）

郑重光

瓜镇赵姓，伤寒半月余，前医发表攻里俱备。已经两下，心下痞硬，肠鸣下利，干呕心烦,形容瘦削,六脉沉细,前医辞治。其母求救,予曰:胸痞硬而不痛,非结胸也。因两下胃而气逆,故痞硬,惟温中泻实一法可施,以甘草泻心汤主之。用黄连、干姜、甘草、半夏、大枣,二剂知,六剂即效。盖前治之不如法,所以易效也。(《素圃医案》)

【评析】 甘草泻心汤在《伤寒论》和《金匮要略》中均有记载。《伤寒论》第158条言:"伤寒中风,医反下之,其人下利日数十行,谷不化,腹中雷鸣,心下痞硬而满,干呕,心烦不得安。医见心下痞,谓病不尽,复下之,其痞益甚。此非结热,但以胃中虚,客气上逆,故使硬也。甘草泻心汤主之。甘草(炙)四两,黄芩三两,干姜三两,半夏(洗)半升,大枣(擘)十二枚,黄连一两。上六味,以水一斗,煮取六升,去滓,再煎取三升,温服一升,日三服。"《金匮要略·百合狐惑阴阳毒病脉证治第三》言:"狐惑之为病,状如伤寒,默默欲眠,目不得闭,卧起不安,蚀于喉为惑,蚀于阴为狐,不欲饮食,恶闻食臭,其面目乍赤、乍黑、乍白。蚀于上部则声喝,甘草泻心汤主之。甘草泻心汤方:甘草四两,黄芩、人参、干姜各三两,黄连一两,大枣十二枚,半夏半升。上七味,水一斗,煮取六升,去滓,再煎。温服一升,日三服。"

本方为半夏泻心汤加重甘草用量,意在以炙甘草补虚缓中,虽为寒热错杂之痞证,但中焦虚弱,故重补益而缓消导。古代名家郑重光以原方去黄芩、人参,治"心下痞硬,肠鸣下利,干呕心烦,形容瘦削,六脉沉细",正应仲景设此方原意,用于胃虚气结之痞证。从《金匮要略》记载看,甘草并非炙用,应该是生用,除补虚外,尚有清解作用,专用于咽喉为患的"惑"病。可见,甘草泻心汤既可治疗"心下痞",又可治疗"声喝"之喉部"惑"病。

甘草泻心汤现代运用多用于消化道疾病,如口腔黏膜炎、口腔扁平苔藓、功能性消化不良、胃溃疡、慢性糜烂性胃炎、胆汁反流性胃炎、溃疡性直肠炎、化疗后胃肠道反应、非酒精性脂肪肝、特发性荨麻疹、湿疹、癌性疲乏。笔者认为,甘草泻心汤既为补虚消痞,亦可增用参类药物补气,无过补而致满之虞,乃"塞因塞用"之意。

赤石脂禹余粮汤

叶天士

蔡三八。脉濡小，食少气衰，春季便血，大便时结时溏，思春夏阳升，阴弱少摄。东垣益气之属升阳，恐阴液更损。议以甘酸固涩，阖阳明为法。人参，炒粳米，禹粮石，赤石脂，木瓜，炒乌梅。（《临证指南医案》）

颜。病已半年，夜寐易醒，汗泄，自觉元海震动，腹鸣晨泻。年岁望六，不仅经营烦劳伤阳，肾真亦渐散越，仍议固下一法。人参，赤石脂，禹余粮，五味子，泡淡干姜。（《种福堂公选医案》）

王四五。阳结于上，阴泄于下，晨泄多因肾虚，阴伤及阳，胃口自愈。舌畏辛辣，不受桂附之猛烈。虚肿虚胀，先宜固剂。人参，禹余粮，赤石脂，五味子，砂仁末。（《种福堂公选医案》）

薛 雪

肠红既止，便泻三年，火升则能食，热坠必妨食。此皆阴气走泄，阳不依附，当从阴引阳。赤石脂，琐阳，五味子，水煮熟地黄（砂仁末拌炒），禹余粮，远志，蒸饼为丸。（《扫叶庄一瓢老人医案》）

吕。脉动如数，按之不鼓，便血自去秋大发，今春频发不已。凡夜寐梦泄，便血随至。平时身动吸促如喘，气冲咳呛，心悸耳鸣，足肢痿弱，不耐步趋。种种见症，显然肝肾真阴五液大伤，八脉无以摄固。阴既亏损，阳无有不伤，此滋补原得安受。尝读仲景少阴病治例，有填塞阳明一法，意谓脂液大去，关闸皆撤，而内风虚阳得以掀旋内扰。屡投补阳，暗风随至。圣人每以填塞其空，似与《内经》腑通为补之义相左。然关门不固，焉有平期？既验之后，再以血肉有情，另佐东垣升阳之法，安养调摄，自有成验，先用方：禹粮石，赤石脂，人参，五味，黄肉，木瓜，蒸饼为丸。

李先知曰：下焦有病人难会，须用余粮、赤石脂。以土属外刚内柔，味酸质厚，能填阳明空漏。人参益气生津，合木瓜以入胃。黄味酸收，敛液固阴，以熄肝风。盖阳明阳土，宜济以柔，不用刚燥，虑其劫液耳。前方用二十日后接服。腽肭脐，鹿茸，家韭子，补骨脂，生菟丝子粉，赤白茯苓。暮夜兼进东垣升阳法。人参，黄芪，熟术，广皮，炙草，炒归身，防风，羌活，独活。（《扫叶庄一瓢老人医案》）

陈念祖

春季便血之后，大便时溏时秘，食减气衰，脉象濡细无神，盖春夏之交，阳气正升，阴弱不主摄纳，拟用甘酸固涩，以合阳明，若东垣益气之属，升阳恐阴液愈耗，于法非宜。人参一钱五分，赤石脂二钱，禹余粮二钱，宣木瓜一钱，陈粳米（炒）一盏，乌梅肉三个，水同煎服。（《南雅堂医案》）

程文囿

金荫陶封翁久泻滑脱之证。封翁年逾古稀，恙患泄泻，公郎迈伦兄善岐黄，屡进温补脾肾诸药，淹缠日久，不止，招予诊视。谓迈兄曰：尊翁所患，乃泻久肠胃滑脱之候也。《十剂》云：补可去弱，涩可去脱。泻久元气未有不虚，但补仅可益虚，未能固脱。仲景云：理中者理中焦，此利在下焦，赤石脂禹余粮丸主之。李先知云：下焦有病人难会，须用余粮赤石脂。况肠胃之空，非此不能填，肠垢已去，非此不能复其黏着之性。喻西昌治陈彦质、浦君艺，泻利久而不愈，用此俱奏奇功。遂于原方内加入石脂、余粮，服之果效。（《杏轩医案》）

蒋宝素

便血如痢，湿热化火烁阴。赤石脂，禹余粮，金银花，当归身，赤芍药，大贝母，连翘，元参，夏枯草，广木香，川黄连。（《问斋医案》）

张士骧

久泄阴伤及阳，虚胀喘促，咽干舌绛，脉细欲寐，真阴五液大伤，八脉不司固摄。因思叶案中，有采用仲景少阴篇中填塞阳明一法，以肾为胃关，固胃关即是摄少阴耳，与此症吻合。赤石脂八钱，禹余粮五钱，高丽参五钱，宣木瓜三钱，炙甘草二钱，五味子二钱。（《雪雅堂医案》）

【评析】 赤石脂禹余粮汤见于《伤寒论》第159条："伤寒服汤药，下利不止，心下痞硬，服泻心汤已，复以他药下之，利不止，医以理中与之，利益甚。理中者，理中焦，此利在下焦，赤石脂禹余粮汤主之。复不止者，当利其小便。赤石脂禹余粮汤方：赤石脂（碎）一斤，太一禹余粮（碎）一斤。上二味，以水六升，煮取二升，去滓，分温三服。"

赤石脂禹余粮汤方中赤石脂甘酸性温，温涩止利；禹余粮质重下潜，功专收敛。二药相用，共奏收敛固脱、涩肠止泻之功。

在上述古代名家医案中，运用赤石脂禹余粮汤的名家有叶天士、薛雪、陈念祖、程文囿、蒋宝素、张士骧6位，相关著作8部，相关医案9则，主要集中在泄泻、便血等病症。

分析诸位医家对于赤石脂禹余粮汤的运用，叶天士治肾虚泄泻，加人参、五味子等，增益气温阳之功;治便血,加人参、炒粳米、木瓜、炒乌梅甘酸固涩以阖阳明。薛雪治便血日久,阴伤及阳,原方加味主之。程文囿治久泻元气虚损,加用温补脾肾之品。蒋宝素治"湿热化火伤阴"之便血,加金银花、连翘、夏枯草、川黄连、浙贝母等,增清热化湿之功;张士骧治"久泄阴伤及阳",原方加味主之。

从上述分析可知,古代医家运用赤石脂禹余粮汤多以治疗病在下焦,下元虚损,脾肾阳微,统摄无权,关门不固所致病症。

赤石脂禹余粮汤的临床运用广泛,现代医家常用该方治疗脱肛、崩漏、子宫脱垂、复发性流产、放射性肠炎等疾病。笔者在临床上亦常用此方加味治疗证属脾肾阳微的溃疡性结肠炎、慢性痢疾、慢性肠炎等,取效颇丰。

旋 覆 代 赭 汤

喻 昌

岵翁公祖，自春月论耳鸣后，见昌执理不宜阿，知为可用。至冬初以脾约便艰，再召诊视。进苁蓉、胡麻、首乌、山药等，四剂即润，盖缘肠中少血多风，与药适宜，故效敏耳。自是益加信悦，时沐枉驾就问，披衷相示。冬尽偶因饱食当风，忽然一吐，倾囊而出，胃气大伤。随召诊问，体中微似发热，左关之脉甚大，自云：始先中脘不舒，今觉气反攻左。始用梨汁不投，今用蔗浆稍定，不知此何症也？昌因断曰：此虚风之候也。以胃中所受之水谷，出尽无留，空虚若谷，而风自内生，兼肠中久蓄之风，乘机上入，是以胃中不安。然风入于胃，必左投肝木而从其类，是以气反攻左。而左脉即为之大且劲。《内经》云：风淫于内，治以甘寒。梨汁蔗浆，俱甘寒对症之物，而一效一不效者，又可知胃中气虚已极，不耐梨性之达下，而喜蔗性之和中也。于是以甘寒一派之药定方，人参、竹沥、麦门冬、生地黄之属，众议除参不用。服后腹中呱呱有声，呕出黄痰少许，胸中遂快。次早大便亦通，症似向安。然有可怪者，本是胃经受病，而胃脉反不见其病，只是上下两旁，心肾肝肺之脉，时时另起一头，不安其常。因为剖心争论，谓此非上下两旁之见病端也。乃中央气弱，不能四迄，如母病而四子失乳，故现饥馁之象耳。观公祖自云：口中之味极淡。又云：水到喉管，即注住不肯下行。明明是胃中之气不转，宿水留住喉间，不能更吞新水耳。宜急用四君子汤以理胃气，则中央之枢轴转，而四畔之机关尽利，喉管之水气不逆，而口中之淡味亦除矣。如不见信，速请明者商之，不便在此羁时误事也。然而言过激烈，反怪为故意惊骇。改召二医，有谓中风者，有谓伤寒者，见各不同。至于人参之不可用，则同声和之。谓症之轻而易疗，则同力担之。微用发表之药，即汗出沾濡，又同口赞之。曾不顾已竭之胃气，追之实难，反开关而纵之去，于是气高神荡，呃逆不休矣。再侥幸而投黄连一剂，将绝之系，加极苦以速其绝。二医措手不及，复召昌至，则脉已大乱，如沸如羹，频转频歇，神昏不醒，身强莫移，年寿间一团黑滞，其气出则顺，而入必哕，通计昼夜一万三千五百息，即得一万三千五百哕矣。二医卸祸，谓昌前所议四君子汤，今始可用。吁嗟！呼吸存亡，尚图雍容樽俎乎？据理答之曰：气已出而不入，再加参、术之腻阻，立断矣！惟有仲景旋覆代赭石一方，可收神功于百一。进一剂而哕势稍减，二剂加代赭石至五钱，哕遂大减。连连进粥，神清色亮，脉复体轻。再用参、苓、麦冬、木瓜、甘草，平调二日，遂康复如初。此盖祖翁少时纯朴不凋，故松柏之姿，老而弥劲，非尽药之功能也。即论药，亦非参之力，乃代赭坠参下行之力也。祖翁病剧，问昌何为不至，及病间，见昌进药，即鼓勇欣尝，抑何见知之深耶！而昌亦得借汤药以行菽水之事，快矣快矣！

胡卣臣先生曰：左氏《春秋》，无与于兵，而名将以为兵法之精，见理不到，则一心之运用不出也。噫！难与俗人言矣。(《寓意草》)

叶天士

王二二。初用辛通见效，多服不应，想雨湿泛潮，都是浊阴上加，致胃阳更困，仿仲景胃中虚，客气上逆，噫气不除例(胃虚客气上逆)。人参，旋覆花，代赭石，半夏，茯苓，干姜。(《临证指南医案》)

某。味淡，呕恶嗳气，胃虚浊逆。白旋覆花，钉头代赭，炒黄半夏，姜汁，人参，茯苓。(《临证指南医案》)

沈。食过逾时，漾漾涌涎欲吐，诊脉濡涩，以胃虚肝乘，宗仲景旋覆代赭法。旋覆花，代赭石，人参，半夏，茯苓，广皮。(《临证指南医案》)

徐四六。气冲偏左，厥逆欲呕，呕尽方适，伏饮在于肝络，辛以通之。吴萸八分(泡淡)，半夏三钱，茯苓块三钱，淡干姜一钱，代赭石三钱，旋覆花二钱。(《临证指南医案》)

沈二九。吹笛震动元海病，治宜填实下焦，但呛食吐出，又便溏不实，中无砥柱，阴药下未受益，中再受伤矣。仿补益中宫，仍佐镇逆一法。人参，焦术，炒焦半夏，茯苓，旋覆花，代赭石。(《临证指南医案》)

某二八。努力伤络，失血面黄，口中味甜，脘中烦闷冲气，病在肝胃，勿以失血，治以滋腻。旋覆花，代赭石，半夏，淡干姜，块茯苓，南枣肉。(《临证指南医案》)

正气已虚，热邪陷伏，故间疟延为三日，其象为厥，舌涸，胸痹，哕呕，恐成翻胃呃逆之症，先以旋覆代赭，镇其上逆之气，以泻心散其胸中之热。人参，川连，白芍，旋覆，代赭，牡蛎。(《叶氏医案存真》)

华，南京，三十二岁。通中焦气血，痛缓，呕食，是胃虚气逆。旋覆代赭汤。(《叶天士晚年方案真本》)

王，五十八岁。气恼而起，肝木犯胃，胃气逆翻呕食，其涎沫即津液蒸变。仿仲景，胃虚则客气上逆。旋覆代赭汤。(《叶天士晚年方案真本》)

尤　怡

谷之不入，非胃之不纳，有痰饮以阻之耳。是当以下气降痰为法；代赭之用，先得我心矣。旋覆代赭汤。

治按：识既老当，笔亦爽健。[《(评选)静香楼医案》]

因气生痰，痰凝气滞，而中焦之道路塞矣。由是饮食不得下行，津液不得四布，不饥不食，口燥便坚，心悸头运，经两月不愈。以法通调中气，庶无噎膈腹满之虑。旋覆代赭汤加石菖蒲、枳实、陈皮。

诒按：论病则源流俱澈，用药则标本兼到，细腻熨贴，传作何疑。[《(评选)静香楼医案》]

脉疾徐不常，食格不下。中气大衰，升降失度。旋覆花，代赭石，麦冬，茯苓，半夏，广皮，人参，枇杷叶。

诒按：此因中气大伤，故用参、麦。[《(评选)静香楼医案》]

朝食暮吐，肝胃克贼，病属反胃。旋覆花，代赭石，茯苓，半夏，吴萸，生姜，粳米，人参，枇杷叶。

诒按：此专治吐，故加姜、萸。[《(评选)静香楼医案》]

气郁痰凝，阻隔胃脘，食入则噎，脉涩，难治。旋覆花，代赭石，橘红，半夏，当归，川贝，郁金，枇杷叶。

诒按：旋覆代赭为噎膈正方。食入则噎，肺气先郁，故加郁、贝、枇杷叶；惟脉涩者正虚，可加人参。[《(评选)静香楼医案》]

薛　雪

中年以后，阳气已微，午时嗳气，食纳上泛，皆胃弱气逆，视面明脉弦，必伏痰饮，仲景胃虚客气上逆例。旋覆代赭汤。(《扫叶庄一瓢老人医案》)

阳微气不流畅，脘中痞满嗳气。人参，半夏，白旋覆花，煨姜，丁代赭，茯苓，广皮，南枣肉。(《扫叶庄一瓢老人医案》)

恶心饥不能食。旋覆花，人参，云苓，金石斛，代赭石，半夏，广皮，姜汁。

接服：六君子去甘草加生姜、煨益智仁。

附方：枇杷叶，金石斛，竹沥，橘红，鲜芦根，姜汁。后去竹沥姜汁，加杏仁、紫菀。(《扫叶庄一瓢老人医案》)

《经》云：食下不化，是无阳也。今早纳晚吐，仍然完谷，胃阳衰惫困穷，反胃涌吐，阳气结痹，浊阴壅遏，况少壮至中年，操持萦思，喜饮少谷，阳气积伤。虞天民有云：格拒反胃，必阴枯阳结。视面赤属饮，脉弦为痰，饮留气凝，焉得不痛。缓痛宜通，然非攻下荡涤之比，当从通阳镇逆为法。真寒辛酸，破泄真气，大伤胃阳，不可再服。仿仲景胃虚客气上逆例。人参，淡附子，淡干姜，代赭，块苓，白旋覆花。(《扫叶庄一瓢老人医案》)

鲁　峰

代赭旋覆汤，此予治一贵府夫人胸骨疼痛连及胃脘逆乱早间所服之方也。夫人二年前曾患胸膈胃脘疼痛之症，予立补中舒气之剂，服之而愈。忽又作胸膈胃脘疼痛之症，予初用瓜蒌薤白酒汤，不效。继用和肝定痛之剂，胸骨支痛益甚，反增胃间闹痛，饮食下咽即吐，并头痛沉昏，及腰腿筋骨俱痛难当，若是者已两日夜矣。予茫然无策，又不敢推却，再四思维，夫人两关郁闭，固为中州之症，而两尺沉伏，又属下焦之因。因忆及冲脉之为病，痛由腰腿而犯胃攻胸，上及巅顶，遂疏是汤，请于早间服之，又立一导气归元之剂，请于晚间服之,连服二剂,前症悉除而愈。代赭旋覆汤方:旋覆花(另用绢包)一钱五分,代赭石(煅)二钱,人参一钱,半夏(姜制)一钱五分,甘草一钱五分。引加生姜一大片,大枣二枚,煎出,早间服。导气归元汤:熟地三钱,肉桂(捣碎)一钱,茯苓二钱,当归(酒洗)二钱,白芍(酒炒)二钱,续断(酒浸)二钱,缩砂(炒研)一钱,牛膝(酒蒸)一钱五分,不加引,煎出,晚间服。(《鲁峰医案》)

缪遵义

食噎呕逆痰多。旋覆花,陈胆星,干姜,淡附子,代赭石,法半夏,杏仁,槟榔。

再诊:原方去槟榔,加瓦罐末一分。(《缪氏医案》)

吴　瑭

张,六十三岁。老年阳结,又因久饮怒郁,肝旺克土,气上阻咽,致成噎食。按:阳气不虚不结,断非破气可疗,议一面通补胃阳,一面镇守肝阴法。洋参二钱,茯苓块四钱,桂枝六钱,代赭石(煅)一两二钱,半夏一两,旋覆花(包)五钱,生姜六钱。七帖。(《吴鞠通医案》)

尹氏,三十二岁。误服大辛大温,致伤心阳,使下焦浊阴来攻,过提致少阳无忌,有升无降,上愈盛,下愈虚。且与镇固法,非治病也,特医药耳。新绛纱三钱,栀子(炒黑)三钱,半夏六钱,旋覆花三钱,古勇黄连钱半,代赭石(煅)一两,降香末五钱,焦白芍三钱,紫石英(研细)一两,炙龟版五钱。煮成三大茶杯,分三次服,渣再煎一杯服。

又:镇冲脉,泄胆阳,业已得效,仍宗其法。其血络之郁痛未能卒治,盖事有缓急也。紫石英一两,代赭石一两,焦白芍五钱,新绛纱四钱,古勇黄连一钱,山栀(炒)三钱,炙龟版八钱,旋覆花三钱,半夏六钱。(《吴鞠通医案》)

陈念祖

动则气冲,痰涌吐逆,四肢常冷,汗出时肢反热,系阳衰胃虚,阴浊上乘,致清气无由转舒,宗长沙法,客气上逆,为噫气呕吐者,可与旋覆代赭汤,并以通阳降逆之品佐之。旋覆花三钱,代赭石一钱,人参二钱,制半夏四钱,生白芍三钱,附子(泡)一钱,甘草一钱,生姜三片。(《南雅堂医案》)

气从少腹上冲,偏在于左,厥逆作呕,呕尽始觉舒爽,伏饮在于肝络,拟用辛通之剂。制半夏三钱,干姜一钱,吴茱萸八分,旋覆花二钱,代赭石三钱,白茯苓三钱。(《南雅堂医案》)

病后痰气阻滞胃脘,清阳不舒,气升作呃,纳食辄呕,已经两旬之久,防成膈症,姑师长沙法,以镇逆化痰为治。旋覆花三钱,代赭石四钱,制半夏三钱,干姜八分,赤茯苓三钱,制香附八分,丁香八分,柿蒂五枚,水同煎服。(《南雅堂医案》)

脉右弦滑,左关坚急,寸部独小,食则右胁作痛,痰自上升,得吐始安,系心气下郁,脾弱生痰,久恐成膈。旋覆花三钱,代赭石一钱,制半夏四钱,人参一钱,生白术四钱,陈皮一

钱,白芥子一钱,竹油半盏,炙甘草一钱,大枣五枚,水同煎服。(《南雅堂医案》)

齐秉慧

曾治燮堂伍登相,病反胃,求治于余。诊之两寸关脉大而弱,两尺脉涩而小,乃气血不足,大虚之证。遂与旋覆代赭汤二剂,八味地黄汤八剂,继服八味丸而元气大复。(《齐氏医案》)

顾金寿

胡,线香桥。左脉沉伏,右脉虚细微数,风寒感于阴分,少腹疼痛,上冲呃逆气促,三焦气不流行,舌白溲黄,营分寒凝,以致肝胃气结,逆而不降,病势危险,急宜温调降逆一法,务要气平痛缓,方无大虑。旋覆花一钱五分,代赭石三钱,降香汁五分,淡干姜一钱,小青皮五分,台乌药一钱五分,沉香汁三分,茯苓三钱,竖劈党参五钱,陈皮白五分。煎汤代水。(《吴门治验录》)

周宋氏(奉贤令令媳)。脉见两关洪滑,重按却又沉郁,胁脘刺痛,饮食药饵到口即吐,吐皆清水白沫,痉厥频来,奄奄一息,诸医束手。此肝郁久而乘土,中夹痰饮,厥气中虚,须防厥脱,急用疏气镇逆一法。旋覆花一钱五分,代赭石三钱,制半夏(姜汁炒)一钱五分,川连三分,上瑶桂(去皮同川连先用酒炒)三分,茯苓三钱,石决明(盐煮)一两,甜沉香(磨)五分,海浮石三钱,橘叶五钱,煎汤代水。先用伏龙肝一两,井水调作青果核大,塞鼻孔,然后进药。(《吴门治验录》)

王泰林

王。痰隔中焦,食入脘痛,口沃清水,呕吐黏痰。大便坚结,肠液枯也。时多空嗳,胃失降也。拟化痰和胃、降气润肠法。旋覆花(盐水炒),代赭石,杏仁,半夏,橘红,瓜蒌皮,瓦楞子,苏子,白芥子,莱菔子,姜汁,地栗汁。(《王旭高临证医案》)

某。疟后痰气阻滞胃脘,清阳不升。作呃,纳食辄呕,防成膈症。且与仲景化痰镇逆再商。旋覆花,代赭石,淡干姜,法半夏,赤苓,制香附,丁香,柿蒂。(《王旭高临证医案》)

吴。情志郁结,阳明津液内枯,少阴之气上逆,少腹气上冲咽,咽喉觉胀,纳食哽噎。拟温养津液,以降浊阴之气。旋覆花,代赭石,苁蓉干,枸杞子,橘红,茯苓,川贝,半夏,沉香,鸡冠蛇,地栗。(《王旭高临证医案》)

严。噎膈、反胃,胃脘之病也。上焦主纳,中焦司运,能纳而不能运,故复吐出。朝食暮吐,责其下焦无阳。拟化上焦之痰,运中焦之气,益下焦之火,俾得三焦各司其权,而水谷熟腐,自无反出之恙。然不易矣。旋覆花,代赭石,熟附子,茯苓,枳壳,沉香,半夏,新会皮,益智仁,淡苁蓉,地栗,陈鸡冠,海蛇。(《王旭高临证医案》)

许。形寒饮冷则伤肺,两寒相感,中外皆伤,故气逆而咳嗽也。咳而欲呕曰胃咳,加以用力劳动,阳络受伤,痰中带血,久而不已,易入损门。旋覆花,代赭石,杏仁,丹皮,郁金,

半夏曲,款冬花,橘红,紫菀,茯苓,枇杷叶。(《王旭高临证医案》)

何元长

杂食伤胃,而致噫嗳呕吐,治在肝胃。川黄连(米炒),旋覆花,法半夏,炒乌梅,广陈皮,淡干姜,代赭石,瓜蒌仁,广藿香,佛手柑。(《簳山草堂医案》)

中虚胃寒而发呃逆,戒酒为要,否则防格疾。西党参,代赭石,淡干姜,广陈皮,广藿香,旋覆花,法半夏,白茯苓,炒白芍,公丁香。(《簳山草堂医案》)

肝木侮中,痞气塞逆,时欲作胀;脉弦细不柔。此六郁中之气郁也。久防反胃呃逆。川连(姜汁拌炒),炒白芍,代赭,怀牛膝,山药,新会皮,淡干姜,法半夏,郁金,瓜蒌皮,佛手。丸方:潞党参,旋覆,淡干姜,炒白芍,广藿,白茯苓,炒於术,代赭,法半夏,炒苏子,益智,新会皮,以橘叶煎汤泛丸。(《簳山草堂医案》)

气虚肝郁,纳食不下,将有格疾之虞。非易愈也。炒川连,炒白芍,旋覆花,半夏,新会皮,淡干姜,西党参,代赭石,白茯苓。(《簳山草堂医案》)

膈次忽通忽塞,人迎脉弦而有力,不吉之象。仍照前法加减。西党参,赭石,半夏,肉苁蓉,霞天曲,白檀香,旋覆花,干姜,蒌皮,柏子仁,陈皮,炒竹茹。(《簳山草堂医案》)

气虚生痰,而致噎膈,殊不易治。西党参,代赭石,淡干姜,广藿,焦谷芽,檀香,旋覆花,法半夏,瓜蒌皮,新会皮,瓦楞子。(《簳山草堂医案》)

气虚机滞,兼以悒郁内损,贲门不开,纳物辄吐。此噎膈之已成者,殊难奏效。潞党参,赭石,瓜蒌仁,广藿,瓦楞子,生姜汁,旋覆花,半夏,韭白头,陈皮,焦谷芽,韭白汁。(《簳山草堂医案》)

始患疡疾,愈后失调,胃阳暗耗,因食冷物,骤起噎膈呕吐;右关脉弦大,重按不和。此系年高中气衰馁,勿克清肃下降,以致纳食哽咽不下,颇非易愈。上肉桂,代赭石,人参,法半夏,茯苓,广藿香,淡干姜,旋覆花,苁蓉,柏子霜,橘白,炒竹茹。(《簳山草堂医案》)

悒郁内伤,气闭不舒,纳食咽而欲吐,且便结如羊矢,脏阴竭矣。难治也。上肉桂,旋覆花,半夏,韭白头,油当归,淡干姜,代赭石,蒌仁,肉苁蓉,焦谷芽。(《簳山草堂医案》)

嗜酒伤胃,呕吐,不思纳食,脉沉而软。近乎膈疾矣,难愈。上川连,西潞党,代赭石,广陈皮,焦谷芽,淡干姜,旋覆花,法半夏,炒白芍,佛手柑。(《簳山草堂医案》)

饮食不调,致伤胃阳之气,不时脘痛呕吐,此反胃根萌。节劳调理,勿食生冷为嘱。炒川连,旋覆花,法半夏,川楝子,乌梅(炒),陈皮,山栀,代赭石,炒蒌皮,川郁金,姜汁。(《簳山草堂医案》)

下不通则反乎上,关格之象也。不易治。旋覆花,炒白芍,肉苁蓉,瓜蒌仁,新会皮,代赭石,油当归,柏子仁,法半夏,沉香汁。(《簳山草堂医案》)

沈又彭

叶,四一。诊脉右小弱,左空弦,视形色枯槁不华,舌白不渴饮,病及一月,寒热,干呕,神气欲昏，微呃，烦不欲寐，汗出。此伏邪久而伤正，阳气日漓，邪陷入阴，胃虚客犯，当邪乘攻触，见此昏烦呕呃，议温胃阳益虚镇肝逆，逆理呕烦，用旋覆花代赭石汤。旋覆花，代赭石，人参，半夏，广皮，煨姜，南枣。（《沈俞医案合钞》）

沈尧封治郁姓妇，怀妊九月，偶因劳动，遂觉腹痛，胎渐升至胸中，气塞不通，忽然狂叫咬人，数人扶持不住，即子悬之最重也。用旋覆代赭汤去参、枣，连灌两剂，胎堕得生。又一妇证亦如之，服前药胎堕而死。（《续名医类案》）

林珮琴

潘。呃逆连声，日夜不止。医用丁香柿蒂散加白蔻、木香、刀豆荚之属，随止随发，闷绝而苏，坐不能卧。诊其脉虚浮而疾，逆气自丹田上升，直犯清道，此肝邪犯胃也。丁、蒂、蔻、香，辛温助火，何济于事。用重以镇逆法，旋覆代赭汤去人参，加石决明（醋煅）、刺蒺藜（醋炒）以泻肝，半夏（青盐制）以降痰，沉香（磨汁）以下气，一啜逆气镇定，神安熟寐。梦一老妪，引小儿以手捋其左胁曰：愈矣。醒而呃逆大减，再剂若失。问所梦何人，予曰此镇肝而心脾之神得安也。盖脾之神黄婆，心之神婴儿云。（《类证治裁》）

侄。左胁痞闷，上撑胸臆，频嗳不舒。按丹溪云：凡上升之气。自肝而出。左胁肝部也，痞而上逆，必犯胃。仿仲景旋覆代赭汤，成氏所谓咸以软坚，重以镇逆也。代赭汤去甘草、姜、枣，加广皮、栝蒌皮、枳壳（俱麸炒）。三服而愈。（《类证治裁》）

谢映庐

李惟贵举子甚迟，今春末得子颇肥，奈乳食缺乏，夏中天气燥热，乳母不慎口腹，致儿受病，患烦渴吐泻之症。付幼科医治，通用清暑利水、生津消食之剂，病转危笃。迨至慢惊之候，目瞪声直，四处干枯，是夜来寓请救。视其气息奄奄，面唇青白，问其泻下甚稀，只是乳食入口即吐，不能少停片刻，遍身如火，指尖略冷，小水短少，口渴不止，一切败症，殊难逆挽。然此症重处，正在呕吐口渴为急，至于目瞪声直，都是津枯筋急之故。虽用生津之药，奈胃不能受，将如之何。窃舍安胃一法，决无生理。仿仲景所谓汗下后、嗳气不除、食不能下者，用旋覆花代赭石汤之例，方中有赭石之重坠，乃安胃之最妙者，有旋覆花旋转于上，诚为胃虚客气上逆之症而设，合之生津解烦，允为定法。疏方与服，其吐泻烦渴略止，二剂不复吐矣。仍与安胃理脾之剂，调理而痊。后临症此病颇多，悉以此法加减治之，皆获全安。孰谓幼科治法为易易耶？（《得心集医案》）

钱 艺

潘寿芳，庚辰，张泾。寒热得汗似淡，静则郑声不休，呃忒连续而来，微微咳嗽，脉细微，苔微白。胃虚气逆，中无砥柱，颇为棘手，勉拟仲景镇逆理虚法应之。旋覆花代赭汤加茯苓、陈皮、竹茹、粳米、石斛，甘草用二钱。四帖愈。（《慎五堂治验录》）

邹永宁，戊子十月，西门外。始起形寒微热，咳痰音雌，旋见少腹脐旁大痛，叶兰州投以消导温散，反加呕吐黄沫黑汁，呃逆连连，不食不饥，大便不通，环口黧黑，目视无神，神倦懒言，间有厥逆，四肢逆冷，冷汗时出，诊脉右部微弱，左脉无脉，舌苔微白，小溲涩痛而红。症缘厥阴肝木太横，下夹肾寒上奔，阳明无坐镇之能，浊阴弥漫，清空阳光几乎寂灭，殊为棘手之至。勉拟仲圣法应之，希图万一。旋覆花五钱，蒙自桂五分，吴茱萸三分，代赭石五钱，雅黄连五分，东白芍二钱，制半夏三钱，川楝子二钱，广橘皮一钱，鲜竹茹二钱，白茯神三钱，大蜣螂（炙，研冲）四只。

呕吐止，肢温神振，脉起，腹痛便闭。去芍、橘，加瓜蒌、苁蓉。（《慎五堂治验录》）

大便通，阳明之气已降，各恙去其大半，咳嗽痰多，肺金肃降之权不振也。西洋参，谷芽，枇杷叶，代赭石，旋覆花，干霍斛，竹茹，宋半夏，陈枳壳，射干片，白茯神，冬瓜子。（《慎五堂治验录》）

钱，右，五月初二，徐河湾。跌仆后负运，身热肢冷呕恶，乃肝风犯胃，平肝为主，和胃佐之。天麻一钱半，旋覆花三钱，金石斛三钱，橘皮四分，菊花三钱，代赭石三钱，螺蛳壳七钱，竹茹一钱半，黄土四钱，制半夏二钱，生谷芽六钱，照方加朱磁丸三钱、茯神三钱。（《慎五堂治验录》）

俞瑞卿正，丙戌上巳，东皋村。呕吐青黑水，头痛眩晕，四肢失温，冷汗躁烦，六脉似伏，舌苔黄，远视青，大便十日不解，病经一候，良由七情怫逆，肝风掀旋，上乘胃土，中气败残。心火无气则胃土无依，肺无所降则肝木益升，升降失司，出入既废。勉用仲圣法加减，是否候政。旋覆花三钱，橘皮五分，莲子三钱，天麻片一钱半，代赭石三钱，竹茹一钱半，谷芽一两，金铃子一钱半，制半夏（姜汁一匙，冲入）一钱半，壁土二两，香附汁（冲入）五分，蜣螂末（冲入）五只。（《慎五堂治验录》）

姜芝泉室。离愁菀结，先伤脾意，怒木直升，再凌中土，呕吐痰沫，胸中噎噎如哕，目痛不红，头眩难动。薛氏云：头痛宜不见人，是一忌也。勉拟镇逆理气为治。旋覆花三钱，石决明一两，乌梅肉四分，橘皮一钱半，代赭石三钱，沉水香一钱半，川黄连三分，天麻一钱半，制半夏，东壁土五钱，温钩藤一钱半，竹茹一钱半，一剂即止。（《慎五堂治验录》）

张和观内，辛巳十月，西坍泾。劳力，疟后脘胀如鼓，邪气恋而清阳不展也。治以清泄通阳。大豆卷三钱，青蒿梗三钱，石菖蒲一钱半，淡豆豉三钱，代赭石三钱，制半夏一钱半，广藿香一钱半，旋覆花三钱，螺蛳壳三钱，薤白头三钱，瓜蒌皮三钱。（《慎五堂治验录》）

周，左。大便七日不通，脘间并痛拒按，饮食到口即吐，脉实苔黄，肝逆犯胃成厥，厥者其气上逆也。治宜承顺阳明，平和肝逆。大黄，蒌皮，蜣螂，代赭石，甘草，枳壳，半夏，旋覆花，川楝子。

又：去大黄、枳壳，加谷芽、茯神。（《慎五堂治验录》）

陈廷儒

己丑夏，同邑张姓室，病噎膈症，据云：患已三年，初起数旬一发，今则五日一发，三日一发，饮食减少，大便燥结，较前尤剧。余诊之，脉虚濡细涩，右关独滑数，其时天气甚热，病者独穿夹衣,畏寒不已。知是胃脘热滞,清不升,浊不降,中宫失健运之司,治以开关利膈汤加石膏、枳实。一剂,舒快异常。二剂,夜半,腹中忽痛,便泄一次。复诊,脉象右关已平,余部亦起,去石膏、枳实,参用旋覆代赭汤。后又加四君子汤,调补而愈。(《诊余举隅录》)

张士骧

吴监人。《经》云:诸呕吐酸,皆属于肝。又阳明之气逆,令人呕吐清水。今诊两关弦滑,肝郁气滞饮聚使然,平肝和胃两施。旋覆花二钱,川厚朴钱半,杭青皮一钱,小苏梗二钱,广陈皮一钱,黑山栀二钱,代赭石三钱,云茯苓三钱,姜竹茹二钱,佐金丸三钱。(《雪雅堂医案》)

王嫂。因惊得奔豚症三年之久,百药罔效,良以《金匮》以下诸书治奔豚各方,施诸今时,无一应者,亦古今病因方哉异耳。拟方数剂,其病若失。桂枝尖三钱,代赭石六钱,半夏二钱,焦白芍三钱,旋覆花三钱,生姜二钱,炙甘草钱半,白茯苓三钱,黑枣三枚。(《雪雅堂医案》)

柳宝诒

方。气逆痰壅,甚至喘不能卧,脉象细弱而涩。老年正气已弱,此非轻证。旋覆花,代赭石,盐半夏,橘络,枳壳,紫菀,太子参,於术,茯苓,瓦楞子,胡桃,肉竹茹。(《柳宝诒医案》)

成。喘逆渐平,而中焦之气为痰所阻,不得升降自如,转为呃逆。其声发于中,呃试连声,此不特上升之气为其所遏,即饮食之入于胃者,亦觉阻室不爽。拟用旋赭泻心汤,以化痰和胃为主。旋覆花,代赭石,法半夏,淡干姜(川连煎汁,炒),广陈皮,茯苓皮,枳壳,桂丁子,太子参,刀豆子,姜竹茹,柿蒂。(《柳宝诒医案》)

年。冲逆之气,减而未平。右关未静,舌苔尚灰。胃中湿热之气,未能清泄,其故亦由胃气阻而不降所致。兹拟前法参入镇逆之意。旋覆花,代赭石(醋煅),制半夏,干姜,牛膝,茯苓,泽泻,於术,黄柏(盐水炒),黑山栀(姜汁炒),枳实,沉香,苡米(姜汁炒),枇杷叶。(《柳宝诒医案》)

罗。吐血本因肝火上逆,而肺胃之气,又复膹郁不降。纳谷则呕,气逆喘满,兼有关格形症。脉象虚细短数,左部不能应指。根本既伤,后天不能接济,势恐难于恢复。洋参,南沙参,麦冬,橘红,旋覆花,代赭石,青盐半夏,白芍,丹参,牛膝炭,瓦楞子,广郁金,竹茹。(《柳宝诒医案》)

郭。《内经》论关格之病,谓寸口四倍于人迎,为格阳。关则不得小便,格则吐逆。兹病小便淋浊已久,近更吐沃涎沫,不能安谷,寸口之脉,硬大如箸,病属关格无疑。此症在古人本无善法,惟喻西昌之论最精,所立进退黄连汤外,其《寓意草》中治案,遇此等病症,每以旋赭法取效,颇与此症病情相合,即仿其意立方,望其吐逆稍平,再商进步可耳。淡干姜（盐水炒），台参须，旋覆花，代赭石（醋煅），姜半夏，川连（姜汁炒），炙甘草，春砂仁，沉香（磨），竹茹（姜汁炒）。《柳宝诒医案》

于。疝气上逆于肺，喘促胸板，呃逆肢厥，病情颇深。舌色光红，阴液亦枯。病重正虚，殊难着手，姑与疏降法，得松为幸。旋覆花，西洋参，代赭石（醋煅），姜半夏，前胡，淡干姜（川连煎汁，炒），生甘草，广郁金，延胡索（醋炒），金铃子（酒炒），长牛膝（吴萸煎汁，炒），公丁香，柿蒂，竹茹（姜汁炒）。《柳宝诒医案》

苏。四肢皆秉气于胃，四肢用力，则胃气凝滞而不降。胃气中阻，则肺气无右降之路。膈气迫促，经络掣痛，由胸及背，此属肺胃络脉之病，但从气分消克，不能中病也。旋覆花（猩绛同包），姜半夏，川百合，丹参，川贝母，代赭石（醋煅），北沙参，枇杷叶，前胡，桑白皮，细苏梗，橘络，枳壳。《柳宝诒医案》

戚云门

陶介如。久嗽气损，未有不扰动乎肾者。入秋气而逆善嗳，肺胃之清阳已漓，胸脘刺痛，会厌抑塞。今则食下阻隔多噫，白沫自下泛上，脐右动气筑筑，乃气伤血槁，肺不降，肾不纳，已成痛膈重症。宗仲景噫气不除，用旋覆代赭汤法。旋覆花，代赭石，人参，甘草，半夏，干姜，大枣，制川附，姜汁（临服冲白蜜数匙）。丸方：《金匮》肾气丸，用生脉散加白蜜汤送下。《龙砂八家医案》

蔡港李位卿。脉症气结在上，中脘阻塞吐涎，男子中年后，阴气先亏，津不运行，聚液成痰，闭遏胃阳，稍食阻痛欲呕，漉漉有声，老年噎膈之渐。旋覆，代赭，新绛，淡姜，半夏，白蔻，云苓，橘红，炙草。《龙砂八家医案》

袁焯

壬子四月，张兆魁君患温病，头痛发热胸闷，舌苔淡黄腻，与小柴胡合小陷胸汤，去人参，加厚朴。服后热退闷松，至夜间觉烦满不适，鼻衄如注，次日清晨，速予往诊，血仍未止。诊其脉缓滑不数，扪其身凉如平人，问其苦则但觉心中烧热而已，遂易方用干生地五钱，阿胶五钱，麦冬、牛膝、贝母各三钱，茅根五钱，黄芩二钱，梨汁一小盅和服，覆杯而人愈。此四月十三日事也。至五月初二日，张君又病，咳嗽呕吐，潮热胸闷，胁痛，舌苔薄腻，脉滑不数，盖天气骤热，湿秽逼人，而又兼有恼怒郁闷之事，遂酿成湿温而兼胃病也。初用小陷胸汤加柴胡、橙皮、佛手，接服两剂，不见功效，而呕吐益甚。遂改用旋覆代赭汤去人参，加柴胡、黄芩、黄连、青蒿、六一散、苡仁，服后呕吐少平。遂仍用原方，明日午后复诊，则病人方战栗恶寒，厚被覆之，犹觉畏冷，旋即发热，予谓恐将作战汗，否则病将转疟而退也。因仍以原方，减轻其剂，至晚间八时，其仆复来延诊，述现在下出汗不止，两手俱冷，举家惶恐，诊之脉息虚缓有根，惟神气疲惫，懒于言动，问其苦，则曰：心内慌慌不宁。盖战汗后元气大虚，能放而不能收也，当以药力助之。用潞党参四钱，生黄芪四钱，枸杞子四钱，炒枣仁四钱，朱拌茯神四钱，甘草一钱，红枣五枚。立遣其仆购药，急煎与服，并力戒其家，不可慌乱偾事。服后汗止神安,酣睡一夜,明日复往诊视,则病人方坐而食粥,言语几如平人。仍以原方减轻其剂,数日后,张君偕其弟小芬君来予寓诊病,则全愈矣。(《丛桂草堂医案》)

吴姓妇,年二十余,夏间陡患呕吐心烦胸闷,头眩口干,自服痧药及十滴药水,均无效。予以黄连五分,吴萸二分,旋覆花、半夏各一钱五分,香橼花五朵,橘皮八分,六一散二钱,代赭石三钱,一剂而愈。(《丛桂草堂医案》)

张聿青

陈子岩。向有肝阳,时发时止。兹则少腹胀硬,大腹胀满,中脘胀痛,势不可忍,恶心泛呕,其味甚酸,心胸嘈杂,大便不行。脉象细弦而数,苔黄质腻。骨热皮寒,气逆短促。少腹居中为冲脉,两旁属肝。考冲脉部位,起于气街,夹脐上行,至胸中而散,足见下则少腹,上则胸脘,皆冲脉所辖之区。今冲气逆行,冲阳逆上,胃为中枢,适受其侮,所以为痛、为嘈杂、为恶心,诸恙俱作矣。胆为肝之外府,为阴阳开合之枢纽,肝病则少阳甲木开合失常,为寒为热,似与外感不同。所虑者气冲不已,致肾气亦动,转成奔豚之候。兹议两和肝胃,参以镇逆。方备商裁。川雅连五分,淡干姜四分,川桂枝四分,制半夏二钱,代赭石四钱,旋覆花二钱,金铃子二钱,延胡索一钱五分,陈皮一钱,土炒白芍一钱五分,姜汁炒竹茹一钱。(《张聿青医案》)

郭左。呃忒时发,胃虚而冲气逆行。七年之病,三年之艾,不易得也。旋覆花,橘皮,制半夏,淡干姜,炒枳壳,代赭石,竹茹,云茯苓,大枣,磨刀豆子三分。(《张聿青医案》)

右。脘痛投温而止。恶心不纳,投以苦辛,致酸涩呃忒。胃阴不能转旋也。代赭石,公丁香,橘皮,制半夏,云茯苓,香附,旋覆花,上川朴,炙柿蒂,炒竹茹,蜜炙干姜。(《张聿青医案》)

某。嗳噫得食则满。木土失和。宜于土中泻木。土炒白芍,代赭石,制香附,白蒺藜,砂仁,制半夏,旋覆花,煨天麻,茯苓神,左金丸,陈皮。(《张聿青医案》)

王孟英

宋氏妇患感,反复已经向痊。忽然腹胀上至心下,气喘便泻溺闭,汤饮不能下咽,自汗不能倚息,家人皇皇,且极贫不能延诊,走乞孟英拟方挽救。因以桂枝、石膏、旋、赭、杏、朴、苓、半、黄连、通草为剂,果覆杯而病若失。张养之目击,叹为神治。(《王氏医案续编》)

朱某患呕吐,诸药不效,甚至大小便秘,粪从口出,臭不可当,自问不起矣。孟英用代赭旋覆汤加蜣螂虫,服之而愈(上者下之之法,而意甚巧)。(《回春录》)

邵兰荪

左。久病咳嗽,下汲肾水,刻下由肺传脾,腿足肿,大便溏泄,脉细软。气急面浮,杳不思食。病深已甚,理之不易。桂枝四分,猪苓三钱五分,代赭石(先煎)五钱,冬瓜皮五钱,漂白术三钱,泽泻三钱,川贝母三钱,戈制半夏五分,茯苓五钱,旋覆花(包)三钱五分,水姜片五分,陈麦柴三钱,生谷芽五钱,盐半夏三钱。(《邵氏医案》)

阮怀清

叶。胃乃阳土,受盛水谷,脾乃阴土,运化精微,现因饥饱劳倦,虽属伤脾,但胃气无碍,饮食如常,故能食而不能运。所虑者中土受戕,未免肝木侮之,每见厥气上逆,噫嗳不止,或呕吐原物酸水,将来恐成反胃噎膈之症,主以足太阴少阴治之。怀山药四钱,大蒸地六钱,淡附片一钱,老生姜一钱半,白茯苓三钱,山萸肉三钱,油瑶桂一钱,大红枣五枚,西潞党三钱,水法夏一钱半,旋覆花三钱,代赭石三钱,炙甘草一钱。(《阮氏医案》)

屠。痘后中气不和,厥阳上逆,每饭之后,胸膈痞胀,噫嗳不止。拟用平胃散合代赭汤加味治之。南京术钱半,紫绍朴一钱,代赭石三钱,北沙参三钱,广陈皮一钱,炙甘草八分,旋覆花三钱,水法夏钱半,淡吴萸八分,生姜三片,大黑枣三枚。(《阮氏医案》)

薛。怕寒发热,腹痛吐泻,此系外感风寒,内伤湿食。前经发表调中渗湿,已觉见效,但土金衰弱,肝木横强,水气随之上凌,每从小腹发动,致呃逆咳嗽,呕吐酸水。脉象右弦滑,左浮大,舌苔白滑中见微黄。拟以和中降逆兼化湿法。佛手柑钱半,代赭石三钱,苦杏仁钱半,淡吴萸八分,水法夏钱半,旋覆花三钱,扁金钗钱半,紫沉香八分,炒小茴钱半,炒青皮钱半,炙甘草八分,生姜三片。(《阮氏医案》)

金。寒邪伤肺,寒热咳嗽。兼之中气虚寒,湿痰上泛,嗳而呕吐。前经表散得汗,而寒热清楚,仍嗽吐未平,再进和中镇逆法。旋覆花二钱,水法夏一钱半,广陈皮一钱,京杏仁二钱,代赭石二钱,北沙参一钱半,白茯苓二钱,佛手柑一钱,炙甘草八分,老生姜三片,大红枣三枚。(《阮氏医案》)

王。素多痰湿,现因中阳被困,土德衰微,朝食而暮吐,致成反胃之症。拟用代赭旋覆汤加味治之,俾震坤合德,土木无伤,是为正法。代赭石三钱,西潞党三钱,炙甘草八分,生姜汁一匙,旋覆花(包煎)三钱,水法夏一钱半,淡吴萸八分,大黑枣三枚。(《阮氏医案》)

徐。嗽经一载,脉见短涩,原系肺家受伤,兼之夜梦精遗,水虚痰泛,元海无根,卫阳上越,血随阳络而咯出,复加自汗盗汗,阴阳两虚,营卫不和,有时寒热往来。此已成痨瘵之病,非易治也,勉拟旋覆代赭汤加味治之。代赭石二钱,北沙参二钱,炙甘草八分,川贝母一钱半,旋覆花二钱,水法夏一钱半,京杏仁二钱,佛手花八分,西紫菀一钱半,款冬花二钱,广橘络八分,冬虫草一钱半,老生姜三片,大红枣三枚。

又:前方稍觉见效,再拟金水并进法。海南参三钱,叭杏仁三钱,川百合一钱半,北紫菀一钱,驴胶珠二钱,川贝母一钱半,暹毛燕三钱,款冬花三钱,淡公菜十二个。(《阮氏医案》)

曹沧洲

右。痢,下痢后头晕,呕恶,饥而不能食。肝木乘胃,胃浊不降。宜先治所急。旋覆花

(绢包)三钱五分,枳壳三钱五分,白蔻仁(敲细末后下)七分,沉香片四钱,代赭石(先煎)五钱,橘红一钱,白杏仁四钱,茯苓四钱,淡茱萸(盐水炒)三分,制半夏三钱五分,生米仁四钱,鲜佛手三钱五分,炒谷芽五钱。(《曹沧洲医案》)

右。肝木乘胃土,气痛顶心脘,痛及背脊,大便溏,脉细。拟先通阳泄浊,并宜顾及脾肾。旋覆花(绢包)三钱五分,高良姜五分,漂白术三钱五分,戌腹米三钱(包),煅瓦楞粉(包)一两,橘红一钱,茯苓四钱,代赭石(煅,先煎)五钱,淡吴萸(盐水炒)三分,制半夏二钱,霞天曲三钱,金毛脊(炙去毛)三钱,炙鸡金(去垢)三钱,炒谷芽(绢包)五钱。(《曹沧洲医案》)

右。肝气乘胃,胃脘大痛不已,大便秘,脉细。防痛甚生波,勿忽。旋覆花(包)三钱五分,沉香末(冲)三分,枳壳三钱五分,广郁金三钱五分,代赭石(煅,先煎)五钱,上肉桂(去皮为末冲)三分,莱菔子(炒研)四钱,五灵脂(醋炒)三钱五分,淡吴萸(盐水炒)三分,制半夏三钱五分,杏仁泥(去尖)五钱,玫瑰花瓣一钱,葱头一两,食盐一两,生香附一两,生姜一两,莱菔子(炒)一两打烂炒极热,布包熨之。(《曹沧洲医案》)

右。肝木犯胃,胃为气逆,脘次作痛,泛吐涎沫,二便如常,脉弦数,舌白,胃纳不香。此肝胃病也,一时不易奏效。旋覆花(绢包)三钱五分,淡吴萸(盐水炒)三分,橘红一钱,炙鸡金(去垢)三钱,代赭石(煅,先煎)四钱,淡干姜三钱,宋半夏三钱五分,范志曲(包)四钱,沉香片三分,白芥子一钱,瓜蒌皮(姜炒,切)四钱,白豆蔻(研冲)七分,乌梅安蛔丸(开水吞服)三钱。(《曹沧洲医案》)

右。胃阳式微,肝木乘之,脘次作痛,泛吐酸水,得食辄吐,舌白,脉细软,大便旬日一行,少腹胀硬。痰湿气机互郁,中运无权,体乏病深,防成膈气,理之不易。旋覆花(包)三钱五分,淡吴萸(盐水炒)三分,白芍(桂枝三分同炒)三钱五分,炙鸡金(去垢)三钱,代赭石(煅,先煎)四钱,白芥子一钱,淡干姜三钱,火麻仁泥一两,沉香片三分,制半夏三钱五分,瓜蒌皮(姜水炒切)四钱,绿萼梅(去蒂)一钱,霞天曲(包)三钱五分,生谷芽(包)五钱。(《曹沧洲医案》)

右(正号)。肝气乘胃侮脾,胸脘腹作痛不已,大便坚塞,轰热寐中惊惕,脉左弦不静,右寸部为大。体虚病深,理之不易。上川连(重姜水炒)三分,旋覆花三钱五分(绢包),淡吴萸(盐水炒)三分,大腹皮(洗)三钱,全瓜蒌(淡姜水拌切)五钱,代赭石(先煎)四钱,朱茯苓三钱,陈佛手三钱五分,盐半夏二钱,海蛤粉(包)七钱,车前子(包)三钱,通草一钱,绿萼梅瓣一钱。(《曹沧洲医案》)

左。胃脘痛久不止,不易速解。旋覆花(绢包)三钱五分,沉香曲(绢包)三钱,台乌药三钱五分,泽泻三钱,代赭石(煅,先煎)四钱,橘红一钱,广郁金三钱五分,陈佛手三钱五分,淡吴萸(盐水炒)二分,法半夏三钱五分,赤苓三钱,五灵脂(醋炒)三钱五分,炒谷芽(包)五钱,延胡索(醋炒)三钱五分。(《曹沧洲医案》)

右。心脘痛,头晕头痛,脉右濡细、左弦。宜流利气机。治在肝脾。桑叶三钱五分,煨天麻七分,旋覆花(包)三钱五分,乌药三钱五分,白蒺藜四钱,陈皮一钱,代赭石(先煎)四

钱,左金丸(吞服)七分,石决明(先煎)一两,宋半夏三钱五分,煅瓦楞粉(包)一两。(《曹沧洲医案》)

左。肝胃不和,积饮作泛,脉软弦。宜导之下行。旋覆花(包)三钱五分,橘红一钱,泽泻、瓜蒌皮(切)各四钱,代赭石(煅,先煎)四钱,制半夏二钱,苏子一钱五分,炒谷芽(包)一钱,淡吴萸(盐水炒)二分,茯苓五钱,绿萼梅瓣一钱。(《曹沧洲医案》)

右。脾为肝木所乘,中脘痛,不时呕吐,系酸苦黄水为多,脉软弦,小溲短赤。中运失宣,理之不易。上川连(姜水炒)七分,旋覆花(绢包)三钱五分,茯苓三钱,制半夏三钱五分,淡吴萸(盐水炒)五分,代赭石(先煎)四钱,泽泻三钱五分,川椒目七分,淡干姜五分,煅瓦楞粉(包)一两,橘红一钱,陈麦柴三钱,白麻骨四钱。(《曹沧洲医案》)

左。肝气升逆作痛,甚则呕吐,脉弦左软,齿痛。宜平肝泄风。旋覆花三钱五分(包),川石斛四钱,橘白一钱,沉香曲(包)三钱,代赭石(煅,先煎)四钱,白蒺藜(炒去刺)四钱,盐半夏三钱五分,泽泻三钱,煅瓦楞粉(包)一两,赤芍三钱,枳壳三钱五分,陈佛手三钱五分。(《曹沧洲医案》)

左。肝木犯胃,胃浊不降,得食辄吐,舌白黄,脉软弦。宜肝胃两治。旋覆花(包)三钱五分,枳壳三钱五分,陈皮一钱,白芥子七分,煅瓦楞粉(包)一两,淡吴萸(盐水炒)三分,宋半夏二钱,瓜蒌皮(切)四钱,代赭石(先煎)四钱,沉香片(后下)四分,茯苓四钱,绿萼梅(去蒂)一钱,乌梅安蛔丸(包)三钱。(《曹沧洲医案》)

右。肝胃不和,恶心作吐,已历年余,脉濡。宜平肝和胃,以化痰湿。旋覆花(包)三钱五分,淡吴萸(盐水炒)二分,白芥子七分,台乌药(切)三钱五分,代赭石四钱(煅,先煎),橘红(盐水炙)一钱,荜茇(后下)五分,炒谷芽(绢包)五钱,枳壳三钱五分,法半夏二钱,茯苓四钱,绿萼梅瓣一钱。(《曹沧洲医案》)

左。肝木乘胃,呕吐,脘闷,兼之感冒寒热,脉来数。宜表里两解。旋覆花(包)三钱五分,法半夏三钱五分,杜藿梗三钱五分,白蒺藜(炒去刺)四钱,代赭石(煅,先煎)四钱,苏子三钱五分,干佩兰三钱五分,赤苓三钱,橘红一钱,白芥子一钱,白杏仁(去尖)三钱,泽泻三钱。(《曹沧洲医案》)

右。得食作噎,噎甚则吐,脉弦,右不畅。延防成膈。旋覆花(包)三钱五分,苏子三钱五分,淡吴萸二分,沉香片四分,白芥子七分,煅瓦楞粉(包)一两,橘红一钱,茯苓四钱,代赭石(先煎)四钱,莱菔子(炒)三钱,制半夏三钱五分,戌腹米三钱,绿萼梅瓣一钱。(《曹沧洲医案》)

右。气逆上塞,不能食,脉不畅。宜下气疏中。旋覆花(绢包)三钱五分,枳壳三钱五分,广郁金一钱,绿萼梅(去蒂)一钱,代赭石(煅,先煎)四钱,橘红一钱,干菖蒲七分,川楝子(炒)三钱五分,左金丸(吞服)一钱,法半夏三钱五分,茯苓四钱。(《曹沧洲医案》)

左。面浮足肿,胸脘阻塞,腹胀,脉濡。宜疏畅中宫,分利水道。旋覆花(绢包)三钱五分,枳壳三钱五分,广郁金三钱五分,炙鸡金(去垢)四钱,代赭石(煅,先煎)三钱,橘红一钱,干菖蒲三分,车前子(绢包)四钱,沉香曲(绢包)四钱,法半夏三钱五分,白蔻末(冲)七

分,佛手花三钱,炒谷芽(包)五钱,陈麦柴三钱。(《曹沧洲医案》)

周朱。睾丸肿胀,防结子痫,呕吐不能食。宜肝胃两治。旋覆花(包)三钱五分,法半夏三钱五分,两头尖(包)三钱,火麻仁泥一两,代赭石(先煎)四钱,川楝子(小茴香五钱同炒)三钱五分,车前子(包)三钱,泽泻三钱,煅瓦楞粉(包)一两,延胡索(醋炒)三钱五分,莱菔子三钱,楂炭三钱,橘核三钱。(《曹沧洲医案》)

右。气顶塞咽,腰左酸软,夜来足肿,脉左大于右,当循序养之。旋覆花(绢包)三钱五分,资生丸(绢包)三钱,春砂末(冲)四分,煅瓦楞壳粉(包)一两,橘白一钱,炒香枣仁三钱五分,川断三钱,杜仲(盐水炒)三钱,沙苑子(盐水炒)三钱,杜苏子(炒)三钱五分,宋半夏三钱五分,代赭石(煅,先煎)三钱,生谷芽(绢包)五钱。(《曹沧洲医案》)

右。肝气结瘕上逆,甚则痛不能食。宜下气疏中。旋覆花(包)三钱五分,煅瓦楞壳(先煎)一两,陈皮一钱,泽泻三钱,代赭石(煅,先煎)五钱,左金丸(吞服)一钱,法半夏一钱,陈佛手三钱五分,沉香片三分,枳壳一钱,茯苓四钱,台乌药三钱五分,绿萼梅(绢包)一钱。(《曹沧洲医案》)

右。肝病积久,下汲肾水,水虚不能养木,木乘中土,脘次筑紧,痰多瘕逆撑胀,脉细软,大便燥结,遍体不适。病根深远,理之不易。上官桂(去粗皮为净末)三分,上沉香(研净末,二味饭为丸,吞服)三分。旋覆花(绢包)三钱五分,橘红一钱,炙鸡金(去垢)四钱,代赭石(煅先煎)四钱,宋半夏三钱五分,大腹皮(洗)三钱,淡吴萸(盐水炒)三分,白芥子七分,茯苓四钱,五仁丸(绢包)五钱。(《曹沧洲医案》)

右。左胁肋下结瘕,顶心脘,食下恶心,脉不畅。宜治肝胃。旋覆花(绢包)三钱五分,煅瓦楞粉(包)一两,法半夏三钱五分,川楝子(炒)三钱五分,代赭石(先煎)一钱,橘红一钱,六曲四钱,泽泻三钱,生熟谷芽各五钱(包)。(《曹沧洲医案》)

也是山人

沈妇,廿一。寒热头痛,咳嗽,卧不着枕,呕逆。此属胃咳之状,当先制肝。旋覆花(绢包)一钱,制半夏一钱五分,代赭石三钱,川贝(去心研)二钱,郁金一钱,茯苓三钱,栝蒌皮一钱五分,泡白杏仁三钱。(《也是山人医案》)

蔡,三五。胃衰,胸膈不爽,嗳气呕恶。此属清阳不升,浊气不降,舍理胃阳无别法。人参一钱,制半夏一钱五分,淡干姜一钱,旋覆花一钱,新会皮一钱,茯苓三钱,钉头代赭三钱。(《也是山人医案》)

洪,四八。嗳气不舒,脉缓便溏。此属胃阳虚,浊阴上干。钉头代赭三钱,制半夏一钱五分,淡干姜一钱,旋覆花一钱,新会皮一钱,茯苓三钱,制淡川附子一钱。(《也是山人医案》)

【评析】 旋覆代赭汤在《伤寒论》中有记载。《伤寒论》第161条言:"伤寒发汗,若吐若下,解后心下痞硬,噫气不除者,旋覆代赭汤主之。旋覆花三两,人参二两,生姜五两,代赭一两,甘草(炙)三两,半夏(洗)半升,大枣(擘)十二枚。上七味,以水一斗,煮取六升,去滓,再煎取三升。温服一升,日三服。"

旋覆代赭汤为治疗胃虚痰阻气逆之常用方,旋覆花辛苦咸温,其性主降,降逆止噫;代赭石降逆止呃,下气消痰;半夏祛痰散结,降逆和胃;生姜用量独重,宣散水气;人参、大枣、炙甘草甘温益气,健脾养胃。全方标本兼治,能消痰降逆,益气补中。

在上述古代名家医案中,运用旋覆代赭汤的名家有喻昌、叶天士、尤怡、薛雪、鲁峰、缪遵义、吴瑭、陈念祖、齐秉慧、顾金寿、王泰林、何元长、沈又彭、林珮琴、谢映庐、钱艺、陈廷儒、张士骧、柳宝诒、戚云门、袁焯、张聿青、王孟英、邵兰荪、阮怀清、曹沧洲、也是山人27位,相关著作31部,相关医案100余则,涉及湿热、咳嗽、哮喘、痢疾、胃脘痛、噫呃、痞满、呕吐、噎膈、腹胀、便秘、水肿、胁肋胀痛、咳血、呕血、关格、疝气、虚劳、腰痛、癥瘕积聚、胸痛、肩背痛、虫病、子悬、腹泻等20余种病症,其中噫呃案、呕吐案、噎膈案较多。

医家运用此方时,多取其降逆与补虚并重之方义,针对气机上逆兼有中焦不足者进行原方运用或灵活加减,如叶天士以原方治疗"胃气逆翻呕食",原方去人参,加吴茱萸、茯苓治疗"气冲偏左,厥逆欲呕,呕尽方适,伏饮在于肝络";尤怡原方加石菖蒲、枳实、陈皮治"不饥不食,口燥便坚"之中焦之道路塞矣;薛雪以原方治疗"胃弱气逆"之午时嗳气;吴鞠通原方加桂枝、茯苓治"气上阻咽,致成噎食";齐秉慧治"气血不足,大虚"之反胃,先予旋覆代赭汤二剂,再进八味丸;钱艺以原方加茯苓、陈皮、竹茹、粳米、石斛治"寒热得汗似淡,静则郑声不休,呃忒连续而来";戚云门意原方加附子合用《金匮》肾气丸、生脉散治疗"食下阻隔多噫,白沫自下泛上,脐右动气筑筑"之久嗽气损;王孟英以此方加蜣螂虫治疗"呕吐,诸药不效,甚则大小便秘,粪从口出";阮怀清原方加吴茱萸治"朝食暮吐"。

从以上验案可以发现,古代医家运用旋覆代赭汤,旨在降逆,兼以补中,此为施用此方的立法要点。原方几味药物从重镇降逆以顺气入手,而临证时亦有考虑为水湿痰饮等病理因素掺杂,故随证加减,用药有所变化,值得研究发挥,拓展此方的运用。

旋覆代赭汤的现代应用主要以治疗消化系统疾病为主,包括胃食管反流病、慢性胃炎、功能性消化不良、胃排空障碍、食管肿瘤、胃癌等疾病,除此之外,也可用于治疗耳源性眩晕、梅尼埃病等以眩晕为症状的疾病,取效较好。

桂 枝 人 参 汤

郑重光

汪静夫兄,五月初一真州得病,服过羌、防、柴、葛药七剂,初四日回扬,扬医犹以真州套剂治之,皆前不效药也。令余婿朱与白相招诊,则脉沉而紧,两尺如丝,汗多而热不退,头疼身痛,呻吟不能转侧,烦躁欲席地而卧,干呕欲饮冷水,复不能饮,舌紫无苔,少腹硬痛。以《伤寒论》之阳证阴脉,法当不治。因有头痛,定属厥阴,又多烦躁,兼有少阴,须两经并治。用桂枝、赤芍、细辛、附子、干姜、茯苓、半夏、甘草八味投之。二剂躁定熟寐,而身痛减半。又四剂脉起不呕,能食米饮矣。忽尿茎内痛,小便黄赤,乃厥阴阳回吉兆。而旁人遂谓余误用热药,劝进灯心汤。因停余药,延至午后,即腹痛下利,初硬后溏,抵暮复加阴躁,起床抱柱而立,此真武汤证,擗地就实之状。因便后里虚亡阳之机已露,遂不从旁人之言,仍煎余药,服后躁定而安卧。至初七日清晨再诊,全属少阴证矣,脉沉细,手足冷汗不止,肠鸣下利,两腿筋惕。急用大剂真武汤一剂,至午厥回汗止,犹有利状。遂加人参,昼夜三剂,计用附子一两,人参六钱,方阳回利止。因有身热腰疼,远迎京口名家,犹谓表邪未解,里滞未清,药用柴葛二陈,病人畏不敢煎,然终以身热为患。余告曰:少阴身热,乃为可治,若厥冷则下利不止矣。余所以留热,以存阳也。竟服真武汤五日,少阴病衰,余邪仍转厥阴,耳前时或一痛,夜则气上冲喉,渴而多饮,皆厥阴表证,恐致发颐,必怨热药。遂以当归四逆汤本方,不加姜附,少入人参,以助正气。二日四剂,周身微微似汗者一昼夜,邪尽外解,而口渴、气冲、耳痛、茎痛全愈矣。因旁议纷纷,除去姜桂,甫五日,即腹痛作泻,复用桂枝人参汤五日,便实而痊,续用平补药十余日。因食苹果,又胸胀不食,胃本虚寒,岂余浪投辛热。今病已痊,而附子之谤不息,执肤浅之见,妄论是非,《内经》不失人情四字,医家诚戛戛乎难之矣。(《素圃医案》)

张路玉

张路玉治颜氏女,虚羸寒热,腹痛里急,自汗喘嗽者三月余,屡更医不愈,忽然吐血数口。脉之,气口虚涩不调,左皆弦微,而尺微尤甚。令与黄芪建中加当归、细辛。或曰:虚涩失血,曷不用滋阴降火,反行辛燥乎?曰:不然。虚劳之成,未必皆本虚也,大抵皆由误药所致。今病欲成劳,乘其根蒂未固,急以辛温之药,提出阳分,庶几挽回前失。若仍用阴药,则阴愈亢(亢字未妥),而血愈逆上矣。从古治劳,莫若《金匮》诸法,如虚劳里急诸不足,用黄芪建中汤。即腹痛悸衄,亦不出此。加当归以和营血,细辛以利肺气,毋虑辛燥伤血也。遂与数帖,血止。次以桂枝人参汤,数服腹痛寒热顿除。后用六味丸,以枣仁易萸肉,或时间进保元、异功、当归补血之类,随症调理而安。(《续名医类案》)

【评析】　桂枝人参汤出自《伤寒论》163 条:"太阳病,外证未除,而数下之,遂协热而利,利下不止,心下痞硬,表里不解者,桂枝人参汤主之。桂枝(别切)四两,甘草(炙)四两,白术三两,人参三两,干姜三两。上五味,以水九升,先煮四味,取五升,内桂,更煮取三升,去滓,温服一升,日再,夜一服。"

本条文乃误下后导致的脾虚寒湿兼有表邪的证治。方中桂枝辛温,散寒祛邪;干姜辛热,温中散寒;人参甘平,补脾益气;白术苦温,健脾燥湿;甘草甘平,益气和中。全方温中补虚,解表散寒。

古代医家郑重光治脾虚寒湿之腹痛作泻,以原方治疗。张路玉也以原方治寒湿兼表之腹痛。现代医家运用本方治疗慢性胃炎、消化性溃疡、泄泻、慢性肠炎、过敏性鼻炎、胃食管反流病、慢性阑尾炎、慢性喉炎、口腔溃疡、感冒、糖尿病肾病、支气管哮喘、窦性心动过缓等证属脾虚寒湿者。

瓜 蒂 散

许叔微

一舟子病伤寒发黄，鼻内酸痛，身与目如金色，小便赤而数，大便如经（琇按：《医学纲目》作如常）。或欲用茵陈五苓，许曰：非其治也。小便利，大便如常，则知病不在脏腑（《纲目》无腑字）。今眼睛疼，鼻酸痛（《纲目》作眼睛鼻颈痛）。是病在清道中。清道者，华盖肺之经也。若下大黄，则必腹胀为逆。用瓜蒂散，先含（原刻食）水，次搐之，鼻中黄水尽，乃愈。（《名医类案》）

许学士治一人，病身体痛而黄，喘满头痛，自能饮食（里无病），大小便如常，脉大而虚，鼻塞且烦。许曰：非湿热宿谷相搏，此乃头中寒湿也，不可行茵陈五苓散。仲景云：湿家病，身疼痛，发热，面黄而喘，头痛鼻塞而烦，其脉大，自能饮食，腹中和，无病，病在头中寒湿，故鼻塞，纳药鼻中则愈。仲景无方，见《外台》《删繁》证云：治天行热病。盖通贯脏腑，沉鼓骨髓之间，或为黄疸，宜瓜蒂散。瓜蒂一味为末，些少嗜鼻内，出黄水即愈。（《名医类案》）

张子和

子和治一妇，病带下，连绵不绝，已三年矣。诊其两手脉，俱滑大而有力，约六七至，常上热口干，眩晕，时呕酢水。知其实，有寒痰在胸中。以瓜蒂散，吐出冷痰二三升，皆酢水也，间有黄涎，状如烂胶。次以浆粥养其胃气，又次用导水禹功以泻其下，然后以淡剂涌泄之药利其小便，数日而愈。（《名医类案》）

张子和之仆，尝与邻人同病伤寒，俱至六七日，下之不通，邻人已死。仆发热极，投于井中，捞出以汲水贮之槛，使坐其中。适张游他方，家人偶记张治法曰：伤寒三下不通，不可再攻，便当涌之。试服瓜蒂散，良久，吐胶痰三碗许，与宿食相杂在地，状如一帚，顿快。乃知世医杀人多矣。又一吏吐讫，使服太白散、甘露散以调之（邪结阳明，发为狂热，吐之犹是宿食，非若燥粪便硬，可下而愈也）。（《续名医类案》）

张子和治一妇人，心脐上结硬如斗，按之若石。人皆作痞治，针灸毒药，祷祈无数，如捕风然。一日，张见之曰：此寒痰也。诊其两手，寸关皆沉，非寒痰而何？以瓜蒂散吐之，连吐六七升，其块立消过半。俟数日后，再吐之，其涎沫类鸡黄，腥臭特殊，约二三升。凡如此者三，以人参调中汤、五苓散，调服以平矣。（《续名医类案》）

浙江一妇人癫狂不止,医以瓜蒂半两为末,每一钱重,井花水调满一盏投之,随得大吐,吐后熟睡,勿令惊动,自此无恙。(《续名医类案》)

一僧病泄泻数年,丁香、豆蔻、干姜、附子、官桂、乌梅等燥药,燔针烧脐炳脘,无有缺者。一日发昏不省,张诊两手脉沉而有力。《脉诀》云:下利微小者生,脉浮大者无瘥。以瓜蒂散涌之,出寒痰数升。又以无忧散泄其虚中之积,及燥粪盈斗。次日,以白术调中汤、五苓散、益元散,调理数日而起。(《续名医类案》)

张主簿妻,病肥气,初如酒杯大,发寒热,十五年余。后因性急悲盛,病益甚,惟心下三指许无病,满腹如石片,不能坐卧,针灸匝矣,徒劳力耳。张曰:此肥气也,得之季夏戊己日,在左胁下,如覆杯,久不愈,令人发痎疟。痎者,寒热也。以瓜蒂散吐之,如鱼腥黄涎,约一二缶。至夜,令用舟车丸、通经散投之,五更,黄涎浓[1]水相半,五六行,凡有积处皆觉痛。后用白术散、当归散,和血流经之药,如斯涌泄,凡三四次方愈。(《续名医类案》)

李民范目常赤,至戊子年火运,君火司天,其年病目者,往往暴盲,火运灾烈故也。李是年目大发,张以瓜蒂散涌之,赤立消。不数日又大发,其病之来也,先以左目内眦赤发牵睛,状如铺麻,左之右次锐眦发赤,左之右赤贯瞳子,再涌之,又退。凡五次,亦五次皆涌之,又刺其手中出血,及头上鼻中皆出血,上下中外皆夺,方能战退,然不敢观书及见日。张云:当候秋凉再攻则愈,火方旺而在皮肤,虽攻其里无益也。秋凉则热渐入里,方可擒也。惟宜暗处闭目,以养其神水。暗与静属水,明与动属火,所以不宜见日也。盖李因初愈后,曾冒暑出门,故痛连发不愈如此。涌泄之后,不可常攻,使服鼠粘子以退翳。(《续名医类案》)

王之一子十余岁,目赤多泪,众工无效。张曰:此儿病目,还当得之母腹中被惊。其父曰:妊娠时在临清被围。乃令服瓜蒂散加郁金,上涌而下泄,各去涎沫数升。人皆笑之,其母亦曰:儿腹中无病,何吐泻如此?至明日其目耀然爽明。其日又与头上出血,及眉上鼻中皆出血。吐时次用通经散二钱,舟车丸七十粒,自吐却少半。又以通经散一钱投之,明日又以舟车丸三十粒投之,下十八行,病更不作。(《续名医类案》)

龚子材

龚子材治一人颠狂乱打,走叫上屋,用瓜蒂散吐出臭痰数升,又以承气汤下之而愈。(《续名医类案》)

陈念祖

厥阴邪在胸中,心烦痞满,饥不能食,手足厥冷,脉象紧,于法宜吐,拟用瓜蒂散。甜瓜蒂二钱,赤小豆二钱,香豉一钱。上药三味,先以香豉用热汤煮透,和药作散吞服,以得吐为止。(《南雅堂医案》)

---

[1] 浓:疑作"脓"。

【评析】 瓜蒂散在《伤寒论》和《金匮要略》中均有记载。《伤寒论》第166条言："病如桂枝证,头不痛,项不强,寸脉微浮,胸中痞硬,气上冲喉咽,不得息者,此为胸有寒也。当吐之,宜瓜蒂散。瓜蒂(熬黄)一分,赤小豆一分。上二味,各别捣筛,为散已,合治之,取一钱匕,以香豉一合,用热汤七合,煮作稀糜,去滓,取汁和散,温顿服之。不吐者,少少加,得快吐为止。诸亡血虚家,不可与瓜蒂散。"《伤寒论》第355条言："病人手足厥冷,脉乍紧者,邪结在胸中,心下满而烦,饥不能食者,病在胸中,当须吐之,宜瓜蒂散。"《金匮要略·腹满寒疝宿食病脉证治第十》云："宿食在上脘,当吐之,宜瓜蒂散。"

瓜蒂散为涌吐剂,方中瓜蒂味苦,善于涌吐痰涎宿食,为君药。赤小豆味酸平,能祛湿除烦满,为臣药。君臣配伍,相须相益,酸苦涌泄,增强催吐之力。以豆豉煎汤调服,取其轻清宣泄之性,宣解胸中邪气,利于涌吐,又可安中护胃,使在快吐之中兼顾护胃气。三药合用,涌吐痰涎宿食,宣越胸中邪气,使壅滞胸脘之痰食得以涌吐排出,诸症自解。

在上述古代名家医案中,运用瓜蒂散的名家有许叔微、张子和、龚子材、陈念祖4位,相关著作3部,相关医案12则,涉及伤寒、痰饮、癫狂、泄泻、癥瘕积聚、赤眼病、黄疸、带下8种疾病,伤寒、赤眼病、黄疸较多,或与其有痰热、食积郁结于上焦胸脘的症状有关。

分析诸位名家之运用,径用原方者有之,随症加减者亦有之。许叔微治湿热黄疸,大小便利,病在肺者,恐下之则生腹胀,遂用瓜蒂散;治寒湿阻遏之黄疸,病在头中寒湿,见鼻塞者,单用一味瓜蒂。张子和是善用吐法的大家,治伤寒之热结阳明、上下不通、热极者,治寒痰中阻之痰饮,见心脐上结硬如石者,皆原方主之;治泄泻投以温燥之品日久、突发昏厥者,以原方涌吐之,继用散积、补中之法调治;治实邪阻滞之癥瘕积聚,见胁下壅滞者,以原方涌之,投舟车丸、通经散等通经散邪;治邪热壅盛之天行赤眼证,以原方涌之;治带下,见上热口干,反酸,寒痰中阻者,以原方涌之,继用浆粥养胃气。龚子材治痰热中阻,发为癫狂者,用原方吐后,继用承气汤下之而愈。陈念祖治伤寒之厥阴邪聚胸中,见心烦痞满、手足厥冷者,以原方涌之。

由以上分析可以看出,古代医家在运用瓜蒂散时,主要基于实邪积聚于胸中,如痰饮、食积等,临床应用以胸膈痞硬,懊侬不安,气上冲咽喉不止,或误食毒物尚在胃中为辨证要点。方中瓜蒂苦寒有毒,易于伤气败胃,非形气俱实者慎用。若食已离胃入肠,痰涎不在胸膈者,均须禁用。

瓜蒂散现代运用较少,常用于暴饮暴食之胃扩张、误食毒物、精神分裂症、抑郁症等证属痰食壅滞胸脘者。

黄芩汤

薛铠

李。一小儿患泻,作渴饮冷,手足并热,睡而露睛。此为热泻,用黄芩汤,一剂而愈;又用白术散,二服而安。(《保婴撮要》)

袁焯

王姓妇人年五十余,夏间陡患泄泻,暴注下迫,一日夜二十余次,发热口渴,胸闷腹痛,舌苔黄腻,脉数溲热,盖暑湿蕴伏,肠胃中兼有宿滞,火性急速,故暴注下迫也。病者闻之叹曰:真名医也。今年家中因财政困难,故将楼下房屋,赁租与人,自居楼上,讵知亢热非常,自知受暑云云,遂用黄芩汤加连翘、苡仁、六一散、佩兰、枳壳,一剂热退利减,二剂全愈。(《丛桂草堂医案》)

【评析】《伤寒论》第172条言:"太阳与少阳合病,自下利者,与黄芩汤;若呕者,黄芩加半夏生姜汤主之。黄芩汤方:黄芩三两,芍药二两,甘草(炙)二两,大枣(擘)十二枚。上四味,以水一斗,煮取三升,去滓,温服一升,日再,夜一服。"

黄芩汤中以黄芩为君,解少阳之里热,《长沙药解》中载黄芩"味苦,气寒,入足少阳胆、足厥阴肝经。清相火而断下利,泻甲木而止上呕,除少阳之痞热,退厥阴之郁蒸"。芍药酸甘为臣,解太阳之表热,敛阴止痛;甘草为佐,大枣为使,以辅肠胃之弱而缓急止痛,且调和药味。故四药共用,治疗太少下利之症。

上述医案中,薛铠治疗小儿脾虚热泻,先处黄芩汤清热止利,又因小儿"脾常不足,肝常有余",处以白术散补气健脾止泻,巩固疗效;袁焯治因暑湿之邪蕴伏肠胃而暴下不止者,处以原方加连翘苦寒清热,苡仁、佩兰、六一散、枳壳理气化湿解暑。

从以上分析可以看出,古代医家多将黄芩汤运用于太阳外感表邪,邪气入里,少阳病势偏重的邪犯胃肠之热利。脾胃虚弱者加健脾益气药以标本兼治,止泻健脾;暑邪外袭者加解表化湿之剂。

黄芩汤临床应用广泛,现代医家采用此方治疗的病症颇多,如细菌性痢疾、阿米巴痢疾、急性胃肠炎、慢性结肠炎、溃疡性结肠炎、胆囊炎、结肠癌术后、肝癌、克罗恩病、慢性非萎缩性胃炎等消化系统疾病,妊娠恶阻、痛经、子宫腺肌病、子宫内膜异位症、月经不调、子宫内膜癌术后、子宫肌瘤等妇科疾病,以及带状疱疹、面部痤疮、唇炎、银屑病、口腔溃疡、带状疱疹、系统性红斑狼疮等病症。

黄 连 汤

陈念祖

病在少阳之腑,寒热相搏于中,胸有热故欲呕,胃有邪故腹痛,拟用黄连汤主治。黄连一钱五分,桂枝一钱五分,制半夏一钱,人参五分,干姜一钱五分,炙甘草一钱五分,大枣二枚。(《南雅堂医案》)

谢映庐

万海生。腹胁胀痛,或呕或利,而胀痛仍若。医者不察,误与消食行滞之剂,遂腹胁起块有形,攻触作痛,痛缓则泯然无迹。自冬迄春,食减肌削,骨立如柴,唇红溺赤,时寒时热。诊脉两手弦数,似属木邪侮土之证,究归阴阳错杂之邪,正《内经》所谓胃中寒、肠中热,故胀而且泻。处仲景黄连汤加金铃、吴萸、白术、川椒,数剂而安,随进连理汤乃健。黄连汤:黄连,干姜,人参,桂枝,半夏,甘草,大枣。连理汤。(《得心集医案》)

马　俶

发热烦躁,胸满中痛,足寒,自汗不寐,口燥不欲饮,诊其脉,右虚微。此邪气阻滞中焦,以致阴阳不通,上下不交也。仲景云:胸中有热,胃中有邪气,腹中痛欲呕吐者,黄连汤主之。以其胃中有邪气,阻遏阴阳升降之机,由是阳不降而胸中热,阴不升而腹中痛,故用此以和解中焦,而敷布胃气。所谓欲通上下,交阴阳,必先治其中也。今者元气素亏,邪气得以直入阳明,阻塞上下,故口燥胸满者,阳独治于上也;足寒腹痛者,阴独治于下也。阴阳既和,如此正宜用黄连汤以交通上下,但以烦躁自汗脉虚,阴阳且有相脱之机,必于本方加入肉桂,以补虚阳,且倍用人参以助中焦枢握之机,使气和,而运其阳之在上者得下通于阴,阴之在下者得上交于阳。阴阳既和,邪气自解,且补不伤于滞,攻不虑其峻,为善法也。人参,干姜,肉桂,川连,炙草,桂枝,半夏。(《马氏医案并附祁案王案》)

年逾古稀,恶寒发热,有如疟状,迁延月余,神昏食少,舌苔黑刺,少腹肿痛,上连胸胁。诊两脉,弦涩而结,尺中倍弱。此内伤重,外感轻,得之劳倦,且郁病在肝脾二经也。劳则伤肝,郁能伤脾,肝脾气血两伤,邪气内结,治宜顾虑元气,而兼治邪。人参,桂枝,黄连,肉桂,半夏,泡姜。服后,神气清爽,但津液尚枯,虚热内甚,进以滋燥清热。人参,黄连,生首乌,半曲,杏仁,枳实,甘蔗汁,芦根汁。(《马氏医案并附祁案王案》)

发热中痛,谵语神昏,右寸独鼓,余脉虚涩。此元气积亏,津液枯槁,虚邪为之内结,得之悒郁劳倦所伤也。于此而补虚则热不除,治邪则虚不任,庶几先固根蒂,佐以治邪,可图万一。人参,桂枝,黄连,干姜,枳实,厚朴,半夏,炙草。服后神气清爽,津液未回,当急从事于阴。人参,生首乌,川连,知母,橘红,半夏,梨肉汁,蔗浆,芦根汁。(《马氏医案并附祁案王案》)

发热恶寒,口燥烦渴,胸满中痛,两脉虚微。此真阳大亏,虚邪入客,若无烦渴等症,但需温药。今阳病适当阴虚,治阳之中,不得不顾虑其阴,为权衡于其际,而得一法,滋阴之燥,毋使扰阳,养阳之虚,不使贼阴。瓜蒌仁,淡干姜,桂枝,枳壳,半夏。服后口燥已,烦渴解,此阴气得滋之验,可从事于阳。人参,桂枝,淡姜,川连,肉桂,厚朴,炙草,枳实。(《马氏医案并附祁案王案》)

寒则战栗,热则躁烦,口渴引饮,胸满中痛,其脉左三部弦涩,右三部微涩。其原起于劳肾且郁,以致阴阳两亏,而虚邪内陷也。人参,桂枝,泡姜,川连,枳实,厚朴,半夏。服二剂,右脉已透,寒热少可,而躁烦口渴未已。盖缘阳分之邪已从外达,而阴虚之象尚在,燥结不解,则当转温法而用滋法,易阳剂而用阴剂,然后阴阳两和,而邪气无所容矣。人参,生首乌,桂枝,枳实,半夏,黄连,杏仁,苏子。服后大便得通,烦渴即已。复用:人参,制首乌,半曲,茯苓,甘草,柴胡,鳖甲,丹皮。(《马氏医案并附祁案王案》)

寒热似疟,胸满中痛,下半彻冷,两脉弦虚带涩。此七情饥饱,房室内虚脏气,以致经络亏损,虚邪内结,非汗之则邪不解,非补之则邪不伏。人参,桂枝,泡姜,黄连,枳实,半夏,厚朴,肉桂,炙草。(《马氏医案并附祁案王案》)

胸中满结作痛,饮食则呕,呕甚则痰涎涌出,多成五色。更医数手,或主攻克,或主补虚,卒无一效。诊之两关尺微少神,体倦神烦,胸中结痛,按之愈甚。此正气内伤,阴邪内结,攻之既足以伤其气,补之又适以滞其邪,当以仲景藏结法治之,用黄连汤加桂一钱。(《马氏医案并附祁案王案》)

产后胸中作痛,痛甚则迫切不能支,延至五月,病转危急,诊脉两手弦涩少神,症现不能转侧,不得言语,此阴邪交结胸中,不得宣通也。胸中乃阳气所治之位,今为阴邪入踞,阴与阳搏,所以作痛。此破气和血,温补镇逆诸法,所以不应耳。不知阴阳适当相结,补之则无益,攻之则愈结,镇坠之则遏抑生阳,而阻滞邪气。惟交通一法,足以开阳入阴,通上彻下之妙,然后阴归于下,阳治于上,太阴之府,旷然廓然,何胸痛之有哉?拟仲景黄连汤,加人参、肉桂。(《马氏医案并附祁案王案》)

张聿青

郁左。带病入闱,病邪未澈,昨复啖饭二次,复食冷柿三枚,寒食交阻,胸中阳气逆乱,阴阳之气,一时挥霍变乱。泄泻稀水,继而复吐。阳气闭郁,肢厥脉伏,汗出不温,目陷音低。频渴欲饮,中脘不通,胸中大痛。中阳毫无旋转之权,有内闭外脱之虞。拟黄连汤以通胃中阴阳,参以芳化而开闭郁。台参须一钱,甘草四分,淡干姜七分,枳实一钱,制半夏二钱,川雅连七分,川桂枝七分,焦楂炭三钱,车前子三钱,橘皮一钱,辟瘟丹七分。

二诊:用仲景黄连汤以和胃中阴阳,参以芳化而开气机,六脉俱起,肢厥转温,胸痛亦止,泄泻亦减。病虽转机,而湿热何能遽楚,以致湿化为热,劫烁阴津。舌苔干黄,毫无津液。频渴欲饮,时带呃忒,小溲全无,神识迷沉。极为危险。勉拟辛咸寒合方,参以芳开。生石膏一两,滑石四钱,官桂六分,茯苓三钱,寒水石三钱,猪苓二钱,於术一钱五分,泽泻一钱五分,鲜荷梗一尺,紫雪丹六分(《张聿青医案》)

金右。怀孕八月,腹痛异常,呕吐不止,腰府酸痛如折。胎从下注,有坠脱情形。川断,杜仲,党参,白术,归身,白芍。

呕而不受,即用黄连汤,宗仲景法通降胃府,呕吐即止,胎坠身安。清儒附志。(《张聿青医案》)

【评析】 黄连汤出自《伤寒论》第173条:"伤寒,胸中有热,胃中有邪气,腹中痛,欲呕吐者,黄连汤主之。黄连三两,甘草(炙)三两,干姜三两,桂枝(去皮)三两,人参二两,半夏(洗)半升,大枣(擘)十二枚。上七味,以水一斗,煮取六升,去滓,温服,昼三夜二。"

黄连汤方即半夏泻心汤加黄连二两,并将黄芩易桂枝而成。黄连苦寒下降,清胃热而止呕;干姜辛温,温脾寒而止腹痛;半夏和胃降逆,助黄连止呕;桂枝辛温,通阳散寒,交通上下寒热阴阳;人参、炙甘草、大枣健脾和胃,益气和中。全方寒热并用,清上温下,使阴阳升降复常。如陈无己言:"上热者,泄之以苦,黄连之苦以降阳;下寒者,散之以辛,桂、姜、半夏之辛以升阴;脾欲缓,急食甘以缓之,人参、甘草、大枣之甘以益胃。"

在上述古代名家医案中,运用黄连汤的名家有陈念祖、谢映庐、马俶、张聿青4位,相关著作4部,相关医案12则,涉及霍乱、呕吐、癥瘕积聚、发热、胸痛、腹痛、小产等病症。

分析诸位名家之运用,陈念祖治"寒热相搏"之伤寒,常以原方主之。马俶疗"上下不交"之伤寒,多加肉桂以补虚阳;对于"正气内伤,阴邪内结"之胸痛,则加重桂枝用量温阳宽胸;对于"阴与阳搏"之胸痛,加人参、肉桂,功在开阳入阴。张聿青治"内闭外脱"之霍乱,意在通胃中阴阳,芳化开郁;对于"呕而不受"之孕妇小产,则用黄连汤原方,功在通降胃府。谢映庐治"阴阳错杂"之腹胁胀痛而泻,加川楝子、吴茱萸以泄肝理气。可见,古代医家认为黄连汤不仅可以调和寒热,而且还有交通上下之功。

黄连汤临床应用广泛,现代医家采用本方治疗的病症颇多,如急性胃肠炎、慢性肾衰竭、急慢性胆道感染、复发性口腔溃疡、胃及十二指肠溃疡、急性宫颈炎等。笔者在临床上对于证属上热下寒、寒热错杂的慢性浅表性胃炎、慢性萎缩性胃炎、溃疡性结肠炎等消化系统疾病,常以黄连汤为基础方增损治疗,取效较好。

桂 枝 附 子 汤

叶天士

张。阳微不司外卫,脉络牵掣不和,胃痛,夏秋不发,阴内阳外也,当冬寒骤加,宜急护其阳,用桂枝附子汤。桂枝,附子,炙草,煨姜,南枣。(《临证指南医案》)

身重,汗出,疼痛,脉浮缓。此风湿相搏于太阳之表,阳虚邪客。当通营卫以固表,拟桂枝附子汤。制川附,桂枝,甘草,生姜,大枣。(《叶氏医案存真》)

方 略

查嵩山先生同乡张某,年十六岁,暮春感冒,恶寒发热,手足厥冷。左手三部脉浮而弱,右手三部脉迟而弱。余曰:此伤风而兼夹阴也,以桂枝附子汤煎成热服,温覆取汗。病者服药后身稍烦躁,即揭去衣被。次日又迎余诊,脉仍浮弱。余曰:天地郁蒸而雨作,人身内烦而汗作,气机之动也。今四肢阳回,将外入之邪驱向皮毛,不令汗出,营卫何由得和?风寒何自而解?用前药再进,透汗而愈。天下有服药不合法,服药不忌口,宜多而少,宜少而多,反归咎于方不对症者,往往类是。(《尚友堂医案》)

熊友漱玉,咳嗽发热,头背手足恶寒。诊得六脉沉弱。伤寒书云:少阴脉沉反发热,麻黄附子细辛汤。今因气虚脉弱,故不用麻黄、细辛,而用桂枝附子汤,二剂而愈。(《尚友堂医案》)

俞 震

但寒不热,谓之牝疟,寒乍起,胀而不食,寒再起,胀反稍宽。右关尺弦细,是脾寒湿也,用桂枝附子汤。桂枝,附子七分,生白芍,茯苓二钱,甘草,大枣,姜皮。(《沈俞医案合钞》)

谢映庐

熊继先乃郎。半岁。肌肤娇嫩,笑舞爱人,继先常与余言可喜。余曰:凡娇嫩之物,最忌风霜,当预防之。继因见其易于抚养,乃私议余言之非。一日患伤风小恙,鼻塞咳嗽。医以二陈、苏、防之属,因而得汗,即至嗽声不出,气急神扬,尚以不嗽为效,盖不知外感以有嗽为轻,以无嗽为重。又误进苏子、枳壳之属。下咽未久,忽然目珠上瞪,四肢抽掣。又误进镇惊丸。诸医见其小水短少,更与疏风之药,加入淡渗之味。继因见病急未服。危迫之顷,先自谢罪,恳余治之。遂疏桂枝附子汤与服,尔时变症愈出,忙煎灌之,一剂而风痉自止,再剂而诸恙悉痊。嗟嗟!药只一方二剂,而成功旦夕者,原有自耳,此正分经用药之妙也。(《得心集医案》)

【评析】 桂枝附子汤出自《伤寒论》第 174 条:"伤寒八九日,风湿相抟,身体疼烦,不能自转侧,不呕不渴,脉浮虚而涩者,桂枝附子汤主之。若其人大便硬,小便自利者,去桂加白术汤主之。桂枝附子汤方:桂枝(去皮)四两,附子(炮,去皮,破)三枚,生姜(切)二两,大枣(擘)十二枚,甘草(炙)二两。上五味,以水六升,煮取二升,去滓,分温三服。"桂枝附子汤为桂枝汤去芍药加附子而成,具有祛风除湿、温经散寒之功。

运用桂枝附子汤的医家有叶天士、方略、俞震、谢映庐 4 位,相关著作 5 部,相关医案 6 则,涉及感冒、伤寒、疟疾、胃脘痛、痹证、小儿痉病等病症。

分析上述名家医案,方略治感冒"伤风而兼夹阴"者,予以桂枝附子汤,透汗而愈;治伤寒见"气虚脉弱"者,予原方。叶天士治"阳微不司外卫"之胃脘痛,予原方急护其阳;治太阳表阳虚证,投原方以通营卫而固表。俞震治脾寒湿之疟疾,以桂枝附子汤加茯苓主之。

综合上述分析可知,古代医家运用桂枝附子汤时,多责风寒湿邪阻滞肌表,卫阳不足或脾虚内湿,如医案中常有"阳微不司外卫""阳虚邪客""脾寒湿"等字眼,此类病因病机可作为桂枝附子汤的临床应用要点。

桂枝附子汤现代常用于治疗肩周炎、关节炎、颈椎病、雷诺病等。笔者在临证中亦常以此方为基础治疗痛经、产后身痛、坐骨神经痛等,疗效较好。

甘 草 附 子 汤

薛 己

薛立斋治一妇人,肢节作痛,不能转侧,恶见风寒,自汗盗汗,小便短,虽夏亦不去衣,其脉浮紧。此风寒客于太阳经,用甘草附子汤,一剂而瘥。(《续名医类案》)

谢映庐

高汉章。得风湿病,遍身骨节疼痛,手不可触,近之则痛甚,微汗自出,小水不利。时当初夏,自汉返舟求治,见其身面手足俱有微肿,且天气颇热,尚重裘不脱,脉象颇大,而气不相续。其戚友满座,问是何症。予曰:此风湿为病。渠曰:凡驱风利湿之药,服之多矣,不惟无益,而反增重。答曰:夫风本外邪,当从表治,但尊体表虚,何敢发汗?又湿本内邪,须从里治,而尊体里虚,岂敢利水乎?当遵仲景法处甘草附子汤,一剂如神,服至三剂,诸款悉愈。可见古人之法,用之得当,灵应若此,学者可不求诸古哉。甘草附子汤:甘草,附子,桂枝,白术。(《得心集医案》)

【评析】 甘草附子汤见于《伤寒论》第175条和《金匮要略·痉湿暍病脉证治第二》,两者条文基本相同:"风湿相搏,骨节疼烦,掣痛不得屈伸,近之则痛剧,汗出短气,小便不利,恶风不欲去衣,或身微肿者,甘草附子汤主之。甘草(炙)二两,附子(炮,去皮,破)二枚,白术二两,桂枝(去皮)四两。上四味,以水六升,煮取三升,去滓。温服一升,日三服。初服得微汗则解,能食,汗出复烦者,将服五合,恐一升多者,宜服六七合为始。"

本方主治风湿表里阳虚之证。方中附子温经散湿,白术健脾燥湿,桂枝通阳达表祛风湿,甘草益气和中并缓行药力,共成固表散湿之重剂。其中附子与桂枝相配,温经止痛力增;附子、桂枝、白术并用,祛风除湿效强,故本方乃祛风湿止痹痛之峻剂。

在古代名家医案中,明代医家薛己治疗太阳经为风寒所客,以致肢节疼痛,转侧不能,恶风畏寒,自汗盗汗,用甘草附子汤原方,一剂而愈。清代医家谢映庐治疗表里皆虚之风湿病,症见遍身骨节疼痛者,亦用原方,三剂收功。

现代医家多用本方治疗风湿或类风湿关节炎、膝骨关节炎、强直性脊柱炎等,取效较好。

白 虎 汤

孙文垣

汪铁兄时疫热病，被发汗过度。热留胸中，烦躁不止，呕恶不安，汗竟不敛，口且渴。脉之，独两关洪大，此阳明之热尚在，当以白虎生脉汤为主，石膏五钱，知母三钱，人参、白芍药、甘草、石斛各一钱，麦门冬二钱，五味子十五粒。急煎饮之而热退。继以益元丸服之，而吐亦安。（《孙文垣医案》）

吴茭山

吴茭山治一老人，年逾七十，素有痰火，过思郁结，因得消中之患，昼夜饮食无度，时时常进则可，若少顷缺食则不安。每服寒凉俱罔效，人皆以年老患消中危之。吴诊其脉左寸关弦，右寸关弦滑，尺浮，大府燥结。吴疑之，此大肠移热于胃，胃火内消，故善食而不发渴也。断曰：消中，善食而饥，肉削消，脉虚无力者，不治。此痰火内消，肌色如故，依法治之，可生也（妙断。能合色脉，可以万全，斯言诚然）。遂用白虎汤倍入石膏服之，胃火渐平，饮食渐减。次以坎离丸养血，四物汤调理，二月而安。（《名医类案》）

缪希雍

翁文学具茨，感冒壮热，舌生黑苔，烦渴，势甚剧。时稽勋诸昆仲环视挥涕，群医束手。仲淳以大剂白虎汤，一剂立苏。或问仲淳，治伤寒有秘法乎？仲淳云：熟读仲景书，即秘法也（白虎汤中曾加人参三钱）。（《先醒斋医学广笔记》）

张介宾

余尝治一少年姻妇，以热邪乘胃，依附鬼神，殴詈惊狂，举家恐怖，欲召巫以治，谋之于余。余曰：不必，余能治之。因令人高声先导，首慑其气，余即整容，随而突入。病者褰衣不恭，瞪视相向。余施怒目胜之，面对良久，见其赧生神怯，忽尔潜遁，余益令人索气，惧不敢出。乃进以白虎汤一剂，诸邪悉退。此以威仪胜其亵渎，寒凉胜其邪火也。（《类经》）

郑重光

金尔立仲子，七月间暑途奔走，头面生小疖甚多，不数日，遍身发大红斑如云片，卧则色赤,坐则色紫,幸而作痒。前疡科用凉血清风之药,三四剂后,渐变壮热烦躁口渴,卧则斑紫,起则紫黑。迎余往治。切其脉弦长有力,乃风暑中于阳明,未用辛凉解散故也。盖阳明多气多血之府,血为热郁而成斑,卧则气下,坐则气上,所以卧则红,坐则紫矣。温热病发斑自内而出,皮外不痒,若如此大斑而且紫,万无生理。此风暑瘾疹,虽非热病,必须仿伤寒治法。以葛根、赤芍解阳明之风,香薷饮解阳明之暑,白虎汤化胃热之斑,三汤合剂,四剂后斑色渐淡,十剂斑散痒止,惟热渴未除。六日后以小承气汤一剂,微利而愈,计断饮食八日。(《素圃医案》)

沈又彭

沈尧封治一妇,热多寒少,谵语夜甚,经水来三日,病发而止。本家亦知热入血室,用小柴胡数帖病增,舌色黄燥,上下齿俱是干血。沈用生地、丹皮、麦冬等药不应,药入则干呕,脉象弱而不大。因思弱脉多火,胃液干燥,所以作呕。遂用白虎汤加生地、麦冬,二剂热退神清。惟二十余日不大便,与麻仁丸,三服得便而安。(《续名医类案》)

鲁 峰

白虎兼承气汤,此予治参领尚公子外感伤风多日未愈之方也。初伊表症未清,传入阳明,热结胃府,神昏烦躁,手足抽搐,病势危急,延予诊视。遂用此汤,服头煎,大小便俱见,神情微清,尽剂热退,头疼止,后去桂枝、白芍,服二剂而愈。白虎兼承气汤方:桂枝一钱,白芍(炒)二钱,柴胡二钱,青皮一钱五分,大生地二钱,麦冬(去心)三钱,知母(炒)二钱,石膏(煅)三钱,花粉二钱,黄芩(炒)二钱,栀子(炒)二钱,大黄二钱,枳实(麸炒)一钱五分,厚朴(姜炒)一钱五分,甘草一钱,引加生姜一小片,枣二枚,煎服。(《鲁峰医案》)

吴 瑭

王,三十八岁。温病狂热,大渴引饮,周十二时,饮凉水担余,癫狂谵语,大汗不止。每日用白虎汤合犀角地黄汤,石膏用半斤,日服二帖。外用紫雪一两有余,间服牛黄清心丸五六丸。如是者七八日,热始渐退,药渐减,后以复脉汤收功。(《吴鞠通医案》)

陈念祖

诊得脉洪大而长,发热口渴,胸痞,自汗不止,肢体沉重,难以转侧,乃太阴之湿与阳明之热合而为病也。生石膏四钱,知母一钱五分,生甘草八分,白粳米二钱,苍术(米泔浸炒)三钱,水同煎服。(《南雅堂医案》)

脉形洪大而长,壮热口渴,目痛鼻干,心烦不得安卧,反恶热,病宜从足阳明经治,方列后。石膏八钱,肥知母三钱,粳米两盏,甘草一钱。(《南雅堂医案》)

程文囿

丹溪云:产后当以大补气血为主,他证从末治之。言固善矣,然事竟有不可执者。乾隆乙巳仲夏,岩镇许静亭翁夫人病,延诊。据述产后十二朝,初起洒淅寒热,医投温散不解,即进温补,病渐加重,热发不退,口渴心烦,胸闷便闭。时值溽暑,病人楼居,闭户塞牖。诊脉弦数,视舌苔黄。告静翁曰:夫人病候,乃产后感邪,医药姑息,邪无出路,郁而为热。今日本欲即用重剂清解,恐生疑畏,且与一柴胡饮试之,但病重药轻,不能见效,明早再为进步。并令移榻下楼,免暑气蒸逼。诘朝视之,脉证如故,舌苔转黑,众犹疑是阴证。予曰:不然。阴阳二证,舌苔皆黑。阴证舌黑,黑而润滑,病初即见,肾水凌心也;阳证舌黑,黑而焦干,热久才见,薪化为炭也。前方力薄,不能胜任,议用白虎汤加芩、连。饮药周时,家人报曰:热退手足微冷。少顷,又曰:周身冷甚。静翁骇然,亦谓恐系阴证,服此药必殆。予曰:无忧。果系阴证,前服温补药效矣,否则昨服柴胡饮死矣,安能延至此刻? 此即仲景所谓热深厥亦深也,姑待之。薄暮厥回,复热烦渴,欲饮冷水。令取井水一碗与饮,甚快。予曰:扬汤止沸,不若釜底抽薪。竟与玉烛散下之。初服不动,再剂便解黑矢五六枚,热势稍轻,改用玉女煎数剂,诸候悉平,调养经月而愈。众尚虑其产后凉药服多,不能生育。予曰:无伤。《经》曰有故无殒。(《杏轩医案》)

蒋宝素

头痛如破,身热如燔,自汗如浴,但背恶寒,形神倦息,口渴心烦。白虎为主,生脉相参。人参,生石膏,白知母,炙甘草,大麦冬,黄芩,五味子,荷蒂,粳米。(《问斋医案》)

重阳者狂,狂荒猖獗,妄言骂詈,不避亲疏。乃痰火重叠在阳明所致。生石膏,白知母,生甘草,粳米,淡竹沥,生铁落。早服灵犀通圣丸三钱。(《问斋医案》)

消瘅渴饮,舌赤唇焦,火烁金伤,清肃不降,防痈窃发。生石膏,白知母,生甘草,粳米。常服《医话》九汁饮,代茶解渴。(《问斋医案》)

溢饮之渴,除中之饥,皆非消症。上消水气不入肌肤,中消大便不泻,饥渴交加,中上俱病。三黄白虎为宜。川黄连,川黄柏,黄芩,生石膏,白知母,生甘草,粳米。(《问斋医案》)

王孟英

一贵妇年少体瘦,初秋患霍乱转筋,舌绛目赤,大渴饮冷,脉左弦强而右滑大,此肝胃之火素盛而热复侵营也。以白虎汤去米、草,加生地、蒲公英、益母草、黄柏、木瓜、丝瓜络、薏苡,一剂知,二剂已。丹溪云:转筋由于血热。此证是矣。(《随息居重订霍乱论》)

孟英治其令弟季杰之箽室,怀孕患嗽,嗽则鼻衄如喷,憎寒乍热,口渴头疼,右脉洪数,授白虎汤合葱豉,投匕而瘳。或云时已隆冬,何以径投白虎? 孟英曰:脉证如是,当用是剂,况今年自夏徂冬,亢旱不雨,寒虽外束,伏热蕴隆,此即麻杏甘膏之变法耳。(《王氏医案三编》)

石北涯之大令媳患疟,壮热如焚,背微恶冷,汗多大渴,舌绛神烦,不食不眠,奄奄一息。亟迓孟英诊之。脉细数而芤,知其阴分久亏,暑邪深入,遂予白虎汤去米,加西洋参、元参、犀角、竹叶、银花、石斛为方,六剂而愈。人皆闻而异之,孟英曰:见病治病耳,何异之

有？然与见疟治疟，而不治其所以疟者，固有异焉。（《王氏医案三编》）

蒋北瓯二尹，患疟，医与小柴胡、平胃散而渐甚；继以大剂温补，势濒于危；复用桂枝白虎，狂乱如故。所亲董兰初醛尹，延孟英视之。曰：暑疟也。桂枝白虎用于起病之时则妙矣，今为温散补燥诸药，助邪烁液，脉数无伦，汗渴不已，虽宜白虎，分别了亮。岂可监以桂枝助热耗津，而自掣其肘耶？因与大剂白虎加花粉、竹叶、西洋参、元参、石斛。服之即安，至十余帖疟始瘳，而舌尚无苔，渴犹不止，与甘凉濡润，三十余剂始告痊。（《王氏医案续编》）

陈书伯太史令弟妇，娩后三日，发热汗多，苔黄眩悸，孟英切脉弦细虚数。乃营阴素亏，酷热外烁，风阳浮动，痉厥之萌也。予元参、白薇、青蒿、生地、小麦、稆豆衣、石斛、鳖甲、竹叶。两剂热退知饥，悸汗不止，去蒿、薇，加龙、牡、莲心、龟板、石英而安。继又暑风外袭，壮热如焚，渴饮不饥，睹物尽赤，改授白虎加西洋参、竹叶、莲杆，一啜而瘳，仍与镇摄滋潜善其后而愈。（《王氏医案续编》）

许氏妇患间疟，寒少热多，不饥大渴，善呕无汗，脉滑而弦。孟英投白虎汤，加花粉、柴胡而愈。（《王氏医案续编》）

石北涯令正，久患龈疼，渐至身面浮肿，或以为虚，或以为湿，病日以剧，气逆不饥。孟英察脉，左洪数，右弦滑，阴分虽虚，先当清其肺胃之痰热者。投白虎加沙参、花粉、冬瓜皮、枇杷叶、栀子、竹茹、芦根。服之肿即消，继佐滋阴，龈疼亦止。（《王氏医案续编》）

濮妪。于酷热之秋，浑身生疖如疔，痛楚难堪，小溲或秘或频，大便登圊则努挣不下，卧则不能收摄，人皆谓其虚也（未闻虚而生疖者）。孟英诊脉滑数，舌紫苔黄而渴。与白虎汤加花粉、竹叶、栀子、白薇、紫菀、石斛、黄柏。十余剂而痊。（《王氏医案续编》）

仲夏瘄疹流行，幼科执用套药，夭札实多。有王子能参军所亲楚人刘某，仅一子甫五龄，陆某见其瘄点不绽，连进柽柳等药，壮热无汗，面赤静卧，二便不行。参军闻其殆，迎孟英视之，投犀羚白虎汤而转机。陆某力阻石膏不可再饵，仍进温散，以至气喘痰升。复加麻黄八分，欲图定喘，而喘汗濒危，二便复秘。麻黄定喘，乃方脉中感受风寒之证施之，麻疹何其不通。再恳孟英救之。投白虎加西洋参、竹叶而愈。继有房氏子亦为陆某误用温散致剧，痰喘便秘，口渴神昏，溲碧肢瘲。孟英与大剂白虎汤，加犀角、元参、竹叶、木通，调紫雪，四帖而始安（眉批：疹为阳邪，乃肺胃湿热所致。初宜辛凉发散，令其尽出，不宜骤用寒凉，恐冰伏热邪，不能发出也；继即宜大清肺胃之药，以解余毒，从未有温散之法。至麻黄尤为禁剂，何儿科之愦愦耶）。（《王氏医案续编》）

徐艮生室，年四十余，于酷暑之时患瘄，所亲沈悦亭连与清解，不能杀其势。为邀孟英视之。体厚痰多，脉甚滑数，扬掷谵妄，舌绛面赤，渴饮便涩。乃与大剂白虎加犀角、元参、银花、花粉、贝母、竹黄、竹叶、竹茹、竹沥，送滚痰丸。服后大便下如胶漆，脉证渐和，数日后去丸药，其势复剧，甚至发厥，仍加丸药乃平。如是者三次，险浪始息。悦亭复以白金丸涤其膈下留痰，续用甘凉濡润法，充津液而搜余热，渐以告愈（眉批：此大实证也，非峻攻不愈）。（《王氏医案续编》）

赵子循患喉痹,渠叔笛楼用大剂生军下之,而药不能入,病在上而用荡涤肠胃之药,殊未合法。孟英以锡类散吹之即开,与白虎法而瘥。(《王氏医案续编》)

海阳赵子升,辛卯夏病疟,急延孟英诊之。曰:暑热为患耳,不可胶守于小柴胡也。与白虎汤(专清暑邪)。一啜而瘥。甲午秋,范丽门患温疟,孟英用白虎加桂枝(清热兼驱风)。以瘥之。丙申夏,盛少云病湿热疟,孟英以白虎加苍术汤(清热兼燥湿)而安。庚子夏,滇人黄肖农自福清赴都,道出武林,患暑疟。孟英投白虎汤加西洋参(清热益气与前方意同)。数帖始愈。辛丑秋,顾味吾室人患瘅疟,孟英亦主是方而效。(《回春录》)

郑某吐血盈碗,孟英脉之,右关洪滑,自汗口渴,稍一动摇,血即上溢,人皆虑其脱,意欲补之。孟英曰:如脱惟我是问。与白虎汤加西洋参、大黄炭,一剂霍然。(《回春录》)

马 俶

伤寒六日,两脉微弱,面垢遗尿,自汗谵语,身重不能转侧,此三阳合病也。汗下两不可用,发汗则偏于阳而津液伤,攻下则偏于阴而真气损,惟有白虎一法,主解热而不碍表里,诚为善法。但三阳病脉当浮大,今微弱不起,以邪热抑遏,不得外达,非阳衰脉微之比,待清其壅则脉自起耳。石膏,知母,甘草,粳米。(《马氏医案并附祁案王案》)

陈廷儒

丁亥,余授徒于家,及门李浩泉少腹生一疽,跟盘约四寸许,外科名为肚痈,贴以膏药。余知之,令去膏药,治以白虎涤邪汤法,二剂即消。(《诊余举隅录》)

张士骧

菊仙。舌尖偏起细点,麻痛夜甚,牵连咽疼,口渴,病发心胃,应以清营凉血,白虎清气参入败毒之品以解之。大生地四钱,紫丹参三钱,川银花三钱,元参心四钱,生石膏四钱,人中黄三钱,淡竹叶三钱,肥知母三钱,犀角屑一钱,另服紫雪丹一钱。(《雪雅堂医案》)

也是山人

顾,四〇。肺胃交炽,右脉数搏,消渴善饥。此属中上消症,拟甘寒方。鲜生地一两,清阿胶二钱,粳米二钱,生石膏五钱,麦冬二钱,生甘草三分,知母一钱。(《也是山人医案》)

林,三六。热胜渴饮,甘寒是用。川斛三钱,生石膏五钱,粳米三钱,清阿胶二钱,知母一钱五分,生甘草三分,生白芍一钱五分。(《也是山人医案》)

【评析】 白虎汤在《伤寒论》中有记载。《伤寒论》第 176 条言:"伤寒,脉浮滑,此以表有热,里有寒,白虎汤主之。知母六两,石膏(碎)一斤,甘草(炙)二两,粳米六合。上四味,以水一斗,煮米熟汤成,去滓。温服一升,日三服。"《伤寒论》第 219 条言:"三阳合病,腹满身重,难于转侧,口不仁,面垢,谵语遗尿,发汗则谵语,下之则额上生汗,手足逆冷。若自汗出者,白虎汤主之。"《伤寒论》第350条言:"伤寒脉滑而厥者,里有热,白虎汤主之。"

白虎汤重用石膏,取其辛甘大寒之性,清肺胃阳明气分大热,清而不伤阴,为君药;知母苦寒质润,亦有清热不伤阴,为臣药;粳米、炙甘草益胃生津,能缓石膏、知母的苦寒重降之性,均为佐药。四药配伍,能治"身大热,口大渴,汗大出,脉洪大"。

在上述古代名家医案中,运用白虎汤类方的名家有孙文垣、吴茭山、缪希雍、张介宾、郑重光、沈又彭、鲁峰、吴瑭、陈念祖、程文囿、蒋宝素、王孟英、马俶、陈廷儒、张士骧、也是山人16位,相关著作19部,相关医案三十余则,涉及消渴、伤寒、癫狂、斑疹、热入血室、温疫、中暑、产后寒热、暑温、咳嗽、霍乱、水肿、疮疖、麻疹、喉痹、疽、痄腮、疟疾、呕血19种病症。

分析诸名家之运用,直用原方者,如吴茭山治"昼夜饮食无度",缪希雍治"感冒壮热,舌生黑苔,烦渴",张介宾治"热邪乘胃……殴詈惊狂",蒋宝素治"消瘅渴饮,舌赤唇焦",王士雄治"喉痹",马俶治"面垢遗尿,自汗谵语,身重不能转侧"等。合方用者亦有之,如鲁峰用白虎兼承气汤治疗外感伤风,吴瑭用白虎汤合犀角地黄汤治"温病狂热,大渴引饮……癫狂谵语"等。

从以上分析中可以看出,白虎汤的运用以实热导致的"烦躁、大热、渴饮"为辨证核心,脉以"两关洪大""右关洪滑""六脉洪大,关脉更甚"为主,在此基础上,热证发展日久,可出现咽喉痹阻、舌板成痉、吐血不止、神迷不语等症状,应是阳明之热灼伤营分,损津液伤血络所致,甚者扰动心神;同时也有热多寒少、身痛、骨节烦疼等症状,应是阳明太阳合病。以白虎汤急清阳明实热。

白虎汤药物精简,主要针对阳明内热实证,现代临床运用广泛,如发热、糖尿病、全身炎症反应、黏膜皮肤淋巴结综合征(川崎病)、病毒性心肌炎、病毒性肠炎、甲状腺功能亢进症、关节炎、三叉神经痛、病毒性结膜炎等。笔者认为,白虎汤的运用尤应注意"渴""饮"两症,且脉多为关上洪大,其证实热,故选白虎汤治疗。

炙甘草汤

张意田

张意田治一人，春间伤寒，七日后烦躁咽痛，胸闷泄泻。皆作湿热治，不效。诊得脉来细急，乃少阴脉象也。夫少阴上火下水，而主枢机。水火不交，则脉急，胸满而烦躁，火上咽痛，水下泄泻。此神机内郁，旋转不出，不得周遍于内外之症也，与少阴下利、咽痛、胸满、心烦之论吻合。宜用猪肤六两，刮取皮上白肤，煎汁一大碗，去滓及浮油，加白蜜五钱，谷芽一两，炒香研末，文火熬成半碗，温服之，症稍减。其脉细而短涩，此戊癸不合，以至[1]阳明血液不生，经脉不通之候也，与炙甘草汤，宣通经脉，会合阳明，遂脉缓而愈。（《续名医类案》）

叶天士

沈四九。脉细而数，细为脏阴之亏，数为营液之耗。上年夏秋病伤，更因冬暖失藏，入春地气升，肝木风动，遂令右肢偏痿，舌本络强言謇，都因根蒂有亏之症。庸俗泄气降痰，发散攻风，再劫真阴，渐渐神惯如寐，倘加昏厥，将何疗治？议用仲景复脉法（液虚风动）。复脉汤去姜、桂。

又：操持经营，神耗精损，遂令阴不上朝，内风动跃，为痹中之象。治痰攻劫温补，阴愈损伤，枯槁日甚，幸以育阴熄风小安。今夏热益加发泄，真气更虚。日饵生津益气勿怠，大暑不加变动，再商调理。固本丸去熟地，加北味。天冬，生地，人参，麦冬，五味。（《临证指南医案》）

汪六八。嗔怒动肝，寒热旬日，左季胁痛，难以舒转。此络脉瘀痹，防有见红之事，静调勿劳可愈（血络瘀痹）。桃仁，归须，五加皮，泽兰，丹皮，郁金。

又：桃仁，归须，丹皮，桑叶，川楝子肉，黑山栀皮。

又：络虚则热，液亏则风动，痛减半，有动跃之状，当甘缓理虚。炙甘草汤去姜、桂。

又：痛止，便难，液耗风动为秘，议用东垣通幽法。当归，桃仁，柏子霜，火麻仁，郁李仁，松子肉，红花。（《临证指南医案》）

陈十二。稚年阴亏阳亢，春阳化风地升，暮热晨汗，肌柔白，脉数虚，非客邪清解，仿仲景复脉法。本方去姜、桂，加甘蔗汁。（《临证指南医案》）

---

[1]　至：当作"致"。

某。脉虚细，夜热晨寒，烦倦口渴，汗出，脏液已亏，当春气外泄，宗《内经》凡元气有伤，当与甘药之例，阴虚者用复脉汤。炙甘草七分，人参一钱，阿胶二钱，火麻仁一钱，生地二钱，麦冬一钱，桂枝三分，生白芍一钱半。（《临证指南医案》）

吴江十六。天癸尚未至，肉瘦形悴，呛嗽，著枕更剧，暮夜内外皆热，天明微汗热减，痰出或稠或稀，咽中总不爽利。此先天禀赋之薄，稍长真阴不旺，阴虚则生内热。怡悦勿事针黹，必俟经来可得热除。不然，即世俗所称干血劳怯。复脉法去麻仁。（《临证指南医案》）

仰三十岁。产后自乳三年，肉消夜热，咳嗽蓐劳，皆产伤真阴，阴虚生热。络中无血，气入络，变化有形，为气聚之瘕。医攻瘕则谬，理嗽亦非。以下损之伤，在肝肾、奇经之虚。肺药寒凉，望其止嗽，嗽必不效，胃伤经阻则凶。炙甘草汤。（《叶天士晚年方案真本》）

薛　雪

少壮脉小数，垂尺及泽穴，男子精血不肯充旺，情萌内震，阴火即动。此失血咳嗽，外寒内热，非外来客病，自能保养，不致成怯。用药不过治偏，无关于生长身中之精气。复脉汤去参、桂、姜，加入北沙参、甘蔗浆。（《扫叶庄一瓢老人医案》）

失血后咳呛不已，行走气喘，心热脉细数促。此下焦肝肾精血伤损，阳浮上炽为咳，故清肺寒凉则谬。复脉汤中去人参。（《扫叶庄一瓢老人医案》）

时气热病，久延伤阴，遂有失血咳嗽，夏秋晡热倦懒，受暑热伤气也。只宜养胃肾之阴，不必以其咳嗽而治肺。复脉去参、姜、桂。（《扫叶庄一瓢老人医案》）

服麻桂汤药，失血咳呛不已，过辛温耗散动络，姑以甘柔药缓之。炙黑甘草汤。（《扫叶庄一瓢老人医案》）

陈念祖

伤寒病已解，心常动悸，由发汗过多，血虚气馁所致，气血两虚，是以经隧不通，阴阳不交，脉形乃见结代，邪尽正虚之候，法以补养为宜，今用炙甘草主治。炙甘草二钱，阿胶二钱，人参一钱，地黄八钱，桂枝一钱五分，生姜一钱五分，麦门冬二钱五分，大麻仁二钱五分，大枣两枚。上药用水两杯，酒一杯，煎至八分，去滓，入胶烊化温服。（《南雅堂医案》）

上年冬暖失藏，入春地气上升，肝木风动，遂致舌本络强言謇，右肢偏痿，脉象细而兼数。细为脏阴之亏，数为营液之耗，根蒂不固，症属虚候，奈若辈不察病情，徒知发散攻风，泄气降痰，真阴被劫，元气愈伤，渐渐神愦如寐，一误再误，恐有昏厥之忧，虽有扁卢，亦无所施其技，议用复脉去姜、桂进之。炙甘草二钱，人参一钱，阿胶二钱，火麻仁二钱，麦门冬二钱，大生地八钱，大枣四枚，水酒各半合煎。（《南雅堂医案》）

血止三日，而痰吐如污泥且臭，是胃气大伤，血液败腐，防成肺萎内痈等症，终属劳损沉疴，治法最为棘手，《外台》引用炙甘草汤，取其益气生津，以救枯萎，后人参用其法，恒以姜桂之辛热，去而不用。今面青不渴，正宜辛温以扶阳，但大便溏，应将麻仁酌删，兹仿其例,制方如后。人参一钱五分,炙甘草二钱,阿胶(炒)二钱,生地三钱,麦门冬二钱,紫石英二钱,肉桂八分,炮姜八分,五味子八分,生苡仁二钱,粉丹皮一钱。(《南雅堂医案》)

吴 瑭

陈,十五岁。乙丑六月二十五日,病久阴伤已极,骨瘦如柴,又加卒然中暑,中热气,舌绛芒刺,唇干液涸,无怪乎痉厥神昏,十指蠕动,危险之至。以脉尚浮弦而芤,勉与一面大队填阴,兼咸以止厥法。先与紫雪丹二钱,凉水和服,共服六钱。白芍五钱,细生地三钱,犀角五钱,羚角三钱,麻仁二钱,炙甘草二钱,阿胶三钱,生鳖甲五钱,牡蛎五钱。浓煎,缓缓服。

二十八日:神识未清,间有谵语。炙甘草六钱,麦冬(连心)八钱,真大生地八钱,生鳖甲五钱,阿胶三钱,麻仁三钱,犀角五钱,生白芍五钱。

七月初一日:邪少虚多,用复脉已当,但舌上黑苔未化,宿粪未见,兼加润法。生白芍六钱,炙甘草四钱,麦冬六钱,真大生地八钱,阿胶三钱,麻仁五钱,犀角五钱,生鳖甲六钱,元参二两。煮成三杯,分三次服。

初五日:服前药五帖,见宿粪碗许,黑苔已化,但神识尚未十分清楚,用三甲复脉加犀角,即于三甲复脉汤内,加犀角四钱。

初八日:神识仍未清楚,汤药照前,间服牛黄丸三丸。(《吴鞠通医案》)

陈,十九岁。脉虚数,头目眩冒,暮有微热,饮食减少,面似桃花,身如柳叶。炙甘草六钱,大麦冬(连心)五钱,生牡蛎五钱,干地黄六钱,阿胶三钱,生鳖甲八钱,生白芍六钱,麻仁三钱。服二十帖红退晕止,食进,后用专翕大生膏四斤收功。(《吴鞠通医案》)

王泰林

侯。脉数血涌,胃气大虚。胸中痞塞,大便带溏,是痞为虚痞,数为虚数。咳血三月,今忽冲溢,唇白面青,断非实火。大凡实火吐血,宜清宜降,虚火吐血,宜补宜和。古人谓见痰休治痰,见血休治血,血久不止,宜胃药收功。今援引此例。人参一钱,白扁豆一两,川贝三钱,茯苓三钱,藕汁(冲)一杯,好墨汁(冲)三匙。

复诊:脉数退,血少止,而反恶寒汗出。盖血脱则气无所依,气属阳,主外,卫虚则不固也。最怕喘呃暴脱,犹幸胸痞已宽,稍能容纳。仿血脱益气例。《经》曰:阳生阴长,是之谓耳。人参,炒扁豆,五味子,炙甘草,炮姜炭,怀山药,藕汁。

三诊:血脱益气,前贤成法。今血虽大止,而神气益惫,唇白面青,怕其虚脱。欲牢根底,更进一层。人参,炮姜,陈皮,大熟地(砂仁拌炒),麦冬,冬术,炒扁豆,五味子,附子(秋石汤制)。灶心黄土煎汤代水。

四诊:肝肾之气从下泛上,青黑之色见于面部。阴阳离散,交子丑时防脱。勉拟镇摄,希冀万一。人参,大熟地,紫石英,五味子,麦冬,肉桂,茯苓,青铅,坎炁。

五诊:血止三日,痰吐如污泥且臭,是胃气大伤,肺气败坏而成肺痿。痿者,萎也,如草木萎而不振,终属劳损沉疴。《外台》引用炙甘草汤,取其益气生津,以救肺之枯萎。后人用其方,恒去姜、桂之辛热,此症面青不渴,正宜温以扶阳。但大便溏薄,除去麻仁可耳。人参,炙甘草,麦冬,阿胶,大生地,炮姜,五味子,肉桂,紫石英。

六诊:病势仍然,从前方加减。前方去炮姜,加制洋参。

七诊:连进炙甘草汤,病情大有起色。但咳呛则汗出,肺气耗散矣。散者收之,不宜再兼辛热,当参收敛之品。人参,大熟地(沉香末拌炒),炙甘草,阿胶,五味子,黄芪,粟壳,大枣。

渊按:如此险证,一丝不乱。景岳所谓非常之病,非非常之医不能治。(《王旭高临证医案》)

谢映庐

吴俊明,年二十。咳嗽多痰,微有寒热,缠绵数月,形体日羸,举动气促,似疟非疟,似损非损,温凉补散杂投,渐至潮热,时忽畏寒,嗽痰食少,卧难熟睡。医者病家,咸言痨瘵已成,委为不治。闻余精究脉理,姑就一诊,以决死期。因见形神衰夺,知为内损,脉得缓中一止,直以结代之脉而取法焉。此阳衰阴凝之象,营卫虚弱之征,卫虚则发热,营阴凝则畏寒,盖肺卫心营之机阻滞,气血不得周流,故见为结代时止之脉。谛思结代之脉,仲景原有复脉汤法,方中地黄、阿胶、麦冬,正滋肾之阴以保金,乃热之犹可也,人参、桂枝、枣仁、生姜、清酒,正益心之阳以复脉,乃寒亦通行也。用以治之,数月沉疴,一月而愈。按结代之脉,须知必缓中一止,方为可治,若急中一止,便为三五不调,乍疏乍数,安可治乎。故古人有譬之徐行而怠,偶羁一步之语,旨哉斯言,堪为结代之脉传神矣。世人惟知仲景为治伤寒之祖,抑知更为治虚劳之祖乎。复脉汤(仲景),一名炙甘草汤。甘草,生姜,桂枝,人参,阿胶,地黄,麦冬,麻仁,大枣,水酒。(《得心集医案》)

杨明质。三载劳损,咳嗽多痰,大便常滞,呼吸急促,卧不着席,买舟访治于余。诊得右脉数急,左脉迟软,系阴液虚也。仿古救阴液须投复脉,因与炙甘草汤,令服百剂。逾年来寓谢曰:贱躯微命,自分必死,幸叨再造,感德不朽矣。炙甘草汤(一名复脉汤)。(《得心集医案》)

钱 艺

陆星农孙女。武叔卿曰:血闭于阴经,营卫行之不通则发热。脉始由足少阴肾,生于足阳明胃,主于手少阴心。少阴之气不与阳明交合,阳明之气不与少阴相合,上下不交,血液不生,经脉不通,是以心悸脉代,经来身热,治以炙甘草汤。(《慎五堂治验录》)

雷 丰

须江毛某。患伤寒之病,壮热不退,计半月来,前医当汗不汗,当下不下,调治失法,变为神昏谵语,循衣摸床,舌苔黄燥,脉来沉实,此伤寒误治之变证也。速宜攻下之剂,荡热保津，倘以硝、黄为砒鸩者，则不可救。即以大承气汤加生地、石膏，煎一大剂，午后服头煎，未见动静，薄暮服次煎，至四更时分，得硬屎数十枚，谵语渐少，手足渐定，肌肤微汗，身热退清，神识亦稍省矣。次日复邀丰诊，脉形仍实不柔，舌苔尚少津液，此余热未净也，当守原方，再服一帖。其兄恐药力太过。丰曰：必要脉象转柔，舌苔转润，里热始尽，否则余邪复聚，遂难治矣。复将原方煎服，服下又得硬屎数枚。其兄急来问曰：次煎可服否？丰曰：往诊再议。幸得脉转平缓，舌苔亦见有津，改用仲景炙甘草汤，除去桂枝、姜、枣，加入柏子、茯神，连服数煎，得全瘥耳。（《时病论》）

【评析】 炙甘草汤在《伤寒论》和《金匮要略》中均有记载。《伤寒论》第177条言："伤寒，脉结代，心动悸，炙甘草汤主之。甘草（炙）四两，生姜（切）三两，人参二两，生地黄一斤，桂枝（去皮）三两，阿胶二两，麦门冬（去心）半升，麻仁半升，大枣（擘）三十枚。上九味，以清酒七升，水八升，先煮八味，取三升，去滓，内胶，烊消尽，温服一升，日三服，一名复脉汤。"《金匮要略·血痹虚劳病脉证并治第六》云："《千金翼》炙甘草汤（一云复脉汤），治虚劳不足，汗出而闷，脉结悸，行动如常，不出百日，危急者十一日死。"《金匮要略·肺痿肺痈咳嗽上气病脉证治第七》云："《外台》炙甘草汤，治肺痿涎唾多，心中温温液液者。"

炙甘草汤又名复脉汤，方中重用生地为君，滋阴养血。炙甘草、人参补气养心，资气血生化之源；麦冬、阿胶滋阴养血，养心润燥，滋补阴血之虚，共为臣药。大枣、火麻仁养血润燥；桂枝、生姜温通经脉，宣通心阳，制君臣药滋腻之性，俱为佐药。煎加清酒，助桂姜温通血脉以行药势，为佐使药。全方气血阴阳并补，补中寓通，滋而不腻，温而不燥，为治气血阴阳虚损之常用方。

在上述古代名家医案中，运用炙甘草汤的医家有张意田、叶天士、薛雪、陈念祖、吴瑭、王泰林、谢映庐、钱艺、雷丰9位，相关著作10部，相关医案21则，涉及感冒、中风、肺痿、咳嗽、咳血、胁痛、虚劳、惊悸、痉病、眩晕10种病症，其中虚劳案最多，或与《金匮要略》载其治虚劳不足有关。

分析诸位名家之运用：张意田治伤寒之体虚气滞者，以原方主之。陈念祖治气血两虚之心悸，以原方主之；治肝风内动之中风，兼阴亏液竭者，去姜、桂进之，防耗气动气之弊；治气虚血瘀之肺痿、气阴两伤者，去辛热之姜、桂及滋腻之火麻仁，加肉桂、炮姜以扶阳，引热下行，五味子敛阴，生薏苡仁、丹皮化瘀排脓。雷丰治伤寒余热未清、气阴两伤者，去姜、桂、枣，加柏子仁、茯神以清心安神。叶天士治液竭阴亏、肝风内动之中风、胁痛，去姜、桂主之；治气阴亏损、虚热内盛之虚劳，去滋腻之麻仁；治产后气血亏虚、阴虚内热之咳嗽蓐劳，原方主之。钱艺治气虚血滞、营卫不通之惊悸身热，以原方治之。吴瑭治阴亏暑厥之痉病，已从炙甘草汤变身为加减复脉汤，经治后虚多邪少者，加犀角、鳖甲以滋阴凉血；治阴虚内热之眩晕，加牡蛎、鳖甲以滋阴潜阳。王泰林治气阴亏虚、肺胃气虚之肺痿见咳血便溏者，去润肠之火麻仁，防大便过于溏薄，生姜易炮姜、桂枝易肉桂温阳，五味子滋阴收敛。薛雪治疗阴虚内热之虚劳，去辛热温补之参、桂、姜，加入北沙参等滋阴清热；治失血致肝肾精血俱损、阳浮于上者,去人参。谢映庐治阳虚寒凝之久病内伤,潮热又兼见畏寒、脉结代者,以及治阴亏液竭之久咳者,用原方主之。

从以上分析可以看出,古代医家在运用炙甘草汤时,多着眼于虚证,以气阴两虚为主,病机发展还会有气血阴阳俱虚。阳虚症状不明显,或阴虚内热较甚者,常去辛温之生姜、桂枝,加滋阴清热之品。气血阴阳俱虚,则用原方补益气血阴阳,温阳复脉定悸。

炙甘草汤临床应用广泛,现代常用于室性期前收缩、心房颤动、病窦综合征、房室传导阻滞、冠心病、病毒性心肌炎、甲状腺功能亢进症等引发的心律失常,以及冠心病心绞痛、糖尿病性心肌病、老年性慢性支气管炎、肺源性心脏病、慢性体质性低血压等证属阴阳气血俱虚者。

大 承 气 汤

张子和

一人六十余。病腰尻脊胯俱痛,数载不愈,昼静夜躁,大痛往来,痛作必令人以手捶击,至五更鸡鸣则渐减,向曙则痛止。左右及病者皆作鬼神阴遣,百方祷祝无验。淹延岁月,肉瘦皮枯,饮食减少,暴怒日增,惟候一死。张诊其两手脉沉滞坚劲,力如张洍。谓之曰:病虽瘦,难于食,然腰尻脊胯皆痛者,必大便坚燥。其左右曰:有五七日,或八九日见燥粪一块,如小弹丸,结硬不可言。曾令人刬取之,僵下一两块。浑身躁痒,皮肤皱揭,枯涩如麸片。既得病之虚实,随用大承气汤,以姜、枣煎之,加牵牛头末二钱。不敢言是泻剂,盖病者闻暖则悦,闻寒则惧,说补则从,说泻则逆,此弊非一日也(雄按:可谓洞明世事,练达人情,而况一齐人传之,众楚人咻之乎)。及煎服,使稍热咽之,从少累多,累至三日,天且晚,脏腑下泄四五行,约半盆。以灯视之,皆燥粪痹块及瘀血杂脏,秽不可近。须臾痛减九分,昏睡如常人。至明日将夕,始觉饥而索粥。温良与之,又困睡一二日,其病尽去。次令饮食调养,日服导饮丸、甘露散滑利便溺之药,四十余日乃复。盖虚结与闭,虽久犹可解而决去。腰脊胯痛者,足少阳胆经之所过也。《难经》曰:诸痛为实。又痛随利减,不利则痛何由去?故凡燥症,皆三阳病也。病者既痊,寿乃八十岁。(《续名医类案》)

滑 寿

一人病伤寒,他医皆以为痉证,当进附子,持论未决。伯仁切其脉,两手沉实而滑,四末觉微清,以灯烛之,遍体皆赤瘢,舌上苔黑,而燥如芒刺,身大热。身大热为关键。神恍惚,多谵妄语。滑曰:此始以表不得解,邪气入里,里热极甚,若投附必死。乃以小柴胡剂益以知母、石膏饮之,终夕三进,次日以大承气汤下之,调理兼旬乃安。(《名医类案》)

戴原礼

戴原礼治松江诸仲文。盛夏畏寒,常御重纩,饮食必令极热始下咽,微温即吐。他医投以胡椒煮伏雌之法,日啖鸡者三,病更剧。戴曰:脉数而大且不弱。刘守真云,火极似水,此之谓也。椒发三阴之火,鸡能助痰,只益其病耳。乃以大承气汤下之,昼夜行二十余度,顿减纩之半。后以黄连导痰汤加竹沥饮之,竟瘳。(《续名医类案》)

陆 岳

予自德清归,舟泊菱湖岸上,哭声甚惨,又闻要喷醋,令人询其故,且告以湖城陆养愚偶在舟中,彼人慌出下船磕头:素闻陆老爹仙名,今日天遣到此,救我妇也。予问其病状。答曰:小人之妇,受孕九月,大小便不通,已三日矣。今早忽然胎上冲心,昏晕数次。予曰:何不接医疗之?答曰:现有一先生在家,无可措手。即上岸诊视,脉沉洪而实。谓村医曰:何不下之?答曰:恐伤胎孕。予曰:有故无殒。即令人下舟,锉大承气汤一剂,少加木香、白蔻仁。村医见大黄两许,摇头伸舌而去。村人有难色,予曰:我坐在汝家,看汝妇得生而去。其人始安心。煎服一二时许,二便俱通,出黑屎甚多,胎亦无恙。予留调气养荣汤二剂而不服。数日后,小水不利,将小腹揉捺才来,乃煎服之,小水如旧,月余,产一男。又过数月,其人持风菱百斤,率妻抱子,同至予家,予适外出,等候数日方遇,夫妇跪谢,予留之酒饭,受其菱而偿其价。(《陆氏三世医验》)

虞恒德

虞恒德治一人,三月间得伤寒证,恶寒发热,小便淋涩,大便不行。初病时,茎中出小精血片,如枣核大,由是众医皆谓房事所致,遂作虚证治,而用补中益气等药,七八日后热愈甚(用补而热愈甚,当思转矣)。大渴引饮,胃中满闷,语言错乱。召虞诊视,六脉俱数甚,右三部长而沉滑,左手略平,亦沉实而长。虞曰:此大实大满,证属阳明经,宜大承气汤。众皆惊愕。虞强作大剂,连进二服,大泻后热退气和而愈。十日后,因食鸭肉太多,致复热,来问虞,教用鸭肉烧灰存性,生韭汁调下六七钱,下黑粪一碗许而安。(《名医类案》)

孙奉职

孙奉职治赵仪女,忽吐逆,大小便不通,烦乱,四肢渐冷,无脉,凡一日半。大承气汤一剂,至夜半,渐得大便通,脉渐和,翌日乃安。此关格之病,极为难治,垂死而活者,惟此一人。(《续名医类案》)

邃嵩

邃嵩治一人伤寒,阳明内实,地道不通发呃,其脉长而实,以大承气汤下之而愈。(《续名医类案》)

尤 怡

大便闭结,水液旁流,便通则液止矣。大承气汤加甘草。

诒按:据吴鞠通之论,用调胃承气法为稳。

再诊:前方加当归、白芍。

三诊:改用制军,加沉桂、厚朴。[《(评选)静香楼医案》]

吴　瑭

长氏,二十二岁。温热发疹,系木火有余之证,焉有可用足三阳经之羌、防、柴、葛,诛伐无过之理? 举世不知,其如人命何? 议辛凉达表,非直攻表也;芳香透络,非香燥也。

初四日:连翘六钱,银花八钱,薄荷三钱,桔梗五钱,元参六钱,生草二钱,牛蒡子五钱,黄芩三钱,桑叶三钱,为粗末,分六包,一时许服一包,芦根汤煎。

初五日:温毒脉象模糊,舌黄喉痹,胸闷渴甚。议时时轻扬,勿令邪聚方妙。连翘八钱,银花一两,薄荷三钱,元参一两,射干三钱,人中黄三钱,黄连三钱,牛蒡子一两,黄芩三钱,桔梗一两,生石膏一两,郁金三钱,杏仁五钱,马勃三钱,共为粗末,分十二包,约一时服一包,芦根汤煎。

初六日:舌苔老黄,舌肉甚绛,脉沉壮热,夜间谵语,烦躁面赤,口干唇燥,喜凉饮。议急下以存津液法,用大承气减枳、朴辛药,加增液润法。生大黄八钱,元明粉四钱,厚朴三钱,枳实三钱,元参三钱,麦冬五钱,细生地五钱,煮三杯,先服一杯,得快便止后服,不便或不快,进第二杯,约三时不便,进第三杯。

初七日:其势已杀,其焰未平,下后护阴为主,用甘苦化阴。细生地八钱,黄芩二钱,元参三钱,生草一钱,丹皮五钱,麦冬六钱,黄连钱半,煮三杯,分三次服。渣煮一杯,明早服。

初八日:脉浮邪气还表,下行极而上也。即于前方内加连翘三钱,银花三钱,去黄连。

初九日:脉仍数,余焰未息,口仍微渴,少用玉女煎法,两解气血伏热。细生地,生甘草,麦冬,连翘,元参,银花,生石膏,知母各等分,服法如前。

初十日:脉沉微数,自觉心中躁,腹中不爽,舌上老黄苔,二日不大便,议小承气汤微和之。生大黄三钱,厚朴三钱,枳实二钱,水五杯,煮二杯,先服一杯,得利止后服,不快再服。(《吴鞠通医案》)

陈念祖

太阴邪从阳化,汗后不解,腹痛宜急下之,今用大承气汤。大黄(酒洗)二钱,川朴四钱,枳实二钱五分,芒硝二钱。(《南雅堂医案》)

邪入少阴,从火化而为热,脉沉细而数,欲寐心烦,背恶寒,口燥,咽痛微肿,腹胀痛,大便闭,小便短赤,热邪内淫方炽,急宜攻热以救阴,所谓急则治标也,方列后。大黄(酒炒)二钱,川朴四钱,枳实二钱五分,芒硝二钱。上药四味,用水三杯,先将枳、朴煎至一杯半,去滓,纳大黄,煮取一杯,去滓,纳硝,煮数沸,温服。(《南雅堂医案》)

程文囿

许生母伤食腹痛。许生咏堂母病请治,据云因食豚肝面饼,后偶触怫郁,致患腹痛,自用麦芽、楂曲、香砂、二陈不应。因其痛在少腹,以为寒凝厥阴,加吴萸、炮姜,服之益剧。予问:痛处可按乎? 曰:拒按。又问:日来便乎? 曰:未也。切脉沉细,视舌苔黄,中心焦燥。顾谓生曰：此下证也。生曰：连服温消，诸剂不验，思亦及此。因家母平素质亏，且脉沉细，故未敢下。予曰：痛剧脉伏，此理之常，质虽虚而病则实，书称腑病以通为补。仲师云：腹满不减，减不足言，当下之。又云：舌黄未下者，下之黄自去。今痛满拒按，舌黄焦燥，下证悉具，夫复何疑！方定大承气汤，用元明粉代芒硝，仍加香砂、楂曲，兼行气滞。服头煎后，便行一次，其痛略定。随服复煎，夜半连下三次，痛势大减，舌干转润。易以调中和胃，旬后起居如常。（《杏轩医案》）

蒋宝素

苔黑起刺，神迷谵语，溲赤便秘，四肢忽冷，六脉忽细，热极反兼寒化，宜急下之。不揣其本，而济其末，以肢冷脉细为阴寒，用参附回阳等法，是犹抱薪救火。谬蒙以国士相遇，敢不以国士报之。非仲景三承气，别无生路。生大黄，元明粉，枳实，川厚朴，生甘草。

昨进三承气，大解五次，色如败酱，中带痰涎、瘀血，得汗，苔刺回润，神志渐清，肢冷渐和，细数之脉渐起，邪退正复，有机。犹欲有用附子泻心汤者，毋持布鼓。依方进步。生大黄，元明粉，枳实，川厚朴，炙甘草，犀角尖，大生地，赤芍药，粉丹皮。

昨进三承气合犀角地黄，又得大解三次，竟得战汗，诸症霍然如失。宜犀角地黄汤，以善其后。犀角尖，大生地，大白芍，粉丹皮。（《问斋医案》）

昨服灵犀调胃，大便未行，乃邪结已深，药不胜病，非佳兆也。仲景以三汗无汗，不治。下亦宜然，姑再下之。生大黄，枳实，厚朴，黑山栀，薄荷，连翘，黄芩，元明粉，炙甘草。

昨拟大承气合凉膈，连服二剂，大便畅行，诸症悉平。胃开食进，尚宜养阴。大生地，大麦冬，当归身，犀角片，粉丹皮，五味子，大白芍，建泽泻，北沙参，白知母，活水芦根。（《问斋医案》）

《内经·举痛论》二十余条，多属于寒，惟大便秘结属热。现在大便八日不行，小溲浑赤，渴欲冷饮，心下至少腹胀痛拒按，脉来滑数。痰滞互结，热壅三焦，宜速下之。生大黄，元明粉，延胡索，川厚朴，枳实，广木香，鸡心槟榔。（《问斋医案》）

徐 镛

火证清之，此其常也。而有不得不急下者，最当坚决。得胜渡范某，初病即昏沉，医用辛散，汗后不解，即惊惶推委。余曰：汗之不解，治须下之。前医曰：下之利不止奈何？余曰：右关沉实，攻下无虞。用大承气合凉膈而愈。（《医学举要》）

南汇本城杨熙宗令郎。病疟寒热俱轻，饮食如故，守不服药之戒。一日自神庙烧香而归，忽发狂言，似有神灵所作。邀余诊视。脉象沉郁，魄汗淋漓，未能审其果为热厥，不敢骤用寒凉，姑用胆星、竹沥与服，服下人事顿清。询其近日所服何物，曰姜枣汤日服两次。视其舌色，面白底绛，唇若涂朱，知为热邪无疑，时已三更，余见其病势稍持，约其明日转方。天明复来邀诊，据述醒时未及三刻，旋又发厥，遂用犀角地黄汤合大承气，许其大便一行即愈。奈他医谓下则必死，病家转多疑虑，时有张二川系杨内戚，力动本家定服余方，煎

药已近下午时候,病者牙关紧闭,强将羊角灌入,服至半剂,大便即解,前恙顿除。(《医学举要》)

陈廷儒

辛卯,应试都门,镇江葛某患痔颇剧,每便一次,肛门肿痛异常,必呻吟半日许,头面臂腕,遍发疮斑。人误认气虚下坠,用补中益气方,病加剧。问治于余。余切其脉,六部数大,知是湿热蕴结,久久不化,酿而为毒,即肠痔、酒痔之类,非急为荡涤不可。用大承气去川朴加川[1]山甲、连翘、银花、生草为方。二剂,痛轻,又二剂,疮斑渐退。后合滋清法治之,月余而愈。惟愈后,当戒酒、远色、少劳、茹淡方妙。若不守禁忌,后必复泛,久而不瘥,将变为漏。慎之戒之。(《诊余举隅录》)

傅松元

义泰典肆中,发痧疹者共十六人,一内陷而死,一送回罗店,乃以十四人邀治于余。入而方脉,左侧一人问病,右侧一人询药,余适回顾,见其按书查考,余问在左者曰:汝所翻之书,是《医宗必读》耶?云:然。余曰:此医家不必读之书,请毋相混。复问在右者曰:汝所询之药,是《本草从新》耶?云:然。余曰:我所用之方,皆从古法,是有君臣,不能以《从新》拘也。因斟酌处方,十一人皆以散风、泄温、利肺、平咳、宣透痧疹常法,治用荆芥、牛蒡、象贝、连翘、桔梗、沙参、银花、薄荷,或加丹皮、花粉,或加元参、知母,或加苏叶、前胡,或加鲜生地、西河柳等。惟一黄姓者,平素嗜饮,身热无汗,咳嗽不食,痧疹稠密,傍流下利,日五六遍,舌黄燥中灰,脉弦数,与以小承气合栀豉解毒汤,二剂利止,黄苔化而灰变黑,再进以大承气加葛根、淡豉、连翘、花粉,宿垢既出而安。(《医案摘奇》)

郭敬三

屈张氏。上年因殇一女孩,常时哀痛伤悼,遂致肝阳上逆,头痛目眩,胸痞食少,月信参差不齐,或时口作干苦,或作寒热,或腹胁胀痛,岁无宁日。余随证施治,渐就痊可至冬月杪,忽患心气疼痛,胸脘痞胀不食,其痛如刺。延至王某医治,不辨寒热虚实,恣用桂、附、干姜、吴萸、丁香、胡椒、花椒、荜茇、硫黄、木香、厚朴、香附之药,而佐以参、芪、归、术,连进二剂,其痛愈增。寅夜专车迎余,诊其脉沉细,按之弹指而数,验其舌苔,微黄而粗,询其大便,九日未解,小便短涩而赤。乃君相二火郁于上脘,烧灼火包之血,而作痛,其脉为热药所伏。古人云:通则不痛,痛则不通。滋则上下前后皆痹,非用硝黄不可。于是定方大承气汤,连进二次,其痛即缓。次早诊脉,六脉反洪大无伦,又服一剂,大便始通,下干黑燥屎八九枚,又服二剂,下干黑血块。乃于原方,加桃仁三钱,桂枝、炙草各一钱五分,又服二剂而愈。当余拟此方医治之时,王某谓余曰:脉沉细乃阴证也,此方恐不可服。余曰:

---

[1] 川:疑作"穿"。

脉诚沉细,然按之弹指有力,为热邪深伏之象。病家闻渠言,几为所惑,余立主不错,始行煎服,否则又枉送一命矣。

尚按:此妇之病,既因肝风失疏,郁而化火,复中温补燥烈之药毒,大便至八九日不通,用大承气汤,正合《内经》肝病宜疏通大肠之法。而全瓜蒌之清肝热,润肝燥,舒肝郁,缓肝急,荡胸开结豁痰,以润涤其燥烈之药毒,似不可少。其他除火痛之特效药,如栀子、黄连、苦楝亦可复入,效始愈捷。迨下干黑血块,则知其肝血几坏,脏阴大枯,更宜去承气汤之芒、硝、枳、朴,易以地芍、苁蓉、橘核,用黑木耳一两煎汤代水,以急濡其枯燥,化其络瘀,始合燥者润之之法。乃复入桃仁承气汤,以峻攻其血,岂知桂枝辛温灼血,不畏烧灼心包之血,而增其痛乎?倘云藉其辛温之性,以通血络,是昧寒瘀温通、热瘀凉通之旨,虽幸治愈,法则可商。惟诊其真寒真热,皆决断于沉部,自属定理定法。盖因平日有此定见于中,故临证不为人所动摇,可谓加人一等矣。(《萧评郭敬三医案》)

【评析】　大承气汤在《伤寒论》和《金匮要略》中均有记载。《伤寒论》第208条云:"阳明病,脉迟,虽汗出不恶寒者,其身必重,短气,腹满而喘,有潮热者,此外欲解,可攻里也。手足濈然汗出者,此大便已硬也,大承气汤主之;若汗多,微发热恶寒者,外未解也;其热不潮,未可与承气汤;若腹大满不通者,可与小承气汤,微和胃气,勿令至大泄下。大承气汤:大黄(酒洗)四两,厚朴(炙,去皮)半斤,枳实(炙)五枚,芒硝三合。上四味,以水一斗,先煮二物,取五升,去滓;内大黄,更煮取二升,去滓;内芒硝,更上微火一两沸,分温再服。得下,余勿服。"《伤寒论》第212条云:"伤寒若吐若下后不解,不大便五六日,上至十余日,日晡所发潮热,不恶寒,独语如见鬼状。若剧者,发则不识人,循衣摸床,惕而不安,微喘直视,脉弦者生,涩者死。微者,但发热谵语者,大承气汤主之。若一服利,则止后服。"《伤寒论》第215条云:"阳明病,谵语有潮热,反不能食者,胃中必有燥屎五六枚也。若能食者,但硬耳,宜大承气汤下之。"《伤寒论》第220条云:"二阳并病,太阳证罢,但发潮热,手足漐漐汗出,大便难而谵语者,下之则愈,宜大承气汤。"《伤寒论》第238条云:"阳明病,下之,心中懊憹而烦,胃中有燥屎者,可攻。腹微满,初头硬,后必溏,不可攻之。若有燥屎者,宜大承气汤。"《伤寒论》第241条云:"大下后,六七日不大便,烦不解,腹满痛者,此有燥屎也。所以然者,本有宿食故也,宜大承气汤。"《伤寒论》第242条云:"病人小便不利,大便乍难乍易,时有微热,喘冒不能卧者,有燥屎也,宜大承气汤。"《伤寒论》第252条云:"伤寒六七日,目中不了了,睛不和,无表里证,大便难,身微热者,此为实也,急下之,宜大承气汤。"《伤寒论》第253条云:"阳明病,发热汗多者,急下之,宜大承气汤。"《伤寒论》第254条云:"发汗不解,腹满痛者,急下之,宜大承气汤。"《伤寒论》第255条云:"腹满不减,减不足言,当下之,宜大承气汤。"《伤寒论》第320条云:"少阴病,得之二三日,口燥咽干者,急下之,宜大承气汤。"《伤寒论》第321条云:"少阴病,自利清水,色纯青,心下必痛,口干燥者,可下之,宜大承气汤。"《伤寒论》第322条云:"少阴病,六七日,腹胀不大便者,急下之,宜大承气汤。"《金匮要略·痉湿暍病脉证治第二》言:"痉为病,胸满,口噤,卧不着席,脚挛急,必龂齿,可予大承气汤。"《金匮要略·腹满寒疝宿食病脉证治十》言:"问曰,人病有宿食,何以别之? 师曰:寸口脉浮而大,按之反涩,尺中亦微而涩,故知有宿食,大承气汤主之。""脉数而滑者,实也,此有宿食,下之愈,宜大承气汤。""下利不饮食者,有宿食也,当下之,宜大承气汤。"《金匮要略·妇人产后病脉证治第二十一》言:"产后七八日,无太阳证,少腹坚痛,此恶露不尽,不大便,烦躁发热,切脉微实,再倍发热,日晡时烦躁者,不食,食则谵语,至夜即愈,宜大承气汤主之。热在里,结在膀胱也。"

大承气汤中重用大黄苦寒通降,泻热通便,荡涤肠胃积滞,且生用后下,荡涤之力更锐,为君药。配以芒硝咸寒辛苦,润燥软坚,泻热导滞,以治"燥",为臣药。二药相须为用,以增峻下热结之力。厚朴苦辛而温,宽肠下气,化滞除胀,以治"满"。枳实辛而微寒,行气消积,以治"痞"。二药既可调畅气机而除痞满,以消无形之气滞,又可助硝、黄荡涤之力,共为佐使药。四药相配,泻下与行气并用,则痞、满、燥、实俱去,称为"峻下剂",起到急下存阴的作用。

在上述古代名家医案中,运用大承气汤的名家有张子和、滑寿、戴原礼、陆岳、虞恒德、孙奉职、邃嵒、尤怡、吴瑭、陈念祖、程文囿、蒋宝素、徐镛、陈廷儒、傅松元、郭敬三 16 位,相关著作 10 余部,相关医案 20 余则,涉及伤寒、呕吐、瘟疫、噎膈、积滞、厥证、胃脘痛、便秘、关格、腰痛、胎动不安、麻疹、痔等 10 余种病症。

分析诸位名家之运用,虞恒德治"大实大满"之伤寒,常以原方退热和气。陈念祖治"太阴热化"及"少阴热化"之伤寒,常以原方主之。吴瑭治热渴燥实之瘟疫,用大承气汤减枳、朴,加麦冬、生地,意在急救阴液,对于热盛里实之噎膈,加牵牛子,以增泻下通便之功。徐镛治汗后不解之火证神昏,多与凉膈散合而用之,以增清上泄下之力;疗热邪炽盛之厥证,则合犀角地黄汤以清血分热。蒋宝素治"热极寒化"之厥证,用大承气汤原方,功在急下存阴;对于"痰滞互结"之便秘,则加延胡索、广木香,以增行气导滞之功。郭敬三治君相火郁之胃脘痛,常以原方以通其热。程文囿治"阳明腑实"之积滞,多加木香、砂仁,兼通行气滞。尤怡治热结旁流之便秘,加炙甘草,旨在调和肠胃。陈廷儒治"湿热蕴结"之痔疮,常去川朴,加川山甲、连翘、银花、生草,以增消肿敛疮之功。

古代医家在运用大承气汤时,多着眼于阳明热实。医案中常有"大实大满""阳明内实""水液旁流""湿热蕴结"等字眼,此点可作为大承气汤临床用方的辨证要点。

现代医家多采用大承气汤治疗病毒性脑炎、急性肠梗阻、急性胰腺炎、肠扭转腹痛、顽固性湿疹、急性脑梗死、急性呼吸窘迫综合征、急性胃肠损伤等危急重症。

小 承 气 汤

孙文垣

仆子得贵,春温头痛,体热面赤,舌心焦燥。以石膏、柴胡、葛根、甘草、黄芩、知母、天花粉、白芍药服之,而舌不焦黑矣。进粥太早,半夜后又复发热,中脘硬痛。与大柴胡汤一帖,汗出津津,大便行二次,腹痛不止。乃以小承气汤调下玄明粉一钱,大便又行二次,热不退,而痛全减,旋作鼻衄。改以石膏、牡丹皮、生地黄、山栀子、甘草、升麻、黄芩、赤芍药,一帖而热散衄止。(《孙文垣医案》)

万历甲戌,其年自仲秋徂冬,瘄子盛行。三月内,予所治男妇婴孩共七十二人,茗之望族沈最著,大中丞观颐公当考功时,幼君瘄,喘嗽不宁,声哑,发热,泄泻,斑紫不敛。予以小无比散愈之。夫人妊,腹痛昏厥者五日,名医如高、陈二公者,沈姻娅,无巨细悉任之,亦不能措手。予至诊之,两手脉皆洪大,法当下,众金以妊难之。予曰:《经》云,有故无殒,亦无殒也。妊已九月,将解,即胎动奚伤?若当下不下,不独其痛难忍,而变且不测。考功是予言而请药,予即用小承气汤加苏梗、砂仁,下之而安。(《孙文垣医案》)

许叔微

一人病伤寒下利,神昏多困,谵语,不得眠。或者见下利,便以谵语为阴虚症。许曰:此亦小承气症。众骇曰:下利而服小承气,仲景之法乎?许曰:此仲景之法也。仲景曰:下利而谵语者,有燥粪也,属小承气汤而得解。予尝读《素问》云:微者逆之,甚者从之;逆者正治,从者反治。从多从少,视其事也。帝曰:何谓反治?岐伯曰:塞因塞用,通因通用。王冰注云:大热内结,注泻不止,热宜寒疗,结热须除以寒,下之结散利止,则通因通用也。正合于此,又何疑焉?(《名医类案》)

金九渊

先生之伯双泉公,年七十,患疟热多,恣饮冷汤不已,频饮冷水,变为寒症,身凉,脉迟沉,见鬼,延诸医,诸医咸缩手,或有下之者,而下后不能解。先生曰:沉迟,寒积也。正丹溪所谓有数下之者。更进小承气,下浮沫一二碗许,痢减病愈。后至八十四而终。尝云:十四年皆侄再造也。(《冰壑老人医案》)

张意田

张意田治董友之母,年将七旬。病已八日。脉之,软缓而迟滞,发热日晡益甚,舌苔黄厚,大便不行(便知非丁香柿蒂症),畏寒呃逆。阅诸方咸以老年正气虚,用丁香柿蒂与补阴之剂。夫脉来迟滞,畏寒,阳邪入里也;舌苔黄厚,日晡热盛,阳明实也。此乃表症未解,而陷里之热急,致气机逆窒而发呃,法当下之,毋以年高为虑也。与小承气,服后大便转矢气,兼有心烦不宁之状。与一剂,临晚下黑屎数枚,二更战栗壮热,四更大汗,天明又便黑矢,然后呃止神清而睡。此实呃之症也,宜审之。(《续名医类案》)

柴屿青

柴屿青治中翰陈雯山,壮热神昏,为时医所误者累日,势甚危笃。诊得人迎脉缓,自无外感,惟气口洪实,舌苔甚厚。重按其胸,皱眉呼痛,此胸中停食,屡进发表,相去径庭,无怪病增剧也。用小承气汤连下二次,即神清热退而安。(《续名医类案》)

魏之琇

朱天一年二十余,喜食糖及燥炙诸饼,忽病黄,面目如金。脉之,两关数实有力,尺滑。大便六七日不行,小便黄涩。此敦阜太过燥热,如以素瓷覆火,其色必黄,非湿症也。与小承气汤加当归、白芍,一剂便行而瘥。(《续名医类案》)

汪廷元

曹尊山翁四乃郎,年近三十胸膈不宽,胃口隐隐作痛,嗽不绝声,痰多,颊赤,至午后则发热咽干。歙之名医,皆以虚怯难疗。近则食少而胀,肉削神疲,已逾三月矣。予为诊之,左手软弱,右寸关滑数,不似真损之脉,形虽瘦而色不夭。予曰:诸医云何?伊谓:诸公以久咳痰多为肺损,食少肉削为脾损,颊赤发热咽干为肾损,且以胃口胀痛,必至呕血死,不知犹有可救否?予细询起病之由,所嗜之物,伊云:前曾食过牛肉二次,后半月即病,因以手按其胃脘则痛甚。予恍然曰:子病得之食毒牛肉,肉积不化,故胃口胀痛,积久成热,而痰嗽、潮热诸病生焉。子不记忆,医不详问,妄言虚劳,是谓实实,以至酿成大患,尪羸至死,尚不觉悟,予今为子逐积,则诸病可已。遂以小承气汤加牛骨灰、山楂炭下之。次日黎明,其兄叩门告予曰:昨药真神丹也,服后腹作阵痛甚厉,顷欲大便,所下皆紫黑秽腐,胸膈宽快,热嗽顷减矣。再与平剂调养,未浃旬,人已脱然,故药惟期对症,如以匙勘论,其效之神速如此。(《赤厓医案》)

家杜参再侄女侄。腹痛不可忍,脉右关沉滑而数,自云连日:困于酒食,向来大便每日一次,今腹中大痛,大便三日未行,然腹下痛处,必以物重按住,痛势稍缓。诊脉之时,仍以小枕抵腹。予按昔人辨痛之法,则云按之痛甚者为实,按之痛不甚者为虚,乃杜参极喜重按,似属虚矣。然脉滑为食,数为热,有属矣。仲景云:寸口脉涩,知有宿食,当下之。又云腹中满痛，此为实也，当下之。盖宿食之脉，初则沉滑，久则反涩。杜参停食未久，故滑而不涩，况伤食恶食，大便愆期，腹满而痛，且按之不过稍缓，而痛仍在，其为实无疑矣。遂以木香、厚朴、炒山楂、枳实、大黄下之。二剂，大便方行而愈。因忆仲景治腹中受寒，上下痛而不可触近者，用大建中汤。薛氏治胎堕后，服破血药，腹痛拒按，用八珍汤。彼此参看，知医理不可执一，是在神而明之耳。（《赤崖医案》）

谢映庐

傅璜生。苦头痛，呕吐黄水胶痰，口渴喜饮热汤，发热恶寒，诊得寸口洪滑。此诸逆冲上，皆属于火之症。因令先服滚痰丸，继服小承气，一剂头痛如失，呕吐亦止。外症反加热象，目赤鼻干，小水短赤，咽喉作痛，口渴喜热。细察之，悉属阳明之火，其喜热饮者，同气相求之义，有非中寒者比。遂与竹叶石膏汤加茶叶，一剂诸症方清，后与六味丸调理而痊。可见医之为道，权变在人，倘入庸手，见其恶寒呕吐，错认外感，误投散剂，其火岂不愈升乎？又如口渴喜热属寒之论，要未可胶柱而鼓瑟也。

附：后治张宇山，卒然头痛，因前医误服附桂、理中等药，以致日晡尤甚，诊得寸口洪大，令服大柴胡，倍加大黄，兼进滚痰丸，加茶叶，二剂而愈。按此二症，乃实热挟风寒痰火上攻之患也。滚痰丸：青礞石，大黄，黄芩，沉香。小承气汤：大黄，厚朴，枳实。竹叶石膏汤。（《得心集医案》）

聂锦章乃郎，八岁。体素坚实，荤腻杂进，以至面浮、腹胀、脚肿、喘促。犹然恃其强盛，惜金勿药。迨至鼻血谵语，便艰溺短，付医施治，屡用连翘、茯苓、枳壳轻套之药，胸前愈紧，胀满愈加，四肢倦怠，奄奄一息，乃延余诊。知为停食中焦，转输未能，以至肺气壅塞。盖脾主运行，肺主治节，二脏俱病，势非轻渺。奈何医者病重药轻，全无相涉。今五实全具，非下不除，于是以小承气汤推荡脏腑壅塞，加以疏肺泻热之药，数剂始消。后因误食索面，胀满复作，喘促仍加，与木香槟榔丸，数服即清。随以六君子汤加草果、枳壳调理而愈。附方：熟军，厚朴，枳实（三味名小承气汤），苏子，芥子，杏仁，黄芩，栀仁，莱菔子。（《得心集医案》）

张仲华

壮热神糊，陡然而发，脉数大而混糊无序，舌垢腻而层迭厚布，矢气频转，小溲自遗，脘腹痞硬，气粗痰鸣。既非寻常六气所感，亦非真中、类中之证。观其濈濈自汗，汗热而不粘指，转侧自如，四体无强直之态，舌能伸缩，断非中风。设使外感，何至一发便剧，而安能自汗。倘守伤寒先表后里，下不嫌迟之例，是坐待其毙矣。亦曾读吴又可先里后表，急下存阴之论否？盖是证也，一见兰斑，则胃已烂，而包络已陷，迅速异常。盍早议下，尚可侥幸，诸同学以为然否？厚朴一钱，大黄八钱，黄芩一钱，枳实一钱，槟榔一钱，草果四分，知母一钱五分，陈皮一钱。

诒按：论证明确，方亦老当，绝无帮贴肤凑之弊。

再诊：神志得清，表热自汗，腹犹拒按，矢气尚频，便下黏腻极秽者未畅，小水点滴如油，脉数略有次序，舌苔层布垢浊。胃中秽浊蒸蕴之势，尚形燔灼。必须再下，俟里滞渐楚，然后退就于表。吴又可治疫之论，阐发前人所未备，甚至有三四下，而后退走表分者。若作寻常发热论治，岂不谬乎！大黄五钱，枳实一钱五分，银花二钱，知母一钱五分，细川连五分，丹皮一钱五分，滑石三钱，玄明粉一钱五分，厚朴一钱。

诒按：此等证，有下至三四次而后清者，必须有胆有识，方能奏功。后二方亦层次井井，的是老手。

三诊：大腑畅通，悉是如酱如饴极秽之物。腹已软而神已爽，表热壮而汗反艰。舌苔半化，脉数较缓，渴喜热饮，小水稍多。此际腑中之蒸变乍乎，病已退出表分。当从表分疏通，先里后表之论，信不诬也。柴胡五分，枳实一钱，通草一钱，紫厚朴七分，法半夏一钱五分，连翘一钱五分，橘皮一钱，赤苓三钱，大腹皮一钱五分，藿香一钱。

四诊：表热随汗就和，舌苔又化一层，脉转细矣，神亦倦矣。病去正虚之际，当主以和养中气，佐轻泄以涤余热，守糜粥以俟胃醒。慎勿以虚而早投补剂，补之则反复立至也。桑叶一钱五分，石斛三钱，扁豆三钱，神曲一钱五分，丹皮一钱五分，豆卷三钱，甘草三钱，橘白一钱，薏仁三钱，半夏曲一钱五分。［《(评选)爱庐医案》］

袁　焯

张小芬君病痢，下利腹痛，里急后重，困苦不已，脉息滑数，与小承气汤合香连丸，加槟榔、木香，服后痛痢俱止，但转为发热胸闷，是里气得通而余病将从表解也。乃易方用小陷胸合小柴胡汤，去人参、甘草，加枳壳、桔梗、厚朴，得汗而解，惟腹中作胀，不思饮食，舌现白腻苔。复易方用平胃散加黄芩、苏梗、蔻仁、佩兰、苡仁，等两剂全瘳。（《丛桂草堂医案》）

王孟英

姚小蘅太史令侄女。初秋患寒热而汛适至，医用正气散两帖，遂壮热狂烦，目赤谵语，甚至欲刿欲缢，势不可制。孟英按脉洪滑且数，苔色干黄尖绛，脘闷，腹胀拒按，畏明口渴，气逆痰多。与桃仁承气汤加犀角、石膏、知母、花粉、竹沥、甘菊（照热入血室例治）。人谓热虽炽而汛尚行，何必大破其血而又加以极寒之药哉？孟英曰：叟勿过虑，恐一二剂尚不足以济事。果服两大剂始得大便，而神清苔化，目赤亦退。改用甘寒以清之，继而又不更衣，即脉滑苔黄而腹胀。更与小承气汤二帖，便行而各恙遄已。数日后，又如此，仍投小承气汤二帖。凡前后六投下剂，才得波浪不兴，渐以清养而瘳。季秋适江右上高令孙明府之子沛堂为室。（《王氏医案续编》）

【评析】　小承气汤出自《伤寒论》。第 208 条言："若腹大满不通者，可与小承气汤，微和胃气，勿令至大泄下。小承气汤方：大黄四两，厚朴（炙，去皮）二两，枳实（大者，炙）三枚。上三味,以水四升,煮取一升二合,去滓,分温二服。初服汤当更衣,不尔者尽饮之,若更衣者勿服之。"第 209 条言:"阳明病,潮热,大便微硬者,可与大承气汤;不硬者,不可与之。若不大便六七日,恐有燥屎,欲知之法,少与小承气汤。汤入腹中,转失气者,此有燥屎也,乃可攻之;若不转失气者,此但初头硬,后必溏,不可攻之,攻之必胀满不能食也。欲饮水者,与水则哕。其后发热者,必大便复硬而少也,以小承气汤和之。不转失气者,慎不可攻也。"第 213 条言:"阳明病,其人多汗,以津液外出,胃中燥,大便必硬,硬则谵语,小承气汤主之。若一服谵语止者,更莫复服。"第 214 条言:"阳明病,谵语,发潮热,脉滑而疾者,小承气汤主之。"第 250 条言:"太阳病,若吐若下若发汗后,微烦,小便数,大便因硬者,与小承气汤和之,愈。"第 251 条言:"得病二三日,脉弱,无太阳柴胡证,烦躁,心下硬,至四五日,虽能食,以小承气汤,少少与,微和之,令小安。"第 374 条言:"下利,谵语者,有燥屎也,宜小承气汤。"

小承气汤由大承气汤去芒硝,大黄、厚朴、枳实三味同煎,枳、朴用量亦减,故攻下之力较轻,称为"轻下剂",主治痞、满、实而燥不明显之阳明热结轻证。

在上述古代名家医案中,运用小承气汤的名家有孙文垣、许叔微、金九渊、张意田、柴屿青、魏之琇、汪廷元、谢映庐、张仲华、袁焯、王孟英 11 位,相关著作 9 部,相关医案 10 余则,涉及胃脘痛、伤寒、斑疹、内伤发热、噎呃、黄疸、头痛、肿胀、瘟疫、腹痛、痢疾、积滞、妊娠恶阻、热入血室等 10 余种病症。

分析诸位名家之运用,孙一奎治"春温身热"之胃脘痛,多加玄明粉,以增退虚热之功。许叔微治"下利谵语"之伤寒,用小承气汤原方,意在通因通用。袁焯治里气壅滞之痢疾,合香连丸治之。张仲华治秽浊蕴胃之瘟疫,加金银花、川连、丹皮、滑石,以增清中焦热盛之功。谢映庐治"痰火上攻"之头痛,多合滚痰丸泻火逐痰;对于"停食中焦"之肿胀,用小承气汤原方,推荡脏腑壅塞。张意田治"阳邪入里"之呃逆,常以原方主之。魏之琇治"燥热太过"之黄疸,加当归、白芍养阴清热。金九渊治寒邪积滞,常以原方主之。汪廷元治食积久热之积滞,多加牛骨灰、山楂炭,以增通下食积之效;对于伤食腹满之积滞,则加木香、炒山楂治之。郑重光治"食结中宫"之内伤发热,常以原方主之。

从以上分析中可以看出,古代医家在运用小承气汤时多着眼于食积化热,而非阳明热结。医案中常有"胸中停食""胃中秽浊蒸蕴""停食中焦""腹满而痛""食结中宫"等字眼,此点可作为小承气汤临床用方的辨证要点。大承气汤与小承气汤病机均为邪热与肠中糟粕相结,大肠腑气不通。二者主要区别在于搏结的程度不同,大肠腑气通畅的程度不同。小承气汤具有泻热通便、消除胀满之功,其攻下之力不及大承气汤,适用于燥实较轻而胀满较重者。

现代医家多采用小承气汤治疗流行性乙型脑炎、剖宫产术后腹胀、腹腔手术后粘连性肠梗阻、消化性溃疡、老年肺炎合并胃肠功能障碍、萎缩性胃炎、重型颅脑损伤并发肺部感染等疾病。

猪苓汤

郑重光

瓜镇侯公遴。深秋伤寒,始自以为疟,饮食如常,寒热渐甚。至七日方迎至,则阳明证矣。服药五日,渐变神昏谵语,胸腹满痛,舌干不饮水,小便清长,转为畜血证。遂用桃仁承气汤,下黑血碗许,即热退神清。次日忽小便不通,犹有点滴可出,用五苓不效,乃太阳药也。病者素清癯,年近六十,脉细而涩,此畜血暴下,阴气必虚。《经》曰:无阴则阳无以化。原病阳明畜血,仍用阳明之猪苓汤,汤用阿胶,是滋阴血者也。以本方猪苓、茯苓、泽泻、滑石、阿胶,而加桂枝、芍药,以和营血,甫一剂,小便如涌泉矣。(《素圃医案》)

叶天士

某。梦遗病,乃是阴气走泄,而湿热二气乘虚下陷,坠自腰中至囊,环跳、膝盖诸处可见,久遗八脉皆伤,议用通药,兼理阴气。猪苓汤。

又:熟地,五味,芡实,茯苓,湖莲,山药。(《临证指南医案》)

何元长

脚气兼音哑,六脉弦躁不静。此因肺金气亏,不能发声,又不能清肃下降。深恐湿气上升,险证也。拟代赭、旋覆合猪苓汤法。西党参,代赭石,炒阿胶,苡仁,猪苓,陈皮,旋覆花,桑白皮,炒牛膝,赤苓,泽泻,冬瓜子。

复诊:声音稍清,足肿颇甚,步履维艰,六脉浮滑不静,梦泄时发。从阴中之阳调治。制附子,鹿角霜,熟地(沉香拌),黄柏,带皮苓,苡仁,炙龟版,制於术,知母(咸水炒),天冬,冬瓜皮,木瓜,杜仲。

二复:病势少减,脉息减去二至,惟尺部未藏,真水未充也,宜乎补纳。《金匮》肾气丸合虎潜丸,每朝四钱。

三复:声音不清,足肿已退,步履少便,略觉酸麻,脉右寸弦滑搏大,左寸关稍逊于右,惟左尺无力而已。附子,於术,知母,玉竹,苡仁,杜仲,桑枝,龟版,熟地,川柏,天冬,山药,归身。(《簳山草堂医案》)

陈念祖

秋令吸受秽浊,寒热似疟,小便短赤,上咳痰涩,下复洞泄,势将蔓延三焦,宜用芳香正气之属,并分利渗湿治之。川朴(炒)一钱,藿香二钱,白茯苓三钱,陈皮八分,猪苓二钱,宣木瓜二钱,滑石(飞)三钱,生甘草八分,泽泻一钱,降香(末冲)五分,水同煎服。(《南雅堂医案》)

内有积聚,兼挟暑湿之气,阻滞肠胃,中土健运失司,腹部胀满,时作痛,痛则大便常下黏腻,色赤如脓,小便短少,脉象沉而滑数,拟先疏导其肠腑。陈橘皮三钱,炒白术三钱,赤茯苓三钱,泽泻一钱,猪苓二钱,大腹皮二钱,飞滑石三钱,广木香八分,川朴一钱,缩砂仁八分。水同煎服,另吞木香槟榔丸三钱。(《南雅堂医案》)

吴　瑭

吴氏,二十八岁。春夏间乘舟,由南而北,途间温毒愈后,感受风湿,内胀外肿,又有肝郁之过,时当季夏,左手劳宫穴,忽起劳宫毒,如桃大。此症治热碍湿,治湿碍热之弊,选用幼科痘后余毒归肺,喘促咳逆之实脾利水法,加极苦合为苦淡法,俾热毒由小肠下入膀胱,随湿热一齐泄出也。盖劳宫毒属心火,泻心者必泄小肠,小肠火腑,非苦不通。腰以下肿,当利小便,利小便者,亦用苦淡也。猪苓一两,茯苓皮一两,白通草三钱,泽泻一两,晚蚕砂二两,雅连四钱,黄柏四钱,飞滑石四钱,黄芩四钱。煮成五碗,分五次服,以小便长者为度,此方服七帖,分量不增减,肿胀与劳宫毒俱消,以后补脾收功。

胡,十八岁。五月十一日:湿热伤气,气伤则小便短,汗多必渴,湿聚则跗肿。与猪苓汤去阿胶,加银花以化湿热,湿热化则诸证皆愈。猪苓四钱,云苓皮五钱,银花三钱,泽泻三钱,滑石六钱。

二十日:湿热不攘,下注腿肿,小便不利,茎中痛。萆薢五钱,猪苓三钱,甘草梢钱半,云苓皮五钱,泽泻三钱,飞滑石六钱,苡仁三钱,木通二钱,晚蚕砂三钱。服至小便畅为度。

二十四日:脉洪数,小便反黄,加黄柏、滑石,茎痛止,去甘草。

七月初四日:小便已长,肿未全消,脉弦滑,咳嗽多痰。半夏六钱,生苡仁五钱,广皮四钱,云苓皮五钱,猪苓三钱,萆薢五钱,泽泻三钱。(《吴鞠通医案》)

林珮琴

汤氏。初秋寒热吐泻,或以为感暑,用香薷饮,或以为霍乱,用藿香正气散,其家两置之。诊其脉濡而弱,烦热无汗,自利呕渴。予谓湿甚则濡泻,今湿郁生热,热蒸更为湿,故烦而呕渴也,宜猪苓汤去阿胶主之。猪苓二钱,茯苓三钱,泽泻八分,滑石六分,加半夏钱半,薄荷梗八分,薏苡仁、煨姜各三钱,灯心六分。一服呕止泄稀,去滑石、煨姜、半夏,再加麦门冬、山栀、车前。二剂而安。(《类证治裁》)

蒋宝素

暑从口鼻而入,伤于心胞之络,烦则喘喝,静则多言,身热而烦,消渴引饮,巅疼无汗,六脉浮空。火烁金伤,不能平木,有风生发痉之虑。清心利小便为宜。香薷,黄芩,制半夏

（醋炒），川黄连，知母，赤茯苓，猪苓，福泽泻，冬白术，飞滑石，生甘草，蓼花根。（《问斋医案》）

暴注下迫，皆属于热。赤茯苓，福泽泻，木猪苓，冬白术，飞滑石，生甘草，白通草，车前子，黑山栀，灯心草。（《问斋医案》）

曹存心

芦墟东茜墩陈。夏间伏暑，直至秋末而发，亦云晚矣。晚则其道远，其气深，横连于膜原，外发于阳明。所以初发之时，仅见蒸热，难得汗泄，而不能解。今已二十日矣，曾经化火，发渴发干，阴分必伤。伤阴化燥，本属暑邪见症，而况阳明中土万物所归，尤易化火伤津者乎？然阳明化火伤津，不过清之养之而已，尚可有为。无如所患之症，火内挟饮食之积，结而不开，盘踞小肠，上升则口糜，下注则便泄，泄还不已，转而为痢，其色黄而带灰白，便则多痛，以昭邪盛则实之意焉。设使胃家气旺，肾脏不虚，而用攻克之剂，尚可以胜其任者，原为幸事，然而饮食不思，神情困倦，面白带青，肌肉暗削，小便不多，少阳阳明两经之正气索然，津液先涸，须急补助，已恐鞭长莫及也，岂能再用攻克？诊得右脉弦数，左脉细小。细小为虚，弦数为实，虚中有实。法补实则碍虚，补虚又碍实，用药实为两难。惟有猪苓汤一法，最为瘀后伤阴所合。然下焦可治，而中焦之结者、肝阴之亏者，仍未得以兼治，参入六一散方，佐以芍药甘草汤，为一方而三法备焉之计，以冀弋获。否则悠悠而脱矣。候诸高明先生政之。猪苓，阿胶，赤苓，泽泻，红曲，甘草，芍药，滑石，取荠菜花一两、荸荠四个、海蜇一两，煎汤代水。

又：进猪苓汤后，所见下痢已减其半，所化之邪亦减其半。所以唇之肿者能消，齿之垢者能清，以及右脉之弦数者能缓能和，似属佳兆。然左脉细小，按之仍属无神，且兼关部带弦。弦主乎肝，细小无神又主乎真阴不足。惟以不足之真阴，难以涵养肝木，肝木顺乘土中，尤为易事。如土中尚属有权，往往于病邪消化之后，胃口渐开，生机可望。此乃胃中之津液早被热气所伤，又为下痢所劫，一伤一劫杳不思谷，干呕恶心，所为津劫病至，津竭祸来，此等症是也。若论上肠盘踞之邪，痛势仍然，按之未减，而其位置则已近于小腹，而不连于胁部，势欲下行，还未归并大肠。即使贻患将来，不过为痢为血，尚可徐图。惟此虚态百出，变生眉眼，能无惧乎？然则不得不宗七虚七实、扶正为先之训，回元气于无何有之乡，再图侥幸。候政。人参，五味子，麦冬，银花，甘草，荸荠，海蜇，白芍，青皮，丹皮，川贝，橘白，牡蛎，花粉，人中白，取炒香谷芽五钱，煎汤代水。（《曹仁伯医案论》）

邵兰荪

安昌夏。舌滑白，脉弦细，便溏，患小便不多，脘闷，气冲欲呕，藉猪苓汤加减（三月十三日）。猪苓钱半，广藿香二钱，仙半夏钱半，大腹皮三钱，泽泻二钱，滑石四钱，左金丸八分，玫瑰花五朵，茯苓四钱，厚朴一钱，香附三钱。清煎，四帖。

又：湿热未清，腹中胀闷，脉涩滞，便泻，仍宜猪苓汤加减。猪苓钱半，藿香梗二钱，大腹皮三钱,左金丸八分,泽泻三钱,滑石四钱,制香附三钱,佛手花八分,茯苓四钱,厚朴钱半,佩兰叶钱半。清煎,四帖。

　　介按:《内经》曰,湿胜则濡泄。《难经》曰:湿多成五泄。兹以湿胜而脾胃失于健运,不能渗化,方从猪苓汤加减,以藿、朴、香附、玫瑰等味,芳香燥湿,二苓、泽泻健脾佐运,半夏、左金和胃宽胸,腹皮、滑石泄湿利溲。前后二方,大旨相同,即古人所谓利小便即是实大便之意。(《邵兰荪医案》)

　　便泻稍减,脉两手皆细,食入脘腹胀闷,经停,防成肿胀。猪苓一钱五分,炒阿胶一钱五分,广藿香二钱,大腹绒三钱,泽泻三钱,制香附二钱,新会皮一钱五分,砂仁(冲)七分,茯苓三钱,厚朴一钱五分,广木香七分,炒谷芽四钱。四帖。(《邵氏医案》)

　　产后四月,便泻未除,腹痛已缓,脉涩弱,苔滑,跗浮,嘈杂少谷,宜猪苓汤加减治之。猪苓一钱五分,炒阿胶一钱五分,大腹绒三钱,扁豆皮三钱,泽泻三钱,厚朴一钱,椒目五分,省头草三钱五分,浙茯神三钱,左金丸八分,炒谷芽四钱,玫瑰花五朵。四帖。(《邵氏医案》)

　　木克土,便泻心涎,脉弦,舌尖红,腹中有瘕,经闭,宜猪苓汤加减治之。猪苓一钱五分,炒阿胶一钱五分,炒白芍一钱五分,藿梗二钱,泽泻三钱,左金丸八分,厚朴一钱,玫瑰花五朵,茯苓四钱,炒青皮七分,新会皮一钱五分。三帖。(《邵氏医案》)

　　【评析】　猪苓汤在《伤寒论》和《金匮要略》中均有记载。《伤寒论》第223条言:"若脉浮,发热,渴欲饮水,小便不利者,猪苓汤主之。猪苓(去皮)、茯苓、泽泻、阿胶、滑石(碎)各一两。上五味,以水四升,先煮四味,取二升,去滓,内阿胶烊消,温服七合,日三服。"《伤寒论》第224条言:"阳明病,汗出多而渴者,不可与猪苓汤,以汗多胃中燥,猪苓汤复利其小便故也。"《伤寒论》第319条言:"少阴病,下利六七日,咳而呕渴,心烦不得眠者,猪苓汤主之。"《金匮要略·脏腑经络先后病脉证第一》言:"夫诸病在脏,欲攻之,当随其所得而攻之。如渴者,与猪苓汤。余皆仿此。"

　　猪苓汤以猪苓为君,专以淡渗利水。泽泻、茯苓助猪苓利水渗湿,泽泻兼可泄热,茯苓长于健脾,同为臣药。滑石清热利水;阿胶滋阴止血,防诸药渗利重伤阴血,俱为佐药。本方为治疗水热互结伤阴证之常用方。阿胶亦有止血之功,故本方又可治疗水热内结膀胱,灼伤血络之血淋证。

　　在上述古代名家医案中,运用猪苓汤的名家有郑重光、叶天士、何元长、陈念祖、吴瑭、林珮琴、蒋宝素、曹存心、邵兰荪9位,相关著作10部,相关医案15则,涉及暑证、泄泻、痢疾、感冒、水肿、癥瘕、遗精、痹证8种疾病。其中泄泻案最多,占比超过一半,或与《伤寒论》载其治下利有关。

　　分析诸位名家之运用,径用原方者有之,随症加减者亦有之。蒋宝素治暑热伤津、热盛烦渴之暑证,去阿胶,加香薷发汗解表、化湿和中,加芩、连、半夏清热燥湿,加知母清热滋阴;治湿热泄泻,加通草、车前子、栀子、灯心草清心利小便之品,以清热利湿止泻。郑重光治伤寒阳明蓄血证,见小便不通者,加桂枝、芍药以和营。陈念祖治暑湿泄泻,去阿胶,加藿香、厚朴解暑祛湿;治暑湿阻滞之癥瘕,去阿胶,加木香、砂仁、大腹皮行气止痛,陈皮、白术健脾燥湿。林珮琴治湿热泄泻,去阿胶,加半夏、薏苡仁等清热祛湿。邵兰荪治暑热湿盛、肝气犯胃之泄泻,去阿胶,合藿香正气散、左金丸、香附、玫瑰花加减,以祛暑利湿、疏肝理气;治气滞湿阻之泄泻见脘腹胀满者,去阿胶,合藿香正气散加减以祛湿,加香附、木香、砂仁理气消胀;治气虚湿滞之产后水肿,加大腹皮、厚朴、椒目等行气祛湿利水;治肝郁脾虚之癥瘕,加白芍、玫瑰花、左金丸以疏肝解郁,加藿香、厚朴以祛湿。吴瑭治外感内郁之水肿,去阿胶,合黄连解毒汤以清心火,加通草使火从小便而去;治湿热耗气伤津之便短汗多者,去阿胶,加金银花增强清热之功。叶天士治阴虚湿热下注之遗精,以原方主之。何元长治肺气虚之音哑兼有脚气者,恐湿气上升,合旋覆代赭汤加减以降气化痰。

从以上分析中可以看出,名家在运用猪苓汤时多基于水(或湿气)与热结,湿热阻滞的病机,同时亦有热盛伤津的情况需要滋阴补液。在具体运用时,如无伤阴耗血、动血之象,大多去阿胶,防滋腻影响利水祛湿之效。

现代临床多用猪苓汤来治疗泌尿系统感染、膀胱炎、产后尿潴留、肾病综合征、急慢性肾炎、肾结石、肾积水等肾系疾病,急慢性肠炎等肠胃病症,符合辨证者,效果较好。

蜜 煎

吴 瑭

傅,五十五岁。先因酒楼中饮酒,食烧小猪响皮,甫下咽,即有家人报知朋友凶信,随即下楼寻车,车夫不知去向,因步行四五里,寻至其友救难未遇。又步行四里,又未遇。渴急饮冰冻乌梅汤三碗,然后买车返家,心下隐隐微痛,一月后痛有加,延医调治,一年不效。次年五月饮水一口,胃中痛如刀割,干饭不下咽,已月余矣。闰五月初八,计一粒不下已十日,骨瘦如柴,面赤如赭,脉沉洪有力,胃中痛处,高起如桃大,按之更痛。余曰:此食膈也,当下之。因用大承气汤,加牵牛,作三碗,一碗痛至少腹,三碗痛至肛门,大痛不可忍,又不得下。于是又作半剂,服一碗,外加蜜导法,始下如鸭蛋,黑而有毛,坚不可破。次日先吃烂面半碗,又次日饮粥汤,三日食粥,五日吃干饭矣。下后所用者,五汁饮也。(《吴鞠通医案》)

方 略

乙未秋,余寓江城。漆从轩先生室人患病,服药甚多,延余诊视,六脉沉伏,两目直视,牙关紧闭,手足冰冷,捻衣摸床,昏迷不醒。余初用四逆散加胆星、橘红、菖蒲,二剂,目能转运,手足温和,神识稍清,能言能食。越日复诊,左手脉浮,恶寒发热,头痛,胸腹胀满,知有三阳表邪陷入阴分,痰滞结于中州,旋用桂枝、干葛以解表,法半、橘红以开痰,楂肉、神曲以导滞,服二剂而脉不浮,头不痛,胸不胀,寒热俱解,但自腰至足五六日不能转移。余思大便闭久,气血不周流所至,因用润肠通便之药,三剂,大便毫不为动。又思阑门以下结粪甚多,药力所不到之处,徒伤元气,亦非善策,连用蜜煎导法,陆续下出结粪,坚硬如石,中有死蛔一条。然溏粪未至,脏腑犹未清畅,宁可静待。次晚大下溏粪、臭不可闻,通体爽快,腰可转侧,足可屈伸,惟少腹坚高肿痛,形如碗大,知是寒入血室,血海停瘀,改用暖气行血去瘀之药,二剂而愈。(《尚友堂医案》)

【评析】 蜜煎出自《伤寒论》233 条:"阳明病,自汗出,若发汗,小便自利者,此为津液内竭,虽硬不可攻下之,当须自欲大便,宜蜜煎导而通之。若土瓜根及大猪胆汁,皆可为导。蜜煎方:食蜜七合。上一味,于铜器内,微火煎,当须凝如饴状,搅之勿令焦著,欲可丸,并手捻作挺,令头锐,大如指,长二寸许。当热时急作,冷则硬。以内谷道中,以手急

263

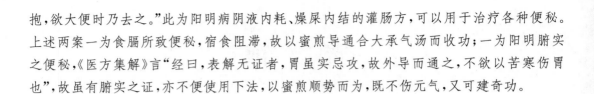

抱,欲大便时乃去之。"此为阳明病阴液内耗、燥屎内结的灌肠方,可以用于治疗各种便秘。上述两案一为食膈所致便秘,宿食阻滞,故以蜜煎导通合大承气汤而收功;一为阳明腑实之便秘,《医方集解》言"经曰,表解无证者,胃虽实忌攻,故外导而通之,不欲以苦寒伤胃也",故虽有腑实之证,亦不便使用下法,以蜜煎顺势而为,既不伤元气,又可建奇功。

茵 陈 蒿 汤

蒋宝素

疸虽有五,总是湿郁于脾,与盦曲相似,有六化之变。土无成位,湿无专主故也。身黄如柏,其色鲜明,能食,脉数。因热化热,阳黄症也。西茵陈,黑山栀,生大黄,元明粉,生甘草,飞滑石,川黄柏,川黄连,连翘,赤小豆。(《问斋医案》)

脉滑数,身黄如柏,腹满,溲赤,便秘,从实化也。西茵陈,黑山栀,生大黄,川黄柏,元明粉,炙甘草。(《问斋医案》)

身目如金,自汗如雨,溲赤如血,腹胀如鼓,从里化也。西茵陈,黑山栀,山黄柏,生大黄,元明粉。(《问斋医案》)

赵海仙

湿郁发黄,两目如金,脘腹胀大,二便秘结。此属里实,下之为宜。绵茵陈二钱,赤苓三钱,炒山栀一钱五分,泽泻一钱五分,海金沙二钱,赤小豆(打)三钱,姜黄三钱,大麦仁三钱。(兼服)《千金》退黄散一钱。(《寿石轩医案》)

柳宝诒

顾。内热盗汗,肌黄色浮而萎。湿郁于内,将成黄疸,兼有食积,仿谷疸例治。西茵陈,六曲炭,带皮苓,猪苓,泽泻,焦山栀,川柏(酒炒),小川朴,大腹皮,砂仁,炙鸡金,莱菔炭,麦芽炭。(《柳宝诒医案》)

费绳甫

湖州张仲明,面目发黄,脘闷溺赤。余诊脉弦细,湿郁发黄,势将成胀。方用茵陈三钱,葛根三钱,瞿麦三钱,山栀钱半,车前子三钱,萆薢三钱,六神曲四钱,陈皮一钱,砂仁一钱,赤茯苓三钱,茅术钱半。服十剂,黄退溺清而愈。(《孟河费绳甫先生医案》)

张聿青

左。湿热蕴遏为黄瘅。制半夏一钱五分,炒青蒿三钱,茵陈三钱,川朴一钱,上湘军三钱,赤白苓各二钱,黑山栀三钱,广皮一钱,猪苓二钱,焦麦芽三钱,泽泻一钱五分。

二诊：黄瘅大退。再淡以渗湿，苦以泄热。黑山栀，赤白苓，猪苓，川朴，大腹皮，泽泻，枳壳，制半夏，麦芽，广皮，上湘军，茵陈。

三诊：营卫不通，忽生寒热，欲和阴阳，当调营卫，欲调营卫，当祛其所以阻我营卫者。制半夏，范志曲，赤猪苓，郁金，焦麦芽，上广皮，绵茵陈，建泽泻，官桂五分。

四诊：瘅大退，湿热未清。川朴，郁金，赤猪苓，半夏曲，橘红，泽泻，茵陈，官桂，整砂仁，大腹皮，焦麦芽。（《张聿青医案》）

【评析】　茵陈蒿汤在《伤寒论》和《金匮要略》中均有记载。《伤寒论》第236条云："阳明病，发热汗出者，此为热越，不能发黄也。但头汗出，身无汗，剂颈而还，小便不利，渴引水浆者，此为瘀热在里，身必发黄，茵陈蒿汤主之。茵陈蒿六两，栀子（擘）十四枚，大黄（去皮）二两。上三味，以水一斗二升，先煮茵陈，减六升，内二味，煮取三升，去滓，分三服。小便当利，尿如皂荚汁状，色正赤，一宿腹减，黄从小便去也。"《伤寒论》第260条云："伤寒七八日，身黄如橘子色，小便不利，腹微满者，茵陈蒿汤主之。"《金匮要略·黄疸病脉证并治第十五》云："谷疸之为病，寒热不食，食即头眩，心胸不安，久久发黄，为谷疸，茵陈蒿汤主之。"

茵陈蒿汤是清热利湿退黄的主方。方中重用茵陈，苦泄降下，专清利肝胆之湿热，为治黄疸之要药；配苦寒之栀子，清泻三焦，通调水道，使湿热自小便而去；大黄通导腑气，推陈致新，使湿热壅遏之毒邪从肠道而出。三药均属苦寒，苦能燥湿，寒能胜热，同用则清热燥湿之力增强，使邪热从二便而出，故原书方后云："小便当利，尿如皂荚汁状，色正赤，一宿腹减，黄从小便去也。"

在上述古代名家医案中，运用茵陈蒿汤的有蒋宝素、赵海仙、柳宝诒、费绳甫、张聿青5位，相关著作5部，相关医案7则，涉及黄疸、便秘、腹胀等病症，其中所有病案都有黄疸，说明本方确是治疗黄疸的要方。

分析以上名医的运用，多根据病情随证加减。蒋宝素运用本方治疗黄疸，多加黄柏、芒硝以加强清热利湿的作用。赵海仙治湿郁发黄之黄疸，加茯苓、泽泻、海金沙、赤小豆等强化清热利湿之功效，使邪从小便而出。柳宝诒治黄疸兼食积，加六曲炭、鸡内金、莱菔炭、麦芽炭等消食化积。费承祖治湿郁发黄之黄疸，加瞿麦、车前子、萆薢、茯苓等清热利湿。张聿青治湿重于热之黄疸，加泽泻、猪苓、茯苓以渗湿于下，厚朴、法半夏、陈皮以燥湿于中。

从以上分析中可以看出，古代医家在运用茵陈蒿汤时，多着眼于湿热蕴结之阳黄，医案中常有"身黄如柏，其色鲜明""身目如金""两目如金""面目发黄""便秘""腹满""二便秘结""溲赤""小溲色赤"等字眼，此可作为本方的辨证要点。

茵陈蒿汤可治疗的病症颇多，在内、外、妇、儿各科应用广泛，如内科有：梗阻性黄疸、高胆红素血症、急性黄疸型肝炎、慢性乙型病毒性肝炎、急性丙型病毒性肝炎、急性戊型病毒性肝炎、蚕豆病、肝癌、肝纤维化、急性胆囊炎、急性胰腺炎、慢性胆囊炎、慢性胰腺炎、肝硬化、肝纤维化、脂肪肝、2 型糖尿病、急性阑尾炎、阿尔茨海默病、精神分裂症、焦虑症、心肌梗死、前列腺癌、骨关节炎、慢性唇炎、口腔溃疡等；外科有：面部痤疮、湿疹、带状疱疹、酒渣鼻、黄褐斑、胆道蛔虫症、荨麻疹等；妇科有：霉菌性阴道炎、妊娠期肝内胆汁淤积症、先兆流产、白带异常等；儿科有：新生儿黄疸、小儿湿疹、小儿哮喘、新生儿高胆红素血症、小儿急性黄疸型肝炎等。

吴 茱 萸 汤

叶天士

董氏。产后三年,经水不转,胃痛,得食必呕,汗出形寒,腰左动气闪烁,大便七八日始通,脉细弦,右涩,舌白稍渴,脘中响动,下行痛缓。病属厥阴顺乘阳明,胃土久伤,肝木愈横。法当辛酸两和厥阴体用,仍参通补阳明之阳,俾浊少上僭,痛有缓期。人参(同煎)一钱,开口吴萸(滚水泡洗十次)一钱,生白芍三钱,良姜七分,熟半夏(醋炒焦)二钱,云茯苓(切块)三钱。(《临证指南医案》)

金四三。脉细小而弦,风木乘土,当春势张,食入不变,呕吐,得小便通少缓,治以通阳。炮附子,人参,半夏,吴萸,淡姜,茯苓。(《临证指南医案》)

某。脉弦虚,食已漾漾欲吐,咽阻,中痞有痰。人参,吴萸,茯苓,半夏,广皮,姜汁。(《临证指南医案》)

某。积劳伤阳,先已脘痛引背,昨频吐微眩,脉弱汗出。胃中已虚,肝木来乘,防有呃逆吐蛔。仿仲景食入则呕者,吴茱萸汤主之。吴萸,半夏,茯苓,姜汁,粳米。(《临证指南医案》)

厥阴犯胃,则阳明空虚。仲景云:入谷则哕,与吴茱萸汤。泄肝救胃,即史书围韩救赵同旨。吴茱萸,淡干姜,炒白芍,云茯苓,人参。(《叶氏医案存真》)

频频劳怒,肝气攻触胃脘,胃阳日衰,纳食欲吐,胃不主降,肠枯不便。仿仲景食谷则哕,用吴茱萸汤。人参,黄连,茯苓,干姜,吴茱萸。(《叶氏医案存真》)

钱嘉善,三十六岁。情志不和,病起于内,由痛吞酸呕吐,卧着气冲,必是下起。议泄木安土。吴萸(泡),人参,茯苓,川楝肉,干姜,半夏(炒)。(《叶天士晚年方案真本》)

高江宁,廿一岁。食已少顷,酸水涌呕,但饥时不食,仍不安适。久病致胃虚,阳不运行,浊阴乃聚。春季以开导气分,辛温不效。思虚中夹滞,泄浊温通,必佐养正。苟不明避忌,食物焉能取效。川连,吴萸,茯苓,淡熟川附,淡干姜,熟半夏,人参。(《叶天士晚年方案真本》)

王四六。望五年岁,真阳已衰。纳食逾二三日,反胃涌吐,仍有不化之形,痰涎浊水俱出,大便渐秘。此关格大症,阴枯阳结使然。人参,半夏,茯苓,泡淡吴萸,生淡干姜,夜另服半硫丸一钱五分。(《种福堂公选医案》)

张氏。用镇肝逆理胃虚方法,脉形小弱,吐涎沫甚多,仍不纳谷,周身寒凛,四肢微冷,皆胃中无阳,浊上僭踞,而为䐜胀,所谓食不得入,是无火也。肝犯胃阳虚。人参,吴萸,干姜,附子,川连,茯苓。(《临证指南医案》)

江。晨起腹痛,食谷微满,是清浊之阻,按脉右虚左弦,不思饮食。脾胃困顿,都属虚象,古人培土必先制木,仿以为法。人参,淡吴萸,淡干姜,炒白芍,茯苓。(《临证指南医案》)

项。寒胜疝坠,亦属厥阴,盖阳明衰,厥邪来乘,须胃阳复辟,凝寒自罢。人参一钱半,炮乌头一钱,淡干姜一钱,吴萸(泡淡)一钱,茯苓三钱。(《临证指南医案》)

虞。面色萎黄,脉形弦迟,汤水食物,入咽吐出,神气惙惙,欲如昏寐。此胃阳大乏,风木来乘,渐延厥逆,俗称慢脾险症。幼稚弱质,病延半月有余,岂可再以疲药玩忽?宗仲景食谷欲呕者,吴茱萸汤主之。人参,吴萸,茯苓,半夏,姜汁。(《临证指南医案》)

陈念祖

少阴病,干呕并自下利,乃君火之神机,不能交会于中土,土气虚,无以达于四肢,故手足逆冷。至烦躁之作,是心脉不下交于肾,肾脉不上通于心之象。法宜扶养生气,降泄浊阴,使震坤合德,土木不害,而其恙自平。吴茱萸二钱(泡),人参二钱,生姜四钱,大枣三枚。(《南雅堂医案》)

病后气血多虚,因不慎房事,真气益损,余焰复炽,致头重不举,小腹拘急而痛,脉沉足冷,是名色复,症属匪轻,姑用当归四逆、吴茱萸汤合剂,并加烧裈散主治。当归身三钱,桂枝三钱,白芍药三钱,炙甘草二钱,细辛三钱,木通二钱,人参二钱,吴茱萸二钱,生姜三片,大枣三枚。上药水同煎服,另取妇人裤近前阴处剪下烧灰为末,开水调服二钱。(《南雅堂医案》)

诊得两脉微涩,呕吐发呃下利,是阳气欲尽,浊阴冲逆,已属至急之证。阅前方虽知用姜附理阳法,然杂以归芪,反牵制而缓其功效;后方又漫用表药,且加以代赭等重坠之品,更属费解。今势已危急,间不容发,除理阳驱阴外,别无妙法,姑拟一方以冀挽回万一,另请高明裁之。炮附子一钱,干姜一钱,白茯苓二钱,丁香八分,人参二钱,吴茱萸二钱,柿蒂一钱。水同煎服。(《南雅堂医案》)

食已复吐,肢浮肿,小便茎觉微痛,系中焦阳气不运,下焦温热阻滞之故。《经》云:三阳结为之膈,三阴结为之水。此证反胃而兼浮肿,是三阴三阳俱结,于治法最为棘手,盖太阴无阳明之阳,少阴无太阳之阳,厥阴无少阳之阳,阴盛于内,是以阳气不通,膀胱不化,而水成焉,脉见沉细,显然重阴之象,急宜温通理阳,或克有济。人参二钱,干姜一钱,吴茱萸一钱,白茯苓三钱,制半夏二钱,杏仁二钱(去皮尖),茅术一钱,肉桂八分(去粗皮)。(《南雅堂医案》)

中焦虚寒,脾阳不能运化水谷,致成反胃之症。王太仆云:食不得食,是有火也;食入反出,是无火也。中土火衰,自无疑义,拟用吴萸饮主之,俾震坤合德,土木不害,是为正治之法。吴茱萸二钱五分(泡),人参一钱五分,生姜五钱,大枣五枚,水煎八分温服。(《南雅

堂医案》)

风木乘土,当春势张,脉细小兼弦,食入不变,呕吐,小便得通则少缓,拟用温通宣阳法。人参二钱,制半夏二钱,吴茱萸二钱,白茯苓三钱,附子八分(炮),淡干姜八分,水同煎服。(《南雅堂医案》)

中满,脉弦,病在足厥阴太阴两经,法以肝脾合治。人参一钱五分,吴茱萸二钱,制半夏二钱,陈皮一钱,川朴一钱,宣木瓜一钱,水同煎服。(《南雅堂医案》)

腹痛攻胁,呕吐酸水,脉细兼弦,系肝木横溢,挟上焦水寒之气,乘于脾胃,是以病发则痛剧,兹用温中法,方列后。桂枝木八分,人参一钱,炒白术三钱,炒白芍二钱,吴茱萸一钱,白茯苓三钱,制香附八分,缩砂仁五分(研冲),炮姜五分,川椒五分,水同煎服。(《南雅堂医案》)

阳明气衰,厥阴来乘,致上有冲逆,下则疝坠,必须胃阳得复,凝寒乃止,法以温通为主。淡附子一钱,干姜一钱,人参一钱五分,白茯苓三钱,吴茱萸一钱(泡)。(《南雅堂医案》)

吴　瑭

毛。三疟早用截剂,寒热无定,头汗冷,呃逆,沫吐青色,面惨黑,手足厥,脉沉数小。乃邪入厥阴,在里瘀浊上犯清道,治先通阳泄浊。用吴茱萸汤加丁香、干姜、制半夏、青皮、茯苓,浊逆已止。

嗣用四逆汤,肢和,疟二日发,用四兽饮,寒热渐轻,接服八珍丸料加首乌、牛膝、砂仁、半夏、姜汁,煮枣肉为丸。病除。(《吴鞠通医案》)

金,六十八岁。癸酉三月二十日:旧有痰饮,或发呕吐,仍系痰饮见证,医者不识,乃用苦寒坚阴,无怪乎无可存之物矣。议食入则吐,是无火例。淡吴萸五钱,生苡仁六钱,干姜五钱,姜汁每次冲三匙,半夏八钱,广皮三钱。五水杯,煮取二杯,分二次服,渣再煮一杯,服一帖。

二十三日:前方业已见效,但脉迟紧,与通养胃阳。淡吴萸三钱,生姜五片,苡仁三钱,人参钱半,茯苓二钱,半夏三钱。不拘帖。(《吴鞠通医案》)

吴　楚

许老师之二公郎在三世兄,于甲子秋月在省应试。时天气炎热异常,忽患霍乱,一夜至天明,吐泻数百次。饮水一口,反吐出碗余。大便竟不论遍数,不时直流。口内作干,舌纯白色,四肢冷,口唇青。脉则浮微数乱,按之无根。脚又转筋,痛不能忍。余思昔人云:转筋入腹者死。观此光景,心甚虑之。又思极见知于许老师,倘治之不效,日后何颜相见,不胜惶惧。复定心静志,细一思索,忆《内经》之言霍乱者不一,其中有一条云:岁土不及,风木大行,民病霍乱飧泄。此言风木胜土而为霍乱也,今转筋则兼风木矣。风木之症,宜桂苓白术散。然又厥冷唇青,乃属寒症,想必误伤生冷以致此也,此又宜吴萸、四逆等汤。

因参会而用之,为定方,用人参、白术各一钱五分,肉桂、干姜各八分,茯苓一钱,陈皮六分,炙甘草四分,半夏八分,丁香、吴萸各五分,泽泻七分。因是寒症,并木瓜亦不用。服一剂,吐泻俱止。下午仍令照前再服一剂,次日往候之,已饮啖行动如常矣。不觉快甚。(《医验录》)

林珮琴

包。呃逆呕沫,食后为剧,是肝胃病。据述阴疟愈后,夏秋浴池,兼啖生冷,遂致呕呃,不时寒凛。夫肺主皮毛,水寒外袭。感病在经,胃主通纳,生冷伤阳,气随浊逆,怯寒乃肺卫虚,非在经客邪。仲景以呕涎沫为肝病,肝病必犯阳明胃腑。先用温通泄浊,吴茱萸汤加半夏、椒目,呕逆止。再用旋覆代赭汤而呃平。(《类证治裁》)

李妪。由腰痛续得寒热呕吐,汗出畏冷,寸关脉伏,两尺动数。思高年水谷不入,呕多胃气先伤,况寸关脉不见,阳气已虚,足必时厥,宜其汗出而畏冷也,自述胫寒至膝,乃用煨姜汁热服,呕定。即与粥汤,右脉略起,因与吴茱萸汤,脉症悉平。(《类证治裁》)

王氏。病久怀抱悒郁,脉细涩少神,左尤甚。呕酸食胀,胃阳不舒,左耳项痛连发际。虚阳上攻,胆气横溢,木郁土衰,必至便秘经阻。用吴萸汤去姜、枣,加制半夏、橘白、茯苓、枳壳、甘菊、钩藤、嫩桑叶,三服甚适。去吴萸,加谷芽、益智、当归,又数服,诸症渐除。(《类证治裁》)

邹氏。因丧女哀悒,渐次胁痞,食入胀加,痰浊不降,呕苦便溏,脉虚迟。此悲愁郁损生阳,致气室浊壅,治在泄肝温胃。仿吴茱萸汤,吴萸、干姜五分,制半夏、茯苓各二钱,枳壳、砂仁壳、橘白、乌药各八分。三服呕止胀宽食进。改用通腑利湿。大腹皮(洗净)二钱,厚朴五分,半夏曲八分,椒目十五粒,茯苓二钱,砂仁壳八分,煨姜钱半。数服而安。(《类证治裁》)

温存厚

友人汤聘三之少君子惠,侨寓省垣,患呕吐之症。医认为胃火上逆,屡用清降,其吐愈甚,因吐气逆上焦,略现热象,复用泻火之剂,以致饮食不下,缠绵数月,势甚危殆。适余因公晋省,相延诊视。细审其脉,两寸微洪,两关沉迟。系上热下寒之象,乃肝阳不足,阴气上逆,须用温肝降逆之剂,苦寒大非所宜。遂用吴茱萸汤以温之,药宜凉服。两剂吐平食下。遂用温中健脾调理而愈。(《温氏医案》)

张士骧

脉沉微,腹痛呕吐,胃阳虚微,浊阴上逆,温中降逆祛寒主之。高丽参四钱,茯苓三钱,炮吴萸三钱,生白术四钱,干姜三钱,代赭石四钱,炙甘草二钱,半夏四钱,川厚朴钱半。(《雪雅堂医案》)

脉弦大,时吐稀涎,此阳明空虚,乙木凌犯,拟治从肝胃。西洋参三钱,制半夏钱半,炒白芍三钱,原麦冬钱半,泡吴萸一钱,炙甘草八分,或加竹茹一钱,淡姜渣八分,木瓜一钱。

（《雪雅堂医案》）

溏泻腹痛，脉沉细而牢，寒气内锢，痛时有形，痛止则散，辛热以祛内寒，佐以固涩止泻，俟泻止接服天台乌药散，乃燥胜缓攻之法也。高丽参五钱，炙甘草钱半，吴萸二钱，炒川椒二钱，肉蔻仁四钱，良姜二钱，炮干姜二钱，制附片二钱，诃皮三钱。（《雪雅堂医案》）

阮怀清

蔡。中土虚寒，肝气上逆，呕吐酸水，拟用扶土抑肝法。别直参一钱，炙甘草八分，淡吴萸八分，紫丁香八分，炒白芍二钱，白茯苓二钱，春砂仁八分，姜三片，枣三枚，川桂枝一钱，炒处术二钱。（《阮氏医案》）

【评析】 吴茱萸汤来源于《伤寒论》。《伤寒论》第243条言："食谷欲呕，属阳明也，吴茱萸汤主之。得汤反剧者，属上焦也。吴茱萸汤方：吴茱萸（洗）一升，人参三两，生姜（切）六两，大枣（擘）十二枚。上四味，以水七升，煮取二升，去滓，温服七合，日三服。"第309条言："少阴病，吐利，手足逆冷，烦躁欲死者，吴茱萸汤主之。"第378条言："干呕，吐涎沫，头痛者，吴茱萸汤主之。"

吴茱萸汤中吴茱萸为君药，味辛性温热，归肝、肾、脾、胃经，温胃止呕、温肝降逆、温肾止利，一药而三经同治，上中下焦兼顾。重用辛温之生姜为臣，生姜乃呕家之圣药，降逆止呕，温胃散寒。人参甘温，补益中焦脾胃之虚，大枣补脾，调和诸药，二者共为佐药，人参、大枣并用，补益中气，与吴茱萸、生姜合用，使清阳得升，浊阴得降。四药相伍，温中补虚，降逆止呕，为治肝胃虚寒，浊阴上逆证之常用方。

在上述古代名家医案中，运用吴茱萸汤的名家有叶天士、陈念祖、吴瑭、吴楚、林珮琴、温存厚、张士骧、阮怀清8位，相关著作8部，相关医案三十余则，涉及感冒、发热、噎膈、腹胀、腹痛、胃痛、反胃、呕吐、疝气、疟疾、霍乱、关格、吐酸、水肿、呃逆、惊风、郁证17种病症，其中呕吐案最多，或与《伤寒论》载其治疗"食谷欲呕""得汤反剧"有关。

分析诸位名家之运用，径用原方者有之，随症加减者亦有之。温存厚治上热下寒之呕吐，径用原方。陈念祖治伤寒见干呕下利、手足逆冷，病属少阴病者，以及脾胃阳虚之反胃，常用原方；治病后气血虚弱、真阳亏损者，合当归四逆汤以温经散寒、养血通脉；治气机阻滞、阴阳俱结，见呕吐、水肿者，加茯苓、半夏祛湿以祛湿通阳，加肉桂以散寒止痛、引火归元；治肝木乘土之噎膈、腹胀，常肝脾同治，加半夏、茯苓等健脾祛湿；治肝寒上逆之疝气，加茯苓、附子以健脾温阳。吴瑭治邪陷厥阴之疟疾，加丁香、干姜、半夏、青皮、茯苓，以理气温阳、健脾祛湿；治胃寒呕吐，去大枣，加薏苡仁、干姜、半夏、陈皮等，以理气健脾祛湿；治阳虚反胃，合大半夏汤以补中降逆。吴楚治风木乘土之霍乱，又误伤生冷而见肢冷唇青者，合四逆汤以温中祛寒，回阳救逆。叶天士治阳气虚弱、肝气犯胃之胃痛、呕吐、水肿等，加高良姜、附子等散寒止痛，白芍、半夏、茯苓疏肝健脾；治阳虚痰阻之呕吐，合二陈汤以燥湿化痰、理气和中；治真阳虚衰之关格，合半硫丸以温肾逐寒，通阳开秘。林珮琴治肝气犯胃之呃逆,兼外感内寒者,合旋覆代赭汤以降逆化痰,益气和胃;治阳虚呕吐脉微者,加煨姜汁、粥汤热服;治胃阳虚弱、肝郁犯胃之郁证,加干姜增强温中散寒之功,半夏、茯苓、枳壳、砂仁、橘白等以疏肝解郁,理气健脾。张士骧治疗胃阳衰微之呕吐,去姜枣,选高丽参以大补元气,干姜增强温中散寒之功,茯苓、白术、代赭石、半夏、厚朴等理气健脾、降逆止呕;治胃阳虚弱、肝木乘脾之呕吐,易西洋参、白芍、麦冬以滋阴疏肝,半夏、木瓜以化湿和胃;治疗寒邪内盛之泄泻,合天台乌药散以行气疏肝,散寒止痛。阮怀清治脾胃阳虚,肝气上逆之吐酸,加丁香、砂仁、桂枝温阳行气,茯苓、白术健脾,白芍以滋阴疏肝。

从以上分析中可以看出,古代医家在运用吴茱萸汤时,多着眼于阳气虚弱,基于三经阳虚:脾胃阳虚受寒,失于和降,见食谷欲呕、胃脘疼痛、吞酸嘈杂;厥阴之脉夹胃属肝,若肝寒上犯于胃则呕吐,在下则致疝气;肾经受寒则阳气微,阳气不能达于四末,则手足厥冷,寒邪上逆则呕,寒湿下侵则利。本方肝、肾、胃三经同治,温、降、补三法并施,以温降为主。

吴茱萸汤临床应用广泛,现代医家采用本方治疗的病症颇多,常用于慢性胃炎、妊娠呕吐、神经性呕吐、血管神经性头痛、偏头痛、顽固性头痛、疝气痛、慢性胆囊炎、老年胃食管反流病等证属肝胃虚寒者。

麻 子 仁 丸

朱丹溪

一妇气滞血涩，脉不涩，经不调，或前或后，紫色，苦两大腿外臁（少阳经）麻木，有时痒，生疮，大便秘滞。以麻子仁、桃仁（去皮尖）、芍药各二两，生枳壳、白术、归头、威灵仙、诃子肉、生地、陈皮各五钱，大黄（治血涩）煨七钱（大黄配诃子亦可），为末，粥丸。（《名医类案》）

陈念祖

病已转入阳明之腑，邪势内陷，津液被劫，潮热时作，谵语腹满，小便数，大便硬，法宜急下。麻仁（另研）二钱，白芍药二钱，炒川朴二钱，枳实（炒）二钱，杏仁二钱，大黄六钱，水同煎服。（《南雅堂医案》）

蒋宝素

《经》以诸厥固泄，皆属于下。便泄溲固，为清浊不分。便固溲泄，为清浊太分，乃脾经约束，津液上归于肺，直注膀胱，其脾为约。仲景脾约丸主之。麻仁，赤芍，厚朴，生大黄，枳实，杏仁。等分为末，白蜜丸，桐子大，每服三钱，滚水下。（《问斋医案》）

【评析】 麻子仁丸出自《伤寒论》第 247 条："跌阳脉浮而涩，浮则胃气强，涩则小便数，浮涩相抟，大便则硬，其脾为约，麻子仁丸主之。麻子仁二升，芍药半斤，枳实（炙）半斤，大黄（去皮）一斤，厚朴（炙，去皮）一尺，杏仁（去皮尖，熬，别作脂）一升。上六味，蜜和丸，如梧桐子大，饮服十丸，日三服，渐加，以知为度。"

本方重用麻子仁为君药，其性平味甘，质润多脂，润肠通便；杏仁肃降肺气以通肠腑，大黄苦寒沉降，泻热通便，芍药酸苦微寒，养阴增液，和里缓急，三药共为臣药；枳实辛苦微寒，行气破结，厚朴辛苦微温，行气除满，两药相用加强行气导滞之功，俱为佐药；蜂蜜性平味甘，润肠通便，和中缓急为使药。诸药合用，共奏润肠泻热、行气通便之效。

在上述古代名家医案中，运用麻子仁丸的名家有朱丹溪、陈念祖、蒋宝素，相关著作 3 部，相关医案 3 则。朱丹溪针对胃热积滞、气滞血瘀的病机，运用本方加减治疗月经不调，可谓别出心裁。陈念祖针对热入阳明、津液被劫的病机，易丸药为汤药，荡涤肠胃，快而效捷。蒋宝素针对脾约之病机，直接运用原方。总的来说，古代名医在运用麻子仁丸时，多着眼于肠胃燥热、津液不足引起的一系列症状，如大便干结、腹胀满、小便多等。

现代医家多采用本方治疗便秘、痔疮、蛔虫性肠梗阻、慢性胃炎、急性支气管炎、哮喘、2型糖尿病、慢性前列腺炎等疾病。

栀子柏皮汤

钱 艺

姚左,庚辰,网船。素喜饮酒,新春患感,连投清解,未见效验。忽然目色如金,肤黄若橘,寒热时形,喘咳胁痛,二便涩少,脉来软数,舌苔黄厚。斯乃新感风邪,经久化热,引动酒湿,湿热相蒸,而成阳黄证。急予仲景栀子柏皮汤以涤湿化热。茵陈三钱,海金砂三钱,杏仁三钱,射干一钱半,炒山栀一钱半,飞滑石三钱,苇根五钱,黄柏一钱半,大豆卷三钱,大黄汁染灯心三尺。(《慎五堂治验录》)

包,左。肤目皆黄,便溏溺赤,舌红苔黄。湿热相蒸,治当分利。栀子柏皮汤加冬瓜皮、海金砂、蚕砂、秦艽诸症皆退,原方参以调补,照方加於术、苡仁。(《慎五堂治验录》)

费绳甫

溧阳潘文林病黄疸,面目发黄,胸腹作胀,纳谷无多,小溲色赤,脉来细弦。脾虚不运,湿热蕴结于中,胃气流行失职。方用绵茵陈钱半,川草薢钱半,瞿麦穗二钱,车前子三钱,六神曲四钱,茅苍术钱半,川黄柏一钱,黑山栀钱半,煨葛根二钱,陈广皮一钱,全当归二钱,大砂仁一钱,通天草三钱。连服三十剂而愈。(《孟河费绳甫先生医案》)

【评析】 栀子柏皮汤首载于《伤寒论》第 261 条:"伤寒,身黄发热,栀子柏皮汤主之。肥栀子(擘)十五个,甘草(炙)一两,黄柏二两。上三味,以水四升,煮取一升半,去滓,分温再服。"

方中栀子苦寒善清内热,泄三焦之火从小便而出,黄柏清热燥湿,炙甘草护胃和中,并制约栀子、黄柏苦寒伤胃之弊,全方清热燥湿以退黄。

在上述古代名家医案中,运用栀子柏皮汤的名家有钱艺、费绳甫,相关著作 2 部,相关医案 3 则。钱艺针对湿热相蒸之黄疸,加茵陈、海金沙、滑石等利湿泻热;费承祖针对脾虚不运,湿热蕴结之黄疸,增以苍术、神曲、陈皮、砂仁以化湿于中,茵陈、草薢、瞿麦、车前子以渗湿于下。总的来说,古代名家在运用本方时侧重于热重于湿之黄疸。现代医家多运用本方治疗梗阻性黄疸、肝细胞性黄疸、肝癌、肝纤维化、痛风、痤疮等疾病。

麻黄连翘赤小豆汤

陈念祖

某。感受伏暑之气，湿热郁而为黄，腹觉微满，无汗，小便自利。麻黄八分，连翘（去心）二钱，绵茵陈二钱，赤茯苓三钱，川朴一钱，枳壳八分，通草一钱，杏仁（去皮尖）二钱，淡豆豉一钱五分，神曲二钱，赤小豆二钱。（《南雅堂医案》）

叶天士

某。脉浮缓，身热不止，汗出不为汗衰。此风湿郁表，瘀热为黄。拟麻黄连翘赤小豆汤。麻黄，杏仁，生梓白皮，生姜，连翘，细赤豆，甘草，大枣。天雨水煎。（《叶氏医案存真》）

谢映庐

王富春。新婚匝月，得太阳伤寒病，头痛、发热、畏寒，误用补剂，邪无出路，遍身骨节疼痛，满头大汗热蒸，其面目如橘色之黄，其小便如栀子之汁。所服皆清补疏利，势愈迫切，诸医技穷，始延余诊。幸脉无阴象，腹无满结，胸无呕哕。谓曰：此症虽危，吾一剂立愈。其家且疑且信，服之，果然。原仲景《伤寒论》中有太阳病失汗，一身尽痛，头汗发热而黄者，有麻黄连翘赤小豆汤之例，盖发汗利水，令郁拂之邪，表里两解之意耳。（《得心集医案》）

王泰林

周。伏暑湿热为黄疸，腹微痛，小便利，身无汗。用麻黄连翘赤小豆汤表而汗之。麻黄，连翘，杏仁，淡豆豉，茵陈草，赤苓，川朴，枳壳，通草，六神曲（炒）。赤小豆一两，煎汤代水。（《王旭高临证医案》）

阮怀清

程。脉象濡弱涩滞，略兼弦紧，舌苔白腻，四肢酸软，胸膈痞闷，时觉微寒微热。此系内伏暑气，外受风寒，湿热郁蒸，发为黄疸。肤表无汗，小便短黄，郁久不治，恐成肿胀。急宜开鬼门、洁净府法主治。西麻黄八分，赤小豆三钱，连翘壳一钱半，绵茵陈二钱，六神曲二钱，淡豆豉一钱半，紫川朴一钱，川通草一钱，苦杏仁一钱半，赤茯苓三钱。（《阮氏医案》）

【评析】　麻黄连翘赤小豆汤在《伤寒论》中有记载。《伤寒论》第 262 条言:"伤寒,热瘀在里,身必黄。麻黄连翘赤小豆汤主之。麻黄(去节)二两,连翘二两,杏仁(去皮尖)四十个,赤小豆一升,大枣(擘)十二枚,生梓白皮(切)一升,生姜(切)二两,甘草(炙)二两。上八味,以潦水一斗,先煮麻黄再沸,去上沫,内诸药,煮取三升,去滓,分温三服,半日服尽。"

麻黄连翘赤小豆汤中,连翘清热解毒,赤小豆甘平利水,生梓白皮今用桑白皮或茵陈代之,此三药苦寒清热利湿,透邪热而出。麻黄、杏仁一宣一降,生姜辛温,此三药共散表之寒邪,通利肺气以利水湿。大枣、甘草甘温,健脾和中,以助后天。本方外能祛表邪,内能清湿热,故适于湿热内郁兼表邪未解者。

上述医案中,运用麻黄连翘赤小豆汤的名家有陈念祖、叶天士、谢映庐、王泰林、阮怀清 5 位,相关著作 5 部,相关医案 5 则。陈念祖治疗因暑湿郁热在里而成的黄疸,治以麻黄连翘赤小豆汤合栀子豉汤等。叶天士治风湿郁表、瘀热为黄之黄疸;谢映庐治表证不解、瘀热在里之黄疸,均以原方处之。王泰林治伏暑湿热、汗不出而黄疸,以原方处之并加神曲、川朴等解表理气消痞。阮怀清治湿重于热、表邪不解之黄疸用麻黄连翘赤小豆汤,加茵陈、通草等清热利湿退黄。

从以上分析中可以看出,麻黄连翘赤小豆汤多运用于表未解,内郁热,而汗不出以致身黄的黄疸。常加茵陈、通草清利小便以泄在里之热。举凡外有伤寒表邪,内有湿热之邪者均可用之。

麻黄连翘赤小豆汤虽是为发黄一证所设,然现代临床应用广泛,采用本方治疗的病症颇多,不仅用于湿热黄疸、急性传染性黄疸型肝炎、重型病毒性肝炎、肝硬化腹水、术后黄疸、胰头癌、妊娠期黄疸等,更用于荨麻疹、急性湿疹、脂溢性皮炎、寻常性痤疮、水痘、病毒性疱疹、过敏性皮炎、皮肤瘙痒症等皮肤疾病,急慢性肾小球肾炎、肾盂肾炎、非淋球菌性尿道炎、膀胱炎等泌尿系统疾病,以及上腔静脉阻塞综合征、急性痛风关节炎等诸多疾病。

麻黄细辛附子汤

喻 昌

金鉴。春月病温，误治二旬，酿成极重死证，壮热不退，谵语无伦，皮肤枯涩，胸膛板结，舌卷唇焦，身踡足冷，二便略通，半渴不渴，面上一团黑滞。从前诸医所用之药，大率不过汗、下、和、温之法，绝无一效，求救于余。余曰：此证与两感伤寒无异，但两感证日传二经，三日传经已尽即死；不死者，又三日再传，一周定死矣。此春温证不传经，故虽邪气留连不退，亦必多延几日，待元气竭绝乃死。观其阴证、阳证，两下混在一区，治阳则碍阴，治阴则碍阳，与两感证之病情符合。仲景原谓死证，不立治法，然曰发表攻里本自不同，又谓活法在人，神而明之，未尝教人执定勿药也。吾有一法，即以仲景表里二方为治，虽未经试验，吾天机勃勃自动，若有生变化行鬼神之意，必可效也，于是以麻黄附子细辛汤，两解其在表阴阳之邪，果然皮间透汗，而热全消。再以附子泻心汤，两解其在里阴阳之邪，果然胸前柔活，人事明了，诸症俱退，次日即思粥，以后竟不需药，只此二剂，而起一生于九死，快哉！（《寓意草》）

陈汝明。病痢，发热如蒸，昏沉不食，重不可言，至第三日危急将绝，方请余诊。其脉数大空虚，尺脉倍加洪盛。谓曰：此两病而凑于一时之症也。内有湿热，与时令外热相合，欲成痢症，尚不自觉。又犯房劳，而为骤寒所乘，以故发热身重，不食昏沉，皆属少阴肾经外感。少阴受邪，原要下利清白，此因肠中湿热，已蒸成猪肝鱼脑败浊之形，故色虽变而下利则同也。再用痢疾门药一剂，即刻不救矣！遂忙以麻黄附子细辛汤一剂，与之表散外邪，得汗后热即微减；再用附子理中汤，连进二剂，热退身轻能食；改用黄连理中汤丸，服至旬日全安。（《寓意草》）

王式钰

一人肾经素虚，冬月涉水，寒湿流注足少阴，恶寒发热，腹胀喘急，两足肿痛，昏聩欲寐，误认痈肿，委托疡医，渐至入腹冲心。余曰：此脚气也。肾乘心，水克火，祸不旋踵矣。急以黄柏、附子等分为末，津调作饼，贴涌泉穴上，艾火灸之，引其热下行。内用麻黄附子细辛汤加干姜、桂心、泽泻、五味、白茯苓、白术、炙草等分，姜枣为引，水煎冷服而愈。此方一名附子左经汤。（《东皋草堂医案》）

陈念祖

脉形沉细而微，神志昏愦欲寐，背常恶寒，口中和，腹痛下利，小便色白，是少阴之邪从

水化而为寒，今宗仲景法。麻黄（先煎去沫）二钱，细辛一钱，附子一钱，水同煎服。（《南雅堂医案》）

方　略

副贡范渔，娶媳胡姓。陡发癫症，每日鸡鸣而起，跣足蓬首，辄赴庭厨，操刀自割，家人夺之乃止。狂呼有大冤枉，食人则快。惶惶求治，百方不效。甘友文水，与范莫逆，力荐余治。诊得右手脉伏，左手脉弦，唇面色青。余以麻黄附子细辛汤加半夏、南星、橘红、北芥子、石菖蒲、姜汁对服，癫态稍定，但痴呆不言，饮食不知饱餍，又以鸭翎蘸桐油搅喉中，吐出胶痰碗许，神识虽清，经信已闭半载，用原蚕沙四两，铜铫炒黄熬酒一瓶，空心热饮。一月后而经通叶孕，次年得生孙矣。（《尚友堂医案》）

温存厚

余姻戚陈乐庄。冬日伤寒，沉迷谵语，时而烦躁，延渝城之素号名医者诊治。见其烦躁谵语，认为热症，妄用知、柏、元、麦等药，其烦更甚，连服数剂，人事沉迷，已濒于危，举家惶恐，延余诊视。审其六脉沉细兼紧，乃少阴伤寒之症。论云：少阴之为病，脉微细，但欲寐。《内经》云：少阴之上，君火主之。又云：阴中之阴，肾也。此病寒入肾经，何得妄用寒凉之品，几殒其生？即用麻黄附子细辛汤，因误服凉药，略加干姜，以助附子之力。服药后，谵止燥宁，神识清楚。若再稍迟，则无济矣。随用调理之药，数剂而愈。（《温氏医案》）

己卯季春，余三子仁澍。年甫志学，形体素壮，因处叠溪山中，该处阴气最盛，偶感寒邪，始而发热恶寒，诊其脉沉，知为少阴症，依法用麻黄附子细辛汤以解其表。服后两时许，其热稍减，惟云胸中胀满，遂尔大吐，须臾连吐三次，宿食概行吐出，吐后烦躁不宁。即用吴茱萸汤以温其中。服后其吐遂止，得睡片时，其气已顺，即解小便，溺甫毕，遂云大便坠胀，知其气因吐伤，中枢失权，倏尔，周身大汗，四肢发厥，自言心慌，人遂谵语，其势甚危。知其连吐数次，胃中空虚，是以中气不接。幸而熬有稀粥，予食一盏，其气稍接，其厥渐回。仍服前药，次日安贴。然一日之间，病变靡常，是知少阴之症最为险恶，非仲师之方，曷能挽救。倘用药少差，立见消亡。幸是孺子肾气未亏，尚能支持。若果肾虚之人，恐有暴脱之患。医家若遇此等症候，用药可不以仲师为法哉！（《温氏医案》）

友人保襄臣之园人张荘。人极壮健，因夏日刈草，途遇暴雨，周身尽湿，因而寒闭，数日不大便。医认为火，用承气汤以下之，仍然不通，两目反为发赤，尚谓火重，不能即通，还须再下，但人极困惫，饮食不思，睡床呻吟。余往坐谈，怪而问之，述其所以。余曰：何妨请我一治，欣然乐从。诊其六脉沉细兼迟。余曰：误矣。此乃寒闭，并非火结，所服承气汤，是以水投水，何以能下。余用麻黄附子细辛汤，外加干姜以温之，遂谓明日即能大便矣。服之果然。随用理中汤调理而愈。（《温氏医案》）

涪州牧伯阮叙九之书记张姓者，年二十余。染患痹症，市医见其四肢浮肿，脉沉气喘，认为虚弱，概用补法，愈补愈剧，奄奄待毙，众见病笃，始禀知伊主，牧伯心存恻隐，不忍漠视,延余诊视。审其六脉沉细无力,四肢肿胀,胸满气喘。余曰:此名痹症,系风寒湿三者相合而成。若再服补药,必气阻而死。余即用麻黄附子细辛汤重加利湿之品,旁观者深为诧异,见人弱如此,尚堪麻、附之猛烈耶!《经》云有故无殒,即俗云有病则病受之谓也。服一剂喘平肿消,随用加减之法,数剂而愈。(《温氏医案》)

刘云从游戎,冬日患喉痛之症,医用清火祛痰之剂,数日愈形肿大,水米不能下咽,举家惶恐,延余诊视。审其六脉沉细兼紧,观喉咙虽然肿满,其色淡红,知非实火,乃系少阴伤寒。夫少阴之脉,挟咽萦于舌本,热为寒逼,是以上犯,以致喉痛。若再服凉药,必然气闭而死。余用麻黄附子细辛汤,因误服凉药,寒滞中焦,复加干姜于内以温之,一剂微汗痛肿全消,二剂而愈。(《温氏医案》)

余任叠溪时,署侧有一寡媪,仅只一子,全仗刘草斫薪为活。一日忽闻哭声甚哀,询之左右,云老媪之子患喉痛,此地无有良医,又兼家贫,自拣大黄服之,其肿痛尤甚,现在水浆不入,四肢冰冷,奄奄待毙,是以其母哭而哀之。余悉之下,心甚恻然,但仅隔一墙,可令负来诊视,试看尚可救否。有一老兵欣然前往,须臾负来。诊其六脉伏而不现,肢冷过肘,惟一息尚存。余即用麻黄附子细辛汤,外加干姜,服一剂汗出肿消,四肢温暖,二剂全愈。熟读仲景之书,只要将症认准,投之无不立刻奏效,正所谓经方起死人而肉白骨也。(《温氏医案》)

张姓幼女,年九岁。两目患云翳,羞见灯日之光,终日紧闭双目。按眼科去翳之法,屡医不效,托友央余医治,襁负而来。拨开双睫,见其云翳满遮,见光瑟缩,审其六脉沉细,全是阴霾之气,遮掩睛光。人之眼目,如天之日,不容尘,今被遮掩,非寻常套方所能愈,应用《内经》外散之法,消其阴翳,如云消日出,必能见其光也。余用麻黄附子细辛汤,外加干姜,令其外熏内服,三剂而愈。仲师伤寒之方,何尝不能治杂病,但未思之耳。(《温氏医案》)

高斗魁

徐大千孙女,十余岁。发热数日,颈项牵绊疼痛,二便不利,忽四鼓厥逆,两目上窜,气喘口噤,牙关不开。予诊之,病自太阳传阳明,今传少阳,甲乙兄妹,遂传厥阴耳。语其家人曰:幸年小可救也。急以麻黄附子细辛汤,一夜尽三剂而始苏,五鼓能言矣。次用小柴胡汤合泻心汤等药,调理而愈。凡从阳经传阴经者,不作阴症,仍从阳经中治。四明治感,据症辨经,按经用药如此,仲景真不死矣。(《四明医案》)

张士骧

咽喉肿闭,水米不入,脉沉紧。按少阴脉挟咽萦舌本,因过服凉药,抑遏少阴,真阳为寒逼而上犯。《经》云:暴病非阳,此之谓也。进以麻黄附子细辛汤,加干姜,二剂而痊。因意及三年前,在登郡治一寒遏目翳,亦用此法而愈,症异而治同也。(《雪雅堂医案》)

【评析】 麻黄细辛附子汤出自《伤寒论》，其第 301 条云："少阴病，始得之，反发热，脉沉者，麻黄细辛附子汤主之。麻黄（去节）二两，细辛二两，附子（炮，去皮，破八片）一枚。上三味，以水一斗，先煮麻黄，减二升，去上沫，内诸药，煮取三升，去滓，温服一升，日三服。"

麻黄细辛附子汤又名麻黄附子细辛汤，麻黄辛温为君，发汗散寒，解太阳在表之邪；附子大辛大热为臣，温少阴在里之阳，助麻黄鼓邪外出；细辛辛温，雄烈芳香，性走窜，通表里，与麻黄配温经解表，与附子伍温通少阴，助阳散寒。三药并用，内温少阴之阳，外发太阳之表，解表与温里合施，助正而祛邪，为治表里俱寒、太少两感之剂。

在上述古代医案中，运用麻黄附子细辛汤的名家有喻昌、王式钰、陈念祖、方略、温存厚、高斗魁、张士骧 7 位，相关著作 7 部，相关医案 14 则，涉及春温、伤寒、痢疾、癫证、便秘、痹证、脚气、喉痛、喉风、翳障 10 种病症。

分析诸位名家之运用，喻昌治"太少两感"之春温，径予原方；对于"少阴外感"之痢疾，予原方以表散外邪。陈念祖治"少阴寒化"之伤寒，常以原方主之。温存厚治"寒入肾经"之伤寒及"少阴虚火"之喉痛，常加干姜，意在增附子温阳之力；对于素体阳虚之人之少阴伤寒，常予原方以解其表；对于外寒郁闭之便秘，多加干姜以增温阳之效；治痹证，常加重利湿之品；对于翳障，外加干姜，并行外熏内服，功在消其阴翳。高斗魁治"三阳合病，邪陷厥阴"之伤寒，合用小柴胡汤、泻心汤，意以兼治少阴、阳明之症。方略治痰蒙神窍之癫证，加半夏、南星、橘红、北芥子、石菖蒲，以强化痰通窍之效。王式钰疗"肾水乘心"之脚气病，常加干姜、桂心、泽泻、五味、白茯苓，以温阳利水。

从以上分析中可以看出，古代医家在运用麻黄附子细辛汤时，多着眼于少阴真阳不足，寒邪留滞。医案中常有"少阴外感""少阴寒化""寒入肾经""肾水乘心"等字眼，此点可作为麻黄附子细辛汤临床用方的辨证要点，这也提示我们不要只关注表里俱寒之表象，而应看透少阴真阳不足之本质。

麻黄附子细辛汤临床应用广泛，现代医家采用本方治疗的病症颇多，如肺癌疼痛、慢性咽喉炎、乳腺癌、老年支气管哮喘、房室传导阻滞、小儿支原体肺炎、肥厚型梗阻性心肌病、压力性尿失禁、乙型肝炎病毒性相关肾炎、变应性鼻炎等。笔者在临床上对于证属肾阳偏亏，风寒湿痹的强直性脊柱炎、腰椎间盘突出症、风湿性关节病、过敏性鼻炎、慢性荨麻疹等，常以麻黄附子细辛汤为基础方增损治疗。

麻黄附子甘草汤

张路玉

张路玉治包山金孟珍。正月间忽咳吐清痰,咽痛,五六日后,大便下瘀晦血甚多,延至十余日。张诊其脉,六部皆沉弦而细。此水冷金寒之候也。遂与麻黄附子细辛汤,其血顿止。又与麻黄附子甘草汤,咽痛亦止。而觉心下动悸不宁。询其受病之源?乃醉卧渴引冷饮所致。改用小青龙去麻黄加附子,悸即止,咳亦大减,但时吐清痰一二口,乃以桂、酒制白芍,入真武汤中与之,咳吐俱止。尚觉背微恶寒倦怠,更与附子汤二剂而安。

震按:咽痛下血,不以风火治,而以辛温燥热药始终获效者,由其善于识脉也。(《古今医案按》)

吴 瑭

陈,三十二岁。甲寅年二月初四日:太阴所至,发为䐜胀者,脾主散津液,脾病不能散津,土曰敦阜,斯䐜胀矣。厥阴所至,发为䐜胀者,肝主疏泄,肝病不能疏泄,木穿土位,亦䐜胀矣。此症起于肝经郁勃,从头面肿起,腹因胀大,的系蛊胀,而非水肿,何以知之?满腹青筋暴起如虫纹,并非本身筋骨之筋,故知之。治法行太阳之阳,泄厥阴之阴为要。医用八味丸误治,反摄少阴之阴,又加牡蛎涩阴恋阳,使阳不得行,而阴凝日甚,六脉沉弦而细,耳无所闻,目无所见,口中血块累累续出,经所谓血脉凝泣者是也。势太危极,不敢骤然用药。思至阳而极灵者,莫如龙,非龙不足以行水,而开介属之翕,惟鲤鱼三十六鳞能化龙,孙真人曾用之矣。但孙真人《千金》原方去鳞甲用醋煮,兹改用活鲤鱼大者一尾,得六斤,不去鳞甲,不破肚,加葱一斤,姜一斤,水煮熟透,加醋一斤,任服之。服鲤鱼汤一昼夜,耳闻如旧,目视如旧,口中血块全无,神气清爽,但肿胀未除。

初五日:《经》谓病始于下而盛于上者,先治其下,后治其上;病始于上而盛于下者,先治其上,后治其下。此病始于上肿,当发其汗,与《金匮》麻黄附子甘草汤。麻黄(去节)二两,熟附子一两六钱,炙甘草一两二钱。煮成五饭碗,先服半碗,得汗,止后服,不汗再服,以得汗为度。

此方甫立未分量,陈颂帚先生一见云:断然无效。予问曰:何以不效?陈先生云:吾曾用来。予曰:此在先生用,诚然不效,予用或可效耳。王先生(名谟,忘其字)云:吾甚不解,同一方也,药止三味,并无增减,何以为吴用则利,陈用则否?岂无知之草木,独听吾兄使令哉？予曰：盖有故也。陈先生性情忠厚，其胆最小，伊恐麻黄发阳，必用八分，附子护阳，用至一钱以监制。又恐麻黄、附子皆剽悍药也，甘草平缓，遂用一钱二分，又监制麻黄、附子。服一帖无汗，改用八味丸矣。八味阴柔药多，乃敢大用，如何能效？病者乃兄陈荫山先生入内室，取二十八日陈颂帚所用原方分量，一毫不差，在座者六七人，皆哗然笑曰：何先生之神也。予曰：余常与颂帚先生一同医病，故知之深矣。于是麻黄去净节用二两，附子大者一枚，得一两六钱，少麻黄四钱，让麻黄出头，甘草一两二钱，又少附子四钱，让麻黄、附子出头，甘草但镇中州而已。众见分量，又大哗曰：麻黄可如是用乎？颂帚先生云：不妨，如有过差，吾敢当之。众云：君用八分，未敢足钱，反敢保二两之多乎？颂帚云：吾在菊溪先生处，治产后郁冒，用当归二钱，吴君痛责，谓当归血中气药，最能窜阳，产后阴虚阳越，例在禁条，岂可用乎？夫麻黄之去当归，奚啻十百，吾用当归，伊责之甚，岂伊用麻黄又如是之多，竟无定见乎？予曰：人之畏麻黄如虎者，为其能大汗亡阳，未有汗不出而阳亡于内者，汤虽多，但服一杯，或半杯，得汗即止，不汗再服，不可使汗淋漓，何畏其亡阳哉！但此症闭锢已久，阴霾太重，虽尽剂未必有汗。予明日再来发汗，病家始敢买药，而仙芝堂药铺竟不卖，谓想是钱字，先生误写两字，主人亲自去买，方得药。服尽剂，竟无汗。

初六日：众人见汗不出，金谓汗不出者死，此症不可为矣。余曰不然，若竟死症，鲤鱼汤不见效矣。予化裁仲景先师桂枝汤，用粥发胃家汗法，竟用原方分量一帖，再备用一帖。又用活鲤鱼一尾，得重四斤，煮如前法，服麻黄汤一饭碗，即接服鲤鱼汤一碗，汗至眉上；又一次，汗出上眼皮；又一次，汗至下眼皮；又一次，汗至鼻；又一次，汗至上唇。大约每一次，汗出三寸许，二帖俱服完。鲤鱼汤一锅，喝一昼夜，亦服尽，汗至伏兔而已，未过膝也，脐以上肿俱消，腹仍大。

初七日：经谓汗出不止足者死。此症尚未全活，虽腰以上肿消，而腹仍大，腰以下其肿如故，因用腰以下肿。当利小便例，与五苓散，服至二十一日共十五天不效，病亦不增不减。陈荫山先生云：前用麻黄，其效如神，兹小便滴不下，奈何？祈转方。予曰：病之所以不效者，药不精良耳。今日先生去求好肉桂，若仍系前所用之桂，明日予不能立方，固无可转也。

二十二日：陈荫山购得新鲜紫油边青花桂一枝，重八钱，乞予视之。予曰：得此桂必有小便，但恐脱耳。膀胱为州都之官，气化则能出焉，气虚亦不能化，于是用五苓二两，加桂四钱，顶高辽参三钱，服之尽剂。病者所睡系棕床，予嘱备大盆二三枚，置之床下，溺完被湿不可动，俟明日予亲视挪床，其溺自子正始通，至卯正方完，共得溺大盆有半。予辰正至其家，视其周身如空布袋，又如腐皮，于是用调理脾胃痊愈。（《吴鞠通医案》）

【评析】 麻黄附子甘草汤出自《伤寒论》第302条："少阴病，得之二三日，麻黄附子甘草汤，微发汗。以二三日无证，故微发汗也。麻黄（去节）二两，甘草（炙）二两，附子（炮，去皮，破八片）一枚。上三味，以水七升，先煮麻黄一两沸，去上沫，内诸药，煮取三升，去滓，温服一升，日三服。"

　　麻黄附子甘草汤共 3 味药,方中重用麻黄为君,辛温发散表寒,宣通经络。附子为臣,祛散里寒,温经助阳,且附子固肾,不使麻黄深入肾经劫液为汗,两药一散一补,能够起到固本通阳的作用。甘草气平,能缓麻黄发汗之力,佐以甘草,益气和中,调和诸药。三药相伍,温阳化饮,健脾利水,温而不热,利而不峻。

　　在古代医案中,运用麻黄附子甘草汤的名家有张路玉、吴瑭等,相关著作 2 部,相关医案 2 则,涉及咽痛、肿胀病症。张路玉治"水冷金寒"之咽痛,常以原方主之。吴瑭治"上病"之肿胀,亦径予原方,功在发汗行水。

　　现代医家采用本方治疗的病症较少,如支气管哮喘、肺源性心脏病、冠心病心律失常、病态窦房结综合征、慢性心功能不全、偏瘫等。笔者在临床上对于证属肾阳素虚感受外邪,且正虚不甚者的遗尿、急慢性肾炎、关节疼痛、低热等,常以麻黄附子甘草汤为基础方增损治疗,取效较好。

黄连阿胶汤

汪　机

一人八月病滞下，医用调胃承气、大承气汤下之不利，邀予视之。面色萎黄，食少无味，大便不通，惟后重甚痛，脉皆细弱近滑，右脉觉弱。予曰：此气滞非血滞也。医用硝黄利血，宜其气滞于下而愈不通矣。遂令吞黄连阿胶丸，再用莲子、升麻、白芍、黄芩、枳壳、归身煎服而安。后用白术、人参二两，白芍、陈皮、山楂各一两为末，粥丸，常服调理。（《石山医案》）

张路玉

张路玉治郑墨林夫人。素有便红证，妊七月，正肺气养胎时，患冬温咳嗽，咽痛如刺，下血如崩，脉较平时反觉小弱而数，此热伤手太阴血分也。与黄连阿胶汤，二剂血止。后去黄连，加葳蕤、桔梗、人中黄，四剂而安。（《续名医类案》）

叶天士

曹十四。笑则痫厥病发，昼少夜多。思二月起病，春木正旺，内应厥阴肝脏木火，乃阳极之化，其来迅速，由内而升，神明遂乱，口吐涎沫，四肢寒冷，肝病何疑？由春病及长夏，醒则如无，纳食如昔。法以纯苦，直泄厥阴跷阳。芦荟，青黛，龙胆草，川楝子，黑山栀，白芍，青皮，归尾，猪胆汁。

又：前方用纯苦直清肝胆，初服即泻，病久阴分已虚，议理阴和阳，入酸以约束之。生鸡子黄，阿胶，川连，黄柏，生白芍，米醋。（《种福堂公选医案》）

林珮琴

吴。冬初由水泻后腹胀，是脏寒生满，脉虚食少。治先温通理阳，用益智、炮姜、潞参、茯苓、制半夏、缩砂壳、广皮、陈粳米煎汤服。数剂颇适。晚餐少运化，加神曲、鸡内金俱炒，胀宽。冬季因怫逆动肝，胁腹胀痛，寒热，脉微数。转方用白芍药、当归、潞参、苏梗、鲜橘叶、缩砂壳、郁金汁，两合肝胃，痛缓药停。春正上脘痛呕沫，由肝邪乘胃，胃气失降则胀壅，肝阳上升则呕痛，因肝为刚脏，法当柔以软之，甘以缓之。且肝阴久亏，触事生怒，脾元不复，病先肉脱。劣手竟用赭石重镇，桂心刚制，炒术壅气，兼蒺藜、青皮疏肝伐肝，一啜烦躁大痛,再剂胁如刀割,腹绞痛欲绝。予闻,拟甘润柔剂,用阿胶、鸡蛋黄、白芍药、甘草、枣仁、当归、饴糖等。遥寄片纸,药未及撮而殁。志此为以刚治刚,好言平肝者鉴。(《类证治裁》)

谢映庐

傅瑞廷。六月新婚后,触暑病热,头脑大痛,误用补剂,大热焦渴,医以瘟疫热症治之,凡清解疏利、升散养阴之药,治经数月,而病不瘳。节届大雪,始延余诊。视其形瘦面垢,身热谵语,自汗多渴,头痛有如刀劈,脉来长而不洪。是时医巫浩费,家计已索。病者因头痛难任,其叔孔翁曰:尚可治否? 余曰:可治。戚友咸问病名,余语以暑邪之症。众诧为不然。问曰:何以知之? 余曰:以气虚身热,谵语自汗,合于面之垢、脉之长而知之也。因请用药。余曰:甘寒解暑之剂,惟有天生白虎一方。旋重价觅至二枚,先将一枚破而与之。病者心躁口干,见辄鲸吞虎嗜,顿觉神清气爽,因再求瓜。家人止之,余更与之。食毕汗收渴止,头痛如失。但暑邪虽解,而阴气被阳热之伤,尚未复也,夜仍微热,咽微干,睡不寐,仿仲景少阴病咽干口燥不得卧之例,处黄连阿胶鸡子汤,三服而健。黄连阿胶鸡子汤。黄连,黄芩,芍药。上三味煎,去滓,入阿胶烊尽,少冷,入鸡子黄搅匀,服。(《得心集医案》)

王泰林

汪。肾水不足,君火上炎,相火下炽。心中如燔,舌光如柿,阳事易举,阴精易泄。拟清君以制相,益肾以潜阳。所虑酷暑炎蒸,亢阳为害耳。川连,淡芩,黄柏,阿胶,甘草,大生地,鸡子黄一枚,搅和冲服,另鸡子一个,破头,纳大黄三分,蒸熟。每日服一个。

复诊:投咸苦坚阴降火,以制亢阳,心中之燔灼,舌色之光红,已减三分之一。然上午之身热如燎者未退,幸纳食颇增,苦寒可进,再望转机为吉。川连,大生地,淡芩,元参,蛤壳,阿胶,元精石,甘草,鸡子黄一枚,冲服。

三诊:舌干红,知饥善食。水亏阳亢,土燥于中。咸苦坚阴之剂,虽衰其燔亢之势,未能尽除其焰。犹畏炎暑,湿热相火蒸腾。复入清中固下,仍不出咸苦之例。洋参,甘草,川连,生石膏,蛤壳,知母,麦冬,阿胶,大生地,黄柏末,猪胆汁丸三钱。每朝开水送下一钱。

渊按:胃气未败,可任苦寒咸润,直折其炎上之火,然亦须防胃败。虚损之所以难治者,大都如此。(《王旭高临证医案》)

张聿青

康右。木郁生火,肝火散越。内热日久不退,咽中热冲,头目昏晕。脉弦大而数,舌红无苔,满布裂纹。肝火灼烁,阴津日耗,水源有必尽之势。草木无情,恐难回情志之病。拟黄连阿胶汤以救厥少二阴之阴,而泻厥少二阴之火。清阿胶(溶化,冲)二钱,川连(鸡子黄拌炒)五分,生白芍三钱,地骨皮二钱,大生地五钱,丹皮二钱,女贞子(酒蒸)三钱,川石斛四钱,萱花三钱。

二诊：内热稍轻，而咽喉胸膈仍觉干燥难忍。舌红无苔，裂纹满布。心火劫烁，阴津消耗。惟有涵育阴津，为抵御之计。大生地四钱，阿胶三钱，煨石膏三钱，石决明五钱，黑豆衣三钱，大麦冬三钱，花粉二钱，炒知母二钱，双钩藤三钱。

三诊：内热大减，而仍头目昏晕，舌燥咽干。气火内烁，阴津消耗。再和阴泄热。大生地五钱，生甘草五分，粉丹皮二钱，阿胶三钱，大麦冬三钱，生白芍三钱，地骨皮二钱，钩藤三钱，石决明五钱，川雅连（鸡子黄拌炒）三分。

四诊：咽喉胸膈燥痛稍减，神情稍振。然仍口渴无津。厥少二阴之火，劫烁胃阴。再救阴泄热。西洋参二钱，青盐半夏一钱五分，生甘草五分，花粉二钱，大麦冬三钱，煨石膏五钱，黑豆衣三钱，池菊一钱五分，川石斛四钱，女贞子（酒蒸）三钱。

五诊：咽喉胸膈燥痛大减。然耳窍闭塞，眼目昏花，大便不行。少阳郁勃之火，上升不靖。甘养之中，再参清泄。西洋参一钱五分，花粉二钱，丹皮二钱，黑山栀三钱，黑豆衣三钱，大麦冬三钱，桑叶一钱五分，池菊二钱，更衣丸一钱，开水先送下。

六诊：胸膈燥痛递减。目昏耳闭，还是郁勃之升。再泄少阳而和胃阴。西洋参，麦冬，黑山栀，黑豆衣，桑叶，南花粉，淡芩，川石斛，池菊花，丹皮。

七诊：肝木偏亢，上升则为风为火，下行则为郁为气，所以舌红俱淡，燥渴俱减，而胀满气逆也。疏其有余之气，养其不足之阴。金铃子二钱，沉香（乳汁磨冲）二分，白芍三钱，川石斛三钱，大天冬三钱，香附（蜜水炒）二钱，干橘叶一钱五分，煨磁石三钱，阿胶珠二钱。（《张聿青医案》）

邵兰荪

后马周。肠澼久累，脉弦，舌滑，头晕而疼。宜黄连阿胶汤治之。（二月十二日）炒川连八分，炒白芍钱半，白头翁钱半，北秦皮钱半，赤茯苓四钱，枳壳钱半，青木香八分，草决明三钱，即青葙子，炒驴胶钱半，荆芥炭钱半，通草钱半，引荷叶一角。一帖。

介按：古之所谓肠澼下血，即今之所谓赤痢也。兹以热入厥阴而为下痢，肝阳上越而为头晕，治以黄连阿胶合白头翁汤，借清肝热而滋阴。（《邵兰荪医案》）

【评析】 黄连阿胶汤出自《伤寒论》，其第303条云："少阴病，得之二三日以上，心中烦，不得卧，黄连阿胶汤主之。黄连四两，黄芩二两，芍药二两，鸡子黄二枚，阿胶三两。上五味，以水六升，先煮三物，取二升，去滓，内胶烊尽，小冷，内鸡子黄，搅令相得。温服七合，日三服。"

黄连阿胶汤又名黄连阿胶鸡子黄汤，黄连、黄芩苦寒入心，清心火，除上炎之热；阿胶、鸡子黄甘品入肾，滋肾阴，补血；芍药酸甘与芩、连相配，酸苦涌泄以清心火，与阿胶、鸡子黄相配酸甘化阴以滋肾水。诸药相合，降心火，补肾水，水火既济，心肾相交，诸症自除。本方为治阴虚火旺、心肾不交之失眠常用方。

在上述古代医案中，运用黄连阿胶汤的名家有汪机、张路玉、叶天士、林珮琴、谢映庐、王泰林、张聿青、邵兰荪 8 位，相关著作 8 部，相关医案 8 则，涉及暑温、癫狂痫、眩晕、腹胀、虚劳、胎漏、痢疾 7 种病症。其中痢疾案最多，占比接近一半，或与仲景治少阴病阴虚阳亢，而热痢日久，易耗津损液，致肾水不足有关。

分析诸位名家之运用，径用原方者有之，随症加减者亦有之。谢映庐治"阳热伤阴"之暑温，常以原方主之。汪机疗气滞之痢疾，常加莲子、升麻、白芍、枳壳，以增强健脾行气之功。邵兰荪疗"肝阳上越"之痢疾，多合白头翁汤清肝热而滋阴。叶天士治"肝阳上亢"之痢厥，加米醋以酸敛肝。张聿青治"木郁津亏"之眩晕，加地骨皮、大生地、丹皮、川石斛，意在增救厥少二阴之功。林珮琴治"木旺乘胃"之腹胀，加甘草、枣仁、当归、饴糖，意在甘润柔肝。王泰林治"相火亢盛"之虚劳，加大黄、黄柏，以增清君制相之功。张路玉治"伤阴动血"之胎漏子咳，用黄连阿胶汤原方，功在清养肺肾。

从以上分析中可以看出，古代医家在运用黄连阿胶汤时，多着眼于肝阳亢盛，而非阴虚火旺。医案中常有"阳热伤阴""肝阳上越""肝阳上亢""木旺乘胃""相火亢盛"等字眼，这些可作为黄连阿胶汤临床用方的辨证要点，这也提示我们黄连阿胶汤证除心肾不交、阴虚火旺外，尚有肝阳偏亢的病变。

黄连阿胶汤临床应用广泛，现代医家采用本方治疗的病症颇多，如证属心肾不交型的抑郁症、皮肤瘙痒症、2 型糖尿病、口疮、妊娠失眠、慢性尿路感染、肠易激综合征、甲状腺功能亢进症、老年冠心病室性期前收缩、原发性失眠、偏头痛、精囊腺炎、唇炎、妊娠病、谵妄、顽固性手足脓疱疹、风湿病、尿血、发热、慢性非细菌性前列腺炎、泄泻、小儿心肌炎等。笔者在临床上对于顽固性失眠、月经过多、焦虑症、更年期综合征、冠心病、口干、心律失常、皮肤病、慢性乙型病毒性肝炎、慢性疲劳综合征等，常以黄连阿胶汤为基础方增损治疗。

附 子 汤

郑重光

　　许沧澄兄,年二十外,久病真州,招余往治。询病源于前医,谓秋间患夹阴伤寒,治未痊可,而即停药,至冬则甚。其时十月上旬,诊其脉虚细无神,而举止无伦,神思疲倦,默默不欲见人,一派阳气虚弱之证。用归脾汤加肉桂、益智仁,去木香。告曰:须冬至一阳生,病退方妙。至其时果半愈。后因庄房回禄。闷步于庭,三日不寐,遂病剧矣。次年三月,复招往看。及就诊,两手掩面,不敢见人,窗牖障黑,昼日燃烛,两手枯白,筋露青紫,两足筋惕,身肉瞤动,足踏火,手抱火,犹然畏寒,三五日必梦遗一次,虽无梦亦遗,尿管连肛精道涩痛,口渴欲饮,饮必火上沸汤,惟吞一口,旋吐冷涎,日食十余餐,俨如消证,闻人履声,便惊汗出。惜费不肯市参,以致危笃至此。又米令兄,见其沉重,托余急救,一日三诊,而脉三变。初则虚大无伦,服参术姜附药一剂,脉略敛。近夜即细涩无神,盖脉资始于肾,脉之频变,肾虚失其常度。渴者,肾虚引水自救也。多餐者,胃阳发露,皆亡阳脱证,非寻常药之能治。立千言医案,定议用仲景附子汤治少阴病者。人参三钱,附子三钱,白术、茯苓各钱半,芍药、炮姜各一钱,不须加减,以俟阳回。如此坚服一月,而畏人畏亮,筋惕厥冷阳脱诸证皆愈。四月来扬就医,则脉证与前大不侔矣。脉虚大而尺数,两足阴囊皆肿,肛右尿茎内痛,微咳多餐,夜反不寐,梦遗虽疏,而未全止,多怒詈骂。此阳甫回而阴旋虚,用《金匮》肾气丸,日服三钱,以消其下部之水。用归脾汤去木香,加菟丝子、龙骨、五味子以固精。用一旬则脉数大,咳嗽胸痛。又用六味地黄汤,去泽泻,加当归、人参、麦冬、五味子、菟丝子,相参间服。如此调治五十日,方能步履。回真州,肌肉充于平昔。病有变迁,医不可执,岂以初治辛热得效,遂为始终不易者乎?(《素圃医案》)

　　吴侣张金宪尊阃,素有饮证,频发呕吐,医用生半夏、生附子,以生姜汁入药调服。如斯一月有余,计食生姜二十斤,意图除饮之根,不无用药过激,遂致耗气亡阳,七日夜不能合眼而寐,招余往诊。脉浮细如羹上之浮脂,指点便散,自知周身之气,行于皮内,渐渐有声,行至巅顶双目前,如眼镜两圆光荡漾,即遍身汗出,昏眩不知身在何处。余曰:此真阳外越,不急救之,瞬息便脱。用仲景之附子汤,人参、白术、茯苓、附子、赤芍各二钱,服后得合目昏睡片刻,醒时两圆光即收。本日又进一剂,夜则熟寐达旦。如此六七日,人事方清爽。痰食是其本病,嗣后以前药去芍药,加半夏、甘草,畏生姜不用,医治两月,方能出户而立。缘生姜辛能散气,多食几至亡阳,此过剂用奇之患也。即以前药为丸,十年不发矣。(《素圃医案》)

290

张聿青

茅右。脉细濡而右关带滑。叠进育阴潜阳,昏晕依然不定,有时汩汩作酸。良以清津为阳气所炼,渐欲成痰,致浊阻清位,所以昏晕不能定也。再以退为进。制半夏,晚蚕沙,云茯苓,杭菊,广橘红,煨天麻,白蒺藜,白金丸三分。

二诊:阳气浮越在上,时时昏冒。在上之阳气日浮,在下之阳气日乏,所以叠进潜阳,而病不少退。拟《金匮》附子汤以导阳气下行。台参须(另煎)一钱,野於术一钱五分,云茯苓三钱,熟附片四分,煨牡蛎四钱,杭白芍(酒炒)一钱五分,白蒺藜三钱,老生姜二片。(《张聿青医案》)

【评析】 附子汤见于《伤寒论》第304条和第305条,分别为:"少阴病,得之一二日,口中和,其背恶寒者,当灸之,附子汤主之。附子(炮,去皮,破八片)两枚,茯苓三两,人参二两,白术四两,芍药三两。上五味,以水八升,煮取三升,去滓,温服一升,日三服。""少阴病,身体痛,手足寒,骨节痛,脉沉者,附子汤主之。"

附子汤中,炮附子辛甘大热,功可回阳救逆,补火助阳,散寒止痛,为回阳救逆之要药;人参大补元气,复脉固脱;茯苓、白术健脾化湿,且白术可助力附子去寒湿之邪;芍药和营止痛,以制附子之悍。诸药合用,共奏温经助阳、祛寒除湿之效。

在古代名家医案中,郑重光用附子汤治疗脉微欲绝、真阳欲脱之危急重症,张聿青则用附子汤导阳下行以治疗阳气浮越在上引起的头晕昏冒。二者关注点均在阳气欲脱、浮越于上,或可为辨证之要点。

现代临床常用本方治疗阳虚寒盛型风湿或类风湿关节炎、慢性心功能不全、慢性肾炎、胃下垂、慢性肝炎、慢性肠炎、盆腔炎、带下病、子宫脱垂等病。

桃 花 汤

叶天士

某。脉微细,肢厥,下痢无度,吴茱萸汤,但能止痛,仍不进食,此阳败阴浊,腑气欲绝,用桃花汤。赤石脂,干姜,白粳米。(《临证指南医案》)

蒋示吉

示吉曰:毛方来忽患真寒症,腹痛自汗,四肢厥冷,诸医束手,予用回阳汤急救而痊。吴石虹曰:症暂愈,后必下脓血则危矣。数日后,果下痢如鱼脑,全无臭气,投参、附不应。忽思三物桃花汤,仲景法也,为丸与之,三四服愈。(《续名医类案》)

陈念祖

少阴下利便脓血,腹痛,小便短涩,此乃手足阳明感少阴君火,热化太过,闭藏失司,开阖尽撤,若不急为堵截阳明道路,恐真阴立有消亡之虑,拟以桃花汤主之。赤石脂(研细末)一两六钱,干姜一钱,粳米四钱。(《南雅堂医案》)

张士骧

柳鹤书。血痢纯红,腹痛坠陷,脉细且弱,面色枯白,口渴咽干,素吸洋烟,病缠两月,羸瘦如柴,阴阳两伤,补脾统血,升提固涩无灵。因忆仲景少阴下痢,有堵塞阳明一法,遵用桃花汤以固脱,去干姜之辛温伤液,加入熟地以填肾阴,萸肉、乌梅、五味以收三阴之散而敛液,入参茸、升麻以升阳化裁。古方亦法外之法也,三剂病症霍然,因并记之。高丽参四钱,炙甘草钱半,真鹿茸一钱,山萸肉三钱,赤石脂八钱,熟地炭八钱,五味子一钱,禹余粮四钱,绿升麻一钱,乌梅炭一钱。(《雪雅堂医案》)

张仲华

暑湿热病下痢,始系赤白垢腻,昼夜数十余次,旬日后痢虽减而纯下血矣。伤及肝肾,病情最深,非易治者。姑先清热存阴,宗厥阴下痢之条。拟白头翁汤合黄连阿胶汤意。白头翁三钱,秦皮一钱五分,丹皮一钱五分,黄连一钱,地榆炭二钱,白芍一钱五分,荷蒂二个,炒黄柏一钱,阿胶(蛤粉拌炒)一钱五分。

诒按：方论俱明当。

再诊：下血较昨减半，而其来必阵下，肠中滑泄已甚，关闸尽撤，肾气有下脱之虑。拟用昨方参桃花汤意。赤石脂四钱，地榆一钱，干姜炭五分，白芍一钱五分，丹皮一钱，阿胶（蛤粉拌炒）一钱五分，炙草三分，炒黄柏一钱，粳米四钱，黄连四分。

诒按：病虽稍减，尚系紧要关头，不可松手。

三诊：血下缓而大减，脉微神倦，气阴并乏矣。堵塞存阴之药，尚不可撤，拟就昨方加立中意。原方加人参一钱，另煎冲入。［《（评选）爱庐医案》］

【评析】　桃花汤在《伤寒论》和《金匮要略》中均有记载。《伤寒论》第306条云："少阴病，下利，便脓血者，桃花汤主之。赤石脂（一半全用，一半筛末）一斤，干姜一两，粳米一升。上三味，以水七升，煮米令熟，去滓，温服七合，内赤石脂末方寸匕，日三服。若一服愈，余勿服。"《伤寒论》第307条云："少阴病，二三日至四五日，腹痛，小便不利，下利不止，便脓血者，桃花汤主之。"《金匮要略·呕吐哕下利病脉证治第十七》云："下利，便脓血者，桃花汤主之。"

本方之名来源于方中药物赤石脂，其又称桃花石，颜色红似桃花，具春和之义，故名桃花汤。方中赤石脂性温而涩，入胃和大肠经，重用以涩肠固脱，止血止泻，是为君药；干姜辛温而热，入中焦脾胃，助元阳，祛里寒，为温中散寒之要药，是为臣药；粳米甘缓性平，养胃和中，是为佐药。三药合用，共奏温中散寒、涩肠止泻之功。其中赤石脂一半全用入煎，乃取其温涩之气，一半为末，并以小量粉末冲服，取其直留肠中，以增强固涩止脱的作用。

在上述古代医案中，运用桃花汤的名家有陈念祖、叶天士、张士骧、张仲华、蒋示吉，相关著作5部，相关医案5则。陈念祖治少阴下利便脓血，叶天士治虚寒之下痢无度，蒋示吉治虚寒血痢，皆用原方；张士骧治阴阳两伤之血痢，加熟地、人参、鹿茸以温肾益阳，山茱萸、乌梅、五味子以敛阴固脱；张仲华治暑热血痢滑脱，加地榆、阿胶、白芍以养血止血，黄连、黄柏以清除邪热。从以上分析可以看出，古代医家在运用桃花汤时，多着眼于虚寒下利便脓血，滑脱不禁的证治。医案中常有"下利便脓血""下痢无度""肠中滑泄""腹痛坠陷""四肢厥冷""脉微"等字眼，可作为桃花汤临床用方的辨证要点。

现代临床常运用桃花汤治疗慢性痢疾、阿米巴痢疾、肠伤寒出血、便秘、溃疡性结肠炎、上消化道出血、慢性腹泻、崩漏、子宫功能性出血等疾病。

猪 肤 汤

叶天士

陈三七。阴阳交虚,营卫欹斜,为忽冷忽热,周身骸骨皆痛,百脉皆损,秋半天气已降,身中气反泄越,汗出喉痹,阳不入于阴,致自为动搏耳。夫咽喉之患,久则喉痹喉宣,妨阻受纳,最不易治,从少阴咽痛例,用猪肤汤旬日,喉痛得缓,对症转方。(《临证指南医案》)

张二三。阴损三年不复,入夏咽痛拒纳,寒凉清咽,反加泄泻,则知龙相上腾,若电光火灼,虽倾盆暴雨不能扑灭,必身中阴阳协和方息。此草木无情难效耳,从仲景少阴咽痛用猪肤汤主之。(《临证指南医案》)

兴化廿四。肛瘘成漏年余,真阴五液皆伤,纳食在胃,传入小肠而始变化。因咳痰不出,必呕尽所食乃已。喉痛失音,涎沫吐出,喉中仍似存留。明明少阴脉中阴火内烁,上燔阴液,蒸变涎沫,内损精血,医见咳嗽音低,咸进清金润肺,不明此咳呛之原,是速其笃已。猪肤汤。(《叶氏医案存真》)

虚损,真阴内涸。当戊己君火主令,立夏小满,阳气交并于上,喉舌肿腐,是阴不上承,熏蒸腻涎。吐咯不清,皆五液之变,由司气感及躯质而然。检古方,以仲景少阴咽痛例,用猪肤汤。(《叶氏医案存真》)

顾,铁瓶巷,十六岁。稚年筋脉未坚,努力搂抱,致气血流行有触,胸背骨偏突成损。此属不足,非因外邪。在身半以上,为阳主气,致右肛瘘成漏年余。真阴五液皆伤,纳食在胃,传入小肠而始变化,因咳痰不出,致呕尽所见乃已。喉痛失音,涎沫吐出,喉中仍然留存,明明少阴肾脉中龙火内闪,上燔阴液,蒸变涎沫,内损精血所致。医见嗽哑,清金润肺,未明呛嗽之源,是就其凶。猪肤汤。(《叶天士晚年方案真本》)

申,余杭,廿六岁。劳病,水枯肾竭不知。猪肤汤。(《叶天士晚年方案真本》)

杨,海宁,廿六岁。此劳怯是肾精损而枯槁,龙雷如电光闪烁无制。肾脉循喉,屡受阴火熏灼,必糜腐而痛,冬无藏精,春生寂然,胃气已索,草木何能资生?猪肤汤。(《叶天士晚年方案真本》)

张路玉

张路玉治徐君玉,素禀阴虚多火,且有脾约便血症,十月间患冬温,发热咽痛。里医用麻、杏、橘、半、枳实之属,遂喘逆倚息不得卧,声飒如哑,头面赤热,手足逆冷,右手寸关虚大微数。此热伤手太阴气分也，与葳蕤、甘草等药不应。为制猪肤汤一瓯，命隔汤顿热，不时挑服，三日声清，终剂病如失。（《续名医类案》）

程文囿

予甥习方，稚年出麻，麻后热久不退，干咳无痰，肌瘠食少，粪如羊矢，神形疲困，诸医束手，姊氏忧惶，抱负来舍。予曰：此麻疳也，病属难疗。姊嘱拯治。思麻后热久，阴血必伤，干咳便难，津液必涸。计惟养阴保液，清肺润肠，庶可望效。方定麦冬地黄汤，加石斛、沙参、玉竹、芝麻、阿胶、梨汁、白蜜，并令饮人乳，食猪肚汤。姊言：前医以嗽热未清，戒勿食荤。予曰：谷肉果菜，食养尽之。今病久肠胃干枯，须假物类脂膏，以补人身血液。古有猪肤汤、猪肚丸可法也。于是药食并进，热嗽渐减，便润食加，调治一月，诸候均愈，肌肉复生，乃送归焉。（《杏轩医案》）

俞 震

此是少阴咽痛，盖肾脉络肺，肾水亏而坎中之火直犯肺金，肺热叶焦，脓血交出，肾脉上循喉咙，火亦上升不降，乃为咽痛，至险之候也。脉软而数，滋清无益，勉与仲景猪肤汤，以图侥幸。猪肤二两，切片，水二碗，煎至一碗，去渣入白蜜一小杯，再煎至一碗，不时服。紫雪亦可间用。（《沈俞医案合钞》）

马 俶

病经一月，口燥咽干，胸满不能饮食，二便俱闭，诊其脉虚而且涩。此少阴客热，肾经虚燥也。肾开窍于二阴，肾气既亏，窍不滑泽，所以二便俱闭。少阴之脉，循喉咙，挟舌本，肾热则经络亦热，所以口燥咽干。肾者胃之关也，关门不利，胃气亦为之阻，所以胸满不能饮食。当用仲景猪肤汤治之。夫猪水畜也，其气先入肾。肤味甘寒，能解少阴客热，故以为君，加白蜜以润燥除烦，白粉以补虚益气也。（《马氏医案并附祁案王案》）

张聿青

费毓卿夫人。由瘀化水，水性就下，流入足三阴经，郁而生热，遂致腿股赤肿。肝胆之火，亦因之而起，火既用事，阴分愈烁，不特分利泄湿，不能却病，即育阴之剂，未见全功。足肿赤痛，口碎咽疼，知是阴虚之极，阴不藏阳，阳气炽于阴分之中，而浮越于外。随进《金匮》肾气以导火归原，散越之火，应手而伏，两足赤痛顿定，肿大如瓜之状，十消五六，可谓冒险逢生，理宜渐渐和平，徐徐图复，岂期散越之火，一扫而尽，而咽中之痛，稍缓复盛。脉数，右寸关较大，而不耐重按。窃思少阴肾脏，是藏精之地，为乙癸之源。考少阴之脉系舌本，循喉咙，诸经之火既收，何独咽痛不与偕退？良由肾液燥涸之甚，阴气不能下吸，则虚阳难以潜伏。诚恐糜腐大起，阴阳不相抱负，而致虚脱。兹与展莓仁兄先生商用仲景猪肤汤，以救少阴之燥，合阿胶鸡子地黄汤，以救肝肾之阴。转变百出而致于此，得失之数，在此一举，若得应手，便是转危为安也。真阿胶，生山药，熟地，鸡子黄，白粳米，麦冬，炒黄川贝，川石斛，猪肤，白蜜。

复诊：诸火渐收，而少阴大亏，阴不下吸，虚阳依然上炎，已申明于前案中。夫阴不下吸，为水亏也，猪肤汤以救肾燥，胶地以滋水源。无如虚阳既从上炎，肺金受烁，肺为水之上源，源头不生，则滋育之品自为杯水车薪，无从应手。遂以崔氏八味为之反佐，而口糜仍然不退，壮水而水不能壮，导火而火不能归，转觉口腻涎黏，胃中生浊，独何故欤？盖一饮一食，皆赖脾胃为之磨化，然后化津化气，足以养生。而脾胃之磨化，尤赖肾中之一点真阳蒸变，炉薪不熄，釜爨方成也。今虚阳尽从上越，则命火之蒸变，反属无权，脾胃之旋转失职，胃本无浊，而浊自生矣。此时虚阳挟得些微之浊，流露于外，则结糜尤易。若投化浊，则燥药更易伤阴。若叠壮水源，则胃中之浊，必拒而不受，即复能受，虚浊必愈堆愈满。若大队引导，则阴不下吸，导之必不能下。兹拟以极轻之品，益水之上源，金为水母，所谓虚则补其母也，芳以泄浊，以避燥也，复以纯阴之品，以制阳光。然否正之。炒黄北沙参，盐水炒竹茹，炒焦豆豉，炒黄枇杷叶，金钗石斛，盐水炒橘白，炒黄白粳米，炒麦冬，茯苓神，上濂珠、川贝母（二味研极细，先调服，用白荷花露冲）。（《张聿青医案》）

王孟英

一少妇分娩，胞水早破，胎涩不能下，俗谓之沥浆生，催生药遍试不应。孟英令买鲜猪肉一二斤，洗净切大块，急火煎汤，吹去浮油，恣饮之，即产，母子皆生。且云：猪为水畜，其肉最腴，大补肾阴而生津液，予尝用治肾水枯涸之消渴，阴虚阳越之喘嗽，并著奇效。仲圣治少阴咽痛用猪肤，亦取其补阴虚而戢浮阳也。后贤不察，反指为有毒之物，汪讱庵非之是矣。惟外感初愈，及虚寒滑泻，湿盛生痰之证，概不可食，以其滋腻更甚于阿胶、熟地、龙眼也。然猪以浙产者为良，北猪不堪用。吾杭之燥肉鲊，即猪皮为之，可以致远，入药尤为简当，不必泥于皮与肤之字面，而穿凿以夸考据也。（《回春录》）

【评析】　猪肤汤在《伤寒论》有记载。《伤寒论》第310条言："少阴病，下利，咽痛，胸满，心烦，猪肤汤主之。猪肤一斤。上一味，以水一斗，煮取五升，去滓，加白蜜一升，白粉五合，熬香，和令相得，温分六服。"

猪肤汤方药精简，猪肤，即猪皮，甘寒润燥，能解少阴热邪而养阴；白蜜，甘寒，为稼穑之味，白粉，即是稻米粉，为土谷之精，两者合用，意在助中土以交合水火。

在上述古代医案中，运用猪肤汤的名家有叶天士、张路玉、程文囿、俞震、马俶、张聿青、王孟英7位，相关著作9部，相关医案13则，涉及伤寒、咳嗽、虚劳、火证、难产、疳证、喉痹、喉疳8种疾病。其中虚劳案和喉痹案较多。

分析诸位名家之运用，多是直用原方，从少阴论治，如叶天士治"身中气反泄越，汗出喉痹""入夏咽痛拒纳""喉痛失音，涎沫吐出""喉舌肿腐，熏蒸腻涎，吐咯不清"，张路玉治"脾约便血症，间患冬温，发热咽痛"，马俶治"燥咽干，胸满不能饮食，二便俱闭"，王孟英治

"一少妇分娩,胞水早破,胎涩不能下"。

从以上分析中可以发现,多以猪肤汤急救津液,且专用于少阴有热,津液大伤,不可进苦寒之药,恐其更伤,且此时营卫失调,阴阳失和,案中就有"阳不入于阴""阴损三年不复""龙相上腾""阴火内烁,上燔阴液,内损精血""阴不上承""龙雷之火,闪烁无制""水枯肾竭"等字眼,可见猪肤汤能急存津液,亦其咸甘缓解少阴内热之势。

猪肤汤现代临床运用较少,有将其治疗慢性咽炎及老年性皮肤瘙痒等。笔者认为,猪肤汤可制作为膏剂,运用于一些津液大伤的疾病中,或能让其重新发挥作用。

甘 草 汤

王起云

乡间一大姓,有子方周岁,值热天,遍身疼痛,啼哭不休。延请诸医,束手无策。王起云后至云:能以十金酬我,一刻即愈。主人唯唯,乃浓煎甘草汤浴儿,未几儿即睡去,半日方醒,已不作痛矣。主人大喜,出银酬之。特问小儿何病?王云:此乳母抱之纳凉,为刺毛所着耳(疑即毛虫,俗呼为羊辣子),故以甘草汤浴之。若预说明,岂肯以十金酬我哉?众大笑而别。(《续名医类案》)

心 禅

武林丁松翁三世兄,患风热喉痈,初起觉微寒,旋即发热,阅三日喉关之内小舌两旁,如有物梗塞,至五六日脓成痛甚,始患喉内两旁,双发喉痈,先延他医治之,处以辛凉疏风轻剂,至七八日乃召余诊,脉之寸关二部浮数,两尺虚软无力。余谓症属风热上壅,须以清火解毒为主。幸前方无误,脉象清爽,症虽危而可安,但勿求速效,走入歧路,致增跋涉耳。松翁深以为然,乃用羚羊角、石膏、知母、银花、僵蚕、薄荷、竹茹、青黛、山栀等清化上焦之风热,大便闭结,则用大黄、芩、连、元明粉等以通利之。吹以消肿解毒拔脓之药,至二十余日,脓腐未尽,人益困惫,举家惶惑,乃用斑蝥等外治之药,欲提其毒从外而出。余至急令揭去,用甘草汤洗净,诚以腐脓已化,断无外提之理,徒使毒气散漫,迁延难愈。至念余日脓腐方尽,脉亦平静,而肿痛依然,方信余言不谬也。乃用生甘草六钱,生绿豆一盏,煎汤再加化毒清火养阴之药。次日肿痛果瘥,后以养胃安神之剂,出入加减,月余始痊。(《一得集》)

【评析】 甘草汤出自《伤寒论》第 311 条:"少阴病,二三日,咽痛者,可与甘草汤,不差,与桔梗汤。甘草汤方:甘草二两。上一味,以水三升,煮取一升半,去滓,温服七合,日二服。"少阴病二三日,咽痛,而无他证者,乃少阴经微热之邪客于咽喉,予以性味甘平之生甘草独煎,以清热解毒,利咽止痛。古代名医王起云巧用本方清热解毒外治小儿虫兽咬伤,给人启发;心禅治喉痛腐脓已化,在本方基础上加化毒清火养阴药。

现代研究发现,甘草是《伤寒论》运用最广泛的药物,其炮制不同,功效迥异。蜜炙甘草性温,能补脾益气,润肺止咳,配辛温之桂枝、干姜、附子则辛甘化阳,温养心、肺、脾、肾之阳气;配酸收之芍药,则酸甘化阴,缓急止痛;配苦寒泻下之大黄、芒硝,则泻而不速;配寒热同调之黄连、干姜,则调和寒热。生甘草性平,能清热解毒,配以辛苦之桔梗,则清热利咽。总之,甘草配伍其他药物可广泛运用于内、外、妇、儿等各科病症。

桔 梗 汤

薛　铠

吴江史万言子六岁，感冒咳嗽，发散过度，喘促不食，痰中有血，用桔梗汤而愈。后因元气未复，清气不升，大便似痢，或用五淋散、黄连、枳实之类，痰喘目札，四肢抽搐，变慢风而殁。(《保婴撮要》)

一小儿因母忿怒患前症，兼咬牙呵欠。余谓肝经虚热之症，子用桔梗汤加柴胡、山栀、牛蒡子，母服加味逍遥散而愈。(《保婴撮要》)

薛　己

义士顾克明，咽喉作痛，至夜发热，此肝肾阴虚之热，用四物加酒炒黑黄柏、知母、麦门、五味，治之而愈。后因劳咽喉肿闭，刺患处出血，用桔梗汤，吐痰而消。(《口齿类要》)

陈念祖

少阴之脉，循喉咙，挟舌本。今咽中作痛，乃阴火上冲之故，宜主以甘凉，并以辛散者佐之，是乃泻火清热之正法。生甘草六钱，桔梗三钱，水同煎服。(《南雅堂医案》)

【评析】　桔梗汤在《伤寒论》和《金匮要略》中均有记载。《伤寒论》第311条言："少阴病，二三日，咽痛者，可与甘草汤，不差，与桔梗汤。桔梗汤方：桔梗一两，甘草二两。上二味，以水三升，煮取一升，去滓，分温再服。"《金匮要略·肺痿肺痈咳嗽上气病脉证治第七》云："咳而胸满，振寒脉数，咽干不渴，时出浊唾腥臭，久久吐脓如米粥者，为肺痈，桔梗汤主之。桔梗汤方(亦治血痹)：桔梗一两，甘草二两。上二味，以水三升，煮取一升，分温再服，则吐脓血也。"

桔梗汤在《太平惠民和剂局方》里又称如圣汤，方用桔梗宣肺利咽，甘草清热解毒，两者一宣一清，祛痰止咳，利咽止痛，全方清热解毒，消肿排脓。常用来治疗咽喉肿痛、咳吐脓痰等肺系疾病。

在上述古代医案中，运用桔梗汤的名家有薛铠、薛己、陈念祖3位，相关著作3部，相关医案4则，涉及喉痹、感冒、咳嗽、肺痈、肺痿5种疾病，其中喉痹案最多，或于《伤寒论》载其治疗咽痛有关。

　　分析诸位名家之运用,薛铠治邪热壅盛之感冒,发散太过喘促不食,痰中有血者,用原方主之;治小儿肝经虚热证,加柴胡以疏肝邪热,栀子、牛蒡子以清热凉血。薛己治肝肾阴虚之喉痹,因劳而咽喉肿闭者,兼刺患处出血以泻积热。陈念祖治热邪壅喉之喉痹,用原方主之。

　　从以上分析中可以看出,桔梗汤多用来治少阴病,咽痛者。以少阴肾脉,循喉咙而挟舌本,少阴心脉,挟咽而击目系,少阴病则癸水上冲,丁火不降,郁热抟结而生咽痛。桔梗开冲塞而利咽喉,生甘草泻郁热而缓迫急也。

　　桔梗汤在现代临床主要用于治疗支气管扩张、放射性食管炎、咽异感症、灼口综合征、喉源性咳嗽等疾病,也有治疗猩红热、肺癌等证属痰热滞咽者。

白 通 汤

叶天士

方，七七。高年宿疝不愈，入夏阴囊足跗腹大，乃阴脏之真渐竭，腑中阳气不行，一派浊阴迷漫。述二便皆不通爽，明知老弱久虚，然呆补必助浊壅塞，议通阳一法。白通汤去葱白。（《种福堂公选医案》）

沈，三十四岁。六腑阳气不行，浊凝便艰，浊结则痛。半硫丸，热药中最滑。入肠泄浊阴沉滞，胃阳当未醒复，薄味相宜。炒生川附，生淡干姜，葱白汁泛丸。（《叶天士晚年方案真本》）

谢映庐

周孔昌。体肥而弱，忽然腹痛泄泻，十指稍冷，脉甚微，因与理中汤。服后，泄未止而厥逆愈进，腹痛愈甚，再诊无脉，知阴寒入肾。盖理中者，仅理中焦，与下焦迥别。改进白通汤，一服而安。白通汤：葱白，附子，干姜。（《得心集医案》）

马 俶

伤寒下利，吐逆烦躁，手足厥冷，脉微欲绝，此肾中真阳素亏，外邪入之，内寒与外寒相合，由是阴气上逆而为吐，下逆而为利，阳气外越则烦躁，内郁则肢寒也。仲景云少阴病，吐利烦躁，四逆者死。正以吐利并见，阴气之上攻下彻已极，加以烦躁四逆，虚阳不能主事，其为中州气败可知。躯壳之中有阴气无阳气，物其能长乎？不得已用白通汤，仗通脉救阳之力，以冀挽回，若得脉微续，则生之机也。葱白，干姜，附子。（《马氏医案并附祁案王案》）

十月于时为纯阴，于卦为坤，其秋末之际，应凉反有大温，至十三四里，骤然极寒，人身中残阳皆为暴寒折尽。正气旺者，尚可支撑；气半怯者，偶病即愈；怯弱者，甚至不可收拾。今先生以劳心之体，复驰驱场屋之务，更劳其形，汗出扰阳，精摇梦泄，兼感温邪，上则神明孤露，下则空洞无涯，是乃至虚之候也，慎勿以停滞之法为治，据鄙见急附参附白通汤为近理。

昨进通阳之法，颇得应手，可知真阳已自欲回。再议盏中添油、炉中覆火之法，两候平静，庶几万全。（《马氏医案并附祁案王案》）

【评析】 白通汤出自《伤寒论》。《伤寒论》第 314 条言:"少阴病,下利,白通汤主之。葱白四茎,干姜一两,附子(生,去皮,破八片)一枚。上三味,以水三升,煮取一升,去滓,分温再服。"

白通汤中,干姜、附子温经祛寒回阳;葱白辛滑性热,急通上下遏郁之阳气,以破阴寒。全方姜、附为君,葱白为佐,共奏通阳破阴、宣通上下之效。

在上述古代医案中,运用白通汤的医家有叶天士、谢映庐、马俶等,相关著作 4 部,相关医案 5 则,涉及厥证、疝气、虚劳、便秘等病症。

分析上述名家医案,叶天士治阴竭阳衰之疝气,以白通汤去葱白;治"阳气不行"之便秘,以白通汤通阳泄浊。谢映庐治"阴寒入肾"之厥证,与白通汤,一服即安。马俶治厥证之下利脉微,与白通汤通脉救阳;治真阳尽耗之虚劳,急以参附白通汤通阳救之。

从上述分析中可知,医家运用白通汤时,多着眼于阳气虚衰的病机,而不仅局限于阴盛格阳证,如案语中可见"真阳素亏""阳气不行""残阳皆为暴寒折尽"等字眼。

现代临床多取白通汤来治疗阴寒较重、虚阳上浮之病证,如失眠、高血压病、更年期综合征、喉源性咳嗽、头痛、急慢性咽喉炎、慢性肾炎等。笔者在临床上常用此方治疗口腔溃疡、慢性结肠炎等病症,取效较好。

通脉四逆汤

吴 瑭

顾，五十岁。直中燥气，呕少泻多，四肢厥逆，无脉，目开，无语，睛不转，与通脉四逆汤。加：人参，川椒，吴萸，丁香。一帖而效，三帖脉渐复，重与补阳而愈。（《吴鞠通医案》）

程文囿

方氏妇本体血虚，偶患目疾，眼科认为实火，初用芩连清之，更用大黄下之。饮药一盏，顷忽晕去，舌吐唇外，不能缩入，肢厥脉伏。时已薄暮，急延予诊，谓曰：寒下耗伤真阳，阳气暴脱，势属可畏，速投温补，希冀挽回。方疏通脉四逆汤。药熟不能下咽，令取艾火灸气海、关元数壮，身始动，舌始收；忙灌药一盅，移时又厥；仍令再灸，厥回，复进前药，守至黎明始苏。续进左归饮及滋肾生肝诸剂，病瘥目亦明矣。（《杏轩医案》）

蒋宝素

为鬼为蜮，则不可得，沙毒流行如鬼行役，直中太阴。吐泻交作，目陷，肢冷，脉伏，脚麻，筋转（男子手挽前阴，女子手挽其乳，则筋不转）。刺血紫黑，须臾不救，宜急回阳。东洋参，制附子，炮姜炭，冬白术，炙甘草，淡吴萸，白通草，宣木瓜，鬼箭羽，雷丸，童子小便，净黄土。

附子理中合通脉四逆加减，一日夜共服四剂，如冰肢冷微和，绝无之脉似有，筋舒不转。吐泻虽减，冷汗未收，双眸仍陷。危症转机，再效乃吉。东洋参，冬白术，炙甘草，制附子，炮姜，白通草，淡吴萸，雷丸，鬼箭羽，山慈姑，童便，净黄土。

昨方一日又服三剂，游丝之脉竟起，指尖转热，掌后仍冷，目陷，柔汗如故，反觉愤躁欲卧泥水之中。阴盛格阳已著，依方进步可也。东洋参，冬白术，炙甘草，制附子，炮姜，淡吴萸，鬼箭羽，雷丸，油肉桂。

原方加减，一日又服二剂，愤躁转为虚烦，阴毒化作瘾疹，举体皆温，六脉尽起。危症复安，乃天授，非人力也。再拟《医话》燮理汤，以善其后。东洋参，冬白术，炙甘草，炮姜，大熟地，当归身，童子小便。（《问斋医案》）

自利，小便色白，少阴病形悉具。极寒反汗出，身冷如冰，加以痛呕不止，六脉皆伏。乃阳气闭塞，阴霾四翳，交通不表，寒中少阴危症。勉拟通脉四逆加减，力挽垂绝之阳，未识阳能回否？制附子,炮姜,炙甘草,白通草,当归身,淡吴萸,肉桂,童子小便,猪胆汁。

昨进通脉四逆,六脉微续,便是生机。腹内时疼,呕吐间作,真阳无剥尽之理。剥极则复。现在纯阴之月,尚有复剥之虑。无阳则阴无以生,无阴则阳无以化。再拟从阴引阳,从阳引阴,《医话》燮理汤为宜。人参,冬白术,炙甘草,制附子,桂枝,炮姜,当归身,大生地。(《问斋医案》)

叶天士

太阳开,小水自利。阳明伤,则失其合,浊上逆。四肢冷汗,气喘,胸腹胀闷,都是阳微欲脱,脉绝厥逆,勉与通脉四逆汤,回阳驱阴以挽之。淡干姜,泡附子,人参,猪胆汁。(《叶氏医案存真》)

【评析】 通脉四逆汤在《伤寒论》和《金匮要略》中均有记载。《伤寒论》第317条:"少阴病,下利清谷,里寒外热,手足厥逆,脉微欲绝,身反不恶寒,其人面色赤,或腹痛,或干呕,或咽痛,或利止脉不出者,通脉四逆汤主之。甘草(炙)二两,附子大者(生,去皮,破八片)一枚,干姜三两(强人可四两)。上三味,以水三升,煮取一升二合,去滓,分温再服,其脉即出者愈。"《伤寒论》第370条:"下利清谷,里寒外热,汗出而厥者,通脉四逆汤主之。"《金匮要略·呕吐哕下利病脉证治第十七》亦载:"下利清谷,里寒外热,汗出而厥者,通脉四逆汤主之。"

通脉四逆汤较四逆汤辛温更峻,干姜与附子用量均有增加,故其不仅能治少阴厥逆,更能治疗"身反不恶寒,其人面色赤,或腹痛,或干呕,或咽痛,或利止脉不出"的阴盛格阳、真阳欲脱的危象。

在上述古代名家医案中,运用通脉四逆汤的医家有吴瑭、程文囿、蒋宝素、叶天士4位,相关著作4部,相关医案5则,涉及伤寒、霍乱、厥脱、厥证4种病症。

分析诸医家运用,通脉四逆汤多用于症情危重者,如吴瑭治"四肢厥逆,无脉,目开,无语,睛不转",程文囿治"顷忽晕去,舌吐唇外",蒋宝素治"身冷如冰,六脉皆伏",叶天士治"四逆冷汗,气喘"。此方本就是在四逆汤基础上增姜、附用量,即意在治疗虚寒更甚者。或加入猪胆汁,能防寒邪格拒药物,是为巧妙的反佐。医家用药也有一定规律,多在通脉四逆汤原方上合用人参,因病势已发展至阴阳离决之象,故用参类大补气津,燮理阴阳。

从以上分析中可以看出,古代医家在运用通脉四逆汤时,多着眼于阳微欲绝甚重,阴分渐脱厥逆,急用此方以回阳救逆,待脉稍起,神转苏,便可选用较轻的四逆汤、理中丸等他方调治。

通脉四逆汤原为病势发展至阴寒内盛,虚阳外越所设,现代临床多用于危急重病急救,也可灵活加减运用于其他疾病,如关节型银屑病、慢性肾衰竭、化疗后早期心肌损伤、化疗后外周神经病、癌性发热等。

四　逆　散

叶天士

唐氏。紫菀，杏仁，通草，郁金，黑山栀。

又：三焦不通，脘痹腹胀，二便皆秘，前方用开手太阴肺，苦辛润降，小溲得利，兼进小温中丸，泄肝平胃。胀势十减有五，但间日寒热复来，必是内郁之气，阳不条达，多寒战栗，议用四逆散和解，其小温中丸仍用。生白芍，枳实，柴胡，黄芩，半夏，杏仁，竹茹，生姜。（《临证指南医案》）

舌微黄，口微酸苦，脘中微闷，议用温胆法，合四逆散。竹茹，生白芍，炒半夏，川连，淡芩，枳实汁，桔梗。（《叶氏医案存真》）

谢映庐

吴聚群令爱。发热头昏，目珠上视，四肢逆冷，然唇燥溺短，病情已露于外。而医者泥其发厥，更见其软弱困倦，欲以灯火姜附急施。适余至而切止之。因辨之曰：此夹食伤寒症也。虽四肢为诸阳之本，因食停胃中，加以新寒外入，以致胃气抑郁不能四达，故发厥而昏沉，乃大实有羸状，即此类也。且既无吐泻之因，又非汗下之后，此先热后厥，明是热深厥深之病，安得认为阴症耶？以槟榔丸一剂，下出胶黏之物一团，而人事遂醒。但厥回复厥，更以四厥散升散表邪推泄里热，复微热微汗，而诸逆悉解。似此人鬼关头，不过先攻后和两法，未费周张，二剂以生。此阴阳疑似之症，最宜详辨。四逆散：柴胡，白芍，枳实，甘草各等分，槟榔丸。（《得心集医案》）

郭大兴之子。因食桃李甚多，腹痛口渴，四肢厥冷，泄泻半日，饮水即吐，以后大便不通，人事虽困，然吐声甚洪，痛声甚厉，舌虽不燥，而唇极焦。一医不明先泄后闭之义，更不细审内伏之情，且不知沉涩之脉，妄谓无脉，迫以附子理中急投。余见而止之。与左金合四逆散，加元明粉五钱，下秽物甚多而瘥。盖桃李生硬难化之物，最能助肝犯土，阻格中焦，以致胃气抑遏，故腹痛而厥，乃阳不能舒布之象。起先腹痛下利，不过热结傍流之泄。究竟燥结未下，故虽利而痛不减。后因水入即吐，肠中槁而无下利矣。古云：食不得入，是有火也。且因吐泻甚频，舌虽不燥，而唇已焦，势虽笃而声甚厉，种种明证，如宝炬当空，幽怪悉显。奈何其医匆匆不察，遂有毫厘千里之差。古谓医者意也，如操舟之工，如对敌之将，其可不尽心乎。（《得心集医案》）

王泰林

胡。腹中雷鸣切痛，痛甚则胀及两腰，呕吐酸苦水。此水寒之气侮脾，乃中土阳气不足也。温而通之。附子理中汤去草，加川椒、吴茱萸、水红花子。

复诊：脾脏虚寒，宿积痰水阻滞，腹中时痛，痛甚则呕。仿许学士法。附子理中汤加当归、茯苓、吴茱萸、枳实、大黄。

渊按：温下之法甚善，惜以后易辙耳。

三诊：腹痛，下午则胀，脉沉弦。此属虚寒挟积。前用温下，痛势稍减。今以温中化积。川熟附，党参，干姜，花槟榔，茯苓，当归，青皮，陈皮，乌药。

四诊：腹痛三年，时作时止，寒在中焦，当与温化无疑。然脉小弦滑，必有宿积。前用温下、温通两法，病虽减而未定。据云每交午月其痛倍甚，则兼湿热，故脉浮小而沉大，按之有力。此为阴中伏阳也，当利少阴之枢，温厥阴之气，运太阴之滞，更参滑以去着法。柴胡，白芍，枳实，甘草，吴茱萸，茯苓，木香，白术。另用黄鳍三段，取中七寸，炙脆，共研末。分三服。

渊按：既知宿积，何不再进温下？三年之病，谅非久虚。脉浮小沉大，乃积伏下焦。盖痛则气聚于下，故脉见沉大。此论似是而非。

五诊：腹痛，左脉弦，木克土也。仲景云：腹痛脉弦者，小建中汤主之。若不止者，小柴胡汤。所以疏土中之木也。余前用四逆散，即是此意。然三年腹痛，痛时得食稍安，究属中虚；而辘辘有声，或兼水饮。今拟建中法加椒目，去其水饮，再观动静。老桂木，白芍，干姜，炙甘草，党参，川椒目。

渊按：此寒而有积，为虚中实证，与建中甘温不合，故服之痛反上攻，以甘能满中，胃气转失顺下也。

六诊：用建中法，痛势上攻及胃脘，连于心下，左脉独弦滑，是肝邪乘胃也。姑拟疏肝。金铃子，延胡索，吴茱萸，香附，高良姜，木香，白檀香。（《王旭高临证医案》）

柳宝诒

龙芝生令爱病按：起病之初，年甫七龄。始由胁痛及脘，痛甚则厥。屡发之后，左胁结痞，渐至少腹臌硬。每值撑痛，则脘腹俱胀，纳物作呕，几同膈证。两年以来，肝脾之气，郁陷已深，近感新邪，寒热日作，因之痛呕愈甚，而气阻邪窒，汗出不及脘腹，两便均不爽利。窃思肝木之病，犯胃则呕，克脾则胀，上升则撑痛而气逆，下陷则滞痛而便艰。其肝气之自结于本经者，则阻于络而结痞。证虽散于他经，病实不离乎肝木。若泛与健脾和胃，消积消痞，不特满屋散钱，无从贯串，亦且见病治病，有应接不暇之虑矣。此证以病情论，当从乌梅丸法，为入手张本。因小水不畅，恐非酸味所宜，且与兼挟新邪之病不合。拟用四逆散，以疏肝止厥；合泻心法，以平肝气之上逆；鸡金散，以通肝气之中壅；金铃子散，以和肝气之下陷。治虽在肝，而痛呕撑胀，以及暑湿新邪，均入所治之中。非敢谓丝丝入蔻（扣）

也,亦庶几无顾此失彼之虑耳! 录方如下,呈候采择。柴胡(醋炙),白芍(土炒),枳实,生甘草,川连(姜汁炒),淡干姜(盐水炒),制半夏,炙鸡金,焦楂炭,金铃子,延胡索(醋炒),小青皮(醋炒),生姜汁炒竹二青。

此方兼备诸法,方中惟金铃子散专泄肝破瘕而设,不能兼顾他病;其余诸药,均有一箭双雕之用。如四逆散原方,本与小柴胡汤相为表里。此以白芍和阴,彼以半夏和胃。此以枳实泄满,移治此证,可以和时感之寒热,可以疏肝火之郁陷;而以枳实一味,合入泻心,更佐姜、茹,则止呕除烦,消痞泄浊,均在其中矣。鸡金散,能于脾中泄木,可以治胀,而消瘕导滞之法,亦出于此。是以一药而兼数长者也。(《柳宝诒医案》)

郭敬三

范某女。肝气结瘕,聚于胯间,其痛难忍。伊祖父,以逍遥散、大小柴胡、当归四逆、乌梅丸、金铃子散、左金丸、天台乌药散之类,遍尝无效。延余诊视,左脉沉弦略数,问其瘕,结于左胯,大如茶杯,痛不可忍,昼夜呻吟不止。余思胯间近于环跳穴,是少阳经脉所过之处,独于此间凝结瘕气作痛,必系少阳阳枢下陷不升。遵仲师法,用四逆散,拨动阴枢,则阳枢庶几条畅。连服二三次,其痛即减,服十余日,其瘕亦散而愈。此病前虽用大小柴胡逍遥散等方,疏肝转枢,而竟不应者,其故何欤? 盖柴胡虽能转枢,而性轻浮,不能直达下焦。仲师故用形圆味苦下降之枳实,速引柴胡下行,旋而柴胡升浮之性一作,遂载其下陷之阳,畅达而升,故痛止而瘕散。此方余屡用以借治他证,多获奇效。(《萧评郭敬三医案》)

严媪,年六十余。少年曾因肝郁血崩,时或气逆咯血,血愈伤则肝木愈乏荣养。至四十八九,天癸已绝之年,小腹痞瘕,自觉内热如焚,胸脘闷胀,食少倦怠,头目晕眩,两侧常痛,肌肉消瘦,面色㿠白,不耐风冷,常似感冒非感冒之象,至于十余年之久。医治不惟未效,且服药亦罕能尽剂者。诸医投以归脾六君,温补之药,则助胀增热;苦寒则饮食愈少,腹痛作泄;辛热则起火,瘕痞更热;养血之药,则加痞闷。因而束手无策,延余诊视。六脉沉细略数,按之虚涩,全系血虚,木乏滋濡,肝胆之阳,抑遏不升,聚为瘕痞,其热如焚,非外来六淫之邪,可用芩连之苦寒可制伏者。治法宜升举少阳,而柴胡之性轻浮,难达下焦,故前医虽用小柴胡、逍遥散之类,毫无少效。因仿仲师阳枢下陷阴枢之法,而用四逆散杵粗末,每用六钱,大火煎之,至七八十沸,隔布去渣,连服数次,瘕热即去五六,胀亦大减。又服十余日,胀热皆愈。另用生地、白芍、阿胶、龟鳖甲胶、麦冬、五味子、枸杞、丽参、茯苓、鲍鱼、沙苑、牡蛎、蜂蜜熬膏,早晚用百沸汤化服一匙,如此调理数月,十余年沉疴,竟得霍然。经方之妙,业医者,而可不熟习其理哉!(《萧评郭敬三医案》)

【评析】 四逆散出自《伤寒论》第318条:"少阴病,四逆,其人或咳或悸,或小便不利,或腹中痛,或泄利下重者,四逆散主之。甘草(炙),枳实(破,水渍,炙干),柴胡,芍药。上四味,各十分,捣筛,白饮和服方寸匕,日三服。"

四逆散以柴胡为君,疏肝解郁,透邪外出;白芍柔肝敛阴,养血和血为臣;佐以枳实理气解郁,泄热破结;使以甘草,健脾和中,调和诸药。四药合之,共奏透邪解郁、疏肝理脾之效。

在上述古代医案中,运用四逆散的医家有叶天士、谢映庐、王泰林、柳宝诒、郭敬三5位,相关著作6部,相关医案8则,涉及厥证、痞满、腹胀、腹痛、脱肛、癥瘕积聚等病症。

分析诸位医家对于四逆散的运用,谢映庐治"夹食伤寒"之厥证,以原方主之,散表邪泄积热,或见腹痛者,加左金丸等疏肝止痛。叶天士治肝胃不和之痞满、腹胀等,常以原方合竹茹、半夏、黄芩等疏肝和胃理气。王泰林治宿积所致腹痛,原方加茯苓、木香、白术等疏肝行气,健脾和中。柳宝诒治癥瘕,以原方合泻心汤、鸡金散、金铃子散等加减用之,行疏肝消瘕之功。郭敬三治肝气结瘕,常以原方主之;治脱肛,加一味薤白增行气之功。

从上述分析中可以看出,各医家运用四逆散,多从两个方面入手。一是治疗阳郁厥逆证,如案语见"手足怕冷""四逆逆冷""四肢厥冷"等证候,用四逆散透邪解郁,调畅气机,清阳得畅;二是治疗肝脾气郁证,如案语中常见"泻肝平胃""肝邪乘胃""疏肝止厥""疏肝转枢"等,以四逆散为基础增损调和肝脾。

四逆散的临床运用广泛,现代医家多用该方治疗多囊卵巢综合征、痛经、肾结石、慢性前列腺炎、甲状腺功能亢进症、小儿厌食症、小儿肠系膜淋巴结炎、急性阑尾炎、慢性胰腺炎、肋间神经痛、糖尿病等疾病。笔者在临床运用时,常以四逆散加减治疗溃疡性结肠炎、慢性腹泻、慢性胃炎、急性胆囊炎、胆囊切除术后综合征、胆石症、慢性乙型病毒性肝炎、肝功能异常等证属肝胃不和者,常可获效。

乌梅丸

郑重光

黄迪人兄令眷,为方星垣兄之令爱也。夏月畏热贪凉,过餐生冷,八月初,患午后发热,腰疼腹痛,大便频泻,咳嗽带血。先医数位皆主阴虚。病经半月,招余一诊,主以肺寒咳嗽,而用桂枝、炮姜,与诸医药不合,置而不用。逾半月病剧,又增呕哕喉痛,烦躁不寐,方宅令其复请。其脉弦紧,前病属厥阴,今病将入少阴矣。而病家素畏热药,病已至此,亦难顾忌。以桂枝、细辛、附子、干姜、赤芍、半夏、吴萸、木通、桔梗、甘草,姜、枣为引,表里兼温。服至六七日,喉全不痛,得卧躁宁,泻亦大减。少阴病衰,仍归厥阴,现寒热混淆之证,尚咳嗽而不吐血,或小便不通,而痛不可解。服厥阴之乌梅丸则通。或两乳肿痛欲裂,以当归四逆汤加柴胡而乳消。如此上下游走而痛者,又半月,皆以当归四逆汤加附子、干姜、茯苓、半夏,兼用乌梅丸,以治诸错杂之邪。盖始病皆未以伤寒治之,致寒邪伏于厥阴,不能外解。计服桂枝、姜、附药四十日,里气方温,发出周身大疮,如豆磊磊然,痛楚不堪。计又半月,邪渐解而疮渐愈。医治两月,方能举筋而食。盖厥阴主血,《经》云:厥阴病不解,必发痈脓者。此证是也。(《素圃医案》)

吴骏。声大行令政,因经行半月不止腹痛相召。至诊其脉,则弦紧也。予曰:此非血虚之脉,必因经血虚而寒袭之也,其证必头痛身疼,发热呕逆。询之果然,初以桂枝、细辛、当归、赤芍、炮姜、二陈之剂。不应,邪因药发,渐增寒热头痛,胸膈胀满,呕哕不食,脉犹弦紧,全见厥阴经病。用当归四逆汤,加干姜、附子、半夏,表里双温,续续微汗,表解。因经行既久,血海空虚,邪乘虚而入血室,夜则妄见谵言,寒热混淆,胸中热痛,口干作渴,小便涩疼。煎剂用当归、赤芍、桂枝、木通、吴萸、附子、干姜、人参、甘草,兼服乌梅丸三十粒,以治烦热便痛错杂之邪,随病机之寒热而圆活治之。两月后,经水再至,方脱然而愈。(《素圃医案》)

方诞。初孝廉,盛暑患咳嗽吐血,午后发热,腹痛作泻,病四五日,自以为虚损,觅广三七治吐血,招余参治。诊得脉弦细而紧,舌紫苔白,两足冰冷,咳嗽血涎。余曰:此厥阴伤寒,非虚也,乃恣食生冷,畏热贪凉,寒中肝经。肝主血,此厥气上逆而吐血涎。形寒饮冷则伤肺,肺寒则咳。冷饮注于下焦,则腹痛下利。拟用桂枝、细辛、赤芍、附子、干姜、吴萸、半夏、茯苓、甘草。呈方令尊翁,未敢用药,因药太辛热,不合病状故也。幸其令岳主持,方敢投剂。服至三日,则得汗而热退。再四剂咳泻亦宁,而阴茎内痛。兼服乌梅丸煎剂,减

去吴萸,加当归、木通,合当归四逆汤,又两日,小便旋通,七日后步行于途矣。(《素圃医案》)

张其相兄家女婢,年十五岁。初冬得病,因循未服药。延至四五日,头疼身痛,微热恶寒,气塞喉中,呕哕不纳药,脉沉细紧。浙医认头疼为太阳,因脉沉而用姜、附,杂以羌、防、白芷、苍、朴,不能下咽。次日无可奈何,改用柴葛平胃以试之,不得效。迎余往诊,而前证具在。予曰:此厥阴表里齐病,宜用温里,但阴寒上逆,竟成格阳矣。先用乌梅丸二十丸,以通其格拒,呕止能下药。随用桂枝、细辛、干姜、熟附、吴萸、赤芍、半夏、赤苓,如此四日,两得微汗,表证皆除,惟骨寒痛未减。至五日即入少阴,下利五次,彻夜号呼,齿皆枯垢,鼻有烟煤,手足厥冷,脉微欲绝,脱阳见鬼,拟其夜必死,但形神未脱,怜而救之。遂用生附子五钱,干姜三钱,茯苓、甘草各二钱,一剂手温,再剂利止,脉亦微出。如斯重剂,七日方获回阳而愈。若以人贱忽之,必无生理矣。(《素圃医案》)

吴西烁兄。酷暑染病,身无大热,但称下体酸痛,多饥欲食,小便频出,下气频泄而不臭,口中反秽气逼人,舌紫苔白,自以为虚,又疑为暑。及诊脉则弦紧而细,皆阴脉也,无经络之可凭。若谓口臭多饥为阳明,而脉不长大,无恶寒发热头疼,全非阳证,且不腹满自利,断非太阴。今脉弦细而紧,心悬如病饥,腐气上逆,清气下泄,舌紫便频,皆属厥少二阴之病。初病不暴者,邪从中发,其势未彰,乃时疫也。因脉细紧,用桂枝、赤芍、细辛、独活、半夏、干姜、赤苓、甘草,温里解肌,俾邪外出,二剂颇安。遂加附子,服后一刻,即周身皆麻。病者畏,停后剂。三日后,其邪乃发,遂头眩身热,烦躁作渴,身疼腹痛,脉仍细紧,全现厥阴经证。竟用前剂,得汗数身,邪气稍解。病者因夜烦躁,令去干姜。次日即下利呕哕,易以温里治法,用附子、干姜、茯苓、半夏、甘草四剂,则热退利止,渐次则愈。数日后,食鲜鸡海味,即发热腹痛,下利脓血,日夜十余次,脉复弦大而紧,自称痢疾。余曰:乃厥阴余邪,因复而下利脓血,非痢疾也。脉变弦大,宜从汗解。复用厥阴之当归四逆汤,加干姜、附子以温里。二剂大汗,病遂减半。四剂热退利止。次日忽阴囊肿大如瓜,痛不能立,称旧疝复发。余曰:尚是厥阴余邪,甫离后阴,又注前阴,非疝也。仍用前剂,疝亦旋消。因脉尚弦,知邪未尽,药不易方。二剂后,周身皆麻。如初服附子状,随即手足拘挛,颈项强直,俨如痉证,少刻大汗,通身痉麻皆定。余慰之曰:可不药矣。病者但称口渴,胸中热甚,此厥阴逆上之虚阳,令吞乌梅丸二十粒,顷刻渴热皆除,脱然而解。病家因麻痉惊骇,延他医诊视,不识病因,但称附子毒而已,嗟乎!殊不知初服附子麻者,欲作汗也。若不畏而再剂,必大汗而解,失此汗机,使邪蟠踞于表里之间,入藏则利,注经则疝,出表则麻,乃邪自里出表,其病实解,而反似危。因始终未用苦寒,里气得温,逼邪外解,病复五日而三变证。惟执厥阴一经,不为利疝所惑。此认经不认证也。(《素圃医案》)

张紫山学博,初夏自真州归,其夜小便频频欲解,又复不多,有二三十次,初不知服何药。三日后小便略通,即肛门下迫而痛,频欲大便,而粪又不燥,竟不能坐,惟欹倚而立。诊其脉,沉弦细紧,舌紫,微渴。余以初病小便频,脉又沉紧,作厥阴中寒处治。用当归四逆汤本方,四剂不效。先年曾患痔,又令疡科视之非痔,用补中益气汤,则痛坠愈甚。详审其脉,沉细而紧,少阴脉也。肾主二便,闭窍于二阴,频频欲便,亦少阴病也。作少阴下利治法,用四逆加人参汤主之。附子三钱,茯苓、干姜各二钱,人参、甘草一钱,二剂知,四剂减,八剂肛全不坠。又仍如初病时小便频而痛也,余因悟初由厥阴失治,传入少阴,得四逆汤出少阴,又复回厥阴矣,重用当归四逆汤本方,加干姜、附子,两阴并治,惟恐过热伤阴。每日间服乌梅丸六十粒,以通其格拒之邪,七日后则全愈。议以八味地黄丸调理,三四服后,虚火发而停药,病已痊。一月复如前,小便频解而作痛,彼以前效之方,自配药服,愈服愈甚,又求治。则脉细数,两尺更甚,与前脉不同。余曰:此肝肾虚火,必失精之故。紫兄云:数日前果梦遗惊觉,未泄也。余曰:此肝火证,非前肝冷证,因遗未泄,必有瘀精,用生料地黄汤,去山茱萸,加牛膝、车前子、当归、赤芍、生甘草,七八剂后,痛止溺通,出败精而愈。夫均一人也,同一病也,前后治之各别而皆效者,凭脉故也。此凭脉不凭证之治法。(《素圃医案》)

叶天士

林。据说六七年前,惊骇起病,气从左胁有声,攻及胸膈,心中胀极,气降胀减,必汗出溲溺,此属肝厥,凡烦劳动怒,即刻举发,肝木风火内寄,其来必骤,且有声音,久恙非汤药可投,缓调须用丸药,更发作自必轻减。人参,干姜,附子,桂枝,川椒,小川连,川楝子,当归,白芍。乌梅肉丸。(《临证指南医案》)

王。口鼻触入异气,胃伤呕吐,土衰则木克,肝风内横,三虫扰动为痛,从蛔厥论治(蛔厥呕吐)。川椒,干姜,桂枝木,川楝子,人参,川连,乌梅,生白芍。(《临证指南医案》)

王。厥阴吐蛔,寒热干呕,心胸格拒,舌黑,渴不欲饮,极重之症(胃虚肝乘)。乌梅肉一钱半,桂枝木一钱,炒黑川椒四分,白芍一钱,小川连三分,黄芩一钱,生淡干姜一钱。(《临证指南医案》)

周三一。两胁痛,尤甚于左,呕吐蛔虫,年前好食生米,此饥饱加以怒劳,胃土不和,肝木来犯。试观幼稚有食米麦、泥炭者,皆里滞久聚。初从湿热郁蒸而得,宜和阳宣腑,辛窜通络,湿去热走,腑络自和。川连,干姜,桂枝,金铃子,延胡,芦荟,白芍,枳实。乌梅丸服三钱。(《临证指南医案》)

钱,十二岁。痫厥昏迷日发,自言脐下少腹中痛,此稚年阴弱,偶尔异形异声,致惊气入肝,厥阴冲气,乱其神识,遂令卒倒无知。乌梅肉,川连,白芍,川椒,干姜,桂枝。(《叶天士晚年方案真本》)

程,四十二岁。夏四月阳升病发,深秋暨冬自愈。夫厥阴肝为阴之尽,阳之始。吐蛔而起,必从肝入胃。仲景辛酸两和,寒苦直降,辛热宣通,所该甚广。白术、甘草守中为忌。川椒,川连,桂枝,附子,乌梅,干姜,白芍,细辛,人参,川楝子,黄柏。(《叶天士晚年方案真本》)

尤 怡

蛔厥心痛,痛则呕吐酸水,手足厥冷。宜辛苦酸治之。川连,桂枝,归身,延胡,乌梅,川椒,茯苓,川楝子,炮姜。

诒按：此乌梅丸法也。[《(评选)静香楼医案》]

吴　瑭

恒氏,二十七岁。初因大惊,肝气厥逆,呕吐频仍。复因误补,大呕不止,呕急避人以剪刀自刎。渐即米粒不下,体瘦如柴,奄奄一息。仍不时干呕,四肢如冰,脉弦如丝而劲,与乌梅丸法。川椒炭四钱,黄芩炭一钱,姜汁三匙(冲),半夏四钱,雅连二钱(姜汁炒),乌梅肉五钱,辽参三钱,吴萸三钱,云苓块五钱。服二帖而进米饮,四帖而食粥,七帖全愈,后以两和肝胃到底而大安。(《吴鞠通医案》)

陈念祖

厥阴为风木之脏,木中有火,其病多从热化。消渴,气上冲心,是火盛上逆之象;心中疼热,是火盛邪逼于上;食入则吐蛔虫为风化,脏寒故虫不能自安,种种见症,无非厥阴为病,兹宗仲景乌梅丸法。乌梅(去核)九十三枚,干姜一两,当归身四钱,川连一两六钱,蜀椒(炒)四钱,桂枝六钱,人参六钱,黄柏六钱,附子六钱,细辛六钱。上药各研为末,先将乌梅去核,用苦酒浸一宿,在饭锅上蒸之,捣成泥,和药令匀,入炼蜜,捣千下,丸如桐子大,日三服,每服十九。(《南雅堂医案》)

厥阴为乙木之脏,木能生火,火下守则肾水温,火上升则肾水寒。今病消渴,气上撞心,心中疼热,皆由火升之故;饥不能食,食则吐蛔,皆属肾寒之故。此经所病,阴阳错杂,寒热混淆,审症处方,必须合乎病机,今宗长沙法主治。乌梅三个,川连一钱五分,干姜一钱,黄柏五分,桂枝五分,附子五分,当归身五分,川椒(炒)三分,细辛五分,人参五分,水同煎服。(《南雅堂医案》)

三疟久发不愈,胸脘痞积,气逆欲呕,劳则发热,乃厥阴之邪,侵犯阳明故也,阴阳久已两伤,宜从肝胃立法,柔以和阴,刚以护阳,庶几各剂其平,今仿乌梅丸酌量减味治之。乌梅肉三个,川连一钱五分,干姜八分,炒白芍二钱,吴茱萸一钱五分,白茯苓三钱,半夏二钱,川椒(炒黑)八分,桂枝木一钱。(《南雅堂医案》)

三疟邪伏至阴之分,病入至深,难以迅速图功,今病已至一载,阴阳俱伤,内热不止,脘腹闷痞,气逆欲呕,乃厥阴之邪,干犯阳明故也,今仿乌梅丸法,酌减其制。乌梅肉三个,桂枝一钱五分,制半夏三钱,干姜八分,吴茱萸二钱,炒白芍二钱,黄连八分,川椒八分。(《南雅堂医案》)

面色青晦,鼻煤舌绛,脉象沉弦,腹痛呕吐,时值夏秋之交,伏暑发热,非冬月伤寒可比,乃被误表禁食,致胃气受伤,木来侮土,蛔虫上出,病势增剧,时有厥逆之患。兹拟和胃疏肝,冀得痛平呕止,始有转机,方列于后。乌梅肉三个,川黄连二钱,白茯苓三钱,芍药二钱,川楝子一钱,人参一钱,川椒八分,干姜八分。(《南雅堂医案》)

木旺土必被克,胃伤呕吐,肝藏木火内炽,虫不自安,扰动致发痛厥,是名蛔厥,今援是例主治。桂枝木一钱,人参二钱,干姜一钱五分,川椒一钱五分,乌梅三个,川连一钱,生白芍二钱,川楝子二钱。(《南雅堂医案》)

少腹气升,胃脘痛,呕吐酸苦痰涎,脉象弦数,系寒热错杂之邪,郁于中焦。肝属木,木乘土位,挟积饮冲逆而上,致有此见症,然病已年余,宜用温通和解之法。附子八分,川连(姜汁炒)一钱五分,川椒八分,炒黄柏一钱,炒白术二钱,人参一钱,炮姜八分,细辛八分,炙甘草八分,当归身二钱,制半夏二钱,乌梅肉一钱,炙桂枝五分。(《南雅堂医案》)

舌黑,渴不欲饮,厥阴吐蛔,寒热干呕,胸脘格拒,症属危急之候,药其奈病何,姑拟一方,并候采择。乌梅肉二枚,川桂枝一钱,白芍药一钱,干姜一钱,黄芩一钱,川连三分,川椒(炒黑)三分。(《南雅堂医案》)

陆士龙

潘衷弦尊堂夫人,年六十余。禀赋素薄弱,平时多郁多火,世胄之后,家事繁冗,而夫人以身任之,惟知课子作家为念,不惜精力,每日至晚碌碌不已,虽至黄昏,亦必稽察女红,三鼓方罢,素所劳顿,概可知也。忽一日,劳倦感冒,次早仍然饮食,晡时,遂发寒热,头痛骨疼,呕吐酸水,冷汗心疼,一医知其平日多郁多火,乃引《经》云:诸呕吐酸,皆属于热。投之清凉,其痰愈甚,吐出蛔虫数条。予诊得两关紧盛,两尺空虚,分明风寒饮食之故,遂用陈皮、半夏、桂枝、枳壳、山楂、桔梗、厚朴、白芷、藿香、姜砂,服后,诸症少减,次日清晨,吃腐浆一碗,菱头粥汤,而尤有讳言之物,食后诸症仍剧,夜不得卧,先用乌梅丸三钱,以安其蛔,随用槟榔、青皮、枳实、山楂、厚朴、陈皮、半夏、炮姜、藿香、黄连、姜砂之类,宽其中。又用麸皮炒熨中脘。旬日后,用小承气加元明粉,去燥粪二次,调理半月而愈。

蛔虫人人皆有,平常无病,虫安其位,而不见扰动,惟伤寒之传变,杂病之壅遏,虫不得安而腾涌于上,病名蛔厥。其症险恶,服药稍减,继伤饮食,宜其病之益剧也。先安蛔而后消导,亦是寻常方法。(《陆氏三世医验》)

王孟英

沈友闻令郎厚栽。久患赢弱,驯致腹痛便泻,恶谷形消,诸医束手,求孟英图之。脉虚弦而空软,曰:不可为矣。虽然,治之得法,尚可起榻,可虞者,其明年春令乎。爰以潞参、鳖甲、芪、芍、甘、柏、薏、斛、木瓜、橘皮为方,吞仲景乌梅丸。不旬日而便坚食进,又旬日即下楼而肌充矣。(《王氏医案三编》)

吴　达

马贡翁弟媳之恙。初诊其势颇重,发热头重无汗,面赤足冷,呕吐不休,勺水不得下咽,且吐蛕虫,三日不纳谷矣。询知素不服药,前有脾泄之恙,大便不调者三月,脉象弦细而紧。余用仲景乌梅丸意,寒热之品并用,参入小柴胡汤,加浮萍以泄卫气,不觉方列二十余味,令其先服二煎,恐药入仍吐而不受也。诘旦遣人至寓,谓药入尽吐,余嘱其将乌梅咬定齿上,急以前药进,翌日复诊,汗已解而呕吐平,惟寒热未清,少阳经证未罢也。即书小柴胡汤加味与之,越二日复诊,病人云:余无病矣,惟有肌肤作痒耳。改用轻清宣解而安。(《吴东旸医案》)

张士骧

刘景周。两关弦大,眩晕肢厥,呕吐清涎,冲逆脘痛,如饥得食稍安,胸中空虚若谷,厥阳挟内风盘旋厥冒,种种见症,皆厥阴上犯阳明之征。胃阳久被刔克,肝木益肆猖獗,议用仲景乌梅丸意以期肝胃两和。制半夏三钱,乌梅钱半,白芍药三钱,淡干姜三钱,川黄连二钱,桂枝尖二钱,川椒二钱,云茯苓三钱,淡吴萸二钱,生牡蛎四钱。(《雪雅堂医案》)

朱宅老太太。左弦肝木克胃,饮食下咽即呕,泄木安胃是议。大防党,真川椒,乌梅肉,生黄柏,小川连,川楝子,川干姜,川桂枝。(《雪雅堂医案》)

余听鸿

常熟星桥石姓妪。晨食油条一支,麻团一枚,猝然脘中绞痛如刀刺,肢厥脉伏,汗冷神昏。余诊之曰:食阻贲门,不得入胃,阴阳之气,阻隔不通,清阳不能上升,浊阴不能下降,故挥霍撩乱,窒塞于中。宜用吐法,以通其阳。用生莱菔子三钱,藜芦一钱,橘红一钱,炒盐五分,煎之,饮后以杂羽探喉吐之,再以炒盐汤饮之。吐二三次,痛止肢温,厥回汗收。惟恶心一夜,干呕不已。余曰:多呕胃气上逆,不能下降,以乌梅丸三钱煎化服之即平。后服橘半六君子三四剂而愈。夫初食之厥,以吐为近路,其阳可通,若以枳实、槟榔等消食攻下,其气更秘,危矣。(《余听鸿医案》)

壬辰二月,余治常熟青龙巷口钱姓妇。始因肝气寒热,他医进以破气消导发散,而致呕吐,气上冲心,由下焦上升,即昏厥不知人事,气平则醒。邀余诊之。余曰:呕吐气上冲则厥,此是风邪犯于足厥阴肝经,破气温中,俱无益也,当以乌梅丸三钱,煎化连淬服。服后呕吐即止,气冲亦平,再调以平肝降逆之剂,二三剂而痊。大市桥孙姓妇,亦脘痛,气冲胸膈,则肢厥神昏,呕吐额汗。余以乌梅丸三钱煎化服之,气冲厥逆渐平,后服仲景黄连汤加吴萸,三剂即痊。此二症皆春天少阳风热之邪,误服破气消导寒凉等品而入厥阴者,所以病入于里,徒事发表消导无益也。(《余听鸿医案》)

常熟西弄徐仲鸣幼女杏宝,年八岁。始以寒热腹痛痉厥,经某医以牛蒡、豆豉、枳实、槟榔等味,无效。又经一医以石斛、珠粉、钩藤、羚羊、石决等味,腹痛痉厥更甚,腹痛即厥,痛平则痉厥亦止,一日夜三四十次,症已危险。黄昏邀余过诊。其脉细而微弦,舌心焦黑,舌边干白,目眶低陷,神倦音暗,两目少神,腹痛痉厥,时作时止,身无寒热。余细思热病痉厥,当神昏而腹不痛。若是寒厥,四肢厥冷,只有转筋而无痉。此乃腹痛痉厥并见,定是寒热阴阳杂乱于中。夫温病之厥,关乎手厥阴者,多宜寒凉。寒病之厥,关乎足厥阴者,多宜温凉并进。此症皆不离厥阴一经。先煎仲景乌梅丸三钱,连渣灌下,越一时即吐出白痰半碗,再服,又吐白痰半碗,再服再呕,约服药汁三分之二,而腹痛痉厥亦止,即能安

寐。明日复诊,舌黑亦润,喜笑如常,惟腹中略痛而已。余即进以乌梅丸原法,再服小剂一剂,即饮食如常矣。(《余听鸿医案》)

戚云门

筑塘张荫堂。客寒犯胃中,气关乖隔,蛔厥则呕,腹痛则泻,病属厥阴肝藏,肝性喜酸,蛔以苦下,取仲景乌梅丸法,合乎厥阴条中下利吐蛔论治。乌梅,干姜,附子,川椒,当归,桂枝,黄柏,人参,川连,炙草,白术。苦酒冲三匙。(《龙砂八家医案》)

阮怀清

盛。小儿厥阴下痢,腹痛手冷,呕恶吐蛔。拟以乌梅丸法加味治之。乌梅肉半枚,川黄柏三分,老干姜三分,西当归三分,北细辛三分,峨嵋连三分,西洋参三分,川椒肉三分,淡附片三分,川桂枝三分,淡吴萸三分。(《阮氏医案》)

也是山人

吴,三二。厥阴犯胃,吐蛔。川连五分,制半夏一钱五分,炒焦乌梅肉五分,淡干姜一钱,黄芩一钱,炒黑川椒三厘,生白芍一钱五分。(《也是山人医案》)

杨,四六。寒热呕吐,格拒食物,已经吐蛔,厥阴之邪未达耳。川连(水炒)四分,乌梅肉一钱,炒黑川椒三厘,淡干姜一钱,黄芩一钱,细辛三分,生白芍一钱五分,桂枝木五分。(《也是山人医案》)

【评析】 乌梅丸出自《伤寒论》,其第338条云:"伤寒,脉微而厥,至七八日肤冷,其人躁,无暂安时者,此为藏厥,非蛔厥也。蛔厥者,其人当吐蛔。今病者静,而复时烦者,此为脏寒。蛔上入其膈,故烦,须臾复止,得食而呕。又烦者,蛔闻食臭出,其人常自吐蛔。蛔厥者,乌梅丸主之。又主久利。乌梅三百枚,细辛六两,干姜十两,黄连十六两,当归四两,附子(炮,去皮)六两,蜀椒(出汗)四两,桂枝(去皮)六两,人参六两,黄柏六两。上十味,异捣筛,合治之。以苦酒渍乌梅一宿,去核,蒸之五斗米下,饭熟捣成泥,和药令相得,内臼中,与蜜杵二千下,丸如梧桐子大。先食饮服十丸,日三服,稍加至二十丸。禁生冷、滑物、臭食等。"

乌梅丸中重用乌梅味酸入肝,益阴柔肝,敛阴涩肠,安蛔止痛,为君药;蜀椒、细辛辛温既能杀虫伏蛔,又能散寒通阳;黄连、黄柏苦寒,清热下蛔;附子、干姜、桂枝辛热温脏祛寒;人参、当归甘温补养气血,扶助正气。米饭和蜂蜜炼丸,甘缓和胃。诸药合用,温脏安蛔,扶正祛邪,本方为治疗蛔厥和久利之代表方。

在上述古代医案中,运用乌梅丸的名家有郑重光、叶天士、尤怡、吴瑭、陈念祖、陆士龙、王孟英、吴达、张士骧、余听鸿、戚云门、阮怀清、也是山人13位,相关著作14部,相关医案三十余则,涉及伤寒、疟疾、瘟疫、癫狂痫、厥证、头痛、胃脘痛、呕吐、恶阻、泄泻、痢疾、尿频、虫病、蛔厥、腹痛等十余种病症。其中厥证案、虫病案最多，或与《伤寒论》载其治疗蛔厥证有关。

分析诸位名家之运用，郑重光治"寒盛格阳""寒热错杂""血虚邪入"之伤寒，常以原方主之；对于厥阴伤寒，则多合当归四逆汤，以增温经散寒之功。陈念祖治"火盛上逆""火升不温肾水"之伤寒，径予原方治之；对于"木来侮土"厥逆及"木火内炽"之蛔厥，常加茯苓、芍药、川楝子以和胃疏肝；对于"木乘土位"之胃脘痛，加炒白术、炙甘草，以强扶土抑木之效。余听鸿治"真寒假热"之厥阴伤寒及"寒热杂乱"之腹痛，常用原方乌梅丸，意以平肝安胃而止厥；对于"胃气上逆"之食厥，多合橘半六君子以益胃降逆。叶天士对于"肝胃两伤""阴阳俱伤"之厥证及"胃虚肝乘"之虫病，用乌梅丸原方，功在和阴护阳，同治厥阴、阳明；对于"厥阴冲气"之痫厥及"土衰木克"之蛔厥，加白芍以增柔肝之功。郑重光治"厥阴逆上"之瘟疫、"过热伤阴"之尿频，用乌梅丸原方。尤怡治蛔厥心痛，多与金铃子散合而用之，以增柔肝止痛之力。张士骧治"厥阴上犯阳明"之头痛，多加芍药、云茯苓、吴茱萸，意在调和肝胃；对于"肝木克胃"之呕吐，则用乌梅丸原方，旨在泄木安胃。吴瑭治"肝气厥逆"之呕吐，多加半夏、云茯苓、吴茱萸，以强和胃降逆之效。王孟英治虚人之泄泻，常以原方主之。吴达治寒热错杂之吐蛔，与小柴胡汤合而用之，以增和解少阳之功。戚云门治"外寒客胃"之吐蛔，加炙草、白术以增健脾和胃之功。也是山人治"厥阴犯胃"之吐蛔，用乌梅丸原方，功在寒热并治。

从以上分析中可以看出，古代医家在运用乌梅丸时，多着眼于寒热错杂，肝胃不和。医案中常有"木来侮土""木火内炽""木乘土位""肝胃两伤""胃虚肝乘""肝强脾弱""厥阴犯胃""肝木克胃"等字眼，此点可作为乌梅丸临床用方的辨证要点，这也提示我们不仅要关注寒热错杂的病机，而且还要看到肝胃不和之变化。

乌梅丸临床应用广泛，现代医家采用本方治疗的病症颇多，如慢性结肠炎、皮肤病、恶性肿瘤、糖尿病、咳嗽、崩漏、失眠症、慢性泄泻、风湿关节炎、干燥综合征、荨麻疹等。笔者在临床上对于证属寒热错杂型的溃疡性结肠炎、结肠息肉术后、功能性腹泻、胆囊术后综合征、慢性结肠炎、慢性萎缩性胃炎、抑郁症等，常以乌梅丸为基础方增损治疗，取效较好。

当归四逆汤

李中梓

文学骆元宾。患疝十年，左胁有形如臂，以手握之，沥沥有声。此《内经》所谓厥疝也，用当归四逆汤。半月积形减少，更服八味丸，五月而疝积消。（《里中医案》）

郑重光

英德县令王公仆妇。年三十外，本出西人。夏月恣食瓜果，八月初旬，产后积冷在腹，五日后腹痛，先泻后痢，两关紧滑，用姜、桂、香砂胃苓汤，四剂而愈。两三日后，因前寒未解喉痛，又开窗取凉，复受寒邪，以致头疼发热，身痛脉浮紧，用芎苏饮微汗而表解，热尚未除。继用桂枝葛根汤，二剂热即退。忽变为神昏不语，掐指剔牙，肠鸣下利，问病若聋，诊脉弦细无力。产后尚未满月，知属里虚，证类中风。用桂枝汤加白术、半夏、天麻、炮姜、附子二剂，五更后即能言，至未申即不语，坐卧如凝。能言时谓身痛腹疼，其渴饮茶汤，日夜两大壶，随即洞泻八九次，肠鸣水食，脉弦细紧。此为风邪直入肝经，乃厥阴之病。盖厥阴病本消渴，风邪不解，内搏为泻，身痛多汗，脉不浮，断非表证，乃骨寒而痛也。且午后不语，定属阴邪，准作厥阴治法，不治洞泻。用当归四逆汤，桂枝、当归、赤芍、细辛、附子、炮姜、人参、白术、茯苓、甘草，姜枣为引。服六剂，渴全止，夜得微汗，腹痛身疼即解，泻止能言。自立方付彼，令其照方撮药，服十余剂即全愈。若用育神止泻，不察病名，岂不大误乎？余每见产后不语，不治者多矣。此北人胃气本厚，故合证之药，易于取效也。（《素圃医案》）

王木文兄。初秋场中筑盐，日受酷暑，夜沾风寒，回扬疟作。历医数人，皆柴、葛、香薷、知、芩、二陈等剂，病全不减。十日后迎治，脉则浮弦而数，疟发身痛，寒极而热，热则渴甚，汗多，小便痛而难出。此风热未解，须用仲景阳旦汤，风热两解也。用桂枝、赤芍、黄芩、甘草，加葛根、厚朴、茯苓，二剂知，四剂减轻，六剂疟止。不数日，又复往场，半月后回扬，三四日疟又复发。初亦非余治，势甚重，始招再医。询其病状，大非前证，发寒时，便腹肋胀痛，热则起床乱走，谵言妄语，其势若狂，渴饮不休，诊其脉，则细数无伦，巅顶作痛，小便痛而难出。此皆厥阴病，岂非女劳复乎。遂用当归四逆汤，加附子、生姜、大枣，一日轻，二日减，三日六剂，疟止矣。治疟效速，惟有此证以辨经不谬也。若以前用黄芩而效，再用前剂，岂不殆哉？《素圃医案》）

318

汪其晖兄。秋夜深坐,游湖食冷,遂致胸腹不宽,日日大便,无寒热身痛诸证。自以为停食,而前医犹用香薷。延至第三日,邀予便诊。虽不出门,犹堂前会客,其脉濡细带紧。此寒中太阴,宜温中断食。余用炮姜、桂枝、苍、朴、二陈等药,病人全不介意。日惟服药一剂,间日再诊,脉变弦紧,以危言告之。彼方不食,其夜则呕哕腹痛,身热大困矣。此太阴病不解,而传厥阴,改用桂枝、干姜、吴萸、赤芍、半夏、苓、草。立有厥阴病案,预言防下利。因前医用香薷,故未即投附子。其内亲吴焕若兄,密加附子入药,哕遂止,随腹痛下利脓血,日夜二十余次。病家以为痢疾,余告曰:此厥阴病下利脓血也,若作痢疾处治,而用香槟,则不救矣。即以当归四逆汤本方,加干姜、熟附,日投二剂,每夜通身微汗,次日利即少减。如此七日,药不易方,七夜皆汗而利止矣。此厥阴外解证也。后以脉细紧未退,仍用前方,去干姜、吴萸。至十余日,大便方通,饮食可进而愈。(《素圃医案》)

巴绣天主政。隆冬檐际脱裘,易近体之衣,觉受寒,尚不为困,本夜又梦遗,次日即寒战头疼,发热腰痛,脉反细紧。病属阳证阴脉,幸脉但细而不沉,犹有头痛身热,乃厥阴表证,用当归四逆汤温里散寒,以桂枝、细辛、赤芍、附子、干姜、半夏、茯苓、甘草、姜、枣为引。因有急务,遂昼夜四剂,三更得汗,五更即乘舆远出,自为无恙。次日即饮酒茹荤,三日回家,午后又寒战发热,更增呕吐痰涎,仍用前剂,夜半得汗,热退而解。次日又复乘船远出,于路寒战发热,吐泻腹痛而归,自称疟疾。余曰:非也。疟之为病,必受邪于半表,蓄久而发,此证先日受寒,次日即病,脉不浮弦,断非疟疾,乃厥阴表证,而兼里病也。仍用前剂,因增腹痛下利,脉变细紧无力,加人参以固里,则寒轻汗少。四剂寒热下利皆减。如斯三四日,寒热顿止,呕泻皆宁。姜、附药服至十二日,退用当归四逆汤本方,去细辛而加参、术,温补匝月而康。(《素圃医案》)

杨紫澜兄。夜劳不寐者屡日,春杪犹寒,致受夜冷,直犯阴经。初以受寒就诊,脉则弦紧,恶寒身痛,但微热耳。用温经散寒药二剂,略减,自不为意,起居饮食如常。寒未外解,数日后,内搏于里,肛门坠痛,遂易疡科作痔医之。延数日,痔不溃,亦不为楚,即转痛于季肋之后,近腰软处。又作肝痛治之,遂夜发热烦躁作渴,通夜不寐,复迎余治。脉沉紧而细,两足厥冷,舌紫苔白。余辨曰:非痛也。初病脉弦紧,原属夹阴,邪在表里之间,因不治疗,传至少阴,肛坠而痛。盖少阴肾藏,开窍于二阴也,失之不温,今入肾之本位矣。且脉不数,痛处按之,内无硬形,外不作热,而痛肋反欲着席而卧,其无实肿可知,断非内痛,皆因失于温里。寒极于内,逼阳于外,所以夜热。阳既外越,里必虚寒,所以阴躁不寐。下冷必阳厥于上,所以渴而欲饮也。今已手足厥冷,脉已沉细,若不急温,必加下利,则难治矣。而杨兄素恶热药,奈病在厥少二阴之本,非同阳证可以泛治,不得不肩任之。遂以官桂、当归、赤芍、干姜、茯苓、甘草,暗投附子二钱以防下利。夜服一剂,半夜安寝,烦躁惟一刻耳。次日又服二剂,则热退痛减。再二剂痛止全卧,手足回温,肛亦不坠矣。如此药五日,即霍然而起,续以温补药而痊。此证与三卷张紫山小便频数似痔之案相同。(《素圃医案》)

吴坦如兄。初冬真州抱病回扬,外证则微热微寒,头疼咳嗽,喉痛不甚,而胁肋连腰则痛甚,脉则弦细紧而搏手,按之又无力。自以为风伏火,求为发散。予曰:脉证阴阳相半,表里皆寒，幸有头痛发热，邪犹未全入里也。此厥阴伤寒证，以其十数年前，年甫三十，曾患中风，半身不遂，用过桂、附，故不惊疑。遂用桂枝、细辛、赤芍、附子、炮姜、吴萸、半夏、桔梗、甘草、生姜，以当归四逆加减投之。如斯七日，喉痛止，诸证减，遂转为疟疾。胁痛虽减，而不能侧卧，咳嗽不除，疟疾日发，其紧脉虽退，而转弦细，七八日后，脉更兼涩。平素肝肾虚寒，遂加人参、当归以培阴血，因胁痛咳嗽，恐成疟劳。服参、附、归、芍、桂枝、苓、夏、甘草之药百剂，其中三复，皆如此治法，方获脱然。（《素圃医案》）

方豫章部司。素虚寒，初秋患痢，日夜十多次，红白相半，脉弦细紧，反不恶寒，而微发热，头疼身痛。若以脉细紧为寒，大当头痛发热，以头痛发热为湿热，脉又不当细紧。然必以脉为准，定属厥阴病，寒凝于内，反逼阳于外也。况厥阴病原有头痛，且肝藏血，理宜用当归四逆汤。本方加附子、干姜、吴萸，解肌温里，俾邪外解，每日服药，夜必微汗，次日必热微利减。如此六七日，则表热里痢皆痊。以后三年初秋必病，皆如此治之。（《素圃医案》）

吴饮玉兄令眷。未出室时，左肋下素有气积，时时举发而痛，在家皆用逍遥散治之罔效。嫁后怀孕三月，此积竟冲心而痛，痛甚昏厥，手足逆冷，口出冷气，脉沉弦而紧。此肝经积冷，结为冲疝，非桂附莫效。又属世医之女，且怀有孕，举世皆禁桂附，予何敢用焉？其太翁言修先生曰：大人要紧，胎且置之。遂投以当归四逆汤，桂枝、附子、当归、芍药、炮姜、吴萸、甘草、茯苓，服下即应手取效。每食生冷必发，发则必须前剂，怀孕在腹，屡发屡医，而胎竟不伤。今所生之郎，已十有余岁矣。后以东垣酒煮当归丸，服三年未断，其冲疝不发，并形俱消，屡屡生育。《经》曰：有故无殒。先圣之言，岂欺人哉？（《素圃医案》）

程农长兄令媳。吴宅之女也。二月大产，天气尚寒，未满月，便开窗梳洗，方满月，便尔洗浴，因受风寒，次日头痛身疼，遍身筋惕，汗多而热不退，脉不浮而单弦。初诊便告病家，此产后中风大病，不可轻视。用当归四逆汤，当归、赤芍、桂枝、细辛、茯苓、炮姜、甘草，姜枣为引。医治三日，因本气大虚，风邪不解，更头疼如破，筋惕肉瞤，汗出如浴，手足抽搐，时时昏厥，病甚危笃。余曰：此产后气血大虚，风邪直入肝经，已现亡阳脱证，须急用人参固里，附子温经，使里气壮，逼邪外解，否则风邪入藏，必昏厥不语，手足逆冷，呕哕不食，不可治矣。未几果哕，病家遂信予言，重用参、附，加于当归四逆汤中，更加吴萸以治哕，间加天麻、半夏，兼治虚风。如斯大剂，日服人参两许，附子六七钱，半月后方渐次而回。再去细辛、吴萸，增芪术，四十日方能起床。此证幸病家不吝人参，而任医得专，故获收功也。（《素圃医案》）

张飞畴

张飞畴治田孟先，久患膏淋，溲中有块如橘核状，外裹血膜，中包黄水。乃醉后入房，酒湿流入肾脏所致。遍服利水固精药不应。溽暑中忽然憎寒发热，喘促闷乱，腰背烦疼，脉见浮濡沉细，是淋久阴伤，暑气袭虚之证。先与生料六味加川萆薢作汤，下消暑丸，次用前汤送木车猪苓丸，八服诸症霍然。又孝廉蔡允恭，严冬患浊，小腹结硬，大发寒热，巅痛自汗,脉得左大右涩,两尺紧细,乃风痰毒邪入犯厥阴之经。与当归四逆汤煎服,覆汗而热除。即以前方去通草、姜、枣,加蝎梢陵鲤甲麝脐丸,服之令作汗,数日便消痛止。但浊犹未净,或令嚼生银杏而愈。世人言银杏涩精,殊不知其专涤败浊也。(《续名医类案》)

萧万如

萧万如治陈昌之内,首胎恃壮,当风澡体,即病发热如燎,口眼㖞斜,喘呕有沫,面目青黄,心腹膨胀,扬手舞足,脉见弦数不鼓。曰:此肝虚自招风也,非表病也。急以姜附丸灌下,仍用当归四逆汤加入吴茱萸,两剂诸症如失。(《续名医类案》)

缪遵义

诊脉左涩滞,右弦滑,饮邪为患,肝郁不舒。若以燥药治水则阴伤,以滋药养肝则饮滞,皆非策也。议用加减当归四逆,以养肝而利水,健脾运痰。蒸於术,霞天曲,酸枣仁,茯神木,半夏,橘红,石决明,辰砂,砂仁,沉香。淡菜胶丸。(《缪氏医案》)

交夏至后腹胀,一阴生而肝邪为患也。当与当归四逆汤。本方加杞子炭、小茴香,去枣。(《缪氏医案》)

足冷肢麻,面有风块,又恶风脉沉细。前方滞而少通,宜与当归四逆汤。本方去枣,加附子、生姜。(《缪氏医案》)

陈念祖

脉形沉细,手足厥冷,气上冲心,心中疼热,是肝火承心所致。盖厥阴相火所寄,其脏本热,热结于内,阳气不能外达,故有里热表寒之象,拟主以和解之寒剂,使郁热得以解散,阳邪亦得外泄,庶合仲景之旨,方列于后。当归身二钱,桂枝木一钱五分,细辛一钱,炙甘草一钱,白芍药一钱五分,木通一钱,大枣四枚,水同煎服。(《南雅堂医案》)

脉象弦急,面色不华,少腹久痛未痊,手足挛急为痛,系寒湿与痰,内壅肝经,外攻经络所致。现复四肢厥冷,拟用当归四逆加减治之。当归身三钱,白芍药(酒炒)二钱,制半夏二钱,小茴香五分,薏苡仁三钱,木通一钱,防风一钱,白茯苓三钱,桂枝五分,陈皮八分。水同煎服。(《南雅堂医案》)

谢映庐

汤胜参。傍山而居,其地甚小,以农为业。时值暑月,其家腹痛呕吐,老幼相似,已亡数口。病之传染,沿门合境,而邻族中死者病者,更复不少。其戚友以为天灾流行,不相探问,近地诸医,咸远迹不至。及胜参自病,医巫交错,身已将危,始托友求治于余。至其村,满目凄凉,览其病,舌红口渴,目泛神昏。因问初起若何。其家哭云:起先腹痛呕吐,身热肢厥。余曰:此阴毒也,服何药而至此?乃将前医之方递出,悉柴胡、香薷、芩、连之属。余曰:是矣,不待诊脉,先取药至,疏以附子理中汤,随进附子理中丸,于是汤丸互进,昼夜不辍。次早复视,其浊阴驳劣之逆,赖以潜消,但微阳复返之象,尚属游移,遍身小泡攒发,肤膜腠理溱溱自汗,溅溅发热,脉来浮大,舌赤无津。转方以八味地黄汤加黄芪、五味,大剂缓进。昼夜再周,方得起坐思食,肤泡渐退,遍身复发小硬疖,肤无空隙,乃阴浊之毒,内伏而外出也。仍与八味小剂频服。于是合村颠连之家,悉求治于余。初起者多腹痛、呕恶、发热、恶寒之候,给以藿香正气散,加附桂温中而通阳。有阴寒极甚而格药不入者,与之白通汤,加猪胆汁引导而通阳。有阴寒入于血脉,厥逆无汗者,投以当归四逆汤,加附子、吴萸温经而通阳。种种治法,随症而施。匝月以来,虽皆安好,然愈而复发,病风尚炽,细揣必有其故。因忆临治以来,各家之茶皆混浊不清,初意以为不洁,久而疑之,因令取冷水一碗,视之其色混浊,尝之其气冷劣,而味苦硬。因叹曰:此地毒也,岂天灾乎? 即问水从何出。众曰:屋后山下有土井一孔,历有年矣。亲往视之,满井混浊。余曰:毒也。试问时值六月,本当清泉澄映,况一向酷暑未雨,若非地毒,此水安得混耶? 众皆醒悟,咸谓从无混水,今若此,或者山上旧冬所葬新冢之碍乎? 嗟嗟乡愚,昔清今浊,显然不识,其斯地之数乎! 盖六月天时,阴气在下,人身阴气在内,再逢山脉之变,阴毒侵脏,酿成种种寒症。急令他处掘地取水。并制贯众、甘草、雄黄、黄土,各用斤许,煎汤一斛,与之皆啜。更经半月,病风遂息。由此观之,凡为医者,水土不可不辨。

附:上案方成,有二三同道来寓索览。览毕,问曰:如斯治病,用心苦矣! 但胜参之病,子视其舌红口渴,目泛神昏,人多认为阳毒,何能直指为阴毒,而又敢急进附子、干姜乎? 答曰:大凡治病,必当始终审察,看书尤宜上下留心。盖此症全因误治而致,非病势之自然也。余初望之际,亦尚骇疑,不得不以问字继之。据述初起腹痛呕吐,身热肢厥,则厥之来也,不为不暴矣。《经》曰:暴病非阳。其厥为阴厥,已无疑义。况前医既误认其症,肆进苦寒攻散,重竭其阳,逼其虚阳外越,故舌红口渴,目泛神昏,势将立竭,不得不以大剂姜、附,急挽残阳而驱阴浊,舍此安从治哉? 今诸君仅观俚案明言显语,漫不加察,其何以得经文之妙意乎! 又问曰:子辨证敏捷,足征渊源有自,肯与传软? 答曰:自古伤寒诸书,原有内外深浅伤中之别,岂无传乎? 要知此症初起,原属内伤直中之例,故厥之来也暴。若外感伤寒传变之症,乃热深厥深,热微厥微,其厥之来也必渐。此阴厥阳厥,最紧关头,务在揣摩有素,庶危迫之顷,一问了然。余于斯道,虽上古经典疑关,达微通元之功,自知未足,而阴阳二义,以静而求,颇为得心。同道曰:适来观案,既得治病之要,复得辨证之诀,更知博古静求之功,请录之以质来者。附子理中汤:附子,干姜,人参,白术;四逆汤:附子,干姜,甘草,冷服;白通汤:附子,干姜,葱白,或加人尿、猪胆汁;当归四逆汤:当归,桂枝,芍药,细辛,大枣,或加吴萸、生姜。以上皆仲景方。藿香正气散《局方》:藿香,白芷,茯苓,橘皮,紫苏,半夏,桔梗,大腹皮,甘草,姜,枣;八味地黄汤:熟地,山药,茯苓,泽泻,山茱萸,丹皮,附子,肉桂。(《得心集医案》)

周秋帆茂才内人。怀孕数月,一日周身痛痹,四肢拘挛,肌肤及手指掌皮,数变如蛇蜕之形,惊痛交并,恐成废疾。余诊脉得浮大,按浮为风,大为虚,此营卫不固,血虚风袭之候也。原中风有中腑、中脏、中经络血脉之分,故见症各著其形。今起居如故,饮食如常,外无六经之形症，内无便溺之阻格，惟苦肢节间病，风中血脉奚疑。处以当归四逆汤，当归重用，佐以一派祛风之味。连进四剂而愈。当归四逆汤。（《得心集医案》）

陈飞云学博之女。产后两月，忽然战栗，左胁微痛，胸中窒塞。屡进表散之剂，寒栗愈盛，呕吐清水。时值天气炎热，诸医莫辨虚实。招予视之。诊其面色，红中带青，脉象甚微，久按觉弦。细揣知为久寒在血。其左胁微痛，是肝气郁而不伸。肝挟相火，是以面色青红。木邪侮土，是以胸中窒塞，呕吐清水。因思厥阴中寒，相火内寄，非发表温经，病必不解。但发表宜兼养血，温经最忌助阳。宗仲景治厥阴久寒之例，与当归四逆加吴萸、生姜，药下立安。当归四逆汤。（《得心集医案》）

王志耕乃郎，半岁。夜半腹痛，啼哭不已，以热手重按其腹，似觉哭声稍可，久之仍否。延诸幼科，无非行气消食，误治两日，目珠上瞪，四肢微搐。余视其面色赤中带青，目中白珠颇蓝，手足指尖略厥，小水直无，指纹透甲。危急之顷，静神默悟，详推此症原是寒邪入里，与方脉寒症无异，意拟姜、桂通阳。然细察面色唇舌二便，又非无阳可比，倘辛热误用，而稚阳之质，势必血燥津涸，愈增筋掣瘛疭。因思肝藏血、寒伤营，非养血通脉，寒何由解，痛何以除。先以灯火焠腹，疏通凝寒，以仲景"厥阴篇"当归四逆汤，一剂霍然。（《得心集医案》）

王泰林

王。厥阴有寒，肠中有热，少腹冷痛，下痢红黏，身热肢寒，汗出舌腻，恶心不食，虑成噤口。拟辛通厥阴之寒，苦泄肠中之热，用姜萸当归四逆汤加香、连、芩、楂主之。桂枝，白芍，吴茱萸，炮姜，炙甘草，木通，当归，川连，木香，黄芩，楂肉炭，砂仁。

渊按：有热深厥深之象，乃湿热积重遏肠胃，气机不得通化。宜佐通因通用法，使胶黏之邪速去。（《王旭高临证医案》）

余听鸿

常熟署刑席沈鲁翁之仆人某。始因深冬受寒，猝然寒热身痛，某医与以消导发散药两剂后，即少腹气冲撞心，心中疼热，面红咽痛，夜间烦躁，呕吐痰涎黏腻，盈碗盈盆。据云已有六七日，腹痛上冲，即有欲厥之状。鲁翁邀余诊之，备述病情。余曰：厥阴伤寒无疑矣，无怪发表攻里俱罔效也。脉虽细弦，尚有微浮，兼有太阳未尽之表症。少腹气撞胸脏欲厥，呕吐黏涎甚多，心中疼热，咽痛面红烦躁，厥阴症已具，阳气被真寒外格。拟当归四逆汤加吴萸、生姜加味主之，立方当归三钱，桂枝钱半，白芍二钱，细辛四分，半夏二钱，姜川连四分，吴萸四分，炙草五分，通草一钱，大枣六枚，先煎化仲景乌梅丸三钱，连滓服下，以平肝安胃而止厥，再服前方汤药散其寒。照方服两剂，诸症悉减。再以仲景黄连汤法吞乌梅丸，加减出入三四剂，病去六七。后以小建中加参、椒、梅等加减，服十余剂而愈。此症若因咽痛、面红、烦躁而服清凉，必死。即浮泛不中病之方，亦难保全。柯氏云：有是病即有是方，洵不诬也。（《余听鸿医案》）

阮怀清

王。胎前受暑,湿热挟胎火下陷营分,成为血痢,邪搏正虚,以致小产,血脉走漏太多,未免虚而尤虚,是以阴亏则生内热,手足心燔灼,大便燥结,背胀腹痛,兼有痔疾。拟用当归四逆汤加味治之。全当归四钱,生白芍钱半,北细辛八分,细生地四钱,川桂枝钱半,炙甘草八分,黄木通八分,金银花三钱,火麻仁三钱,淡枯芩钱半,广木香八分。(《阮氏医案》)

胡。产后心胸小腹作痛,小便亦短涩而痛,复加呕吐酸水,背胀恶寒,四肢稍冷。此系寒邪凝滞血脉,俾内外经络不和,木侵中土致病,拟用当归四逆汤加味治之。全当归三钱,炙甘草八分,紫丹参钱半,水云连八分,川桂枝钱半,黄木通八分,春砂仁八分,玫瑰花八朵,酒白芍钱半,北细辛八分,淡吴萸(姜汁炒)八分,姜三片,枣三枚。(《阮氏医案》)

【评析】 当归四逆汤出自《伤寒论》第351条:"手足厥寒,脉细欲绝者,当归四逆汤主之。当归三两,桂枝(去皮)三两,芍药三两,细辛三两,甘草(炙)二两,通草二两,大枣(擘)二十五枚。上七味,以水八升,煮取三升,去滓,温服一升,日三服。"

当归四逆汤中当归甘温,养血和血为君;桂枝温经散寒,白芍养血和营,两者相配,共为臣药;细辛温经脉散寒邪,通草通经脉畅血行,共为佐药;大枣、甘草,益气健脾养血,共为使药。诸药合用,共奏温经散寒、养血通脉之效。

在上述古代医案中,运用当归四逆汤的医家有李中梓、郑重光、张飞畴、萧万如、缪遵义、陈念祖、谢映庐、王泰林、余听鸿、阮怀清10位,相关著作9部,相关医案20余则,涉及疝气、伤寒、痰饮、痢疾、腹胀、腹痛、疟疾、瘟疫、胁肋胀痛、淋证、小产、产后腹痛、小儿惊风、尿频、口眼㖞斜等病症。

分析诸位名家之运用,有直接运用原方者,亦有随症加减者。李中梓治厥疝,常以原方主之。陈念祖治"厥阴相火"之里热表寒,原方以木通替通草;治寒湿痰壅滞所致腹痛,以原方去通草、枣草,加半夏、薏苡仁、防风等祛湿化痰。余听鸿治厥阴伤寒见呕吐,常合左金丸、半夏等降逆止呕。缪遵义治痰饮,加减运用当归四逆汤,养肝利水,健脾运痰;治肝郁阴亏之腹胀,原方去枣加小茴香、枸杞子炭等行气舒郁;治足冷肢麻,原方去枣加附子、生姜等,增温阳之效。王泰林治痢疾见"身热肢寒",宜通厥阴之寒,泄肠中之热,当归四逆汤加香、连、芩、楂主之。谢映庐治瘟疫见"厥逆无汗",加附子、吴茱萸等温经通阳;治感风血脉寒凝致搐搦之疾及"寒邪入里"之小儿惊风,常以原方主之;治"厥阴中寒"之胁肋胀痛,以当归四逆加吴茱萸生姜汤主之。魏之琇所著《续名医类案》中,张飞畴治淋证见寒热自汗,常以原方主之;萧万如治肝虚感风致口眼㖞斜之病症,常以原方加吴茱萸主之。阮怀清治小产后手足心热、便结等症,加生地、金银花、火麻仁等滋阴清热;治寒凝血脉之产后腹痛,加丹参、玫瑰花等行气活血止痛。

从上述分析中可知,各医家运用当归四逆汤,主要抓住其气血亏虚、寒凝于内的病机特点,如案中可见"血虚而寒袭""风中血脉奚疑""寒邪凝滞血脉"等字眼。运用当归四逆汤的病证多属虚实夹杂,因虚致实,治则多以扶正祛邪为先。

当归四逆汤临床运用广泛,现代医家常用该方治疗血栓闭塞性脉管炎、无脉症、雷诺病、小儿麻痹、冻疮、痛经、肩周炎、风湿关节炎等。笔者在临床上对证属血虚寒凝的消化性溃疡、慢性胃炎、溃疡性结肠炎、便秘、偏头痛、关节炎、关节僵硬、痛经、荨麻疹等,以当归四逆汤随症加减主之,常可取效。

麻黄升麻汤

张路玉

又治陆中行室,年二十余。腊月中旬患咳嗽,挨过半月,病热少减;新正五日,复咳倍前,自汗体倦,咽喉干痛;至元夕,忽微恶寒发热;明日,转为腹痛自利,手足逆冷,咽痛异常;又三日,则咳唾脓血。张诊其脉,轻取微数,寻之则仍不数,寸口似动而软,尺部略重则无。审其脉证,寒热难分,颇似仲景厥阴例中麻黄升麻汤证。盖始本冬温,所伤原不为重,故咳至半月渐减,乃勉力支持岁事,过于劳役,伤其脾肺之气,故咳复甚于前,至望夜忽憎寒发热,来日遂自利厥逆者,当是病中体疏,复感寒邪之故。热邪既伤于内,寒邪复加于外,寒闭热邪不得外散,势必内奔而为自利,致邪传少阴、厥阴,而为咽喉不利,唾脓血也。虽伤寒大下后,与伤热后自利不同,而寒热错杂则一。遂与麻黄升麻汤一剂。肢体微汗,手足温暖,自利即止。明日诊之,脉亦向和。嗣后,与异功、生脉合服,数剂而安。(《古今医案按》)

【评析】 麻黄升麻汤在《伤寒论》中有记载。《伤寒论》第 357 条言:"伤寒六七日,大下后,寸脉沉而迟,手足厥逆,下部脉不至,咽喉不利,吐脓血,泄利不止者,为难治,麻黄升麻汤主之。麻黄(去节)二两半,升麻一两一分,当归一两一分,知母十八铢,黄芩十八铢,萎蕤十八铢,芍药六铢,天门冬(去心)六铢,桂枝(去皮)六铢,茯苓六铢,甘草(炙)六铢,石膏(碎,绵裹)六铢,白术六铢,干姜六铢。上十四味,以水一斗,先煮麻黄一两沸,去上沫,纳诸药,煮取三升,去滓,分温三服。相去如炊三斗米顷,令尽汗出愈。"

麻黄升麻汤方中重用麻黄、升麻发越郁阳为君,使郁阳得伸,邪能外达,其中升麻主解百毒,辟温疾、瘴邪,为治咽喉肿痛的要药。佐以石膏、黄芩、知母苦辛,清降上焦之津;天冬、玉竹酸苦,收引下焦之液,共除上热。桂枝、白术、干姜、茯苓、甘草等温阳健脾,以除下寒,补下后之虚。当归、芍药养血和阴。合用以育阴清热,润肺解毒。诸药相伍,虚实兼顾,寒热并用,升降相合,集温、清、补、散于一体,共奏发越郁阳、清上温下之功。是少阳兼里虚寒的和剂。在古代名家医案中,运用麻黄升麻汤的名家有张路玉,涉及咳嗽病症。张路玉治寒闭热邪所致咳嗽,常用麻黄升麻汤原方治之。

麻黄升麻汤临床应用广泛,现代医家采用本方治疗的病症颇多,如慢性阻塞性肺疾病、肾病综合征、肺源性心脏病、化脓性扁桃体炎、自主神经功能紊乱、多重耐药性肺炎、肺气肿、牙龈炎、支气管肺炎、老年性口腔炎、慢性非特异性溃疡性结肠炎、银屑病、肺结核、球结膜下出血、结核性腹膜炎、过敏性紫癜、顽固性咳嗽、痛风关节炎、新型冠状病毒感染等。笔者在临床上对慢性肠炎、腹泻、口腔溃疡、慢性胃炎、变应性鼻炎、痤疮、慢性咽炎等,常以麻黄升麻汤为基础方增损治疗,取效较好。

干姜黄芩黄连人参汤

叶天士

何。寒热呕吐,胸中格拒,喜暖饮,怕凉,平昔胃阳最虚,热邪内积,体虚邪实,最防痉厥。人参,黄芩,炒半夏,姜汁,川连,枳实。(《临证指南医案》)

张路玉

石顽治总戎陈孟庸,泻利腹胀作痛,服黄芩、白芍之类,胀急愈甚,其脉洪盛而数,按之则濡,气口大三倍于人迎。此湿热伤脾胃之气也,与厚朴生姜甘草半夏人参汤二剂,痛止胀减,而泻利未已,与干姜黄芩黄连人参汤二剂,泻利止而饮食不思,与半夏泻心汤二剂而安。(《续名医类案》)

陈念祖

少阳主寒热,属于半表则为经,属于半里则为腑。今邪在半里,寒热相搏于中,故食入即呕,是为火炎之象,振胃阳以开格逆,是乃一定法程,方列后。人参一钱五分,黄连一钱五分,黄芩一钱五分,干姜一钱五分。(《南雅堂医案》)

病在少阳之腑,邪入于里,故腹痛自利。盖少阳为一身之枢纽,胃气充盛,则开阖有权,邪自不能内犯,胃土中虚,则关键废弛,邪乃乘虚而入,法宜寒热攻补兼施,而仍不外乎和解之一法,方列后。人参一钱五分,黄连一钱五分,黄芩一钱五分,干姜一钱五分。(《南雅堂医案》)

【评析】 干姜黄芩黄连人参汤出自《伤寒论》359条:"伤寒本自寒下,医复吐下之,寒格更逆吐下,若食入口即吐,干姜黄芩黄连人参汤主之。干姜、黄芩、黄连、人参各三两。上四味,以水六升,煮取二升,去滓,分温再服。"

本证胃阳被格拒于上,故食入即吐,脾阳被遏于下,则下利更甚,属上热下寒,寒热错杂之证。干姜黄芩黄连人参汤中,以苦寒之黄芩、黄连清泻胃热,则胃气得降,以辛温之干姜振奋脾阳,则脾阳得升,人参益气补中。全方寒温并用,升降共施,以复中焦升降斡旋之职。

在上述古代医案中,运用干姜黄芩黄连人参汤的医家有叶天士、张路玉、陈念祖。叶天士针对寒热呕吐,以本方加半夏、枳实,平调寒热,行气化痰。张路玉针对寒热错杂之泄泻不止,予以原方平调寒热。陈念祖针对寒热错杂之呕吐、腹痛泄泻,予以原方和调中焦。从上述医案中可看出,古代医家在运用本方时,多着眼于胃热脾寒、寒热错杂之轻证。

现代临床运用本方治疗神经性呕吐、慢性结肠炎、胆汁反流性胃炎、2型糖尿病、急性胃肠炎、食管贲门炎、胆囊炎、细菌性痢疾等证属脾寒胃热所致者。

白 头 翁 汤

薛 雪

邪陷入里,疟变为痢,古称经脏两伤,方书都以先解外,后清里。拙见论病先究体质,今素有血症,且客游远临,从阴虚伏邪是用药须避温燥劫阴矣。鼻煤龈血,舌张干涸,阴液有欲尽之势,奈何邪热内迫,有油干焰灭之危。医见病治病,不审肌如甲错,脉细尺不附骨,入夜烦躁不寐。议以护阴,急清阴中之邪热。生鸡子黄、黄柏、清阿胶、白头翁、北秦皮、小川黄连、细生地。(《扫叶庄一瓢老人医案》)

陈念祖

伤寒热痢下重而喜饮水,是热伤阴分,津液干涸,故欲得凉以自解,法宜寒以清热,苦以坚阴,不必从气分治。白头翁二钱,秦皮三钱,黄连三钱,黄柏三钱。(《南雅堂医案》)

由疟转痢,频下红腻,湿热挟积内陷,腹中阵痛,疟仍未止,舌黄面垢,元气已见亏损,施治颇虑棘手。白头翁二钱,秦皮二钱,白茯苓三钱,枳实一钱,川朴一钱五分,淡黄芩二钱,川连一钱五分,炒白芍二钱,柴胡一钱,神曲一钱,炙甘草八分。(《南雅堂医案》)

脉左小右大,协热自利,病经旬未解,内虚邪陷,势非轻,可姑用白头翁汤加味治之。白头翁一钱,北秦皮二钱,川黄连二钱,黄柏二钱,生白芍一钱五分,淡黄芩一钱五分。(《南雅堂医案》)

王孟英

今秋石北涯仲媳,胎前患泄泻,娩后泻如漏水,不分遍数,恶露不行,专科束手。余视其脉,左弦数,右大而不空,口苦不饥,小溲全无,以白头翁汤合伏龙肝丸治之,一剂而减,三啜而瘳。(《续名医类案》)

沈君雪江令媛,黎里徐少岩刑部之媳也。胎前患泻,娩后不瘳,半载以来,诸药莫效。余按脉弦数而尺滑,询知带盛口干,腰酸咽痛,溲热善噫,肢冷畏烦。乃肝热而风行于胃,液走则阴血日亏。与白头翁汤加余粮、石脂、熟地、龟版、竹茹、青蒿、砂仁。频服而痊。(《归砚录》)

濮树堂患滞下,医者以其脉弱体虚,第三日即参补养,延至匝月,痛痢不减,谷食不思,肌瘦如豺,面浮足肿,口干舌绛,懒语音低,气短汗多,略难转侧,诸医无策。始迓孟英诊之。曰：初起脉微弱，为暑之本象，今按之尚数，乃阴液已伤，渴饮无苔，岂容温补？溲赤而痛，胡可酸收？见证虽危，治不可紊。为定白头翁汤加西洋参、干地黄、炙草、白芍、麦冬、阿胶、酒炒银花之剂，以水露煮陈仓米汤煎药。群议以为药太凉润，不可轻试，孟英曰：此厥阴证而胃液已伤，幸而脉未空数浮弦，亟予养阴清热，庶可图功，若徒议药不议病，纵有一片婆心，未免好仁不好学矣。病者忆及乙巳之病，深信不疑，遂服之。一剂知，六剂而痢净，舌润知饥，溲通得睡，第便溏腹痛，日必两行，左龈赤肿而疼。外涂以玉枢丹，内治以三奇散加潞参、炙草、苡仁、扁豆、鸡膍胵、黄柏、橘皮，吞香连丸。旬余而浮肿消，大便坚，舌苔生，起于榻，而口腹不节，发热口干，乃食复也，按法治之热退，至七日始更衣，因嘱其加意珍摄，俾易康痊。奈家务纷繁，既愈即不能静养，神机曲运，心气涣散不收，液涸津枯，而前功尽堕，惜哉！然此案自可传也。（《王氏医案三编》）

一妪患面目肢体浮肿，便溏腹胀，肠鸣时痛，饮食日减。医与理中、肾气多剂，病日剧而束手矣，始丐孟英诊焉。按脉弦细，沉之带数，舌绛口干，肿处赤痛，溺少而热。乃阴虚肝热，郁火无从宣泄而成此病，火愈郁则气愈胀，气愈胀则津愈枯，再服温燥，如火益热矣。授白头翁汤加楝实、银花、元参、丹皮、绿豆皮、栀子、冬瓜皮数剂。证减知饥，渐佐养血充津之品而愈。前此诸医谓其山居久受湿蒸，且病起梅雨之时，而又便溏脉细，遂不察其兼证而群指为寒湿也。嗣有黄梅溪令堂，患证类此，而燥热之药服之更多，肌削津枯，脉无胃气，邀孟英往勘，不遑救药矣。（《王氏医案三编》）

谢氏妇。怀孕五月，便泻四日，医投姜、附、桂、朴药一帖，遂四肢麻冷，气塞神昏，溺闭汗淋，大渴呕吐，急延余援，脉未全伏，先饮以酱油汤，吐渐止，随予参、连、芩、柏、茹、斛、银花、扁豆叶、蒲桃干、芦根、绿豆，以冬瓜汤煎，徐徐温服，外用炭醋熏之，各恙皆差，次日脉弦滑，泻未止，以白头翁汤加参、草、银花、扁豆、蒲公英、蒲桃干、砂仁，两剂而痊。（《随息居重订霍乱论》）

朱念民。患泄泻，自谓春寒偶薄而饮烧酒，次日转为滞下，左腹起一痞块，痢时绞痛异常。孟英曰：阴虚木燥，侮胃为泄，误饮火酒，怒木愈张，非寒也。亟屏辛温之物，用白头翁汤加芩、楝、栀、连、海蛇、银花、草决明、枳椇子、绿豆皮。十余剂而愈。（《王氏医案续编》）

管氏妇。自去秋患赤痢，多医罔效，延至暮春。孟英诊脉弦数，苔黄渴饮，腹胀而坠，五热夜甚。用白头翁汤合金铃子散加芩、芍、栀、斛，吞驻车丸。淡旬而愈。（《王氏医案续编》）

朱浚宣令堂。患滞下，医闻色白，而与升提温补。旬日后，肢冷自汗，液脱肛坠。群医束手，虑其虚脱。因浼濮树堂乞诊于孟英。曰：药误耳。与大剂行气、蠲痰、清热之药，果渐吐痰而痢愈。又其令弟同时患此，五色并见，神昏肢搐，大渴茎肿，腹痛夜热，危险异常。孟英察脉细数，与白头翁汤加犀角、生地、银花、石斛、楝实、延胡、芩、连、滑石、丹皮、木通、甘草梢等药。三帖后，热退神清，溺行搐止，乃去犀角、草梢、丹皮、滑石、木通，加砂仁拌炒熟地、山楂炭。服之渐安，半月而愈。（《王氏医案续编》）

丙午春，高汉芳患滞下色酱，日数十行，年已七十七岁。自去秋以来，渐形疲惫，即服补药,驯致见痢。黄某径用温补,势乃剧。延孟英诊之,右脉弦细芤迟,脉虚证实。口渴溲涩,时时面赤自汗。乃吸受暑邪,误作虚治,幸其所禀极坚,尚能转痢。一误再误,邪愈盛而正反虚矣。以白头翁汤加参、术、银花、芩、芍、楝、斛、延胡。二剂即减,五剂而安。继与调补,竟得霍然。后三载,以他疾终。(《王氏医案续编》)

吴尔纯八月下旬患滞下,腹痛异常,伊外祖许仲廉,延孟英往诊。形瘦,脉数而弦,口渴,音微,溺涩。乃阴分极虚,肝阳炽盛,伏暑为痢。治法不但与寒痢迥异,即与他人之伏暑成痢者,亦当分别用药也。与白头翁汤,加知母、花粉、银花、丹皮、金铃、延胡、沙参、芩、连服之(亦治通伏暑成痢之方)。次日复视,痢减音开,而右腹疼胀拒按,为加冬瓜子、乌药、鼠矢,三剂而消,滞下亦愈。惟薄暮火升,面赤自汗,重加介类潜阳而痊(此方顾及阴虚)。(《王氏医案续编》)

王瘦石夫人患滞下,腹痛微呕,不饥口苦,溲短耳鸣。孟英诊曰:脉见细弱之形,肌无华泽之色,汛不行而早断,舌紫黯以无津,是素质阴亏,情怀悒郁,二阳默炽,五液潜消,虽吸暑邪,莫投套药。予白头翁汤加雪羹、银花、栀子、楝实,先清暑邪。数剂而减。继去雪羹,加生地、苁蓉、柿饼、藕汁而安。改授甘麦大枣、西洋参、生地、苁蓉、竹茹、归、芍、蒲桃干,而以藕汤煎服,调养体质以痊。(《王氏医案续编》)

濮树堂室病,孟英甫为参愈,而树堂继焉。起即四肢厥逆,脉伏恶寒,发热头痛,左为甚,惟口渴。因与葱豉二帖(解表)。热虽退,脉仍伏,四肢冷过肘膝,大解频行,人皆疑为虚寒。孟英曰:此证俨似阴厥,然渴饮溲赤,真情已露,岂可泥于一起即厥,而必定其为寒乎?径投凉解,热果复发,而肢冷脉伏如故。幸病者坚信,服药不疑。至第七日,大便泻出红水,溺则管痛,呕恶烦躁,彻夜不暝,人更危之。孟英曰:热邪既已下行,可望转机。以白头翁汤加银花、通草、芩、芍、茹、滑、知、斛、栀、楝、羚角之类。投三日红水始止,四肢渐和,颇有昏瞀谵语,用王氏犀角地黄汤一剂。四肢热而脉显滑数,苔转灰黄,大渴遗溺,病人自述如卧烘箱上。于昨方加入元参、银花、竹叶、生石膏、知、贝、栀、斛。服一剂,夜间即安寐,而苔转黑燥,于昨方复加花粉。服一剂,热退而头面汗多(阳越于上)。懒言倦寐,小溲欲解不通(阴虚于下)。诸戚友咸以为危(病已将愈,何危之有),各举所知,而群医金云挽救不及,病家皇皇。孟英曰:此证幸初起即予诊视,得尽力以为死里求生之举,非比他人之病,皆因误治致危。然不明言其险者,恐病家惶惑,而筑室于道旁也。今生机已得,不过邪去真阴未复,但当恪守予法,自然水到渠成,切勿二三其德,以致为山亏篑。赖有一二知音,竟从孟英议。服西洋参、生地、苁蓉、麦冬、楝、芍、知、斛药。一剂溺行索粥;再服而黑苔退;三服而神清音朗,舌润津回,唯有韧痰不能吐,左偏头微痛。于原方加二至、桑、菊、贝母、牡蛎。又复五剂,得解硬矢一次,各患始安,眠食渐适而瘳(眉批:凡厥逆脉伏之证,其热深藏,多不易解,非卓识定力,不惑于证,亦必摇于众议矣)。(《王氏医案续编》)

朱某患痢于越,表散荡涤滋腻等药,备尝之矣。势濒于危,始返杭乞孟英诊之。神气昏沉,耳聋脘闷,口干身热,环脐硬痛异常,昼夜下五色者数十行,小溲涩痛,四肢抽搐,时时晕厥。曰:此暑湿之邪,失于清解,表散、荡涤,正气伤残,而邪乃传入厥阴,再以滋腻之品补而锢之，遂成牢不可拔之势，正虚邪实，危险极矣。与白头翁汤加楝实、苁蓉、芩、连、栀、芍、银花、石斛、桑叶、橘叶、羚羊角、牡蛎、海蜇、鳖甲、鸡内金等药，大剂频灌，一帖而抽厥减半，四帖而抽厥始息。旬日后便色始正，溲渐清长，粥食渐进。半月后脐间之硬，始得尽消。改用养阴，调理逾月而康。（《回春录》）

吴 达

衣庄李慎三兄，庚辰七月请诊。病见发热甚重，而不恶寒，自服苏梗、姜、糖而大泻，脉象沉数有力，右尺独大。缘是年夏令，天无酷热，汗孔常闭，是以秋病卫郁其营，而见但热不寒，与春温之症相似。然热甚不渴，究属秋病夹湿，与春温不同。询其腹不痛而气坠肛门，泻时直喷而出。用白头翁汤，增入二陈，佐以滑石、苡仁之类，因素体有痰湿也。亦一剂而诸恙悉平。明日即请调理。夫白头翁一方，每利于春温，因春温发热口渴，木火内焚，火先犯肺，大肠为肺之腑，肺急而移热大肠，是以见热泻之症。今诊秋病，见其但热而不恶寒，热邪亦移入大肠，而用之，佐以渗湿利窍诸品，究与春病有别，同中实有不同也。予谓习医者第熟玩成方之时，将方中药味一一精求其性，再参悟所列症情，前人因症立方之义，至临症时深究病情，察脉视色，因症用药，求其针孔相对，并不知方之所由来。症自速愈。若并未明至理，但知拘执成方，见此等医方，反以为师心自用，未按成法，可慨也已！（《吴东旸医案》）

王泰林

薛。先患红痢，续加以疟，又变泄泻，泻止仍痢，两月有余。脉弦硬。昼无小便，每交子后至辰便痢数次，小溲亦得稍通。此伏暑湿热蕴于肠胃及厥阴。厥阴之表便是少阳，故先见热痢，后兼疟象，乃厥阴、少阳表里同病也。疟后大便溏泄者，少阳木邪侮土也。泻止而疟痢仍作者，胃气强旺，土不受邪，仍还厥、少两经也。小便少者，阴气亏则渗愈少，当滋其化源也。今清厥阴之热而举清阳，兼益肾之阴，运脾之湿，从白头翁合胃风汤意。白头翁汤，防风，白术，白芍，五味子，大熟地，茯苓，神曲，谷芽，北沙参。

渊按：议论如秋月寒潭，开后学心思不少。方亦精妙。（《王旭高临证医案》）

郭敬三

耿表侄。夏秋之交患痢症，下血腹痛，昼夜百余行，口渴后重，噤口不食，卧床不起者廿余日，痢症诸方尝之殆遍，卒不效。延余诊视，六脉沉数而大，据脉参证乃厥阴热利，热邪冲上而犯胃口，故噤口不食，非苦寒之药不能清热以坚下。用白头翁汤二剂即能食，十余剂始愈。方内白头翁、秦皮二味，药肆无有知者，非《纲目》所云春月田间所生顶有白茸者，须于柴胡中择之，与柴胡相似而近根数节有壳包裹，柴胡则无。夫厥阴少阳相为表里，而二经之药亦相杂而生，可悟造物之妙。秦皮非药肆缠扎党参之秦皮，乃乡间妇女用以染丝布之冻绿木皮也，医者须自备以免错误。

尚按：厥阴热痢乃热伤血脉而便脓血，下迫直肠则后重肛痛者，厥阴之脉络肛门故也。近贤王慎轩氏谓白头翁汤专退直肠肛门括纳筋之炎肿，为热痢之特效药剂。若病毒结于大肠上部，则宜遵仲景承气法，通因通用为正治，以痢为滞下故也。而何廉臣先生治热痢又有脉搏有力者于本方加大黄一法，则遵《内经》肝与大肠通，肝病宜疏通大肠，大肠病宜治肝为主，更擅二方之长其效倍捷矣。至热痢噤口不食，乃热郁浊壅，胃津腐败使然，虽宜苦药泄滞开郁，更宜化秽浊而洗胃变津，如金银花、鲜茉莉、鲜兰叶、天花粉、梨蔗汁等，皆为要药；一俟津液盖过舌面，即能进食，为唐氏容川之所发明。至为白头翁、秦皮二药辨别其真伪大声疾呼，又为本案之特色矣。（《萧评郭敬三医案》）

阮怀清

许。湿郁阳明厥阴，久而化热，阳络伤，上致口鼻衄血；阴络伤，下致大便泻血。今上部血止，下部未平，舌苔中黑边白，脉象沉数。拟以渗湿断下，合白头翁汤治之。臭椿皮（炒）三钱，银花炭一钱半，山楂炭三钱，炒黄柏一钱半，苍白术各一钱，地榆炭一钱半，赤茯苓三钱，洁猪苓一钱半，白头翁二钱，西秦皮一钱半，水云连一钱半，广木香八分。

复诊：大便时腹痛，里急后重，恐成滞下之象。再拟升阳益胃合散火汤治之。西洋参五分，水法夏五分，建泽泻五分，软柴胡五分，生处术五分，生炙甘草五分，青防风五分，生白芍五分，生叙芪五分，广陈皮五分，香独活五分，绿升麻五分，古涌连五分，白茯苓五分，川羌活五分，粉葛根五分。（《阮氏医案》）

【评析】　白头翁汤在《伤寒论》及《金匮要略》中均有论述。《伤寒论》第371条言："热利下重者，白头翁汤主之。白头翁二两，黄柏三两，黄连三两，秦皮三两。上四味，以水七升，煮取二升，去滓，温服一升，不愈，更服一升。"《伤寒论》第373条言："下利，欲饮水者，以有热故也，白头翁汤主之。"《金匮要略·呕吐哕下利病脉证治第十七》亦载："热利下重者，白头翁汤主之。"

白头翁汤中，用苦寒而入血分的白头翁为君，清热解毒，凉血止痢。黄连苦寒，泻火解毒，燥湿厚肠，为治痢要药；黄柏清下焦湿热。两药共助君药清热解毒，尤能燥湿治痢，共为臣药。秦皮苦涩而寒，清热解毒而兼以收涩止痢，为佐使药。四药合用，共奏清热解毒、凉血止痢之功。

在上述古代医案中，运用白头翁汤的医家有薛雪、陈念祖、王孟英、吴达、王泰林、郭敬三、阮怀清7位，相关著作12部，相关医案20余则，涉及泄泻、痢疾、伤寒、水肿、产后泄泻、妊娠泄泻等病症。

分析上述名家医案，薛雪治"阴虚伏邪"之痢疾，加生鸡子黄、阿胶、生地，旨在滋阴清热。陈念祖治伤寒热利下重，径用原方清热坚阴；治"湿热挟积"之痢疾，合四逆散、川朴、神曲，重在理脾消积。王孟英治产后泄泻，诊脉"左弦数，右大而不空"，合伏龙肝丸强清肝热之效；治肝热阴亏之产后泄泻，合赤石脂禹余粮汤、熟地、龟甲、青蒿、竹茹等，重在涩肠止泻,清热养阴;治妊娠泄泻,诊"脉弦滑"加人参、扁豆、甘草、砂仁、蒲公英等,增健脾化湿之功;治"阴虚肝热"之水肿,另见腹胀便溏等症,加金银花、丹皮、绿豆皮、栀子、冬瓜皮等清热利水消肿之品;治证属湿热毒蕴的痢疾、泄泻,常以白头翁汤加味主之,感暑邪者加金银花、知母、天花粉等以增清暑泄热之功,五色痢者合犀角地黄汤增凉血止血之效。吴达治痰湿蕴热之泄泻,合二陈汤、滑石、薏苡仁祛痰化湿。王泰林治"伏暑湿热蕴于肠胃及厥阴"之热痢,合胃风汤,旨在滋阴清热,运脾化湿。阮怀清治湿郁化热之"大便泻血",加金银花炭、山楂炭、地榆炭、炒臭椿皮等增凉血止血之功。

从上述分析中可知,本方的病机特点是湿热,尤其是肝经湿热较为多见,常为肝火、湿热、气滞三者互结之证。因此,虽白头翁汤主要用于治疗热痢,但凡符合上述互结之证者皆可使用。

白头翁汤的现代临床应用广泛,可治疗慢性溃疡性结肠炎、阴道炎、细菌性痢疾、阿米巴痢疾、伤寒、泌尿系统感染等多种疾病。笔者治疗急性肠炎、急性菌痢、慢性溃疡性结肠炎急性发作等致溏泄便、黏液便、脓血便等,若证属湿热毒结气滞,则取白头翁汤为主治疗。如下利伴发热,可与葛根芩连汤合用,常加地锦草、马齿苋、凤尾草、白槿花、老鹳草,以增清热止痢之力;加炒木香、炒枳壳、青蒿梗、炒槟榔以强理气导滞之效;加槐花、地榆、赤芍、大黄炭,以增凉血止血之功。

理 中 丸

薛 己

一男子口舌生疮，服凉药愈甚，治以理中汤而愈。（《外科发挥》）

一男子口舌生疮，饮食不甘，劳而愈甚，以理中汤治之顿愈。（《外科发挥》）

太常边华泉，呕吐不食，腹痛后重，自用大黄等药，一剂腹痛益甚，自汗发热，昏愦脉大，余用参、术各一两，炙甘草、炮姜各三钱，升麻一钱，一钟而苏。又用补中益气加炮姜，两剂而愈。

疏曰：夫呕吐不食，食伤于胃也；腹痛后重，积滞于肠也。纵或不虚，亦宜消食导滞，缓缓而治，何必即用大黄等药？用之而腹痛益甚，中寒虚寒可知。中气虚寒而至于自汗发热昏愦，几成亡阳之意，所幸者，脉但大而已，不致于脱也，犹可挽回。挽回之法，须温补其阳气，此阳不在于肾，此气不在于肺，而实在于脾胃，何也？盖呕吐不食，腹痛后重，业已病在脾胃，而况自用大黄之药，正复伤其脾胃之阳气，故有腹痛益甚等症之变。虽自汗发热昏愦，要知皆从脾胃之阳气虚寒所致，故不用芪、术、参、附，而用理中。但重大其剂，即为挽回，而升麻之加，一则原有后重，一则大黄之后，气更陷矣。独是自汗昏愦之时，炮姜、升麻似属不可，不知治病须寻其源，既已寻见其脾胃虚寒而下陷，则虽变症百出不顾也。况乎此处自汗，原非火泛，何以知之？以脉大知之。若自汗属于肺绝，其脉当脱；昏愦属于火泛，其脉当空，今不过曰大而已，故知其非本来之病，乃药误之故也。（《薛案辨疏》）

一妇人久患腹痛，去瘀血方止，而复大痛，诸药不纳。予以为脾胃之气虚寒，用参、术、炮姜，丸如黍，每用数粒，津咽下，后以二味浓煎，渐呷而愈一。（《校注妇人良方》）

滑 寿

一人冒雪进凉食，病内外伤，恶寒头疼，腹心痛而呕。两感。诊之，脉沉且紧，时伏而不见，死脉。曰：在法下利清谷，当急救里。清便自调，当急救表。今所患内伤冷饮食，外受寒冷，清便自调，急救表里，以桂枝汤力微，遂为变法，与四逆汤服之，晬时服附子一两，明日则脉在肌肉，唯紧自若。外症已去，内伤独存，乃以丸药下去宿食（诸紧为寒，紧自若，寒未去也，乌得用丸药下法？以理中丸下方妥）。后调中气，数日即安。（《名医类案》）

一人病伤寒，经汗下，病去而人虚，背独恶寒，脉细如线，汤熨不应。滑乃以理中汤剂，加姜、桂、藿、附大作服，外以荜茇、良姜、吴椒、桂、椒诸品大辛热为末，和姜糊为膏，厚敷满

336

背,以纸覆之,稍干即易,如是半月,竟平复不寒矣。此治法之变者也。(《名医类案》)

杨 介

徽庙常苦脾疾,国医药罔效。召杨介,诊视讫,进药。上问:何药?介对曰:大理中丸。上曰:朕服之屡矣,不验。介曰:臣所进汤药佐使不同。陛下之疾,以食冰太过得之,今臣以冰煎此药,欲已受病之源。果二服而愈。(《名医类案》)

张致和

张致和治沈方伯良臣,患痰嗽,昼夜不能安寝。屡易医,或曰风,曰火,曰热,曰气,曰湿,汤药杂投,形羸食减,几至危殆。其子求治,张诊脉,沉而濡,湿痰生寒,复用寒凉,脾家所苦。宜用理中汤加附子(谁谓痰症无用附子之法。此土生金之法)。其夜遂得帖枕,徐进调理之剂,果安。或曰:痰症用附子何也?殊不知痰多者,戴元礼常用附子疗治之。出《证治要诀》。(《名医类案》)

缪希雍

无锡秦公安患中气虚不能食,食亦难化,时作泄,胸膈不宽,一医误投枳壳、青皮等破气药,下利完谷不化,面色黯白。仲淳用人参四钱,白术二钱,橘红钱许,干姜泡七分,甘草(炙)一钱,大枣,肉豆蔻,四五剂渐愈。后加参至两许全愈。三年后,病寒热不思食,他医以前病因参得愈,仍投以参,病转剧。仲淳至曰:此阴虚也,不宜参。乃用麦门冬、五味子、牛膝、枸杞、芍药、茯苓、石斛、酸枣仁、鳖甲等十余剂愈。(《先醒斋医学广笔记》)

汪 机

一孩孟秋泄泻,昼夜十数度,医用五苓散、香薷饮、胃苓汤加肉豆蔻,罔有效者。予曰:此儿形色娇嫩,外邪易入,且精神怠倦,明是胃气不足,而为暑热所中,胃虚挟暑,安能分别水谷?今专治暑而不补胃,则胃愈虚,邪亦着而不出。《经》曰:壮者气行则愈,怯者着而成病是也。令浓煎人参汤饮之。初服三四匙,精神稍回。再服半酒杯,泻泄稍减。由是节次服之,则乳进而病脱。(《石山医案》)

喻 昌

叶茂卿幼男病痢,噤口发热十余日,呕哕连声不断。诊其关脉,上涌而无根,再诊其足脉,亦上涌而无根,谓其父曰:此非噤口痢之症,乃胃气将绝之症也。噤口痢者,虚热在胃,壅遏不宣,故觉其饱而不思食,治宜补虚、清热两法。此因苦寒之药所伤,不能容食,治惟有颛颛温补一法而已。于是以理中汤,连投二剂,不一时痢下十余行,遍地俱污。茂卿恐药不对证,求更方。余曰:吾意在先救胃气之绝,原不治痢。即治痢,人之大小肠,盘迭腹中甚远,虽神丹不能遽变其粪,今借药力催之速下,正为美事,焉可疑之?遂与前药,连服二日，人事大转，思食不哕，痢势亦减，四日后止便糟粕，以补中益气调理，旬日全安，此可见小儿之痢，纵呋伤胃者多，内有积热者少，尤不宜轻用痢疾门中通套治法也。（《寓意草》）

  刘泰来年三十二岁，面白体丰，夏月惯用冷水灌汗，坐卧巷曲当风。新秋病疟，三五发后，用药截住。遂觉胸腹间胀满日增，不旬日外，腹大胸高，上气喘急，二便全无，饮食不入，能坐不能卧，能俛不能仰，势颇危急。虽延余至家，其专主者在他医也。其医以二便不通，服下药不应。商用大黄二两作一剂。病者曰：不如此不能救急，可速煎之。余骇曰：此名何病，而敢放胆杀人耶？医曰：伤寒肠结，下而不通，惟有大下一法，何谓放胆！余曰：世间有不发热之伤寒乎？伤寒病因发热，故津液枯槁，肠胃干结，而可用下药，以开其结，然有不转矢气者不可攻之戒，正恐误治太阴经之腹胀也。此病因腹中之气散乱不收，故津水随气横决四溢而作胀，全是太阴脾气不能统摄所致。一散一结，相去天渊，再用大黄猛剂，大散其气，若不胀死，定须腹破。曷不留此一命，必欲杀之为快耶！医唯唯曰：吾见不到，姑已之。出语家人曰：吾去矣，此人书多口溜，不能与争也。病家以余逐其医而含怒，私谓，医虽去，药则存，且服其药，请来未迟。才取药进房，余从后追至，掷之沟中。病者殊错愕，而婉其辞曰：此药果不当服，亦未可知，但再有何法可以救我？其二弟之不平，则征色而且发声矣。余即以一束，面辨数十条，而定理中汤一方于后。病者见之曰：议论反复精透，但参、术助胀，安敢轻用。大黄药已吃过二剂，尚未见行，不若今日且不服药，捱至明日，再看光景，亦无可奈何之辞也，余曰：何待明日？腹中真气渐散，今晚子丑二时，阴阳交剥之界，必大汗晕眩，难为力矣！病者曰：锉好一剂，俟半夜果有此证，即刻服下何如？不识此时服药尚可及否？余曰：既畏吾药如虎，煎好备急亦通，余就客寝。坐待室中呼召，绝无动静。次早，其子出云：昨晚果然出汗发晕，忙服尊剂，亦不见效，但略睡片时，仍旧作胀。进诊，病者曰：服药后，喜疾势不增，略觉减可，且再服一剂，未必大害。余遂以三剂药料作一剂，加人参至三钱，服过又进一大剂，少加黄连在内。病者扶身出厅云：内胀大减，即不用大黄亦可耐，但连日未得食，必用大黄些些，略通大便，吾即放心进食矣。余曰：如此争辩，还认作伤寒病，不肯进食，其食吃饭、吃肉亦无不可。于是以老米煮清汤饮之，不敢吞粒。余许以次日一剂立通大便，病者始快。其二弟亦快，云：定然必用大黄，但前后不同耳。次日戚友俱至，病者出厅问药。余曰：腹中原是大黄推荡之泄粪，其所以不出者，以膀胱胀大，腹内难容，将大肠撑紧，任凭极力努挣，无隙可出，看吾以药通膀胱之气，不治大便，而大便自至，足为证验。于是以五苓散本方与服，药才入喉，病者即索秽桶，小便先出，大便随之，顷刻泄下半桶。观者动色，竟称华佗再出，然亦非心服也。一月后小患伤风，取药四剂，与荤酒杂投。及伤风未止，并谓治胀亦属偶然，竟没其功。然余但恨不能分身剖心，指引迷津耳，实无居功之意也。

  胡卣臣先生曰：世间不少血性男子，然肝脑无补者多矣！此段转移，全在危疑关头着力，所以为超。（《寓意草》）

李中梓

相国沈明缜。丙辰仲秋疟发呕吐，出蛔虫五枚，昏闷不能食，六脉沉细。余曰：疟邪干犯太阴，中寒而蛔动也，以理中汤加乌梅、黄连，数剂吐止，去乌梅、黄连，加熟附子五剂愈。（《里中医案》）

江右方春和。年近五旬，多欲善怒，患噎三月，日粥一钟犹吐其半，六脉弱薄，神情困倦，喜饮热汤，小便清白。用理中汤加人乳、姜汁、白蜜，二剂便减，十剂而多粥，加减至四十剂，而噎与吐咸绝迹矣。（《里中医案》）

大方伯张七泽夫人。谷食不安，小便不禁。余曰：六脉沉迟，两尺益甚，水泉不藏，转输违度，是衰火不能生弱土也。以理中汤、八味丸并进，再剂而验，十剂而瘳。（《里中医案》）

郑重光

又如君汪。庚申年在瓜镇，时九月杪，得伤寒。初幼科医治，先发表，即大汗如水，继和解而热不退，益增烦躁，再投白虎凉膈，即神昏默睡，唤亦不醒，摇之惟开目而已。病至十九日，自郡迎余至瓜镇。切其脉洪大无伦，重取则散，身重蜷卧。余曰：此因误治，寒入少阴矣。初必夹阴伤寒，宜用温经，误投表药，致魄汗淋漓，阳因汗越，益增烦躁，再服苦寒，阳气愈消，致耳聋昏睡。此少阴，非少阳也。脉反散大，乃真阳欲脱之机，特进投附子理中汤二剂。服后脉稍敛，欲小便，及就桶，小便已，即寒战口张欲脱。再以理中汤重加人参，连进二剂，方阳回苏醒。次日回郡，留理中汤方药调治，半月始瘳。（《素圃医案》）

江豫臣兄。戊辰夏病，初属周医治疗，五日后相招，脉则弦涩，身无大热，惟胸中饱胀，呕哕不息，前医用柴平汤不效。一医用枳实理中亦不效。余详辨之，病似太阴，而多身热，又不下利，面目皆黄，又似阳明，而尿不赤，脉不长，口不渴，盖弦脉属肝，涩主血，病夜则独语，胸腹皆痛，岂蓄血证乎？未敢遽投桃仁承气，先作厥阴蓄血，以桂枝、赤芍、炮姜、半夏、陈皮、甘草，日投三剂，胸中遂宽。至第三日，竟属厥阴，少腹急痛，不及登桶，便下紫黑血块半盆，随昏晕大汗，尊堂慌迫，以人参两许，煎汤灌下。余急往诊，脉则散大，此气随血脱也。频以人参汤进之，方汗敛人清。立候前治周医，告之曰：伤寒蓄血已下，略去伤寒二字，惟有固气一法。周医首允，复同验舌，舌则全黑，议用人参五钱，白术三钱，附子、炮姜各二钱，甘草一钱。不易方者半月，舌黑全退，饮食大进，幸血下之后，不复再便。议去附子者三日，舌复全黑，加入附子旋退。计服参、附药匝月方瘳。（《素圃医案》）

吴象采太学令堂。年近五十，春间得伤寒，初不知病状，经历四医，至四十日，始迎余治。诊得脉沉而紧，按之甚坚，全无和柔胃气，呕吐发呃，胸结如石，舌黑而滑，渴欲冷饮，而滴水不能纳。询其治法，初则发表，继则解肌，皆不效。后浙医包治，先用黄连、枳实，后用大黄、芒硝，惟下粪水，反逆上而结于胸。幸不烦躁下利厥冷，犹为可治，以生附子、生干姜、半夏、茯苓、吴萸，大剂与之，始能下咽，亦不觉辛辣。如此五日，胸前稍软，而下痛于腹矣。余曰：此病必原胃冷，误投凉药。若阳病结胸，岂堪此大辛大热。所以黄连、大黄，闪烁至坚冰，今得温剂，冰化为水，将必洞泄，勿谓热药致泻，乃前黄连、大黄未动也。倘利泻不止，仍属死证。至七日，果大泻不禁，其家以余先言，竟备终事。急用人参二钱，合理中汤一剂，入腹片时即止矣。续以理中汤调理一月而瘥。原籍山西，胃气本厚，病饿四十日，误治不伤，而人参一剂即应，所谓有胃气则生，此证足征矣。（《素圃医案》）

君荣族叔。居镇江，年三十外，夏月患伤寒，初不知何证。服京口医家药，发汗过多，即小便难出。又用五苓散，服下旋通旋闭，点滴难出，少腹胀满，头汗时出，迎余渡江。脉虚大而迟，坐不能卧，气微促，不小便者三日矣。余曰：此误汗亡阳，非大剂人参不能救。时京口老医黄石仓适至，余与彼两议相同，遂用人参一两，茯苓三钱，附子一钱。服下合目片时，略有尿意，又进一剂微滴，夜又一剂，五更则频频而出，遂不禁矣。次日再以理中汤加茯苓、益智仁调治半月而康。后七年，中暑而病，尿又不通，力薄不能市参，终至不救。盖此人纵欲，肾气大虚，每病必撄此患。（《素圃医案》）

王式钰

一仆劳伤气血，泄泻下积，形神衰脱，六脉大虚，急宜温补。用人参、黄芪、白术、甘草、干姜、茯苓。服药后，腹中作饥，小便亦利，仍用理中汤加肉桂五分、干姜一钱。因两尺虚极，得温则土自旺，阳自回也。（《东皋草堂医案》）

叶天士

黄。长斋有年，脾胃久虚，疟由四末，必犯中宫，血海隶于阳明，苦味辛散，皆伤胃系，虽天癸久绝，病邪药味，扰动血络，是为暴崩欲脱。阅医童便、阿胶味咸润滑，大便溏泻，岂宜润下？即熟地、五味补敛阴液，咽汤停脘，顷欲吐净，滋腻酸浊之药，下焦未得其益，脘中先已受戕，议以仲景理中汤，血脱有益气之法，坤土阳和旋转，喜其中流砥柱，倘得知味纳谷，是为转机，重症之尤，勿得忽视。理中汤。（《临证指南医案》）

黄氏。《灵枢经》云：中气不足，溲便为变。是崩淋泄泻，皆脾胃欲败之现症。今汤水下咽，少顷倾囊涌出，岂非胃阳无有，失司纳物乎？奈何业医者，中怀疑惑，但图疲药，待其自安，怕遭毁谤耳。此症一投柔药，浊升填塞，必致胀满。仲景于阳明满实，致慎攻下者，恐以太阴之胀误治耳。今舌微红微渴，皆是津液不肯升扬，脾弱不主散精四布，世岂有面色如白纸，尚不以阳气为首重也耶？人参，熟於术，炙甘草，炮姜，茯神，南枣。（《临证指南医案》）

凡有痔疾，最多下血，今因嗔怒，先腹满，随泻血，向来粪结，近日便溏，是风木郁于土位。气滞为膨，气走则泄，议以理中汤，泄木佐之。人参，附子，茅术，醋炒柴胡，炮姜，地榆炭，厚朴，醋炒升麻。（《叶氏医案存真》）

官宰弄，三十一。酒客多湿，肠胃中如淖泥，阳气陷，血下注。昔王损庵以刚药劫胃水湿。理中汤加木瓜。（《叶氏医案存真》）

龚。无锡,六十三岁。老年嗜蟹介,咸寒伤血,上下皆溢血,当理其中。理中汤。(《叶天士晚年方案真本》)

薛 雪

脉左小涩右弦,六旬有六,阳微肢冷,脘痞不易运化,大便三四日一更衣,初结后溏。此太阴脾阳受困,当用温中醒阳。理中加桂汤。(《扫叶庄一瓢老人医案》)

脉微晨泄,初冬未及藏阳,以脾肾治,最是纳谷减少,当以中焦,兼理其下。人参,炒干姜,炙甘草,生於术,淡熟附子,淡吴茱萸。(《扫叶庄一瓢老人医案》)

舌白滑,微呕自利,阳微虚馁,急当温里。人参,生於术,炮姜,炙草,淡附子,生益智。

接服:生白术,人参,茯苓,生益智,淡附子,炒芍,炮姜。

又服:六君子汤丸方。生於术,人参,木瓜,茯苓,生益智,炮姜,陈皮。用煨姜、南枣肉煎汤泛丸。(《扫叶庄一瓢老人医案》)

万 全

一儿暴吐泻,上下所出皆乳不化,用理中丸服之效。(《续名医类案》)

徐氏子岁半,六月病泻,甘治之不效,大热大渴,烦躁不安。万往视,问向服何药?甘曰:玉露散,初服泻已止,因热未除,再与之复泄矣。今五日,病益甚。教用理中汤加熟附子治之。如服下,越加烦躁,再进一剂即愈。若不烦躁,不可治也。万归半日后,甘携酒来问,前者甥病泄,用理中丸不效,师教以用玉露散果愈。今者此病,用玉露散不效,师教以理中汤加熟附止之何也?万曰:理中丸之止泻,补中气之药也。前者甥之病,汝用理中丸,与病相违,故不效。得玉露散以解暑,故遂愈。今之此病,汝用玉露散是也,中病即止,不可再服,因用之太过,犯脏禁也。脾喜温而恶寒,故以理中汤加熟附救之。甘曰:又谓理中汤后加烦躁者可治,否则不可治,何也?曰:夏至一阴生,坤乃六月之卦,《易》曰:坤为地,阴内而阳外。坤属土,喜暖而恶寒。玉露散虽治暑泻之药,其性寒,过剂则脾土反伤,阴盛于内,阳脱于外。吾见其儿面赤目张,口闭唇燥,大热大渴,此脱症也,故用理中熟附以扶阳抑阴。不加烦躁,则脾为死阴,不可救矣。若加烦躁,则胃气犹存,但药敌而然,再进一服则阳胜阴退而安矣。(《续名医类案》)

张三锡

一人下痢胀痛,自服大黄丸,一时痛转甚,手足俱冷,脉沉伏,知寒凉用早也。投炮姜理中汤加厚朴、苍术、山楂,一服,外用炒盐熨之,下膈周时即定。后用香、连、白芍、厚朴、枳壳等,调理而痊。(《续名医类案》)

一妪胃痛久,诸药不应。六脉微小,按之痛稍定,知中气虚而火郁为患也。投理中汤,一服随愈。(《续名医类案》)

蒋仲芳

蒋仲芳治一小儿，在水阁，风雨卒至，又惊又寒，后四肢厥冷，渐至遍身，惟心口稍暖。此冷风入骨症，冷至心窝则死。用理中汤加附子一钱，数服而寒退。（《续名医类案》）

吴　洋

吴洋治汪伯玉从叔母，吴病小腹急痛，面痒恶寒。医路万先至，曰：妊娠转胞。洋曰：不然，此阴证也。叔曰：若病得之内，诚如公言。万拂衣行，厉声曰：吴生杀而婶矣。洋即为灸气海一穴，进理中汤，顷之疾平，万语塞。（《续名医类案》）

来天培

马氏妪年七旬，八月忽病寒热，恶心头疼，身痛，心跳不眠，呕吐不食，辗转呻吟。诊之，两关弦而紧，余脉细小。以为脾气虚寒，肝气上逆。与姜附理中汤，加白芍和肝，二剂渐瘳。（《续名医类案》）

杜　壬

杜壬治安业坊阎家老妇人，患呕吐。请石秀才医，曰，胃冷而呕。下理中丸至百余丸，其病不愈。石疑之，杜至，曰：药病相投，何必多疑。石曰：何故药相投，而病不愈？杜曰：药力未及，更进五十丸必愈。果如其言。石于是师法于杜。（《续名医类案》）

张仲文

张仲文治一妇人，年六十岁。病振寒战栗，足太阳寒水也；呵欠喷嚏，足少阳胆也；口亡津液，足阳明不足也；心下急痛而痞，手太阴受寒，足太阴血滞也；身热又欲近火，热在皮肤，寒在骨髓也；脐下恶寒，丹田有寒，浑身黄及睛黄，皆寒湿也；余症验之，知其为寒湿，溺黄赤而黑，又频数，乃寒湿盛也；病来身重如山，便着床枕者，阴湿盛也。其脉右手关尺命门弦细，按之洪而弦，弦急为寒，加之细者，北方寒水，杂以缓者，湿盛出黄色也；脉洪大者，心火受制也；左手又按之至骨，举手来实者，壬癸肾旺也；六脉按之但空虚者，下焦无阳也。用药法先宜以轻剂去其寒湿，兼退其洪大之脉，以理中加茯苓汤投之。（《续名医类案》）

朱丹溪

朱丹溪治一妇人，年六十，厚味郁气，而形实多妒，夏无汗而性急，忽左乳结一小核，大如棋子，不痛，自觉神思不佳，不知食味。经半月，以人参汤调青皮、甘草末，入生姜汁，细细呷，一日夜五六次，至五七日消矣。（《续名医类案》）

吴　瑭

房弟。阴疟寒热俱重，汗多不寐，气促，腹痛，大便频，左脉微软，右关尺弦长，此脾虚肝乘而心阳不摄也。用法宜以温通甘缓，兼佐酸泄，理中汤加茯神、龙眼肉、草蔻、肉蔻、白芍药。三服而神爽，痛泻止，寒热亦减。继用归脾汤丸加山药、莲子、何首乌等，渐瘥。（《吴鞠通医案》）

陈念祖

大病初愈，元气虚而未复，脉沉迟无力，喜唾，乃胃中虚寒，津液不主收摄，若遽以汤剂峻补，久虚之体，恐非所宜，须以丸药温之为合，主以理中丸。人参，干姜，白术，炙甘草。上药等分，捣研为末，蜜丸如鸡子黄大，以沸汤和一丸融化温服，日三次，服后约食顷，随啜热粥少许，以助药气尤妙。（《南雅堂医案》）

脉细而沉，按之无力，此系直中寒证，败其元阳，元阳既败，真阴亦走，故发为吐衄，四肢微厥，宜用理中汤加味治之。人参三钱，白术三钱，干姜三钱，炙甘草三钱，当归三钱，木香一钱，水煎服。（《南雅堂医案》）

太阴自利，不渴而呕，痰多腹痛，是内有虚寒也，拟用理中汤加味。人参一钱，白术一钱，干姜一钱，甘草八分，生姜一钱，附子五分，水同煎服。（《南雅堂医案》）

泻痢兼患便血，病已五载，色黄心悸，肢倦无力，始由脾阳不振，久且伤及脾阴，拟用理中黄土汤合剂。人参一钱，炮附子五分，炒白术二钱，阿胶二钱，大熟地三钱，伏龙肝三钱，淡黄芩二钱，炙甘草七分。（《南雅堂医案》）

怀妊八月，下痢腹痛，胎气逆而上攻，足冷，脉两尺沉微，显系土困于中，火衰于下，阳气无由宣达，水谷之气，乃顺趋下出，津液既伤，营血亦耗，胎元失养，势必攻动不安，证属棘手，故与温中扶阳，以图妥全。附子（泡）五分，干姜八分，人参一钱五分，白术二钱，炙甘草一钱，水同煎服。（《南雅堂医案》）

脉迟而微细，心痛绵绵不休，手足俱冷，是寒证无疑，用加味理中汤治之。人参三钱，白术二钱，炙甘草二钱，干姜一钱五分，当归身二钱，木通一钱，吴茱萸二钱，肉桂一钱五分。（《南雅堂医案》）

脉来细而附骨，是为有积。病已半年，隐癖偏踞胁下，坚硬如故，是寒食痰阻结于气分，拟用理中加味。炒白术二钱，人参一钱，干姜一钱，炙甘草八分，制半夏二钱，白茯苓二钱，陈皮一钱，旋覆花一钱，大麦芽一钱，枳壳八分，当归身三钱。（《南雅堂医案》）

积为五脏所生，推之不移，病属于阴，阴邪沉着，阳气无由展布，少腹连及两胁，隐隐作胀攻痛，执中央以运四旁，令大气流行充满，则阴霾不驱而自消，拟用理中加味治之。炒白术二钱，人参一钱，煨姜八分，炙甘草八分，桂枝八分，炮附子五分，麻黄五分，细辛八分。（《南雅堂医案》）

劳倦内伤，脾胃受病，不主运化，致有洞泄之患，东垣谓中气不足，溲便乃变，湿多成五泄，法宜温中。肉桂（研冲）五分，生白术三钱，人参一钱，炙甘草八分，炮姜八分，白茯苓二钱。（《南雅堂医案》）

一身面目俱黄，色暗如熏黄，已食如饥，倦怠嗜卧，短气、小便色黄自利，乃脾胃湿热内郁,膀胱之气不化,渐成黄疸,证属虚候,以理中汤加味治之。炒白术三钱,人参一钱,干姜八分,炙甘草八分,绵茵陈二钱,白茯苓三钱。(《南雅堂医案》)

咳嗽内伤经络,吐血甚多,但脉不数,口不渴,身不热,切勿因见血而投以凉药,拟用加味理中治之。人参一钱,炮姜一钱五分,粉丹皮一钱五分,炒归身二钱,炒白芍二钱,杏仁(去皮尖)二钱,白扁豆(炒)二钱,血余炭一钱,藕节一钱,陈粳米一盏,炙甘草八分。(《南雅堂医案》)

齐秉慧

治张思良,口舌常破,如无皮状,或咽喉作痛,服凉药愈痛。以理中汤,令伊常服而不发。(《齐氏医案》)

程文囿

玉翁大郎。童年曾患头昏,诸药不愈。予作肝风治,疏归芍地黄汤。金谓头昏是有风寒,童子不可轻服熟地。翁排众议,依方多服而瘳。次春又患腹痛,呕吐便泻。延诊,药用温中调气,两服未愈。家人着急,令更他医,日请数人。或以为虫,或以为血,或以为火,治总不验,淹缠旬余,痛甚不止,呕泻不停,寝食俱废。复邀诊视,脉细面青,呻吟疲惫。予思病势增剧,玉翁固虽相信,然旁议纷纷,难与着手,转荐同道余朗亭先生延医。初投五苓散,续进真武汤,亦俱不应。玉翁坚嘱想法。予曰:非不欲为借筹,奈令郎病久,胃气必空,轻剂谅不济事,若背城借一,尊公爱孙如珍,见方骇然,焉肯与服。翁沉吟云:有一善策,今早友人谈及邻村有扶鸾治病者。家人欲往求方,予呵止之,祈拟一方,予持语家人云:是乩仙所开,自必信服。予曰:策固善矣,治法尚难,令郎之病,起初不过寒凝气滞,本无大害,因求速效,诸治庞杂,痛久伤气,吐多伤胃,泻多伤脾,故困顿若此。倘仍见病疗病,必至土败气脱,计惟扶阳益气,以拯其急。爰议附子理中汤,米水煎饮,气固胃安,庶堪保守。诘朝玉翁来舍,喜云:曩服他药,如水投石,昨服尊方,不但病减,并可啜粥。家人信为神丹,相烦往视,恳为加减。予曰:药已对证,勿轻易辙,今日照方仍服一剂,明日再为斟酌。次早往诊,病势大转,因其体素阴虚,方内除去附子,又服两日,更用参苓白术散调理而痊。是役也,非玉翁平素信心,兼施权变,安能图成!志此以见医家临证,不特病情之难窥,而人情之难处尤甚也。(《杏轩医案》)

吴 楚

舍妹适严镇汪宅,妹丈(字弘士)壬戌年五月已上汉矣。至腊月初六日,舍妹分娩,余知其体素虚极,即备参饵及养血药,予服十余日,而产后发热、眩晕等症俱愈矣。愈后有七八日未服药,至二十六日忽腹痛,二便胀坠,欲出不出。接近邻专门女科治之,云食滞气滞,且有火。药用厚朴、枳壳、山楂、麦芽、神曲、香附、花粉、黄芩、山栀,且再四戒之曰:"有火万万不可服参。"将药煎服,服下随即吐出。复向女科询之,云是气滞,不过膈,再加莱菔子于复渣药内煎服。服后未吐，少顷大泻。自泻之后，二便不复禁止矣。竟不分次数，亦不分清浊，前后俱是清水，长流不止，一昼夜下水三四桶。次日下午，始遣婢迎余。婢亦不言如此凶状，只云日昨停滞作泻。余思停滞病轻，对门有药铺，时已将暮，故不带药。比至诊其脉，六脉俱伏，舌色纯黑，余大骇曰："此中寒证也，奈何云是停滞？"索前方，见有黄芩、山栀、莱菔子、枳、朴之类，不觉顿足叫冤。问："吐否？"云："热水到口即吐，不能下腹。"余惶惧之至，急向铺中觅附子，竟不可得。费尽气力，向友人处借得制附一钱，殊不济事，加干姜、丁香、白术、黄芪等味，又只有人参二钱，权令煎服。夜暮且归，次早携生附子及诸药物复往视之。临行细思，如此凶症，又误服女科寒凉破气之药，难望回生，因作一札，邀余迪兹先生同视之。蒙迪翁即命舆至镇，见两手脉丝毫无有，又且二便失守，又服反药，又阴寒拒格，药不能入腹，深为惊虑。云此是寒证中第一危证，似难复起矣。若在他处，亦不复用药，以余素知，勉用理中汤，用生附子二钱、人参五钱，加黄芪五钱、丁香一钱、桑螵蛸二钱，以收摄肾气。其用生附及诸药，皆余悉知，而加桑螵蛸，则迪翁手眼高出等伦也，余深佩服。谓迪翁曰："舍妹之恙，固知万分沉重矣，然其死生关系，只在今晚。愚意此药竟备三剂，每剂用生附二钱，人参五钱，尽今夜服到天明。倘到腹不吐，二便稍止，或有生机，亦未可知。当此危急之时，不得不用破釜沉舟之法。"迪翁称善，照数存药三剂，共备人参一两五钱，急命煎服。余嘱令初剂少少咽下，渐次溃下，只要服得半剂下肚，便可频服，不怕复吐矣。别去，次早廿九，即岁除矣。（《医验录》）

甲子秋月，潜口汪树人兄，患疸症。目珠及面上、通身皆发黄，胸膈不宽，饮食不进，背恶寒，两关脉弦细。余曰："此虽疸症，乃阴疸也，不可照寻常治疸用清热利湿之药。"余用附子理中汤，加肉桂、茯苓、泽泻、茵陈、木香、陈皮。服二剂，胸膈宽，能饮食，黄色退其半。再照前方，去木香，服三四剂而痊愈。是年湿土统运，至秋，四之气，又是土气相交，故是时人多生疮及疸症。同时舍侄辈三四人皆疸症，此皆用山栀、黄芩、茵陈、灯心之类，治之而愈。独大小儿甫十五岁，亦患此症，亦照树人兄所服之药治之，只加苍术一味，服三四剂而愈。树人兄年才二十余，用前药已觉不合。兹十五岁之童子，亦服此药，更觉不相宜矣。然非此药，病必不愈，不惟不愈，且成大患。可见用药只求对证，不必论年纪。每每见少年病虚者，问名医可用参否？辄答云："如此年纪，便要服参，何时服得了？"而村翁多奉为名言。殊不知用药所以疗病，而病非计年以生。若非虚证不当用参，即八十岁老人亦不可用。若是当用参之虚证，即一二岁孩童亦当用。若必待年纪老成而后用，其如虚病年不能待，何况虚劳不足之证，又偏在少年人也。伏惟病人自量虚实，勿为此种名言所误，而医者亦惟对证发药，勿执成见，则杀机渐息矣。（《医验录》）

陆　桂

尤少溪，年近六十，平日性急，每多怒气，五月间，腹饥而偶值盛怒，吃冷粽四枚，遂患腹痛，并胁亦痛。医用平胃散加枳实、黄连等药投之，痛不少减，彼亦知予家润字丸方，以五钱，分三服，令一日内服之，大便已泻，而痛仍未止。彼医曰：通则不痛，今通而仍痛，药力浅而积未尽也。再用五钱，分三服，令一日服之，大便一日十数行，皆清水，而痛反增剧，号叫不已，饮食不进，手足厥逆，面色青胀，势极危迫。予诊其脉弦细沉弱，右关弦而有力。予曰：虚中有实，消则元气即脱，补则腹痛尚剧，因用理中汤料五钱，配枳实五钱，一日二剂，始得坚积缶许，是夜痛大减。明日，减枳实之半，又二剂，而腹痛全愈矣。第胁间尚有微痛，因去枳实加青皮、吴茱萸，数剂而诸症悉痊，后以调气养荣调理之。

陆阊生曰：既伤寒积，法宜温消，高年尤宜兼补，七情又当调气，卤莽消导，自应不效，而妄认积重药轻，峻投润字，以寒攻寒，中气重虚，积反坚凝，故大便虽行，而痛不因泻减也。温补一投，阳气立回，积遂流通，痛亦因而渐减矣。此正一阳解冻，而坚冰顿释，变肃杀为温和之义也。（《陆氏三世医验》）

方　略

彭嵩甫先生太夫人体素丰厚，年逾七旬，咽喉有痰，饮食无味，彻夜不寐，访治十载，凡养心安神之药屡服勿应。戊戌春，见余治彭凤书先生室人病体有效，因延诊治，兼陈病源。诊得脉息沉迟而结，惟右关带滑。《经》云：沉属阴病，迟则为寒，结乃阴凝不化，滑则有痰。其为中寒痰饮无疑。但痰饮症舌苔必白，今舌色纯红何故？痰饮症，体倦多眠，今彻夜不寐又何故？静坐细筹，全是一团阴寒为患。阴寒上僭则胸膈不开，阴寒中踞则饮食无味，阴寒下逼则真阳退舍。夜间纯阴用事，则阴云布合；而龙雷之火藉从升腾，与少阴君火同气相求，搅乱太空，心神何由得泰？此彻夜不寐所由来也。况平日晚食喜荤，荤与痰合，堵遏中州，阴阳否塞，懊憹不安，此十年不寐所由来也。若夫舌乃心苗，心有蓄热苔必黄、口必渴，兹不黄不渴而纯红者，气凝血聚之所致也，倘不未雨绸缪，恐中痰不免耳。治此宜理中汤以燥脾去湿，加砂蔻姜半以散逆涤饮，其痰或从吐出，或从便下，纯红之舌必转白色；再加附桂以补火培土，使离照当空，云收雾散，龙雷潜伏不致上加天位，神魂守舍，心君泰然，有不长夜安卧者乎？此虽一时议病，颇觉理贯天人，识者谅不以为谬也。（《尚友堂医案》）

刘佩之室人。于归九年，未有生育，迎余诊视。脉近六阴。余曰：人身一天地也，春生夏长，秋收冬藏。尊阃之体，纯阴不化，有秋冬而无春夏，非一阳解冻，气血何能流通？气血既凝，生机自无。若能补火培土，则阳生阴长而生机盎然矣。佩之深信余言。授以桂附理中汤加砂仁、白蔻、小茴、丁香，三十余剂，饮食日加，精神日健。再加鹿鞭切片，牡蛎粉炒成珠，破故纸、杜仲、菟丝、巴戟、狗脊研末，龙眼肉去核、红枣去核，煎汤和丸，早晚吞服，半载而叶孕。某医议曰：凡服附子过多，必生疮毒，宜预服寒凉以解之。余嘱勿听。乃子生后痘疹俱轻。厥后连添二男。及至四胎，举动艰难，小便短数，复迎余治。佩之笑谓余曰：内子少壮之时恐其不孕，中年以后恐其再孕，先生曷赐以免孕之方？余答曰：古云，上士异房，中士异床。免孕之方，余不轻用；保孕之药，余即可施。遂以洋参、黄芪、白术、杜仲、兔丝、故纸、桔梗服之。某医又议曰：自古安胎，群宗四物、佛手，今服一派阳药，必无益而有损。余曰：昔人用四物、佛手安胎，此八寸之冠，人人可戴。贵相其人之体而裁之。今中年受孕,气虚脾弱,无力举胎,以致下压膀胱,小便频数,非益气升提,曷克有济?! 果服五剂而胎安。今则连举六子矣。(《尚友堂医案》)

靖安李龙国,腹痛呕逆。余诊六脉沉迟,知属中寒,投以砂半理中汤,入喉即吐。复诊,见病者两手按腹,唇红舌白,再与附子理中汤加吴茱萸,下咽仍吐。饮食不进者六日,死蛔皆从吐出。余曰:症脉相符,用药何以不效? 大抵肝胆之火为呕所升,无以制之则逆而不降;况阴盛之极亦能格阳。乃以附子理中汤煎好,另用黄连炖汁,掺和服之,遂不作吐,再服而愈。(《尚友堂医案》)

甲午夏,江省大水,舟行于市。刘家忠长子身受寒湿,袭入三阴,腹痛吐泄。他医以霍乱症治,令服白矾末以解暑,遂尔大泻不止,两目直视无光,舌卷囊缩,神昏气喘,四肢厥冷,二便俱遗,死症毕具。余以大剂附子理中汤加故纸、益智,服四剂而阳回泄止,目能视,口能言,身能转动。盖因其暴脱,脏腑无伤,所由愈之速也。(《尚友堂医案》)

陈某泻利无度,不思饮食,形骸骨立,体倦恶寒,便清不渴,肢冷腹痛。知为虚寒,元气下陷。投以补中益气汤未止。所泻之物,红白相兼,纯是肠内膏脂。旋用芪附理中汤加肉桂、小茴、吴茱萸、砂仁、诃子肉、罂粟壳、破故纸、桔梗、艾绒醋炒,八剂而愈。(《尚友堂医案》)

罗福锦患酒病,大便胀闭。诊时执其手,肤冷如冰,肉不着骨,面黄舌白。投以大剂桂附理中汤,便虽通而粪溏,原方服至二十余剂,始得四肢温暖,饮食如常。(《尚友堂医案》)

双溪舒育德先生,年四旬,病黄疸,服药无功。延至周身肿胀,昼夜不安,更医不可数计而卒无效。适一人踵门,自谓能治,投以大下之剂,三日肿胀全消,索谢而去。此系车水放塘,误人性命不浅。景岳之言如此可怖也,而先生得以无恙者,由平日精神完固,虽斤斧亦不易摧耳。辛巳秋,余寓靖城。旧恙复作,迎余诊治。先生自言喜凉忌热,余弗之听,竟以桂附理中加苍术与服,八剂稍有应验,因请立案。余曰:先生面白唇淡,两眦全无红色,少腹膨胀,两足午后肿甚,明明阳气下陷,脾胃虚寒,肾阳衰惫,寒湿发黄之症,授以桂附理中汤,方有三善:一者脾中之阳气旺而水饮不得上僭也,一者补火生土以制阴水,所谓虚则补其母也,一者桂附大热,蒸动关门,使膀胱气化而胃中积水下消也。舍此温补一法而欲用寒凉奏效,难矣。定方后余适归里,一医教朝服肾气丸,从阳以引阴;晚服砂半理中汤,从阴以引阳,百剂乃得全愈。因其用方服药尚合法度,故并志之。(《尚友堂医案》)

蒋宝素

食入反吐为胃反,乃噎膈之始,由中阳不运。理中汤加味主之。人参,冬白术,炙甘草,炮姜炭,制半夏,制南星,公丁香,白豆蔻,陈橘皮。(《问斋医案》)

朝食暮吐,暮食朝吐,原谷不化,显系中寒,理中为主。人参,冬白术,炙甘草,炮姜,公丁香,白豆蔻,广木香。(《问斋医案》)

谢映庐

杨志荣。躬勤力作,感冒风寒,变成疟疾,自取截方服之果愈。越三日,胸腹饱闷,时现寒热,更医数手,崇事消导,延至胸高气急,胀痛交迫,手不可触,卧不安枕,始请余诊。视其色,如饥,闻其声,先重后轻,问其苦,晚间尤甚,切其脉,浮大无力,知为苦寒攻伐伤中,谓曰:尔必先服槟榔、枳壳,其时痛尚可忍,后服大黄、枳实,胀不可当。荣曰:先生何以知之? 余曰:合症与脉而知之也。近世见病治病,不用破气攻下者鲜矣。疏以治中汤,而重其剂。服下半日,胀痛未减,亦不觉增,然肠胃间已渐渐稍舒。继进二剂,即可安睡,二便通快如常。越日复视,惟四肢无力,胸喜推摩,更方以附子理中汤数剂全愈。又以附子理中丸数两而健。此正嘉言先生所谓健脾中阳气第一义也。理中汤:人参,白术,干姜,甘草。本方加青皮、陈皮,名治中汤,治腹满痞闷兼食积者。(《得心集医案》)

吴 达

沪城内红栏杆桥。马贡三丈,仁厚诚朴,君子人也。面苍黑而表实,耳微重听,素日少痰,年已七旬有三,精神尚旺,客秋有鼓盆之戚,事多亲操,不就安逸。春仲五日,肩舆至寓求诊,忽得偏枯之疾,左手足不能运用。诊脉右部滑大,左手冰冷,脉象沉细。余用理中加附子、桂枝、阿胶、归芍、羌防等,两进效如桴鼓。改方仍以前法增减治之。越数日忽遣价至寓请诊,惟请诊之地,非翁宅也。至则翁迎于舆前,喜形于色,始知翁之弟媳有恙而邀诊也。便索调理之方,随以温脾暖肾滋木清风之药与之。(《吴东旸医案》)

高斗魁

吴餐霞室人,患妊娠胃口胀,不思饮食,口渴,下利,面少精采,医以消导寒凉与之,病转甚而胎不安。予曰:此得于饮食后服凉水所致耳。投以大剂理中汤,数剂而愈。(《四明医案》)

雷 丰

建陵靳某之妾,于仲秋忽患暑疟,连日一作,寒洒热蒸,汗出如雨,口渴欲饮,脉来弦滑,舌苔微黄,此暑疟也。靳问曰:因何致病? 丰曰:良由暑月贪凉,过食生冷,其当时为患者,是为阴暑;伏匿日久,至今而发者,即《内经》所谓夏伤于暑,秋为痎疟是也。即用清营捍卫法,服下益热,急邀复诊。脉之转为弦迟,询之口反不渴。丰曰:此疟邪外达之征,请勿虑耳。观其形体肥白,知其本质虚寒,改用温补为主,以理中汤加豆蔻、制夏、蜀漆、柴胡,姜枣为引,以河井水合煎,连尝三剂,疟邪遂遁矣。(《时病论》)

城南程某,平素略知医理,于立夏后一日,腹痛而泻,完谷不化,自疑日昨因饼所伤,又执治泻利小便之说,辄用五苓加消食之品,未效。来邀丰诊,诊得两关,一强一弱,气口之脉不紧。乃曰:非伤食也,是飧泄也,此因伏气致病,即《内经》所谓春伤于风,夏生飧泄之候。消食利湿,益使中虚,理当扶土泻木。即用理中汤加黄芩、白芍、煨葛、防风,连服三煎遂愈。(《时病论》)

王孟英

己丑五月,天气骤热,先慈陡患霍乱,肢冷自汗,脉微苔白,腹大痛,欲重按,是中虚有素,因热而受寒侵也。进大剂理中汤加桂枝、白芍,覆杯而愈。此所谓舍时从证也。(《随息居重订霍乱论》)

马 俶

妊娠八月,患利昼夜四五十行,腹中痛,胎气攻逆,不思饮食,两尺沉微,下半彻冷。明系火衰于下,土困于中,五阳乏敷布之道,则水谷之气,顺趋而下,故津液不充而血脉衰少,胎元失养,而攻逆为患也。夫便脓脉沉,腹痛脉微,均属危险。今之治法,庶几舍症而从脉,可以相保。人参,白术,附子,干姜,甘草。(《马氏医案并附祁案王案》)

下痢,呃逆,两足彻冷,两脉虚微,此火衰于下,土虚于中,因之升降失常,而输泄无度,饮食所生之津液,不能四布,而反下泄矣。当大剂温补,以恢复元气,拟桂附理中汤。(《马氏医案并附祁案王案》)

发热七日,神气昏愦,语言谵妄,按其心胸间,痛不可近。诊其脉,左三部虚涩,右关尺微弱无神。此脉不应证,中痛为实,脉微弱为虚,发热谵语为阳,而脉虚涩为阴。证阳脉阴,证实脉虚,皆为难治,所谓枝叶未害,而本实先拨也,当峻补元气,以俟气充而邪解,拟桂附理中汤。人参,炙草,干姜,附子,白术,肉桂。(《马氏医案并附祁案王案》)

伤寒四五日,两脉微虚,神气昏乱,躁烦不宁,时欲得水,复置不饮,弃衣而走,勇力倍于平时,言语狂妄,不避亲疏,知为群阴格阳欲脱,外显假热,内伏真寒也。人参理中汤。(《马氏医案并附祁案王案》)

伤寒六七日,发热烦躁,面赤如妆。诊其脉,左浮弦兼涩,右寸独大,关尺虚微。此阴盛格阳,外显假热,内伏真寒也。用参附理中汤。(《马氏医案并附祁案王案》)

王泰林

陆。《脉经》云:代则气衰,细则气少。多指阳气为言。今下痢而得促脉,脾胃之阳微特著。况形衰畏冷,而小便清长者乎!惟是下痢赤者属血分,腹中痛者为有积。立方从此设想,寻其罅而通之补之,亦治病之机巧也。附子枳实理中汤送下驻车丸。(《王旭高临证医案》)

陈廷儒

同邑费君伯勋客居上海时,其室患腹痛吐泻,来延余诊。脉象迟缓,知是脾虚寒湿相侵,用理中汤加陈皮、蔻仁,数服而愈。(《诊余举隅录》)

丁亥十月,余又至此镇西,有潘纪福之子方三岁,病两旬余,面色萎白,大便时泄,俗所称慢脾风是也。前医与以清润之味,已服过半,余曰:此药幸未服完,若服完,恐不治矣。

因师古人治阴痫意,用理中汤加附子、砂仁为方。一服,泄止;再服,纳乳;三服,喜笑如恒,而其病若失。(《诊余举隅录》)

壬辰冬,余客天津,苏州庞某患反胃月余,清涎时泛,食入即吐,神疲体倦,羸弱不堪,人以为肝风,迭进平肝之味,不效,延余往诊。脉象迟弱,知是胃中无阳,命门火衰所致,以附子理中汤加肉桂、丁香,数十剂而病愈。(《诊余举隅录》)

张士骧

脉来虚弦,腹胀,无所痛楚,应以纯虚论治。高丽参一两,白术一两,炙甘草八钱。(《雪雅堂医案》)

周身浮肿,按之凹陷,脉微溺清,咽内微肿,饮食上逆呕吐,病因喉症过进寒凉,伤及脾阳,土虚不能制水也,恰合景岳理中加附子茯苓法。丽参四钱,炮姜三钱,炙甘草钱半,於术四钱,附片三钱,茯苓片三钱。(《雪雅堂医案》)

赵海仙

前月二十五日起,伏邪发而未透。初似间日疟疾,或日发数次,阴乘阳则寒,阳从阴则热。自早至次日午前方退。发寒时即呕恶胀满,热退方止。前后吐出蛕虫两条。晕过一次,半晌方苏。饮食不思。舌苔不厚,边白中淡黄,不甚干。脉来浮濡,按之即空不获。已用理中、左金治之。西党参三钱,炒干姜七分,吴茱萸(水泡)七分,川雅连(姜汁炒)四分,炒白术三钱,炙甘草五分,川椒七粒。(《寿石轩医案》)

袁 焯

路某病痢年余,日夜数次,手指清冷,脉息小弱,饮食起居如常,与理中汤加黄芪、木香、厚朴、白芍。服两剂,痢即止,接服数剂全愈。(《丛桂草堂医案》)

殷某子四岁,下痢多日,手足冷,时出冷汗,脉息小弱,神气疲倦,口不渴,舌无苔,此非痢疾,乃阳虚欲脱也。不温则死。乃与理中汤,参、术各用三钱,干姜八分,甘草八分,加生姜、红枣煎服,一服汗收手暖,下利亦减,接服一剂而安。(《丛桂草堂医案》)

詹云溪先生幼子,甫生数月,夏间因服荷叶露、银花露过多,下利手冷,面色㿠白,口吐涎沫,其家以为难活矣。予用理中汤加丁香,减小其剂,一服利止,而涎沫亦不吐矣,二服神气充,手转温,复以五味异功散,培养胃气而安。今已十岁,为小学校之学生矣。(《丛桂草堂医案》)

潘锦文子两岁,泻利数日,经幼科医治之无效,遂延予治。手冷汗多,精神疲惫,时作嗳气,舌苔薄腻,脉息软滑,此暑湿痰滞之病,治不得法,而胃气受伤也。宜先固正气,用理中汤:党参、白术各二钱,干姜五分,加黄芪八分,木香五分。服后汗渐少,手转温,接服一剂,汗全止,但泄泻发热,口渴欲饮,入暮热甚,舌苔转为黄腻。遂易方用青蒿二钱,黄芩、佩兰、桔梗各一钱,枳壳一钱五分,苡仁三钱,滑石二钱,花粉一钱。接服两剂,渴稍平,泄泻止,惟夜仍发热,舌苔厚腻而黄,舌尖红,目睛黄,小便清。盖湿热痰滞蕴结上焦,病在上而不在下也。仍宜清轻开化,遂易方用旋覆花五分,石菖蒲三分,苡仁三钱,桔梗八分,枳壳一钱五分,茵陈一钱五分,连翘二钱,茯苓、六一散各二钱,茅根四钱。服后热较轻,舌苔亦退,二便通利,乃于方中去菖蒲、旋覆、茯苓、六一散,加山栀、贝母、青蒿露、丝瓜络、沙参、枇杷叶。接服两剂,热全退,遂改用沙参、麦冬、百合、花粉、茅根、扁豆、苡仁、茵陈、石斛等药,三日而安。凡小儿之病,易虚易实。此病本由暑湿乳滞蕴结上中二焦,致泄泻发热,徒以幼科医家,不知此理,犯叶天士之戒,妄以山楂、神曲、黄芩、防风、葛根、枳实等消导升散之剂,致胃气受伤,故现汗多手冷,得理中汤而胃气回,冷汗止。然病究未去,故复转热渴而舌上现黄厚苔,得清轻开化之药,则病去而热退,步骤井然,不可稍差铢黍。其舌苔转黄厚,与热渴大作者,实理中汤有以促成之。(《丛桂草堂医案》)

也是山人

李,二五。阅服凉解方,身热已止,口渴亦减,是邪解之象。但胃阳衰惫,致脉微汗泄,呃逆便溏,火为重候。勉拟理中汤去甘、术,加丁香、吴萸、川椒、茯苓。人参一钱,制川附子一钱,淡吴萸八分,淡干姜一钱,丁香三厘,炒川椒五厘,茯苓三钱。(《也是山人医案》)

【评析】 理中丸在《伤寒论》及《金匮要略》中均有提及。《伤寒论》第386条载:"霍乱,头痛发热,身疼痛,热多欲饮水者,五苓散主之;寒多不用水者,理中丸主之。理中丸方(下有作汤):人参、干姜、甘草(炙)、白术各三两。上四味,捣筛,蜜和为丸,如鸡子黄许大。以沸汤数合,和一丸,研碎,温服之,日三四,夜二服。腹中未热,益至三四丸,然不及汤。汤法,以四物依两数切,用水八升,煮取三升,去滓,温服一升,日三服……服汤后如食顷,饮热粥一升许,微自温,勿发揭衣被。"《伤寒论》第396条载:"大病差后,喜唾,久不了了,胸上有寒,当以丸药温之,宜理中丸。"《金匮要略·胸痹心痛短气病脉证治第九》载:"胸痹心中痞,留气结在胸,胸满,胁下逆抢心,枳实薤白桂枝汤主之;人参汤亦主之。人参汤方:人参、甘草、干姜、白术各三两。上四味,以水八升,煮取三升,温服一升,日三服。"

理中丸(汤)又名人参汤,方用干姜温中驱寒,为主药,邪去则正自复;人参补气健脾,为辅药,正复则邪易除;脾恶湿,急食苦以燥之,故又佐以苦温之白术,健脾燥湿;脾欲缓,急食甘以缓之,故使以甘平之甘草,缓急止痛,并调和诸药。如是则中焦得温,寒邪去而腹痛自除;脾胃健运,升降复而吐泻亦止矣。

在上述古代医案中,运用理中丸(汤)的医家有薛己、滑寿、杨介、张致和、缪希雍、汪机、喻昌、郑重光、王式钰、叶天士、薛雪、万全、张三锡、蒋仲芳、吴洋、来天培、杜壬、张仲文、朱丹溪、吴瑭、陈念祖、齐秉慧、程文囿、吴楚、陆桂、方略、蒋宝素、谢映庐、吴达、高斗魁、雷丰、王孟英、马俶、王泰林、陈廷儒、张士骧、赵海仙、袁焯、也是山人39位,相关著作30余部,相关医案近90则,涉及伤寒、咳嗽、痢疾、疟疾、温疫、霍乱、胸痹、不寐、神昏、厥证、瘫痪、痿证、胃脘痛、痞满、呕吐、吐酸、噎膈、嘈杂、腹痛、泄泻、便秘、黄疸、水肿、呕血、衄血、便血、遗尿、癥瘕积聚、崩漏、不孕症、产后泄泻、口疮、乳岩等病症。

分析上述名家医案，江瓘所著《名医类案》中，滑寿治伤寒愈后，中焦虚寒者，常以原方调中气，或更加姜、桂、附子等，强温中之效；张致和治寒痰咳嗽，加一味附子，为培土生金之法。郑重光治少阴伤寒，见真阳欲脱之象，以附子理中汤主之，后又以理中汤调护，数剂而愈；治"胃冷"之泄泻，以原方并加大人参剂量主之，则胃气生，一月而瘥；治"肾气大虚"之癃闭，加茯苓、益智仁调治半月而康。陈念祖治因虚寒引起的下利泄泻，常加附子、生姜、肉桂等以温中扶阳；治"脾阳不振"之泄泻便血，则合黄土汤温阳健脾止血；治阴黄，则加茵陈、茯苓等清热祛湿之味；治寒证胸痹者，加当归、木通、吴茱萸、肉桂等温阳通络活血；治大病初愈，胃中虚寒者，常以理中丸温中调之；治积聚者，随症加味，兼痰阻加半夏、茯苓、陈皮等，兼阳虚合麻黄附子细辛汤。马俶治虚寒腹痛、下痢、神昏等，常以桂附理中汤主之；治阴盛格阳之痿证，理中汤加附子主之。喻昌治"胃气将绝"之痢疾，运用温补法，以原方主之。魏之琇所著《续名医类案》中，来天培治脾胃虚寒，肝气上逆之呕吐，与姜附理中汤，加白芍和肝；张仲文治寒湿黄疸，脉洪大者，以理中加茯苓祛中焦真寒，药冰之后服以清假热；朱震亨以人参汤调青皮、甘草末治妇人乳岩。王泰林治脾胃阳微之下痢，附子枳实理中汤送下驻车丸以通补之。吴瑭治脾虚肝乘而心阳不摄之疟疾，理中汤加茯神、龙眼肉、草豆蔻、肉蔻、白芍，温通甘缓，兼佐酸泄。雷丰治虚寒之体患暑疟，理中汤加味温补之；治飧泄，即用理中汤加黄芩、白芍、煨葛根、防风以扶土泻木。程文囿治土败气脱之霍乱，以原方扶阳益气。王孟英治中虚受寒之霍乱，加桂枝、白芍温中祛寒。陈廷儒治脾虚寒湿相侵之腹痛吐泻，加陈皮、白豆蔻，强温中行气之力；治胃中无阳，命门火衰之反胃，以附子理中汤加肉桂、丁香温补中下之焦。方略治中寒痰饮之不寐，宜理中汤以燥脾祛湿，加砂、蔻、姜、半以涤痰饮；治呕吐、便秘、阴黄、泄泻、不孕症等证属寒者，宜附子理中汤温补中焦，或再加肉桂补火培土。吴达运用理中汤加附子、桂枝、阿胶、归、芍、羌、防等治疗瘫痪，温脾暖肾，疏风涵木。也是山人治胃阳衰愈之呃逆，理中汤加丁香、吴茱萸等增强降逆止呃之功。薛雪治脾阳受困之痞满，以理中汤加桂枝主之，温中醒阳；治脾肾虚寒之泄泻，以原方加附子、吴茱萸、益智仁等温肾暖脾止泻。薛己治脾胃虚寒之腹痛、呕吐，常以炮姜易干姜，温补之力更强；治口疮，常以原方主之。叶天士治寒邪伤血之失血证，常以原方主之；治脾胃久虚之崩漏，以原方益气则血自止；治肝郁土虚之便溏，加柴胡、厚朴、升麻等温脾泄木。李中梓治火衰土弱之小便不禁，则合八味丸温补脾肾；治中寒吐蛔，寒热错杂者，加乌梅、黄连理中安蛔；治噎膈呕吐，加人乳、白蜜增滋阴润燥之功。谢映庐治腹满痞闷兼食积，加陈皮、青皮，后合附子健脾温阳而愈。张士骧治纯虚腹胀，无寒而去干姜；治脾阳虚衰之水肿，以理中汤加附子、茯苓温脾利水。陆桂治寒积腹痛，加枳实强温消之功。缪希雍治中气虚之下利完谷不化，理中汤加橘红、大枣、肉豆蔻理中涩肠止泻。高斗魁治因寒所致妊娠泄泻，以原方主之。吴楚治阴黄，以附子理中汤加肉桂、泽泻、茯苓、茵陈、木香、陈皮温中祛寒，理气祛湿；治产后脾肾虚寒者，加黄芪、丁香、桑螵蛸以固肾气。赵海仙治蛔厥，合左金丸主之。齐秉慧则常以原方治疗口疮。

　　从上述分析中可知,理中丸(汤)应用的着眼点在于太阴虚寒证。太阴虚寒又可包括中虚、阳虚、寒湿等,治法上常处以补中、温阳、散寒、燥湿之法。如在上述医案中,常加黄芪、大枣、白扁豆等益气补中之品,加肉桂、附子增温中散寒之功,加茯苓、陈皮、木香等增强燥湿理气之力。

　　理中丸(汤)的现代临床应用广泛,常用于治疗心悸、咳嗽、慢性萎缩性胃炎、功能性消化不良、十二指肠溃疡、溃疡性结肠炎、慢性结肠炎、慢性腹泻、慢性胆囊炎、婴儿肝炎综合征、慢性盆腔炎、口腔溃疡、脚气等病。笔者临床治疗老年性便秘、小儿功能性腹痛、顽固性口腔溃疡、慢性盆腔炎、出血性胃炎、十二指肠溃疡、溃疡性结肠炎、痔疮等疾病,若辨证属中焦虚寒者,常予理中汤加味,取效均较好。

枳实栀子豉汤

陈念祖

大病经旬，元气多伤，余邪未清，近以偶加劳动，又复发热，舌黄口渴，心中痞满，时作恶呕，是尚有余火余邪，停结于内，若误认为虚，而妄行投补，必有闭邪增病之虑，拟用清热泄邪法。枳实二钱，栀子五分，豆豉五分，淡竹茹二钱，半夏（姜制）一钱五分，淡黄芩一钱五分，连翘一钱五分。（《南雅堂医案》）

程文囿

曹近轩翁感后食复。近翁，同道友也。夏月患感证，自用白虎汤治愈。后因饮食不节，病复发热腹胀，服消导药不效，再服白虎汤亦不效。热盛口渴，舌黄便闭。予曰：此食复也。投以枳实栀豉汤加大黄，一剂和，二剂已。仲景祖方，用之对证，无不桴鼓相应。（《杏轩医案》）

王孟英

乙卯六月，余三媳患感，身热头重，脘闷，频呕不食，耳聋。余投清解药一剂，病不少减，而汛事非期而至，邪虽尚在气分，但营阴素亏，恐易陷血室，亟迓半痴至，投小柴胡加减一帖，病少瘥而虚象毕呈，少腹右角甚形掣痛，半痴于清解中即佐养营通络柔肝之品，服四帖，证交七日，得大战汗而愈。原方为三儿遗失，惟记后四帖重用干地黄为君，是血虚者必养血则得汗，而儿妇气分甚郁，苟不先行清展气机，则养血之药不能遽入，此因事制宜之所以不易也，要在先辨其体气与病情耳。更奇者，同时余内侄许贯之茂才室，体极清癯，似较余媳更弱，且娩已五次，而产后即发壮热。半痴视为暑证，投大剂凉解数帖，即战汗而瘥。无何胃气渐复，忽又壮热，便闭渴闷，不饥，或疑新产误饵凉药使然，幸病家素信，仍延半痴诊之。右甚滑实，曰食复也。诘之，果啖豆腐稍多，遂投枳实栀豉汤加蒌、翘、桔、薄、芦服汁，三啜而瘳。斯人斯证，使他医视之，必以为营阴大亏矣。而半痴独不顾及，凭证用药，应手而瘳，且愈后不劳培补，寻健如常。又可见产后不必皆虚，而体气之坚脆，亦不能但凭于形色之间也。嘻，难矣！丁巳冬，余假馆潜斋，适半痴草《归砚录》，余读至"结散邪行，气通液布"二语，因追忆两案，笔之于此。又可见佳案之遗漏尚多，惟冀同志者，钞存以期续采。仁和徐然石附识。（《归砚录》）

吴酝香之仆吴森,在越患感,旋杭日鼻衄数升,苔黄大渴,脉滑而洪,孟英投白虎汤二帖而安。遽食肥甘,复发壮热,脘闷昏倦,孟英以枳实栀豉汤而瘥。数日后,又昏沉欲寐,发热自汗,舌绛溺涩,仍求孟英诊之。左尺细数而芤,右尺洪大,是女劳复也。研诘之果然。与大剂滋阴清热药,吞猥鼠矢而愈。(《王氏医案续编》)

【评析】 枳实栀子豉汤出自《伤寒论》。《伤寒论》第393条云:"大病差后,劳复者,枳实栀子豉汤主之。枳实(炙)三枚,栀子(擘)十四枚,豉(绵裹)一升。上三味,以清浆水七升,空煮取四升,内枳实、栀子,煮取二升,下豉,更煮五六沸,去滓,温分再服,覆令微似汗。"方中枳实宽中行气,栀子清热除烦,香豉透邪散热,清浆水煮药,取其性凉善走,能调中以助胃气。此方清热除烦,宽中行气,大病瘥后,余热未尽,气血未复,因过分劳累而复发者常用此方。

在上述古代医案中,运用枳实栀子豉汤的名家有陈念祖、程文囿、王孟英3位,相关著作4部,相关医案4则,涉及感冒、腹胀、呕吐、鼻衄等4种疾病,其中因劳累、饮食不节复发者居多,或与《伤寒论》载其治疗劳复者有关。

分析诸位名家之运用,径用原方者有之,随症加减者亦有之。陈念祖治大病久病后元气未复、余邪未清,又过劳致发热者,加竹茹、半夏降逆止呕,黄芩、连翘清泄热邪。程文囿治外感愈后,因饮食不节导致发热,兼腹胀者,服消导药不效,原方加大黄以通腑泄热。王孟英治产后阴虚伤暑,凉剂解后又因饮食不节导致身壮热者,加瓜蒌、连翘以清热宽胸散结,加芦根等以清热止呕;治外感气分热盛,投白虎汤愈后,复食肥甘,以致壮热者,以原方清之。

从以上分析中可以看出,枳实栀子豉汤多用于大病瘥后,余热未尽,气血未复,因劳复、食复、复感而复发,辨证要点为发热、虚烦、胸腹胀满,属祛邪安正之法。

现代临床可用于治疗急慢性胃炎、慢性肝炎、慢性胰腺炎、肋间神经痛等病症而见上述证机者。

牡蛎泽泻散

叶天士

某。向有宿痞,夏至节一阴来复,连次梦遗,遂腹形坚大,二便或通或闭,是时右膝痛肿溃疡,未必非湿热留阻经络所致。诊脉左小弱,右缓大,面色青减,鼻准明亮,纳食必腹胀愈加,四肢恶冷,热自里升,甚则衄血牙宣,全是身中气血交结,固非积聚停水之胀。考古人于胀症,以分清气血为主,止痛务在宣通。要知攻下皆为通腑,温补乃护阳以宣通。今者单单腹胀,当以脾胃为病薮,太阴不运,阳明愈钝,议以缓攻一法。川桂枝一钱,熟大黄一钱,生白芍一钱半,厚朴一钱,枳实一钱,淡生干姜一钱。三帖。

又:诊脉细小,右微促,畏寒甚,右胁中气,触入小腹,着卧即有形坠着。议用《局方》禹余粮丸,暖水脏以通阳气,早晚各服一钱,流水送,八服。

又:脉入尺,弦胜于数,元海阳虚,是病之本;肝失疏泄,以致膜胀,是病之标。当朝用玉壶丹,午用疏肝实脾利水,分消太阳、太阴之邪。紫厚朴(炒)一钱半,缩砂仁(炒研)一钱,生於术二钱,猪苓一钱,茯苓块三钱,泽泻一钱。

又:脉弦数,手足畏冷,心中兀兀。中气已虚,且服小针砂丸,每服八十粒,开水送,二服,以后药压之。生於术,云茯苓,广皮,煎汤一小杯,后服。

又:脉如涩,凡阳气动则遗,右胁汩汩有声,坠入少腹,可知肿胀非阳道不利,是阴道实,水谷之湿热不化也。议用牡蛎泽泻散。左牡蛎四钱(泄湿),泽泻一钱半,花粉一钱半,川桂枝木五分(通阳),茯苓三钱(化气),紫厚朴一钱,午服。

又:脉数实,恶水,午后手足畏冷,阳明中虚,水气聚而为饮也。以苓桂术甘汤劫饮,牡蛎泽泻散止遗逐水。照前方去花粉加生於术三钱。

又:手足畏冷,不喜饮水,右胁汩汩有声,下坠少腹,脉虽数而右大左弦,信是阳明中虚。当用人参、熟附、生姜温经补虚之法。但因欲回府调理数日,方中未便加减,且用前方,调治太阳、太阴。生於术三钱,左牡蛎(生)四钱,泽泻(炒)一钱,云苓三钱,生益智四分,桂枝木四分,炒厚朴一钱,午后食远服。朝服小温中丸五十粒,开水送,仍用三味煎汤压之。(《临证指南医案》)

邵兰荪

渔庄沈(霖记)。木克土化胀,两跗皆肿,脉沉弦,便泻不爽,气逆溺少,非轻藐之症。

（七月初三日）大腹皮三钱，鸡内金三钱，新会皮钱半，川朴一钱，车前三钱，沉香（冲）五分，枳壳钱半，炒米仁四钱，通草钱半，省头草三钱，杜赤豆四钱。清煎，三帖。

又：浮肿已退，脉虚细，腰痛，胃纳尚和。宜《金匮》肾气丸加减治之。生地四钱，陈萸肉钱半，淮牛膝三钱，豨莶草三钱，茯苓四钱，丹皮一钱，炒车前三钱，炒杜仲三钱，怀药三钱，泽泻三钱，五加皮三钱。清煎，五帖。

又：诸款悉减，脉虚，夜不安寐，临晚跗浮，嘈杂已差，仍遵前法加减为妥。（九月二十二日）当归钱半，夜交藤三钱，仙半夏钱半，谷芽四钱，炒川连六分，茯神四钱，新会皮钱半，海桐皮三钱，柏子仁三钱，枣仁三钱，豨莶草三钱，清煎，四帖。

又：诸款悉差，脉虚细，临晚跗浮酸楚。宜分消为妥。（九月二十七日）生牡蛎四钱，杜赤豆三钱，海桐皮三钱，大腹皮三钱，泽泻三钱，茯苓四钱，冬瓜子三钱，通草钱半，防己钱半，豨莶草三钱，柏子仁三钱。清煎，四帖。

又：两跗犹肿，脉涩滞，面浮。宜分消，防化胀。（十月初三日）生牡蛎四钱，冬瓜子三钱，新会皮钱半，豨莶草三钱，泽泻三钱，赤苓四钱，猪苓钱半，五加皮三钱，防己钱半，商陆钱半（切忌甜），大腹皮三钱。清煎，四帖。

介按：李中梓曰，肿胀之病，诸经虽有，无不由于脾肺肾者。盖脾主运行，肺主气化，肾主五液，凡五气所化之液，悉属于肾，五液所行之气，悉属于肺。转输二脏以制水生金者，悉属于脾。故肿胀不外此三经也。然其治法，有内外上下虚实，不可不辨也。在外则肿，越婢汤、小青龙汤证也；在内则胀，十枣汤、神佑丸证也。在上则喘，葶苈大枣汤、防己椒目葶苈大黄丸证也；在下则小便闭，沉香琥珀丸、疏凿饮子证也。此皆治实之法。若夫虚者，实脾饮、肾气丸证也。李氏此言，发明尽致，但此症初起，系是情怀少畅，以致清气不转，肝木侮脾，而湿热停滞化胀，第一方宗鸡金散加减，以运气消积，参用渗湿之品。次则因其利久伤阴，宗肾气汤意以养阴渗湿，补而不滞，利而不伐，洵治虚胀之良方。故至三诊而诸款悉减。然此时肾液未充，心神未安，则宗安神丸以补心而渗湿，四、五两方，皆以牡蛎泽泻散加减，以分消下焦未净之湿热，步骤井然，故多奏效。但三诊方中，有仍遵前法加减之言，而且浮肿已退，则此诊以前，似乎遗失一方，深怀未窥全豹之感。（《邵兰荪医案》）

【评析】 牡蛎泽泻散出自《伤寒论》，其第 395 条云："大病差后，从腰以下有水气者，牡蛎泽泻散主之。牡蛎（熬）、泽泻、蜀漆（暖水洗，去腥）、葶苈子（熬）、商陆根（熬）、海藻（洗，去咸）、栝楼根各等分。上七味，异捣，下筛为散，更于白中治之。白饮和服方寸匕，日三服。小便利，止后服。"

牡蛎泽泻散中牡蛎软坚散结；泽泻利水通淋；蜀漆涤痰化饮；葶苈子泻肺行水；商陆根攻逐水气；海藻软坚利水；栝楼根（天花粉）滋养阴津。泽泻与商陆，增强攻逐水气；牡蛎与海藻，软坚散结利水；牡蛎与泽泻软坚泻水；葶苈子与泽泻，清泻上下之水气；蜀漆与牡蛎，软坚涤水；栝楼根与泽泻、商陆，相反者，栝楼根滋阴益阴，泽泻、商陆利水渗水，相畏者，栝楼根制约泽泻、商陆利水伤阴。全方逐水清热，软坚散结。

在上述古代名家医案中,邵兰荪治"肝旺乘脾"之水肿,多加茯苓、冬瓜子、通草、防己,意以分消湿热。叶天士用治臌胀,若"湿热不化"常加茯苓、厚朴,以强通阳化气之功;若"阳明中虚",则与苓桂术甘汤合而用之,以增温阳化饮之力。笔者认为,在临床中无论何种疾病,只要病症表现以小便不利或不通,欲尿而不得,少腹疼痛或拒按,尿时疼痛增甚,或水肿,身热,小便黄,或阴部潮湿,或手足汗出,舌质红,苔黄腻,脉滑或数等为主,可考虑辨为牡蛎泽泻散证。

牡蛎泽泻散临床应用尚少,现代采用本方治疗的疾病有慢性肾病、恶性胸腔积液、癌性胸水、急性肾盂肾炎、眩晕症等。

竹 叶 石 膏 汤

孙文垣

一仆病与前类,而身如火烁,头痛如破,大便不泻,小水赤,口渴,鼻干,不得眠,胸膈膨胀,腹饥不能食,六脉弦而数。用竹叶石膏汤,加知母、枳壳、白芷、葛根,大加青蒿,一帖而热痛减半,胸膈亦宽。惟口渴,小水短涩,睡卧不安,又与化瘟丹三钱,井水化下,渴止,稍得睡,头晕脚软,喘急。与四物汤加青蒿、酒芩、薏苡仁、木瓜,服之全安。(《孙文垣医案》)

江篁南

江篁南治一人。夏月患食疸,面目俱黄如金,头痛如破,小溲涩难,多汗。用车前草捣汁,调益元散服之,小溲即利(先泻湿热)。乃与补中益气汤一帖,汗少止(后补元气)。继以人参白虎汤、竹叶石膏汤合服之,头痛亦止,诸症多平。惟黄未尽退,乃以流气清热之剂治之,愈。(《名医类案》)

缪希雍

任丘裴在涧弃家逃禅,持戒茹素,遍游五岳,足迹几满天下,偶客金坛,寓西禅寺僧舍,酷暑中坐卧小楼,日持准提咒三千,念佛号三万。忽患头痛如斧劈,身热发躁,口干,日饮冷水斗余,渴犹未解,自分必死。庄敛之怜其旅病,时过视疾。一日,急走苍头召敛之永诀,以所携书画玩器尽授敛之,泣而言曰:兄其为我收藏,吾死后,切勿用世俗礼葬我,惟以两缸盛吾尸其中,以三尺地埋之耳!敛之涕泗填胸,束手无策。余此时游梁溪阳羡间,敛之命余仆克勤相追归,视其脉知系受暑,为疏竹叶石膏汤方。敛之如方制药,躬为煎服。不二剂,发热、口渴俱止。几十剂,病始退。旋加健脾药十余帖而安。(《先醒斋医学广笔记》)

于润父夫人娠九月,患伤寒阳明证,头疼,壮热,渴甚,舌上黑苔有刺,势甚危。仲淳投竹叶石膏汤。索白药子(医马病者)不得,即以井底泥涂脐上,干则易之。一日夜尽石膏十五两五钱,病瘳。越六日,产一女,母子并无恙。(《先醒斋医学广笔记》)

四明虞吉卿。因三十外出诊,不忌猪肉,兼之好饮,作泄八载矣。忽患伤寒,头痛如裂,满面发赤,舌生黑苔,烦躁口渴,时发谵语,两眼不合者七日,洞泄如注,较前益无度。其尊人虞仰韶年八十二矣,客寓庄敛之处,方得长郎凶问,怀抱甚恶,膝下止此一子,坐待其毙,肠为寸裂。敛之问余曰:此兄不禄,仰韶必继之,即不死。八十二老人,挟重赀而听其扶榇东归，余心安乎？万一有此，惟有亲至鄞耳！余闻其语，为之恻然。急往诊，其脉洪大而数。为疏竹叶石膏汤方，因其有腹泻之病，石膏止用一两，病初不减。此兄素不谨良，一友疑其虚也，云宜用肉桂、附子。敛之以其言来告。余曰：诚有是理，但余前者按脉，似非此证，岂不数日脉顿变耶？复往视其脉，仍洪大而数。余曰：此时一投桂、附，即发狂登屋，必不救矣。一照前方，但加石膏至二两。敛之曰：得毋与泄泻有妨乎？余曰：热邪作祟，此客病也，不治立殆。渠泄泻已八年，非暴病也。治病须先太甚，急治其邪，徐并其夙恙除之。急进一剂，夜卧遂安，即省人事；再剂而前恶证顿去；不数剂霍然，但泻未止耳。余为疏脾肾双补丸方，更加黄连、干葛、升麻，以痧痢法治之。不一月，泻竟止。八载沉疴，一旦若失。仰韶耄矣，别余归老，拜谢垂涕，谓父子得以生还，皆余赐也。（《先醒斋医学广笔记》）

沈少卿中丞，请告时苦疟。仲淳往诊之，惫甚。曰：再一发死矣，先生何方立止之？仲淳曰：何言之易也！书三方作五剂，一日夜饮尽，次早疟止。先二剂清暑，用大剂竹叶石膏汤加桂枝，以其渴而多汗也；次二剂健脾去积滞，用橘红、白豆蔻、白术、茯苓、谷蘖、乌梅、白扁豆、山楂、麦芽；最后一剂人参、生姜皮各一两，水煎，露一宿，五更温服，尽剂而效。（《先醒斋医学广笔记》）

叶天士

张。舌赤，烦汗不寐，肢体忽冷，乃稚年瘅疟，暑邪深入所致。杏仁，滑石，竹叶，西瓜翠衣，知母，花粉。

又：热甚而厥，幼稚疟症皆然。竹叶石膏汤去人参、半夏，加知母。（《临证指南医案》）

吴仁斋

一人伤寒七八日，服凉药太过，遂变身凉，手足厥冷，通身黑斑，惟心头温暖，乃伏火也。六脉沉细，昏不知人，不能言语，状如尸厥，遂用人参三白汤，加熟附子半个，干姜二钱。服下一时许，斑渐红，手足渐暖，苏矣。数日复有余热不清，此伏火未尽，再用黄连解毒、竹叶石膏汤，调治而安。（《续名医类案》）

陈念祖

脉数，身热面赤，自汗不止，神气昏沉，多睡息鼾，语难出，身重难以转侧，是热邪内灼，胃液枯涸，不足以供灌输，致筋骨懈弛，神机不运，宜急用甘凉之品，泄热濡津，或克有济，否则防有痉厥之变。竹叶三钱，石膏四钱，麦门冬二钱，知母二钱，制半夏一钱，甘草一钱五分，水同煎服。（《南雅堂医案》）

病后虚羸乏气，气逆时欲呕吐，脉虚浮无力，宜滋养肺胃之阴，冀得津液渐复，兹以甘寒主之，方列后。石膏八钱，半夏（姜制）二钱，人参一钱五分，麦门冬三钱，竹叶二钱，粳米四钱，炙甘草一钱，上药用水三杯，先煎至半，去渣，再纳粳米，煮半熟为度，去米取汤温服。（《南雅堂医案》）

程文囿

圣翁夫人。夏间病患热盛无汗,烦渴昏谵,医治旬余不解。圣翁外贸,伊郎荫千兄,延予诊视。脉数舌黄。谓曰:此热病也,非清不可。疏竹叶石膏汤与之。时夜将半,闻叩扉声甚急,启视,荫兄慌人而言曰:病危矣。询其故。曰:妙剂当服头渣,至暮未见动静。再服复渣,更静,后忽寒战肢抖,少顷汗出如浆,肤冷息微,闭目不语。众以为殆,归咎药性太凉,欲投参、附以救其脱,亟求复诊以决之。予即随往,扪其肌肤果冷。细按脉虽虚软,然至数和缓,并不急疾。曰:无妨,此战汗也。因本气不足,邪气鸱张,予重用清剂驱之,邪不能留,逐与正争,是以战而汗出。邪虽从此而解,正亦由此而亏,且任其养息,切勿惊扰,元气来复,自然肤暖神苏,若骤进参、附,诚恐余烬复炎,反为害矣。叶氏论温热病,战汗解后,胃气空虚,有肤冷一昼夜之说。取书与阅,群疑始释。另立一方,用生脉散加茯神、玉竹、白芍、甘草,嘱市药煎好,俟其苏醒与服,并啜稀粥,以养胃气。次早荫兄来谢云:昨夕非子有定见,几为旁言所误,遵嘱静守,逾时汗敛神苏,忙将煎好之药服讫,复睡至晓,肌肤已温,唯形倦气怠耳。更为辅正养阴和胃,渐次而康。(《杏轩医案》)

方　略

罗福毓兄。染春温症,大热烦渴,谵语无次。余以竹叶石膏汤投之清其胃火,旋与以滋阴润燥,十余剂而安。(《尚友堂医案》)

沈又彭

顾,二十。舌起黄苔,烦热口渴,伏暑未清,蔬食旬日,不致变症。竹叶石膏汤。(《沈俞医案合钞》)

徐大椿

阊门内香店某姓。患暑热之证,服药既误,而楼小向西,楼下又香燥之气,薰烁津液,厥不知人,舌焦目裂。其家去店三里,欲从烈日中抬归以待毙。余曰:此证固危,然服药得法,或尚有生机。若更暴于烈日之中,必死于道矣。先进以至宝丹,随以黄连香薷饮,兼竹叶石膏汤加芦根,诸清凉滋润之品徐徐灌之。一夕而目赤退,有声,神气复而能转侧;二日而身和,能食稀粥,乃归家调养而痊。

雄按:此证已津液受烁,舌焦目裂矣,则用至宝丹,不如用紫雪,而香薷亦可议也。(《洄溪医案》)

林珮琴

族妇。暑症转疟,寒微热甚,汗多头眩便硬。用竹叶石膏汤去参加知母,服愈。(《类证治裁》)

谢映庐

吴双龙乃室。得伤寒病,信巫不药,渐至潮热大作,胸前板结,谵语耳聋,数日未食,犹不服药,遂尔神识昏迷,眼翻牙紧。合室惊惶,延余治之。脉得细涩,十指微冷,面色黄白,问之不饮汤水,潮热时有时无,俨然虚极之象。细审此症,寒邪成热为阳,其反成阴候者,古人谓大实有羸状,即此类也。又河间云:郁热蓄盛,神昏厥逆,脉反滞涩,有微细欲绝之象,使投以温药,则不可救矣。盖其初原因伤寒失表,遂入于里,寒郁成热,热极变寒,理宜表里两解,治以柴胡、薄荷、菖蒲、大黄、枳实、甘草等味,急服两剂,连泄三次,潮热大作,口反大渴,知其里舒热出。三焦经络之热,法当清之,以竹叶石膏汤四剂而安。

竹叶石膏汤(仲景)。竹叶,石膏,人参,甘草,麦冬,半夏,粳米,生姜。(《得心集医案》)

心 禅

又一人。腹痛如绞,上吐下泻,面目俱赤,舌苔老黄,舌尖赤而起刺,肢冷脉伏,烦躁如狂,饮不解渴,吐泻之物,酸臭不可近。此暑秽之毒,深入于里,仿凉膈散法加石膏、银花,化其在里之暑毒,一剂而吐泻定,舌苔转为鲜赤,略带紫色,脉出洪大。此为热转血分,以竹叶石膏汤加细生地、丹皮、银花、山栀,一剂愈。此等症不概见,必须审症明确,方可用之,一或稍误,祸不旋踵。(《一得集》)

余听鸿

夫热极似寒之症,最难辨别。余诊同乡赵惠甫先生之孙卓士,是年九月间,忽起呕泻,邀余诊之,进以芳香理气,淡以分泄。至明日,舌苔白而转红,脉滞而转滑,呕吐已止,再进以辛凉甘淡,存阴泄热。至黄昏忽然发狂,持刀杀人。至明日,阖家无策。余曰:热透于外,非泻不可。即进以三黄石膏法,黄连三钱,黄芩五钱,黄柏三钱,大黄二两,石膏二两,栀子五钱,淡豆豉五钱,煎浓汁两大碗。余曰:多备而少饮,缓缓作数次服之。服一杯,即泻稀粪,又服一杯,又泻稀粪,连服四杯,连泻四次,神识稍倦,狂躁略减,药已尽过半矣。扶之使睡,呓语不休,如痴如狂。即进以存阴清热之剂,生牡蛎四两,元参二两,麦冬二两,细生地二两,金石斛二两,鲜竹芯一两,石膏二两,竹沥二两,鲜沙参四两,大剂灌之,即能安寐。明日醒,仍呓语,神识或浑或清。后每日服竹叶石膏汤一剂,西洋参钱半,麦冬五钱,石膏一两,鲜竹叶四钱,姜半夏钱半,生甘草一钱,知母三钱,粳米二两。此方共服二十余剂,而神气亦清,呓语亦止。此症共服石膏二十余两而愈。病由呕泻而起,《内经》云:热迫下注则为泻,胃热上沸则为吐。所以呕泻一症,亦有热秘呕泻,不可不防也。壬寅年之吐泻,有服凉药冷水而愈者。治病贵看症用药,不可拘于成见。如时邪之吐泻,泥于仲景之三阴症,用四逆、理中等法,其误事尚堪设想乎?(《余听鸿医案》)

郭敬三

族中一小儿，甫生数日，两目红肿，突出寸许，状如鸡卵，不见目珠，眼中流出血水，鼻窍壅塞，不能出气，啼哭不止，见者皆谓必瞎，延余医治。数日婴儿，脉既难凭，纹亦难验，细思必胎毒邪热壅痹清窍。定方银花、连翘、黄芩、黄连、大黄、淡竹、蔓荆子之类。一剂后，眼肿略消。连进三剂，外佐黄连末，调茶清敷之，数日肿始消尽，目珠无恙，惟鼻塞不通。改用竹叶石膏汤去半夏，石膏用至一两五钱，鼻窍始通，呼吸始灵利而愈。上年族侄林三一女、李表兄一侄孙，皆以此疾，医治不得其法，遂双目皆瞎，而成废人。业此道者，临证之际，可不尽心代人筹思哉？（《萧评郭敬三医案》）

张聿青

陈右。风温八日，身热咳嗽，左胁作痛，日来神昏不宁，甚则迷昧，气升痰嘶，痰色稠黄，齿垢颧红，自汗渴饮。脉数浮弦，舌红苔黄。日前痰中屡屡见红。此由风邪化热，灼烁肺胃，所有津液，尽为火热熬炼，皆化为痰。肺为热炎所熏，肺叶煽动，有喘厥之虞。用竹叶石膏汤加味。麦冬（去心）三钱，石膏（煨）五钱，桑白皮（炙）二钱，天花粉二钱，梨肉二两，制半夏一钱五分，北沙参四钱，马兜铃一钱五分，淡竹叶十六片。（《张聿青医案》）

王孟英

陈舜廷。患疟久不愈，其体素亏，医皆束手。孟英视之，舌绛无津，微寒溲赤，原属春温化疟，体与病皆不是小柴胡之例，过投温散，热炽阴伤。与竹叶石膏汤，撤热存津而愈。（《王氏医案续编》）

赵子善。患疟，畏冷不饥。孟英诊之，脉滑数，苔黄溲赤，脘闷善呕。投竹叶石膏汤加减，以清伏暑而瘥。（《王氏医案续编》）

叶杏江仲郎。患发热泄泻（肺移热于大肠）。医治十七日不效，骨瘦如豺，音嘶气逆。所亲许芷卿荐孟英诊之。脉数大渴，汗多苔黄。以竹叶石膏汤加减，十余剂渐以向愈。大解反坚燥，继与滋养而康。（《王氏医案续编》）

李新畲仲郎。瘄未齐而痰嗽气喘（疹中应有之证）。苔色白滑，小溲不赤。或主犀角地黄汤加紫雪，热在气而清其肝，故不效。服而不效，延孟英诊之。右脉洪滑而口渴，脉证相符。乃天时酷热，暑邪薄肺，挟其素有之痰而阻其治节，所以气机不行，而疹不能达，苔不能化，溺不能赤也。温散大忌，凉血亦非。与竹叶石膏汤合苇茎，加杏、菀、旋、杷、海石。投之气平疹透，苔退舌红，小溲亦赤，数日而愈。（《王氏医案续编》）

程秋霞子。患脑漏（肺移热于肝）。医与辛夷、苍耳之药（方书所载不过如此）。渐有寒热。改用柴、葛、羌、防数帖，遂致寒热日发数次，神昏自汗，势甚可危。孟英用竹叶石膏汤一剂（肃清肺气）。寒热退而神清进粥。继以甘凉清肃，复投滋润填阴（上病取下）。旬日而健。（《王氏医案续编》）

己亥夏,予舅母患疟,服柴胡药二三帖后,汗出昏厥,妄语遗溺。或谓其体质素虚,虑有脱变,劝服独参汤,幸表弟寿者不敢遽进,乃邀孟英商焉。切其脉洪大滑数,曰:阳明暑疟也,与伤寒三阳合病同符。处竹叶石膏汤(清热兼益气)。两剂而瘳……庄芝阶中翰张安人,年逾花甲,疟热甚炽,孟英审视再四,亦与竹叶石膏汤而安。(《回春录》)

许恩普

己丑年,京畿道胡贷青病剧,延余诊视,舌黑,谵语,不省人事,诸医均以为实热实结,拟用大承气汤。余诊脉,洪而无力,不渴,复以姜片擦舌即淡,症若伤寒,化为虚热,拟用人参竹叶石膏汤。一服便行见效,加减数剂而愈。后月余,舌退一壳,如枳壳,即书中所谓六十样舌中之镇甲舌,阴亏也。设症不辨虚实,则死生反掌矣。(《许氏医案》)

【评析】 竹叶石膏汤出自《伤寒论》,其第397条云:"伤寒解后,虚羸少气,气逆欲吐,竹叶石膏汤主之。竹叶二把,石膏一斤,半夏(洗)半升,麦门冬(去心)一升,人参二两,甘草(炙)二两,粳米半升。上七味,以水一斗,煮取六升,去滓,内粳米,煮米熟,汤成去米,温服一升,日三服。"

竹叶石膏汤由白虎加人参汤加减而成。方中石膏清热生津,除烦止渴,为君药;人参、麦冬益气生津,养阴清热;半夏降逆止呕和胃,虽性温,但与倍量麦冬相伍,去性存用,且使人参、麦冬补而不滞;竹叶清热除烦;粳米、甘草养胃和中。诸药合用,共奏清热生津、益气和胃之效。正如《医宗金鉴》所言"以大寒之剂,易为清补之方。"

在上述古代医案中,运用竹叶石膏汤的名家有孙文垣、江篁南、缪希雍、叶天士、吴仁斋、陈念祖、程文囿、方略、沈又彭、徐大椿、林珮琴、谢映庐、心禅、余听鸿、郭敬三、张聿青、王孟英、许恩普18位,相关著作19部,相关医案近三十则,涉及感冒、风温、春温、暑温、伏暑、伤寒、疟疾、瘟疫、霍乱、神昏、头痛、泄泻、黄疸、惊风、麻疹、鼻渊等十余种病症。

分析诸位名家之运用,吴仁斋治疗"余热不清"之伤寒,则与黄连解毒汤合用清热解毒。陈念祖治"热邪内灼"之风温,以知母易人参、粳米,以强增液养阴之功;治"肺胃阴亏"之伤寒,以原方主之。张聿青治疗"热灼肺胃"之风温,以北沙参易人参,去甘草、粳米,加桑白皮、炙天花粉、梨肉、马兜铃,以增清热滋阴之效。方略治"大热烦渴"之春温,用竹叶石膏汤原方,功在清其胃火。缪希雍治"阳明热盛"伤寒,常以原方主之;对于"渴而多汗"之疟疾,常加入桂枝以增解表清暑之功。程文囿治疗"正衰邪乘"之暑温,加茯神、玉竹、白芍、甘草,并啜稀粥,以养胃气。徐大椿治"津液受烁"之暑厥,先以至宝丹醒神开窍,后以原方加芦根与黄连香薷饮合用,以增清凉滋润、解暑清热之效。叶天士治"热甚而厥"之疟疾,以原方去人参、半夏,加知母,以增清热滋阴之效。林珮琴治暑症转疟,以原方去参加知母,以清暑滋阴。王孟英治"热炽阴伤"之疟疾、"三阳合病"之阳明暑疟及"热移大肠"之泄泻,径予以原方撤热存津;治"肺热传肝"之鼻渊,也以原方主之;对于"气机不行"之麻疹,以原方合苇茎汤,加杏、菀、旋、杷、海石等药,以增清肺解毒滋阴之效。孙文垣治"身如火烁"之瘟疫,加知母、枳壳、白芷、葛根、青蒿,以强清热滋阴、理气宽胸之效。心禅治"热转血分"之霍乱,常加生地、丹皮、金银花、栀子,以增清热解毒之效。许恩普治"伤寒化热"之神昏,常以原方主之。谢映庐治"热极变寒"之真热假寒,用竹叶石膏汤原方,功在表里两解。江笔南治湿热黄疸后期,合人参白虎汤,以增清热滋阴益气之效。余听鸿治"热极似寒"之真热假寒,以西洋参易人参,加知母,以强清热益气滋阴之功。郭敬三治"胎毒邪壅"之突起晴高,以原方去半夏,重用石膏以增清热之功。

从以上分析中可以看出,古代医家在运用竹叶石膏汤时,多着眼于烦热不解,而非气短神疲。医案中常有"余热不清""热邪内灼""热灼肺胃""大热烦渴""渴而多汗""津液受烁"等字眼,此点可作为竹叶石膏汤临床用方的辨证要点,这也提示我们不要只关注气短神疲之表象,而应看透烦热不解之本质。

竹叶石膏汤临床应用广泛,现代采用本方治疗的疾病颇多,如复发性口腔溃疡、重症肺炎、中暑先兆、痛风关节炎、感染性心内膜炎、2型糖尿病、放射性食管炎、小儿手足口病、急性加重期慢性阻塞性肺疾病、银屑病、慢性肾小球肾炎、周围血管病、老年肺炎、食管癌、葡萄膜炎等。

栝蒌桂枝汤

叶天士

身痛形凛。栝楼桂枝汤。(《未刻本叶氏医案》)

劳伤挟邪,形凛发热。栝楼桂枝汤。(《未刻本叶氏医案》)

寒热咳嗽身痛。栝楼桂枝汤去芍,加杏仁。(《未刻本叶氏医案》)

温邪怫郁,咳嗽形凛发热。栝楼桂枝汤去芍,加杏仁。(《未刻本叶氏医案》)

【评析】 栝蒌桂枝汤出自《金匮要略·痉湿暍病脉证治第二》:"太阳病,其证备,身体强,几几然,脉反沉迟,此为痉,栝蒌桂枝汤主之。栝蒌桂枝汤方,栝蒌根二两,桂枝三两,芍药三两,甘草二两,生姜三两,大枣十二枚。上六味,以水九升,煮取三升,分温三服,取微汗。汗不出,食顷,啜热粥发之。"栝蒌桂枝汤实为桂枝汤加栝蒌根而成,桂枝汤乃治太阳中风证,调和营卫,祛风解肌。今内有津液不足,筋脉失养,发为"柔痉",故加栝蒌根清热生津舒筋。

上述4则古代名家医案均出自叶天士的《未刻本叶氏医案》。叶天士治疗温邪犯肺,症见怕冷发热等表证,径用原方;但疗"咳嗽,形凛,发热"或"寒热,咳嗽,身痛"等症,采用栝楼桂枝汤去芍加杏仁治疗,处方中以桂枝汤外解表邪,加栝楼根清宣肺热,以苦杏仁易芍药,是谓芍药酸苦主入肝胃,而苦杏仁入肺经,主咳逆上气,为对症治之。

栝楼桂枝汤临床运用广泛,现代常用其治疗脑卒中后下肢痉挛、头痛。儿童手足抽搐症、眼肌阵挛等疾病。笔者在临床上以用该方加减治疗颈椎病、类风湿关节炎、肢体痉挛等疾病,收效颇丰。

麻黄杏仁薏苡甘草汤

陈念祖

肿胀气壅于上，卧则喘息有声，师古人开鬼门之法，责诸手太阴一经，方列后。制麻黄八分，杏仁三钱（去皮尖），薏苡仁四钱，甘草八分。（《南雅堂医案》）

王泰林

骆。疮之湿热与肝之气郁互结于里，近感风温，寒热咳嗽，骤然浮肿，证属疮臌。苏梗，杏仁，川朴，桔梗，赤苓，泽泻，枳壳，橘红，大腹皮，茯苓，莱菔子，姜皮。

复诊：湿夹热而生疮，风合湿而为肿。风从外入，故寒热而咳嗽；湿自内生，故腹满而气急。用仲景麻杏苡甘汤加味。麻黄，杏仁，苡仁，甘草，川朴，滑石，连翘，淡芩，枳壳，莱菔子，元明粉，薄荷叶。共研粗末，滚汤泡服。

三诊：四肢面目肿退，而腹满未宽。在表之风寒虽解，在里之湿热未治。今拟宽中理湿。赤苓，苡仁，陈皮，大腹皮，杏仁，泽泻，莱菔子，川朴，通草，枳壳，姜皮。（《王旭高临证医案》）

【评析】 麻黄杏仁薏苡甘草汤出自《金匮要略·痉湿暍病脉证治第二》，其云："病者一身尽疼，发热，日晡所剧者，名风湿。此病伤于汗出当风，或久伤取冷所致也。可与麻黄杏仁薏苡甘草汤。麻黄杏仁薏苡甘草汤方：麻黄（去节，汤泡）半两，甘草（炙）一两，薏苡仁半两，杏仁（去皮尖，炒）十个。上锉麻豆大，每服四钱匕，水盏半，煮八分，去滓，温服。有微汗，避风。"

麻黄杏仁薏苡甘草汤是由麻黄汤去桂枝易薏苡仁，麻黄减量所组成。麻黄量轻，无桂枝相助，发汗之力微也；甘草、薏苡仁甘缓，可防麻黄过汗；薏苡仁配杏仁，利气宣肺，气化湿亦化。四药合用，辛凉祛湿，常用于治疗风湿肿痹。

在上述古代名家医案中，陈念祖治"气壅于上"之肿胀，常以原方主之。王泰林治"风热夹湿"之疮臌，多加川朴、滑石、连翘、淡芩、枳壳等，意在外散风热。笔者认为，因风湿在表有化热倾向的水肿、咳嗽、腹胀等，均可用之，以解表祛湿，轻清宣化。

麻黄杏仁薏苡甘草汤临床应用广泛，现代医家采用本方治疗的疾病颇多，如高尿酸血症、慢性湿疹、小儿疱疹性咽峡炎、黄褐斑、小儿喉源性咳嗽、浆液性膝关节炎、慢性阻塞性

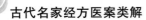

肺疾病、过敏性鼻炎、多发性疣、颈椎病、风湿寒性关节痛等。笔者在临床上对于风湿病、皮肤病、慢性咳嗽、慢性鼻窦炎、哮喘、肩痛、痹证等,常以麻黄杏仁薏苡甘草汤为基础方增损治疗,取效较好。

防 己 黄 芪 汤

叶天士

李,三四。脉小弱,当长夏四肢痹痛,一止之后筋骨不甚舒展,此卫阳单薄,三气易袭,先用阳明流畅气血方。黄芪,生白术,汉防己,川独活,苡仁,茯苓。(《临证指南医案》)

涂,六二。痛起肩胛,渐入环跳髀膝,是为络虚。黄芪五钱,於术三钱,当归三钱,茯苓二钱,防己八分,防风根五分,羌活五分。

又:照前方去防风、羌活,加杞子、沙苑。(《临证指南医案》)

薛 雪

脉缓软,四肢牵强,环跳髀尻牵引,壮年有此病,起四月中,乃时湿邪入于经络,为痿痹之症。木防己,生白术,羌活,防风,桂枝木,独活,生黄芪,川草薢,后去羌活加片姜黄,当归身。(《扫叶庄一瓢老人医案》)

风寒久必入脉络,外卫阳失护,已现右肢麻木,虽鼻渊脑寒,不可发散。议和血脉,以逐留邪。黄芪,归身,防风根,川桂枝,木防己,明天麻。熬膏。(《扫叶庄一瓢老人医案》)

陈念祖

卫阳不足,风寒湿三气侵袭尤易,脉形小弱,当夏四肢痹痛,筋骨不得舒展,宜先从阳明施治。生白术三钱,绵黄芪三钱,汗防己二钱,川独活一钱,生苡仁三钱,白茯苓三钱。(《南雅堂医案》)

顾金寿

朱草桥头。脉沉细少力,两关按之微滑,脾虚跗肿,渐渐过膝,胸闷口渴,小便短而黄,足冷,病后得此,皆由气虚。《经》云:三阴结谓之水。治水不崇土,非治也。仿丹溪法。生黄芪一钱五分,生於术一钱五分,制半夏一钱五分,陈皮一钱,茯苓三钱,白芍(桂酒炒)一钱五分,枳实四分,木瓜一钱五分,车前子一钱五分,败笔头(炙灰)一枚。外用生附子一两,淡吴萸五钱,煅磁石(研末,醋调,敷足心)五钱。

又:两关少平,余俱沉细,足冷得温,溏泻后胸腹稍松,而小便仍少,胸闷口渴,跗肿依旧,气虚水肿,遵仲景治法。生黄芪一钱五分,汉防己一钱五分,生於术一钱,枳实五分,茯苓三钱,猪苓一钱五分,泽泻一钱,桂枝木四分,陈香橼皮一钱,枯荷梗三尺。

又:照前方加炙升麻(煎汤炒黄芪)三分,炒牛膝一钱,车前子一钱五分,十服愈。(《吴门治验录》)

龚闻德桥,五十七岁。脉沉数而涩,素质阴亏,湿热下积,故发为胕肿。利湿太过,肺气渐伤,不能通调水道,下达膀胱,不但二便艰涩,兼之气逆发喘,左手亦肿,肾囊浮大。症颇棘手,先用清金降气一法,佐以通关丸,以冀气化腑通消肿为幸。但此病最防腹大,若水气上逆,腹胀气喘,便难收拾矣。慎之慎之!北沙参三钱,原生地三钱,炙黄芪一钱五分,土炒於术一钱五分,茯苓三钱,汉防己三钱,生薏米五钱,甜沉香三分,荷叶梗三尺,煎送通关丸二钱。

又:二便稍通,夜卧气逆少缓,脚与肾囊之肿如故。此症全由脾胃气虚,不能输津液于肺,而肺失司降之故。丹溪治法甚佳,今仿之。竖劈党参六钱,於术(土炒)一钱五分,茯苓三钱,广皮一钱,制半夏一钱五分,桑白皮一钱五分,白芍(桂酒炒)一钱五分,宣木瓜(酒炒)一钱,桑枝三钱,败笔头(炙灰)一枚,送通关丸三钱。

又:脉见关前沉大,关后独沉,寒水下凝而肿,虚阳上逆为咳,此间颇费调停,再用煎丸分治之法,且清上即所以治下也。竖劈党参六钱,北沙参五钱,广皮一钱,大麦冬一钱五分,桑白皮一钱五分,汉防己三钱,茯苓三钱,生薏米三钱,牛膝(盐水炒)一钱,送济生肾气丸三钱。十服愈。(《吴门治验录》)

钱啸岩军门,浙江。脉象沉大弦滑,素体气虚多痰,加以风湿化热,积于阴络,故两足发肿,不能行动。年过六旬,气虚下陷,湿热有增无减,先用扶正利湿消肿一法。生黄芪二钱,汉防己(酒炒)一钱五分,茯苓皮三钱,鹿衔草一钱五分,生於术一钱,炒神曲一钱五分,蔻仁五分,防风根一钱,桑枝(盐水炒)二钱,麻骨一两,煎汤代水。洗药方:香樟木皮四两,皂角两挺,红花一钱,归尾五钱,凤尾草五钱,络石藤五钱,风化硝三钱,水酒各半,煎浓温洗。

又:脉象弦滑稍减,右仍沉大,两足肿胀稍松,足面坚硬未消,前方既合,再为加减。生黄芪三钱,汉防己一钱五分,牛膝(酒炒)一钱五分,鹿衔草二钱,生於术一钱五分,茯苓皮一钱五分,生薏米三钱,杜仲三钱,川断一钱五分,麻骨一两,煎汤代水,和入陈酒一杯。

又:照前方加泽泻一钱。酒药方:鹿衔草六两,白术二两,枸杞子三两,覆盆子一两,仙灵脾一两,杜仲(盐水炒)三两,炒川断二两,川萆薢三两,泽泻一两,生黄芪三两,汉防己二两,牛膝一两五分,麻骨三两,薏米三两,橘皮二两,川通草五钱。上药,用新汲水煎浓,以绢袋盛贮,无灰酒二十斤,将袋连汁泡内,每晚随量温服。

问:此症衰年足肿,闻其医治数月,俱未见效,今药无数剂,竟收全功,何其速也?曰:用药如用兵,在精不在多,知敌既审,兵出自然有功。如前症虽年过六旬,而形神尚壮,且由武弁擢至军门,平日饮酒啖炙,痹已兼入,偶因湿热下注,两脚发肿,治者非利湿太过,即温补早用,故未得中其肯綮。今认定气虚湿注,又借泽、术、鹿衔法加以扶气活血,内外兼治,自无不速效之理。《本经》称鹿衔专主风湿痹、历节痛,《素问》用泽、术治酒风,取其能除痹着血脉之风湿也。今用以为君,佐以黄芪、防己为之向导,与泛泛治湿套剂不同,所谓在精不在多也。虽属一时幸中,若能执法以治病,何病不除,又岂区区一脚肿哉!(《吴门治验录》)

蒋宝素

《经》以胸腹乃脏腑之廓,膻中为心主之宫,如匣匮而藏禁器,异名同处一域之中。心劳太过,十二官危,驯致气水相搏,身尽浮肿,筋骨沉滞,血脉壅塞,九窍寥寥,曲失其宜。宜开玄门,洁净府。羌活,独活,防己,防风,苍术,白术,茯苓,猪苓,泽泻,黄芪,葶苈,大枣。(《问斋医案》)

张聿青

邹左。由气逆痰升,而致面浮足肿,朝则面甚,暮则足甚。脉滑,苔白质腻。此外感风邪,与内湿相合,遂致风湿相搏,风旋则面浮,湿坠则足肿。恐成肿胀之症。羌活一钱,藿香一钱五分,橘红一钱,茯苓三钱,川朴五分,前胡一钱,防风一钱,西党参二钱,制半夏一钱五分,杜苏子(炒研)三钱,茅术一钱五分。

二诊:降气除湿合方,两胫肿胀大退,而足跗仍肿,面色带浮。脉象濡滑。风旋于上,湿坠于下。再培土利湿。炙绵芪二钱,汉防己一钱五分,炒木瓜皮一钱五分,生熟薏仁四钱,上瑶桂四分,白茯苓三钱,炒冬瓜皮三钱,炒於术一钱五分,大腹皮二钱。(《张聿青医案》)

也是山人

夏,五四。阳明脉衰,肩胛痛。生黄芪三钱,生於术一钱,茯苓三钱,当归一钱五分,木防己一钱五分,草薢一钱,防风根六分,桂枝五分。(《也是山人医案》)

张,四八。臂痛难于屈伸,即属风、寒、湿三气居多。生黄芪三钱,生於术二钱,海桐皮一钱,当归一钱五分,木防己一钱五分,片姜黄一钱,防风根六分,加酒炒桑枝一两。(《也是山人医案》)

【评析】 防己黄芪汤在《金匮要略》中有记载,《金匮要略·痉湿暍病脉证治第二》言:"风湿,脉浮,身重,汗出,恶风者,防己黄芪汤主之。防己黄芪汤方:防己一两,甘草(炒)半两,白术七钱半,黄芪(去芦)一两一分。上锉麻豆大,每抄五钱匕,生姜四片,大枣一枚,水盏半,煎八分,去滓,温服,良久再服。"《金匮要略·水气病脉证并治第十四》言:"风水,脉浮身重,汗出恶风者,防己黄芪汤主之。腹痛加芍药。"

防己黄芪汤为治疗表虚风水风湿的代表方,方中防己祛风胜湿止痛,黄芪益气固表利水,两药相使而用,祛风除湿而不伤正,益气固表而不恋邪。白术增强健脾祛湿之力,甘草益气和中,调和诸药。煎加生姜、大枣,甘温补脾助运,更能帮助祛除风湿。

在上述古代名家医案中，运用防己黄芪汤的医家有叶天士、薛雪、陈念祖、顾金寿、蒋宝素、张聿青、也是山人7位，相关著作7部，相关医案12则，涉及水肿、痹证、麻木、肩背痛、手臂痛5种病症。其中痹证案、水肿案较多。

分析诸位名家之运用，运用此方多为加味运用。如叶天士治"卫阳单薄"，加独活、薏苡仁、茯苓，治"痛起肩胛，渐入环跳髀膝"，加当归、茯苓、羌活、防风；薛雪治"风寒久必入脉络，外卫阳失护"，加归身、桂枝、天麻；陈念祖治"卫阳不足，风寒湿三气侵袭"，加独活、薏苡仁、茯苓；张聿青治"足跗仍肿，面色带浮"，加木瓜皮、生熟苡仁、桂枝、茯苓、冬瓜皮、大腹皮；也是山人治"阳明脉衰，肩胛痛"，加茯苓、当归、草薢、桂枝。

从以上分析中可以看出，古代医家在运用防己黄芪汤时，重视里虚的本质，选用此方补虚为主，辅以祛风通利、活血逐水之品。医案中常有"阳明流畅""阳明脉衰"等字眼，可见古代医家多认为是阳明经气不足，导致水液停聚或是血脉痹阻出现的水肿疼痛，可作为运用此方的依据。

现代医家将本方运用于治疗肾病综合征水肿期、类风湿关节炎、慢性心力衰竭、高血压、膝关节积液、结核性胸膜炎等疾病。

百合知母汤

王泰林

某。久病之躯，去冬常患火升。交春木旺，肝胆升，阳无制，倏忽寒热，头面红肿，延及四肢，焮热痒痛，殆即所谓游火、游风之类欤！匝月以来，肿势大减。四五日前，偶然裸体伤风，遂增咳嗽，音哑痰多，口干舌白，续发寒热，胃气从此不醒，元气愈觉难支。风火交煽，痰浊复甚；阴津消涸，阳不潜藏。清火养阴，计非不善，抑恐滋则碍脾；化痰扶正，势所必需，又恐燥则伤液。法取轻灵，立方但求无过。北沙参，知母，鲜生地，蛤壳，蝉衣，海浮石，豆卷，青果，海蜇，地栗，百合。另珠粉（朝晨用燕窝汤下三分）。

上方《金匮》百合知母地黄汤合《本事》神效雪羹，取其清火化痰，不伤脾胃；生津养液，不碍痰湿。酌古参今，归于平正。（《王旭高临证医案》）

【评析】　百合知母汤出自《金匮要略·百合狐惑阴阳毒病脉证治第三》："百合病发汗后者，百合知母汤主之。百合知母汤方：百合（擘）七枚，知母（切）三两。上先以水洗百合，渍一宿，当白沫出，去其水，更以泉水二升，煎取一升，去滓；别以泉水二升煎知母，取一升，去滓，后合和煎，取一升五合，分温再服。"

方中百合甘寒清润，知母甘寒降火，两药配伍，一润一清，一补一泻，共奏清热润燥、宁心安神之功。

上述医案为王泰林运用百合知母汤加味治疗游风后咳嗽，奏其清肺化痰、养阴生津之效。百合知母汤现代运用广泛，常用来治疗乳腺增生、糖尿病、口腔溃疡、支气管哮喘、更年期综合征、长期低热等疾病。笔者在临床上运用该方加味治疗抑郁症、失眠症等情志疾病，效果较好。

苦 参 汤

淳于意

太仓公治齐中大夫病龋齿,为灸其左太阳阳明脉,更为苦参汤,日漱三升,出入五六日,病已。得之风及卧开口,食而不漱。(《名医类案》)

【评析】 苦参汤出自《金匮要略》。《金匮要略·百合狐惑阴阳毒病脉证治第三》云:"狐惑之为病……蚀于下部则咽干,苦参汤洗之。苦参汤方:苦参一升。以水一斗,煎取七升,去滓,熏洗,日三服。"

《金匮要略》苦参汤主治狐惑病前阴蚀烂之疾,"蚀于阴为狐",本疾为肝经热毒下注所致,因足厥阴肝经,绕阴器,抵少腹,上通于咽喉,故热毒循经自下而上冲,则见咽喉干燥。单用一味苦参,煎汤外用熏洗,取其味苦性寒,功擅清热燥湿,解毒杀虫,就近熏之,以治其本,则咽干之标自愈。

上案淳于意治龋齿牙痛,以苦参汤漱口,即愈。苦参有退火、清热、消炎、止痛之效,遂对牙痛也有一定的救急作用。

现代医学证明苦参有抑菌、利尿、抗炎、抗肿瘤等作用。临床可用于湿疹等皮肤科疾病,疮疡等外科疾病,妇女湿热浊毒下注之带下、阴痒及男子阴囊湿疹等。

赤豆当归散

江曲春

素本体虚,又兼气虚肛坠,宿饮射肺,咳逆气喘。加以肝木侮土,火不生土,胃强脾弱,能容而不能运,甚则大便不实。湿热下注,酿成翻花痔,漏血射如箭,盈碗盈盂,流至脚跟而不知,气不摄血也。两腿酸软,间或抽搐者,乃血不荣筋,肌肤萎黄,曾经浮肿,舌中苔黄,脉象弦沉而细。总之,阴阳交虚而阳虚特甚,久则防成肿胀。於术,阿胶,附片,五味子,赤小豆,白芍,干姜,甘草,侧柏叶,伏龙肝,当归,首乌。(《江泽之医案》)

沈菊人

吴。肛痔系湿热下注,大肠之火相激而成,痔坠、下血,湿热迫血下注也。脉见寸关弦象,按之细弱,心肝脾三脏已虚,故时有心宕嘈杂,目眩便溏,心不生血,肝不藏血,脾不统血,血液已亏,法当补益。但肛痔滋水颇多,湿热尚甚,先以清理湿邪,续商进补。黄芩,地榆炭,炙草,归身炭,槐米,赤芍,柿饼炭,川柏,赤小豆。接服黑地黄丸、归脾丸。

又:肠痔下血之后自觉痔胀已松,乃湿从血泄之征,治宜益气理湿,气和则湿去,气旺则血生,既夺有形之血,必培无形之气,因气为血帅也。人参,冬术,白芍,茯神,地榆炭,黄芪,炙草,归身,陈皮,桂圆肉(每包苦参子一粒)七枚。(《沈菊人医案》)

【评析】 赤豆当归散出自《金匮要略·百合狐惑阴阳毒病脉证治第三》:"病者脉数,无热,微烦,默默但欲卧,汗出,初得之三四日,目赤如鸠眼;七八日,目四眦黑。若能食者,脓已成也,赤豆当归散主之。赤豆当归散方:赤小豆(浸令芽出,曝干)三升,当归三两。上二味,杵为散,浆水服方寸匕,日三服。"

赤豆当归散中赤小豆清热利湿、排脓解毒,配伍当归活血化瘀,两者共奏排脓解毒祛瘀之效。

上述古代名家医案中,运用赤豆当归散的有江曲春、沈菊人2位,相关著作2部,相关医案2则,均用治痔疾。

分析上述医案,江曲春治疗"阴阳交虚而阳虚特甚"之痔血,以赤豆当归散加味治之。沈菊人亦用赤豆当归散加黄芩、地榆炭、槐米、赤芍、柿饼炭、川柏等清热凉血止血之味治疗痔血。从上述分析中可知,古代名家采用赤豆当归散治疗疾病,治法上多为清热利湿,凉血解毒。

　　赤豆当归散临床运用广泛,现代常用其治疗白塞综合征、紫癜、前阴疮肿、前列腺肥大等疾病。笔者在临床上亦用该方治疗痔疮、便血、痤疮、瘾疹、尿路感染等疾病,疗效较好。

升 麻 鳖 甲 汤

叶天士

营虚斑伏不透,咽痛呕恶,议《金匮》升麻鳖甲汤。升麻一钱,归身二钱,川椒三分,鳖甲四钱,赤芍一钱。(《眉寿堂方案选存》)

【评析】 升麻鳖甲汤见于《金匮要略》。《金匮要略·百合狐惑阴阳毒病脉证治第三》云:"阳毒之为病,面赤斑斑如锦文,咽喉痛,唾脓血。五日可治,七日不可治,升麻鳖甲汤主之。"又云:"阴毒之为病,面目青,身痛如被杖,咽喉痛。五日可治,七日不可治,升麻鳖甲汤去雄黄、蜀椒主之。升麻鳖甲汤方:升麻二两,当归一两,蜀椒(炒去汗)一两,甘草二两,鳖甲(炙)手指大一片,雄黄(研)半两。上六味,以水四升,煮取一升,顿服之,老小再服,取汗。"

方中升麻甘辛,微苦,入肝、肺经,引邪于太阳、太阴,表散风邪,内散火郁;辅以鳖甲咸平,入肝、脾、肾经,介类潜阳滋阴、软坚散结,入厥阴血分,除郁热,守营神。当归甘温,入心、肝、脾经,养血活血。雄黄辛温,归肝、胃、大肠经,解毒杀虫、燥湿祛痰、化瘀消积;蜀椒辛温,入脾、胃、肾经,温中散寒,助升麻升阳散邪,助雄黄攻毒透表;甘草甘平,和中解毒,调和诸药。

上述医案中,叶天士在升麻鳖甲汤的基础上,去甘草、雄黄,加赤芍,来治疗时疫温毒。症见斑疹不透、咽痛、恶心、呕吐。升麻鳖甲汤组方中多味药入肝经,赤芍清热凉血,散瘀止痛,助其入血凉血透毒之效;叶天士认为"营虚斑伏不透"是阳邪热极,故去雄黄,防其伤阴,用升麻、鳖甲升散透达,使邪外出。本方用于治肝经血分热毒之证,以及面赤或青、身剧痛、吐血、咽喉痛为表现的阴阳毒病。

升麻鳖甲汤加减可用于临床斑疹伤寒、猩红热、红斑狼疮、过敏性紫癜、血小板减少性紫癜等发斑性疾病,以及慢性肝炎、扁桃体炎、幽门梗阻、风湿热等病。

鳖 甲 煎 丸

叶天士

高。疟发既多，邪入于络，络属血分，汗下未能逐邪，仲景制鳖甲煎丸一法，搜剔络中留伏之邪，五六日必效。早、午、暮各服七粒。（《临证指南医案》）

某。疟邪经月不解，邪已入络，络聚血，邪攻则血下，究竟寒热烦渴，目黄舌腻，溺赤短少，全是里邪未清，凡腥荤宜禁，蔬食不助邪壅，阅医药柴、葛攻表，消导通便，与疟无与，用仲景鳖甲煎丸，早十粒，午十粒，黄昏十粒，开水送。（《临证指南医案》）

某。阴疟两月，或轻或重，左胁按之酸痛，邪伏厥阴血络，恐结疟母，议通络以逐邪，用仲景鳖甲煎丸，每早服三十粒，当寒热日勿用。（《临证指南医案》）

经月疟邪。仲景谓：结为瘕癖者，气血交病。病已入络，久必成满胀，疟母胶固粘着，又非峻攻可拔。当遵仲景鳖甲煎丸之例，日饵不费，以搜络邪。鳖甲煎丸（三百粒）每服十粒，日服二，夜服一。（《叶氏医案存真》）

陈念祖

疟邪久结，清阳不运，浊阴窃踞，致气阻痰凝血滞，结成积块，此为疟母，系正气久虚，邪势胶结，断非和解所能疗，宜主以苦辛通降，藉以透络搜邪，然必持久乃效，尊用仲景鳖甲煎丸，每服开水吞送十颗，按朝晚两次服之，附录原方于后。鳖甲（炙）十二分，乌扇（烧）三分，黄芩三分，柴胡六分，大黄三分，干姜三分，鼠妇（熬）三分，芍药五分，桂枝三分，葶苈（熬）一分，石韦（去毛）三分，厚朴三分，牡丹皮五分，瞿麦二分，紫葳三分，半夏一分，人参一分，䗪虫（熬）五分，阿胶（熬）三分，蜂窝（炙）四分，赤硝十二分，蜣螂（熬）六分，桃仁二分。上药共二十三味，或作，一剂，或两或钱，各照上列分数为例，将诸药研为细末，取灶下灰靖过，以灰浸入清酒内，待酒尽至半，纳鳖甲煮令透烂如胶，绞取汁，和诸药合煎，丸如梧桐子大，瓷罐收藏。（《南雅堂医案》）

沈又彭

周，廿三。寒热疟邪都从四末扰中，胃阳受侮，食下胀闷，大便不利，是胃病。据说胁下有形必系疟母，邪与气血相混，久病入络，当与通。每日用仲景鳖甲煎丸，早夜各服十五粒。（《沈俞医案合钞》）

378

居,廿八。脉右沉濡,左弦,疟经两月,止而复来,食入出,腹中隐痛,宜谨慎食物,正馁邪陷,有三阴延绵之虑。鳖甲煎丸。(《沈俞医案合钞》)

钱 艺

陆云标子,年二十许,癸未,南码头。八月中旬患疟,早截疟止则左胁结癖。至冬令,渐胀至脘,纳食少,面色青,即以香砂六君子汤加搜络品,并晚服《金匮》鳖甲煎丸七粒,外以狗皮膏帖之。服丸六百粒而癖尽矣。(《慎五堂治验录》)

王小姐,大疟已累一载,胁中结母,疟犹不止。治以仲祖飞走攻络缓治法。雷制鳖甲煎丸,日服。(《慎五堂治验录》)

张聿青

陈右。结块坚硬稍软,咽中哽阻略舒,然仍气时上冲,冲则头胀。木郁土中,气阻营滞。再调气化痰,以宣营滞。制半夏一钱五分,橘皮一钱,薤白头三钱,缩砂仁五分,瓦楞子四钱,香附二钱,茯苓三钱,焦麦芽四钱,鳖甲煎丸(另服)一钱五分。(《张聿青医案》)

【评析】 鳖甲煎丸出自《金匮要略·疟病脉证并治第四》:"病疟,以月一日发,当以十五日愈;设不差,当月尽解,如其不差,当如何?师曰:此结为癥瘕,名曰疟母,急治之下,宜鳖甲煎丸。鳖甲煎丸方:鳖甲(炙)十二分,乌扇(烧)三分,黄芩三分,柴胡六分,鼠妇(熬)三分,干姜三分,大黄三分,芍药五分,桂枝三分,葶苈一分,石韦(去毛)三分,厚朴三分,牡丹(去心)五分,瞿麦二分,紫葳三分,半夏一分,人参一分,䗪虫(熬)五分,阿胶(炙)三分,蜂窠(炙)四分,赤硝十二分,蜣螂(熬)六分,桃仁二分。上二十三味,为末,取锻灶下灰一斗,清酒一斛五升,浸灰,候酒尽一半,着鳖甲于中,煮令泛烂如胶漆,绞取汁,内诸药,煎为丸,如梧子大,空心服七丸,日三服。"

本方取锻灶下灰之温,清酒之热,入鳖甲煮至烂如胶漆,取汁而成,三者混为一体则鳖甲既能入肝络而消癥,又能咸寒滋阴以养正,是为君药。赤硝破坚散结,桃仁、丹皮、大黄活血攻积祛瘀,䗪虫、鼠妇、蜂窠、螳螂等虫蚁走兽灵动迅速,以搜剔络中混处之邪,合而用之,则能消除凝滞之瘀血,是为臣药;半夏、乌扇化痰散结,黄芩清热燥湿,瞿麦、石韦、葶苈子渗湿于下,使痰湿从小便而去,柴胡、厚朴疏肝理气,调畅全身之气机,合而用之,则能调畅郁滞之气机,疏化壅滞之痰湿,是为佐药;干姜、桂枝温通血脉,阿胶、人参、白芍补气养血,合而用之,则能兼顾久病正虚,使全方攻邪而不伤正,是为使药。纵观全方,集寒、热、温、补、攻、清、消等诸法于一方,以丸药缓图,攻邪而不伤正,使邪渐消散于无形。

在上述古代医案中,运用鳖甲煎丸的名医有叶天士、陈念祖、沈又彭、钱艺、张聿青,相关著作6部,相关医案10则。叶天士、陈念祖、沈又彭、钱艺针对疟疾久病入络,正气不足,邪气胶结,径用原方;张聿青针对癥瘕积聚,予二陈汤化裁送服鳖甲煎丸。总的来说,古代医家在运用鳖甲煎丸时,多着眼于久病入络,正气不足,气滞血瘀等病机。医案中常有"邪

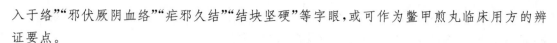

入于络""邪伏厥阴血络""疟邪久结""结块坚硬"等字眼,或可作为鳖甲煎丸临床用方的辨证要点。

现代医家常用本方治疗血吸虫病肝脾肿大、肝硬化、肝硬化腹水、肝硬化门静脉高压、慢性肝炎、脂肪肝、肝癌、肝纤维化、乳腺增生、乳腺结节、卵巢囊肿、子宫肌瘤、颈动脉粥样硬化、冠心病、高脂血症等病。

白虎加桂枝汤

叶天士

陆。秋暑燥气上受，先干于肺，令人咳热，此为清邪中上，当以辛凉清润，不可表汗，以伤津液（暑）。青竹叶，连翘，花粉，杏仁，象贝，六一散。

又：脉右大，瘅热无寒，暑郁在肺，当清气热，佐以宣通营卫。桂枝白虎汤加麦冬。

又：热止，脉右数，咳不已。知母，生甘草，麦冬，沙参，炒川贝，竹叶。（《临证指南医案》）

潘氏。久咳不已，则三焦受之，是病不独在肺矣。况乎咳甚呕吐涎沫，喉痒咽痛，致咳之由，必冲脉之伤，犯胃扰肺，气蒸熏灼，凄凄燥痒，咳不能忍。近日昼暖夜凉，秋暑风，潮热溏泄，客气加临，营卫不和，经阻有诸，但食姜气味过辛致病，辛则泄肺气助肝之用，医者知此理否耶？夫诊脉右弦数，微寒热，渴饮，拟从温治上焦气分，以表暑风之邪。桂枝白虎汤。（《临证指南医案》）

丁。脉右数，左小弱，面明。夏秋伏暑，寒露后发，微寒多热，呕逆，身痛。盖素有痰火，暑必挟湿，病自肺经而起，致气不宣化，不饥不食，频溺短缩，乃热在气分，当与温疟同例，忌葛、柴足六经药。桂枝白虎汤加半夏。（《临证指南医案》）

胡。按仲景云：脉如平人，但热无寒，骨节烦疼，微呕而渴者，病名温疟，桂枝白虎汤主之。桂枝白虎汤。（《临证指南医案》）

某四三。舌白渴饮，咳嗽，寒从背起，此属肺疟。（肺疟）桂枝白虎汤加杏仁。（《临证指南医案》）

脉转数，舌红。面肿消，肤痛，汗减，耳鸣，咽呛，肛痔。湿中化热乘窍，仍清气邪，佐通营卫，桂枝白虎汤主之。（《叶氏医案存真》）

江，宝林寺前，廿五岁。瘅疟，邪在肺，口渴，骨节烦疼。用桂枝白虎汤。（《叶天士晚年方案真本》）

陈念祖

发热，呕恶时作，骨节烦疼，是名温疟，阴气先伤，阳乃独发，是以但热不寒，拟用白虎汤加桂枝。石膏一两（生用），知母六钱，桂枝木三钱，炙甘草二钱，白粳米一合，水煎分作三次服，得汗后再服一剂。（《南雅堂医案》）

伏暑之邪,至秋深乃发,热多寒少身痛,兼作呕恶,不饥不食,小便短数,脉象右数而左小弱,病自手太阴而起,暑必挟湿,兼有痰火纠结为患,邪在气分,当从温疟例治。石膏五钱,知母一钱五分,桂枝五分,甘草五分,制半夏二钱,粳米一盏,水同煎服。(《南雅堂医案》)

薛 雪

冬月温邪内伏,入春寒热咳嗽,身痛微汗乃解,与温疟同法。桂枝白虎汤。(《扫叶庄一瓢老人医案》)

张聿青

周,江阴。久咳屡次见红,痰阻营卫,阴阳不能交通,寒热三日而至,其营卫郁勃之气,欲借阳经泄越,间有衃交,气血由此凝滞,偏左有形。脉象弦滑而带微数。阴气有渐伤之虑。欲和阴阳,当通营卫之痹。拟白虎加桂法,参宣通搜络之品。川桂枝四分,肥知母一钱五分,生甘草三分,云茯苓三钱,枳实一钱,杏仁泥三钱,广郁金一钱五分,石膏(煨,研)五钱,粉当归一钱五分,鳖甲煎丸九粒,开水先送下。(《张聿青医案》)

吴 瑭

岳,七十八岁。二月十八日:右脉大于左,滑而且数,舌苔老黄,渴欲凉饮。诊尺篇,所谓尺肤热为温病者是也。法宜辛凉解肌,合芳香化浊。切忌辛温发表,甘热温里。连翘二钱,银花二钱,藿香叶钱半,薄荷一钱,元参钱半,牛蒡子二钱,郁金二钱,杏仁泥二钱,豆豉二钱,芦根三把。水三杯,煮一杯,日三服。

十九日:其人素有痰饮,又以客气加临,身热,苔黄,脉数,思凉,为温病。昨用辛凉芳香,今日大便后,病势仍未除。仍须辛凉解散。《金匮》所谓先治新病,旧病当后治也,但当回护痰饮耳!生石膏四钱,杏仁粉三钱,连翘三钱,芦根二钱,郁金一钱,牛蒡子二钱,薄荷八分,藿梗钱半,生甘草一钱。今晚明早共三帖。

二十日:病势虽较前稍减,脉体亦小,黄苔亦彻。但寒从左升,热从入分,寒少热多,颇似温疟。议白虎桂枝法,加青蒿等,使陷下之邪,一齐涌出,庶不致缠绵日久,坐耗真元也。煅石膏三钱,知母(炒黑)钱半,甘草一钱,桂枝三钱,京米一撮,青蒿八分。(《吴鞠通医案》)

【评析】 白虎加桂枝汤出自《金匮要略·疟病脉证并治第四》:"温疟者,其脉如平,身无寒但热,骨节疼烦,时呕,白虎加桂枝汤主之。白虎加桂枝汤方:知母六两,甘草(炙)二两,石膏一斤,粳米二合,桂枝(去皮)三两。上锉,每五钱,水一盏半,煎至八分,去滓,温服,汗出愈。"白虎加桂枝汤又名桂枝白虎汤,在白虎汤基础上加用调和营卫的桂枝,清中有透,能清热通络和营卫。

　　在上述古代医案中,运用白虎加桂枝汤的名家有叶天士、陈念祖、薛雪、张聿青、吴瑭5位,相关著作7部,相关医案12则,涉及暑温、疟疾、湿热、春温、温疫5种病症。叶天士治"瘅热无寒,暑郁在肺""久咳不已,咽痒咽痛""微寒多热,呕逆,身痛""面肿消,肤痛,汗减,耳鸣,咽呛",陈念祖治"呕恶时作,骨节烦疼""热多寒少身痛,兼作呕恶,不饥不食,小便短数",薛雪治"冬月温邪内伏,入春寒热咳嗽",张聿青治"久咳屡次见红",均选白虎加桂枝汤。从上分析可见,运用白虎加桂枝汤意在清中有通,旨在清解气分,通络止痛。

　　白虎加桂枝汤现代临床主要用于治疗以关节疼痛为主要症状的疾病,如类风湿关节炎、痛风关节炎,亦可用于治疗小儿高热、皮肤过敏、慢性鼻窦炎等疾病。笔者认为在临床中治疗湿热壅滞经络的骨节疼痛疾病,可将其与四妙丸合用,增强清热利湿下行之功。

侯 氏 黑 散

陈念祖

风从外入,挟寒作势。症见四肢烦重,兼心中恶寒不足,有渐凌少阴之象。幸燥热未甚,神识尚清,若专以表里为治,非不能令风邪外出,惟虑重门洞辟,驱之出者,安保不侵而复入?势将莫药,为之奈何?因悟《内经》有塞其空窍之说,空窍填塞,则旧风尽出,新风不招,补虚熄风,斯为万全,用侯氏黑散方。甘菊花四钱,白术一钱,防风一钱,桔梗八分,黄芩五分,人参三分,茯苓三分,细辛三分,干姜三分,川芎三分,桂枝三分,牡蛎三分,矾石三分,当归三分。上药十四味,合杵为散,温酒服方寸匕,每日一服,忌鱼肉蒜辛诸物,常宜冷食,六十日止。盖冷食能助药力,使药积腹中而不下,良工苦心,不足为庸俗人道也。(《南雅堂医案》)

蒋宝素

真中虽有经络、脏腑之分,不离内风相召。风乘虚入,入络则肉苛,入经则沉重,入腑则神昏,入脏则不语。卒然半身苛瘗不仁,沉重如山,偏于左属肝。舌苔黄,小便赤,身微热,脉弦数。内外之风交并经络之间,偏枯已著。爰以侯氏黑散加减主之。白菊花,冬白术,云茯苓,青防风,甜桔梗,人参,当归身,川芎劳,绵州黄芪,桂枝,炙甘草。共为末。每服三钱,温酒调下,服二十日再议。(《问斋医案》)

谢映庐

汪亮辉。年逾五十,患偏头风症,自汗不止,脑中觉有冷涕一阵,自鼻而出。医人不识,与苍耳散,盖错认鼻渊症也。汗愈大,涕愈冷,痛愈甚,又与真武汤,盖误作阳虚头痛也。渐至火升便艰,更医又与茶调散,满头筋胀,二便阻滞,盖不识虚实内外之风故也。考虚风内动之症,仲景以后,罕识其旨,惟近代天士叶氏,养肝息风,颇得其法。今此症脉左浮大,风居空窍,扰乱不息,头汗不止,是为内风、虚风可知矣。夫风气通于肝,必养肝之中佐驱风之品,然头脑空窍,隙隙颇多,最难尽逐,必兼佐以堵塞之义,则空窍之风,无隙可乘。乃仿《金匮》侯氏黑散,内取桂枝、牡蛎、菊花驱风填窍,更取叶氏养肝息风之法,如何首乌、黑芝麻、金钗、钩藤、桑叶、荷叶之属,不数剂诸病如失。此症余经验颇多,向未发明,学者鉴此,当知治法矣。(《得心集医案》)

【评析】 侯氏黑散出自《金匮要略》。《金匮要略·中风历节病脉证并治第五》云："侯氏黑散,治大风,四肢烦重,心中恶寒不足者。菊花四十分,白术十分,细辛三分,茯苓三分,牡蛎三分,桔梗八分,防风十分,人参三分,矾石三分,黄芩五分,当归三分,干姜三分,芎劳三分,桂枝三分。上十四味,杵为散,酒服方寸匕,日一服,初服二十日,温酒调服,禁一切鱼肉大蒜,常宜冷食,六十日止,即药积在腹中不下也。热食即下矣,冷食自能助药力。"

侯氏黑散中菊花、黄芩疏风清热;防风、桂枝祛风通阳;桔梗、矾石、牡蛎化痰散结;当归、川芎养血祛风;人参、茯苓、白术健脾益气,干姜、细辛温阳驱寒。全方寒温并用,攻补兼施。

上述医案中,运用侯氏黑散的名家有陈念祖、蒋宝素、谢映庐3位,相关著作3部,相关医案3则,涉及内外风合病、肝风内动的中风病症,或与《金匮要略》载其"治大风"有关。

陈念祖治外感风寒、虚热内结之中风,见四肢烦重、神识尚清者,以原方主之。蒋宝素治外感风邪、肝风内动、"内外之风交并经络之间"者,见明显半身不遂者,去辛燥之细辛、干姜等,加黄芪以大补元气,使气旺而血行,祛瘀通络。谢映庐治虚风内动之头痛,仿《金匮》侯氏黑散,内取桂枝、牡蛎、菊花驱风填窍,合叶氏养肝息风之法,加何首乌、黑芝麻、金钗、钩藤、桑叶、荷叶之属。

从以上分析中可以看出,由于自身气血不足,卫外不固,导致风邪侵袭而入;脾虚不运,水湿内盛,故而四肢沉重。风邪入里与湿邪相合,郁结化热,阻滞气血运转,从而出现寒热虚实错杂之势;或者素体阴虚或肝旺,易生内风,从而内、外风交结,合而为病,投以侯氏黑散均有疗效。现代临床多用于寒热错杂引起的高血压、中风等病。

风 引 汤

陈念祖

厥阴风木，与少阳相火同居，火热生风，风生必挟木势而害土，土病则津液凝聚而成痰，流注四肢，而瘫痪成焉，宗《金匮》风引汤法治之。大黄二两，干姜二两，化龙骨四两，桂枝二两，甘草二两，左牡蛎四两，寒水石六两，赤石脂六两，白石脂六两，石膏六两，滑石六两，紫石英六两，上药十二味，杵为末，筛过，以韦囊盛之。取三指撮，井花水三升，煮三沸，温服一升。(《南雅堂医案》)

【评析】 风引汤出自《金匮要略·中风历节病脉证并治第五》，其云："风引汤，除热癫痫。大黄、干姜、龙骨各四两，桂枝三两，甘草、牡蛎各二两，寒水石、滑石、赤石脂、白石脂、紫石英、石膏各六两。上十二味，杵，粗筛，以韦囊盛之，取三指撮，井花水三升，煮三沸，温服一升。"

风引汤以桂枝甘草龙骨牡蛎汤为基础加减而成。全方由12味药组成，其中有八味药物属矿物类，四味属草木类。方中大黄苦寒泻下，降火息风，当以为君；石膏、滑石、赤石脂清泄风化之火，白石脂涩肠止血，紫石英镇心安神，牡蛎、龙骨潜阳安神，上金石重坠之品，合以清热泻火，重镇息风，收敛固涩，共为臣药；干姜、桂枝制诸石之寒，甘草以调和诸药，上三味药既可防金石类药过寒伤脾胃，又辛温透解郁热，含"火郁发之"之意，当以为佐使。本方特殊之处在于六味重镇之药，六石中，赤石脂甘涩温，白石脂味甘平，紫石英性味甘温，功效镇心安神，降逆气，暖子宫，三药佐桂枝、干姜温振阳气；石膏辛甘寒，寒水石辛寒，辛散之性，使气机从外达，滑石甘寒，淡渗利湿，使气机从下渗，一散一渗，相辅相成，使气机通畅。

陈念祖治疗"火热生风"之中风，以原方主之。本方以"风引"为名，实则为"引风"之治，临床对于很多表现为"风象"的疾病可以使用本方治疗。病机核心是阳气不运导致的气机不畅，气机不畅郁久化热成风。

现代临床常用风引汤治疗心源性喘息、风湿性心脏病、多发性抽动症、椎基底动脉供血不足性眩晕、脑梗死继发性癫痫、癔症性失语瘫痪、外周神经炎等。

桂枝芍药知母汤

曹颖甫

耿右。初诊（八月二十七日）：一身肢节疼痛，脚痛，足胫冷，日晡所发热，脉沉而滑，此为历节，宜桂枝芍药知母汤。瘰疬，从缓治。川桂枝五钱，赤白芍各三钱，生甘草三钱，生麻黄三钱，熟附块五钱，生白术五钱，肥知母五钱，青防风五钱，生姜（打）一块。

二诊（九月一日）：服桂枝芍药知母汤，腰痛略减，日晡所热度较低，惟手足酸痛如故，仍宜前法。川桂枝五钱，赤白芍各五钱，生甘草三钱，净麻黄四钱，苍白术各五钱，肥知母五钱，青防风四钱，生姜（打）一块，咸附子（生用，勿泡）三钱。

佐景按：我见历节案，乃联想及一笑话焉。有贫夫妇二人，伉俪甚笃，夫病历节，呻吟未已，妇随夫唱，亦病历节。既病，不能外出营生。语谓坐吃山空，夫妇积欠房金重重，安得医药之资。一日闻师常施诊贫病，二人跬步伛偻，觑然求诊。师同饮以桂枝芍药知母汤，先后二诊五剂，收效颇捷。后此夫妇之二房东来告曰："二人病已大减，能行动矣，更不料其乘夜但携什物，不问房金走也。"呵呵。（《经方实验录》）

张先生，住静安寺路润康村一六八号。天时与疾病有密切之关系，尤以宿恙为然。刻诊脉苔均和，惟右腿按之尚觉微痛，再拟桂枝芍药知母汤主之。川桂枝三钱，净麻黄一钱，青防风一钱，大白芍（酒炒）三钱，生白术三钱，熟附片一钱，知母二钱，生甘草二钱，生姜一片。

佐景按：张聿修先生病右腿膝盖关节处酸楚，不堪长日行走，曾历三四年矣，屡治未愈。今年请治于西医，服药注射达五月之久，亦未见功。而心悸、头眩、纳呆、便结、遗精、溲混，诸恙迭作。不得已问治及下工。以情不可却勉治之。余先用芳香之剂开其胃纳，缓下之剂（制川军不可省）通其大便，继用炙甘草汤安其心脏，仿十全大补意补其脑力，又以桂枝加龙骨牡蛎止其遗精，五苓散利其小便，如是诸恙愈而神振矣。乃以桂枝芍药知母汤治其腿部酸楚，我以为是即历节之类也。投之，酸楚果减，有时且觉全除。张君喜不自胜，不知何以谢吾。

适时值节气届临，天雨潮湿，张君之患处又觉微发，故本案脉案中"天时与疾病有密切之关系"云者，即指此而言也。余初与张君言此，君似不信，因有西医之言为先入之见故也。后注意考察，果于天雨之先一日即发微微酸楚，而旧历大节气之前后尤显，张君乃信服。夫宿恙与天时关系之密切，乃铁一般之事实，诚以天时变则空气之组织成分亦变，人生空气之中，无异鱼居水中，息息相关，无时或休故也。此义至关重要，特借本案表之。

张君之宿恙虽随天时之转变时愈时微发，但我则秉不折不挠之精神，为君立方，君亦出再接再厉之毅力，依我服药。现方日向全愈程中，总冀人定以胜天也！（《经方实验录》）

【评析】 桂枝芍药知母汤出自《金匮要略·中风历节病脉证并治第五》："诸肢节疼痛，身体魁羸，脚肿如脱，头眩短气，温温欲吐，桂枝芍药知母汤主之。桂枝芍药知母汤方：桂枝四两，芍药三两，甘草二两，麻黄二两，生姜五两，白术五两，知母四两，防风四两，附子（炮）二两。上九味，以水七升，煮取二升，温服七合，日三服。"方中桂枝、附子温通血脉，通痹止痛；桂枝合麻黄、防风，逐表里之湿；白术健脾祛湿；知母、芍药滋阴清热；甘草运脾调中。诸药协力，表里兼治，祛风除湿，通阳散寒，佐以清热。

分析上述医案，曹颖甫疗湿热历节，症见"手足酸痛""日晡发热"，以桂枝芍药知母汤原方治之；治腿痛，此属历节症状之一，亦以原方治之。

桂枝芍药知母汤的临床运用广泛，现代常用其治疗痛风关节炎、退行性关节病、关节积液、糖尿病肾病水肿、糖尿病足、慢性盆腔炎、乳腺癌、结节性红斑等疾病。笔者在临床上亦以该方为基础方，加减治疗证属寒热错杂的肩周炎、类风湿关节炎、颈椎病、产后痹等，疗效较好。

乌头汤

沈登阶

壬辰正月初三日，吕叔梅先生来寓，邀予为方仲仁夫人诊病。细询病情，云由左腿痛起，串至右腿，随上串右手肩臂五指，肢节肿疼，筋缩如钩，渐又串及左手肩臂五指，筋缩如右，浑身骨筋挛急，势是抽搐，著床两足立紧，人亦不能分动，皮外痒而内疼，日轻夜重。《经》书：风热胜则痛，湿热胜则肿。竟成白虎历节风，疼痛不可屈伸之证矣。《经》又言：寒郁其热。究其病源，素来体胖痰多，大抵虚致邪聚。而尤氏云：此证若非肝肾先虚，则虽有湿气，未必便入筋骨，况肥人多痰，痰亦湿气所化，今风寒湿三气，合而为痹，直入于关节筋骨之中，则四肢牵掣，犹如刀割，病已如此，瘫痪难免矣。视其病之形状，细揣病理，邪既深入，必须驱之外出。予若以风湿门诸通套药施之，何异人已入井，而益之以石乎？不得不用猛烈重剂，直入巢穴，希图有济，未可知也。仿仲景桂枝白芍知母汤法治之。麻黄二钱，桂枝四钱，附子二钱，甘草二钱，白术四钱，白芍三钱，防风四钱，知母四钱，生姜四钱。

初四日：昨服原方，浑身疼痛稍松，右手指亦能稍动，惟舌上白苔如雪，咽痛，口中不作干。

初五日：两手肩背指，稍能伸动，自觉浑身亦稍为轻松。

初六日：原方连服三剂，日见松动，未添别证，痰吐亦多，夜间始能安神熟睡，惟两手肩臂弯，痛不能动。此风寒深入于骨髓之中，难于外达，不得不用仲景乌头汤，以驱筋骨中凝结之风寒。若除之不去，废疾难免。如钱仲阳为宋之一代名医，自患痹证，止能移于手足，为之偏废，不能尽去，可见其为难治也。麻黄二钱，乌头二钱，白芍四钱，黄芪五钱，知母四钱，黄柏三钱，炙草二钱。本方加桂枝三钱、白蜜四两、水三碗，同乌头煮取汁一碗，去乌头，另将药七味，水三碗，煮取汁一碗，纳蜜汁中，更煎数沸，约两碗，分三次服。

初七日：服原方，两手指肢节，肿胀渐消，浑身骨节疼，大为松动，饮食稍为知味，夜间安睡，惟肩臂弯痛些，两足亦渐松动。

初八日：服原方太平。

初十日：原方连服五剂，两手肩臂指，自能上下，伸缩自如，两足能反侧，惟左腿弯痛些。

十一日：前方连服六剂，两手肩臂指节，自能伸缩，上下自如，惟两腿膝弯痛，虽能反侧，仍未能如右手大拇指中指，至夜半其筋总有些不便。至早起始能自如，似乎痹痛，又窜至下部矣。

十二日：《经》言，白虎历节风证，诸肢节肿疼如虎咬者。载在中风门内。唐后各大家，议论中风大法有四，其四曰：风痹，类中风状，故名之也。然虽相类，实不相同，而致痹之由，曰风，曰寒，曰湿，互相杂合，非可分属。痹者，气闭塞不流通也。或痛痒，或麻痹，或手足缓弱，与痿相类。但痿因血虚火盛，肺焦而成，痹因风寒湿气侵入而成。又痹为中风之一，但纯乎中风，则阳受之。痹兼风寒湿三气，则阴受之。所以为病便重，其患不易除也。《经》既言以寒气胜者为痹痛，又言，凡伤于寒者皆为热病。观古人之用药，自有一定之权衡，如仲景用附子、乌头，必用于表散药中，合桂枝、麻黄等药同用，既发表不远热之义。至攻里，必遵《内经》不远于寒可知矣。奈何人有未过此义者？今痹证，两肩臂手指，均能伸缩，上下自如，惟右手大指中指之筋，似乎夜间总有些须不舒，下部虽能反侧，而左腿膝弯筋痛，按右手大指中指，均起病之根基也。遍查痹证，又必以舒筋为主，仿羚羊角散以治筋，似乎有合《经》意。羚羊片一钱五分，川芎一钱五分，白芍一钱，当归二钱，黄芪二钱，附子五分，防风六分，独活一钱，桃仁四分，牛膝一钱，黄柏一钱，生姜二钱，苡米五钱，煎汤代水。

十三日：原方加杜仲、白术、威灵仙、桂枝等味。

十四日：查手阳明之筋，起于手大指次指之端，结于腕上，循臂，结于肘，足阳明之筋，起于中二指，结于跗。《内经》曰：宗筋主束骨而利机关也。云小便时有些涩痛，是膀胱之气不化。其右手大指中二指筋挛节痛，浑身上下，痛处均松，独左腿弯筋痛不减。况病久，气分已虚，不能不先固正气，以通膀胱，是先补而后攻之法也。潞党参一钱五分，白术三钱，木通二钱，杜仲三钱，白茯苓三钱，川续断三钱，陈皮五分，独活一钱五分，炙草五分，甜枸杞一钱，蚕沙五钱，煎汤代水。

十五日：服原方。

十六日：小便通畅，惟右手三指及左腿弯之筋，入阴分则肿痛些，至阳分则松。《经》言：风淫末疾。痹在手足，四肢为诸阳之本，本根之地，阳气先已不用，况周身经络之末乎。拟乌头粥合谷味，先从营卫所生之地注力，俾四末之阳，希图以渐而充，方为病者福兆。乌头（生用）研细末，每用香熟晚米二合，入药末一钱，同米煮稀粥，不可太稠，下生姜汁一匙，白蜜三匙，搅匀温啜之为佳。如下部湿重，加苡米末三钱入粥，或将乌头先用水煮数十沸，去水，再用渣同米煮亦可。

十九日：原方连服三日，上下均见松动，惟右手大指中二指，皆未见大松。忆巢氏云：夫风者，外司厥阴风木，与少阳相火同居，火发则风生，风生必挟木势，侮其脾土。故脾气不行，聚液成痰，流注四末，因成瘫痪。余见世人有此患者，并未见其能愈一人也。仍用仲景乌头汤，服至廿三日，已能起床行走，右手大指中二指，亦能伸屈自如。惟入阴分时，右手三指，总有点不便，早起伸缩活动矣。

二十四日：服青州白丸子二十粒。生半夏，生南星，生白附子，生乌头。共研细末，水浸，日日换水，廿七日取起为丸，如桐子大。

二月初四日：前月二十四日服青州白丸子共十天，其为平安。近复检阅各家议论，痛痹之证，以臂痛不举，叙于半身不遂之下，谓风从上入，臂先受之。世俗谓大指麻者，三年后定然中风，抑知风善行而数变。有热风、寒风之别，风之中人，必从营卫而入，因人之藏府虚实寒热而变证也。《内经》云：脉微而数。微者指阳之微，数者指风之炽也。所出诸脉，字字皆本阳虚而言。其人必血舍空虚，而气分热炽，风之飒来，匪伊朝夕也。《经》又言：不问其虚，安问其余。偏枯病，阳盛阴不足者有之；历节证，阳气痹而不通者尤多。前刘、李二公之论，有攻补之别。刘以人禀天赋，本无亏欠，因邪入搅乱其气而后成病，邪退则正气自安，故以攻邪为要。李以人之真气，营养百骸，周于性命，凡真气失调，少有所亏，则五邪六淫，乘间而入，正复则邪自却，故以补正为要。二公深得上古圣贤立方之奥妙，明理识证，著书各成名手，盖遵古人之规矩，对证用药，当补当攻，调治得宜，自然有效。予用攻冲之法，虽然侥幸获效，亦是二少奶奶之洪福也。现痹痛已愈，行走如常，而右手大拇指中二指之病，恐不易尽除，以后能于调养真气，销去病根，则大妙矣。余年届八旬，自问见识短浅，恐不能胜任，或再遍访高明治之，余之幸也。（《青霞医案》）

【评析】 乌头汤出自《金匮要略·中风历节病脉证并治第五》："乌头汤方，治脚气疼痛，不可屈伸。麻黄、芍药、黄芪各三两，甘草（炙）三两，川乌五枚（㕮咀，以蜜二升，煎取一升，即出乌头）。上五味，㕮咀四味，以水三升，煮取一升，去滓，内蜜煎中更煎之，服七合。不知，尽服之。"

乌头汤中以乌头为君，温经散寒，除湿止痛。麻黄辛微苦而温，宣散透表，祛寒除湿。芍药通痹行血，配以甘草缓急止痛；黄芪益气固卫，既助麻黄、乌头温经止痛，又制麻黄发散之性；白蜜甘缓，以解乌头之毒。诸药相伍，祛寒湿而通阳气。

古代医家沈登阶以乌头汤加桂枝、白蜜治筋骨中凝结风寒之痹证，患者服数剂后肩臂指节已能屈伸自如。由此可见，医家运用乌头汤时多遵《金匮要略》条文原意，或以寒湿痹阻关节、痛不能动等为辨证要点。

乌头汤现代临床多治疗风湿性关节炎、类风湿关节炎、膝骨关节炎、骶肌筋膜炎、肩关节周围炎、三叉神经痛、骨质增生、关节痛、头痛、坐骨神经痛、腰椎间盘突出症、颈椎病等因风寒湿阻滞，气血运行不畅所致的痛证。

黄芪桂枝五物汤

缪遵义

疟久不止，邪扰营分，汗多，用建中法，佐以升阳祛邪之品。黄芪五物汤加鹿角霜，炙鳖甲，当归，小茴香，橘饼。(《缪氏医案》)

三疟变为间日，伏邪有转出之机。黄芪五物汤去白芍加西党参，当归，鳖甲，桑虫，焦术。(《缪氏医案》)

陈念祖

诊得两手脉厚而长，惟左手略兼弦象，两寸稍紧。脉厚者，得土之敦气，厚道足以载福，为长寿之征。但弦为风脉，紧为痛脉，今紧在两寸，主上半身有痹痛之患。据称手腕及臂上痛，时愈时作，已越五年之久，且指尖时苦麻木，昔年尤甚，近今略减。细察此症，系风在关节而作痛，至其所以痛者，乃气血与风邪相抗拒，非同偏枯者之全不觉痛。其妙在于痛处，不难扶正以屏邪。书称中指麻木，三年内防患中风，以中指属手心经故也。今幸麻木之处，以食指拇指为甚，系肺与大肠气之不调，尚无大害，然风善行而变数，必须及早治之。然斯时若服风药，以预防中风，是适招风取中，无异借寇兵而济盗粮，宜出诸郑重，切勿孟浪以图一逞，宜用黄芪五物汤：黄芪二钱，桂枝尖二钱，生芍药二钱，生姜四钱，大枣二枚。同煎服。(《南雅堂医案》)

腹痛便溏，是脾阳之弱，周身疼痛，是卫阳之虚，宜培养脾土，并固益卫气，方合治法。黄芪(炙)三钱，桂枝木一钱五分，炒白芍二钱，炒白术三钱，炙甘草一钱，水同煎服。(《南雅堂医案》)

风湿阻遏经隧，致作肿痛，汗出不止而痛仍未减，是湿邪内着，阳气受伤，拟用固卫却邪一法。桂枝木一钱，绵黄芪三钱，生白术三钱，炙甘草五分，炒当归一钱五分，人参一钱，煨姜七分，大枣二枚。(《南雅堂医案》)

顾金寿

金十全街。右脉虚弦，气分较血分更亏，右偏筋惕，自头至足，五更后酸麻尤甚。此偏风暗动，风能燥血，故有口干目涩，右手足不用等症。急宜补气和血散风，庶免偏枯重症。炙黄芪一钱五分，焦白术一钱，桂枝木(酒炒)五分，当归须一钱五分，大白芍一钱，炙甘草五分,防风一钱,明天麻(煨)五分,原生地三钱,酒炒桑枝一两,煎汤代水。

又:脉弦稍和,右脉稍起,左臂亦痛,偏风串散之兆,欲咳不畅,风痰郁于肺部。《经》云火郁则发之。又云在上者,因而越之。自应温散上焦,能咳畅痰出更妙。炙黄芪一钱五分,防风一钱,杏仁三钱,桂枝(酒炒)四分,归须一钱五分,苏叶一钱,郁金五分,桔梗五分,炙甘草五分,酒炒桑枝一两,煎汤代水。

又:脉象渐平,惟左寸尚嫌浮滑,已有风痰外发之意,但咳痰不畅,仍照前法加减。南沙参三钱,橘红一钱,生黄芪一钱五分,冬桑叶一钱,归须一钱五分,瓜蒌皮一钱五分,赤苓三钱,宣木瓜(酒炒)一钱,杏仁三钱,蜜炙枇杷叶三钱。

又:左脉渐和,右脉尚嫌稍滑,咳嗽有痰,自是风邪外达,现当春分节气,自应培补肺气为主。生黄芪一钱,肥玉竹三钱,西党参三钱,蜜炙橘红一钱,归身一钱五分,宣木瓜(酒炒)一钱,茯苓三钱,炙甘草五分,酒炒桑枝四钱。丸方:西党参三两,北沙参三两,炙黄芪二两,肥玉竹四两,炒白术一两五钱,制半夏一两五钱,陈皮一两,橘络(酒炒)二两,归须(酒炒)三两,大白芍(酒炒)一两,桂枝(酒炒)五钱,桑枝(酒炒)五两,丝瓜络(酒炒)二两,宣木瓜(酒炒)一两五钱,原生地五两,麦冬肉二两,炙甘草一两。上药治末,炼蜜为丸,如桐子大,每空心,开水送三四钱。

问:风为百病之长,疾行多变,调治极难,今药无数剂,竟得安然,何神效乃尔?曰:此人究外受风邪,因气虚血滞,不能外达,先与调和气血,使风邪从上焦达出,其症自愈,不比将息失宜,内风大动,最难收拾。《经》云不治已病治未病,此类是也。(《吴门治验录》)

叶天士

张。形寒手足痛,肌肉渐肿,劳力行走。阳气受伤,客邪内侵,营卫失和。仿《局方》痹在四肢,汗出阳虚者,予黄芪五物汤。黄芪,桂枝,茯苓,炙草,当归,煨姜,南枣。(《种福堂公选医案》)

张士骧

阮仙屏(北人)。阳虚类中,昏倒僵卧,神昏言謇,口眼㖞斜,脉洪大而虚,汗多痰逆,半身不遂,法宜首先固气祛痰,佐之黄坤载治北人,阳虚类中方法颇惬。生芪一两,桂枝三钱,白芍三钱,杞子二钱,首乌二钱,茯苓三钱,砂仁一钱,甘草一钱,姜汁六钱。

又:白芍三钱,桂枝尖三钱,何首乌三钱,茯苓三钱,枸杞子三钱,生甘草一钱,砂仁一钱,生姜汁一钱,鲜竹沥二钱。

又:老山参钱半,生芪二钱,於潜术二钱,当归钱半,净柴胡三分,升麻三分,枸杞子二钱,陈皮一钱,盐黄柏一钱,红花一钱,醋半夏三钱,甘草一钱,姜汁一钱,竹沥二钱。

又:老山参二钱,於术二钱,生芪三钱,盐黄柏一钱,净柴胡三分,陈皮一钱,升麻三分,肉苁蓉三钱,川续断三钱,五味一钱,麦冬二钱,全当归钱半,甘草一钱,杞子三钱。

又:老山参钱半,於术二钱,生芪三钱,大麦冬二钱,五味一钱,陈皮一钱,银柴胡三分,杜仲二钱,当归钱半,川续断二钱,熟地四钱,甘草一钱。

又:生芪一两,桂枝尖三钱,白芍三钱,杞子三钱,生姜汁六钱,黑枣四枚。(《雪雅堂医案》)

赵海仙

阳明脉虚,厥阴风动,左肢麻木,筋惕肉眴。脉弦细而滑。久则有偏枯类中之虞。以用黄芪五物汤,以消息之。静养勿劳为要。岢岚芪,白芍,制夏,大枣,云苓,桂枝,嫩桑叶,生姜。(《寿石轩医案》)

叶德培

三疟之发,由风邪痰饮,伏于卫至深之处,始以散邪为主。若病久又必崇土为先。兼和营卫,脾土健,营卫和其邪自不能留矣。炒白术钱半,嫩黄芪(酒炒)一钱二分,归身一钱二分,炒白芍一钱,茯苓钱半,川桂枝五分,广皮一钱,半夏钱半,炙草六分,秦艽钱半,大枣三枚,老姜二片。清晨河水煎服四剂,后去桂枝,又十剂,戒力作,忌发物。(《龙砂八家医案》)

张聿青

费左。每至睡卧初醒,辄四肢懈怠作酸,两足欠温。气虚湿盛,卫气不宣。宜通补阳明,以宣卫气。炙绵芪三钱,酒炒白芍一钱五分,制半夏一钱五分,桑螵蛸二钱,川桂枝六分,炙甘草五分,上广皮一钱,生姜二片,大枣二枚。

二诊:补气以宣卫阳,四肢作酸较退,小便渐能收束,肢节有时作麻。皆营卫气滞。再为宣通。酒炒白芍一钱五分,煨天麻一钱五分,煨益智七分,川桂枝四分,炒香玉竹三钱,桑螵蛸三钱,炙黑甘草四分,炙绵芪三钱,生姜三片,大枣三枚。(《张聿青医案》)

阮怀清

林。老年营卫两虚,腠理不固,夜间睡卧,右手失于遮护,以致寒邪袭伤经络,故右手痹痛不得舒展。拟以黄芪五物饮加味治之。炙黄芪三钱,酒贡芍三钱,片姜黄钱半,桑寄生钱半,川桂枝三钱,淡附片钱半,威灵仙钱半,生姜三片,大红枣三枚。(《阮氏医案》)

【评析】 黄芪桂枝五物汤出自《金匮要略·血痹虚劳病脉证并治第六》:"血痹,阴阳俱微,寸口关上微,尺中小紧,外证身体不仁,如风痹状,黄芪桂枝五物汤主之。黄芪桂枝五物汤方,黄芪三两,芍药三两,桂枝三两,生姜六两,大枣十二枚。上五味,以水六升,煮取二升,温服七合,日三服。"

黄芪桂枝五物汤又名黄芪五物汤,方中以生姜用量最大,为君药,温通经脉。黄芪甘温益气,桂枝温通经脉;桂枝得黄芪,益气而振奋卫阳,黄芪得桂枝,固表而不致留邪,桂枝配生姜,可调和营卫。芍药养血和营而通血痹;大枣护胃气,调诸药。五药相合,共奏益气活血、温阳通痹之功。

上述名家医案中,运用黄芪桂枝五物汤的有缪遵义、陈念祖、顾金寿、叶天士、张士骧、赵海仙、叶德培、张聿青、阮怀清9位,相关著作9部,相关医案12则,涉及中风、瘫痪、麻木、痹证、腹痛、疟疾等病症。

分析上述医案可知,陈念祖治气血两虚、经络痹阻之中风,常以原方主之;治脾阳虚所致腹痛便溏,原方加白术培养脾土,益气固卫;治阳虚湿着之痹证,原方加白术、当归、人参等益气活血,温阳通痹。张士骧治阳虚类中,另见"汗多痰逆",原方去枣加砂仁、茯苓、枸杞子等,温阳通痹,固气祛痰。顾金寿治瘫痪,原方加当归、防风、桑枝、天麻等补气和血散风。叶德培治疟病日久之气滞血瘀痰凝,原方合六君子汤加秦艽、防风等益气活血化痰。叶天士治痹证汗出阳虚者,常以原方主之。阮怀清治营卫不和、寒邪袭络之痹证,加片姜黄、桑寄生、附片、威灵仙等,增温阳通痹止痛之功。赵海仙治气虚痰滞之麻木,原方加半夏、茯苓、桑叶等益气息风化痰。张聿青治气虚湿盛、卫气不宣之麻木,原方加半夏、陈皮、桑螵蛸等补气化湿以宣卫气。

《金匮要略》中记载黄芪桂枝五物汤以治疗阴阳两虚之血痹为主。古代医家运用该方时凡证属气血亏虚,或感外邪,或兼血瘀、痰湿、寒凝等,营卫不和者,皆可用之。

黄芪桂枝五物汤临床应用广泛,现代医家常用该方治疗脑卒中后肢体麻木、颈椎病、肩周炎、产后身痛、周围神经病、汗证、雷诺病、荨麻疹等疾病。笔者在临床上对于证属气虚血滞、营卫不和的类中风、风湿性关节炎、不寐、盗汗、月经后期等,常以黄芪桂枝五物汤为基本方进行治疗,疗效较好。

桂枝龙骨牡蛎汤

叶天士

朱氏。久损不复，真气失藏，交大寒节，初之气，厥阴风木主候，肝风乘虚上扰，气升则呕吐，气降则大便，寒则脊内更甚，热则神烦不宁，是中下之真气杳然，恐交春前后，有厥脱变幻，拟进镇逆法。人参，生牡蛎，龙骨，附子，桂枝木，生白芍，炙草。(《临证指南医案》)

安。脉坚，咽阻心热，得嗳气略爽，腰膝软弱，精滑自遗，必因惊恐，伤及肝肾，下虚则厥阳冲逆而上，法宜镇逆和阳，继当填下。生白芍，桂枝木，生牡蛎，龙骨，茯神，大枣，小黑稆豆皮。(《临证指南医案》)

缪遵义

素患精虚遗泄，今春始发潮热，半夜方止。初则扪之而热，后则热及骨髓矣。此系肾虚，复感冬寒，以感轻，故发亦不甚耳。炒熟地，桂枝，生牡蛎，龙骨，茯神，白芍，煨姜，炙草，淮小麦，南枣肉。(《缪氏医案》)

陈念祖

脉芤动微紧，夜梦遗精，两目昏眩，小腹常苦强急，此虚劳症也，仿《金匮》法，用桂枝龙骨牡蛎汤治之。桂枝二钱，芍药三钱，甘草一钱，大枣五枚，龙骨三钱，牡蛎四钱，生姜三片。水煎服。(《南雅堂医案》)

钱　艺

王康候。遗患是龙相不清，阴精走泄，阴不敛阳，火升汗多，心忪神倦，治当壮水制火，敛阴涵阳。二加桂枝龙骨牡蛎汤加黄芪、莲子、石斛、茯神。(《慎五堂治验录》)

尹金，戊子，洼上。年三十余，仲秋陡起遗泄，无梦，明日遂足膝痿软，不能起立，凛寒热炽，自云发热，扪之不热，自汗，神倦，纳减，脉细数。乃阴精下竭，厥阳上升之病，非外感吞痧也(时旁人多欲挑痧清暑者)。予仲景二加汤以敛阳越阴精。龙骨三钱，白芍三钱，红枣三枚，莲子一两，牡蛎三钱，甘草四分，白薇二钱，川石斛三钱，楝实一钱半，茯神三钱。一剂愈。(《慎五堂治验录》)

心　禅

山阴沈某,年四十许,偶一烦劳,则痫病即发,神不自主,谵言妄语,不省人事,或语鬼状,诊之两寸空大无伦,两关弦紧,舌中心陷有裂纹,余谓病属虚症,神不守舍,神虚则惊,非有鬼祟。神气浮越,故妄见妄言。用桂枝龙牡汤加龙眼肉膏,嘱其守服三十剂。服二十剂,而病已不复发矣。(《一得集》)

余听鸿

同道徐宾之,金陵人,住常熟西门。始而寒热,继则下痢红白,三四日后重不爽,小便少而涩。自服药数剂,不效,邀余治之。舌面白,舌心、舌边俱剥而红燥,脉来滞而不扬,进以胃苓汤意,理气而泄湿热。一剂,溲涩后重俱爽,红积止而见薄粪,猝然遍体汗出如珠,自寅至酉,而起坐言语饮食,一如平人。惟大便溏薄,日泻二三次,并不后重。自戌至寅,四时中烦躁汗多,额与指尖均冷,撮空呓语,喜怒之状不一,或以为祟。余曰:此乃阳脱之症。躁而不烦,是阳气虚竭,即以附子理中合桂枝加龙骨牡蛎法,急守中阳,以固表阳,人参三钱,於术四钱,附子一钱,白芍一钱,桂枝二钱,龙骨三钱,牡蛎一两,炙草一钱,干姜一钱,红枣五枚。服之,入夜仍拈衣摸床,呓语汗出。明日原方再加重三成,加五味子五分。一服后汗收神清,阳回痢止,即饮食渐进,已能出外。因药贵停服六七日。后服乱方黄芩三钱,白芍三钱,服两剂,仍烦躁不休,冷汗淋漓,大便水泻,遍体如冰。再服扶阳固表,已无救矣。噫,生死虽曰天命,岂非人事?医究有理可评,黄芩苦寒,白芍泄脾,既自为医,反服乱方,其死宜哉。(《余听鸿医案》)

丹阳贡赞溪,在琴开豆腐店。始以温邪,有王姓医专以牛蒡、豆豉、柴胡、青蒿等,已服十余剂,阴液已尽,阳气欲脱,狂躁咬人,神识昏愦,痉厥皆至,舌黑而缩,牙紧不开,病已阴绝阳亡。余即进以复脉法,去姜、桂,加鸡蛋黄大剂灌之。不料明晨反目瞪口张,面青肉僵,脉沉而汗出如珠,四肢厥冷。余曰:阴回战汗,阳不能支,欲脱矣。不必诊脉,先炊炉燃炭,急以桂枝龙骨牡蛎救逆法大剂,别直参三钱,白芍三钱,甘草一钱,龙骨四钱,牡蛎一两,淮小麦一两,红枣三钱,茯神二钱,煎之。先灌以粥汤,含不能咽,即将药煎沸灌之,稍能咽,缓缓尽剂。不料至晡汗收而遍体灼热,狂躁昏厥,舌黑津枯。余曰:阳回则阴液又不能支矣。仍进复脉去姜、桂法,生地一两,阿胶三钱,麦冬五钱,白芍三钱,炙草一钱,麻仁四钱,鸡蛋黄二枚。服后至明晨,依然汗冷肢厥脉伏,目瞪口张不言语。余曰:阴回则阳气又欲脱矣。仍服前方桂枝救逆汤。至晡依然舌黑短缩,脉数灼热,仍用复脉去姜、桂法。如是者三日,症势方定。此症阴脱救阴,阳脱救阳,服药早温暮凉。若护阴和阳并用,亦属难救,故不得不分治也。后服甘凉养胃二十余剂而愈。治此症余挖尽心思。余素性刚拙,遇危险之症,断不敢以平淡之方,邀功避罪,所畏者苍苍耳。(《余听鸿医案》)

张聿青

俞左。有梦而遗,渐至咳嗽,往来寒热,汗出方解。脉细数少力。此由气血并亏,阴阳不护,恐损而不复。用仲圣二加桂枝龙牡汤,以觇动静如何。桂枝,牡蛎(盐水煅),炒地骨皮,白芍,白薇,煅龙骨,远志,茯神,淮小麦,南枣。(《张聿青医案》)

王孟英

一少年骤患遗精,数日后形肉大脱。连服滋阴涩精之药,如水投石。孟英与桂枝汤加参、芪、龙、牡,服下即效,匝月而瘳。此阳浮于上,阴孤于下,故非滋阴涩精所能治。仲景桂枝龙骨牡蛎汤,能调和阴阳,收摄精气,又复参、芪以建其中,故取效甚速。(《回春录》)

【评析】 桂枝龙骨牡蛎汤出自《金匮要略》。《金匮要略·血痹虚劳病脉证并治第六》云:"夫失精家,少腹弦急,阴头寒,目眩,发落,脉极虚芤迟,为清谷,亡血,失精。脉得诸芤动微紧,男子失精,女子梦交,桂枝加龙骨牡蛎汤主之。桂枝加龙骨牡蛎汤方:桂枝、芍药、生姜各三两,甘草二两,大枣十二枚,龙骨、牡蛎各三两。上七味,以水七升,煮取三升,分温三服。"

由于《伤寒论》中有"桂枝加龙骨牡蛎汤",与《金匮要略》中的方名相同,但药物组成不同。为示区别,一般本"桂枝加龙骨牡蛎汤"多称桂枝龙骨牡蛎汤或二加桂枝龙牡汤,为桂枝汤加龙骨、牡蛎而成,不仅具有温阳散寒、解肌发表、调和营卫之功,还能达重镇安神、收敛固涩之效。

运用桂枝龙骨牡蛎汤的医家有叶天士、缪遵义、陈念祖、钱艺、心禅、余听鸿、张聿青、王孟英等,相关著作8部,相关医案10则,涉及遗精、虚劳、痫病、厥脱等病症。

叶天士治"肝风乘虚上扰"之厥脱,以桂枝龙骨牡蛎汤加人参、附子镇逆;治肝肾两虚之见嗳气、腰酸、遗精等症,予原方加味镇逆和阳。缪遵义治肾虚遗精,常以桂枝龙骨牡蛎汤主之。陈念祖治肾虚遗精,以桂枝龙骨牡蛎汤主之。钱艺治遗精,或径用原方,或加味主之。心禅治痫病证属虚者,以原方加龙眼肉主之。余听鸿治阳脱,急予桂枝龙骨牡蛎汤合附子理中汤,守中阳,固表阳。张聿青治阴阳两虚之遗精,与桂枝龙骨牡蛎汤调和阴阳。王孟英治少年遗精,予原方加人参、黄芪,调和阴阳,建中摄精。

从上述分析中可知,古代医家运用桂枝龙骨牡蛎汤时,主要把握阴阳两虚之病机。凡为阴阳失调者,均可通过辨证采用该方治之。

桂枝龙骨牡蛎汤的临床应用广泛。现代医家常用其治疗失眠、心悸、遗精、早泄、过敏性鼻炎、奔豚气、脂溢性皮炎等,笔者在临证时常用该方加减治疗汗证、睡眠障碍、更年期综合征等,疗效较佳。

黄芪建中汤

江 瓘

犹子三阳患疸症,皮肤目睛皆黄,小溲赤。左脉弦而数,右三部原不应指,今重按之,隐隐然指下,证见午后发热(湿热变疟),五更方退(兼阴疟)。以茵陈五苓散除桂,加当归、栀子、黄柏、柴胡,数服。继用人参养荣汤,乃八物除芎,加芪、陈皮、五味、姜、枣,兼人乳、童溲,热退三日,已而复作,间日发于午后,肌热灼指,脉近弦,乃作疟治之而愈。后数年,复患目睛黄,午饭难克化,则小溲黄,以黄芪建中汤除桂,加白术、陈皮、茯苓、半夏、神曲、麦芽、姜少许而退。(《名医类案》)

朱丹溪

一女子十余岁,因发热咳嗽喘急,小便少。后来成肿疾,用利水药得愈。然虚羸之甚,遂用黄芪建中汤,日一服,一月余遂愈。盖人禀受不同,虚劳,小便白浊,阴脏人服橘皮煎,黄芪建中汤,获愈者甚众。至于阳脏人不可用暖药,虽建中汤不甚热,然有肉桂,服之稍多,亦反为害。要之,用药当量其所禀,审其冷热,而不可一概用也。(《名医类案》)

沈鲁珍

王作舟令爱,汗出而口不渴,身热壮热,大便通利,面色唇口皆白,此汗多亡阳也。宜黄芪建中汤治之。黄芪四钱,白芍三钱,桂枝五分,半夏钱半,广皮钱半,炙甘草五分,大枣二枚,生姜一片煎。

王作舟令爱复案,前日自汗不止,用黄芪建中汤,得已汗止而安寐。若谓余邪未尽,服之必口渴烦躁而不得卧。今大便滑泄,胸膈舒畅而知饿,面色唇口原白,又汗出不止,将若之何,仍以黄芪建中汤敛其汗,用白术以止其泻,不必他议。黄芪,白术,白芍,桂枝,枣仁,五味,炙甘草,广皮,大枣。(《沈氏医案》)

叶天士

某。形瘦色枯,脉濡寒热,失血心悸,是营伤。归芪建中去姜。(《临证指南医案》)

朱,三九。五年咳嗽,遇风冷咳甚,是肌表卫阳疏豁,议固剂缓其急。黄芪建中汤。(《临证指南医案》)

某。脾胃脉部独大，饮食少进，不喜饮水，痰多咳频，是土衰不生金气。建中去饴，加茯神，接服四君子汤。（《临证指南医案》）

许，二七。久嗽不已，则三焦受之，一年来病，咳而气急，脉得虚数，不是外寒束肺，内热迫肺之喘急矣。盖馁弱无以自立，短气少气，皆气机不相接续，既曰虚症，虚则补其母。黄芪建中汤。（《临证指南医案》）

张，五六。脉弦大，身热，时作汗出，良由劳伤营卫所致，《经》云：劳者温之。营卫虚。嫩黄芪三钱，当归一钱半，桂枝木一钱，白芍一钱半，炙草五分，煨姜一钱，南枣三钱。（《临证指南医案》）

某，二一。脉细弱，自汗体冷，形神疲瘁，知饥少纳，肢节酸楚，病在营卫，当以甘温。生黄芪，桂枝木，白芍，炙草，煨姜，南枣。（《临证指南医案》）

陈。脉如数，痰嗽失血，百日来反复不已，每咳呕而汗出，此属气伤失统，络血上泛，凡寒凉止血理嗽，不但败胃妨食，决无一效，从仲景"元气受损当进甘药"，冀胃土日旺，柔金自宁。黄芪，生白芍，五味，炙草，南枣，饴糖。（《临证指南医案》）

许，四八。劳倦伤阳，形寒，失血咳逆，中年不比少壮火亢之嗽血。黄芪建中汤。（《临证指南医案》）

仲。久嗽，神衰肉消，是因劳倦内伤，医不分自上自下损伤，但以苦寒沉降，气泄汗淋，液耗夜热，胃口得苦伤残，食物从此顿减，老劳缠绵，诅能易安，用建中法。黄芪建中汤去姜。

又：照前方加五味子。

又：平补足三阴法。人参，炒山药，熟地，五味，女贞子，炒黑杞子。（《临证指南医案》）

汪，三九。此劳力伤阳之劳，非酒色伤阳之劳也，胃口消惫，生气日夺，岂治嗽药可以奏功。黄芪建中汤去姜。（《临证指南医案》）

严，二八。脉小右弦，久嗽晡热，着左眠稍适，二气已偏，即是损怯，无逐邪方法，清泄莫进，当与甘缓。黄芪建中去姜。（《临证指南医案》）

某。内损虚症，经年不复，色消夺，畏风怯冷，营卫二气已乏，纳谷不肯充长肌肉，法当创建中宫，大忌清寒理肺，希冀止嗽，嗽不能止，必致胃败减食致剧。黄芪建中汤去姜。（《临证指南医案》）

任，五六。劳力伤阳，自春至夏病加，烦倦神羸不食，岂是嗽药可医？《内经》有劳者温之之训，东垣有甘温益气之方，堪为定法。归芪建中汤。（《临证指南医案》）

张，二九。馆课诵读，动心耗气，凡心营肺卫受伤，上病延中，必渐减食，当世治咳，无非散邪清热，皆非内损主治法。黄芪建中汤去姜。（《临证指南医案》）

吕。脉左细，右空搏，久咳吸短如喘，肌热日瘦，为内损怯症，但食纳已少，大便亦溏，寒凉滋润，未能治嗽，徒令伤脾妨胃，昔越人谓：上损过脾，下损及胃，皆属难治之例。自云背寒忽热，且理心营肺卫，仲景所云：元气受损，甘药调之，二十日议建中法。黄芪建中去姜。（《临证指南医案》）

郑，二七。脉来虚弱，久嗽，形瘦食减，汗出吸短，久虚不复谓之损，宗《内经》形不足，温养其气。黄芪建中汤去姜，加人参、五味。(《临证指南医案》)

钱，四一。形神积劳，气泄失血，食减喘促，由气分阳分之伤，非酒色成劳之比。黄芪建中汤去姜、桂。(《临证指南医案》)

李，三四。久嗽经年，背寒足跗常冷，汗多，色白，嗽甚不得卧。此阳微卫薄，外邪易触，而浊阴挟饮上犯。议和营卫，兼护其阳，黄芪建中汤去饴糖，加附子、茯苓。(《临证指南医案》)

姚，二二。久嗽背寒，晨汗，右卧咳甚，经事日迟，脉如数而虚，谷减不欲食，此情志郁伤，延成损怯，非清寒肺药所宜(后期郁伤久嗽，肺气虚)。黄芪，桂枝，白芍，炙草，南枣，饴糖。

肺为气出入之道，内有所伤，五脏之邪，上逆于肺则咳嗽，此则久嗽背寒晨汗，全是肺气受伤。而经事日迟，不但气血不流行，血枯肝闭，可想而知，脉数虚火也，虚则不可以清寒，况谷减不欲食，中气之馁已甚，可复以苦寒损胃乎。与黄芪建中，损其肺者益其气，而桂枝、白芍，非敛阴和血之妙品乎。(《临证指南医案》)

姚。劳伤下血，络脉空乏为痛，营卫不主循序流行，而为偏寒偏热，诊脉右空大，左小促，通补阳明，使开合有序。归芪建中汤。(《临证指南医案》)

席。半月前恰春分，阳气正升，因情志之动，厥阳上燔致咳，震动络中，遂令失血，虽得血止，诊右脉长大透寸部，食物不欲纳，寐中呻吟呓语，由至阴损及阳明，精气神不相交合矣，议敛摄神气法。人参，茯神，五味，枣仁，炙草，龙骨，金箔。

又：服一剂，自觉直入少腹，腹中微痛，逾时自安，此方敛手少阴之散失，以和四脏，不为重坠，至于直下者，阳明胃虚也，脉缓大长，肌肤甲错，气衰血亏如绘，姑建其中。参芪建中汤去姜。

又：照前方去糖加茯神。

又：诊脾胃脉，独大为病，饮食少进，不喜饮水，痰多嗽频，皆土衰不生金气，《金匮》谓男子脉大为劳，极虚者亦为劳，夫脉大为气分泄越，思虑郁结，心脾营损于上中，而阳分萎顿，极虚亦为劳，为精血下夺，肝肾阴不自立，若脉细欲寐，皆少阴见症，今寝食不安，上中为急，况厥阴风木主令，春三月，木火司权，脾胃受戕，一定至理，建中理阳之余，继进四君子汤，大固气分，多多益善。(《临证指南医案》)

某。由阴损及乎阳，寒热互起，当调营卫。参芪建中汤去姜糖。(《临证指南医案》)

某。畏风面冷，卫外阳微。参芪建中去姜，加茯神。(《临证指南医案》)

赵。纳食不充肌肤，阳伤背痛，阴囊冰冷。经营作劳，劳则气乏。《经》言：劳者温之。甘温益气以养之。归芪建中汤。(《种福堂公选医案》)

何，三一。脐流秽水，咳嗽，腹痛欲泻。询知劳动太过，阳气受伤。三年久恙，大忌清寒治嗽，法当甘温以治之。黄芪建中汤去姜。(《种福堂公选医案》)

凡忧愁思虑之内伤不足，必先上损心肺。心主营，肺主卫，二气既亏，不耐烦劳，易于受邪。惟养正则邪自除，无麻、桂大劫散之理，故内伤必取法乎东垣。今血止脉软，形倦不食，仍呛咳不已，痰若黏涎，皆土败金枯之象，急与甘缓补法。生黄芪，炒白芍，炙草，饴糖，南枣。（《叶氏医案存真》）

无锡，三十一。夏月带病经营，暑湿乘虚内伏，寒露霜降，天凉收肃，暴冷引动宿邪，寒热数发，形软食减，汗出。医工治嗽，恐其胃倒，渐致劳怯变凶。归芪建中汤。（《叶氏医案存真》）

孙，廿六岁。劳损未复，少年形瘦减食。归芪建中汤。（《叶天士晚年方案真本》）

任山西，三十岁。夏季吐血，深秋入冬频发，右脉弦实左濡，是形神并劳，络血不得宁静。经营耗费气血，不比少壮矣。黄芪建中汤。（《叶天士晚年方案真本》）

关上，十九。气泄，用阳药固气。若治嗽滋阴，引入劳病一途。黄芪建中加人参。（《叶氏医案存真》）

薛　雪

色夺脉小，形寒久嗽，皆营卫二气久损，病属劳伤。《内经》云：劳者温之，损者益之。参芪建中汤去姜。（《扫叶庄一瓢老人医案》）

阴疟上部先寒，年十三未出。是营卫疏，客邪留着，色黄脉小。归芪建中去饴糖。（《扫叶庄一瓢老人医案》）

寒热半年，嗽血前后，胸背相映刺痛，是过劳受伤，营卫二气空隙。法当甘温益气，莫与清凉肺药。归芪建中汤去姜，附黄芪建中去姜加牡蛎。（《扫叶庄一瓢老人医案》）

劳力阳气发泄，血丝自溢出口，乃脾营胃卫受伤，法当甘药调之。芪建中去姜，加薏苡仁。（《扫叶庄一瓢老人医案》）

脉缓，寒失血，自述负重伤力，已是营卫两怯，当以甘剂益中，勿见血辄与滋凉。芪建中汤。（《扫叶庄一瓢老人医案》）

久有咳嗽，涉水用力，劳伤失血，寒热不止，皆营卫单弱。归芪建中汤去姜，一方并去饴。（《扫叶庄一瓢老人医案》）

缪遵义

疟发，腹中犹胀，肝邪未平。归芪建中汤加鹿角霜，焦白术，小茴香，橘饼。（《缪氏医案》）

吴　瑭

赵氏，五十五岁。乙丑三月十八日：六脉弦而迟，沉部有，浮部无，巅顶痛甚，下连太阳，阳虚内风眩动之故。桂枝六钱，白芍三钱，生芪六钱，炙甘草三钱，川芎一钱，全当归二钱，生姜五钱，大枣（去核）三枚，胶饴（化入）五钱。辛甘为阳，一法也；辛甘化风，二法也；兼补肝经之正，三法也。服二帖。

初十日：阳虚头痛，愈后用芪建中。白芍六钱，桂枝四钱，生姜三片，生芪五钱，炙甘草

三钱,大枣(去核)二枚,胶饴(化入)五钱。(《吴鞠通医案》)

何氏,四十岁。阳虚头痛,背恶寒,脉弦紧甚,与黄芪建中,加附子三帖而痛减,脉稍和。又每日服半帖,四日而愈。(《吴鞠通医案》)

陈念祖

寿命之本,积精自刚,荣卫之道,纳谷为宝,此治虚痔之不易良法也。今年华正富,中气衰馁,四肢酸痛厥冷,小腹急满,多汗遗精,且斑疹、呕吐诸症叠出,系无根失守之火,发现于外,虚劳已成,非一时所能疗治,宜取稼穑作甘之本味,急建其中气,俾胃纳渐增,津液滋生,徐图补救之法,列方于后。黄芪一钱,当归一钱,白芍(酒炒)一钱,桂心一钱,人参一钱,炙甘草一钱,制半夏二钱,炮附子二钱,加生姜三片,大枣两枚。煎服。(《南雅堂医案》)

诊得脉左细右虚,咳嗽日久,吸短如喘,肌表微热,形容渐至憔悴,虑成内损怯症,奈胃纳渐见减少,便亦带溏,若投以寒凉滋润之品,恐嗽疾未必能治,而脾胃先受损伤,岂云妥全?昔贤谓上损过脾,下损及胃,均称难治。自述近来背寒忽热,似应先理营卫为主,宗仲师元气受损,甘药调之之例,用建中加减法。桂枝一钱,白芍药三钱,炙甘草八分,炙黄芪一钱,饴糖二钱,加大枣三枚。同煎服。(《南雅堂医案》)

身热汗常出,脉象弦大,乃劳伤营卫也,拟用温补法。桂枝木八分,生黄芪三钱,当归身一钱五分,炒白芍一钱五分,煨姜八分,炙甘草五分,大枣三枚。(《南雅堂医案》)

神色萎悴,知饥,食纳减少,自汗、体冷、肢节酸痛,脉形细弱,病在营卫,当以甘温进之。桂枝木一钱,生黄芪三钱,炒白芍二钱,炙甘草五分,煨姜八分,大枣五枚。(《南雅堂医案》)

痰动风生,真气发泄,汗出寒憟,宜用辛甘化风法,方列后。桂枝八分,生黄芪三钱,白茯苓二钱,防风五分,炙甘草五分,煨姜一钱,大枣五枚。(《南雅堂医案》)

面目一身尽黄,中无痞闷,小便自利,即仲景所谓虚黄是也,因师其法以治之。桂枝木一钱,炙黄芪三钱,炒白芍三钱,白茯苓三钱,炙甘草一钱,生姜三片,大枣二枚。(《南雅堂医案》)

失血咳嗽,又兼三疟,病已数月,疟来胸脘酸痛,内则阴虚火动,外则寒邪深袭,法须兼筹并顾。《经》云:阳维为病苦寒热,阴维为病苦心痛。此阴阳营卫之偏虚也,拟用黄芪建中,以和中而调营卫,并合生脉、复脉两法,以保肺肾之阴,方列后。大生地(炒)三钱,炒归身三钱,鳖甲二钱,青蒿一钱,黄芪二钱,炒白芍二钱,阿胶(炒成珠)二钱,沙参一钱,麦门冬二钱,炙甘草一钱,五味子八分,煨姜八分,红枣三枚。(《南雅堂医案》)

积劳太过,气泄失血喘促,胃纳少,系气分阳分之伤,仿仲景法,以甘草建中,取培土生金之义。黄芪(炙)二钱,白芍药三钱,饴糖二钱,炙甘草一钱,大枣三枚。水同煎服。(《南雅堂医案》)

诊得脉右空大,左小促,下血,偏寒偏热,系劳伤营卫,流行失序,络脉空而为痛,宜先理阳明以达其开阖之机。桂枝木（炙）八分，白芍药（炒）三钱，炙黄芪三钱，当归身（酒炒）三钱，炙甘草五分，饴糖二钱，生姜三片，大枣两枚。（《南雅堂医案》）

顾金寿

王西汇。左脉沉弦，右脉沉缓少力，此气分本虚，酒客素有湿热，复缘汗后当风，发为右臂麻痹，始由肩井一点痛起，串至满臂，大食中三指发麻，渐及右腮，恐成右痪重症。拟益气宣痹法。黄芪一钱五分，上党参四钱，生於术一钱，川桂枝三分，归身三钱，白芍一钱五分，片姜黄五分，络石藤（酒炒）三钱，茯苓三钱，酒炒桑枝三钱。

又：脉象稍平，臂指麻痹未愈，此气虚风湿深受，未能见效于一二剂中，再照前方减络石藤加：原蚕砂三钱，桑枝七钱，煎汤代水。

又：照前方加防风根一钱。十服愈。

酒药方：照前方加十倍，用好酒五斤，浸七日，隔水煮一炷香，地上窖一周时，取出，饭后饮一茶杯。（《吴门治验录》）

王孟英

㚻某。久患寒热，遗精自汗，能食神疲，肌肉渐瘦，诣孟英诊之。脉大微弦，予黄芪建中，加参、归、龙、牡而瘥。（《王氏医案三编》）

余某，年三十余。发热数日，医投凉解之法，遂呕吐自汗，肢冷神疲。亟延孟英诊之。脉微弱。曰：内伤也，岂可视同伏暑，而一概治之，径不详辨其证耶！与黄芪建中去饴，加龙骨、生姜、茯苓、橘皮，投剂即安。续加参、术，逾旬而愈。（《王氏医案续编》）

林珮琴

贡。劳伤元气，发黄，食减气少，目黄面晦。仿仲景法，以黄芪建中汤去桂、参，人参苓白术散治之，效。后服莲子、薏米、红枣等调理，此专调补脾元，不与诸疸例治，若一例茵陈、栀子涤除湿热，恐变成胀满矣。（《类证治裁》）

蒋宝素

消渴，小便不利，必发黄。水湿内蓄，今小便自利，不渴而身黄，从虚化也。小建中加减主之。绵州黄芪，冬白术，油肉桂，饴糖，鸡子黄，赤芍药，炙甘草，椒红。（《问斋医案》）

谢映庐

聂安生。腹痛下痢，红多白少，诸医以腹痛为积，又以红多为热，屡进消导不应，更与芩连归芍。服之潮热时起，下坠难支，欲进巴霜丸，疑而未决。余为诊视，左关弦大之至，唇舌虽红，然不喜茶水，脉症相参，知为劳伤中气，以致营卫不调。盖营虚则血不藏，卫虚则气不固，而为下痢红白也。加之苦寒迭进，致使阳虚外扰而潮热，中气内伤而下坠。意拟理中焦之阳,使气血各守其乡。但脉无沉细,且有弦大,又兼腹痛。据症按脉,斯制木、补土、提气三法,在所必须,与黄芪建中加姜炭,四剂始安。后与附桂理中加故纸、鹿茸,十剂而健。孰谓下利脓血定为热耶。黄芪建中汤(吐泻门)。(《得心集医案》)

胡晓鹤孝廉尊堂。素体虚弱,频年咳嗽,众称老痨不治。今春咳嗽大作,时发潮热,泄泻不食。诸医进参、术之剂,则潮热愈增,用地黄、鹿胶之药,而泄泻,胸紧尤甚。延医数手,无非脾肾两补,迨至弗效,便引劳损咳泻不治辞之。时值六月,始邀予诊,欲卜逝期,非求治也。诊之脉俱迟软,时多歇止,如徐行而怠,偶羁一步之象,知为结代之脉,独左关肝部弦大不歇,有土败木贼之势。因思诸虚不足者,当补之以味,又劳者温之,损者益之,但补脾肾之法,前辙可鉴,然舍补一着,又无他法可施。因悟各脏俱虚之脉,独肝脏自盛,忽记洁古云:假令五脏胜,则各刑己胜,法当补其不胜,而泻其胜,重实其不胜,微泻其胜。此病肝木自盛,脾土不胜,法当补土制肝,直取黄芪建中汤与之。盖方中桂、芍,微泻肝木之胜,甘、糖味厚,重实脾土之不胜,久病营卫行涩,正宜姜、枣通调,而姜以制木,枣能扶土也。用黄芪补肺者,盖恐脾胃一虚,肺气先绝。连进数剂,果获起死回生。但掌心微热不除,且口苦不寐,咳泻虽止,肝木犹强,原方加入丹皮,重泻肝木之胜,再进而安。黄芪建中汤:黄芪,芍药,肉桂,甘草,煨姜,饴糖,大枣。(《得心集医案》)

徐　镛

府廪生高菊裳(名崇瑚弟药房名崇瑞选拔又中式)令堂。病阳虚久痢,医频服温补延至半载,病反增剧,昼夜三五十次。余诊时,但述腰脊空痛异常,遂用斑龙丸峻补奇脉。初服一剂,病势大减,自后连服数剂,竟无增减,服参些少,略安片刻,而菊裳药房昆仲,以尊人病怔忡经年,参药大费,人参岂能常服。余为沉思良久,改用黄芪建中加鹿角。时有医士李蘅堂(秀)在座,谓峻补之法,继以宣通阳气,亦是一法。力赞此方为中病,坚服二十余剂而愈。(《医学举要》)

王泰林

钱。内则阴虚有火,外则寒邪深袭。失血咳嗽,又兼三疟,病已数月。疟来心口酸痛,胸腹空豁难过。《经》云:阳维为病苦寒热,阴维为病苦心痛。此阴阳营卫之偏虚也。拟黄芪建中法,和中藏之阴阳而调营卫;复合生脉保肺之阴,复脉保肾之阴。通盘合局,头头是道矣。归身炭,炙甘草,大生地(砂仁炒),五味子,鳖甲,黄芪,青蒿,沙参,白芍(桂枝三分拌炒),阿胶,麦冬,煨生姜,红枣。

渊按:三疟寒热,并非阳维为病。心口酸痛难过,乃胃有寒痰,肝有蕴热,肺胃失顺降之常,再袭寒邪而咳血矣。腻补之方,恐不相合。(《王旭高临证医案》)

陈廷儒

丁酉夏,余客天津,吕鹤孙别驾患水肿症,初从腹起,继则头面四肢皆肿。余切其脉,

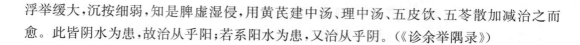

浮举缓大,沉按细弱,知是脾虚湿侵,用黄芪建中汤、理中汤、五皮饮、五苓散加减治之而愈。此皆阴水为患,故治从乎阳;若系阳水为患,又治从乎阴。(《诊余举隅录》)

张士骧

宗太太。脉虚,中虚交春,虚里跳动,甘温守补,佐以镇固为宜。生芪五钱,白芍三钱,龙骨三钱,炙甘草一钱,当归二钱,桂枝二钱,牡蛎四钱,真饴糖一钱,生姜三片,黑枣三枚。(《雪雅堂医案》)

久嗽气馁,脉细且促,仍复力疾从公,渐至食衰便溏,寒热悠忽,背冷汗泄,心营肺卫之损已及乎中,败症迭见,颇难着手。秦越人谓损其肺者益其气,损其心者,调其营卫。胃为卫之本,脾乃营之源,当建立中宫,以维营卫,偏寒偏热,非正治也。大生芪四钱,炙甘草一钱,炒白芍二钱,真饴糖二钱,川桂枝一钱,黑枣肉三枚。(《雪雅堂医案》)

许。身倦唇白,时时畏冷,病后失调,营卫两虚,遵《内经》诸小者,阴阳形气俱不足,调以甘药之旨。大炙芪五钱,桂枝尖八分,南枣肉三个,焦白芍二钱,广橘皮一钱,炙甘草钱半,煨生姜一钱,正饴糖三钱,酒当归身二钱。(《雪雅堂医案》)

孙筱香之夫人,左关弦涩,右手沉弱不起,每饥呛咳数声,乳内坚核,时消时剧,脘痛常发,得食则缓,过食则张,病缘昔年坐蓐饥饿得之,中气素虚,健运失常,营卫日见损怯,而诸症缠绵也。《经》曰:损其脾胃者,调其饮食,适其寒温。遵其意消息之,仿归芪建中之制温养元真,建立中宫,为通补方法。焦白芍,清桂枝,真饴糖,大炙芪,大防党,炙甘草,全当归,黑枣肉。(《雪雅堂医案》)

张聿青

徐左。汗出略减,而咳嗽仍然不定,甚则呕涎。脉细濡软,舌黄苔白。时有凛寒之象。《经》谓久咳不已,则三焦受之。三焦者,气之海也。进黄芪建中法。川桂枝,炙绵芪,炙甘草,白芍,茯苓,郁金,煨姜。(《张聿青医案》)

也是山人

钟,二十。脉虚细,晨咳,咳动即身热,拘束自汗,腹中微痛,望色㿠白,病几一月不痊。昨进辛寒不应,谅非邪着于里,是营卫二气交怯。宗《经》旨:虚则补母之义。黄芪建中汤去饴、姜,加牡蛎、五味、茯神。嫩黄芪三钱,桂枝八分,南枣三钱,五味子一钱,炙草五分,茯神二钱,左牡蛎三钱,大白芍一钱五分。(《也是山人医案》)

【评析】 黄芪建中汤出自《金匮要略·血痹虚劳病脉证并治第六》:"虚劳里急,诸不足,黄芪建中汤主之。于小建中汤加黄芪一两半,余依上法。气短胸满者加生姜;腹满者去枣,加茯苓一两半;及疗肺虚损不足,补气加半夏三两。"

黄芪建中汤是由小建中汤中加一味黄芪组成,增强其益气建中之力。诸药相配,温中补虚,缓急止痛,为治疗虚寒性病证的主方。

运用黄芪建中汤有江瓘、朱丹溪、沈鲁珍、叶天士、薛雪、缪遵义、吴瑭、陈念祖、顾金寿、王孟英、林珮琴、蒋宝素、谢映庐、徐镛、王泰林、陈廷儒、张士骧、张聿青、也是山人 19位医家,相关著作 20 部,相关医案 68 则,涉及咳嗽、痢疾、胸痹、汗证、惊悸、头痛、腹痛、黄疸、水肿、痹证、麻木、咳血、呕血、便血、遗精、虚劳、内伤发热等。

分析上述名家医案,朱丹溪治水肿愈后虚羸甚者,用黄芪建中汤主之。江瓘治脾虚黄疸,黄芪建中汤去桂加白术、陈皮、茯苓、神曲、麦芽、半夏等健脾化湿之品。叶天士运用黄芪建中汤治表虚不固症见汗出或阴虚内热或动血者,常去辛散生姜主之;治证属中焦虚损或兼痰饮者,常加茯苓或茯神健脾化湿;治咳嗽兼痰饮者,常去甘温易生痰之饴糖。薛雪治咳嗽、咳血日久,营卫两虚,常以黄芪建中汤原方或原方去姜主之;治营卫疏而客邪留着之疟疾,归芪建中汤去饴糖主之。缪遵义治中虚肝乘之胃脘痛、胁痛、疟疾,常加当归、香附、橘饼等,增行气血之功。谢映庐治脾虚肝旺之腹痛、咳嗽,取黄芪建中汤补土制肝。沈鲁珍治"汗多亡阳",以黄芪建中汤加酸枣仁、五味子敛其汗也。王孟英治遗精、自汗,与黄芪建中汤加人参、当归、龙骨、牡蛎而瘥;治内伤发热,以黄芪建中汤去饴糖主之。徐镛治阳虚久痢,运用黄芪建中汤加鹿角宣通阳气。陈廷儒治脾虚湿盛之水肿,则黄芪建中汤合理中汤、五皮饮、五苓散主之。张士骧治中气素虚,健运失常之胃脘痛,以黄芪建中汤通补之;治惊悸,以黄芪建中汤甘温补之,佐以龙骨、牡蛎镇固。也是山人治营卫两虚之咳嗽汗出,常以黄芪建中汤去饴糖、生姜,加牡蛎、五味子敛汗。

由上述分析可知,古代医家应用黄芪建中汤,并不拘泥于脾胃虚寒,多着眼于"营卫"。如医案中常见"营卫二气久损""营卫疏""营卫两怯""营卫单弱""劳伤营卫""阴阳营卫之偏虚"等字眼,或可成为临床用方的辨证要点。

黄芪建中汤的临床应用广泛。现代医家常用其治疗胃溃疡、十二指肠溃疡、溃疡性结肠炎、慢性肾炎、中风、慢性支气管炎、慢性乙型病毒性肝炎、感冒、痤疮、肝癌、胆囊结石、抑郁症、焦虑症、过敏性鼻炎等。笔者在临证时常以黄芪建中汤为基本方治疗慢性浅表性胃炎、慢性萎缩性胃炎、胆汁反流性胃炎、便秘、肠易激综合征、胆囊炎、痛经、失眠等,收效颇丰。

薯蓣丸

孙兆

孙兆治曹都使。新造一宅落成，迁入经半月，饮酒大醉，卧起失音，喑不能言。召孙视之，曰：因新宅故得此疾耳，半月当愈。先服补心气，薯蓣丸，继用细辛、川芎。十日其疾渐减，二十日全愈。曹既安，见上。问谁医，曰孙兆。上乃召问曰：曹何疾也。对曰：凡新宅，壁皆湿，地亦阴多。人乍来，阴气未散，曹心气素虚，饮酒至醉，毛窍皆开，阴湿之气从而乘心经，故不能语。臣先用薯蓣丸，使心气壮，然后以川芎、细辛去湿气，所以能语也。（《古今医案按》）

王泰林

某。病起当年产后，虽经调理而瘥，究竟营虚未复，是以至今不育，且经事乖而且多，亦营虚而气不固摄之故。自上年九秋，又感寒邪，入于肺为咳嗽，痰中带血，此谓上实下虚，血随气逆。蔓延旬日，加以内热，渐成劳损。姑仿仲景法，扶正化邪，以为下虚上实之法。生地，党参，炙草，当归，豆卷，前胡，茯苓，怀药，麦冬，阿胶，川贝，杏仁，桂枝，枇杷叶。

诒按：趋步古人，非胸罗经训者不能。时下随证敷衍，乌能望其项背。

再诊：进薯蓣丸法，补气血，生津液，彻风邪，咳嗽已减。所谓上实下虚，病情不谬。据云：当年产后，腹中常痛，至今未愈。显见营分有寒，已非一日。但内热奄缠，心悸头眩，久虚不复，终为劳损。兹从八珍加减，复入通补奇经。王道无近功，耐心安养为是。十全去芪、芎，加阿胶、艾、炮姜、紫石英、陈皮、麦冬、款冬花、川贝、神曲、大枣。

三诊：温补奇经，病情俱减，今仍前制。十全去芪、芎、草，加阿胶、香附、炮姜、陈皮、吴萸。（《环溪草堂医案》）

丁泽周

黄左。吐血后，咳嗽吐涎沫，形瘦色萎，阴损及阳，土不生金。脾为生痰之源，肺为贮痰之器。脾虚不能为胃行其津液，水谷之湿，生痰聚饮，渍之于肺，肺失清肃之权，涎出于脾，脾无摄涎之能，谷气既不化精微，何以能生长肌肉，形瘦色萎，职是故也。《经》云：一损损于皮毛，皮聚而毛落；二损损于肌肉，肌肉消瘦。病情参合，肺劳之势渐著。书云：损之自上而下者，过于胃则不可治，自下而上者，过于脾则不可治。盖深知人身之气血，全赖水谷之所化。当宜理胃健脾,顺气化痰,取虚则补母之意,《金匮》薯蓣丸加减。怀山药三钱,炙甘草五分,仙半夏一钱五分,旋覆花(包)一钱五分,潞党参二钱,云茯苓三钱,炙苏子一钱五分,川贝母三钱,野於术一钱,薄橘红五分,甜光杏三钱,炙远志五分,核桃肉二个。(《丁甘仁医案》)

【评析】 薯蓣丸在《金匮要略》中有记载。《金匮要略·血痹虚劳病脉证并治第六》云:"虚劳诸不足,风气百疾,薯蓣丸主之。薯蓣丸方:薯蓣三十分,当归、桂枝、曲、干地黄、豆黄卷各十分,甘草二十八分,人参七分,芎䓖、芍药、白术、麦门冬、杏仁各六分,柴胡、桔梗、茯苓各五分,阿胶七分,干姜三分,白敛二分,防风六分,大枣百枚,为膏。上二十一味,末之,炼蜜和丸,如弹子大,空腹酒服一丸,一百丸为剂。"

薯蓣丸中重用山药甘平为君药,入肺、脾、肾经,与理中汤,有健脾益肾补气之功;茯苓甘淡,利水渗湿,健脾宁心;四物汤合麦冬、阿胶,补血滋阴,治虚劳阴阳亏损;柴胡、防风等升阳达表,驱除风邪郁热;桔梗、杏仁,一升一降,行气理治节,利肺治劳伤;大枣味甘,补中调味。诸药合用,则脾胃健,肾气壮,气血生,阴阳和,风气百疾即可去也。

在上述古代医案中,运用薯蓣丸的名家有孙兆、王泰林、丁泽周3位,相关著作3部,相关医案3则,涉及失音、咳嗽、肺痨等病症。其中病症以虚劳损伤为主要病机。

分析诸位名家之运用,孙兆治心气虚,阴湿蒙心之失音,以原方助心气,祛阴邪。王泰林治疗产后气血两虚,气不摄血,血行气逆之咳嗽,用薯蓣丸补气血,祛风邪,以治"上实下虚"。丁泽周治疗脾肺两虚之肺痨,以薯蓣丸加减,意在培土生金,金水相生。

从以上分析中可以看出,古代医家在运用薯蓣丸时,多用于阴阳俱虚,兼表邪不解的虚劳病。先天后天不足,如"心气素虚""营虚未复""阴损及阳,土不生金",又外感邪气,如"阴湿乘心""感寒入肺",出现阴阳俱损,咳喘、心神不宁、手足烦疼、肌肉瘦削、唇口干燥、面色无华、妇人月事失常、男子遗精,病及上中下三焦,五脏气血亏损,则可用薯蓣丸调阴阳、补气血、散外邪。

现代药理学研究发现,薯蓣丸具有抗疲劳、保护脑组织、补血、调节免疫功能、抗过敏等作用。现代临床采用本方治疗的病症颇多,有治疗男子五劳七伤,如男子更年期综合征、前列腺癌术后等;有妇人病症,如不孕、疝瘕、乳腺癌等;以及慢性肾炎、慢性疲劳综合征、阿尔茨海默病等虚实夹杂的病症。

酸枣仁汤

叶天士

某。肝阳不降,夜无寐。进酸枣仁法。胆液亏阳升虚烦。枣仁,知母,炙草,茯神,小麦,川芎。(《临证指南医案》)

某。不寐六十日,温胆诸药不效,呕痰不适,明系阳升不降。用《金匮》酸枣仁汤。枣仁,知母,茯苓,川芎,炙草。(《临证指南医案》)

陈。阴精走泄,复因洞泻,重亡津液,致阳暴升,胃逆,食入欲呕,神识不静无寐。议酸枣仁汤。枣仁五钱,炙草五分,知母二钱,茯苓二钱。(《临证指南医案》)

某,三三。寤不成寐,食不甘味,尪羸,脉细数涩,阴液内耗,厥阳外越,化火化风,燔燥煽动。此属阴损,最不易治,姑与仲景酸枣仁汤。枣仁(炒黑勿研)三钱,知母一钱半,云茯神三钱,生甘草五分,川芎五分。(《临证指南医案》)

江。左胁中动跃未平,犹是肝风未熄,胃津内乏,无以拥护,此清养阳明最要。盖胃属腑,腑强不受木火来侵,病当自减,与客邪速攻,纯虚重补迥异。肝胃阴虚。酸枣仁汤去川芎,加人参。

又:诸恙向安,惟左胁中动跃多年,时有气升欲噎之状。肝阴不足,阳震不息,一时不能遽已。今谷食初加,乙癸同治姑缓。人参,茯神,知母,炙草,朱砂染麦冬,调入金箔。

又:鲜生地,麦冬(朱砂拌),竹叶心,知母,冲冷参汤。(《临证指南医案》)

徽州四十三。操持太过,肝肾浮阳上升乘胃,寤不成寐。《金匮》酸枣仁汤。(《叶氏医案存真》)

蔡南濠,四十三岁。操持太过,肝肾浮阳上冒,寤不成寐。《金匮》酸枣仁汤。(《叶天士晚年方案真本》)

柴屿青

少司马讳雅尔图,以扈从打围至德州,抱病,给假回京。医投小陷胸汤一剂,顿即仰卧,神昏不语。又一医进参三钱,神气稍苏,言语恍惚,恶食不寐。延诊,雅云:素有肝病,遂述前方。按左关脉平和,惟心部空大。此心家之疾,与肝无涉,用酸枣仁汤而愈。(《续名医类案》)

汪廷元

白公夫人,体素厚,偶因菀结,遂干咳无痰,不饥不食,大便不通,终夜不寐,常绕内宅而走，如此十昼夜，人亦不倦。镇江一医，劝进附子理中汤。予曰：今左脉弦大，右脉数大，乃阳亢阴虚，燥火内扰，安有温补之理？与《金匮》酸枣仁汤加当归、白芍、麦冬、麻仁、小麦，一饮即效，三饮而诸病良已。(《赤厓医案》)

林珮琴

族女。产后心虚善恐，见闻错妄，此由肝胆怯也。用酸枣仁汤养阴血。枣仁、潞参、当归、茯神、熟地黄、远志、莲子、炙甘草。服稍定，时恍惚，不思食，去熟地黄，加竹茹、石菖蒲。服渐瘳。(《类证治裁》)

钱　艺

薛鉴泉女，戊寅。始起寒热白痦，继而左胁攻痛，兹又痛引缺盆肩臂，盛时肢末不仁，遂气窒而厥，愈时得嚏而苏。日发数次，或一二日一发。诊脉左细右大。《内经·痹论》曰：风气胜者为行痹。痹者闭也，气道秘塞，神明为蒙，是以昏厥；得嚏则苏者，肺金相傅，行而君主自安也。沈明生治行痹者散风为主，而御寒利湿亦不可废也。桑枝、叶，牛蒡子，紫菀，甘草，菊花，制半夏，枳壳，天虫，白茯苓，竹沥。进药痛止，夜分不寐，则气厥随至，往陈企亭诊之，沉吟良久乃云：或是病去荣亏，魂魄不安之故。用酸枣仁汤加远志、龙齿、磁石、朱砂，不六剂而不厥矣。(《慎五堂治验录》)

张士骧

孕妇口渴不眠，以酸枣仁汤加减和之。酸枣仁，茯神，秫米，浮小麦，知母，竹茹，制半夏，甘草，红枣。(《雪雅堂医案》)

也是山人

车，三一。不寐多日，气逆欲呕。此属肝阳上升，阳不下交于阴所致。进酸枣仁汤。酸枣仁(炒黑，切，研)三钱，知母四钱，茯苓一钱，生甘草三钱，川芎五分。(《也是山人医案》)

【评析】　酸枣仁汤出自《金匮要略·血痹虚劳病脉证并治第六》："虚劳虚烦不得眠，酸枣仁汤主之。酸枣仁汤方：酸枣仁二升，甘草一两，知母二两，茯苓二两，芎䓖二两。上五味，以水八升，煮酸枣仁，得六升，内诸药，煮取三升，分温三服。"

本方酸枣仁，性平味酸，入心肝二经，重用以养心阴，益肝血而安神，是为君药；茯苓甘平而淡，健脾宁心，利湿泻浊，是为臣药；川芎辛香走窜，疏达肝气以调畅气机，知母苦甘性寒，清热除烦以安神，共为佐药；甘草益气和中。五药相合则肝血得补，心神得养，虚热得清，共奏养血安神、清热除烦之功。

在上述古代医案中，运用酸枣仁汤的名家有叶天士、柴屿青、汪廷元、林珮青、钱艺、张士骧、也是山人7位，相关著作9部，相关医案13则，涉及不寐、惊悸、神昏、胁痛等病症，其中不寐占 10 则，说明本方确乃治疗失眠的要方。分析诸位名医的临床运用，有以原方投之，随证加减亦有之。叶天士治阴液内耗、虚阳上浮之不寐，径用原方，治肝胃阴虚之胁痛，多在原方基础上加人参、麦冬；汪廷元治阳亢阴虚、燥火内扰之失眠，在原方基础上加当归、白芍、麦冬、火麻仁、小麦以滋阴敛神；张士骧疗孕妇口渴不眠，合半夏秫米汤、甘麦大枣汤以治之；也是山人治肝阳上升、阳不交阴治失眠，予以原方；林珮琴治产后惊悸，在原方基础上加党参、当归、熟地、远志、莲子以益气养血安神；柴屿青治神昏后不寐，予以原方；钱艺治不寐，在原方基础上加远志、龙齿、磁石、朱砂以安神定志。

从以上分析中可以看出，古代名家在运用酸枣仁汤治疗失眠时，多着眼于阴血不足，虚烦内扰。医案中常有"阴液内耗""阳亢阴虚，燥火内扰""肝阴不足""肝肾浮阳上升""肝肾浮阳上冒""肝胃阴虚""虚烦"等字眼可作为酸枣仁汤的临床运用的辨证要点。

现代医家常运用本方治疗失眠症、神经衰弱症、高血压、心脏神经症、阵发性心动过速、更年期综合征、抑郁症、焦虑症、精神分裂症、肝豆状核变性精神障碍、夜游症、自汗、冠心病等病症。

大黄䗪虫丸

王泰林

查。脉沉细数而涩，血虚气郁，经事不来。夫五志郁极，皆从火化。饥而善食，小溲如脓，三消之渐。然胸痛吐酸水，肝郁无疑。川连，麦冬，蛤壳，鲜楝树根皮（一两，洗），建兰叶。

复诊：服药后，大便之坚难者化溏粪而出，原得苦泄之功也。然脉仍数涩，郁热日盛，脏阴日消。舌红而碎，口渴消饮，血日干而火日炽。头眩、目花、带下，皆阴虚阳亢之征。当寓清泄于补正之中。川连，淡芩，黑山栀，大生地，当归，阿胶，川芎，白芍，建兰叶。大黄䗪虫丸，早晚各服五丸。

渊按：建兰叶不香无用，徐灵胎论之矣。

三诊：诸恙皆减。内热未退，带下未止，经事未通。仍从前法。川连，当归，洋参，白芍，女贞子，茯苓，麦冬，丹参，沙苑子，大生地。

四诊：《经》曰，二阳之病发心脾，女子不月，其传为风消。风消者，火盛而生风，渴饮而消水也。先辈谓三消为火疾，久必发痈疽。屡用凉血清火之药为此。自六七月间足跗生疽之后，消症稍重。其阴愈伤，其阳愈炽。今胸中如燔，牙痛齿落，阳明之火为剧。考阳明气血两燔者，叶氏每用玉女煎，姑仿之。鲜生地，石膏，知母，元参，牛膝，大生地，天冬，川连，麦冬，茯苓，生甘草，枇杷叶。（《王旭高临证医案》）

蒋。少腹结块，渐大如盘。此属肠覃，气血凝滞而成。拟两疏气血。香附，五灵脂，红花，当归，泽兰，桃仁，延胡索，丹参，陈皮，砂仁。大黄䗪虫丸，每服二十粒，开水送。（《王旭高临证医案》）

李。妇人之病，首重调经。经事初起不来，状如怀子。以后来而略少，但腹渐胀大，三载有余，岂得尚疑有孕？《内经》谓肠覃、石瘕皆腹大如怀子，石瘕则月事不来，肠覃则月事仍来，而提其要曰：皆生于女子，可导而下。夫岂徒有虚文而无斯症哉！余曾见过下红白垢圬如猪油粉皮样者无数，调理得宜，亦有愈者，借曰不然，则天下尽有高才博学之医，就有道而正焉，无烦余之多赘也。大黄䗪虫丸每朝三十粒，炒大麦芽泡汤送下。（《王旭高临证医案》）

【评析】 《金匮要略·血痹虚劳病脉证并治第六》云："五劳虚极羸瘦，腹满不能饮食，

413

食伤、忧伤、饮伤、房室伤、饥伤、劳伤，经络营卫气伤，内有干血，肌肤甲错，两目黯黑。缓中补虚，大黄䗪虫丸主之。大黄䗪虫丸方：大黄（蒸）十分，黄芩二两，甘草三两，桃仁一升，杏仁一升，芍药四两，干地黄十两，干漆一两，虻虫一升，水蛭百枚，蛴螬一升，䗪虫半升。上十二味，末之，炼蜜和丸小豆大，酒饮服五丸，日三服。"

大黄䗪虫丸中，大黄、桃仁、䗪虫、干漆、虻虫、水蛭、蛴螬相伍，破血逐瘀通经，祛瘀血而生新血，干地黄、芍药养血滋阴，柔肝止痛，使破血而不伤正，黄芩清日久血瘀之热，杏仁理气通肠，白蜜、甘草性平缓急止痛，调和诸药。丸与酒服以助药力。诸药相合，共奏破血通经、养血润燥之效，攻中有补而不伤血，里急渐缓，虚劳渐补，故曰"缓中补虚"。

在王泰林医案中，第一则医案病属消渴，本证瘀血日久化热，然瘀血不去，新血不生，正气便无由恢复，故佐用大黄䗪虫丸，使瘀去新生。第二则医案属肠覃，第三则医案为石瘕，均以大黄䗪虫丸为主治之。

大黄䗪虫丸临床应用广泛，现代医家采用本方治疗的病症颇多，如肝硬化腹水、慢性活动性肝炎、高血压、脑血栓、脑栓塞恢复期、闭塞性脉管炎、周围血管病、股骨骨折合并软组织挫伤、胫腓骨骨折合并软组织挫伤、腰脊劳损、坐骨神经痛、乳腺增生、闭经、卵巢囊肿、子宫肌瘤、盆腔炎性包块、血小板减少性紫癜、急慢性胆囊炎、老年便秘等，以及肝癌、胃癌、肺癌、前列腺癌等肿瘤疾病，有一定疗效。

射干麻黄汤

丁泽周

闻左。外感风寒，袭于肺胃，膏粱厚味，酿成痰浊，血瘀凝滞，壅结肺叶之间，致成肺痈。是以咳嗽气粗，痰秽如脓，胁痛难于转侧，振寒发热，舌苔白厚而腻，脉象浮紧而滑。病来涌急，非猛剂不为功，急仿《金匮》射干麻黄汤合《金匮》皂荚丸，一以散发表邪，一以荡涤痰浊。净麻黄四分，嫩射干八分，甜葶苈（炒研）八分，光杏仁三钱，象贝母三钱，生甘草五分，苦桔梗一钱，嫩紫菀一钱，生苡仁四钱，冬瓜子四钱，川郁金五钱，皂荚末（蜜为丸吞服）五分。

二诊：前投发散肺邪，荡涤痰浊之剂，得汗寒热已解，咳嗽气急亦见轻减，而痰稠腥秽依然，胸闷胁痛，不思饮食，小溲短赤，苔腻，脉滑数，胶黏之痰浊，蕴蓄之瘀湿，结于肺叶之间，一时难以肃清。今宜制小其剂，蠲化痰浊，清肃肺气，毋使过之，伤其正也。净蝉衣八分，嫩前胡八分，嫩射干五分，生甘草六分，桔梗一钱，光杏仁三钱，象贝母三钱，炙紫菀一钱，生苡仁四钱，冬瓜子四钱，橘红络各一钱，桃仁泥（包）一钱。（《丁甘仁医案》）

曹颖甫

冯仕觉，七月廿一日。自去年初冬始病。咳逆，倚息，吐涎沫，自以为痰饮。今诊得两脉浮弦而大，舌苔腻，喘息时胸部间作水鸣之声。肺气不得疏畅，当无可疑。昔人以麻黄为定喘要药，今拟用射干麻黄汤。射干四钱，净麻黄三钱，款冬花三钱，紫菀三钱，北细辛二钱，制半夏三钱，五味子二钱，生姜三片，红枣七枚，生远志四钱，桔梗五钱。

拙巢注：愈。

曹颖甫曰：有张大元者向患痰饮，初每日夜咯痰达数升，后咯痰较少，而胸中常觉出气短促，夜卧则喉中如水鸡声，彻夜不息。当从《金匮》例投射干麻黄汤，寻愈。又有杨姓妇素患痰喘之证，以凉水浣衣即发，发时咽中常如水鸡声，亦用《金匮》射干麻黄汤应手辄效。又当其剧时，痰涎上壅，气机有升无降，则当先服控涎丹数分，以破痰浊，续投射干麻黄汤，此又变通之法也。（《经方实验录》）

【评析】 射干麻黄汤在《金匮要略》中有记载。《金匮要略·肺痿肺痈咳嗽上气病脉证治第七》言："咳而上气，喉中水鸡声，射干麻黄汤主之。射干麻黄汤方：射干十三枚，麻黄四两,生姜四两,细辛、紫菀、款冬花各三两,五味子半升,大枣七枚,半夏(大者,洗)八枚。上九味,以水一斗二升,先煎麻黄两沸,去上沫,内诸药,煮取三升,分温三服。"

方中麻黄宣肺温肺,化饮散寒,止咳平喘,开达气机;寒饮结喉,以射干泻肺降逆,利咽散结,祛痰化饮,共为君药。寒饮内盛,以细辛温肺化饮以宣肺气;肺失宣降,以款冬花宣肺化饮以止咳;紫菀泻肺止咳,降逆祛痰,温化寒饮,调畅气机,与款冬花相配,一宣一降,调理肺气;以半夏醒脾燥湿化痰,温肺化饮,利喉涤痰;生姜降逆化饮,畅利胸膈,助半夏降逆化痰,共为臣药。肺气上逆,以五味子收敛肺气,并制约麻、辛、姜、夏之过散,使肺气宣降有序,兼防宣发降泄药伤肺气,为佐药。大枣安中扶正,补益中气,生化气血,为佐使药。诸药配伍,散中有收,开中有合,共奏止咳化痰、平喘散寒之功,是治疗寒性哮喘的有效方剂。

在古代名家医案中,运用射干麻黄汤的有丁泽周、曹颖浦,涉及肺痈、痰饮病症。丁泽周治"痰浊血瘀"所致肺痈,常合用皂荚丸,以强散发表邪、荡涤痰浊之力。曹家达治"胸间水鸣"之痰饮,常加远志、桔梗,以增化痰之功。

现代医家常用本方治疗肺气肿、肺源性心脏病、风湿性心脏病、百日咳、急性肾炎、过敏性鼻炎、老年遗尿、癫痫、小儿毛细支气管炎等。笔者在临床上对于证属风寒恋肺型感染后咳嗽、哮喘、喘息性支气管炎、支气管肺炎等,常以射干麻黄汤为基础方增损治疗,取效较好。

麦门冬汤

吴 球

吴球治一少年,患吐血,来如涌泉,诸药不效,虚羸瘦削,病危。亟脉之,沉弦细濡。其脉为顺,血积而又来,寒而又积,疑血不归源故也。尝闻血导血归,未试也。遂用病者吐出之血瓦器盛之,俟凝,入铜锅炒血黑色,以纸盛;放地上出火毒,细研为末,每服五分,麦门冬汤下,进二三服,其血遂止。后频服茯苓补心汤数十帖,以杜将来,保养半年复旧。(《名医类案》)

王式钰

一人伤风,身背发热,肩臂牵痛,胸膈满闷,每食,第一口必呕,呕而复下,以香燥投之不效,以疏散投之又不效,不得已,用温暖镇坠下焦之药投而辄吐,求治于余。余曰:此漏气症也。因上焦伤风,闭其腠理,经气失道,邪气内着所致。《经》云诸痿喘呕,皆属于上。今不治上而治下,宜其无功矣。照古方麦门冬汤作散,八日全愈。麦冬三两,生芦根三两,人参一两,葳蕤一两,竹茹三两,白术三两,甘草七钱,陈皮一两,生姜二片,陈米一合。(《东皋草堂医案》)

叶天士

吴。久嗽,因劳乏致伤,络血易瘀,长夜热灼,议养胃阴(胃阴虚)。北沙参,黄芪皮,炒麦冬,生甘草,炒粳米,南枣。(《临证指南医案》)

毛。上年夏秋病伤,冬季不得复元,是春令地气阳升,寒热咳嗽。乃阴弱体质,不耐升泄所致,徒谓风伤,是不知阴阳之义。北参,炒麦冬,炙甘草,白粳米,南枣。(《临证指南医案》)

徐,二七。形寒畏风冷,食减久嗽,是卫外二气已怯,内应乎胃,阳脉不用。用药莫偏治寒热,以甘药调,宗仲景麦门冬汤法。(《临证指南医案》)

钱氏。脉右数,咳两月,咽中干,鼻气热,早暮甚,此右降不及,胃津虚,厥阳来扰。《金匮》麦门冬汤去半夏,加北沙参。(《临证指南医案》)

陈。秋冬形体日损,咳嗽吐痰,诊脉两寸促数,大便通而不爽。此有年烦劳动阳,不得天地收藏之令,日就其消,乃虚症也。因少纳胃衰,未可重进滋腻,议用甘味养胃阴一法。

《金匮》麦门冬汤。(《临证指南医案》)

查,二四。脉细心热,呼吸有音,夜寐不寐,过服发散,气泄阳伤,为肺痿之疴,仲景法以胃药补母救子,崇生气也。《金匮》麦门冬汤。(《临证指南医案》)

徐,四一。肺痿,频吐涎沫,食物不下,并不渴饮,岂是实火,津液荡尽,二便日少,宗仲景甘药理胃,乃虚则补母,仍佐宣通脘间之扦格。人参,麦冬,熟半夏,生甘草,白粳米,南枣肉。(《临证指南医案》)

沈。积劳忧思,固是内伤,冬温触入而为咳嗽,乃气分先虚,而邪得外凑,辛散,斯气分愈泄,滋阴非能安上,咽痛音哑,虚中邪伏,恰值春暖阳和,脉中脉外,气机流行,所以小效旬日者,生阳渐振之象,谷雨暴冷骤加,卫阳久弱,不能拥护,致小愈病复,诊得脉数而虚,偏大于右寸,口吐涎沫,不能多饮汤水,面色少华,五心多热,而足背浮肿,古人谓金空则鸣,金实则无声,金破碎亦无声,是为肺病显然,然内伤虚馁为多,虚则补母,胃土是也,肺痿之疴,议宗仲景麦门冬汤。(《临证指南医案》)

某。伏暑冒凉发疟,以羌、防、苏、葱,辛温大汗,汗多,卫阳大伤,胃津亦被劫干,致渴饮,心烦无寐,诊脉左弱右促,目微黄,嗜酒必中虚谷少,易于聚湿蕴热,勿谓阳伤骤补,仿《内经》"辛散太过,当食甘以缓之"(胃阳虚湿聚)。大麦仁,炙草,炒麦冬,生白芍,茯神,南枣。

又:药不对症,先伤胃口,宗《内经》肝苦急,急食甘以缓之,仲景谓之胃减,有不饥不欲食之患,议用《金匮》麦门冬汤,取胃汁以开痰饮,仍佐甘药,取其不减阴阳耳。《金匮》麦门冬汤去枣、米,加茯神、糯稻根须。

又:脉右大,间日寒热,目眦微黄身痛,此平素酒湿,挟时邪流行经脉使然,前因辛温大汗,所以暂养胃口,今脉症既定,仍从疟门调治。草果,知母,人参,枳实,黄芩,半夏,姜汁。(《临证指南医案》)

某。液涸消渴,是脏阴为病,但胃口不醒,生气曷振?阳明阳土,非甘凉不复。肝病治胃,是仲景法。人参,麦冬,粳米,佩兰叶,川斛,陈皮。(《临证指南医案》)

王,三十。痰多咽痛,频遭家难,郁伤,心中空洞,呛逆不已,议与胃药(郁伤胃)。《金匮》麦门冬汤。(《临证指南医案》)

陶,十六。色黄,脉小数,右空大,咳呕血溢,饮食渐减,用建中旬日颇安,沐浴气动,血咳复至,当以静药养胃阴方。《金匮》麦门冬汤去半夏。(《临证指南医案》)

某。着右卧眠,喘咳更甚,遇劳动阳,痰必带血,经年久嗽,三焦皆病。麦门冬汤。(《临证指南医案》)

徐。阴脏失守,阳乃腾越,咳甚血来,皆属动象,静药颇合,屡施不应,乃上下交征,阳明络空,随阳气升降自由,先以柔剂填其胃阴,所谓执中近之。《金匮》麦门冬汤去半夏加黄芪。(《临证指南医案》)

陶,四一。两年前吐血咳嗽,夏四月起,大凡春尽入夏,气机升泄,而阳气弛张极矣,阳既多动,阴乏内守之职司,络血由是外溢,今正交土旺发泄,欲病气候,急养阳明胃阴。夏

至后,兼进生脉之属,勿步趋于炎熇烈日之中,可望其渐次日安。《金匮》麦门冬汤去半夏。(《临证指南医案》)

胡,四三。补三阴脏阴,是迎夏至生阴,而晕逆欲呕吐痰,全是厥阳犯胃上巅,必静养可制阳光之动,久损重虚,用甘缓方法。《金匮》麦门冬汤去半夏。(《临证指南医案》)

华,三七。春深地气升,阳气动,有奔驰饥饱,即是劳伤。《内经》"劳者温之"。夫劳则形体震动,阳气先伤。此温字,乃温养之义,非温热竞进之谓。劳伤久不复元为损,《内经》有"损者益之"之文,益者补益也。凡补药气皆温,味皆甘,培生生初阳,是劳损主治法则。春病入秋不愈,议从中治。据述晨起未纳水谷,其咳必甚,胃药坐镇中宫为宜。《金匮》麦门冬汤去半夏。(《临证指南医案》)

张,三十九岁。中年色萎黄,脉弦空。知饥不欲食,不知味。据说春季外感咳嗽,延秋气怯神弱,乃病伤成劳,大忌消痰理嗽。麦门冬汤。(《叶天士晚年方案真本》)

尤 怡

用复脉甘润法,呛止音出,得益水濡润之力也。无如胃弱便溏,此药不宜再用。仿《金匮》麦门冬汤义,取养土之阴,以生肺金。麦门冬汤。

诒按:此用药转换法也。[《(评选)静香楼医案》]

薛 雪

右脉虚大,色夺形瘦,肌燥疮痍,咳嗽经年,曾经失血,是津亏气馁,由精劳内损,但理胃阴,不必治咳。《金匮》麦门冬汤去半夏。(《扫叶庄一瓢老人医案》)

陈念祖

食少恶心,动则多喘,吐沫,咳嗽不已,系胃虚伤及中气,若清肺金,曷克有济,呑用《金匮》大半夏、麦门冬两汤法。人参二钱,制半夏二钱,麦门冬二钱,炙甘草一钱,白茯苓三钱,粳米半合,大枣三枚,水同煎服。(《南雅堂医案》)

咳甚血来,是属动象,阴藏失司,阳乃腾越,阳明络空,随阳气自为升降,拟以柔剂填养胃阴,师《金匮》法,用麦门冬汤加减治之。麦门冬四钱,黄芪二钱(酒炒),人参一钱,生甘草八分,粳米半盏,大枣三枚,水同煎服。

劳力气动,血咳复发,饮食渐减,色黄,脉象小数,右空大,当滋养胃阴,冀可平复。麦门冬三钱,人参一钱五分,生甘草一钱,粳米半盏,大枣三枚,水同煎服。(《南雅堂医案》)

赵海仙

脾阳不足,肺阴已亏。面色萎黄,咳逆失血,鼻衄,谷食减少。脉象弦数。人虚不复,防成损怯。书云:脾喜燥而恶润,肺喜润而恶燥。喜恶既有不同,燥润亦有所忌,惟《金匮》麦冬汤尚合机,用之。大麦冬一钱五分,太子参四钱,法半夏一钱五分,粉甘草五分,大生

地一钱五分,粳米一勺。(《寿石轩医案》)

木火凌金,屡次失血,营卫两亏,微寒微热,肺气大伤,咳逆自汗,侧眠于左,已延三载。脾胃亦伤,咳吐不已,大便滞溏,面色黄萎,谷食不香。脉象弦芤且数。阴分固伤,阳气尤亏,损怯门中已成不治之症。足下所云劳伤肺脏之源,由于咳嗽不止,则肾中元气虚荡不宁。肺为肾之母,母病则子亦病。肺又为五脏之华盖。《经》云:谷入于胃,精华乃传于肺,五脏六腑皆以受气。其清者为卫,浊者为营。而脏腑皆取精于肺。肺病则不能输精于脏腑,延久则脏腑皆枯,枯则无治。咽痛音哑,尚未露出。拟一方以尽人力。连心麦冬三钱,南、北沙参各三钱,冬桑叶三钱,新会皮一钱,制半夏二钱,生诃子三钱,粉甘草一钱,白茅根三钱,川桂枝一钱五分,东白芍三钱,云茯神、苓各三钱,山茶花一钱,陈粳米三钱,枇杷叶二片(去毛)。(《寿石轩医案》)

孙御千

陈仓米汤煎服,一时许即索粥饭吃,神思稍清而能安卧,惟痔痛小便涩少,口中干燥。饮以麦冬汤一次,至夜小便二次,痢竟止矣。十八日前方去川连、神曲、扁豆花,加麦冬、小麦,以养心调理,令服四剂,饭后同体乾归。(《龙砂八家医案》)

张聿青

陈右。久咳根蒂不除,去秋燥气犯肺,咳而失血,金水由此而亏,连绵内热,肉脱形瘦。脉细数而促。理宜壮水救阴,清金保肺。然舌淡少华,中气薄弱,稠腻之药,不能多进。症入劳损之途,不能许治。勉拟《金匮》麦门冬方。备质高明。人参须四分(另煎冲),云茯苓四钱,桑白皮二钱(炙),甜杏仁三钱,川贝母二钱,麦冬三钱(炒去心),生甘草三分,地骨皮二钱(炒),白粳米一把(煎汤代水),枇杷叶四片(去毛)。

又:用《金匮》麦门冬汤,咳嗽稍减,然清晨依然咳甚。脉细弦数。盖寅卯属木,金病而遇木旺之时,病势胜矣。药既应手,未便更章。人参须五分(冲),生甘草五分,茯苓三钱,淡芩一钱五分(炒),地骨皮二钱,法半夏一钱五分,川贝一钱五分(炒),桑白皮二钱,知母一钱五分(炒),枇杷叶四片(去毛),肺露一两(冲)。

又:神情稍振,胃亦渐起。然咳嗽仍然未定,甚则哕恶欲呕,上午清晨为甚,辰巳之交,往来寒热。脉细数,舌红苔黄。还是肝肾阴虚,气难摄纳,自下及上,阴阳不能和协。虽略转机,不足为恃。人参须一钱,生扁豆衣三钱,桑白皮二钱,炙蛤黛散三钱(包),大麦冬三钱(去毛),霍石斛三钱,代赭石三钱,法半夏一钱五分,生甘草四分,地骨皮二钱,茯苓、神各三钱,粳米汤代水。(《张聿青医案》)

【评析】 麦门冬汤在《金匮要略》中有记载。《金匮要略·肺痿肺痈咳嗽上气病脉证治第七》:"大逆上气,咽喉不利,止逆下气者,麦门冬汤主之。麦门冬汤方:麦门冬七升,半夏一升,人参二两,甘草二两,粳米三合,大枣十二枚。上六味,以水一斗二升,煮取六升,温服一升，日三夜一服。"

麦门冬汤重用麦门冬甘寒清润，以清虚热，为君药，臣以人参、甘草、粳米、大枣，益胃养阴，培土生金，佐以少量半夏，降逆下气，化其涎沫。半夏虽属辛温，但与大量麦门冬相配，既缓半夏性燥，亦防麦冬滋腻。合而成方，润肺益胃，下气止唾，实乃虚则补母之法。

在上述古代名家医案中，运用麦门冬汤的有吴球、王式钰、叶天士、尤怡、薛雪、陈念祖、赵海仙、孙御千、张聿青9位，相关著作10部，相关医案二十余则，涉及咳嗽、哮喘、肺痿、痢疾、疟疾、呕吐、消渴、郁证、咳血、呕血、虚劳、产后癫狂等病症。

分析诸位名家之运用，麦门冬汤原为肺痿咳逆上气所设，为滋阴润燥的代表方，在古代医案中涉及病种较多，且灵活运用，如王式钰仿麦门冬汤加芦根、葳蕤、竹茹、白术、陈皮治"一人伤风，身背发热，肩臂牵痛，胸膈满闷"。叶天士遣原方治"形寒畏风冷，食减久嗽""咳嗽吐痰……大便通而不爽""肺痿，频吐涎沫，食物不下""口吐涎沫，不能多饮汤水，面色少华，五心多热""痰多咽痛……郁伤，心中空洞"等；去半夏加北沙参治"咳两月，咽中干，鼻气热"；去半夏加佩兰叶、川斛、陈皮治"液涸消渴"；去半夏加黄芪治"阴脏失守，阳乃腾越，咳甚血来"。陈念祖原方去半夏治"劳力气动，血咳复发，饮食渐减"。赵海仙原方加生地治"面色萎黄，咳逆失血，鼻衄，谷食减少"。张聿青拟原方去半夏，加茯苓、桑白皮、杏仁、川贝母、地骨皮、枇杷叶治"久咳根蒂不除……咳而失血……连绵内热"。

从案中运用可以发现，麦门冬汤所治不全是肺痿咳逆之证，还有动血惊恐之证，但细察其病机，多为中虚不足，肺胃阴亏，选麦门冬汤既能理胃，亦可润肺，有安中润燥之效。不少医家去半夏用之，全取其阴润之用，原方使用则是考虑胃衰少纳，不可全进滋腻，故以少量半夏，与麦冬相反相成，能防滞降逆。

麦门冬汤临床应用广泛，现代医家采用本方治疗的病症颇多，如慢性胃炎、胃食管反流病、糖尿病性胃轻瘫、慢性咳嗽、变异型咳嗽、肺结核、肺不张、肺纤维化、肺癌、咽异感症、口腔溃疡等。

葶苈大枣泻肺汤

薛　己

一男子喘咳,脉紧数,以小青龙汤一剂,表证已解;更以葶苈大枣汤,喘止;乃以桔梗汤而愈。(《外科发挥》)

叶天士

某五二。脉右大弦,气喘,咳唾浊沫,不能着枕,喜饮汤水,遇寒病发,此属饮邪留于肺卫,如见咳,投以清润,愈投愈剧矣。葶苈子,山东大枣。(《临证指南医案》)

尤　怡

浮肿咳喘,颈项强大,饮不得下,溺不得出,此肺病也。不下行而反上逆,治节之权废矣。虽有良剂,恐难奏效。葶苈大枣泻肺汤。

诒按:此痰气壅阻之证,故重用泻肺之剂。[《(评选)静香楼医案》]

吴　瑭

周,四十岁。壬戌八月二十五日:内而暑湿,外而新凉,内外相搏,痰饮斯发。杏仁粉三钱,白通草三钱,广皮二钱,生苡仁五钱,飞滑石三钱,小枳实二钱,半夏五钱,川朴三钱,生姜三片,桂枝木三钱,茯苓皮三钱。

二十八日:支饮射肺,眩冒,小青龙去麻、辛。桂枝四钱,白芍(炒)三钱,焦於术三钱,干姜二钱,制五味一钱,生姜三片,半夏六钱,杏仁粉五钱,小枳实二钱,生苡仁五钱,炙甘草二钱。

初一日:渴为痰饮欲去,不寐为胃仍未和,故以枳实橘皮汤逐不尽之痰饮,以半夏汤和胃令得寐。半夏一两,杏仁粉三钱,广皮三钱,桂枝三钱,生姜三片,生苡仁五钱,枳实二钱,秫米一合。得寐再诊。

初六日:服半夏汤,既得寐矣,而反咳痰多,议桂枝干姜五味茯苓汤,合葶苈大枣泻肺汤逐饮。桂枝五钱,茯苓块六钱,苦葶苈三钱,半夏二钱,肥大枣(去核)四钱,干姜五钱,五味子三钱。甘澜水五碗,煮取二碗,分二次服。再煮一碗服。

初八日:先以葶苈大枣泻肺汤,行业已攻动之饮,令其速去。苦葶苈四钱,肥大枣五枚。服葶苈汤后,即以半夏汤和胃。半夏一两,生姜五大片,小枳实四钱,洋参(生姜块同捣,炒老黄)二钱。水八杯,煮取三杯,三次服。

九月初十日:逐去水后,用《外台》茯苓饮,消痰气,令能食。茯苓块六钱,半夏三钱,小枳实四钱,洋参(姜汁制黄色)二钱,生姜八钱,广皮三钱,於术(炒)六钱。

十五日:饮居胁下则肝病,肝病则肝气愈衰,故得后与气则愈。先与行胁下之饮,泄肝即所以舒脾,俟胁痛止,再议补脾。生香附三钱,广皮二钱,旋覆花(包)三钱,青皮钱半,苏子霜三钱,降香末三钱,半夏四钱,枳实钱半。

二十日:行胁络之饮,业已见效,尚有不尽,仍用前法。生香附三钱,归须一钱,半夏三钱,广皮一钱,苏子霜钱半,降香末钱半,郁金二钱,小枳实一钱,旋覆花(包)三钱。二帖。

二十二日:通补中阳,兼行胁下不尽之饮。代赭石五钱,焦术三钱,旋覆花(包)三钱,桂枝三钱,炙甘草三钱,茯苓五钱,生姜三片,半夏五钱。四帖。

十月初二日:通降胁下之痰饮,兼与两和肝胃。旋覆花三钱,小枳实(杵碎)二钱,干姜钱半,苏子霜三钱,桂枝尖二钱,广皮二钱,生姜三片,半夏六钱。(《吴鞠通医案》)

金氏,二十六岁。癸亥二月初十日:风寒挟痰饮为病,自汗恶寒,喘满短气,渴不多饮,饮则呕,夜咳甚,倚息不得卧,小青龙去麻、杏,加枳实、广皮,行饮而降逆气。桂枝六钱,制五味钱半,炙甘草三钱,干姜三钱,白术四钱,炒半夏六钱,小枳实二钱,广皮二钱,生姜三片,茯苓六钱。甘澜水八杯,煮成三杯,三次服。

十一日:昨用小青龙,咳虽稍减,仍不得卧,今用葶苈大枣合法。桂枝八钱,广皮三钱,干姜五钱,五味子二钱,半夏六钱,炙甘草三钱,白芍(炒)四钱,小枳实二钱,大枣(去核)五枚,苦葶苈(炒香,研细)二钱。水八杯,煮取三杯,三次服,渣再煮一杯服。

十二日:用小青龙逐饮,兼利小便,使水有出路。桂枝五钱,小枳实二钱,干姜二钱,白通草钱半,杏泥五钱,制五味钱半,炙甘草一钱,白芍(炒)二钱,生苡仁五钱,半夏五钱,生姜三片。煮成两杯,分二次服,渣再煮一杯服。

十三日:脉稍平,病起本渴,大服姜桂,渴反止者,饮居心下,格拒心火之渴也,仍以蠲饮为主。微恶寒,兼和营卫。桂枝六钱,茯苓三钱,杏泥四钱,半夏六钱,干姜三钱,白芍(炒)三钱,炙甘草钱半,广皮一钱,生姜三片,小枳实钱半,制五味钱半,大枣(去核)二钱。煎法如前。

十四日:咳则胁痛,不惟支饮射肺,且有悬饮内痛之虞,兼逐胁下悬饮。桂枝六钱,青皮二钱,干姜四钱,广皮二钱,杏仁泥四钱,郁金三钱,生香附三钱,制五味钱半,旋覆花(包)三钱,小枳实钱半,半夏八钱,苏子霜二钱,生姜五钱。三碗,三次服,渣再煎一碗服。

十五日:咳止大半,惟胁痛攻胸,肝胃不和之故。切戒恼怒,用通肝络法。半夏,苏子(去油)三钱,干姜三钱,桂枝尖三钱,降香末,归须二钱,青皮二钱,旋覆花三钱,郁金,生香附。头煎二杯,二煎一杯,分三次服。(《吴鞠通医案》)

王泰林

秦。悬饮居于胁下,疼痛,呕吐清水。用仲景法。芫花、大戟、甘遂、白芥子、吴茱萸各三钱,大枣二十枚。将河水两大碗,上药五味,煎至浓汁一大碗,去滓,然后入大枣煮烂,候干。每日清晨食枣二枚。

渊按:此十枣汤、葶苈大枣泻肺汤之变法也。以吴萸易葶苈,颇有心思。(《王旭高临证医案》)

僧。水肿自下而起,腿足阴囊,大腹胸膈,泛滥莫御。今先从上泻下。肺主一身之气,又曰水出高源,古人开鬼门、洁净府,虽从太阳,其实不离乎肺也。葶苈子,杏仁,川朴,陈皮,茯苓,川椒目,生姜,大枣。控涎丹,每日服五分。

渊按:水肿实证,治法如是。《经》云:其本在肾,其末在肺。葶苈泻肺,椒目泻肾。控涎丹不及舟车丸合拍。(《王旭高临证医案》)

【评析】 葶苈大枣泻肺汤出自《金匮要略》。《金匮要略·肺痿肺痈咳嗽上气病脉证治第七》云:"肺痈,喘不得卧,葶苈大枣泻肺汤主之。葶苈大枣泻肺汤方:葶苈(熬令黄色,捣丸如弹子大),大枣十二枚。上先以水三升,煮枣取二升,去枣,内葶苈,煮取一升,顿服。"

葶苈大枣泻肺汤又名葶苈大枣汤,方用葶苈子泻肺逐水,由于葶苈子为泻肺峻药,易伤肺胃之气,故以枣汤送下,以和中扶正。本方为泻肺行水、下气平喘之剂,主治痰涎壅盛证。

在上述古代名家医案中,运用葶苈大枣泻肺汤的有薛己、叶天士、尤怡、吴瑭、王泰林5位,相关著作6部,相关医案7则,涉及痰饮、水肿、肺痈、咳嗽、喘证等病症,痰饮案最多,或与葶苈子泻肺逐水、主治痰涎壅盛有关。

分析诸位名家之运用,径用原方者有之,随症加减者亦有之。吴瑭治外感风寒、内伤暑湿、痰湿壅肺之痰饮,服半夏汤后,得寐而反咳痰多者,合桂枝干姜五味茯苓汤加减,以增温化水饮之功,痰饮去者,合半夏汤以和胃;治外感风寒、内有痰湿者之痰饮,合桂枝干姜五味茯苓汤,加半夏、枳实、白术以行气化痰和胃。王泰林治痰饮之饮停胁下属悬饮,见呕吐清水者,合十枣汤以攻逐水饮,去泻肺峻药之葶苈子,换吴茱萸以散寒止痛,降逆止呕。薛己治外感内热之肺痈,见咳喘者,以葶苈大枣汤泻肺平喘,继用桔梗汤以祛痰排脓而愈。尤怡治痰气壅阻之咳喘,见水肿者,以原方主之。王泰林治肾虚水泛之水肿,见下肢先肿之阴水,加椒目以增强利水之效,加陈皮、茯苓、厚朴等化痰祛湿。

从以上分析中可以看出,古代医家在运用葶苈大枣泻肺汤时,多基于痰涎壅盛的病机。葶苈大枣泻肺汤为泻肺峻剂,适用肺痈初起喘不得卧,胸胁胀满,脓已成或未成,无表证,形证俱实者,且一次顿服,不宜过量及过久,若脓成里虚者应慎用。

现代临床用于治疗病毒性肺炎、肺源性心脏病、结核性胸腔积液、结核性胸膜炎、心包积液等疾病。

奔 豚 汤

钱 艺

方梅溪,戊寅,古塘行。小腹聚气,攻冲直贯心坎,汗多大痛,小溲少,口不渴,脉弦苔糙。肾气上冲,奔豚症也。宗仲景法主之。李根白皮五分,甘草三分,紫石英四钱,橘络一钱,油足肉桂三分(冲入),茯神三钱,川楝子三钱,西赤芍药一钱半,半夏一钱半,左金丸三分。

奔豚症平,仍宗前方出入:李根白皮一钱,紫油肉桂二分,鲜石菖蒲一钱,朱茯神三钱,磁石三钱,紫石英三钱,远志一钱半,左金丸二分,楝实二钱,制半夏二钱,香附三钱。

见届主气太商,客气太角,木金相克则肾水泛滥而作奔豚,投助心火为助解之法,既得效矣。今思其次当补中州,俾土能堤水则肾寒亦不上泛也已。潞党参三钱,半夏二钱,远志一钱,左金丸三分,白茯苓三钱,香附三钱,磁石三钱,金铃子一钱,紫石英三钱,秫米三钱,砂仁一钱。(《慎五堂治验录》)

管少泉令郎,敏之,雪葭泾。旧秋患小腹与脐阵痛,按之释然,别无他苦。历医数手,亦有识为肾病者,共服桂附数两,及龟鹿酸甘大补,俱无寸功。又作亢阳乘龙,后亦不止。庚辰正月初五日,呼舟来请。诊毕问曰:"可有医者作奔豚证治否?"答云:"并无此论。"余乃笑曰:"诸公皆舍近而谋远,宜乎劳而无功也。拙用仲景奔豚汤出入,是释远而谋近,庶可逸而有功乎。"连服五剂,固效。方留下。赤芍一钱半,安肉桂五分,川杜仲三钱,香附三钱,李根一两半,云茯神三钱,金铃子一钱半,甘草三分,黄连三分,冬虫夏草一钱半。(《慎五堂治验录》)

【评析】 奔豚汤出自《金匮要略·奔豚气病脉证治第八》:"奔豚气上冲胸,腹痛,往来寒热,奔豚汤主之。奔豚汤方:甘草、芎䓖、当归各二两,半夏四两,黄芩二两,生葛五两,芍药二两,生姜四两,甘李根白皮一升。上九味,以水二斗,煮取五升,温服一升,日三夜一服。"

奔豚汤方中甘李根白皮为君,清热下气;黄芩苦寒,降肝气清郁热;川芎、当归、芍药理肝养血;葛根、半夏、生姜和胃降逆;甘草益气和中,缓急止痛,调和诸药。上药合用,肝脾两调,降逆平冲。

在古代名家医案中,钱艺疗"肾气上冲"之奔豚病,以奔豚汤化裁治之;治脐腹疼痛,亦以奔豚汤加杜仲、冬虫夏草等滋补益肾之品化裁治之。从上述分析可知,在运用奔豚汤时,病机多着眼于肾间动气挟郁火上逆,如医案中常见"奔豚气之挟肝邪者""肾气上冲"等字眼,或可作为奔豚汤临床辨证要点。

奔豚汤现代临床常用治咳嗽、失眠、心血管神经症、胃神经症、抑郁障碍、儿童多发性抽动症、小儿咽-结合膜热、小儿发热等疾病。笔者在临床上亦用奔豚汤加减治疗证属郁而化火的胃食管反流病、嗳气、肠易激综合征、心悸、心律失常、焦虑症、抑郁症等疾病,收效较好。

栝蒌薤白白酒汤

叶天士

王，五七。气逆自左升，胸脘阻痹，仅饮米汤，形质不得下咽，此属胸痹，宗仲景法。瓜蒌薤白汤。

又：脉沉如伏，痞胀格拒，在脘膈上部，病人述气壅，自左觉热，凡木郁达之，火郁发之，患在上宜吐之。巴豆霜一分（制），川贝母三分，桔梗二分，为细末服，吐后，服凉水即止之。（《临证指南医案》）

华，四六。因劳，胸痹，阳伤，清气不运，仲景每以辛滑微通其阳。薤白，瓜蒌皮，茯苓，桂枝，生姜。（《临证指南医案》）

淮安，四十六。食物有形之滞，从胃入肠。若心胸之下，皆阳气游行之所。因初起停食，几年疑惑，其实阳不转旋，而致结痹。栝蒌薤白白酒汤。（《叶氏医案存真》）

汪，五十七岁。胸痹是上焦清阳不为舒展，仲景以轻剂通阳。桂枝瓜蒌薤白汤。（《叶天士晚年方案真本》）

陈，四十八岁。遇烦劳，必脘中气窒噎痛。望五年岁，不宜有此。桂枝瓜蒌薤白汤。（《叶天士晚年方案真本》）

林珮琴

赵。有年，胸痹食阻，由举重伤气所致。脉小弱是阳结欲闭之候，述数月前膈痛，饮糜粥辄阻，自谓膈噎已成。今作胸痹治，通其脘中欲闭之阳。参《金匮》法，栝蒌、薤白、桔梗、杏仁、橘白、丁香，用辛滑温通，胸脘俱爽，食入不拒，竟进粥饭，然病初愈，恣意粉团干饭，非高年祝噎所宜。（《类证治裁》）

张聿青

徐左。中脘作痛，腹满气撑，便阻不爽。脉两关俱弦。厥气挟痰，阻于胃府，久则成膈。薤白头三钱，瓜蒌仁四钱，酒炒延胡索一钱五分，青皮一钱，瓦楞子五钱，制香附二钱，淡吴萸五分，枳壳一钱，沉香二分，公丁香三分，黑丑三分，湘军四分。后四味研细，先服。

二诊：脘痛微减。然稍有拂逆，痛即渐至。还是肝胃不和。再为疏泄。赤芍（吴萸四分同炒），制半夏，香附，乌药，薤白头，陈香橼皮，砂仁，青皮，延胡，瓦楞子。（《张聿青医案》）

邵兰荪

安昌茹。湿热下注，小便涩痛带血，脉濡，肢冷背寒，舌黄。宜分清利湿为主。（二月十八日）川萆薢三钱，西琥珀八分（冲），蒲黄钱半，赤苓四钱，泽泻二钱，炒车前三钱，当归三钱，木通钱半，海金沙四钱，血余炭一钱，粉丹皮钱半。清煎，四帖。

又：湿热未清，溺后仍属有血，惟涩痛较差，脉濡，舌滑，借四物汤加减治之。（四月九号癸卯二十三日）生地四钱，蒲黄钱半，生甘梢八分，焦栀子三钱，当归钱半，血余炭一钱，泽泻三钱，瞿麦钱半，丹皮三钱，炒车前三钱，木通钱半。清煎，四帖。

又：尿血遇劳即发，脉濡细，舌黄滑，湿热蕴蓄。姑宜凉血、清热、分利。（五月十五号甲辰二十九日）生地四钱，血余炭一钱，川萆薢三钱，淡竹叶钱半，丹皮三钱，茯苓四钱，银花钱半，木通钱半，焦栀子三钱，泽泻三钱，生米仁四钱。清煎，四帖。

又：尿血屡发屡瘥，脉涩数，肺气窒痹，胸次痰阻。姑宜瓜蒌薤白汤主之。（元月初八日）瓜蒌皮三钱，光杏仁三钱，炒蒲黄钱半，白薇三钱，薤白一钱，广郁金三钱，血余炭一钱，儿茶一钱，焦栀子三钱，丹皮二钱，通草钱半。清煎，三帖。

介按：阴亏而湿热下坠，致尿管阻痹而为血淋，初方宗分清饮意，再加琥珀、赤苓，以通血利窍，是通则不痛，痛随利缓之义，故能涩痛较差。次方虽是四物汤加减，适与钱氏导赤之意相符，以清小肠火腑之热，乃是滋阴凉血之方。但其阴未固摄，湿未退净，以致过劳即发。且湿热蕴蓄不解，屡次化热劫液，又进清热渗湿，兼以凉血之剂，而血余炭尤擅一方之长，在愚见尚堪兼用陈棕灰，则更为特效。至第四诊，湿化痰涎，阻痹肺气，又用瓜蒌薤白汤以除胸次之痰。此等方案，洵堪作为后学之师范。（《邵兰荪医案》）

阮怀清

程。老年胸痹，艰为饮食，食则胸膈痞胀，不易运化，复加疼痛嗳臭吐酸，仿《金匮》栝蒌薤白白酒汤加味治之。栝蒌实三钱，川桂枝钱半，炒冬术钱半，广陈皮钱半，干薤白三钱，白茯苓三钱，江枳实一钱，南京术钱半，川紫朴一钱，炒谷芽三钱，制香附钱半，高良姜钱半。（《阮氏医案》）

【评析】 栝蒌薤白白酒汤在《金匮要略》中有记载。《金匮要略·胸痹心痛短气病脉证治第九》云："胸痹之病，喘息咳唾，胸背痛，短气，寸口脉沉而迟，关上小紧数，栝蒌薤白白酒汤主之。栝蒌薤白白酒汤方：栝蒌实（捣）一枚，薤白半升，白酒七升。上三味，同煮，取二升，分温再服。"

栝蒌薤白白酒汤即瓜蒌薤白白酒汤，为治疗胸阳不振引起胸痹的常用方，以栝蒌甘寒入肺，理气宽胸，涤痰散结。薤白辛温，行气止痛，通阳散结。两药配伍，能散胸中阴寒聚结，宣上焦气机停滞。佐以辛散温通的白酒，能行气活血。全方药少力专，精于行气化痰与温通胸阳。

在上述古代名家医案中,运用栝蒌薤白白酒汤类方的有叶天士、林珮琴、张聿青、邵兰荪、阮怀清5位,相关著作7部,相关医案9则,涉及胸痹、胃脘痛、淋证等病症。

分析诸位名家之运用,有径用原方,亦有个人发挥加减,如叶天士治疗"气逆自左升,胸脘阻痹""食物有形之滞,从胃入肠",以原方治之;林珮琴治"胸痹食阻",以原方加桔梗、杏仁、橘白、丁香疗之;阮怀清治"老年胸痹,艰为饮食,食则胸膈痞胀",以原方加白术、陈皮、桂枝、茯苓、枳实、厚朴、谷芽、香附、高良姜。

从以上分析中可以发现,运用此方的情况多是因为病位在胸脘。栝蒌薤白白酒汤能散结止痛,医案中均有"阻痹""气窒""腹满气撑""膈痛""作痛""噎痛"等表现,可见其症状从较为常见的胸脘气郁到严重的疼痛难忍均有出现,但其病机多为中气亏虚、阳气虚微导致的胸膈失于温煦,或是有形病理产物停聚,阻碍正常运行,故出现以上症状,此时可选该方温开胸膈痹阻。

本方在现代临床中主要用于心血管、呼吸系统疾病,如冠心病、心绞痛、心律失常、支气管炎、支气管哮喘、肺源性心脏病、慢性阻塞性肺疾病等。笔者认为此方在治疗胸痹之时,可配伍丹参、三七、降香、砂仁等药物。同时也可将其用于治疗消化系统疾病,视病势发展灵活配伍,药效明显。

栝蒌薤白半夏汤

叶天士

叶，四十。脉右弦，舌黄不渴，当心似阻，昔形壮，今渐瘦，咳久不已，卧着则咳，痰出稍安，此清阳少旋，支脉结饮，议通上焦之阳（胸次清阳少旋支脉结饮）。鲜薤白，瓜蒌皮，半夏，茯苓，川桂枝，姜汁。（《临证指南医案》）

杨。头中冷痛，食入不消，筋脉中常似掣痛，此皆阳微不主流行，痰饮日多，气隧日结，致四末时冷，先以微通胸中之阳。干薤白，桂枝，半夏，茯苓，瓜蒌皮，姜汁。

又：微通其阳已效，痰饮阻气，用茯苓饮去广皮，加姜汁。（《临证指南医案》）

姚。胃痛久而屡发，必有凝痰聚瘀，老年气衰，病发日重，乃邪正势不两立也。今纳物呕吐甚多，味带酸苦，脉得左大右小。盖肝木必侮胃土，胃阳虚，完谷而出，且呃逆沃以热汤不减，其胃气掀腾如沸，不嗜汤饮，饮浊弥留脘底。用药之理，远柔用刚，嘉言谓能变胃而不受胃变，开得上关，再商治法（肝犯胃兼痰饮胸痹）。紫金丹含化一丸，日三次。

又：议以辛润苦滑，通胸中之阳，开涤浊涎结聚，古人谓通则不痛，胸中部位最高，治在气分。鲜薤白（去白衣）三钱，瓜蒌实（炒焦）三钱，熟半夏三钱，茯苓三钱，川桂枝一钱，生姜汁四分（调入）。

古有薤露之歌，谓薤最滑，露不能留，其气辛则通，其体滑则降，仲景用以主胸痹不舒之痛；瓜蒌苦润豁痰，陷胸汤以之开结；半夏自阳以和阴，茯苓淡渗，桂枝辛甘轻扬，载之不急下走，以攻病所；姜汁生用，能通胸中痰沫，兼以通神明，去秽恶也。（《临证指南医案》）

陈。壮盛年岁，形消色夺，诊脉右小促，左小弦劲。病起上年秋季，脘中卒痛，有形梗突，病后陡遇惊触，渐次食减不适，食入不运，停留上脘，腹形胀满，甚则胁肋皆胀，四肢不暖，暮夜渐温，大便旬日始通，便后必带血出。清早未食，自按脐上气海，有瘕形甚小，按之微痛，身动饮水，寂然无踪。天气稍冷，爪甲色紫。细推病属肝脾，气血不通，则为郁遏，久则阳微痹结，上下不行，有若否卦之义。阅医药或消或补，总不见效者，未知通阳之奥耳（肝脾不和清阳痹结）。薤白，桂枝，瓜蒌仁，生姜，半夏，茯苓。

又：薤白汁，桂枝木，瓜蒌实，川楝子皮，半夏，茯苓，归须，桃仁，延胡，姜汁。二汁法丸。（《临证指南医案》）

席，二三。脉右濡，脐上过寸有聚气横束，几年来食难用饱，每三四日一更衣。夫九窍失和，都属胃病。上疑部位为气分，清阳失司，仿仲景微通阳气为法。薤白，瓜蒌汁，半夏，

姜汁,川桂枝,鲜菖蒲。(《临证指南医案》)

徐,六一。胸痹因怒而致,痰气凝结。土瓜蒌,半夏,薤白,桂枝,茯苓,生姜。(《临证指南医案》)

孙,廿二岁。胸中乃清阳游行之所,少年气弱,操持经营,皆扰动神机,病名胸痹。仲景轻剂,通上焦之阳。薤白,桂枝,半夏,生姜,茯苓,白酒。(《叶天士晚年方案真本》)

尤 怡

中年脘闷,多嗳多咳,此气郁不解也。纳谷已减,未可破泄耗气,宜从胸痹例,微通上焦之阳。薤白,瓜蒌,半夏,桂枝,茯苓,姜汁。

诒按:方法轻灵。[《(评选)静香楼医案》]

薛 雪

客游劳顿,阳气先伤,夏季湿邪,是阴郁遏身中之气。《经》旨谓阳邪外寒,胸中清阳不旋,不饥痞闷。先治其痞,仿仲景薤白汤。桂枝,薤白,生姜,茯苓,半夏。(《扫叶庄一瓢老人医案》)

陈念祖

脘闷噫嗳,咳嗽不已,是气郁不解之故,但胃纳日渐减少,不宜破泄耗气,兹从胸痹例治,宜通上焦阳分。桂枝木八分,瓜蒌仁二钱,制半夏二钱,白茯苓三钱,薤白七分,姜汁七分。(《南雅堂医案》)

顾金寿

葛西山。左关沉迟,肝为寒郁,右关沉弦,脾为木乘,故有脘痛之疾举发,必月余方止。现晨起气升,得暖方快,否则气降复升,必干呕始宽。此血分之寒化热,上阻肺气,升降无权。宜肝胃两和,以疏气为主。瓜蒌皮三钱,薤白(酒洗三次)一钱,白蔻仁(炒研)五分,大白芍一钱,甜杏仁(去皮尖)三钱,枇杷叶(刷)二钱,橘叶十片。

又:肝胃两和,服药颇适,右关尚有虚弦之象,故干呕虽减,而气仍不舒,再照前方加减。瓜蒌皮三钱,薤白(酒洗)一钱,制半夏一钱五分,陈皮一钱,茯苓三钱,炙甘草三分,大白芍(酒炒)一钱,白蔻仁(炒)五分,枇杷叶(刷)二钱,橘络二钱。(《吴门治验录》)

林珮琴

李氏。有年,食入气壅,绕脐积冷,胀连胸胁,溺少便溏,脉沉微。全是腑阳向衰,浊阴凝结。前用二苓、木通开太阳之里,砂仁、陈、夏理太阴之滞,干姜、厚朴、薏仁温通利湿,冷胀减,便溺爽,而胸痹未舒,犹是中脘清阳不旋之故。其家用俗传牛口中蚀出秫稻草煎汤,服甚适。予仿用仲景栝蒌薤白白酒汤,加半夏、青皮、厚朴、乌药、木香。旋转清阳,可以纳谷。(《类证治裁》)

罗定昌

一妇人胸腹疼痛，叫唤连声，拒人摩按。余诊其脉，沉紧有力，此气闭而兼火也。仍用栝蒌半夏白酒薤白汤，加入厚朴、生军、木香、黄连，亦一剂而愈。（《医案类录》）

一妇人胸腹胀痛，贯彻背心，牵连颈骨，其夫向余求方，余曰：胸痛彻背，背痛彻胸，此痛此症也。颈骨为太阳出入之路，又为诸阳会聚之所。今痛连颈骨，是太阳经伏有寒邪也。拟用栝蒌半夏白酒薤白汤内加细辛、羌活，果一剂而获效。（《医案类录》）

一妇人胸腹疼痛，牵引小腹，口吐清水，连声呻唤不绝。余诊其脉，六部皆沉，此寒痹也。遂用栝蒌半夏白酒薤白汤，加入厚朴、干姜、吴萸，一剂而愈。（《医案类录》）

少尉柴树榕，以大计去官，心中郁结，病成胀满，胸肋时疼，饮食难进，延余诊之。其肝脾二部之脉，沉紧而疾，此气痹也。方用栝蒌根八钱，法半夏八钱，厚朴三钱，连翘三钱，香附三钱，白芍三钱，甘草一钱。一服而轻，再服而减，三服而愈矣。缘此症得之于气郁，栝蒌根乃善解抑郁之物，佐厚朴以平其逆气，佐连翘以清其郁热，而复用香附以舒脾，白芍以舒肝，甘草以和胃，其重用半夏者，以辛能散逆，藉其力以开通上下宣布诸阳也。夫天地交而为泰，天地不交而为否，人病胸膈胀满，闭塞中宫，亦由否之天地不交也。故善治气痹者，必先使上下相交，然地下之气，非辛温不足以上升，天上之气，非甘寒不足以下降，此栝蒌、半夏之所以能建殊功也。仲景先师于胸痹一症，独出手眼，主用栝蒌、半夏、白酒、薤白，熟读深思，自然确有见地，医不执方，合宜而用，此语岂欺我哉！（《医案类录》）

钱　艺

唐雪岩，辛巳十月十三，江家泾。烟体。去冬患感，形肉渐销，脘痞时发，每得辛燥必愈。兹则踵法应之不效。思万物得水则丰，得火则瘪。刻形肉益衰，岂非烟耗其津，火烁其液乎？本当复液回津，奈津液属阴，与胃寒相左，爰取辛滑通阳之品，稍佐芳香，非燥也。薤白头三钱，紫菀二钱，制半夏一钱半，瓜蒌皮三钱，石菖蒲七分，白茯苓二钱，广郁金一钱半，淡豆豉一钱半，鲜佛手一钱半（后入），生谷芽七钱。（《慎五堂治验录》）

王泰林

陈。卒然心痛，纳食哽塞，粥饮犹可。此心气郁结，防变膈证。瓜蒌仁，薤白头，旋覆花，川贝母，茯神，半夏，桔梗，远志肉，竹茹。（《王旭高临证医案》）

盛。气郁痰凝，胸中失旷，背寒脊痛，纳少哽噎，甚则吐出。膈症之根。旋覆花，桂枝，瓜蒌皮，杏仁，竹茹，代赭石，薤白头，半夏，茯苓。（《王旭高临证医案》）

费绳甫

江西李德元，患胸脘作痛，咳嗽食少。余诊脉弦滑。此湿痰阻塞肺胃，气不下降。治宜化湿痰而肃肺胃，方为合法。方用酒炒薤白三钱，制半夏钱半，全瓜蒌三钱，橘红一钱，杏

仁三钱，炙紫菀一钱，冬瓜子四钱。一剂痛止，再剂咳平，遂愈。（《孟河费绳甫先生医案》）

张聿青

席右。中脘作痛。脉形弦滑，独尺部濡细而沉。此由命火衰微，在下之蒸变无力，在上之痰气停留。遍体作酸，以胃病则不能束筋骨而利机关也。宜辛以通之。枳实，赤、白苓，半夏，广皮，香橼皮，香附，瓦楞，薤白头，姜汁炒蒌仁。（《张聿青医案》）

左。中脘有形作痛，痛引背脊。痰气交阻阳明，势难杜截根株。薤白头三钱，瓜蒌仁三钱，制半夏一钱五分，乌药一钱，瓦楞子四钱，制香附二钱，延胡索（酒炒）一钱五分，砂仁七分，淡吴萸（赤芍一钱五分同炒）四分，香橼皮一钱五分。（《张聿青医案》）

范右。中脘不时作痛，痛则牵引背肋，甚至呕吐痰涎，肤肿面浮，往来寒热。肝胃不和，夹饮内阻。拟辛润通降法。薤白头三钱，制半夏一钱五分，白蒺藜三钱，白僵蚕三钱，橘红一钱，瓜蒌霜四钱，白茯苓三钱，煨天麻一钱，紫丹参二钱。

二诊：脘痛已止，胸闷呕吐亦减。两关脉弦。还是肝阳犯胃未平也。制半夏一钱五分，代赭石三钱，旋覆花（包）一钱五分，白蒺藜三钱，炒竹茹一钱，白茯苓三钱，橘皮一钱，川雅连（淡干姜二分同炒）二分。（《张聿青医案》）

沈右。中脘有形，食入痞阻。苔白罩霉，脉沉弦细。此痰气郁结胃中。当为宣通。广郁金一钱五分，建泽泻一钱五分，沉香曲（炒）二钱，川桂枝三分，制半夏一钱五分，薤白头三钱，栝蒌仁三钱，茯苓三钱，广皮一钱，制香附二钱。（《张聿青医案》）

袁右。痞满大退，而少腹滞坠不舒。此气湿不泛于上，而压于下。再为疏通。制香附，薤白头，云茯苓，陈皮，沉香片，整砂仁，制半夏，建泽泻，煨天麻，猪苓。

二诊：少腹滞坠已舒，而右胁胀满。无非痰气窒塞。制半夏，制香附，瓜蒌仁，淡干姜，川雅连，云茯苓，炒竹茹，薤白头，白金丸。（《张聿青医案》）

某。中气虚弱，不饥不纳，二便不利，中脘痞阻，卧难成寐。脉细而滑，口腻苔浊。湿热郁阻，升降失司。拟开上焦。制半夏，郁金，川雅连，光杏仁，炒枳实，广陈皮，干姜，薤白头，佩兰叶，瓜蒌皮，炒竹茹。（《张聿青医案》）

毕左。抑郁伤肝，肝气纵横，木来克土，上吐下泻，有似痧气。如此严寒，何来痧秽，其为木土相仇，显然可见。匝月以来，腹中有形，不时攻筑，肝脏郁怒冲突之气也。此时极宜舒郁，而失于调治，以致气滞腹满，脾土不能运旋，浊痰因而难化，遂令弥漫神机，神情呆钝。脉象沉郁，重取带弦，而尺中无力。深入险地不能言治。勉拟化痰以通神机，木旺正虚，无暇过问矣。制半夏二钱，瓜蒌仁（蜜汁炒，研）五钱，炒枳壳一钱五分，九节菖蒲五分，远志肉五分，薤白头三钱，陈胆星一钱，桔梗一钱，生姜汁三茶匙，白金丸七分（开水先送下）。改方去白金丸，加白蜜。（《张聿青医案》）

王孟英

单小园巡检。患右胁痛，医与温运药，病益甚，至于音瘖不能出声，仰卧不能反侧，坐起则气逆如奔,便溺不行,汤饮不进者已三日矣。孟英诊其脉沉而弦。与旋覆、赭石、薤白、蒌仁、连、夏、茹、贝、枳实、紫菀,加雪羹服之。一剂知,数剂愈。(《王氏医案续编》)

曹沧洲

左。肝木犯胃,胃浊不降,得食作噎,脘次作痛,易于辄吐,舌白黄,脉细弦。中挟痰,最防迁延成膈。急急通阳泄浊,镇逆疏中。全瓜蒌(姜水炒)四钱,旋覆花(绢包)三钱五分,淡吴萸(盐水炒)二分,霞天曲(绢包)三钱五分,薤白头(去毛酒浸)三钱五分,代赭石四钱(先煎),淡干姜三分,白芍(桂枝三分同炒)三钱五分,制半夏三钱五分,沉香片三分,白芥子一钱,绿萼梅(去蒂)一钱,生熟谷芽(包)各五钱。(《曹沧洲医案》)

邵兰荪

安昌叶。脘痹气冲,得嗳稍舒,脉弦细,腹中有瘕,咳逆。姑宜瓜蒌薤白汤主治。(三月二号五寅十四日)瓜蒌皮三钱,川贝钱半,炒谷芽四钱,绿萼梅钱半,薤白钱半,生香附钱半,广郁金三钱,远志肉八分,仙半夏钱半,佩兰三钱,苦丁茶钱半。清煎,二帖。

介按:阴虚肝旺,腹中聚瘕,挟痰而上冲于肺。肺失清降之司,而阻痹气机,则嗳咳兼作。治法宗仲景辛滑微通其阳。(《邵兰荪医案》)

也是山人

唐,廿五。嗳哕频频,胸次蔽塞。当此大暑节候,太阴用事,此属阴浊凝遏中阳。薤白三钱,制半夏二钱,枳实一钱,淡干姜一钱,郁金一钱,栝蒌皮一钱五分,茯苓三钱,临服冲入白酒半小杯。(《也是山人医案》)

缪,六一。胸脘阻蔽,脉微而痛,肢厥得嗳稍舒。此属胸阳失其旷达使然。薤白三钱,制半夏一钱五分,郁金一钱,栝蒌皮一钱五分,桂枝五分,延胡(炒)一钱,茯苓三钱。(《也是山人医案》)

【评析】《金匮要略·胸痹心痛短气病脉证治第九》云:"胸痹不得卧,心痛彻背者,栝蒌薤白半夏汤主之。栝蒌薤白半夏汤方,栝蒌实一枚,薤白三两,半夏半斤,白酒一斗。上四味,同煮,取四升。温服一升,日三服。"

栝蒌薤白半夏汤即瓜蒌薤白半夏汤,为栝蒌薤白白酒汤加半夏,是在原方通阳散结、行气祛痰的基础上增加祛痰散结的功效,临床可用于痰浊更甚的胸痹患者。

在上述古代名家医案中,运用栝蒌薤白半夏汤的有叶天士、尤怡、薛雪、陈念祖、顾金寿、林珮琴、罗定昌、钱艺、王泰林、费绳甫、张聿青、王孟英、曹沧洲、邵兰荪、也是山人 15 位,相关著作 16 部,相关医案 30 余则,涉及胸痹、胃脘痛、痞满、噫呃、噎膈、腹胀、便秘、郁证等近 10 种病症。

分析诸位名家之运用,多在原方基础上进行加味,如叶天士多以原方加茯苓、桂枝、生姜治疗"凝痰聚瘀""脘中卒痛,有形梗突""胸痹因怒而致,痰气凝结";又有薛雪、陈念祖遵叶氏之加味法分别治"夏季湿邪,不饥痞闷""脘闷嗳嗳,咳嗽不已";林珮琴以此方加青皮、厚朴、乌药、木香治"胸痹未舒";罗定昌以此方加厚朴、大黄、木香、黄连治"胸腹疼痛";加细辛、羌活治"胸腹胀痛,贯彻背心,牵连颈骨";也是山人以原方加郁金、桂枝、延胡索、茯苓治"胸脘阻蔽"。

从以上分析中可以发现,此方为治疗胸脘疾病专设,观叶天士、薛雪、陈念祖、也是山人等医家验案,栝蒌薤白半夏汤的临床运用多增加桂枝、茯苓、生姜等药物,桂枝温阳,茯苓利水,生姜化饮,可见其为增强温阳化饮之功,待痰饮得消,气机得顺,进而能解除胸脘部位的痞闷痹痛。

本方在现代临床中主要用于心血管系统、呼吸系统、消化系统疾病,如冠心病、心绞痛、颈动脉斑块、慢性心力衰竭、心肌缺血、心律失常、支气管炎、支气管哮喘、肺源性心脏病、慢性阻塞性肺疾病、高脂血症、反流性食管炎等。笔者认为此方可治疗气机郁滞,痰饮凝滞的胸脘不适,但凡辨证符合,便可选用。

枳实薤白桂枝汤

吴 瑭

福，三十二岁，乙丑二月初三日。痰饮胸痹，兼有胁下悬饮。杏泥三钱，薤白三钱，栝蒌二钱，桂枝三钱，广皮钱半，川朴二钱，小枳实三钱，旋覆花三钱，生香附三钱，半夏五钱。水八杯，煮取三杯，三次服。三帖。

初七日：胸痹悬饮已愈，惟肠痹食不甘味，议和肝胃，兼开肠痹。半夏三钱，广皮二钱，小枳实二钱，白通草二钱，杏仁八钱，生苡仁五钱，姜汁三匙（冲）。水五杯，煮取二杯，渣再煮一杯，分三次服。（《吴鞠通医案》）

【评析】《金匮要略·胸痹心痛短气病脉证治第九》云："胸痹心中痞，留气结在胸，胸满，胁下逆抢心，枳实薤白桂枝汤主之，人参汤亦主之。枳实薤白桂枝汤方：枳实四枚，厚朴四两，薤白半斤，桂枝一两，栝蒌（捣）一枚。上五味，以水五升，先煮枳实、厚朴，取二升，去滓，内诸药，煮数沸，分温三服。"

枳实薤白桂枝汤，乃栝蒌薤白白酒汤去白酒加厚朴、枳实、桂枝而成。桂枝辛散温通，宣畅肺气，同薤白协同，通阳宣痹；枳实、厚朴下气除满，理气消痞；栝蒌苦寒滑润以涤痰。此方较栝蒌薤白白酒汤加重行气之功，气结得消，胸阳得复。

吴瑭运用枳实薤白桂枝汤治疗痰饮胸痹，以枳实薤白桂枝汤再加杏仁、陈皮、旋覆花、香附、半夏，三剂而胸痹已愈。分析医案，内容较为精简，但吴氏重视理气有其原因，因患者兼有悬饮，揣之原因，与气机不利相关，故以行气以逐饮。

本方在现代临床中主要用于心胸部位疾病的治疗，如心绞痛、冠心病、急性心肌梗死、窦性心动过缓、高血压病、慢性心衰、反流性食管炎、功能性消化不良、慢性支气管炎等疾病。

附子粳米汤

叶天士

某。自利不渴者属太阴,呃忒之来,由乎胃少纳谷,冲气上逆,有土败之象,势已险笃,议《金匮》附子粳米汤。人参,附子,干姜,炙草,粳米。(《临证指南医案》)

顾。脉濡弱,左胁下久有聚气,纳食酿积于胃脘之中。两三日呕噎吞酸,积物上涌吐出。此皆怫怒动肝,肝木犯胃,胃中阳伤,不能传及小肠,遂变化失司。每七八日,始一更衣,为胃气不主下行故也。法当温胃阳,制肝逆,宿病纠缠,恐多反复。淡附子,淡干姜,姜汁,生白芍,淡吴萸,白粳米。(《临证指南医案》)

潘十八。食后吐出水液及不化米粒,二便自通,并不渴饮,五年不愈。宜理胃阳,用仲景法。熟附子,半夏,姜汁,白粳米。

又:泄浊阴,劫水饮,以安胃阳,服四日腹胀吐水已减。知阳腑之阳,非通不阖,再宗仲景法,真武汤加人参。(《临证指南医案》)

陈念祖

诊得脉缓,右关弦,肢浮,知饥恶食,食入即吐,便溏,溺短涩,口不渴饮,系胃阳衰微,开阖之机不利,此症老年最忌。炮附子五分,干姜五分,人参二钱,白茯苓三钱,炒粳米三钱,姜汁两匙。水同煎服。(《南雅堂医案》)

钱 艺

陶,右。产后反胃,至十朝而止,止后形寒,近加呵欠连连,四肢逆冷,脉微,舌光白。二天阳气受损,最多阳脱,暂拟仲景粳附法,以救中下两伤。粳米一合,制半夏一钱半,归身二钱,苡仁三钱,附子三分,白茯苓三钱,桂心三分,谷芽五钱。肢温呵减,再拟参附法加归身、术、苓、陈皮、香附。(《慎五堂治验录》)

【评析】 附子粳米汤在《金匮要略》中有记载。《金匮要略·腹满寒疝宿食病脉证治第十》云:"腹中寒气,雷鸣切痛,胸胁逆满,呕吐,附子粳米汤主之。附子粳米汤方,附子(炮)一枚,半夏半升,甘草一两,大枣十枚,粳米半升。上五味,以水八升,煮米熟,汤成,去滓,温服一升,三日服。"

附子粳米汤中,附子补火助阳、散寒止痛,半夏降逆化饮以止呕,佐以甘草、粳米、大枣调和中土,兼以补虚。本方温中散寒,化饮降逆,缓急止痛,治疗腹满痛而呕吐泄泻之阳虚夹湿证。

在上述古代名家医案中,运用附子粳米汤的有叶天士、陈念祖、钱艺3位,相关著作3部,相关医案5则,涉及厥证、呃逆、呕吐、噎膈4种病症。其中呕吐案占比较大,或与《金匮要略》载其治疗胃寒呕吐有关。

分析诸位名家之运用,附子粳米汤多用于脾胃虚寒夹湿者。钱艺治脾胃阳虚之产后反胃,加当归补血,茯苓、薏苡仁等健脾祛湿。叶天士治脾胃阳虚之呃逆,去半夏、大枣,加人参、干姜以补益阳气;治肝郁犯胃、胃阳已伤之呕吐,去半夏、大枣,加干姜、生姜以温阳养胃,白芍、吴茱萸以疏肝理气;治久病胃阳虚弱之呕吐,去甘草、大枣,加姜汁以温中和胃。陈念祖治胃阳衰微之呕吐,去半夏、甘草、大枣,加人参、干姜以补益阳气,茯苓以理气健脾。

从以上分析中可以看出,古代医家在运用附子粳米汤时,多着眼于阳气不足,以脾胃阳虚为多,症状多见脘腹胀满、疼痛,呕吐,下利,其病机寒气上逆,水饮下注,皆由脾胃阳虚所致。阳气虚甚者,常加干姜、人参以增强温阳补气之功。

附子粳米汤治疗腹满痛而呕吐泄泻之阳虚夹湿证,除腹中雷鸣切痛、胸胁逆满、呕吐等症状外,又有四肢不温、小便清长、脉细而迟、舌苔白滑等症者,确有较好的疗效。本方还可用于急慢性胃痉挛、胃溃疡、尿毒症之寒呕等。另有人将本方用于妇科治疗,如产后腹痛、妊娠呕吐、复发性流产、经行腹痛、少女带下诸疾属脾胃虚寒夹湿者。

大 建 中 汤

王海藏

一男子。病太阳证,尺寸脉俱浮数,按之无力。王见其内阴虚,与神术加干姜汤,愈。后再病,王视之,见神不舒,垂头不欲语,疑其有房过,问之:犯房过乎?必头重目眩。曰:然。与大建中三四服,外阳内收,脉反沉小,始见阴候。又与已寒,加芍药、茴香等丸五六服,三日内约服六七百丸,脉复生,又用大建中接之,大汗作而解。(《名医类案》)

叶天士

朱。重按痛势稍衰,乃一派苦辛燥,劫伤营络,是急心痛症,若上引泥丸,则大危矣,议用《金匮》法。营络伤急心痛。人参、桂枝尖、川椒、炙草、白蜜。(《临证指南医案》)

劳伤阳气,不肯复元,秋冬之交,余宗东垣甘温为法,原得小效,众楚交咻,柴葛枳朴是饵,二气散越,交纽失固,闪气疼痛,脘中痞结,皆清阳凋丧,无攻痛成法,惟以和补,使营卫之行,冀其少缓神苏而已。人参、当归、炒白芍、桂心、炙草、茯神。

又:右脉濡,来去涩,辛甘化阳,用大建中汤。人参、桂心、归身、川椒、茯苓、炙草、白芍、饴糖、南枣。(《临证指南医案》)

味过于酸,肝木乘胃,呕逆心痛,用大建中法。人参、淡干姜、茯苓、桂木、炒黑川椒、生白蜜。(《叶氏医案存真》)

陈念祖

心头急痛,重按痛势略减,心营受伤,攻劫难施,已属危候,姑宗《金匮》以辛甘化阳法。人参二钱,桂枝木一钱五分(用尖),川椒一钱五分,炙甘草一钱,白蜜一匙。水同煎服。(《南雅堂医案》)

心胸素有寒积,时作痛呕,不能食,腹中亦常有一段寒气上冲,皮间突起,似有头足状,发则上下俱痛,不能触近,议以辛甘化阳法,用大建中汤加减治之。人参二钱,桂心八分,归身二钱,白茯苓二钱,炒白芍一钱,炙甘草一钱,川椒(炒去汗)五分,饴糖一钱,干姜五分,大枣三枚。(《南雅堂医案》)

腹有积块,攻动痛甚,平素无形,时时呕吐酸水,系中虚阳气不运,兹仿大建中法。人参二钱,川椒一钱,干姜八分,橘饼一枚。(《南雅堂医案》)

脉紧数,胸间作痛甚剧,呕不能食,气上冲,似有头足不可触近,系寒气痼疾致,拟用大建中法。人参三钱,干姜四钱,川椒(炒去汗)二钱,饴糖四钱。上药三味,先煎去滓,再入饴糖同煎服,服后啜粥半碗许。(《南雅堂医案》)

张士骧

郑海秋之千金,年十一岁。患胃寒作痛十余日,约余诊,胃脘及腹痛疼不堪,食入则吐,喜饮冷水,顷复吐出,呕吐红绿水,身热面赤,头昏痛,口干而舌苔白润,小便清,两手脉大,重按则无。应以真寒假热论治,大建中合吴萸四逆等法治之。真川椒二钱,川干姜四钱,大防风五钱,制半夏五钱,泡吴萸二钱,公丁香钱半,炙甘草二钱,猪胆汁半匙。(《雪雅堂医案》)

张聿青

过左。心痛彻背,本有成法可遵,无如宿有喉症,辛热之药,不能飞渡,所以攻逐痰水,以展其胸中之阳气,辛润滑利,以通其胸中之阳气,复以辛温大热之品,《匮》以进之,喉无所苦,其为阴邪厥逆上干,可以显见。故喉痛一层,确是阴盛逼阳于上,若是阴虚火炎,断无一腔之内而相反若是者。进遵《金匮》成法,似不为过。人参须五钱(另研和入),野於术八钱,整砂仁五钱,制乌附片五钱,云茯苓二两,广木香四钱,炙黑草四钱,炒蜀椒四钱,赤石脂五钱,炒淡干姜五钱。上药研为细末,蜜丸如桐子大,每空心服二钱。(《张聿青医案》)

【评析】 大建中汤出自《金匮要略·腹满寒疝宿食病脉证治第十》,其云:"心胸中大寒痛,呕不能饮食,腹中寒,上冲皮起,出见有头足,上下痛而不可触近,大建中汤主之。大建中汤方,蜀椒(去汗)二合,干姜四两,人参二两。上三味,以水四升,煮取二升,去滓,内胶饴一升,微火煎取一升半,分温再服。如一炊顷,可饮粥二升,后更服,当一日食糜,温覆之。"

大建中汤中蜀椒味辛大热,温脾胃,助命火,散寒止痛,并能散积杀虫,为君药;干姜辛热,温中助阳,散寒降逆;人参补益脾胃,扶助正气;重用饴糖建中缓急,并能缓和椒、姜燥烈之性。诸药合用,共奏温中补虚缓急、散寒止痛降逆之功。本方为治疗虚寒腹痛重症的代表方。

在上述古代医案中,运用大建中汤的名家有王海藏、叶天士、陈念祖、张士骧、张聿青5位,相关著作6部,相关医案10则,涉及劳复、胸痹、胃脘痛、虚劳、癥瘕积聚、胸痛6种病症。

分析诸位名家之运用,径用原方者有之,随症加减者亦有之。王海藏治"外阳内收"之伤寒劳复,常加芍药、茴香,以增温阳散寒之力。叶天士疗"劫伤营络"之心痛,多与桂枝甘草汤合而用之,以增温补心阳之力;对于"肝木乘胃"之胃脘痛,多加茯苓、桂木;对于"劳伤阳气"之虚劳,常大、小建中汤合用,旨在辛甘化阳。陈念祖治"心营受伤"之心痛,多合桂枝甘草汤治之；对于"寒积阳虚"之胃脘痛，常大、小建中汤合用辛甘化阳；对于"中阳不足"之癥瘕积聚及"阴寒痼结"之胸痹，则以原方主之。张聿青治"宿有喉症"之胸痹心痛，加於术、茯苓、广木香理气化痰。张士骧治"真寒假热"之胃脘痛，与吴茱萸四逆汤合而用之，以增温中逐寒之力。

　　从以上分析中可以看出，古代医家在运用大建中汤时，多着眼于寒盛阳衰，而非虚寒腹痛。医案中常有"劳伤阳气""寒积阳虚""阴寒痼结""中阳不足"等字眼，这些可作为大建中汤临床用方的辨证要点，这也提示我们不要只关注虚寒腹痛之表象，而应看透寒盛阳衰之本质。

　　大建中汤临床应用广泛，现代医家采用本方治疗的病症颇多，如肿瘤术后腹胀、胃肠功能障碍、急性过敏性紫癜性腹痛、小儿功能性便秘、缺血性结肠炎、儿童肠梗阻、蛔厥、多发性大动脉炎等。笔者在临床上对于证属脾胃阳虚寒积的慢性胃炎、胃十二指肠溃疡、功能性腹痛、慢性结肠炎、肠易激综合征、溃疡性结肠炎等，常以大建中汤为基础方增损治疗，取效较好。

大黄附子汤

张仲华

脾肾之阳素亏，醉饱之日偏多，腹痛拒按，自汗如雨，大便三日未行。舌垢腻，脉沉实，湿痰食滞，团结于内，非下不通，而涉及阳虚之体，又非温不动。许学士温下之法，原从仲圣大实痛之例化出，今当宗之。制附子五分，肉桂四分，干姜五分，生大黄四钱，枳实一钱五分，厚朴一钱。

诒按：论病立方，如良工制器，极朴属微至之妙。

再诊：大腑畅行，痛止汗收，神思倦而脉转虚细。拟养胃和中。北沙参三钱，甘草三分，橘白一钱，白扁豆三钱，丹皮一钱五分，石斛三钱，白芍一钱。[《（评选）爱庐医案》]

【评析】 大黄附子汤出自《金匮要略·腹满寒疝宿食病脉证治第十》："胁下偏痛，发热，其脉紧弦，此寒也，以温药下之，宜大黄附子汤。大黄附子汤方，大黄三两，附子（炮）三枚，细辛二两。上三味，以水五升，煮取二升，分温三服；若强人煮二升半，分温三服。服后如人行四五里，进一服。"

大黄附子汤中，附子大辛大热，温里散寒；大黄苦寒走泄，攻下结滞，共为君药。细辛辛温宣通，助附子散寒止痛，为佐药。三药合用，温阳散寒开闭结，泻下通便去积滞。大黄之苦，合附子、细辛之辛，苦与辛合，能降能通，通则不痛，有相得益彰之妙；大黄之寒，得附子、细辛之热，则寒性被制而泻下之功犹存，乃去性取用之法。

上述医案中，张仲华治腹痛便秘者，证属脾肾阳虚，采温下之法，以大黄附子汤去细辛加味治之。古代医家运用大黄附子汤，多用治寒实积聚于里者，临床应用以腹痛、便秘、手足肢冷、畏寒等为辨证要点。现代医家运用本方多治疗肩关节炎、肋间神经痛、胆囊炎、胆结石、泌尿系结石、阑尾炎、肠梗阻、偏头痛、慢性肾功能衰竭等疾病。笔者在临床上亦常用该方为基本方治疗脾胃系疾病、肾系疾病、痛证、妇科疾病等，收效较好。

大乌头煎

杜　遂

王普侍郎病呕,饮食皆不得进,召孙兆治数日亦不愈。后复召杜,杜曰:治呕愈呕,此胃风也。遂用川乌一两,净洗去皮脐,不去尖,以浆一碗煮干,每个作两片,复用浆水一碗煮尽,更作四片,细嚼一片,以少温水下。少顷,呕遂止,痛即少息。杜遂问曰:寻常好吃何物?曰:好吃甘甜之物。杜曰:是甘甜乃膏粱之物,积久成热,因而生风,非一朝一夕之故也。王服其说。(《续名医类案》)

【评析】　大乌头煎出自《金匮要略·腹满寒疝宿食脉病证治第十》:"腹痛,脉弦而紧,弦则卫气不行,即恶寒,紧则不欲食,邪正相搏,即为寒疝。绕脐痛,若发则白汗出,手足厥冷,其脉沉弦者,大乌头煎主之。乌头煎方,乌头(熬,去皮,不㕮咀)大者五枚。上以水三升,煮取一升,去滓,内蜜二升,煎令水气尽,取二升,强人服七合,弱人服五合。不差,明日更服,不可一日再服。"

大乌头煎中乌头大辛大热,善治沉寒痼冷,并能止痛,合蜜同煎,既能缓解乌头之毒性,又能缓中止痛,具有破积散寒止痛的功效。古代医家杜遂治胃风所致呕吐、腹痛等症状,以大乌头煎息风散寒,温中理气而愈。

大乌头煎现代临床常用治腹痛、腰椎术后、雷诺综合征、腰痛、肩背痛、糖尿病周围神经病变等。

当归生姜羊肉汤

叶天士

程。脉濡，恶露紫黑，痛处紧按稍缓，此属络虚，治在冲任，以辛甘理阳。营络虚寒，恶露未清。

又：当归羊肉汤加茯苓、茴香。（《临证指南医案》）

钦。疝瘕，少腹痛。当归，生姜，羊肉，桂枝，小茴，茯苓。（《临证指南医案》）

朱，四十。疝瘕，腹痛有形，用柔温辛补。当归，生姜，羊肉。（《临证指南医案》）

薛奶奶。疝瘕痛在少腹左旁，病伤厥阴络脉，宗仲景法。当归三钱，生精雄羊肉（切片，漂去血水），生姜一钱，炒黑小茴香一钱。（《种福堂公选医案》）

常熟廿七眷。疟母瘕聚有形，治有宣通气血。第所述病状，已是产虚。八脉交损，不敢攻瘕。当归生姜羊肉汤。（《叶氏医案存真》）

产后腹坚有形，气聚不通，渐成胀满，乃冲脉为病。其大便秘阻，血药润滑不应，柔腻气愈凝滞。考徐之才云：肾恶燥，以辛润之。当归身，精羊肉，舶茴香，老生姜。（《叶氏医案存真》）

周，四十一岁。两三月经水不来，少腹痛胀下坠。寒疝属虚，当予《金匮》当归羊肉生姜汤。（《叶天士晚年方案真本》）

缪遵义

气急脉数久咳，内热盗汗，用虚损法。生精羊肉一两（煎汤去油），黄芪（蜜水炙），土炒当归，炙鳖甲，制白术，北沙参，淡天冬，怀山药。（《缪氏医案》）

谢映庐

吴应新内人。产后寒热腹痛，诸医以芎、归加入行瘀之药，两投愈痛，人事困顿。余以血虚腹痛，当温养血液，疏以理阴煎，畏而弗服。明是血虚发热、气虚生寒之症，误以时行疟症之治，以致大汗如洗，衣被皆透，举室慌乱，复延余至。原知产后津脱之症，未敢轻许可治，所喜脉无躁扰，神明未乱。亟以大剂人参养荣汤，迭进三剂，外以五倍末津调敷脐，其汗稍收，而寒热乃除。惟腹痛既非瘀血，必是内寒无疑。但血去液伤，辛温难进。爰拟交骨未缝，寒入阴中，仿仲景产后腹中疠痛属寒疝之例，与当归生姜羊肉汤，服下腹痛果除。后数日，又因换衣触寒，寒热复起，舌心灰黑。与理阴煎加附子一剂，寒热虽息，而大汗仍来。重进养荣汤，三剂不应，外以荞麦粉扑之，汗亦不止，余甚踌躇。其家以为尸汗，咸称不治。余曰：药虽未效，症尚未变，且脉亦甚微，亦属吉象，仍将原订养荣汤用五味子八钱，外以龙骨、牡蛎粉扑之，其汗稍息。复将原方昼夜三剂，其汗始收，舌黑始退。自云心多惊怖，犹是血去液伤，重进归脾、养心，数十剂始健。（《得心集医案》）

周吉人先生内人。冬月产后，少腹绞痛。诸医称为儿枕之患，去瘀之药，屡投愈重，乃至手不可触，痛甚则呕，二便紧急，欲解不畅，且更牵引腰胁俱痛，势颇迫切。急延二医相商，咸议当用峻攻，庶几通则不痛。余曰：形羸气馁，何胜攻击？乃临产胎下，寒入阴中，攻触作痛，故亦拒按，与中寒腹痛无异。然表里俱虚，脉象浮大，法当托里散邪。但气短不续，表药既不可用，而腹痛拒按，补剂亦难遽投。仿仲景寒疝例，与当归生姜羊肉汤，因兼呕吐，略加陈皮、葱白，一服微汗而愈。得心应手之妙，不知其然而然者有矣。当归生姜羊肉汤。黄芪，人参，当归，生姜，羊肉煮汁煎药。如恶露不尽，加桂行血。（《得心集医案》）

张士骧

寒疝腹痛，温通柔润是议。精羯羊肉半斤，青皮一钱，老生姜一两，肉桂八分，酒全当归两半，盐小茴二钱，羊肉汤煎药。

又：全酒归一两，沙苑三钱，乌药一钱，盐大茴钱半，肉桂八分，橘核二钱，肉苁蓉三钱，生姜八钱，石斛五钱，精羊肉半斤取汁煎前药。（《雪雅堂医案》）

仲甫。狐疝偏坠，时时上下，隆冬四肢不暖，阴伤已及乎阳。《内经》云：任脉为病，男子七疝，女子带下瘕聚。治应通补奇经，温养肝肾。所谓温者乃温通濡养之意，非辛热刚烈之谓也。鹿茸末一两，盐大茴五钱，黑归身八钱，关沙苑八钱，肉桂心五钱，巴戟天八钱，干苁蓉八钱，大生姜八钱，精羊肉为丸。每早晚水下三钱。（《雪雅堂医案》）

张聿青

奚。用介宾先生化肝煎法，原欲其化气化火，化有为无也。乃下坠之气，依然不松。脉关弦，右部微滑。良以浊在府中，浊不得泄，致肝木之气不能和协。暂为破泄府浊，以觇动静如何。冬瓜子，光杏仁，生薏仁，青芦管，小温中丸（三钱，药汤送下）。

二诊：胀气稍舒，大便未解。冬瓜子，云茯苓，光杏仁，盐竹茹，青芦管，枇杷叶，小温中丸。

三诊：气之攻筑，虽退十三，而胀坠不舒，仍所不免，大便艰涩。浊得渐泄，而肾虚木旺。再进《金匮》润补法。炒全当归三钱，生姜三片，精羊肉一两五钱（煎汤去油沫，代水煎药）。

四诊：泄浊之后，坠气较松。然肛门微觉不能收摄，气冲作呛。脉细带涩。府浊虽得稍泄，而病久肾虚，阴不固摄，以此而呛咳不退。再摄其阴。炒熟地，五味子，光杏仁，当归，砂仁，盐水炒菟丝子，青蛤散，制半夏，广皮。（《张聿青医案》）

【评析】 当归生姜羊肉汤出自《金匮要略》。《金匮要略·腹满寒疝宿食病脉证治第十》云："寒疝腹中痛,及胁痛里急者,当归生姜羊肉汤主之。当归生姜羊肉汤方:当归三两,生姜五两,羊肉一斤。上三味,以水八升,煮取三升,温服七合,日三服。"《金匮要略·妇人产后病脉证治第二十一》言:"产后腹中疠痛,当归生姜羊肉汤主之,并治腹中寒疝,虚劳不足。"

当归生姜羊肉汤中,当归养血活血,生姜散寒止痛,两药共用,行血中瘀滞寒凝,加羊肉大补气血。此方补而不腻,温而不燥。

在上述古代名家医案中,运用当归生姜羊肉汤的有叶天士、缪遵义、谢映庐、张士骧、张聿青5位医家,相关著作7部,相关医案13则,涉及胃脘痛、便秘、疝气、虚劳、癥瘕积聚、产后汗证、产后腹痛7种病症。其中产后腹痛案较多,与《金匮要略》中运用相近。

分析诸名家之运用,多将当归生姜羊肉汤用于治疗腹痛,如叶天士用原方治"疝瘕,腹痛有形""二三月经水不来,少腹痛胀下坠",原方加茴香治"疝瘕痛在少腹左旁",原方加茯苓、茴香治"恶露紫黑,痛处紧按稍缓";谢映庐用原方治"产后寒热腹痛",用原方略加陈皮、葱白治"冬月产后,少腹绞痛";张士骧用原方加茴香、青皮、肉桂治"寒疝腹痛"。

从医案中也可发现,历代医家多循仲景产后腹中疠痛属寒疝之例,识别病机,凡有内寒伴有血虚,出现少腹疼痛,巧妙选用当归生姜羊肉汤。营血亏虚,阴寒内伤,络虚者不可过用辛温,虚寒者不可过进滋腻,伍当归、羊肉、生姜,温中不伤血,养营不碍阳,故临床遇同样病机者,可用此方。

当归生姜羊肉汤不仅可以用于治疗腹痛,同时亦可应用于血虚内寒引起的消化性溃疡、肠易激综合征、贫血、低血压、月经病等疾病。笔者认为,本方还可作为食疗代表方,适用于虚寒患者的日常调护,如经常出现怕冷明显、贫血、妇科杂病、产后病、慢性支气管炎、慢性腹泻等症状,可作为日常饮食进补,尤在冬季。

乌头桂枝汤

袁焯

郭某年六十余,腊月间患疝病,外肾根部,肿硬如鸡卵,疼痛非常,恶寒不热,口干,舌光无苔,而色不红,盖寒疝也。其坚硬如鸡卵者,寒邪搏结得温则消散也。乃以乌头桂枝汤,蜜炙乌头三钱,桂枝、白芍各二钱,甘草一钱,加党参二钱,干姜八分,小茴香、当归各三钱,木香一钱。作煎剂,服后至夜间痛始定,肿硬亦消,口干亦止。翌日,以原方用羊肉汤煎药,并令其煨食羊肉而痊。(《丛桂草堂医案》)

【评析】 乌头桂枝汤出自《金匮要略》。《金匮要略·腹满寒疝宿食病脉证治第十》载:"寒疝腹中痛,逆冷,手足不仁,若身疼痛,灸刺诸药不能治,抵当乌头桂枝汤主之。乌头桂枝汤方,乌头。上一味,以蜜二斤,煎减半,去滓,以桂枝汤五合解之。得一升后,初服二合,不知,即取三合,又不知,复加之五合。其知者,如醉状,得吐者,为中病。"

乌头桂枝汤又称抵当乌头桂枝汤、桂枝汤加乌头汤、乌头汤、桂枝乌头汤、大乌头桂枝汤,为桂枝汤加一味乌头所成,具有逐冷调营之功。

袁焯治"寒邪搏结"之疝气,予乌头桂枝汤加人参、干姜、小茴香、当归、木香,服后诸症皆缓。从该医案可知,寒凝血滞、营卫不和是该方的运用要点。

乌头桂枝汤现代临床常用其治疗腹股沟疝、脉管炎、尿石症、强直性脊柱炎、类风湿关节炎、慢性结肠炎等。

甘姜苓术汤

王泰林

惠。湿伤脾肾之阳,先腰痛而后足肿,脘中作痛,口沃酸水。用甘姜苓术汤合五苓散加味。甘草,干姜,茯苓,白术,猪苓,泽泻,肉桂,半夏,陈皮,通草,五加皮。

渊按:沃酸一证,《内经》言热,东垣言寒,究竟辛通药最效。

复诊:前用辛温通阳,甘淡祛湿,脘痛、足肿、呕酸等症皆除,惟跗肿未退。减其制以调之。白术,茯苓,泽泻,川断,苡仁,牛膝,陈皮,通草,桑白皮,五加皮。(《环溪草堂医案》)

【评析】 甘姜苓术汤在《金匮要略》中有记载。《金匮要略·五脏风寒积聚病脉证并治第十一》曰:"肾着之病,其人身体重,腰中冷,如坐水中,形如水状,反不渴,小便自利,饮食如故,病属下焦,身劳汗出,衣里冷湿,久久得之,腰以下冷痛,腹重如带五千钱,甘姜苓术汤主之。甘草干姜茯苓白术汤方,甘草、白术各二两,干姜、茯苓各四两。上四味,以水五升,煮取三升,分温三服,腰中即温。"

甘姜苓术汤又名甘草干姜茯苓白术汤、肾着汤,干姜辛热,温中散寒,为君药;茯苓健脾渗湿,为臣药;白术甘苦,补气健脾,燥湿利水;甘草补脾益气,调和诸药。四药合用,培土制水,温补脾肾,散寒除湿,为温补肾阳之剂。

上述王泰林的医案中,运用甘姜苓术汤治疗腰痛。分析其运用,甘姜苓术汤合五苓散加味。患者中、下二焦受累,肾阳不温,脾土不运,内生水湿,故以甘姜苓术汤补土治水,散寒渗湿;五苓散能助其利水渗湿,温阳化气;肉桂引火归元,辛通降酸;二陈祛中焦湿浊;通草清热防其过燥;五加皮、牛膝强筋骨,补肝肾,引药下行,渗水湿,消足肿。

从以上分析可看出,甘姜苓术汤在治疗腰痛时,要抓住"寒湿"病机,治疗时不只温肾散寒,需培土制水。从脾胃切入,温振脾土,以土制水,先驱开路。再用补肾温阳之药,化寒痰、湿、饮,通阳消肿。

甘姜苓术汤现代临床多用治滑精、阳痿、肾着、半身汗出、特发性水肿、胃炎、舌痛、过敏性鼻炎、腰肌劳损性腰痛、腰椎间盘突出症、甲状腺功能减退症、类风湿关节炎、慢性盆腔炎、痹证,以及儿科的遗尿、腹泻、脱肛、喘证等。

木 防 己 汤

叶天士

汪。肿自下起,胀及心胸,遍身肌肤赤瘰,溺无便滑,湿热蓄水,横渍经隧,气机闭塞,呻吟喘急。湿本阴邪,下焦先受。医用桂、附、芪、术,邪蕴化热,充斥三焦,以致日加凶危也(湿热壅塞经隧)。川通草一钱半,海金沙五钱,黄柏皮一钱半,木猪苓三钱,生赤豆皮一钱半,真北细辛一分。

又:前法肿消三四,仍以分消。川白通草,猪苓,海金沙,生赤豆皮,葶苈子,茯苓皮,晚蚕砂。

又:间日寒战发热,渴饮,此为疟。乃病上加病,饮水结聚,以下痛胀。不敢用涌吐之法,暂与开肺气壅遏一法。大杏仁,蜜炒麻黄,石膏。

又:湿邪留饮,发红瘰,胸聚浊痰,消渴未已,用木防己汤。木防己一钱,石膏三钱,杏仁三钱,苡仁二钱,飞滑石一钱半,寒水石一钱半。通草煎汤代水。(《临证指南医案》)

【评析】 木防己汤在《金匮要略》中有记载。《金匮要略·痰饮咳嗽病脉证并治第十二》云:"膈间支饮,其人喘满,心下痞坚,面色黧黑,其脉沉紧,得之数十日,医吐下之不愈,木防己汤主之。木防己汤方,木防己三两,石膏(如鸡子大)十二枚,桂枝二两,人参四两。上四味,以水六升,煮取二升,分温再服。"

木防己汤为补虚化饮的代表方,方中木防己苦寒,能行膈间水饮;石膏辛寒,沉降清热降逆;桂枝通阳化气;人参扶正补虚。全方寒温并用,能通阳散饮,清热利水,主治寒热虚实错杂支饮之重证。

叶天士运用此方治疗水肿,旨在急消水饮。因此病起于湿热壅塞,故去温阳之桂枝、补益之人参,加杏仁宣肺,薏苡仁、滑石、寒水石清热逐饮,通草气水同治,使一身饮邪俱去。

此方现代主要应用于心肺系统疾病,如哮喘、肺源性心脏病、慢性阻塞性肺疾病、风湿性心脏病、胸腔积液等,亦有将其用于治疗痛风急性发作、类风湿关节炎、肾病综合征等。笔者认为其药物精简,其中防己与石膏的组合有一定临床意义,石膏可解烦渴,防己意在治水,两者看似矛盾,实则不然,临床中有不少水肿患者,久而出现烦躁口渴者,选此方或有妙效。

泽 泻 汤

陈三农

一贵妇患溢饮,遍身虚肿,用金沸草散一剂,汗出肿减。继以泽泻汤加枳实、旋覆花、前胡,四剂而安。(《续名医类案》)

吴 瑭

昆,四十二岁,正月二十六日。饮家眩冒,用白术泽泻汤法,脉洪滑而沉。白术一两,泽泻二两,半夏一两,茯苓块一两,小枳实三钱。甘澜水八碗,煮取三碗,渣再煮一碗,分四次服。一帖服三日。

二十六日:于前方内加竹茹六钱,姜汁每杯冲三小匙。

二月初十日:脉沉微数。於术一两,泽泻二两,半夏一两,茯苓块一两,竹茹一两。丸方:半夏八两,天麻八两,泽泻八两,白术六两,云苓六两。共为细末,神曲姜汁糊丸,如梧子大,每服三钱,日再服,重则三服。(《吴鞠通医案》)

曹颖甫

管,右,住南阳桥花场,九月一日。咳吐沫,业经多年,时眩冒,冒则呕吐,大便燥,小溲少,咳则胸满,此为支饮,宜泽泻汤。泽泻一两三钱,生白术六钱。

佐景按:本案病者管妇年三十余,其夫在上海大场莳花为业。妇素有痰饮病,自少已然。每届冬令必发,剧时头眩,不能平卧。师与本汤,妇服之一剂,既觉小溲畅行,而咳嗽大平。续服五剂,其冬竟得安度。明年春,天转寒,病又发。师仍与本方,泽泻加至二两,白术加至一两,又加苍术以助之,病愈。至其年冬,又发。宿疾之难除根,有如是者!(《经方实验录》)

【评析】 泽泻汤在《金匮要略》中有记载。《金匮要略·痰饮咳嗽病脉证并治第十二》云:"心下有支饮,其人苦冒眩,泽泻汤主之。泽泻汤方,泽泻五两,白术二两。上二味,以水二升,煮取一升,分温再服。"

泽泻汤由两味药组成,药专力宏,泽泻甘寒,入肾,利水渗湿除饮,为君药;白术甘温,补脾制水燥湿,为臣药。两药合用,健脾制水,使中阳转运,水湿得行,主治脾虚水饮内停,心下有支饮,其人苦冒眩。

上述古代医案中,运用泽泻汤的名家有陈三农、吴瑭、曹颖甫3位,相关著作3部,相关医案3则,涉及溢饮、眩冒、支饮、呕吐、咳嗽等多种病症,以水饮病为主。

分析诸位名家之运用,陈三农治疗脾胃失运,肺气不宣,水停肌表,而成溢饮,加枳实、旋覆花、前胡,宣降肺气,破气消肿。吴瑭治疗水饮上犯清阳之眩冒,以原方加半夏、茯苓、枳实,增强其燥湿行气之力。曹家达治疗水饮阻肺之支饮以原方主之,以苍术增其燥湿健脾之效,防疾复发。

从以上分析中可以看出,古代医家在运用泽泻汤时,抓住"脾虚水停,上冒清阳""饮阻气滞"的病机特点,眩晕、恶心、呕吐清水痰涎、苔滑腻、脉沉滑等可作为泽泻汤临床应用辨治要点。

现代本方常用于治疗梅尼埃病、原发性高血压、眩晕症、高脂血症、化脓性中耳炎、中耳积液及水肿、前庭神经元炎、脑外伤后遗症,以及由脑动脉硬化、血黏度增高、颈椎病椎动脉受压等多种因素引起的眩晕等。

小 半 夏 汤

叶天士

王，二七。脉沉短气，咳甚，呕吐饮食，便溏泄。乃寒湿郁痹渍阳明胃，营卫不和，胸痹如闷，无非阳不旋运，夜阴用事，浊泛呕吐矣。庸医治痰顺气，治肺论咳，不思《内经》胃咳之状，咳逆而呕耶？小半夏汤加姜汁。（《临证指南医案》）

顾，二四。咳嗽数月，呕出涎沫，建中不应，已非营卫损伤，视其面色鲜明，饮食仍进，仿饮邪主治。小半夏汤加桂枝、杏仁、姜汁。（《临证指南医案》）

某。阳不交阴，夜卧寐躁。小半夏汤。（《临证指南医案》）

某氏。厥属肝病，几番病发，都因经水适来，夫血海贮聚既下，斯冲脉空乏，而风阳交动，厥之暴至之因由也，咸寒濡润，亦和阳泄内风之义，治之未应，下焦独冷，喉呛胸痹，思冲脉乃阳明所属，阳明虚则失阖，厥气上犯莫遏，《内经》治肝不应，当取阳明，制其侮也，暂用通补入腑，取乎腑以通为补。小半夏汤加白糯米。（《临证指南医案》）

陆。鼻明，汤水下咽呕吐，右脉小欲歇。明是劳伤，肝乘胃反。小半夏汤加檀香泥、炒白粳米。（《临证指南医案》）

褚。晨起未纳饮食，吐痰致呕减谷，胃阳伤也。由多进知、柏所致，其苦寒胃先受伤矣！先用小半夏汤加秫米。（《种福堂公选医案》）

陕西，四十七。痰饮乃阴浊所化，以渐有形，阻碍阳气，不得入于阴。阳跷穴空，夜不熟寐。《灵枢》用半夏秫米汤，谓通阴交阳，痰饮不聚也。天王补心丹一派寒凉阴药，转为浊阴树帜矣，护阳为要著。仲景云：凡痰饮当以温药和之。小半夏汤加秫米。（《叶氏医案存真》）

薛 雪

丁巳风木司天，春木气震，胃土受侮，嗳气呕食，上年多以辛通得效，阳气因病致伤。姑以小半夏汤和胃，佐吴茱萸驱浊。半夏，茯苓，干姜，吴茱萸。（《扫叶庄一瓢老人医案》）

王泰林

周。胸痛吐清水，自幼酒湿蕴蓄胃中，阳气不宣，浊气凝聚。遂述前年又得暴喘上气，额汗淋漓，发作数次。今又增心嘈若饥，此皆胃病。用小半夏汤。半夏，茯苓，陈皮，竹茹，生姜。

渊按：暴喘额汗,肺肾亦病,不独胃也。(《王旭高临证医案》)

陈念祖

膈间有水停阻,致阳气不得上升,水气上凌君主,是以怔忡不安,心胸胀闷,宜以辛温开上焦之痹,以淡渗通决渎之壅,宗《金匮》法,用小半夏加茯苓汤。方列后：制半夏三钱,白茯苓四钱,生姜二钱,同煎服。(《南雅堂医案》)

【评析】 小半夏汤载自《金匮要略·痰饮咳嗽病脉证并治第十二》,其云："呕家本渴,渴者为欲解。今反不渴,心下有支饮故也,小半夏汤主之。小半夏汤方：半夏一升,生姜半斤。上二味,以水七升,煮取一升半,分温再服。"又云："卒呕吐,心下痞,膈间有水,眩悸者,小半夏加茯苓汤主之。小半夏加茯苓汤方：半夏一升,生姜半斤,茯苓三两。上三味,以水七升,煮取一升五合,分温再服。"

小半夏汤是由半夏和生姜组成。方用半夏化湿除痰,和胃降逆,为君药;配以生姜辛温,为呕家之圣药,降逆止呕,温胃散饮,且制半夏之毒,是臣药又兼佐药之用,为其配伍特点。本方对于后世痰饮呕吐或胃气上逆证的治疗具有奠基意义,已成为祛痰化饮或和胃降逆止呕的常用配伍组合。小半夏加茯苓汤则由小半夏汤加茯苓组成,同样具有化痰和中之效。

在上述古代名家医案中,运用小半夏汤的有叶天士、薛雪、王泰林、陈念祖4位,相关著作6部,相关医案10则,涉及咳嗽、痰饮、不寐、厥证、噫呃、呕吐6种病症。

对于小半夏汤,叶天士治"阳不入阴"之不寐,以原方主之;治"寒湿郁胃"之咳嗽,加干姜以温补中阳之力;治"水饮内盛"之痰饮,多加桂枝、杏仁、姜汁温阳化饮;治痰饮兼有不寐者,则合半夏秫米汤,意以交通阴阳;治"风阳交动"之肝厥,多加白糯米,旨在肝病治脾;治苦寒伤胃之呕吐,多加黍米以温补胃阳。薛雪治"胃土受侮"之嗳气,多加吴茱萸以驱浊降逆。王泰林治"阳气不宣"之呕吐,多加茯苓、陈皮以健脾行气。对于小半夏加茯苓汤,陈念祖治"水气凌心"之惊悸,常用原方,功在淡渗利水。

小半夏汤临床应用广泛,现代医家采用本方治疗的疾病颇多,如不完全性幽门梗阻、化疗致胃肠道反应、颈性眩晕、病毒性心肌炎、功能性胃潴留、恶阻等。笔者在临床上对于胃痛呕吐、咳嗽呕吐、眩晕呕吐、内耳眩晕症、粘连性肠梗阻、心悸、眩晕等,常以小半夏汤为基础方增损治疗。

己椒苈黄丸

王仲奇

鲍君。面浮跗肿,心悸亢进,咳痰黏腻难出,气化阻而不行,血液浑浊不清,为病在心肺,其本在肾也。宣化分消,缓图有效,但仍宜慎摄,倘见喘闭,则肺胀难治矣。川桂枝一钱,炒葶苈一钱,野茯皮五钱,川朴花一钱五分,木防己二钱,海蛤粉三钱,炒桑皮一钱五分,化橘红一钱,炒椒目八分,地肤子三钱,光杏仁三钱,陈葫芦三钱,瞿麦三钱,路路通八枚。(《王仲奇医案》)

卧云山人

风湿相抟,面浮跗肿,脉濡弦。肿胀是忧。椒目,五加,葶苈,生草,生白术,桂枝,蒲壳,防己,巴戟,杏仁,桑皮,冬瓜皮,泽泻,车前,猪、茯苓(连皮)。(《剑慧草堂医案》)

失血咳呛,肢肿面浮,劳损之基。葶苈,淡草,桑皮,冬瓜皮,椒目,生白术,巴戟,炒杏仁,川贝,五加,猪、茯苓(连皮),防己,生小朴,泽泻,蒲壳。(《剑慧草堂医案》)

伤于湿者,下先受之。由足跗浮肿渐及一身,脉濡弦。病名风水,以开鬼门洁净府法。椒目,五加,炙桂枝,猪、茯苓,泽泻,葶苈,生草,防己,巴戟,生白术,冬瓜皮,桑皮,杏仁,大腹,蒲壳。

复方:前方先录,湿阻中焦,肝脾疏运失司,自投疏运中室,肿势渐消,脉濡弦。再以温中利湿。生白术,煨枳实,鸡金,志曲,香附,滑石,陈香橼皮,生小朴,青、陈皮,麦芽,猪、茯苓,砂仁,泽泻,小温中丸二钱五分。

三诊:湿郁不达,肝脾失运,叠投疏气渗湿,胀势渐消,脉濡弦。仍宗原议。生白术,煨枳实,鳖甲,鸡金,香附,麦芽,陈香橼皮,生小朴,青、陈皮,大腹,志曲,砂仁,猪茯苓,中满分消丸二钱五分。(《剑慧草堂医案》)

脾肺气虚,饮痰内凝,曾经失血。近复面浮腹膨,脉弦滑数,舌绛。防延入损途。葶苈,淡草,生地,牛膝,生白术,椒目,五加,杏仁,茯神,丹皮,枳实,猪、茯苓(连皮),防己,旋覆(代赭拌),蒲壳。

复方:咳缓喘平,腹膨渐消,脉弦小数。仍宗原议增删。白术,陈皮,冬瓜皮,川贝,防己,葶苈,桑叶,枳壳,大腹,茯苓皮,杏仁,苡仁,苏子,竹茹。(《剑慧草堂医案》)

【评析】　己椒苈黄丸一方出自《金匮要略·痰饮咳嗽病脉证并治第十二》，其云："腹满，口舌干燥，此肠间有水气，己椒苈黄丸主之。防己椒目葶苈大黄丸方，防己、椒目、葶苈（熬）、大黄各一两。上四味，末之，蜜丸如梧子大，先食饮服一丸，日三服，稍增，口中有津液。渴者，加芒硝半两。"

己椒苈黄丸又名防己椒目葶苈大黄丸，方中防己苦寒下行，利水除湿，善清湿热；椒目苦寒泄降，以行水气；葶苈子泻肺之壅闭而通调水道，利水消肿；大黄荡肠胃之积滞而泻下导湿，推陈出新。四药相合，前后分消，防己、椒目，泻湿而行水，葶苈、大黄，浚流而决壅，使肠间水气从二便分消而去。

在上述古代医案中，运用己椒苈黄丸的名家有王仲奇、卧云山人 2 位，相关著作 2 部，相关医案 5 则，涉及哮喘、痰饮、肿胀、风水、水肿等病症。其中咳喘、水肿案较多，或与《金匮要略》载其治疗痰饮咳嗽有关。分析诸位名家之运用，鲜有径用原方者，均为减大黄后加味。卧云山人以己椒苈黄丸合用五苓散治疗风湿肿胀、风水水肿等。有根据病机特点，加用化痰利水药者，如王仲奇治"鲍君。面浮跗肿，心悸亢进，咳痰黏腻难出"，加用海蛤粉、炒桑皮、化橘红、陈葫芦、瞿麦、路路通等药；卧云山人治"脾肺气虚，饮痰内凝，曾经失血。近复面浮腹膨，脉弦滑数，舌绛"者，加用利水降逆之品，以防喘咳上满之变证。从以上医案分析可以看出，古代医家在运用己椒苈黄丸时，多着眼于饮聚水湿的病机特点。医案中常有"增喘之渐""面浮跗肿，咳痰黏腻""面浮跗肿""浮肿渐及一身"等字眼，此点可作为己椒苈黄丸临床用方的辨证要点，这提示我们临床运用此方时不仅要关注饮聚水湿造成的痰饮咳喘等，还应注意身浮肢肿等诸多病症。

己椒苈黄丸现代临床应用较为广泛，凡因水走肠间而引起的痞证、泄泻、呕吐、胃脘痛、臌胀、喘咳、哮病、不孕等病证，均可用之。结合西医学的观点，本方可灵活应用于临床各科，如肺源性心脏病、风湿性心脏病、心包积液、胸腔积液、哮喘、幽门梗阻、肠梗阻、功能性肠病、肝硬化腹水、肾炎、肾病综合征、肾积水等疾病。笔者临床对辨证属水饮停聚之脘痛、呕吐、泄泻、痞满、臌胀等病症，采用己椒苈黄丸增损治疗，均取得了较好的临床效果。

桂苓五味甘草汤

叶天士

程，五七。昔肥今瘦为饮，仲景云：脉沉而弦，是为饮家。男子向老，下元先亏，气不收摄，则痰饮上泛，饮与气涌，斯为咳矣，今医见嗽，辄以清肺降气消痰，久而不效，更与滋阴，不明痰饮皆属浊阴之化，滋则堆砌助浊滞气，试述着枕咳呛一端，知身体卧着，上气不下，必下冲上逆，其痰饮伏于至阴之界，肾脏络病无疑，形寒畏风，阳气微弱，而藩篱疏撤。仲景有要言不繁曰：饮邪必用温药和之。更分外饮治脾，内饮治肾。不读圣经，焉知此理。脾肾阳虚饮逆咳呕。桂苓甘味汤，熟附都气加胡桃。（《临证指南医案》）

黄。支脉结饮，发必喘急，病发用。桂枝，茯苓，五味，炙草。（《临证指南医案》）

某。夏季阳气大升，痰多呛咳，甚至夜不得卧，谷味皆变，大便或溏或秘，诊脉右大而弦，议以悬饮流入胃络，用开阖导饮法。人参，茯苓，桂枝，炙草，煨姜，南枣。

又：早诊脉，两手皆弦，右偏大，凡痰气上涌，咳逆愈甚，日来小溲少，下焦微肿，议通太阳以撤饮邪。人参，茯苓，桂枝，炙草，五味，干姜。

又：脉弦略数，不渴不思饮，此饮浊未去，清阳不主运行，前方甘温，主乎开阖，能令胃喜，次法开太阳以撤饮邪，亦主阳通，据自述心下胃口若物阻呆滞，其浊锢阳微大著，其治咳滋阴，适为阴浊横帜矣，议用大半夏汤法。大半夏汤加炒黑川椒。（《临证指南医案》）

陆。背寒，夜卧气冲欲坐，乃下元虚乏，厥浊饮邪皆令上泛，胎前仅仅支撑，产后变症蜂起，奈何庸庸者流，泄肺冀其嗽缓，宜乎药增病势矣。下虚饮浊上逆。桂枝，茯苓，炙草，五味，淡干姜。（《临证指南医案》）

久嗽失音，脉小，痰冷，冲气，入暮为重。此肺虚气馁，不易骤愈，酒家有饮邪。桂苓甘味汤。（《叶氏医案存真》）

金运漕，四十四岁。冬藏失司，嗽吐涎沫，是肾病也。医见嗽咸以肺药治之，年余无效。桂苓甘味汤。（《叶天士晚年方案真本》）

陈。久嗽失音，脉小痰冷，此肺虚气馁，不易骤愈，酒家有饮邪冲气，入暮为重。桂苓甘味汤。（《叶天士晚年方案真本》）

陆水关桥，廿三岁。久嗽，入夜气冲，失血。肾逆必开太阳。桂苓甘味汤。（《叶天士晚年方案真本》）

张刘真巷，三十七岁。上年五个月已小产二次，再加冬季伏侍病人劳乏。产虚在阴，

456

劳伤在阳。咳嗽吐黏浊沫,咳逆上气,必呕食。凡食入胃传肠,此咳是下虚不纳,气冲涌水上泛,奈何庸医都以消痰清肺寒凉,不明伤损阴中之阳,必致胃倒败坏。桂苓甘味汤。(《叶天士晚年方案真本》)

程徽州,四十六岁。此痰饮宿病,劳怒遇冷即发。已十年之久,不能除根。桂苓甘味汤。(《叶天士晚年方案真本》)

年分已多,况云中年不能安逸,议病发用《金匮》法可效,治嗽肺药不效。桂苓甘味汤。(《叶天士晚年方案真本》)

张蔚门,六十九岁。老年下虚痰多,入夜冲气起坐。新凉内侵,肾水泛,气不收纳,常服肾气丸。桂苓甘味汤。(《叶天士晚年方案真本》)

薛　雪

寒天痰嗽,乃阳气微弱,不能护卫,风冷来侵而起,久则饮泛上逆,入暮为剧,饮属阴浊耳,仍发散清肺,仿仲景饮门议治。桂枝,五味,杏仁,茯苓,炙草,干姜。附方:橘、半、枳、术用竹沥、姜汁泛丸。(《扫叶庄一瓢老人医案》)

脉弦,脊骨中冷,深夜痰升欲坐,少阴寒饮上泛,议通太阳。桂苓五味甘草汤加淡干姜、北细辛。(《扫叶庄一瓢老人医案》)

痰饮入夜上泛,喘咳不得卧息,当治饮,不当治咳。桂苓五味甘草汤加淡干姜、白芍。(《扫叶庄一瓢老人医案》)

久遗下虚,秋冬咳甚气冲,入夜上逆欲坐,不能安枕,形寒足冷,显然水泛为痰沫,当从内饮门治,医用肺药则谬矣。桂苓五味甘草汤加白芍、干姜。(《扫叶庄一瓢老人医案》)

陈念祖

下气素虚,秋深咳甚,入夜气冲,上逆不得安卧,形寒足冷,显然水泛为痰,若徒治肺,是谓诛伐无过,宜从内饮治。桂枝木八分,白茯苓三钱,五味子一钱,炙甘草五分,白芍药二钱,干姜八分。水同煎服。(《南雅堂医案》)

脉沉弦,形盛面亮,此系痰饮内聚,夜属阴分,阳不用事,浊阴邪势益张,是以咳甚不得卧。《金匮》谓:饮家病咳,当治饮,不当治咳。今胸腹胀满,溺不通利,宜开太阳,以导饮逆。议方列后:桂枝木八分,法半夏二钱,杏仁二钱(去皮尖),五味子八分,白茯苓二钱,石膏一钱,炒白芍二钱,干姜八分。(《南雅堂医案》)

【评析】　桂苓五味甘草汤出自《金匮要略·痰饮咳嗽病脉证并治第十二》,其云:"青龙汤下已,多唾口燥,寸脉沉,尺脉微,手足厥逆,气从小腹上冲胸咽,手足痹,其面翕热如醉状,因复下流阴股,小便难,时复冒者,与茯苓桂枝五味子甘草汤,治其气冲。桂苓五味甘草汤方,茯苓四两,桂枝(去皮)四两,甘草(炙)三两,五味子半升。上四味,以水八升,煮取三升,去滓,分温三服。"

桂苓五味甘草汤又名茯苓桂枝五味子甘草汤、苓桂味甘汤,桂枝、甘草辛甘化阳,以平冲气;配茯苓引逆气下行;用五味子收敛耗散之气,使阳不致上浮。四药合用,平冲降逆,通阳利水,可用于因阳虚水停,引发冲气上逆的一些症状。

在上述古代医案中,运用桂苓五味甘草汤的名家有叶天士、薛雪、陈念祖3位,相关著作5部,相关医案18则,涉及咳嗽、痰饮等病症。其中痰饮案最多,或与《金匮要略》载其治疗痰饮有关。

叶天士治疗下虚之咳嗽及产后虚劳咳嗽,常以原方主之;治"脾肾阳虚"之痰饮,则用原方及熟附都气加胡桃以温药和之;痰气上涌之悬饮,加人参、干姜益气通阳;下虚饮浊上逆,淡干姜温肺化饮。薛雪治疗"阳微饮逆"之痰饮,以原方加杏仁、干姜;"少阴寒饮上泛",则加淡干姜、北细辛温通化饮;痰饮喘咳,用原方加淡干姜、白芍;治疗"下虚水泛"之痰饮,则加白芍、干姜。陈念祖治痰饮内聚,用原方加法半夏、杏仁、石膏、炒白芍、干姜。

从以上分析中可以看出,古代医家在运用桂苓五味甘草汤时,多着眼于阳虚饮逆。医案中常有"脾肾阳虚""阳微饮逆""少阴寒饮上泛""下虚水泛"等字眼,此点可作为桂苓五味甘草汤临床用方的辨证要点。

现代临床常用本方治疗低血压、充血性心力衰竭、梅尼埃病、紧张性头痛、慢性气管炎、支气管哮喘、慢性阻塞性肺疾病、慢性肾脏病等。

苓甘五味姜辛汤

曹颖甫

叶瑞初君,丽华公司化妆部。初诊(二月十七日):咳延四月,时吐涎沫,脉右三部弦,当降其冲气。茯苓三钱,生甘草一钱,五味子一钱,干姜钱半,细辛一钱,制半夏四钱,光杏仁四钱。

二诊(二月十九日):两进苓甘五味姜辛半夏杏仁汤,咳已略平,惟涎沫尚多,咳时痰不易出,宜与原方加桔梗。茯苓三钱,生草一钱,五味子五分,干姜一钱,细辛六分,制半夏三钱,光杏仁四钱,桔梗四钱。

佐景按:叶君现服务丽华公司化妆部,昔与史惠甫君为同事,患咳凡四阅月,问治于史。史固辞之,以习医未久也。旋叶君咳见痰中带血,乃惧而就师诊。服初诊方凡二剂,病即减轻。服次诊方后,竟告霍然。(《经方实验录》)

【评析】 苓甘五味姜辛汤在《金匮要略·痰饮咳嗽病脉证并治第十二》记载:"冲气即低,而反更咳,胸满者,用桂苓五味甘草汤去桂,加干姜、细辛,以治其咳满。苓甘五味姜辛汤方,茯苓四两,甘草、干姜、细辛各三两,五味子半升。上五味,以水八升,煮取三升,去滓,温服半升,日三服。"

苓甘五味姜辛汤中重用干姜为君药,取其辛热之性,既温肺散寒以化饮,又温运脾阳以燥湿。细辛为臣药,以其辛散之性,强干姜温肺散寒之力,并散凝聚之饮;以茯苓之甘淡,健脾渗湿,一以化既聚之痰,二以杜生痰之源。佐以五味子敛肺气而止咳,与细辛相配,一散一收,收不留邪,散不伤正。使以甘草和中,调和诸药。五药相合,温散并行,则寒邪得去,痰饮得消,实为温肺化饮的良方。

运用苓甘五味姜辛汤的名家有曹颖甫,相关医案涉及咳嗽病症。曹颖甫治"时吐涎沫"之咳嗽,常用苓甘五味姜辛汤,加半夏、杏仁、桔梗三药,以增理气降逆、止咳平喘之效。

苓甘五味姜辛汤现代临床多用治过敏性咳嗽、慢性阻塞性肺疾病、慢性支气管炎、过敏性鼻炎、肺癌、慢性肺源性心脏病等。笔者在临床上对于寒饮型支原体肺炎、老年慢性咳嗽、迁延性咳嗽、感冒后顽咳、变异性哮喘等,常以苓甘五味姜辛汤为基础方增损治疗,取效较好。

栝蒌瞿麦丸

曹存心

邵，乍浦。欲便不通，不通而痛，此淋也。脉细而见弦数，干不多饮，必有留热未清，不独下虚而已。若论咳嗽，又属新感。栝蒌瞿麦汤去附子，加麦冬、杏仁、草梢。（《曹仁伯医案论》）

苏，吴江。梦遗之体，变为淋浊，已经一月之久，尚难向愈，《金匮》法主之。栝蒌瞿麦汤去附子，合封髓丹加智仁。（《曹仁伯医案论》）

膏淋、血淋同病，未有不因乎虚，亦未有不因乎热者。热如化尽，则膏淋之物，必且下而不痛，始可独责乎虚。大补阴丸，加栝蒌、瞿麦、牛膝、血余。

再诊：所下之淋，薄且少矣。而当便之时，尚属不利，既便之后，反觉隐痛，肢膝不温，脉小弦。唇红嗌干，热未全消，虚已渐著。栝蒌瞿麦去附汤，加麦冬、萆薢、黑栀、猪脊筋。（《继志堂医案》）

【评析】　栝蒌瞿麦丸出自《金匮要略·消渴小便不利淋病脉证并治第十三》："小便不利者，有水气，其人若渴，用栝蒌瞿麦丸主之。栝蒌瞿麦丸方，栝蒌根二两，茯苓、薯蓣各三两，附子（炮）一枚，瞿麦一两。上五味，末之，炼蜜丸梧子大。饮服三丸，日三服，不知，增至七八丸，以小便利，腹中温为知。"《金匮要略心典》云：此下焦阳弱气冷，而水气不行之证，故以附子益阳气，茯苓、瞿麦行水气。观方后云"腹中温为知"可以推矣。其人若渴，则是水寒偏结于下，而燥火独聚于上，故更以薯蓣、栝蒌根除热生津液也。夫上浮之焰，非滋不息；下积之阴，非暖不消；而寒润辛温，并行不悖，此方为良法矣。欲求变通者，须于此三复焉。

上述曹存心三案均为淋证，邵案见脉弦数、口干，皆为火热之征，又见新感之症，故去附子加麦冬、甘草；苏案，"梦遗之体"或因相火妄动，或因心火旺盛，病情迁延，亦有虚象，也去附子合封髓丹；最后一案膏淋、血淋同病，与大补阴丸滋阴降火后反见小便隐痛，唇红嗌干，说明仍有余热。栝蒌瞿麦丸病机在于元阳素虚，肾气不化，致使气化不利，而此三案均有热象，故治皆选栝蒌瞿麦丸去附子，取其清热之功用，去其补火助阳之弊，故能收功。

越 婢 汤

叶天士

程。脉沉,喘咳浮肿,鼻窍黑,唇舌赤,渴饮则胀急,大便解而不爽。此秋风燥化,上伤肺气,气壅不降,水谷汤饮之湿,痹阻经隧,最多坐不得卧之虑。法宜开通太阳之里,用仲景越婢小青龙合方。若畏产后久虚,以补温暖,斯客气散漫,三焦皆累,闭塞告危矣。燥伤肺气,水气痹阻。桂枝木,杏仁,生白芍,石膏,茯苓,炙草,干姜,五味。(《临证指南医案》)

汪。脉弦坚,动怒气冲,喘急不得卧息。此肝升太过,肺降失职,两足逆冷,入暮为剧。议用仲景越婢法。

又:按之左胁冲气便喘,背上一线寒冷,直贯两足,明是肝逆挟支饮所致,议用《金匮》旋覆花汤法。旋覆花,青葱管,新绛,炒半夏。(《临证指南医案》)

方氏。冷暖失和,饮泛气逆,为浮肿喘咳,腹胀,卧则冲呛,议用越婢方。石膏,杏仁,桂枝,炒半夏,茯苓,炙草。(《临证指南医案》)

冬温咳嗽,忽值暴冷,外寒内热,引动宿痰伏饮,夜卧气冲欲坐,喉咽气息有声。宜暖护安居,从痰饮门越婢法。麻黄,甘草,石膏,生姜,大枣。(《叶氏医案存真》)

山塘,七十五。立冬未冷,温热之气外入,引动宿饮。始而状如伤风,稀痰数日,继则痰浓咽干,是少阴脉中乏津上承,五液尽化痰涎。皆因下虚易受冷热,是以饮邪上泛。老年咳嗽,大要宜调脾肾,最忌发散泄肺理嗽,暂用越婢法。麻黄,石膏,甘草,芍药,生姜,大枣。(《叶氏医案存真》)

丁,五十一岁。面色亮,脉弦,此属痰饮,饮伏下焦肾络。中年冷暖不和,烦劳伤气,着枕必气逆,饮泛喘促,脘闷咽阻,治之可效,而不除根。越婢法。(《叶天士晚年方案真本》)

潘,廿八岁。咳嗽在先,肺病。近日凉风外受,气闭声音不出。视舌边绛赤有黄苔,寒已变为热。越婢法加米仁、茯苓。(《叶天士晚年方案真本》)

薛 雪

饮酒聚湿,湿生痰生热,维脉为湿热所阻,遂为痹痛,犹是浅近之恙,其在里久酿痰饮,深处络中。二年以来,阳气日衰,痰湿皆属阴浊,乘夜冲举,有妨卧寝。仲景论饮非一,总以"外饮治脾,内饮治肾"为要法。总之,脾阳鼓运水谷之气,何以化湿变痰,肾阳潜藏,斯水液无从上泛而为痰喘。试以过饮必泻甚,酒肉当禁忌矣。先议越婢法,宣上郁热,以通

痰饮。桂枝木,木防己,茯苓,淡干姜,石膏,白芍,北五味。(《扫叶庄一瓢老人医案》)

张路玉

一尼。患肺胀,喘鸣肩息,服下气止嗽药不应,渐至胸腹胀满。脉得气口弦细而涩。此必劳力气上,误饮冷水伤肺,肺气不能收敛所致也。遂与越婢汤减麻黄,加细辛、葶苈,大泻肺气而安。(《续名医类案》)

吴　瑭

福,二十四岁。初因爱饮冰冻黄酒,与冰糖冰果,内湿不行,又受外风,从头面肿起,不能卧,昼夜坐被上,头大如斗,六脉洪大,先以越婢汤发汗。肿渐消,继以调理脾胃药,服至一百四十三帖而愈,嘱戒猪肉、黄酒、水果。伊虽不饮,而冰冻水果不能戒也。一年后,粪后便血如注,与《金匮》黄土汤,每剂黄土用一斤,附子用八钱,服至三十余剂而血始止。后与温补脾阳至九十帖而始壮。(《吴鞠通医案》)

陈念祖

诊得脉象见弦,目如脱,动则气逆上冲,喘急不得卧息,两足逆冷,晚间尤剧,此系肝升太过,肺降失司所致,用长沙越婢一法。麻黄一钱五分(先煎去沫),石膏二钱,生姜八分,甘草五分,大枣五枚,水同煎服。(《南雅堂医案》)

脉浮,咳而咽痛,发热风湿相搏,一身尽肿,拟用越婢加减法。麻黄八分,石膏一钱,赤茯苓三钱,甘草五分,杏仁(去皮尖)二钱,大腹皮二钱,通草一钱。(《南雅堂医案》)

王泰林

金。风湿相搏,一身悉肿,咽痛发热,咳而脉浮。拟越婢法。麻杏甘石加赤苓、腹皮、通草。

复诊:风水者,在表之风邪与在里之水湿合而为病也。其症头面肢体浮肿,必兼咳嗽,故为风水,更兼食积,其腹必满。三焦不利,法当开上、疏中、达下治之。羌活,防风,枳壳,杏仁,大腹皮,川朴,茯苓,橘红,泽泻,莱菔子,桑皮,青葱,生姜。

渊按:羌、防不如麻黄,专开手太阴之风水。故古人有越婢、麻黄赤豆等治表实肿胀,无羌、防等方也。细参《本草》,自无此等杂治。(《王旭高临证医案》)

冯。风水相搏,一身面目悉肿,咳嗽,气升不得卧。症势险重,用越婢法。麻黄,生甘草,杏仁,石膏,赤苓,泽泻,陈皮,葶苈子,大腹皮,生姜,大红枣。

复诊:用越婢法,虽得微汗,手肿稍退,余肿未消,咳嗽气急。良由劳碌之人,脾胃不足,急不行运。今以扶脾和中理气,宣达三焦,冀其气化流通。冬术,生芪皮,大腹皮,防己,陈皮,防风,茯苓皮,冬瓜皮,姜皮。(《王旭高临证医案》)

张士骧

孙镇朔。脉浮，一身尽肿，按之塌陷，不渴自汗恶风，此风水肿也，恰合《金匮》越婢加附子汤证。麻黄一钱，石膏三钱，甘草一钱，生姜二钱，大枣三个，川熟附一钱（《雪雅堂医案》）

戚云门

恬庄程。咳逆浮肿，脉得弦数。宗仲景汗出恶风，用越婢汤法。越婢加茅术、桑皮、细苏梗、大腹皮、姜皮。

又：脉缓嗽减，风水已退，从脾肺两经调养。葶苈子，茯苓，苡仁，广皮，白术，车前子，姜皮。（《龙砂八家医案》）

张聿青

右。向有痰饮，咳嗽痰多，习为常事。兹则怀孕七月，肺经养胎之际，咳嗽增盛，渐至遍体浮肿，气升不能着卧，转侧向左，气冲更甚，大便溏行，凛凛恶寒，头胀目昏。脉象沉弦，舌苔白腻。病从烦恼而来，肝气挟痰饮上逆，肺气不能下降，则脾土失其运旋，遂致水气泛溢于肌肤分肉之间，名曰子肿。恐肿甚生变。拟越婢汤发越脾土之湿邪，参以化痰降气。蜜炙麻黄四分，生甘草三分，制半夏一钱五分，茯苓皮三钱，煨石膏二钱，橘红一钱，炒苏子三钱，大腹皮二钱，老生姜三片。（《张聿青医案》）

周左。足肿稍退，面部仍浮，腹筒膨急，而不自觉胀，其湿热横溢于皮肤肌肉可知。上则痰多，下则便闭。运脾利湿泄浊，再望应手。大腹皮二钱，茯苓皮三钱，建泽泻一钱五分，五加皮二钱，猪苓二钱，范志曲一钱五分，上广皮一钱，炙内金一钱五分，老姜衣三分，小温中丸三钱（先服）。

二诊：体半以下，肿势渐消，而体半以上，仍肿不退。脉沉细，舌苔黄滑。湿热溢于皮肤肌肉，用《金匮》越婢汤，以发越脾土之湿邪。生甘草三分，茯苓皮四钱，炙内金一钱，煨石膏二钱，大腹皮二钱，生麻黄五分（另煎，去沫，后入），陈橘皮一钱，老姜三片。

三诊：太阳膀胱为六经之首，主皮肤而统卫，所以开太阳之经气，而膀胱之府气自通。小溲较畅，面浮肤肿略退。再风以胜湿，淡以渗湿，温脾土以燥湿。青防风一钱，川芎一钱，木猪苓二钱，泽泻一钱五分，川羌活一钱，大腹皮二钱，连皮苓三钱，川朴一钱，广皮一钱，姜衣四分。（《张聿青医案》）

【评析】 越婢汤出自《金匮要略·水气病脉证并治第十四》，其云："风水，恶风，一身悉肿，脉浮不渴，续自汗出，无大热，越婢汤主之。越婢汤方，麻黄六两，石膏半斤，生姜三两，大枣十五枚，甘草二两。上五味，以水六升，先煮麻黄，去上沫，内诸药，煮取三升，分温三服。"

越婢汤中麻黄为君药,发汗解表,宣肺行水;生姜、大枣增强发越水气之功,使风邪水气从汗而解,宣肺通调水道,使水邪从小便而去;石膏辛凉解肌,清泻肺胃郁热;甘草、大枣相伍,补益中气,调和脾胃而运化水湿之邪,以培土胜湿。综合五药,乃为发越水气、清泄里热之剂,适用于风水证。

在上述古代医案中,运用越婢汤的名家有叶天士、薛雪、张路玉、吴瑭、陈念祖、王泰林、张士骧、戚云门、张聿青9位,相关著作11部,相关医案十余则,涉及冬温、哮喘、痰饮、肺胀、失音、水肿、子肿7种病症。其中水肿案最多,或与《金匮要略》载其治疗风水有关。

分析诸位名家之运用,径用原方者有之,随症加减者亦有之。叶天士治疗"外寒内热"之冬温伏饮、冬温咳嗽,"肝升太过"之哮喘,"饮伏下焦"之痰饮,常以原方主之;治"饮泛气逆"之水肿喘咳,多加杏仁、炒半夏燥湿化饮。陈念祖治疗"肝升肺降不调"之哮喘,常以原方主之;对于"风湿相搏"之水肿,则加茯苓、杏仁、大腹皮利水消肿。薛雪治疗"上焦郁热"之痰饮,常加防己、茯苓清利水湿。张路玉治"饮冷伤肺"之肺胀,加细辛、葶苈,意以大泻肺气。吴瑭治"外邪夹湿"之水肿,用越婢汤原方,意在腰以上肿,发汗乃愈。王泰林治"风湿相搏"之水肿,径予原方;对于"肺经郁热"之里水,多加赤苓、泽泻、陈皮、防己,以增渗泄利水之效。张士骧疗风水,合附子治之。张聿青治"湿热横溢"之水肿,加茯苓皮、大腹皮运脾利湿;疗"痰气上逆"之子肿,则合二陈汤化痰降气。

越婢汤临床应用广泛,现代医家采用本方治疗的病症颇多,如证属痰热壅肺的重症肺炎、小儿肾病综合征、慢性肾小球肾炎、狼疮性肾炎、上腔静脉综合征、慢性阻塞性肺疾病、亚急性湿疹、急性胰腺炎、过敏性紫癜、成人水痘、类风湿关节炎、遗尿症、支气管哮喘、慢性支气管炎、带状疱疹、急性中毒性肾病、充血性心力衰竭等。

防己茯苓汤

曹存心

陈，吴江。男子以自下肿上为逆，究其所以致此之故，湿邪无路可出，气又自外而来，互相交结，故苔白口干，脉弦不能食也。幸未气喘。防己，茯苓，陈皮，冬术，泽泻，牡蛎，紫苏，桑皮。（《曹伯仁医案》）

李，莘门。因于气为肿，肿之见症，未有不属于气也明矣。然气有虚实，右脉软弱，左关带弦，脾经不足，湿气有余，或因肝气内逆，风邪外触，皆可作也。茯苓，防己，黄芪，桂枝，冬术，陈皮，干姜，桑皮，炙草。（《曹伯仁医案》）

卢。男子自下肿上为逆，已逆而舌苔不生，逆中之逆也，能不虑其喘乎。防己，石膏，冬术，茯苓，炙草，五加皮，党参，黄芪，另济生肾气丸、禹余粮丸。（《曹伯仁医案》）

周，松江。咳喘于前，浮肿于后，病经一载，脉息沉弦。肺之清肃不行，脾之健运失常，身中痰湿，犯于上焦，或行于下部，漫无向愈之期，非所宜也。防己茯苓汤，桑皮，五加皮，橘红，川椒目，杏仁，紫菀，苏子，另《金匮》肾气丸。（《曹伯仁医案》）

蒋，无锡。面部浮肿，延及周身，甚至胀满，又增咳嗽，寒热气逆，不得卧下，二便失调，脉形弦细，此系风邪夹湿，脾肺两伤也。脐已外突，理之棘手。防己黄芪汤合麻黄汤，羌活，米仁，厚朴，白芍，冬术。

又：昨得微汗，卧能得寐，面之浮者稍退，溺之短者稍长，所用之药，似属的对，然余者未便举以为喜。防己黄芪汤去芪、白芍、冬术、厚朴、腹皮、羌活。

又：浮肿日退一日，似属佳兆。然在上者已可，而在下者尚甚。防己茯苓汤，厚朴，米仁，腹皮，羌活，川椒，白芍，杏仁，冬术。

又：邪之浮肿于外，虽见日轻，胀满于中，仍然见重，口干且苦，溺短不长，咳嗽气短，四肢逆冷，脉形细小，一饮一食，一汤一药，无一舒者，邪气填满脘中，正虚不克消化也。筋已露，脐已突，何从下手？冬术，厚朴，陈皮，炙草，大腹皮，苏子，杏仁，当归，白芍，肉桂，茯苓，另小温中丸。（《曹伯仁医案》）

石，王家溪。痎疟之风留之于湿，曾经肿胀，今春又发，小有寒热、自汗不渴。右脉濡，左部弦，既无便溺之阳格，又无饮食之速和，其治在表，防脱。防己，茯苓，桂枝，冬术，黄芪，桑皮，陈皮，腹皮，姜皮。（《曹伯仁医案》）

张聿青

丘景林。痰饮多年，痰多咳嗽，气从上升。迩来两足虚肿，纳减无味，小溲短少，寐中汗出，而往往遗尿不禁。脉沉弦。重按少力，苔白质腻。脾肺肾三脏均虚，命阳不能化水外出，遂致水溢肌肤，蒸变无权，致胃纳日以呆顿。开太阳，逐痰水，原属痰饮必效之方，惟久病多虚，姑以阳气为重。元米炒党参三钱，菟丝子三钱，制半夏一钱五分，茯苓三钱，熟附片三分，煨益智一钱，补骨脂三钱，陈皮一钱，炒於术一钱，炒谷芽二钱，玫瑰花二朵。

又，温助命阳，以生脾土，遗尿得定，而足仍虚肿，胃呆少纳，小溲短少。水溢肌肤，原系脾肾两虚，不能化水外出。舌白转黄，口腻而苦，湿中生热，遂成湿热壅遏之局。恐变延入腹。拟《金匮》防己茯苓汤法。炙绵芪一钱五分，茯苓四钱，汉防己三钱，泽泻二钱，猪苓二钱，大腹皮二钱，制苍术二钱，宣木瓜一钱五分，通草一钱，生薏仁一两，炒冬瓜皮一两（二味煎汤代水）。（《张聿青医案》）

【评析】 防己茯苓汤在《金匮要略》中有记载。《金匮要略·水气病脉证并治第十四》曰："皮水为病，四肢肿，水气在皮肤中，四肢聂聂动者，防己茯苓汤主之。防己茯苓汤方，防己三两，黄芪三两，桂枝三两，茯苓六两，甘草二两。上五味，以水六升，煮取二升，分温三服。"

防己茯苓汤的组成为防己黄芪汤去白术加桂枝、茯苓。方中茯苓甘淡，分量独重为君药，渗湿健脾；桂枝辛温，温化五脏六腑之水气，解肌表之邪；防己苦寒，入太阳，通腠理，祛水湿；黄芪甘温，益气健脾，利水消肿，合桂枝振奋阳气，化气行水；甘草调和诸药。五药合用，健脾利水，益气通阳，为治疗水肿的常用方。

在上述古代医案中，运用防己茯苓汤的名家有曹存心、张聿青，相关著作2部，相关医案7则，涉及水肿、臌胀、咳喘、痰饮等病症，其中以水肿病为主。

分析诸位名家之运用，径用原方者有之，随症加减者亦有之。曹存心治"自下肿上"及不能食，则以防己、茯苓利水渗湿，陈皮、白术健脾燥湿，泽泻、牡蛎味咸入肾，散结逐水，紫苏、桑白皮解表理肺；治脾虚肝逆之气肿，加干姜温阳化饮；治"自下肿上"及喘，则合五加皮、济生肾气丸、禹余粮丸温肾暖胃；治痰湿中阻之水肿及咳喘，则合肾气丸、桑白皮、五加皮、橘红、川椒目、杏仁、紫菀、紫苏子，补肾阳，利水湿，宣肺气；治肺脾两伤之臌胀及咳嗽、二便失调等症，合麻黄汤发汗解表，宣肺平喘，羌活入太阳，祛表湿，白术、薏苡仁健脾燥湿，厚朴、大腹皮理气宽胸；治肿胀及自汗不渴，加白术、姜皮补中固表。张聿青治脾肺肾三脏虚损之两足虚肿及遗尿，则加二陈健脾燥湿，菟丝子、益智、补骨脂、附子暖肾助阳。

从以上分析中看出，古代医家在运用防己茯苓汤时，水湿多在皮肤，属卫阳不足。肺脾肾三脏主司人体水液代谢，若水湿壅盛，除解太阳肌表之水，还需温肾助阳，健脾渗湿。

防己茯苓汤现代临床多治疗以水液积留的病症，如慢性肾炎蛋白尿、心源性水肿、黏液性水肿、特发性水肿、贫血水肿、膝关节积液、膝关节慢性滑膜炎等，以及肝硬化、慢性胃炎、慢性结肠炎等疾病。

栀子大黄汤

郭敬三

　　某医患酒疸证,胸脘痞胀,食少不运,自以为脾阳衰惫,服附子理中汤。数剂后,胸脘稍爽,饮食略增,而又大便秘结不通,遂用承气汤以下之,便通而胸脘又痞。仍用附子理中汤,大便又闭,复用承气汤。如此数转,三焦俱痹,胸腹满胀,不能饮食,大便仍秘,束手无策,求余诊视。两手脉沉数而大,搏指有力,乃湿热内闭之证。用《金匮》栀子大黄汤二剂,胸脘顿爽,遂能饮食,大便亦调。改用六君子汤,调理月余而愈。

　　尚按:栀子大黄汤与承气汤相去几何,乃用以治湿热内郁,三焦俱痹,胸脘胀满,收效若是之宏者,以栀子善能清三焦之郁热故也,热去则湿亦与之俱化矣。观此,则读《神农本草经》一字一句皆不可忽。(《萧评郭敬三医案》)

　　【评析】　栀子大黄汤见于《金匮要略·黄疸病脉证并治第十五》,如言:"酒黄疸,心中懊侬,或热痛,栀子大黄汤主之。栀子大黄汤方,栀子十四枚,大黄一两,枳实五枚,豉一升。上四味,以水六升,煮取二升,分温三服。"

　　栀子大黄汤乃栀子豉汤加大黄、枳实而来,故既有栀子豉汤清热除烦、宣透郁热之效,又具行气除满、导滞通下之功。清代医家郭敬三用栀子大黄汤治疗"湿热内郁,三焦俱痹,胸脘胀满"之酒瘅证,两剂即使胸脘爽快。郭氏用此方关键在于湿热内闭,而之所以取效甚好,诚如萧尚之在按语中言"以栀子善能清三焦之郁热故也,热去则湿亦与之俱化矣"。

　　现代临床常采用本方治疗黄疸型肝炎、酒精性脂肪肝、冠心病、心绞痛、复发性口腔溃疡、皮肤瘙痒等,均有较好的疗效,可资借鉴。

茵陈五苓散

宝鉴

平江张省干病伤寒，眼赤舌缩，唇口破裂，气喘失音，大便自利（协热），势甚危笃。诸医皆欲先止其泻，适秀州医僧宝鉴过苏，张延视诊脉，乃投以茵陈五苓散、白虎汤而愈。诸医问故，僧曰：仲景云'五脏实者死'，今大肠通，更止之，死可立待。五苓以导其小便，白虎以导其邪气，此医家之通晓也，何难之有？（《名医类案》）

薛 己

大司徒李公患黄疸，当投渗淡之剂，公尚无嗣，犹豫不决。余曰：有是病而用是药。以茵陈五苓散加芩、连、山栀，二剂而愈。至辛卯得子，公执予手而喜曰：医方犹公案也。设君避毁誉，残喘安得享余年而遂付托之望哉！

疏曰：此案又见别集，向时湿热泄泻，因未生子，惑于人言淡渗之剂能泻肾，因服参、芪之药，后变为黄疸，小便不利，胸腹满胀云云。此是湿热为患，固非渗淡之药不治。若以脾虚所致，则应补气为先，而此案本无虚象，故服参、芪而变黄疸也。先生直以淡渗之品除之，所谓有是病即用是药，孰谓先生好补者哉？（《薛案辨疏》）

万 全

万密斋治一义子，年十五，病疸，面目俱黄。问之，对曰：伤食起，腹中大热又痛。乃立一方，用黄柏、栀子等分，大黄减半，以退其热；猪苓、泽泻、茯苓、苍术等分，以去其湿；枳实、厚朴、神曲，以去其食积；茵陈蒿倍用，以去其黄。共为细末，酒糊丸，车前子煎汤下。三日后，吐出黄水二碗许，胃中不热。又二日，泄三行，腹中不痛。十日以后，小便渐清，黄亦减矣。（《续名医类案》）

吴 楚

癸亥年四月，项左宜兄之令岳，竭田人，姓胡，字培生，患伤寒，至第八日，人已昏沉，医者谓必不治矣，已托乃婿为买板备后事。乃婿左宜兄托余往为视之，其脉浮洪数紧，发热，头与浑身俱痛，面与目珠及一身俱发黄，口中燥渴之极，一夜约饮汤水一桶。视其前两日所服之药，乃黄芩、山栀、花粉，清热解渴之剂，而渴愈甚，热愈不退。前医更用黄连、石膏，幸药未服。余曰：头痛发热，表邪未除，即用寒凉以凝之，表邪如何得解？且以阴从阴，更将引邪归内，安得不燥渴发黄。伤寒太阳经用白虎汤者，以大汗出后，大渴不解，故用石膏。今发热无汗，不思解其表，而以寒伏其里，其不死也？几希矣！余思伤寒太阳及阳明经中发黄症，用茵陈蒿汤，内有大黄。然此症表邪未去，则大黄非所宜，惟用茵陈五苓散能解太阳入府之邪，又以利小便而去湿热。内加羌活一钱五分，川芎五分，防风、柴胡各八分，以重解其表。急令煎服，且嘱之曰：服头药后，如发燥，即是要作汗，不要怕，待有汗出，即不必复服渣药。服药后，果烦躁之极，将衣带尽扯断。幸先与说明，其家人不至忙乱。未几大汗淋漓，浑身痛、头痛俱止，遂安神熟睡矣。夜复发寒热，至三更复出汗一身，此后热不复发，亦不复作渴，不但吃粥，并欲吃饭。次日照前药，去柴胡、羌活、川芎，加山栀、薏苡，服二剂而黄色尽退，饮食如常。病者发汗之次日，其前原医在邻家看病，有携余方示之者，云某病之危，服此表药得愈。前医者大发议曰：伤寒八日，如何还表得，此命休矣。而孰知彼云休者不休，前云不治者竟治耶。余初举方时，即知俗医不解用表之理。因批于方案曰：仲景云，日数虽多，但见有表证而脉浮者，犹宜汗之。奈何云八日便不可表耶？且太阳一经有留连半月、二十日尚可表者，况七八日乎？彼医未读仲景书，辄敢医治伤寒，余方中引经立案，彼又不解，且病已愈，而犹生议，真不知其为何心。（《医验录》）

薛　雪

热病继疟，交冬自止，左胁已结疟母，今食物难化，大便溏泄，神疲力倦。病由荤酒太早，致湿聚气阻，治以疏补脾胃。茵陈四苓加厚朴、益智仁。（《扫叶庄一瓢老人医案》）

蒋宝素

溺黄赤，安卧，已食如饥，目黄。显系湿热蕴于脾胃，上蒸于肺，下注膀胱，符于《经》旨。西茵陈，黑山栀，赤茯苓，福泽泻，木猪苓，冬白术，白通草，萹蓄，川黄柏，川黄连，制大黄，柳根白皮。（《问斋医案》）

湿盦发黄，茵陈五苓之属宜之。西茵陈，黑山栀，制大黄，赤茯苓，木猪苓，冬白术，福泽泻，油肉桂，川黄连，飞滑石，白苦参。（《问斋医案》）

柳宝诒

柯。湿邪郁于中焦，阳气不化，肌黄腹满，此与《金匮》所称阴黄而用四逆者不同。黄色偏淡，亦与平常黄疸可用清泄者有间。宜利湿药中兼以温化。西茵陈，桂枝，本山术，茯苓皮，泽泻片，小川朴，广陈皮，川通草，大豆卷，香橼皮。（《柳宝诒医案》）

张聿青

华左。遍体面目俱黄，中脘痞满，湿热蕴遏。恐其由标及本。西茵陈，制川朴，赤白苓，泽泻，青蒿，山栀，广橘皮，制半夏，木猪苓，上湘军二钱（好酒浸透，后下）。

二诊：脘痞稍减，黄疸略退。药既应手，守前法再望转机。茵陈二钱，冬术（炒炭）二钱，泽泻二钱，砂仁七分，黑山栀二钱，上湘军二钱，橘皮一钱，猪苓一钱五分，川朴一钱，官桂五分，制半夏一钱五分，焦麦芽三钱。

三诊：面目色黄稍退，而热退不清。还是湿热壅遏熏蒸之所致也。再淡以渗之，苦以泄之。官桂五分（后入），豆豉三钱，黑山栀三钱，制半夏一钱五分，猪苓二钱，郁金一钱五分，茵陈三钱，冬术炭二钱，赤、白苓各二钱，杏仁二钱，泽泻一钱五分。

四诊：黄疸已退。然形色瘦夺，脾土无不虚之理。当为兼顾。野於术二钱，炒广皮一钱，猪苓二钱，云苓四钱，茵陈二钱，泽泻二钱，焦麦仁四钱，官桂五分（后入），制半夏一钱五分，枳实一钱，竹茹一钱。

五诊：黄疸大势虽退，而湿热未能尽澈，小溲未清，足跗带肿。还是湿热坠下，再培土而分利湿邪。於术一钱五分，大腹皮二钱，川通草一钱，茯苓三钱，炒冬瓜皮一两，泽泻一钱五分，木猪苓二钱，焦苍术一钱，生、熟米仁各三钱，茵陈一钱五分。

六诊：诸病向安，惟气色尚滞。宜鼓舞脾土，土旺自能胜湿也。人参须五分，茵陈二钱，云茯苓四钱，猪苓一钱五分，制半夏一钱五分，野於术二钱，炮姜三分，焦苍术一钱，泽泻一钱五分，广皮一钱。

七诊：补气运脾渗湿，证情又见起色。再为扩充。人参须五分，苍术一钱，於术二钱，茵陈二钱，猪苓一钱五分，云茯苓三钱，炒冬瓜皮五钱，炮姜炭四分，泽泻一钱五分，生、熟薏仁各三钱，谷芽三钱。（《张聿青医案》）

蒋左。四肢面目俱黄。脉形糊滑。此湿热蕴遏，为五疸中之谷疸。官桂，赤白苓，黑山栀，泽泻，绵茵陈，瞿麦，上湘军，白术炭，猪苓。

二诊：黄疸大退，前法以清其渊薮。官桂，黑山栀，焦麦芽，范志曲，陈皮，川朴，猪茯苓，泽泻，茵陈。（《张聿青医案》）

朱幼。遍体虚浮，肿满窒塞，小溲不利，气逆喘促。脉沉，苔黄质腻。此脾虚而湿热泛滥莫制。将至喘脱。大腹皮二钱，广陈皮一钱，赤小豆三钱，细木通一钱，羌活一钱，制川朴一钱，川椒目七分，云茯苓皮三钱，建泽泻二钱，舟车丸三钱（开水先服）。

二诊：肿势虽减，腹仍胀满，腿股晶澈溃烂，胃呆厌食。湿热充斥，尚在险途。大腹皮三钱，汉防己（酒炒）三钱，生薏仁五钱，川通草一钱，广皮一钱，黑山栀三钱，连皮苓五钱，滑石块四钱，光杏仁三钱，枇杷叶四片。

师云：溃烂不致伤命，险在腹胀厌食。炒冬瓜泥可服，水果甜物忌。盐大忌，以秋石代之。

三诊：浮肿已退，而湿热下趋，两足糜烂。急延疡科商治。西茵陈，赤、白苓，泽泻，生薏仁，车前子，台白术，制半夏，广皮木，猪苓粉，当归。（《张聿青医案》）

【评析】《金匮要略·黄疸病脉证并治第十五》："黄疸病，茵陈五苓散主之。茵陈五苓散方，茵陈蒿末十分，五苓散五分。上二物和，先食饮方寸匕，日三服。"

　　茵陈五苓散是在五苓散基础上加入清利湿热之茵陈,因其中五苓散利湿之功较著,故此方主要针对湿重,主治湿重于热之黄疸病,可见黄色鲜明、小便不利、纳呆等症状。

　　在上述古代医案中,运用茵陈五苓散的名家有宝鉴、薛己、万全、吴楚、薛雪、蒋宝素、柳宝诒、张聿青8位,相关著作8部,相关医案11则,涉及伤寒、黄疸、疟疾等病症。

　　茵陈五苓散多用于治疗湿重于热之阳黄。宝鉴以此合白虎汤治"伤寒,眼赤舌缩,唇口破裂,气喘失音,大便自利",薛己以茵陈五苓散加黄芩、黄连、栀子治"黄疸",蒋宝素以茵陈五苓散加栀子、大黄、黄连、滑石、苦参治"湿盦发黄"。分析其运用,多为治疗湿重于热之黄疸,因其中五苓散旨在化气利水,使气机顺行而水道通畅,再加茵陈清解湿热。

　　现代临床运用上,茵陈五苓散主要用于肝脏及代谢性疾病,如急性黄疸型肝炎、急性戊型病毒性肝炎、新生儿黄疸、高胆红素血症、非酒精性脂肪肝、药物性肝损伤、高脂血症、痛风性关节炎、肝硬化难治性腹水、高血压、湿疹等。

柏 叶 汤

张聿青

张，左。先自木火刑金吐血，继而火郁胸中，胃口刮痛，旋至木克土而脾虚发胀，甚至吐血频年迄无止期。良以脾土虚极，不能统摄，致谷气所生之血，渐长渐吐，所以吐血无止时，而亦并未冲溢也。兹以温助命火，致肝火逆上，血溢盈口，由此而脾土益衰，大便作泻。六脉细涩，按之无神，苔红黄糙露底。重地深入。勉拟仲圣柏叶汤意，合理中、理阴两方，以备采择。侧柏叶三钱，大熟地五钱，生於术二钱，炮姜炭五分，蕲艾炭五分，生、熟草各三分，热童便半茶杯（乘热和药冲服）。此案能发前人所未发之旨。（文涵志）

又，土中泻木，痛已全止，便泄亦减大半，未始不为转机。无如胃仍不起，中气虚耗，不能推送，中脘之上，咽噎之下，似有黏腻窒塞之状，动辄恶心，由此而饮食更多窒碍。再从前意参以和胃，即请正之。野於术（枳实煎汁炒），青盐半夏，茯苓，广皮（盐水炒），台参须（另煎冲）一钱，金石斛，杭白芍（防风煎汁炒），薏仁，竹茹（盐水炒），香稻根须五钱。（《张聿青医案》）

江曲春

阳气素亏，脾经多湿。辰下阳不卫阴，哕血颇多，入暮尤甚，脉象细濡。虑其外脱，拟仲圣柏叶汤，冀其挽回。侧柏叶，阿胶，半夏，艾叶，伏龙肝，炮姜，童便一酒杯。（《江泽之医案》）

丁泽周

戚，左。吐血四天，盈盏成盆，色不鲜红，脉象芤数无力，舌苔淡白。阅前服之方，均是凉血清营，未能应效，今脉舌参看，阴分本亏，阳气亦虚，不能导血归经，而反上溢妄行也，势非轻浅。姑仿《金匮》侧柏叶汤加味。蛤粉炒阿胶三钱，侧柏叶三钱，炮姜炭六分，丹参二钱，茜草根二钱，怀牛膝二钱，茯神三钱，川贝二钱，竹茹二钱，藕节炭三枚，清童便一酒杯（冲服）。

二诊：前方服二剂，吐血已止，原方加茺蔚子三钱。（《丁甘仁医案》）

【评析】　柏叶汤出自《金匮要略·惊悸吐衄下血胸满瘀血病脉证治第十六》："吐血不

止者,柏叶汤主之。柏叶汤方,柏叶、干姜各三两,艾三把。上三味,以水五升,取马通汁一升,合煮,取一升,分温再服。"

方中侧柏叶味苦涩性微寒,凉血止血;干姜、艾叶温中散寒止血;童便引血下行以除虚热。四药合用,共奏温阳守中、固摄止血之效。

运用柏叶汤有张聿青、江曲春、丁泽周3位,相关著作3部,相关医案3则,均用于治疗吐血。分析上述名家医案。张聿青治脾虚肝旺之吐血,用柏叶汤加熟地、白术、甘草治之,其中干姜、艾叶炭制为加强敛血止血之效。江曲春治脾阳不足、脾经湿盛之哕血,予柏叶汤加阿胶、伏龙肝温中止血,加半夏燥湿降逆。丁泽周治"阴分本亏,阳气亦虚"之吐血,予柏叶汤加味凉血清营。

从上述名家医案可以看出,运用柏叶汤多着眼于脾阳虚证,医案中多见"阳气素亏""阳气亦虚"等字眼,或可成为临床运用柏叶汤的病机要点。

柏叶汤的临床运用广泛,现代常用其治疗胃溃疡出血、痛经、子宫出血、肺结核咯血等疾病。笔者在临床上常用该方为基础方,加减化裁治疗上消化道出血、便血、崩漏、女性月经量多等疾病,疗效较好。

黄 土 汤

钱 乙

钱乙治皇子，病瘛疭，国医莫能疗。闻乙有异能，召之，进黄土汤而愈。神宗问：此何以能愈此疾？对曰：以土胜水，木得其平，则风自止。帝悦，擢太医丞。（《名医类案》）

薛 雪

脉两关弦虚，先血后粪，两月未已。当年原有病根，遇劳而发，属虚，仿仲景黄土汤。黄土汤加炒焦白术，四剂后加人参一钱。（《扫叶庄一瓢老人医案》）

吴 瑭

福，二十九岁。初因恣饮冰振黄酒，冰浸水果，又受外风，致成风水。头面与身，肿大难状，肿起自头，先与越婢汤发其汗，头面肿消，继与利小便，下截三消胀减，后与调理脾胃，自上年十月间服药，至次年三月方止，共计汤一百四十三帖，其病始安，嘱其戒酒肉生冷。不意夏月暑热甚时，仍恣吃冰冷水果，自八月后粪后大下狂血，每次有升数之多。余用黄土汤去柔药，加刚药，每剂黄土用一斤，附子用六钱，或止复来，伊本人见其血之不止也，加附子至八钱，或一两，他药接是，服至九十余帖，始大愈。（《吴鞠通医案》）

毛，十二岁。癸亥十二月初二日。粪后便红，责之小肠寒湿，不与粪前为大肠热湿同科，举世业医者，不知有此，无怪乎十数年不愈也，用古法黄土汤。灶中黄土二两，生地黄三钱，制苍术三钱，熟附子三钱，阿胶三钱，黄芩（炒）二钱，炙甘草三钱，加酒炒白芍，全归钱半。水八碗，煮成三碗，分三次服。

初七日：小儿脉当数而反缓，粪后便血，前用黄土汤，业已见效，仍照前法加刚药，即于前方内去白芍、全当归，加附子一钱，苍术二钱。（《吴鞠通医案》）

陈，三十五岁。乙酉年四月二十一日。粪后便红，寒湿为病，误补误凉，胃口伤残，气从溺管而出，若女子阴吹之属瘕气者然。左胁肝部，卧不着席，得油腻则寒战发杂无伦，几于无处下手。议治病必求其本，仍从寒湿论治，令能安食再商。与黄土汤中去柔药，加刚药。川椒炭三钱，广陈皮三钱，生姜二钱，灶中黄土四两，云茯苓五钱，生茅术三钱，香附三钱，熟附子三钱，益智仁三钱。煮三杯，分三次服，服三帖。

五月初二日：又服二帖。

初三日：心悸短气，加小枳实四钱，干姜二钱，已服四帖。

十一日：去川椒三钱，已服三帖。

二十一日：诸症皆效，大势未退，左脉紧甚，加熟附子一钱，降香末三钱，干姜一钱，已服三帖。

二十七日：诸症向安，惟粪后便血又发，与黄土汤法。粪后便血，乃小肠寒湿，不与粪前为大肠热湿同科。灶中黄土八两，广皮炭三钱，熟附子四钱，益智仁二钱，黄芩炭四钱，云茯苓五钱，苍术（炒）四钱。煮三杯，分三次服，以血不来为度。

七月十四日：面色青黄滞暗，六脉弦细无阳，胃口不振，暂与和胃，其黄土汤，俟便红发时再服。姜半夏六钱，云苓块五钱，广陈皮三钱，生苡仁五钱，益智仁三钱，川椒炭一钱，白蔻仁一钱。煮三杯，分三次服。

十七日：加桂枝五钱。

十一月十五日：肝郁挟痰饮，寒湿为病，前与黄土汤，治粪后便血之寒湿，兹便红已止，继与通补胃阳。现在饮食大进，诸症渐安，惟六脉细弦，右手有胃气，左手弦紧，痰多畏寒，胁下仍有伏饮，与通补胃阳，兼逐痰饮。桂枝六钱，小枳实三钱，川椒炭三钱，旋覆花三钱，香附四钱，广皮五钱，炒白芍三钱，干姜三钱，云苓五钱，姜半夏八钱。煮三杯，分三次服。

十二月初十日：脉弦紧痰多畏寒，冲气上动，与桂枝茯苓甘草汤，合桂枝加桂汤法。桂枝一两，茯苓块（连皮）二两，炙甘草五钱，全当归三钱，川芎二钱，瑶桂（去粗皮）五钱。服一帖，冲气已止，当服药后，吐顽痰二口。

十一日：冲气已止，六脉紧退，而弦未除，可将初十日方，再服半帖，以后再服二十九日改定方，以不畏寒为度。

十三日：服十一月十五日疏肝药二帖。

十四初：背畏寒，脉仍弦紧，再服十二月初十日桂枝加桂汤二帖，以峻补冲阳，服药后吐顽痰二口。

十七日：脉仍弦紧，背犹畏寒，阳未全复，照原方再服二帖，分四日服。

十九日：前之畏寒，至今虽减，而未痊愈，脉之弦紧，亦未冲和，冲气微有上动之象，可取初十日桂枝加桂汤法，再服二帖，分四日，立春以后故也。

丙戌正月初五日：六脉俱弦，左脉更紧，粪后便红，小肠寒湿，黄土汤为主方，议黄土汤去柔药，加淡渗通阳，虽自觉胸中热，背心如热水浇，所云热非热也，况又恶寒乎？黄土汤。灶中黄土八两，生苡米五钱，云苓块六钱，熟附子四钱，苍术炭四钱，桂枝五钱，黄芩炭四钱，广皮炭四钱。煮四碗，分四次服，血多则多服。万一血来甚涌，附子加至八钱，以血止为度，再发再服，切勿听浅学者妄转一方也。阳虚脉弦，素有寒湿痰饮，与蠲饮丸方，通阳渗湿而补脾阳。丸方。桂枝八两，苍术炭四两，生苡仁八两，云苓块八两，干姜炭四两，炙甘草三两，益智仁四两，半夏八两，广皮六两。神曲糊丸，小梧子大，每服三钱，日三服。忌生冷、猪肉、介属。

初十日：粪后便红虽止，寒湿未尽，脉之紧者亦减，当退刚药，背恶寒未罢，行湿之中，兼与调和营卫。苍术炭三钱,黄芩炭钱半,灶中黄土一两,焦白芍四钱,生苡仁三钱。煮三杯,分三次服,以背不恶寒为度。戒生冷、介属、猪肉。(《吴鞠通医案》)

继男。十二月十四日:脉大浮取弦数,脾虚食滞,疳疾将成,大便频仍,面肿腹大,与温宣中焦法。

二十八日:大便后见血,乃小肠寒湿,加黄土汤法。(《吴鞠通医案》)

陈念祖

《经》云:阴络伤则血内溢。病延日久,阴气固伤,而阳分亦弱,恐增浮喘,最为可虑。灶心黄土五钱,干地黄二钱,阿胶二钱,炒白术二钱,黄芩二钱,当归身二钱,乌梅肉二个,赤小豆二钱,地榆(焙存性)一钱,炮附子一钱,炙甘草一钱。(《南雅堂医案》)

脉左细涩,右芤,便血久而不愈,腹胀满,是湿热伤营,加以浮肿,气分亦虚,是既不能摄血,更何能运化湿热?兹遵《金匮》黄土汤法,并加味酌治。干地黄二钱,甘草二钱,白术二钱,阿胶二钱,黄芩二钱,炮附子二钱,大腹皮二钱,桑白皮一钱五分,五加皮一钱五分,人参一钱,槐花(炒)一钱,灶中黄土六钱。水同煎服。(《南雅堂医案》)

叶天士

独粪后血未已,是为远血,宗仲景《金匮》例,用黄土汤。黄土,生地,奎白芍,人参,清阿胶,川黄柏,归身,泡淡附子。(《叶氏医案存真》)

张士骧

端甫叔。便后下血,是为远血,征之右寸关之迟软,左关之弦,是为土衰木克,不能统血。应仿黄土汤意,所谓补土生金,气足则血自统耳。炒白术,伏龙肝,怀山药,炒艾叶,东阿胶,侧柏炭,干地黄,炙甘草,当归炭,荷叶炭。(《雪雅堂医案》)

【评析】 黄土汤出自《金匮要略·惊悸吐衄下血胸满瘀血病脉证治第十六》,其云:"下血,先便后血,此远血也,黄土汤主之。黄土汤方(亦主吐血、衄血),甘草、干地黄、白术、附子(炮)、阿胶、黄芩各三两,灶中黄土半斤。上七味,以水八升,煮取三升,分温二服。"

黄土汤中灶心黄土(伏龙肝),温中收涩止血,为君药;白术、附子健脾气、温脾阳,以复脾土统血之权,为臣药;干地黄、阿胶滋阴养血,且防术、附易动血出血,同时干地黄、阿胶得术、附则滋而不腻,避免呆滞碍胃,均为佐药;黄芩苦寒合用,制约术、附温燥之弊;甘草调药和中为使。诸药合用,共成寒热并用,标本兼顾,刚柔相济,刚药温阳而不伤阴,柔药滋阴又不损阳的配伍特点,为温中健脾、养血止血之良剂。吴瑭称本方为"甘苦合用,刚柔互济法"。本方常用治脾阳不足所致便血或崩漏。

在上述古代名家医案中,运用黄土汤的有钱乙、薛雪、吴瑭、陈念祖、叶天士、张士骧6

位,相关著作 6 部,相关医案 10 则,涉及泄泻、水肿、便血、惊风、疳证等病症。其中便血案最多,占大半,或与《金匮要略》载其治疗远血有关。

分析诸位名家之运用,钱乙治"土虚水侮"之惊风,用黄土汤原方,功在扶土制水以平木。吴瑭治"小肠寒湿"之便血,用苍术易白术,以强苦温燥湿之功;疗"误寒伤阳"之下血,加川椒炭、陈皮、生姜急温中阳;对于"上热下寒"之便血,加生薏苡仁、云苓块、苍术,意以淡渗通阳。薛雪治"先血后便"之便血,多加人参益气摄血。陈念祖治"阴伤血溢"之便血,加归身、乌梅肉、赤小豆、地榆养阴止血;对于"湿热伤营"之便血,加大腹皮、桑白皮、五加皮,意在湿去热孤。叶天士治"先便后血"之便血,常以原方主之。张士骧治"土虚木乘"之下血,多加山药、艾叶等,意以补气摄血。

从以上分析中可以看出,运用黄土汤不应囿于"远血"二字,《金匮要略》中"远血"之"远"字,多理解为出血部位离肛门较远,如清代赵良言"以下血言,胃居大肠之上,若聚于胃,必先便后血,去肛门远,故曰远血"。如上述医案中,历代医家既有用本方治疗"先血后便"之便血,亦有"先便后血"之便血。黄土汤还可用于各种证属脾阳虚寒,失于统摄之血证。

黄土汤临床应用广泛,现代医家采用本方治疗的病症颇多,如肝硬化上消化道出血、大肠癌、小肠毛细血管扩张症、肺癌咯血、无排卵型功能性子宫出血、过敏性紫癜、消化性溃疡、炎症性肠病、糖尿病性腹泻、慢性结肠炎等。

大 半 夏 汤

叶天士

尤。口中味淡,是胃阳虚,夫浊饮下降,痛缓。向有饮湿为患,若不急进温通理阳,浊饮必致复聚。议大半夏汤法。人参,半夏,茯苓,枳实,姜汁。(《临证指南医案》)

陆,六十。口涌清涎,不饥不食,寒热邪气交会中焦,脾胃日困。半夏,姜汁,茯苓,厚朴,炒常山,草果,乌梅。

又:大半夏汤加草果、乌梅。(《临证指南医案》)

朱妪。目垂气短,脘痞不食,太阴脾阳不运,气滞痰阻,拟用大半夏汤。人参,半夏(炒),茯苓,伽楠香汁。(《临证指南医案》)

姚。寒热呕吐,胁胀脘痹,大便干涩不畅。古云:九窍不和,都属胃病,法当平肝木,安胃土。更常进人乳、姜汁,以益血润燥宣通,午后议用大半夏汤。人参,半夏,茯苓,金石斛,广皮,菖蒲。(《临证指南医案》)

颜氏。干呕胁痛,因恼怒而病,是厥阴侵侮阳明,脉虚不食,当与通补。大半夏汤加姜汁、桂枝、南枣。(《临证指南医案》)

某,五二。诊脉左弦右弱,食粥脘中有声,气冲涌吐。此肝木乘胃,生阳已薄,皆情怀不适所致。大半夏汤。(《临证指南医案》)

毕,五四。夏间诊视,曾说难愈之苟,然此病乃积劳伤阳,年岁未老,精神已竭,古称噎膈反胃,都因阴枯而阳结也。秋分后复诊,两脉生气日索,交早咽燥,昼日溺少,五液告涸,难任刚燥阳药,是病谅非医药能愈。大半夏汤加黄连姜汁。(《临证指南医案》)

秦。两年初秋发伤,脉络气血不为流行,而腹满重坠,卧则颇安,脐左动气,卧则尤甚,吐冷沫,常觉冷气,身麻语塞。肝风日炽,疏泄失职。经以肝病吐涎沫,木侮土位,自多䐜胀。丹溪云:自觉冷者非真冷也。两次溃疡之后,刚燥热药,似难进商,议以宣通肝胃为治,有年久恙,贵乎平淡矣。云茯苓三钱,三角胡麻(捣碎,滚水洗卜次)三钱,厚橘红一钱,嫩钩藤一钱,熟半夏(炒黄)一钱半,白旋覆花一钱。滤清,服一杯,四帖。

又:接服大半夏汤。熟半夏(炒)二钱半,云苓(小块)五钱,姜汁(调服)四分,人参(同煎)一钱。(《临证指南医案》)

王,六三。劳怒伤阳,气逆血郁致痛,痞胀便溏,风木侮土,前方既效,与通补阳明厥阴。肝犯胃气逆血郁。大半夏汤加桃仁、柏仁、当归、姜枣汤法。(《临证指南医案》)

徐,四八。色萎脉濡,心悸,呛痰咳逆,劳心经营,气馁阳虚,中年向衰病加。治法中宫理胃,下固肾真,务以加谷为安,缕治非宜。煎药用大半夏汤,早服附都气丸。中气虚。(《临证指南医案》)

淮安,廿二。露姜饮止疟,是益中气以祛邪,虚人治法皆然。脾胃未醒,宜忌腥、酒、浊味。大半夏加益智、橘红,姜汁泛丸。(《叶氏医案存真》)

萧,五十三岁。面色萎黄少采,脉来小濡微涩,此皆壮盛积劳,向衰阳弱,病至食下咽,气迎阻挡,明明反胃格拒。安静快活,可延年岁。大半夏汤。(《叶氏医案存真》)

金麒麟巷,五十九岁。平日操持,或情怀怫郁,内伤病皆脏真偏以致病。庸医但以热攻,苦辛杂沓,津枯胃惫,清气不司转旋,知饥不安谷。大半夏汤。(《叶天士晚年方案真本》)

尤 怡

咳而吐沫,食少恶心,动作多喘,中气伤矣。非清肺治咳所能愈也。人参,半夏,麦冬,炙草,茯苓,粳米,大枣。

诒按:此胃虚咳嗽也。方宗《金匮》大半夏、麦门冬两汤之意。[《(评选)静香楼医案》]

薛 雪

年老水入涌出,阳微伏饮。大半夏汤加姜汁。(《扫叶庄一瓢老人医案》)

半硫通下颇效,妙香开上反吐,此中焦胃阳已虚也。用大半夏汤。(《扫叶庄一瓢老人医案》)

破伤淋沥,点滴不能宁忍,用通利则遗精,肾气仍无效,跌扑必属惊恐,以致逆乱。以东垣天真丹缓治,以转旋气血之痹。七旬年岁,下元已衰,淋闭久不肯愈。春正天寒,食减无味,下病传中,治法非易。《灵枢》谓中气不足,溲便为衰。苟得知味知谷然后议病。大半夏汤。下虚淋秘,柔剂温通。杞子,淡苁蓉,鹿角霜,沙苑蒺藜,巴戟。(《扫叶庄一瓢老人医案》)

六旬外,阳气不旋反闭,上不纳食,下不更衣,此为关格,脉小结涩,伤于无形,最为难治。妙香丸,每日三粒,十服。

接案:大凡噎格反胃,老年闭于胃脘之上。是清阳不主转旋,乃无形之结。辛香通关,反觉热闷上升,虚证无疑。以大半夏汤合加黄连合泻心法。人参,半夏,茯苓,川连,竹沥,姜汁。(《扫叶庄一瓢老人医案》)

陈念祖

咽膈之间,气不得降,系冲脉上行逆气所致,兹仿《金匮》法。人参二钱,姜半夏四钱,白蜜二匙。用长流水煎服。(《南雅堂医案》)

蒋宝素

肾主二阴，胃司九窍。肾水承制诸火，肺金运行诸气，气液不足濡润肝肠，木横中伤，转输失职，血燥肠干，大便不解，痛呕不舒，通夕不寐。生脉散上行肺金治节，下滋肾水之源，清肃令行，肝胃自治。病不拘方，因人而使，运用之妙，存乎一心。公议如是，敬呈钧鉴。人参，大麦冬，北五味子。

昨进生脉散，夜得少寐，今仍痛呕。禀赋虽充，然病将三月之久，脾胃必受其困。肝木犹旺，必犯中土，胃气愈逆，饮食不进。转输愈钝，大便愈结。肝为将军之官，怒则克土，郁则化火。火旺痰生，痰凝气阻，幻生实象，非食积壅滞可下也。公议仍以生脉散加以大半夏汤。人参，大麦冬，北五味子，制半夏，白蜂蜜。

昨进生脉散合大半夏汤，痛呕仍未止，饮食仍不进，大便仍不解。总由水不涵木，火烁阴消，两阳合明之气，未能和洽，故上不入，下不出，中脘痛、呕不舒也。此时惟宜壮水清金，两和肝胃。木欲实，金当平之。肝苦急，甘以缓之。水能生木，土能安木。肝和则痛定胃开，胃开则安寐便解。此不治痛而痛止，不通便而便通。仍以生脉散合大半夏法加以三才汤。人参，大麦冬，北五味子，制半夏，天门冬，大生地，川白蜜。（《问斋医案》）

林珮琴

族某。客冬怫悒吐食，粒米不纳，仅进粥饮。今春怯寒吐沫，二便俱少，脉细涩模糊，浊逆阳微，肝肾不主吸气。岂容再服黄、地酸腻，阅所服方，竟不识辛通大旨，仿两通厥阴、阳明主治为近理。苏子、杏仁、川贝母、益智、橘白、潞参、茯苓、制半夏、姜汁、韭白汁（冲服）。数剂涎沫少，粥饮多进，间进牛乳，亦不吐。用香粳米炒黄、九香虫煎汤煨药，更适。转方用大半夏汤，谷食安而大便渐通。（《类证治裁》）

赵海仙

抑郁伤肝，肝气不舒，气血瘀滞，阴络阳络皆伤。书云：阳络伤，血从外溢；阴络伤，血从内溢。如吐苋菜水，大便黑色，皆瘀之变象也。久之脾胃大伤，命火亦弱。面色青黄，食入三四口后必吐，大便结燥，嗳饱频来。脉象弦细。症势若此，如仅视木侮土位，湿痰内困，浅矣。速当澄心息虑，加意调治，或可免血膈之患。姜汁半夏三钱，淡干姜七分，旋覆花五分，太子参三钱，云茯神三钱，福橘皮、络各一钱五分，降香屑七分，白蜂蜜三钱。用长流水煎。（《寿石轩医案》）

余听鸿

琴川赵姓女，年十九。面色如常，毫无病容，脉见左弦右弱。余曰：木强土弱，肝木犯胃克脾，饮食作吐否？其父曰：然。即进疏肝扶土降逆之剂。明日又至，其父曰：昨日所服之药，倾吐而尽。余即细问其病之始末。其父曰：此病有一年半矣。余曰：何不早治？

其父曰：已服药三百余剂，刻下只能每日饮人乳一杯，已月余未得更衣。余乃细询其前服之方，皆进退黄连汤、资液救焚汤、旋覆代赭汤、四磨饮、五汁饮、韭汁牛乳饮，俱已服过。又云：不但服药，而川郁金磨服已有三斤，沉香磨服亦有四五两。余曰：今之郁金，实即莪术之子，大破气血。伽南香虽云理气，其质是木，有气无味。二味多服，津液愈亏，胃汁愈枯，脏腑日见干涩。此乃杂药乱投，大伤津液而成关格也。余细细思之，取大半夏汤加淡苁蓉、怀牛膝，《金匮》肾气丸绢包同煎。以取半夏之辛开滑降，甘草、人参生津养胃，生蜜甘润，甘澜水取其引药下行，增肉苁蓉之滑润肠腑滋膏，牛膝之降下而潜虚阳，再以《金匮》肾气丸温动真阳，云蒸雨施，藉下焦之阳，而布上焦之阴。服后仍倾吐而尽，余颇焦灼。问曰：人乳何以饮？其父曰：一杯作四五次方能饮尽。惟《金匮》肾气丸干者三四粒亦能下咽。余曰：得之矣。将原方浓煎，或置鸡鸣壶内，终日炖温，频频取服。令病人坐于门前，使其心旷神怡，忘却疾病之忧。将肾气丸四钱干者，每次三四粒，用药汁少些送之。一日夜尽剂，就余复诊。余曰：别无他治，仍将蜜作肾气丸干咽，以原方药汁送之。服三四剂，忽然神气疲倦，面色转黄，一月余未得更衣，忽下燥粪两尺，卧床不能起矣，举家惊惶。余曰：下关虽通，上关仍闭，饮食仍不得下，幸而干者能咽，尚有一线生机。将肾气丸四钱和入蒸饭四钱捣丸，将前方去苁蓉、牛膝，遵前法渐渐吞之。后仍前法再加蒸饭四钱，照法吞之。数日后，胃得谷气，食管渐润。肾气丸每日加服一钱，渐加至饭三四两，皆用大半夏汤吞之。后以饭作丸，用清米饮吞之，一日能进饭丸四两，再食以干饭。上格已开，腑气亦润，后用润燥养阴之品，调理三月而愈。所以仲圣之法，用之得当，如鼓应桴。人云：仲圣之法能治伤寒，不能治调理者，门外汉也。关格皆属津枯，倘用香燥以取一时之快，此乃暗藏利刃，杀人于无形之地耳。余于此症，焦劳两月，始能治痊，亦生平一快事也。（《余听鸿医案》）

戚云门

邹日乾令堂。向多痰嗽，食下噎塞欲吐，胸脘痰闷不舒。高年阳气难复易亏，徒理其阴，焉中病之肯綮。拟肺胃清阳论治，所谓离照当空，阴霾必散也。用大半夏汤加干姜少许大效。半夏，白蜜，人参，干姜。（《龙砂八家医案》）

张聿青

缪左。呕吐时作时止。舌苔薄白，并不厚腻。大便数日方行。脾得阳始运，胃得阴乃和，高年液亏胃阴不足，所以宜通宜降者，转滞而转逆矣。人参须一钱五分，白茯苓三钱，炒香甜杏仁三钱，白檀香一钱，制半夏一钱五分，白蒺藜三钱，竹二青（盐水炒）五分，白蜜二钱。（《张聿青医案》）

某。口吐涎沫，胃气虚不能约束津液也。吐沫而仍口渴，胃阴虚而求救于水也。舌萎苔黄，胃气不治而虚浊反行攒聚也。气阴益亏，又复夹浊，用药顾此失彼，且恐动辄得咎，惟仲景大半夏汤取人参以补胃气，白蜜以和胃阴，半夏以通胃阳，试进之以觇动静。人参

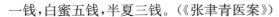

一钱,白蜜五钱,半夏三钱。(《张聿青医案》)

郭左。肠红痔坠日久,营液大亏。食入于胃,辄哽阻作痛。脉两关弦滑。此胃阴枯槁。噎膈重证,何易言治。金石斛,北沙参,杭白芍,生甘草,焦秫米,白蒺藜,半夏曲,活水芦根(师云:另取小锅煮饭,饭初收水,以青皮蔗切片铺于米上,饭成,去蔗食饭。清儒附志)。

二诊:脉滑而弦。舌心作痛,食入胃中,仍觉哽痛。胃阴枯槁,未可泛视。再拟《金匮》大半夏汤法。台参须七分(另煎冲),制半夏三钱,白蜜二钱(同煎,与参汤冲和服)。此方服七剂。煎成以滚水炖,缓缓咽下。汤尽再煎二次,煎蜜用一钱五分。

三诊:脉左大于右,阴伤不复之证。食入哽阻,胃阴尤为枯槁,未可泛视。前拟《金匮》大半夏汤法,当无不合,即其意而扩充之。台参须,制半夏(与白蜜同煎,与参汤和服),左金丸四分(煎汤送下)。

四诊:食入哽痛渐定,脉弦稍平,而肠红连日不止。肝火内燃,胃阴枯槁,肝胆内藏相火,肾开窍于二阴,铜山西鸣,洛钟东应矣。台参须一钱,制半夏二钱,白蜜三钱(同上法),细生地四钱,龟甲心五钱,地榆炭三钱,炒槐花三钱,泽泻一钱五分,丹皮炭二钱,左金丸四分。(《张聿青医案》)

【评析】 大半夏汤载于《金匮要略·呕吐哕下利病脉证治第十七》,其云:"胃反呕吐者,大半夏汤主之。大半夏汤方,半夏(洗完用)二升,人参三两,白蜜一升。上三味,以水一斗二升,和蜜扬之二百四十遍,煮药取升半,温服一升,余分再服。"

大半夏汤重用半夏为君药,降逆止呕;以人参为臣药,补中益胃;合以白蜜为佐使之药,甘润上脘之燥。三药相佐,补中降逆,是治疗胃反呕吐,朝食暮吐,或暮食朝吐的代表方剂。

在上述古代名家医案中,运用大半夏汤的有叶天士、尤怡、薛雪、陈念祖、蒋宝素、林珮琴、赵海仙、余听鸿、戚云门、张聿青10位,相关著作12部,涵盖医案近30则,涉及咳嗽、哮喘、痰饮、疟疾、痞满、呕吐、胃脘痛、反胃、噎膈、郁证、虚劳、淋证、关格等10余种病症。其中反胃、呕吐案最多,或与《金匮要略》中载其治疗胃反呕吐有关。

从上述医案中分析各名家对大半夏汤的运用,有直接运用原方者,亦有运用原方随症加减者。尤怡治疗胃虚咳嗽,原方合麦门冬汤主之。陈念祖治冲脉上行之噎膈,常以原方主之。叶天士治阳微痰饮、木旺乘土之呕吐及阴枯阳结之噎膈反胃,加姜汁增强降逆止呕之功;治脾胃虚寒之疟疾,原方加草豆蔻、乌梅、橘红、姜汁等止呕之品;治痞满,以大半夏汤去蜜主之;治"风木侮土"之"气逆血郁",大半夏汤加桃仁、柏仁、当归等理气机、调气血;治"气馁阳虚"之虚劳,用原方温中理胃,加服都气丸下固肾真。薛雪治胃阳虚衰之反胃,常以原方主之;治阳微伏饮,加姜汁;治"清阳不旋"之关格,兼见"热阀上升",于原方中加黄连、竹沥等清心泻火。蒋宝素治"木横中伤"之胃脘痛,见痛呕并作、大便不解,合生脉散益气生津。张聿青治胃气阴两虚之呕吐及"胃阴枯竭"之噎膈,常以原方主之。林珮琴治

"浊逆阳微"之食少便秘,常以原方善后。赵海仙治"木侮土位"之反胃,加旋覆花、淡干姜、福橘皮络、降香屑等,增强降逆止呕之功。戚云门治"清阳不运"之反胃,原方加干姜主之。

从以上分析中可以看出,古代医家在运用大半夏汤时,多从补虚、降逆、润燥三点出发。医案中常见"气馁阳虚""中气不足""胃阴枯竭""阴枯阳结""气逆血郁""浊逆阳微""大便不通""便结"等字眼,说明大半夏汤证的病机为脾胃虚弱,胃气上逆,阴津耗伤。

大半夏汤广泛应用于临床。现代医家常用本方治疗神经性呕吐、急性胃炎、胃溃疡、十二指肠溃疡、贲门失弛缓症、胃扭转、食管癌、胃癌、妊娠恶阻等疾病。笔者在临床上对于因胃气虚寒所引起的咳嗽、呕吐、慢性萎缩性胃炎、糜烂性胃炎、功能性消化不良、胆囊术后胃食管反流症、胃癌等,常以大半夏汤为基础方增损治疗,收效颇丰。

大黄甘草汤

蒋宝素

饮食能进，食入即吐，口渴心烦，脉数。胃热壅塞，《金匮》法主之。生大黄，生甘草，赤茯苓，福泽泻，川黄连，大白芍，活水芦根。(《问斋医案》)

【评析】 大黄甘草汤首见于《金匮要略·呕吐哕下利病脉证治第十七》:"食已即吐者，大黄甘草汤主之。大黄甘草汤方，大黄四两，甘草一两。上二味，以水三升，煮取一升，分温再服。"本汤证乃实热壅阻胃肠，腑气不通，胃气不降，火热秽浊之气上冲，故食已即吐。方中大黄荡涤肠胃实热，甘草缓急和胃，使攻下而不伤正气，两药合用能釜底抽薪，泻热于下，使胃气得降。

古代医家蒋宝素治疗胃热壅塞之食入即吐，运用本方加味，意在釜底抽薪，通降胃气。现代医家运用本方内服治疗呕吐、便秘、痔疮、咯血、肠胀气、急性胰腺炎、急性胃炎、慢性肾衰、新生儿黄疸、小儿坏死性小肠结肠炎、小儿上消化道出血、小儿厌食、小儿疱疹性口炎等病症；外用治疗麦粒肿、头部脂溢性皮炎、玫瑰痤疮、面部激素依赖性皮炎、湿疹、银屑病、手足癣等病症。

橘 皮 汤

张聿青

丁右。经事愆期，虚寒为多。然虚则肢体必形软弱，或微微身热，寒则腹中痛，脉必沉细。今经来日迟，诸若平人，惟四肢作酸，脉象濡滑。此痰湿占于血海，营卫之气不克宣通。宜理气化痰祛湿，不治血而治其所以病血者。炒全当归二两，左秦艽一两五钱，制半夏三两，白蒺藜（去刺炒）一两，抚川芎一两三钱，云茯苓四两，川断肉一两五钱，杭白芍（酒炒）一两五钱，制香附三两，艾叶三钱，橘白一两五钱，独活一两，泽泻一两，焦苍术八钱，粉丹皮二两。上研细末，水泛为丸，上午半饥时服三钱，下午半饥时服二钱，橘皮汤送下。（《张聿青医案》）

【评析】 橘皮汤见于《金匮要略·呕吐哕下利病脉证治第十七》："干呕，哕，若手足厥者，橘皮汤主之。橘皮汤方，橘皮四两，生姜半斤。上二味，以水七升，煮取三升，温服一升，下咽即愈。"本汤证乃寒邪袭胃，导致胃失和降，胃气上逆而恶心干呕。脾主四肢，寒邪郁遏脾胃之阳气，则阳不达于四肢，故手足厥逆。本方选用味辛性温之生姜，温中和胃，降逆止呕；辛香性温之橘皮，理气运脾，调中快膈。两药合用，既能温散寒邪以止呕，又能舒展气机，使郁滞之阳气布达于四肢，因病情轻浅，用药精准，故下咽即愈。

清代名医张聿青运用本方送服理气化痰祛湿之品治疗月经推迟，意在引药入脾胃，加强脾胃运化痰湿、升清降浊的功能。现代医家多运用本方治疗慢性非萎缩性胃炎、慢性食管炎、腹胀、呕吐、呃逆、小儿厌食、小儿消化不良等病症。笔者在临床中对证属胃寒气逆、脾虚气滞的慢性腹泻、溃疡性结肠炎、肠梗阻、咳嗽、哮喘、慢性气管炎、功能性消化不良、慢性胰腺炎等病症，常运用橘皮汤为基础方加味治疗，疗效较佳。

橘皮竹茹汤

尤 怡

胃虚气热，干呕不便。橘皮竹茹汤，加芦根、粳米。

再诊：呕止热退。石斛，茯苓，半夏，广皮，麦冬，粳米，芦根，枇杷叶。

三诊：大便不通。生首乌，玄明粉，枳壳。

四诊：大便通，脉和。惟宜滋养。石斛，归身，秦艽，白芍，丹皮，炙草，茯苓，广皮。

诒按：迭用四方，运意灵巧，自能与病机宛转相赴。[《(评选)静香楼医案》]

吴 瑭

张。二十五日：今年风木司天，现在寒水客气，故时近初夏，犹有太阳中风之症。按太阳中风，系伤寒门中第一关，最忌误下。时人不读唐晋以上之书，故不识症之所由来。仲景谓太阳至五六日太阳证不罢者，仍从太阳驱出，宜桂枝汤。现在头与身仍微痛，既身热而又仍恶风寒，的是太阳未罢，理宜用桂枝汤，但其人素有湿热，不喜甘，又有微咳，议于桂枝汤内去甘药，加辛燥，服如桂枝汤法。桂枝六钱，陈皮三钱，白芍四钱，半夏四钱，杏仁三钱。

二十六日：太阳中风，误下胸痞，四五日太阳症未罢。昨用太阳证仍在例之桂枝法，今日恶寒已罢，头目已清，惟胸痞特甚，不渴，舌白而壮热，泄泻稀水频仍。仲景法云病发于阳而误下成胸痞者，泻心汤主之。今用其法，再经谓脉不动数者为不传经也。昨日已动数太甚，断无不传之理，可畏在此。干姜五钱，茯苓（连皮）五钱，半夏五钱，生姜三片，黄连三钱。

二十七日：太阳中风误下，前日先与解外，昨日太阳证罢，即泻胸痞。今日胸痞解，惟自利不渴，舌灰白，脉沉数。《经》谓自利不渴者，属太阴也。太阴宜温，但理中之甘草、人参，恐不合拍，议用其法而不用其方。干姜五钱，半夏六钱，苍术炭四钱，生姜四钱，陈皮炭二钱，茯苓（连皮）一两。

二十八日：太阳中风，先与解外，外解已即与泻误下之胸痞，痞解而现自利不渴之太阴证。今日口不渴而利止，是由阴出阳也，脉亦顿小其半。古云脉小则病退。但仍沉数，身犹热而气粗不寐，陷下之余邪不净。仲景《伤寒论》谓真阴已虚，阳邪尚盛之不寐，用阿胶鸡子黄汤（按：此汤重用芩连）。议用甘草泻心法。甘草三钱，黄芩四钱，半夏五钱，黄连三钱,生姜三钱,大枣二个,茯苓三钱。

二十九日:脉沉数,阴经热阳经不热,是陷下之余邪在里也。气不伸而哕,哕者伤寒门中之大忌也,皆误下之故。议少用丁香柿蒂汤法,加芩、连以彻里热,疏逆气。公丁香二钱,黄芩三钱,柿蒂九个,黄连一钱,陈皮二钱姜汁三匙(冲)。

初一日:误下成胸痞自利,两用泻心,胸痞自利俱止。但陷下之邪,与受伤之胃气,搏而成哕。昨用丁香柿蒂汤去人参加芩连,方虽易,仍不外仲圣苦辛通降之法。病者畏而不服,今日哕不止而左脉加进,勉与仲圣哕门中之橘皮竹茹汤,其力量降前方数等矣。所以如此用者,病多一日,则气虚一日,仲圣于小柴胡汤中即用人参,况误下中虚者乎。陈皮六钱,生姜五钱,炙甘草四钱,竹茹五钱,大枣四枚,半夏三钱,人参二钱(如无,以洋参代)。

十七日:误下中虚,气逆成哕,昨与《金匮》橘皮竹茹汤,今日哕减过半。古谓效不更方,仍用前法。但微喘而舌苔白,仲圣谓喘家加厚朴杏子佳,议于前方内加厚朴二钱、杏仁三钱、柿蒂三钱。

十九日:误下之陷证,哕而喘,昨连与橘皮竹茹汤,一面补中,一面宣邪。兹已邪溃诸恶候如失,脉亦渐平,但其人中气受伤不浅,议与小建中汤加橘皮、半夏,小小建立中气,调和营卫,兼宣胃阳,令能进食安眠。白芍(炒)六钱,生姜三片,半夏四钱,桂枝四钱,大枣二枚,陈皮一钱,炙甘草三钱,饴糖一两(去渣后化搅匀再上火二三沸)。煮三杯,三次服。病解后微有饮咳,议与小建中去饴糖,加半夏、陈皮、茯苓、苡仁、蔻仁、杏仁。

初六日:病后两服建中,胃阳已复,脾阳不醒,何以知之?安眠进食,是胃阳起。舌起白滑苔,小便短,大便不解,脉乍数,是脾阳未醒,而上蒸于肺也。议与宣利三焦法,以醒脾阳。杏仁五钱,半夏五钱,茯苓五钱,陈皮三钱,苡仁五钱,枳实三钱,通草一钱,益智仁一钱。

初八日:大小便已利,脉仍洪数,舌白滑苔未除,仍宜苦辛淡法,转运脾阳,宣行湿热。杏仁三钱,苍术炭三钱,蔻仁钱半,黄芩炭二钱,陈皮钱半,黄柏炭三钱,茯苓皮五钱,半夏五钱,苡仁五钱。

十一日:脉仍沉数,舌苔反白滑,仍宜建中行湿以除伏邪。湿最伤气,非湿去气不得健,与急劫湿法。蔻仁钱半,黄芩炭二钱,杏仁三钱,陈皮钱半,黄柏炭二钱,半夏五钱,益智仁二钱,苡仁五钱,煨草果四钱,制苍术四钱,茯苓皮五钱。煮三杯,周十二时服完。(《吴鞠通医案》)

王孟英

黄履吉。截疟后,患浮肿,赵某闻其体素虚,切其脉弦细,遂用温补。驯至呃忒不休,气冲碍卧,饮食不进,势濒于危。请孟英决其(犹)及返余杭否?孟英曰:脉虽弦细而有力,子必误服温补矣。肯服吾药,犹可无恐。因与栝蒌薤白合小陷胸(汤)、橘皮竹茹汤,加柿蒂、旋覆、苏子、香附、赭石、紫菀、枇杷叶为方。四剂而瘳。(《回春录》)

袁 焯

王姓妇。发热头疼,呕恶不已,医用荆、防、苏叶等药不效。予诊其脉数,口渴,舌苔薄腻,溲热胸闷。此暑湿痰滞蕴伏中焦,胃脏不能运化之病。乃与橘皮竹茹汤加黄连、半夏、旋覆花、佩兰、枇杷叶、茯苓、苡仁等药。服后得战汗而热退呕止。能进稀粥。复以原方减轻其剂,加沙参、麦冬。全愈。(《丛桂草堂医案》)

【评析】 橘皮竹茹汤在《金匮要略》中有记载。《金匮要略·呕吐哕下利病脉证治第十七》言:"哕逆者,橘皮竹茹汤主之。橘皮竹茹汤方:橘皮二升,竹茹二升,大枣三十枚,生姜半斤,甘草五两,人参一两。上六味,以水一斗,煮取三升,温服一升,日三服。"

橘皮竹茹汤中重用橘皮、竹茹为君药,其中橘皮辛苦而温,行气和胃以止呕;竹茹甘寒,清热安胃以降逆。两药相伍,降逆止呃,清热除烦,行气和胃。生姜助橘皮和胃止呕,降逆止呃之力;人参甘温补中益气,同为臣药。佐以大枣、甘草补脾和胃,与人参共补益胃气之虚;大枣与生姜为伍亦可调和脾胃,皆为佐药。甘草调和药性,兼作使药。诸药合用,行中有补,共奏降逆止呃、益气清热之功,是为理气降逆之剂。

在上述古代名家医案中,运用橘皮竹茹汤的有尤怡、吴瑭、王孟英、袁焯4位,相关著作4部,相关医案4则,涉及呕吐、水肿2种病症。分析诸位名家之运用,多以原方加减治之。吴瑭治"误下中虚"之呕哕,常加半夏与原方中生姜组成降逆止呕基本方,以增降逆止呕之力。尤怡治"胃虚气热"之呕吐,多加芦根、粳米,以强健脾清热止呕之功。王孟英治气冲痰饮,多与栝蒌薤白合小陷胸汤,加柿蒂、旋覆、紫苏子、香附、代赭石、紫菀、枇杷叶,以增降逆温阳之力。袁焯治"暑湿痰滞"之呕吐,加用黄连、半夏、旋覆花、佩兰、枇杷叶、茯苓、薏苡仁等药,数服见效。

橘皮竹茹汤临床应用广泛,现代医家采用本方治疗糖尿病胃轻瘫、顽固性呃逆、心律失常、肾功能衰竭、百日咳、食管裂孔疝、幽门不完全性梗阻等。笔者在临床上对于胃食管反流病、胆汁反流性胃炎、妊娠呕吐、膈肌痉挛等,常以橘皮竹茹汤为基础方增损治疗,取效较好。

薏苡附子败酱散

曹存心

朱，王场河头。气者，血之帅也，气行则血亦行，气滞则血亦痹。阳明之气失其下行，阳明之血亦从此内痹。痹之既久，又郁为热，虽从咳嗽痰血分消，不足以泄其势，瘀塞于回肠曲折之处，当脐作痛，扪之觉热，二便不利，左足之经筋有时抽痛，脉来涩数，按之有力，肠间有壅塞成痈之象。将《金匮》法参入前方。制军，丹皮，冬瓜子，桃仁，丝瓜子，苡仁，玄明粉，败酱草。(《曹仁伯医案论》)

钱　艺

陈全室，小产四朝，夜被鬼击，击及小腹即小腹痛，击于左胁即左胁痛，而恶露骤停，脉紧数。拟祛邪降瘀之品应之。鬼箭羽一钱半，桃仁一钱半，生蒲黄七分，楝实一钱半，块辰砂一钱半，当归二钱，延胡索一钱半，五灵脂一钱半，香附三钱，益母草三钱。

产后瘀阻，左小腹有形攻痛，左足缩而难伸，大便闭，小便短，脉紧数，苔糙腻。内痈将成，导瘀化毒为治。附子片二分，桃仁一钱半，当归尾二钱，枳壳五分，败酱草五钱，苡仁三钱，蒌仁霜一钱半，灯心二分，冬瓜仁五钱，琥珀三分，金银花三钱，大黄三分，生甘草节一钱半。

痛止足伸，腰酸纳减，宜化暴善后法。前方去附、珀、桃、蒌，加丹参、杜仲、五加皮。(《慎五堂治验录》)

陈秉钧

柯，左。肠痈将成，少腹肿痛，大便不行。脉见沉弦，治以通降。败酱草三钱，槟榔，大力，炒桃仁，炒川楝，建曲，赤芍，米仁，炒枳壳，青皮，归尾，陈皮，丝瓜络。(《陈莲舫医案》)

陆，右。脐肠痈脐凸红肿，腹膨作痛，大便已通，能否不为外溃。脉数内热，治以清降。败酱草，槟榔，当归，橼皮，川楝，瓜蒌，苡仁，冬瓜子，枳壳，青皮，鸡金，陈皮，推车虫一枚，榧子肉七粒。(《陈莲舫医案》)

张，右，三十一。缩脚肠痈，小产后仍未减，肢骱酸痛，脉见细弦。治以分疏。败酱草，茺蔚，黄芩，生膝，川楝，寄生，杜仲，桃仁，当归，蒌皮，米仁，会皮，丝瓜络。(《陈莲舫医案》)

【评析】 薏苡附子败酱散出自《金匮要略·疮痈肠痈浸淫病脉证并治第十八》："肠痈之为病,其身甲错,腹皮急,按之濡,如肿状,腹无积聚,身无热,脉数,此为肠内有痈脓,薏苡附子败酱散主之。薏苡附子败酱散方,薏苡仁十分,附子二分,败酱五分。上三味,杵为末,取方寸匕,以水二升,煎减半,顿服,小便当下。"

本方重用甘淡微寒之薏苡仁,排脓消痈,除湿利肠;辛苦微寒之败酱草,清热解毒,祛瘀止痛,消痈排脓;轻用大辛大热之附子,温阳散结,托毒排脓。全方共奏排脓消痈、通阳散结之效。

上述古代医家医案中,曹存心治湿热瘀阻之肠痈,以本方去附子之辛热,加大黄、牡丹清热散结,消痈排脓。钱艺治产后瘀阻,在本方基础上加大黄、金银花、冬瓜仁、灯心、瓜蒌仁清热利湿,消痈散结,加桃仁、当归、琥珀、枳壳活血行气,生甘草调和诸药。陈秉钧治肠痈初成以本方去附子,加槟榔、青皮、川楝子、陈皮行气止痛,桃仁、当归、赤芍、丝瓜络活血通络,牛蒡子润肠通便,建曲消食化积;治肠痈已成,去附子之辛热,加槟榔、当归、川楝子、青皮、陈皮、枳壳、橼皮以疏肝活血,行气止痛,瓜蒌仁、冬瓜仁利湿散结,鸡内金、榧子肉、推车虫杀虫消积;治产后肠痈,去附子,加寄生、杜仲、芫蔚、牛膝补益肝肾,桃仁、丝瓜络、川楝、当归、会皮活血行气,黄芩、瓜蒌皮清热化痰散结。

以上分析可以看出,古代医家运用薏苡附子败酱散治肠痈,多去附子之辛热,加行气活血之当归、赤芍、丹皮,消痈散结之冬瓜仁、瓜蒌仁,消食化积之神曲、鸡内金。

现代临床运用本方治疗慢性阑尾炎、慢性直肠炎、痢疾、卵巢癌、直肠癌、高尿酸血症、真菌性肠炎、溃疡性结肠炎、肛瘘、2 型糖尿病、湿疹、带状疱疹、荨麻疹、前列腺炎、肾盂肾炎、肾脓肿、痤疮、慢性鼻窦炎、宫外孕、卵巢囊肿、输卵管积液、盆腔炎等,证属阳气不振,夹有瘀热者。

大 黄 牡 丹 汤

叶天士

某。壮热旬日，周身筋脉牵掣，少腹坚硬，小便淋滴，忽冷忽热，欲酿脓血，乃肠痈为病。仿孙真人牡丹皮大黄汤主之。(《临证指南医案》)

钱　艺

罗，右，蓬莱镇。寒热有汗，腹痛，足不能伸，燥屎不下，脓血旁流，右脉沉实，舌苔焦黄，小溲如淋。肠痈既成，治以仲景法。牡丹皮二钱半，败酱草五钱，桃仁二钱，枳壳五分，冬瓜子五钱，地丁草一两，大黄一钱半，苡仁二钱，甜瓜子五钱，元明粉二钱，归尾一钱半，外用蜜导。(《慎五堂治验录》)

腹痛未止，右尺紧数，腹皮甲错，泻出黑水，不食不饮，苔色薄黄，瘀血内结，肠痈之象。宗《金匮》丹皮汤意。牡丹皮一钱半，苡仁三钱，五灵脂一钱半，灯心四分，甜瓜子三钱，归尾一钱半，全丹参一钱半，金斛一钱半，败酱草三钱，血珀三分(冲)，台乌药三分(摩、冲)，谷芽五钱。(《慎五堂治验录》)

心　禅

静修庵一老尼，年五十许。患腹痛，自作痧治，刺刮不效，乃延余治。诊之右关脉洪大搏指，余部浮数。余问腹旁痛处，有无微肿，脚挛屈否？曰：腹之右旁一块，坚硬拒按，右足屈不能伸。余曰：此乃大肠生痈，非痧症也。彼大骇，余曰：无妨。肠痈初起，医治不误，十可痊十，大忌外科开刀。腐肠穿膜，为不治耳。乃用银花、当归、大黄、桃仁、丹皮、乳香、没药、穿山甲、焦楂肉、蒲公英等，服两剂而脓血从大便下，臭秽难闻，肿消脚伸，腹亦不痛。但续续下痢脓血，复排脓消毒之品，如银花、生甘草、桃仁、归、芍、丹参、丹皮、薏苡、乳香、没药、白芷、贝母等数剂而愈。凡诊脉如一部独异，须当深究根源。痛处拒按，微肿，非损伤血瘀，定是内痈。须平日留心临症，方能知之。(《一得集》)

郭敬三

浙人吴后烝之妇。妊娠四五月，患小肠痈，小便不利，小腹硬胀，其痛如刺，不可按扪，呻吟烦躁，无片刻宁静，兼之作寒作热，自拟一方表散，服后不应。适余进城，恳求诊视。

按其脉,左部沉数涩指,乃肠痈之证,拟方大黄牡丹汤。傍晚连服二次,半夜后,其痛转增,呼号之声,达于舍外,盖药与病相争战故也。至天明下脓血甚多,其痛遂止,而胎亦无恙。先是余拟此方,病人亦略知药性,畏其夺胎不敢服。余曰:《经》云有故无殒,亦无殒也。有病病受,万不至夺胎。若不服此药,瘀血痹阻,痛不可休,可保其胎无虞耶? 伊闻此言,治服果愈。(《萧评郭敬三医案》)

【评析】 大黄牡丹汤出自《金匮要略·疮痈肠痈浸淫病脉证并治第十八》,其云:"肠痈者,少腹肿痞,按之即痛如淋,小便自调,时时发热,自汗出,复恶寒。其脉迟紧者,脓未成,可下之,当有血。脉洪数者,脓已成,不可下也,大黄牡丹汤主之。大黄牡丹汤方:大黄四两,牡丹一两,桃仁五十个,瓜子半升,芒硝三合。上五味,以水六升,煮取一升,去滓,内芒硝,再煎沸,顿服之。有脓当下,如无脓,当下血。"

大黄牡丹汤中大黄苦寒攻下,泻肠中湿热郁结,祛肠中稽留之瘀血;桃仁苦平入血分,性善破血,与大黄相配,破瘀泻热,共为君药。芒硝咸寒,泻热导滞,软坚散结,助大黄荡涤实热;牡丹皮辛苦微寒,凉血散瘀,两药为臣。冬瓜子能清肠中湿热,排脓散结导滞,以治肠痈。诸药配伍,清热破瘀,散结消肿。本方为治疗湿热瘀滞肠痈初起之常用方。

在上述古代名家医案中,运用大黄牡丹汤的有叶天士、钱艺、心禅、郭敬三4位,相关著作4部,相关医案5则,均涉及痈疡病症。

分析诸位名家之运用,叶天士治"寒热错杂"之肠痈,常以原方主之。钱艺治"热结旁流"之肠痈,加败酱草、地丁草等,加强清热之力;对于"瘀血内结"之肠痈,则常加五灵脂、归尾、丹参等,意在活血化瘀。心禅疗肠痈初起,多加当归、乳香、没药、穿山甲等,以增活血行气之功。郭敬三治"瘀血痹阻"之妊娠小肠痈,用大黄牡丹汤原方,功在化瘀排脓。

从以上分析中可以看出,古代医家在运用大黄牡丹汤时,多着眼于瘀热痹阻。医案中常有"热结旁流""瘀血内结""瘀血痹阻"等字眼,此点可作为大黄牡丹汤临床用方的辨证要点。此外,大黄牡丹汤临证诊治过程中,常有痈疡并伴有寒热兼具之象,此点亦可作为选方依据。

大黄牡丹汤临床应用广泛,现代医家采用本方治疗的病症颇多,如溃疡性结肠炎、结直肠癌、阑尾周围脓肿、慢性盆腔炎、小儿急性阑尾炎、急腹症、前列腺炎、尿道炎、尿道狭窄症、盆腔炎、子宫腔脓肿、肛窦炎、结肠癌术后便秘、急性单纯性憩室炎、环状混合痔、嵌顿性内痔等。

排 脓 散

薛 铠

某。一小儿小腹作痛，小便如淋，身皮甲错，此肠痈也，脓已成，用薏苡仁汤、排脓散而痊。(《保婴撮要》)

【评析】 排脓散在《金匮要略》中有记载。《金匮要略·疮痈肠痈浸淫病脉证并治第十八》言："排脓散方，枳实十六枚，芍药六分，桔梗二分。上三味，杵为散，取鸡子黄一枚，以药散与鸡黄相等，揉和令相得，饮和服之，日一服。"

排脓散重用枳实苦寒为君，除热破滞；桔梗辛苦，入手太阴肺经，祛痰排脓，两药行气滞，排脓出；芍药入血分，和血通血；鸡子黄为血肉有情之物，甘润补益，滋阴养血。四药合用，清热排脓，养血和血。陈修园认为："枳实得阳明金气以制风，禀少阴水气以清热，又合芍药以利气，而尤赖鸡子黄以养心和脾，取有情之物，助火土之脏阴，以为排脓化毒之本也。"陈元犀云："枳实、桔梗行气滞，芍药通血滞，从血气以排之，人所易之也。妙在揉入鸡子黄一枚，取有情之物，以养心肝之阴，则排之之法，独得其本也。"张仲景原书未论及排脓散的适应证，从方名看，应属痈脓、痰浊、瘀血相关疾病。

明代医家薛铠运用排脓散合薏苡仁汤治疗小儿热盛血瘀之肠痈。血瘀于内，肌肤甲错，络脉受阻而剧痛，薏苡仁汤中薏苡仁、栝蒌仁消肿排脓，牡丹皮、桃仁活血祛瘀。《素问·生气通天论》曰："营气不从，逆于肉理，乃生痈肿。"唐容川提出脓成机制："血从气化而为水，即成脓矣。"故薛铠更加排脓散，枳实、桔梗宣肺气而肠道通，芍药、鸡子黄入血养血，使正气充而邪气去。

排脓散在现代临床主要应用于肺痈、肠痈、胃痈、鼻渊、疮痈、疔、疖、扁桃体脓疡、齿槽脓漏、麦粒肿等急性化脓性疾病，以及脑肿瘤、脓血便、脓痰等的治疗。

蜘 蛛 散

吴 瑭

乙酉年,治通廷尉久疝不愈,时六十八岁。先是通廷外任时,每发疝,医者必用人参,故留邪在久不得愈。至乙丑季夏,受凉复发,坚结肛门,坐卧不得,胀痛不可忍,汗如雨下,七日不大便。余曰:疝本寒邪,凡坚结牢固,皆属金象,况现在势甚危急,非温下不可。亦用天台乌药散一钱,巴豆霜分许,下至三次始通,通后痛渐定,调以倭硫黄丸,兼用《金匮》蜘蛛散,渐次化净。(《吴鞠通医案》)

傅松元

疝气之症,属于酒客湿热者居多,或因劳而发,或感寒而发。感寒者身不甚热,但寒邪与湿热相并,下坠气街,与睾丸进结不散。胀痛欲死。因劳者,劳火与湿热相并,身必热,热甚则多汗如脱,其胀痛而有变化者,为狐疝,多发于右丸,欲俗昆仑气。前人皆视为寒湿,而以温通利湿法治之,然多不应。有南京人张小亭者,素患狐疝,忽作痛甚剧,身热汗多如脱。余亦以温通利气为治,小亭见方药,与前医所用者相类,亟谓余曰:方非不佳,但我已黏汗三身,剧痛不止,如无他策,必支不持。言犹未已,渐有发厥之象。余急用蜘蛛散法,以大蜘蛛一枚,肉桂三分,为末调服,服下片刻即腹中盘旋作响,登时痛止汗收,其病若失。(《医案摘奇》)

又盛本诚之妾名宝娘者,患小腹痛甚剧,邀余诊治。身不甚热,脉弦尺大,但狂呼阴中作痛,刻不能支,余亦于温通剂中,加蜘蛛散调服,顷刻痛定。总之疝发于左者,吴萸汤最效;疝发于右者,蜘蛛散为惟一方法。余常患左乳斜里下一寸内痛,痛如一筋牵急状,知为心疝之症,常用吴萸六分,去其蒂,以热茶饮送下,即觉痛处送气下行,直达左睾丸,作胀而痛自失,屡试屡验。(《医案摘奇》)

【评析】《金匮要略·趺蹶手指臂肿转筋阴狐疝蛔虫病脉证治第十九》云:"阴狐疝气者,偏有小大,时时上下,蜘蛛散主之。蜘蛛散方,蜘蛛(熬焦)十四枚,桂枝半两。上二味,为散,取八分一匕,饮和服,日再服。蜜丸亦可。"

蜘蛛散中重用蜘蛛,经熬焦去其苦寒之性,存其破结通利之性。桂枝辛温通阳,入肝经,行血分,达营郁。蜘蛛、桂枝配伍,共入厥阴解肝经郁结,辛温通利,散寒化气以治狐疝。

在上述古代名家医案中，皆于痛急时施用此方，以辛温通利散寒止痛。吴瑭治因受凉复发"寒盛内结"之积聚，先与天台乌药散、辛热巴豆霜，行气散寒止痛，峻下消积散聚，待便通痛缓与硫黄丸温中逐寒，再以蜘蛛散主之。傅松元治"劳热相并"之狐疝，易原方桂枝为肉桂，辛甘大热温通里寒；治"肝经寒凝"之寒疝，发于右者以蜘蛛散主之，发于左者吴茱萸汤主之。

从以上分析中可以看出，古代医家运用蜘蛛散时，多着眼于寒湿凝结，痛剧难支，此点可作为蜘蛛散临床用方的辨证要点，这也提示我们厥阴之病，多水寒木陷，需散寒破结，温阳通利。

蜘蛛散临床多应用于顽症痼疾，为疑难杂症提供了宝贵经验与取象比类的中医用药思维。现代医家采用本方除了治疗疝气、鞘膜积液外，更大胆创新运用于中风口眼歪斜、口疮、鼠瘘肿核痛、瘰疬、恶疮、小儿慢脾风、小儿噤口不开、脱肛、聤耳出脓、喉症、走马牙疳、蛇咬伤、蜈蚣咬伤、蜂蝎螫伤等病症。

桂枝茯苓丸

楼 英

楼全善治一妇,产后,洗浴即气喘,但坐而不得卧,已五日,恶风,得暖稍宽,两关脉动,尺寸俱虚,百药不效。用牡丹皮、桃仁、桂枝、茯苓、干姜、枳壳、桑白皮、紫苏、五味子、蒌仁服之即宽,二三服即卧,其疾如失,盖作汗出感寒治之也。(《续名医类案》)

王泰林

丁。因疟小产,瘀凝未尽,冲任受伤,少腹结瘕,上攻疼痛,大便常溏,内热不已,迄今半载,不渴不嗽,病在下焦。通补冲任、和营化瘀,不越产后治例与阴亏劳损有歧。

当归(小茴香炒),川楝子,延胡索,香附,肉桂心(研冲),白芍(吴萸炒),紫石英,砂仁,茺蔚子,玫瑰花。

渊按:从疟而起,脾气先伤,大便常溏,即其征据,徒治下焦血分无益。

复诊:产后蓐劳,已经八月,内热瘕痛,病在冲任。当归(酒炒),白芍(桂枝三分炒),桃仁泥,丹参,党参,炒丹皮,稽豆衣,广皮,玫瑰花。(《王旭高医案》)

马培之

痰气血积于肝络,少腹两旁,石疽坚肿,木不知痛。姑拟温消,冀其不溃乃吉。当归,赤芍,桃仁,茯苓,肉桂,清半夏,陈皮,甘草,延胡,楞子,生姜。(《马培之医案》)

柳宝诒

许。子肿至产后而不退,前人有水分、血分之别。刻下少腹滞痛,当以痛瘀为主。归尾,川芎炭,桃仁,泽兰,乌药,广木香,苏梗,茯苓皮,大腹皮,桑白皮,桂枝,椒目(盐水炒),长牛膝(炒炭),冬瓜皮,姜皮,香橼皮,益母草。

二诊。瘀血稍行,少腹痛减,而浮肿不退,腰以下尤甚。溲阻于下,气机不化。舍温通别无他法。桂枝,椒目(盐水炒),茯苓皮,猪苓,瞿麦,车前子,泽泻,於术,泽兰叶,桃仁,归尾,益母草。

另:黑白丑、大戟、沉香各五分,其为细末,每服一钱,开水送下。(《柳宝诒医案》)

【评析】 桂枝茯苓丸出自《金匮要略·妇人妊娠病脉证并治第二十》:"妇人宿有癥病,经断未及三月,而得漏下不止,胎动在脐上者,为癥痼害。妊娠六月动者,前三月经水利时,胎也。下血者,后断三月,衃也。所以血不止者,其癥不去故也,当下其癥,桂枝茯苓丸主之。桂枝茯苓丸方:桂枝、茯苓、牡丹(去心)、桃仁(去皮尖,熬)、芍药各等分。上五味,末之,炼蜜和丸,如兔屎大,每日食前服一丸,不知,加至三丸。"

桂枝茯苓丸中,桂枝温经散寒,活血通络;茯苓利水渗湿,健脾宁心;桃仁活血祛瘀消癥;牡丹皮散血行瘀;芍药凉血消瘀。诸药合用,共奏活血化瘀、止痛消癥之效。本方是治疗妇产科癥瘕病的代表方。

上述医案中,运用桂枝茯苓丸的医家有楼英、王泰林、马培之、柳宝诒4位,相关著作4部,医案4则,涉及产后咳喘、癥瘕、石疽、产后腹痛等。

分析上述名家医案,楼英治产后咳喘,以桂枝茯苓丸去芍药加味治之。王泰林治产后蓐劳,内有癥瘕者,以原方化裁治之。马培之疗"痰气血积于肝络"之石疽,治用桂枝茯苓丸为基础方,加陈皮、延胡索等疏肝理气之味。柳宝诒治产后腹痛,瘀滞少腹,不通则痛,以桂枝茯苓丸加减主之。

从上述名家医案可以看出,古代医家运用桂枝茯苓丸,多以内有寒湿癥结,外现痛证为主,究其根本,为气血痰湿积滞于内,不通则痛,以该方疏通之。现代临床常用该方治疗子宫腺肌病、卵巢囊肿、多囊卵巢综合征、支气管哮喘、慢性阻塞性肺疾病、胸膜炎、糖尿病、高血压、高脂血症、慢性肾病、前列腺肥大、痤疮等疾病。笔者在临床上常以该方为基础方,加减治疗痛经、子宫内膜异位症、子宫肌瘤、更年期综合征、腰椎间盘突出症、坐骨神经痛、乳腺增生等疾病,疗效较好。

胶 艾 汤

汪 机

一妇形长质脆,面色黄白,孀居十余年,平素食少,内外俱劳,年五十二岁。二月忽血崩,若左手觉热,崩则又甚。医用苦寒黑灰凉血止血之剂,益剧。更用胶艾汤,少愈。偶因子病,住药月余,后服前汤,崩则日少夜多。(《石山医案》)

袁 焯

癸丑冬月,裕大昌木行,伊君夫人,年二十六岁。怀孕三月,骤然腹痛下血,既痛且胀,痛甚则头出冷汗,手冷鼻冷,胸闷呕吐,前后阴皆阻胀不堪,左手脉伏不现,右脉弱小,面色淡黄白而无光采,舌色淡无苔。此气血虚寒之象,殆由劳力受寒使然。盖中下焦阳气不足,腹部受寒,则血脉流行阻滞而为痛胀,胃脏受寒,则消化停阻而呕吐,子宫之血管破裂则下血。左手脉伏者,血为寒凝,营卫之功用失常度也。右脉弱小者,气血虚寒之本相也。前后阴与腹部阻胀拒按者,血为寒凝,阳气不能运行也。额冷、鼻冷、手冷、面色无神者,亦皆虚寒之本色也。其病殆与伤寒直中阴经无异,特孕妇之病,又兼漏下,与常人异耳。问之,果因送其伯父之殡,夜间操麻雀牌未眠,黎明乘舆登山,饱受风寒,归家即病。拟方以胶艾汤合建中汤法:当归、地黄各四钱,川芎二钱,阿胶三钱,以止血安胎;肉桂八分,制附子一钱五分,桂枝二钱,炒白芍三钱,以回阳止痛,而散寒邪;砂仁一钱,木香一钱五分,以温胃消滞,而通阻胀;党参三钱,红枣三枚,生姜三片,以扶元气而和营卫。作煎剂服。明日复诊,痛胀均大退,呕吐亦止,能对予发言,亦能进粥,左脉亦现,面色亦较有生气,但下血未止,心内常觉空虚,乃以原方去木香、砂仁、桂枝、川芎,并稍减桂、附,改地黄为熟地,而当归亦减用二钱,加枸杞三钱,茴香二钱。接服三剂,饮食起居略如平人矣。(《丛桂草堂医案》)

心 禅

杭垣凌木梳巷高姓妇,年四十七岁,患血崩两月余,淋漓不断。其血初起鲜赤,久则渐淡,若一起坐,骤下如倾,往来寒热,下体如废,床上不能转动,面㿠色白如纸,唇舌皆无血色,常觉目暗脑空。自起病以来,更医数手,服药七十余剂,如水投石,乃延余治。诊其脉两关尺皆浮虚芤大,重按软弱无神,寸口涩涩不调。余曰:妇人七七,天癸将竭,其血较衰于壮年。今病已日久，下崩若倾，所去之血，已不啻数斗，所谓奇经血海之血，盖皆下脱。急当大补气血，症虽危险，若照余方服之，不得稍有增减，尚可转危为安。与补血汤合胶艾汤法，更加介类潜阳止血之品，方用黄芪一两，当归四钱，党参、白芍、阿胶、荆芥炭、贯众炭、血余炭各三钱，姜炭一钱五分，陈艾叶七片，杜仲、川断、桑寄生各二钱五分，牡蛎八钱，水煎，加童便半茶钟，服二剂而血减，下体稍能转动。乃去寄生、川断、血余、黄芪，用六钱党参、高丽参，加熟地一两，鹿角胶、龙骨各三钱，附子一钱。又二剂，血止而能起坐，唇面稍转红活，脉象有根，而白带时下。又服五剂，诸症悉愈。按：血脱补气，古法可循，原非难治，而数手久治，迄无一效，岂非可笑？（《一得集》）

【评析】 胶艾汤首载于《金匮要略·妇人妊娠病脉证并治第二十》："师曰，妇人有漏下者，有半产后因续下血都不绝者，有妊娠下血者，假令妊娠腹中痛，为胞阻，胶艾汤主之。芎归胶艾汤方，芎䓖、阿胶、甘草各二两，艾叶、当归各三两，芍药四两，干地黄六两。上七味，以水五升，清酒三升，合煮，取三升，去滓，内胶，令消尽，温服一升，日三服。不差，更作。"

胶艾汤又名芎归胶艾汤，是治崩漏及安胎的要方。本方以阿胶、艾叶为君，阿胶为血肉有情之品，养血止血，滋阴润燥，艾叶既能温经止血以止崩漏，又能散寒止痛以暖胞宫；干地黄、芍药、川芎、当归为臣，干地黄滋阴养血，芍药调肝补血敛阴，川芎活血行气开郁，当归养血活血，调经止痛，四药乃"四物汤"，是后世治疗血虚证的基础方；清酒辛能通血脉，温能散寒气，甘草缓急和中，调和诸药，共为佐使。全方养血止血，调经安胎。

在古代名家中，运用胶艾汤的有汪机、袁焯、心禅3位，相关著作3部，相关医案3则，涉及病症多为妇人之崩漏和胎动不安。汪机治孀妇之血崩，予原方。袁焯治一孕妇，气血虚寒，予胶艾汤合建中汤。心禅治血崩之重证，在胶艾汤基础上，加黄芪、党参以益无形之气，荆芥炭、贯众炭、血余炭以收有形之血，杜仲、鹿角胶以固冲任。可见，古代医家在运用胶艾汤时，多着眼于血虚寒凝之病机，而非崩漏、胎动不安之症状。

胶艾汤在临床上运用广泛，现代医家多运用此方治疗经期延长、月经量少、闭经、崩漏、妊娠腹痛、胎漏、胎动不安、经行头痛、痛经、复发性流产、产后恶露不绝、产后腹痛、子宫肌瘤、慢性盆腔炎、不孕、贫血、特发性血小板减少性紫癜、过敏性紫癜、乳糜尿、血尿、慢性肾衰竭、胃十二指肠溃疡出血等病症。笔者在临床上针对证属血虚寒凝的头痛、眩晕、梅尼埃病、慢性萎缩性胃炎、胃溃疡出血、卵巢癌术后、宫颈癌术后、子宫内膜癌术后等病症，以胶艾汤为基础方加减治疗，可取得较好疗效。

当归芍药散

薛立斋

一妇人因劳役,发热倦怠,唾痰欲呕。或以为火证,用清热化痰等药,反大便不实,无气以动。此寒凉复伤中气,形病俱虚,用参、芪、术、草、麦冬、五味、陈皮、附子,治之而瘥。后复劳,经水数日不止。众以为附子之热所致,用四物、芩、连、槐花之类,凉而止之,前证愈甚,更加胸膈痞满,饮食日少。仍用前方去门冬,更加茯苓、半夏、炮姜,数剂渐愈。又用当归芍药汤而经止。但四肢逆冷,饮食难化,不时大热,此命门真火衰,脾土虚寒之假热也。用八味丸,半载而瘥。又服六味丸,三载而生子。(《续名医类案》)

【评析】 当归芍药散见于《金匮要略》。《金匮要略·妇人妊娠病脉证并治第二十》载:"妇人怀娠,腹中疞痛,当归芍药散主之。当归芍药散方,当归三两,芍药一斤,茯苓四两,白术四两,泽泻半斤,芎劳半斤。上六味,杵为散,取方寸匕,酒和,日三服。"《金匮要略·妇人杂病脉证并治第二十二》载:"妇人腹中诸疾痛,当归芍药散主之。"

当归芍药散中重用芍药为君药,以柔肝泻木,与归、芎共奏益血补虚,疏肝和血,行血止痛之效。茯苓甘淡渗湿;白术苦温,燥湿健脾,培土养木;泽泻甘淡,三药治湿,逐水散瘀。诸药合用,通气血,行郁滞。原方治疗妇人腹部痛证。

在上述医案中,薛立斋运用当归芍药散治疗妇人劳后"血虚湿盛"经水不止之症。妇人劳后多有肝郁脾虚之症,用凉药治之,则脾虚愈盛,水停不运,肝郁愈盛,血不循经,形成"血滞水滞"的病机。后用温阳利水燥湿之剂,症状渐缓,此时用当归芍药散助其补血行血,增其燥湿利水之力。

从以上分析来看,当归芍药散多运用于妇人病症,要着眼于肝与脾、血与水,即"肝木乘土""肝郁脾虚""血滞血虚""水滞湿盛"的辨证要点。

当归芍药散临床运用广泛,不仅用于胎位不正、妊娠腹痛、先兆流产、痛经、产后小便难、阴道炎、功能性子宫出血、产后恶露不绝等妇科病,还可用于泌尿系统疾病,如慢性肾炎、肾盂积水、慢性肾功能衰竭等;神经系统疾病,如血管神经性头痛、梅尼埃病、眩晕症等;内分泌系统疾病,如特发性水肿等;以及溃疡性结肠炎、脂肪肝、心绞痛、阿尔茨海默病等。

当 归 散

薛 己

一妇人隐内脓水淋漓,或痒或痛,状似虫行,诊之少阴脉滑数。此阴中有疮也,名曰䘌,由心神烦郁,胃气虚弱,气血凝滞所致。与升麻、白芷、黄连、木通、当归、川芎、白术、茯苓、柴胡煎服,用拓肿汤熏洗,更搽蒲黄、水银,两月余而愈。或有胞络虚,风邪乘阴,血气相搏,令气否涩,致阴肿痛,当以菖蒲散治之,更以枳实炒热,帛裹熨之,冷则再炒。或有子脏虚冷,气下冲,致阴脱出,谓之下脱,或因产努力而脱者,以当归散治之。久不愈者,以补中益气汤,倍加升麻、柴胡升举之。(《外科心法》)

【评析】 当归散出自《金匮要略·妇人妊娠病脉证并治第二十》,其云:"妇人妊娠,宜常服当归散主之。当归散方:当归、黄芩、芍药、芎劳各一斤,白术半斤。上五味,杵为散,酒饮服方寸匕,日再服。妊娠常服即易产,胎无苦疾,产后百病悉主之。"

妇人妊娠,胎动不安乃肝郁血虚,脾气亏虚,湿郁化热,扰动胎元。方中白芍酸苦微寒,养肝敛阴,当归辛甘而温,补血活血,川芎辛温而散,通达气血,三药相合,养血而不滞,活血而不伤;黄芩苦寒坚阴,配苦温之白术以清利湿热而安胎。五药合用则肝血得补,肝气得舒,湿热得去,则胎动得安。古代医家薛己治疗阴脱,早期用当归散,后期取补中益气汤。

现代临床运用本方治疗先兆流产、复发性流产、月经量少、不寐、痛经、不孕、月经不调等病症。笔者在临床上对证属肝郁血虚、湿热不盛的黄疸、胁痛、慢性萎缩性胃炎、肝纤维化、慢性病毒性肝炎等病症,常以本方为基础进行加减治疗,取效较好。

白 术 散

薛立斋

薛立斋治一妊妇心痛(非真心痛也),烦热作渴,用白术散即愈。后因停食,其痛仍作,胸腹膨满,按之则痛,此因饮食停滞。用人参养胃汤,按之不痛。乃脾胃受伤,以六君子汤补之而愈。(《续名医类案》)

张子和

子和又治讲僧德明。初闻家遭兵革,继又为寇贼所惊,得脏腑不调证。后入京,不伏水土。又兼心气,以致危笃。前后三年。八仙丸、鹿茸丸、烧肝散皆服之,不效,乃求药于戴人。戴人曰:此洞泄也,以谋虑久不决而成。肝主谋虑,甚则乘脾,久思则脾湿下流。乃上涌痰半盆,末后有血数点,肝藏血故也。又以舟车丸、浚川散下数行,仍使澡浴出汗,自尔病乃日轻;后以胃风汤、白术散调养之,一月而强实复故矣。(《古今医案按》)

【评析】 白术散载于《金匮要略·妇人妊娠病脉证并治第二十》,其云:"妊娠养胎,白术散主之。白术散方,白术四分,芎劳四分,蜀椒(去汗)三分,牡蛎二分。上四味,杵为散,酒服一钱匕,日三服,夜一服。"

白术散一方,由白术、芎劳、蜀椒、牡蛎组成,主要功效乃温中祛寒,健脾养胎。方中白术甘温,燥而能润,温而能和,调和脾土,为安胎圣药;牡蛎性属阴中之阳药,随潮涨退以司开合,具有枢纽性质,能升亦能降,入足少阳、厥阴、少阴经,具敛涩精气、引阳归阴、潜阳育阴之功。芎劳辛温,从内达外以祛风散寒,上行头脑,助清阳之气止痛,下行血海,养新生之血,以达气血畅通;花椒气味辛辣,能温中气,开湿痹,助心包命门之火,温肾中水寒。用药时配合饮食中加入血肉有情之品以滋补肾精,资后天而补先天。魏念庭说:"白术散方为妊娠胃气虚寒、水湿痰饮逆于上而阴寒凝滞、血气阻闭于下通治者也。方用白术补中燥土,以益胃进食,芎劳气血兼行,蜀椒温中散寒,牡蛎除湿利水,无非为血分计,即无为胎计也。益胃而后进食,胃血得生,血行而后流通于周身,疾病乃愈。寒散中温而血方可行,不致有阻于胞,湿去便利而血方无停蓄生热,开漏下坠胎之渐,此四物养胎之神功也。"

在上述古代医案中,薛立斋运用白术散治疗妊娠妇人胃脘疼痛病案,即"妊妇心痛,烦热作渴,用白术散即愈",案中"心痛"系胃脘痛,烦热作渴乃因脾虚湿阻,气机不利,津液失于疏布而致;张子和将其运用于风冷乘虚,入客肠胃,脾虚泄下之病症的善后治疗。分析以上医案,可以看出古代医家在运用白术散时,多着眼于脾胃虚寒、湿邪阻滞之病机。

　　妊娠期用药宜中正平和,本方因用药冷僻,故现代医生较少应用于妊娠养胎的治疗。但本方可在临床应用于其他病症,如慢性湿疹、强直性脊柱炎、痛经、崩漏、不孕不育等。

下 瘀 血 汤

薛 雪

病着右腹,甚至针刺刀割,牵引入于腰背,必泄浊气病缓。自述服蚌灰小效,复发。夫蚌系介属,味咸攻坚,直入至阴之界。是病已在阴络,锢结瘀滞,蚌但咸寒,不能宣逐瘀腐。络病在下属血,缓攻为是。䗪虫,炒桃仁,酒大黄(熬膏为丸),麝香。(《扫叶庄一瓢老人医案》)

【评析】 下瘀血汤见于《金匮要略·妇人产后病脉证治第二十一》,其中言:"师曰,产妇腹痛,法当以枳实芍药散,假令不愈者,此为腹中有干血着脐下,宜下瘀血汤主之;亦主经水不利。下瘀血汤方,大黄二两,桃仁二十枚,䗪虫(熬,去足)二十枚。上三味,末之,炼蜜合为四丸,以酒一升,煎一丸,取八合,顿服之。新血下如豚肝。"

本方为破血逐瘀的代表方剂,功能破瘀结,化瘀滞。方中大黄荡逐瘀血,桃仁活血润燥,䗪虫破血逐瘀,三药相合,破血力猛,故炼蜜为丸,缓和药性。以酒煎丸,引药入血,通行血脉,助行药势。服药后新下之血色如豚肝,是药已中病,瘀血下行之佳兆。清代医家薛雪治疗病在阴络、瘀血内结之腰腹刺痛,用下瘀血汤逐瘀破结,并加麝香一味,取其辛香走窜、活血通经之功。

现代临床常用下瘀血汤治疗瘀血内结所致的产后腹痛、恶露不下、胎盘残留、宫外孕、子宫肌瘤、子宫内膜增生、输卵管炎、功能性子宫出血、慢性肝病、慢性肾病、阑尾脓肿等病。

竹 叶 汤

陈念祖

新产感受风邪,面赤头痛发热,气喘自汗,手足抽搐,角弓反张。此为风痉,症属险恶之候,姑仿《金匮》法,以竹叶汤加减酌治。炮附子五分,鲜竹叶四十九片,防风一钱,甘草一钱,栝楼根三钱,桔梗一钱,人参一钱,桂枝八分,大枣五枚,生姜七片。水同煎服。(《南雅堂医案》)

【评析】 竹叶汤出自《金匮要略·妇人产后病脉证治第二十一》,其云:"产后中风发热,面正赤,喘而头痛,竹叶汤主之。竹叶汤方,竹叶一把,葛根三两,防风、桔梗、桂枝、人参、甘草各一两,附子(炮)一枚,大枣十五枚,生姜五两。上十味,以水一斗,煮取二升半,分温三服,温覆使汗出。颈项强,用大附子一枚,破之如豆大,煎药扬去沫。呕者,加半夏(洗)半升。"

竹叶汤重用竹叶甘淡轻清,以清解心胸烦热为君药;兼以桂枝、防风、葛根、生姜疏散解表;甘草、桔梗利咽祛痰;附子、人参、大枣温阳益气,补虚达邪,为标本兼顾、寒温并用之剂。清代医家陈念祖治产后外感风邪之"风痉",以栝蒌根易葛根,余药皆同。

现代临床采用本方治疗的病症有溃疡性结肠炎、流行性感冒、心律失常、复发性口疮、霉菌性口腔溃疡、2型糖尿病等。

半夏厚朴汤

尤　怡

郁气凝聚喉间，吞不下，吐不出，梅核气之渐也。半夏，厚朴，茯苓，苏梗，旋覆花，橘红，枇杷叶，姜汁。

诒按：此于《金匮》成方中，加旋覆、杷叶，最有巧思。[《(评选)静香楼医案》]

林珮琴

钟氏。脾胃阳衰，浊饮不降，食入胀痛，有吐逆反胃之虞。右脉濡涩，左脉弦。宜泄肝浊以通腑阳。厚朴(姜制)五分，椒目六分，茯苓三钱，半夏(姜制)钱半，苏子(炒研)七分，枳壳(炒)、陈皮，加姜，此《三因》七气汤加法，气降则饮降矣。再服呕胀减，大便得通，嗣用温脾胃，兼辛通降逆。半夏、砂仁、韭子(炒研)、益智仁(煨研)、茯苓、石见穿、生姜。数服渐纳谷食矣。《类证治裁》

谢映庐

吴发明。得噎食病，咽喉阻塞，胸膈窄紧，每饭必呕痰水，带食而出，呕尽方安。遍尝诸药，竟无一效，粒米未入者月余。审其形气色脉，知为痰火素盛，加以七情郁结，扰动五志之阳，纠合而成斯疾，疏与四七汤合四磨饮而安。盖察其形瘦性躁，色赤脉滑，且舌傍[1]虽红，而白苔涎沫，如粉堆积其中也。次年复发，自以前方再服不应，余以四七汤除半夏加石斛、桑叶、丹皮、蒌皮，数剂复安。盖察其脉虽滑而带数，且唇燥舌赤，故取轻清之味，以散上焦火郁也。越年又发，又将旧方服之，病益加甚，余于五磨饮中用槟榔、乌药加白芍，七气汤中用厚朴、苏梗，加入旋覆花、郁金、橘红、淡豉、山栀治之，二剂而安。盖察其脉来浮滑，加以嘈杂胸痞，知其胃之上脘，必有陈腐之气与火交结也。后因七情不戒，饮食不节，药饵不当，调理不善，逾年仍发。自与知医者相商，谓余之治无非此意，遂将连年诸方加减凑合服之，愈服愈殆。余又用苏子、芥子、莱菔子、巨胜子、火麻仁擂浆取汁，合四磨饮服之顿安。盖察其脉转涩，而舌心燥粉堆积，加以气壅便秘也。吴问曰：世云古方难以治今病，谓今病必须今方，今以今方今病，且本症本人，而取效不再者，其故何哉？余曰：本症虽同，兼症则异，此正谓景因时变，情随物迁耳。夫药犹兵也，方犹阵也，务在识机观变，

---

[1] 傍：当作"旁"。

因地制宜，相时取用，乘势而举，方乃有功。若不识地势，不知时宜，敢任战伐之权哉？吴恍然曰：若是，真所谓胶柱不可鼓瑟，按图不可索骥矣。因请立案，以为检方治病之鉴。四七汤（《局方》亦名七气汤，以四味治七情也）：人参，官桂，半夏，甘草，姜。七气汤（《三因》亦名四七汤）：半夏，厚朴，茯苓，苏叶，姜，枣。四磨饮（一方人参易枳壳，一方去人参加枳实、木香，白酒磨服，名五磨饮子，治暴怒卒死，名曰气厥）：人参、槟榔、沉香、乌药等分，浓磨煎三四沸，温服。（《得心集医案》）

沈登阶

乙酉二月十九日，方大少奶奶心胆虚怯，如人将捕之状，时而惊悸，心中跳动不宁，寤不成寐，胸中之气上冲，则咽中如有肉块堵塞，大便闭结，五六日一行，食物则噎，已有六七年矣。尔来只能食稀粥薄物，倘食干饭，则中脘格拒如针刺疼。按心跳，是怔忡来源，食下阻隔，是噎膈已成。此证本属不治，如能看破俗事，不生气，不烦恼，或者可愈，仿仲景法。川朴，半夏，茯苓，生姜，苏叶。（《青霞医案》）

戚金泉

上村朱女。咽喉噎塞，吞咽如有物碍，是为炙脔，肝气郁结所致，非清凉可解，宗仲景辛散开结之法，用半夏厚朴汤。制半夏，制厚朴，真紫苏，赤茯苓，生姜。（《龙砂八家医案》）

张聿青

曹右。咳不甚盛，而咽中梗阻，痰出成粒。此气郁痰滞，所谓郁痰是也。老川朴一钱，磨苏梗五分，制半夏一钱五分，炒姜皮三钱，茯苓四钱，光杏仁（打）三钱，香豆豉一钱五分，生香附（打）二钱，炒竹茹一钱，郁金一钱五分，炒枳壳一钱，枇杷叶（去毛）四片。

再诊：痰多咳嗽如昨。痰在胸中，气火上逼，故口碎而痛。制半夏三钱，甜葶苈五分，云茯苓三钱，光杏仁三钱，竹茹（水炒）一钱，苏子（炒研）三钱，冬瓜子四钱，炒枳壳一钱，生薏仁四钱，苇茎八钱。（《张聿青医案》）

【评析】　半夏厚朴汤在《金匮要略》中有记载。《金匮要略·妇人杂病脉证并治第二十二》云："妇人咽中如有炙脔，半夏厚朴汤主之。半夏厚朴汤方，半夏一升，厚朴三两，茯苓四两，生姜五两，干苏叶二两。上五味，以水七升，煮取四升，分温四服，日三夜一服。"

此方为治疗梅核气代表方。方中半夏为君药，化痰散结，降逆和胃；厚朴为臣药，下气除满，两药相合，痰气并治。茯苓健脾渗湿，湿去则痰无由化生；生姜和胃止呕，制半夏毒性，苏叶芳香行气，理肺疏肝，共为佐药。合而成方，辛苦行降，行中有宣，降中有散。

在上述古代名家医案中，运用半夏厚朴汤的有尤怡、林珮琴、谢映庐、沈登阶、戚金泉、张聿青6位，相关著作6部，相关医案6则，涉及噎膈、郁证、梅核气3种病症。其中梅核气案最多,与《金匮要略》所载适应证颇为接近。

分析诸位医家运用,取法仲景不加修改者居多,如戚金泉治肝气郁结所致的"咽喉噎塞,吞咽如有物碍,是为炙脔",沈登阶治心胆虚怯所致的"时而惊悸,心中跳动"。亦有将原方进行化裁的,如尤怡治"气郁喉间,吞吐障碍",与原方再加旋覆花、枇杷叶。谢映庐治"咽喉阻塞,每饭必吐痰水",合用四磨饮;治"次年复发,前方不应,脉虽滑而带数,且唇燥舌赤",以四七汤(半夏厚朴汤)除半夏加石斛、桑叶、丹皮、萎皮。张聿青治"咽中梗阻,痰出成粒",在原方加杏仁、豆豉、香附、竹茹、郁金、枳壳、枇杷叶。

从以上分析中可以看出,古代医家运用半夏厚朴汤时,治疗多延续仲景原文所言"咽中如有炙脔"的症状,其病机多为气郁痰结。医案中常有"郁气""痰火素盛,加以七情郁结""胸中之气上冲"等描述。除此之外,此方可用于解决情志症状,如案中所记的"心中跳动不宁""悲伤过度";亦能应对胸膈部位不适,如案中所记的"胸膈窄紧""胸中格拒"。以上症状与半夏厚朴汤方药均能有所对应,半夏、厚朴辛以散结,苦以降逆;紫苏能入肺宣气,利于胸膈通畅。

半夏厚朴汤临床应用广泛,现代医家采用本方治疗的疾病颇多,如咽异感症、胃食管反流病、慢性胃炎、功能性消化不良、肠系膜淋巴结炎、支气管哮喘、咳嗽、甲状腺结节、更年期综合征、闭经、慢性咽炎、慢性鼻炎、抑郁症等。

甘 麦 大 枣 汤

孙文垣

表嫂孀居二十年矣。右瘫不能举动，不出门者三年。今则神情恍惚，口乱语，常悲泣。诘其故，答曰：自亦不知为何故也。诊之，两寸脉短涩。以石菖蒲、远志、当归、茯苓、人参、黄芪、白术、大附子、晚蚕沙、陈皮、粉草，服四剂，精神较好于前，但悲泣如旧，夜更泣。予思仲景大枣小麦汤正与此对。即与服之，两帖而瘳。方用大枣十二枚，小麦一合，大甘草（炙过）三寸。水煎饮之。此忧伤肺脏，脏寒故多泣也。（《孙文垣医案》）

叶天士

马。面青㿠白，入夜颧颊渐赤，耳聋，舌心干板而缩，并不渴饮，间有寒战后热，此厥阴肝脏液涸风旋，势成痉厥危症，勉从《经》旨之训，肝苦急，当食甘以缓之。甘麦大枣汤加阿胶。（《临证指南医案》）

潘，二七。经水不来，少腹刺痛鸣胀，大便不爽，心中热痛，食辛辣及酒，其病更甚，不敢通经，姑与甘缓（脏燥）。甘麦大枣汤。（《临证指南医案》）

某。心中烦热，头上汗泄，汗止自安，易嘈（心阳热）。淮小麦，柏子仁，茯神，炙草，南枣，辰砂。（《临证指南医案》）

某二一。诵读身静心动，最易耗气损营，心脾偏多，不时神烦心悸，头眩脘闷，故有自来也。调养溉灌营阴，俾阳不升越，恐扰动络血耳。营虚。淮小麦三钱，南枣肉一枚，炒白芍一钱，柏子仁一钱半，茯神三钱，炙草四分。（《临证指南医案》）

程文囿

长林胡某，延诊妇病，据述证经半载，外无寒热，饭食月事如常，惟时时悲泣，劝之不止，询其何故，伊不自知。延医多人，有云抑郁用逍遥散者，有云痰火用温胆汤者，药俱不效。又疑邪祟，禳祷无灵，咸称怪证，恳为诊治。视毕出语某曰：易治耳。立方药用甘草、小麦、大枣。某问病名，及用药方法，予曰：病名脏躁，方乃甘麦大枣汤，详载《金匮玉函》中，未见是书，不识病名，焉知治法，宜乎目为怪证也。某曰：适承指教，足见高明，但拙荆病久，诸治无功，尊方药只三味，且皆平淡。未卜果能去疾否？予曰：此仲圣祖方，神化莫测，必效无疑。服之果验。（《杏轩医案》）

王孟英

陈舜廷继室,娩后略有咳嗽,微有寒热,恶露不多,少腹似有聚瘕,时觉窜痛,腰疼不能反侧,齿衄频流,溺少口干,仍不喜饮,舌色无液,善怒不眠,四肢牵掣不舒,易于出汗,逆孟英诊之。脉至虚弦细弱,系素属阴亏,新产血去之后,八脉皆空,阳不能潜,游行于上,见证虽然错杂,治当清息风阳,表散攻瘀,毫不可犯。爰以沙参、竹茹、白薇、丹参、丝瓜络、石斛、栀子、小麦、甘草、红枣、藕为方。服数帖嗽衄皆蠲,为去丹参、麦、枣、栀、斛,加归身、熟地、枸杞、麦冬、楝实。服之各恙渐瘥,复因卒闻惊吓之声,心悸自汗,肢麻欲厥,乃定集灵膏加紫石英、牡蛎、龙齿,合甘麦大枣熬膏,服之而康。继有汪少洪令侄女适孙彬士者,产后患证与此相似,误投温散,发热愈壮,但在上部。医者犹不知为阴虚阳越,仍从感治,迨脉脱汗淋,始邀孟英视之。始知是虚阳外越,然已不能拯救。病者自赋绝命词而逝。盖凡属虚脱之证,至死而神不昏也,医者识之。(《王氏医案三编》)

应氏妇年逾四旬,去年难产后,患左目无光,火升心悸,诸治不效。所亲沈玉庭嘱延孟英治之。予集灵膏合甘麦大枣汤,以峻滋肝肾之阴而愈。(《王氏医案三编》)

朱氏妇,素畏药,虽极淡之品,服之即吐。近患晡寒夜热,寝汗咽干,咳嗽胁疼。月余后,渐至减餐经少,肌削神疲。始迓孟英诊之。左手弦而数,右部涩且弱,曰:既多悒郁,又善思虑,所谓病发心脾是也。而平昔畏药,岂可强药再戕其胃,诚大窘事。再四思维,以甘草、小麦、红枣、藕四味,妙想可以益人神志,令其煮汤频饮勿辍。病者尝药大喜,径日夜服之。逾旬复诊,脉证大减。其家请更方。孟英曰:毋庸。此本仲圣治脏躁之妙剂,吾以红枣易大枣,取其色赤补心,气香悦胃,加藕以舒郁怡情,合之甘、麦,并能益气养血,润燥缓急。虽若平淡无奇,而非恶劣损胃之比,不妨久任,胡可以果子药而忽之哉!恪守两月,病果霍然。(《王氏医案续编》)

胡季权令正,许子双之女弟也。初于乙巳患乳房结核,外科杂投温补,此乳岩之渐也,岂有用补之理?核渐增而疼胀日甚,驯致形消汛愆,夜热减餐,骨瘘于床。孟英诊曰:郁损情怀,徒补奚益?岂惟无益,愈增其病矣。初以蠲痰开郁之剂,吞当归龙荟丸。因误补之后,故用此丸,否则可以不必。痛胀递减,热退能餐,月事乃行,改投虎潜加减法,服半年余而起。凡前后计用川贝母七八斤,他药称是。今春因哭母悲哀,陡然发厥,与甘麦大枣,加龙、牡、龟、鳖、磁、朱、金箔、龙眼而安。(《王氏医案续编》)

姚龙光

阶翁夫人病后二年,生女未存。又因不遂意事,心常悒悒,产后又病,请吾前辈调治,因前辈与蒋亦世交,又是紧邻,且素有时名,故生死倚之。服药无效,日见加重。前辈嘱令邀余商治,前辈向余曰:此病无寒热,亦无痛楚,但饮食不进,已有多日,终日啼哭,百劝莫解,舌色淡紫,苔多剥落,是胃气已绝,万无生理,已嘱办后事。君盍往诊,再商一治法,聊以尽心而已。往诊其脉,右三部浮数无力,左三部弦数无力,舌色红而兼紫,苔剥落。余思脉证均非死候，然不能明言。因复命曰：诚如君言，予亦不敢措手。前辈不许，嘱开二陈以搪塞，服讫仍如故。明日复诊，诊后拟至前辈家商酌，适前辈之令郎在坐，请余主持，不必往商，竭力阻余。余思此病尚可挽回，究以人命为重要，不必避此嫌疑。乃用炙甘草五钱，小麦一合，大枣十二枚，令多煎缓服。一帖哭泣便减，舌苔复生。三帖痊愈。此盖脏躁证也。《金匮》云：妇人脏躁，喜悲伤欲哭，象如神灵所作者，甘麦大枣汤主之，即此证也。脉证相符，故取效最速。此证，《黄八种》内论之精详，发明《金匮》之奥，诚《金匮》之功臣也。（《崇实堂医案》）

张士骧

朱素云室人。痉厥抽搐，眩晕痰逆，血虚水不养木，风阳陡动，滋养佐以镇潜为治。旧熟地三钱，甜苁蓉三钱，广橘皮一钱，炒白芍三钱，元武版六钱，西洋参三钱，紫石英五钱，云茯苓三钱，东阿胶三钱，生磁石四钱，大桑枝五钱。

又：左脉已静，右关浮数，胃津耗伤，恶心脘痛，风阳尚未静息，仍以前法合入甘麦大枣以补血为是。旧熟地三钱，甜苁蓉三钱，元武版六钱，炒白芍三钱，大洋参三钱，东阿胶二钱，炙甘草一钱，紫石英五钱，浮小麦四钱，云茯苓三钱，盐陈皮一钱，生牡蛎六钱，大黑枣三枚，绿萼梅一钱。

又：诸症渐愈，仍以和阳息风镇逆立局。生白芍三钱，云茯神三钱，元武版八钱，生牡蛎六钱，浮小麦五钱，紫石英五钱，东阿胶三钱，大洋参三钱，钗石斛三钱，莲子心一钱，大红枣六个。（《雪雅堂医案》）

也是山人

吴，廿八。面青汗泄，不寐，诸阳一并为厥之后，寒战肢挛，牵引阳升，便秘，是肝肾内衰之征，往往有骤脱之虞。此止厥甚难，勉拟《经》旨：肝苦急，急食甘以缓之。甘麦大枣汤加阿胶、牡蛎、枣仁、茯神。阿胶二钱，炙甘草五分，牡蛎三钱，淮小麦一钱五分，南枣三钱，枣仁三钱，茯神二钱。（《也是山人医案》）

【评析】 甘麦大枣汤在《金匮要略》中有记载。《金匮要略·妇人杂病脉证并治第二十二》言："妇人脏躁，喜悲伤欲哭，象如神灵所作，数欠伸，甘麦大枣汤主之。甘草小麦大枣汤方，甘草三两，小麦一升，大枣十枚。上三味，以水六升，煮取三升，温分三服。亦补脾气。"

甘麦大枣汤即甘草小麦大枣汤，方中重用小麦，性味甘平，补心气安心神，甘草和中缓急，亦有补益心气之效，大枣甘温质润，益气健脾。此方能补养心肝脾，舒畅情志。

在上述古代名家医案中，运用甘麦大枣汤的有孙文垣、叶天士、程文囿、王孟英、姚龙光、张士骧、也是山人7位，相关著作8部，相关医案13则，涉及痉病、厥证、嘈杂、郁证、遗精、虚劳、闭经、产后寒热、癥瘕、脏躁、产后目病等十余种病症。

分析诸位名家之运用，甘麦大枣汤主要用于治疗情志疾病，同样也能解决情志不调的继发症状，但其不离"脏躁"病机本身，因涉及脏腑不同，故表现有所区别。如孙文垣治"无故悲泣不止"，程文囿治"外无寒热，饭食月事如常，惟时时悲泣"，叶天士治"少腹刺痛鸣胀"，王孟英治"因哭母悲哀，陡然发厥"，均是着眼于脏躁病机，选用甘麦大枣汤治疗。此外，一部分脏腑辨证更加细致，用药胸有成竹。如孙文垣治疗"右瘫不能举动……神情恍惚，口乱语"，为"忧伤肺脏"，原方两帖而瘳；叶天士治疗"面青㿠白，入夜颧频渐赤，耳聋，舌心干板而缩"，为"肝苦急"，方用甘麦大枣汤加阿胶；治"心中烦热，头上汗泄"，为"心阳热"，用甘麦大枣汤加柏子仁、茯神、辰砂；王孟英治"晡寒夜热，寝汗咽干，开始胁疼"，为"病发心脾"，用甘麦大枣汤加藕，药后脉症大减；也是山人治"面青汗泄，不寐，寒战肢掣"，为"肝肾内衰"，在原方基础上加阿胶、牡蛎、枣仁、茯神。

从以上分析中可以看出，古代医家在运用甘麦大枣汤时，所遇症状较为复杂多样，病种涉及广泛，但病多起于情志不调，累及气血脏腑，出现"悲泣如旧，夜更泣""喜悲哀伤欲哭""遇昼则惨切泪下数次""惟时时悲泣""既多悒郁，又善思虑"，重者有"神烦心悸""心悸自汗""左目无光，火升心悸"。

甘麦大枣汤现代应用广泛，能用于治疗神经症、失眠症、肺源性心脏病、心律失常、病毒性心肌炎、心绞痛、原发性血小板减少性紫癜、慢性肠炎、慢性肝炎、更年期综合征、产后惊悸、小儿遗尿症、小儿厌食症、幼儿夜啼症、百日咳、梦游症、癫痫等多种疾病。笔者认为凡精神情志方面疾病多可用本方，但临证应掌握脏虚而躁的要点，且不局限妇人，男女老少均可用之。

温 经 汤

丁泽周

翁右。经停九月，胃纳不旺。《经》旨月事不以时者，责之冲任，冲为血海，隶于阳明。阳明者胃也，饮食入胃，化生精血，营出中焦。阳明虚，则不能化生精血下注冲任，太冲不盛，经从何来。当从二阳发病主治，拟《金匮》温经汤加味。全当归二钱，阿胶珠二钱，紫丹参二钱，赤、白芍各一钱五分，川桂枝四分，吴茱萸四分，仙半夏二钱，炙甘草五分，茺蔚子三钱，大川芎八分，粉丹皮一钱五分，生姜二片，红枣二枚。(《丁甘仁医案》)

【评析】 温经汤在《金匮要略》中有记载。《金匮要略·妇人杂病脉证并治第二十二》言："问曰，妇人年五十所，病下利，数十日不止，暮即发热，少腹里急，腹满，手掌烦热，唇口干燥，何也？师曰：此病属带下，何以故？曾经半产，瘀血在少腹不去。何以知之？其证唇口干燥，故知之。当以温经汤主之。温经汤方：吴茱萸三两，当归、芎劳、芍药各二两，人参、桂枝、阿胶、牡丹(去心)、生姜、甘草各二两，半夏半升，麦门冬(去心)一升。上十二味，以水一斗，煮取三升，分温三服。亦主妇人少腹寒，久不受胎，兼取崩中去血，或月水来过多，及至期不来。"

方中吴茱萸、桂枝温经散寒，通利血脉，其中吴茱萸辛热，入肝肾而走冲任，散寒行气止痛；桂枝辛甘温入血分，温通血脉，两者共为君药。当归、川芎、芍药活血祛瘀，养血调经，补血之虚，祛血之瘀，共为臣药。丹皮之辛苦微寒，活血祛瘀，并能清退虚热；阿胶甘平，养血止血，滋阴润燥；麦冬甘寒清润，滋阴润燥，合阿胶以滋阴养血，配丹皮以清虚热，并制桂、萸之温燥；阳明气血充足，则冲任得以盈满，配伍人参、甘草，益气健脾，以资生化之源，阳生阴长，气旺血充；半夏辛温行散，入胃经通降胃气，以助通冲任，散瘀调经；生姜既温胃气以助生化，又助吴茱萸、桂枝以温经散寒，以上均为佐药。甘草调和诸药，兼为使药。诸药合用，温经散寒，活血养血，使瘀血去、新血生，血脉和畅，经血自调。本方功效重在温散寒邪，温中寓通，温中寓补，温中寓清，可谓主次分明，全面兼顾。

丁泽周治阳明虚衰所致月经不规则病，常用温经汤，丹参易人参以增理气行血之力，再去麦冬，加白芍、茺蔚子、红枣治之。

温经汤临床应用广泛，现代医家采用本方治疗的病症颇多，如功能性子宫出血、慢性盆腔炎、子宫腺肌病、不孕症、精子活动率差所致的不育症、围绝经期类风湿关节炎、肺癌、多囊卵巢综合征、闭经等。笔者在临床上对于证属寒凝血瘀型子宫内膜息肉、月经不调、原发性痛经、赤白带下、崩漏、胎动不安、男子精室虚寒精少、睾丸冷痛、溃疡性结肠炎、肾虚泄泻等,常以温经汤为基础方增损治疗,取效较好。

旋 覆 花 汤

叶天士

黄。痛则气乱发热,头不痛,不渴饮,脉不浮,非外感也,暂用金铃散一剂。金铃子,炒延胡,炒桃仁,桂圆。

又:痛而重按少缓,是为络虚一则,气逆紊乱,但辛香破气忌进,宗仲景肝着之病,用《金匮》旋覆花汤法。旋覆花,新绛,青葱管,桃仁,柏子霜,归尾。(《临证指南医案》)

沈二一。初起形寒寒热,渐及胁肋脘痛,进食痛加,大便燥结。久病已入血络,兼之神怯瘦损,辛香刚燥,决不可用。白旋覆花,新绛,青葱管,桃仁,归须,柏子仁。(《临证指南医案》)

朱。肝络凝瘀,胁痛,须防动怒失血。旋覆花汤加归须、桃仁、柏仁。(《临证指南医案》)

杨。惊惶忿怒,都主肝阳上冒,血沸气滞,瘀浊宜宣通以就下,因误投止塞,旧瘀不清,新血又瘀络中,匝月屡屡反复,究竟肝胆气血皆郁,仍宜条达宣扬,漏疡在肛,得体中稍健设法。旋覆花,新绛,青葱管,炒桃仁,柏子仁。(《临证指南医案》)

计五三。瘀血必结在络,络反肠胃而后乃下,此一定之理,平昔劳形奔驰,寒暄饥饱致伤,苟能安逸身心,瘀不复聚,不然年余再瘀,不治。血瘀在络。旋覆花,新绛,青葱,桃仁,当归须,柏子仁。(《临证指南医案》)

吴三四。形畏冷,寒热,左胁有宿痞,失血咳嗽,曾骤劳力,经年尪羸,药不易效。旋覆花,新绛,归须,炒桃仁,柏子仁,茯神。(《临证指南医案》)

胁痛,咳则更甚,渐次腹大坚满,倚左,不能卧右,此闪气致闭。便溏溺利,已非腑实,乃络病也。桂枝木,炒厚朴,新绛屑,生牡蛎,旋覆花,青葱管,生香附,鸡内金。(《叶氏医案存真》)

陈。才交春三月,每夜寒热,渴饮,汗出,是皆阴损于下,孤阳独自上冒也。虚劳兼有漏疡,加以情怀悒郁,损伤不在一处,少腹及腰肋痛,议治在肝胃之间。桃仁,旋覆花,丹皮,新绛,青葱,柏子仁。(《叶氏医案存真》)

薛 雪

盛体失血,作酸嗳逆,脉得左涩右弦。合引血干之条,曲直作酸之旨,责之厥阴中阳气

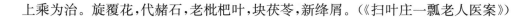

上乘为治。旋覆花，代赭石，老枇杷叶，块茯苓，新绛屑。(《扫叶庄一瓢老人医案》)

张飞畴

张飞畴治郭孝闻室，暑月经行时，凉卧风中，先下淋漓，加以恼怒跌哭，遂崩脱不止，小腹中如线下垂，贯心掣痛，常发热头痛，遍体烦疼。服止血药不应，而进参、芪，忽昏愦不省，崩脱愈甚。深夜忽遽邀往，脉得弦大而充，独左寸尤滑，知冲任二脉受病，明是风入胞门所致。久之风从木化，血愈伤而火愈炽，非旋覆花汤、金铃子散兼进不能清其风热、降其逆气也。况此症多有火淫血室，湿结子户，及郁结伤脾，怒动肝火，及惊恐失跌，种种不同。若用通套升发补敛之药，乌能获效哉? 遂如法治之而愈。(《续名医类案》)

缪遵义

痛在右胁，是肝木郁而不宣，以逍遥法。当归，柴胡梢，旋覆花，青葱，白芍，茯苓，新绛，沉香汁，谷芽，苏梗汁，炙草。(《缪氏医案》)

左胁掣痛，筋脉不舒，络虚气攻所致。旋覆花汤加当归、苏梗汁、沉香汁。(《缪氏医案》)

食不足，则气滞而支，两胁胀斯作矣。议两调之。旋覆花汤加鸡谷袋末、沉香末、红曲末、麦芽末、焦滞、橘络、藕粉(研)、楂炭，汤泛丸。(《缪氏医案》)

吴　瑭

苏氏，三十二岁。癸亥十月二十八日。脉弦数，左尺独大，瘕居右胁，发则攻心，痛跃不止，病名肝着，先宜宣络，后补八脉。新绛纱三钱，归须二钱，广郁金二钱，旋覆花三钱，炒桃仁三钱，两头尖(拣净两头圆)三钱，降香末三钱，丹皮(炒)三钱，元胡索二钱。

初二日：肝着用通络法，业已见效，仍宗前法。但必须用化症丹间服为妙，取其治病而不伤正耳。新绛纱三钱，归须二钱，元胡索二钱，旋覆花三钱，桃仁三钱，生香附三钱，苏子净霜三钱，降香末三钱，半夏三钱，广郁金三钱，乌药二钱。二帖。

初三日：于前方内加两头尖三钱，丹皮(炒)三钱，白芍三钱，韭白汁三小匙。

初六日：药力不及，且用进法。新绛纱三钱，桃仁泥三钱，藏红花二钱，旋覆花三钱，归须钱半，生香附三钱，焦白芍六钱，丹皮五钱，川楝子三钱。三帖。

十四日：仍宗前法。新绛纱三钱，桃仁泥五钱，归须二钱，旋覆花三钱，藏红花三钱，降香末三钱，栀子(炒黑)五钱，生香附三钱，元胡索二钱，广郁金二钱，苏子霜三钱，川楝子三钱。三帖。

十六日：甲子正月十九日。业已见效，照前方日服半帖，丸药减三分之二。经来五日，颜色已正，不得过行伤正。其瘕气，留为丸药化可也。兹拟宁心止汗。白芍(炒)六钱，粉丹皮三钱，洋参二钱，茯苓块五钱，制五味一钱，牡蛎五钱，整朱砂三钱，麦冬(连心)五钱，大生地五钱，炙龟版八钱，大枣(去核)二枚，小麦三钱。水八碗，煮取三碗，分三次服。三

帖。(《吴鞠通医案》)

金。三十日。肝郁胁痛吐血,病名肝着,且有妊娠,一以宣肝络为要,与新绛旋覆花汤法,切戒恼怒、介属。新绛纱三钱,旋覆花(包)三钱,丹皮五钱,降香末三钱,归须三钱,桃仁二钱,香附三钱,广郁金二钱,苏子霜二钱。以胁痛止为度。(《吴鞠通医案》)

王,四十五岁。小便狂血,脉弦数,病因肝郁。新绛纱三钱,细生地五钱,青皮二钱,旋覆花三钱,丹皮炭五钱,桃仁三钱,降香末三钱,香附三钱,归须三钱。服四帖而血止,止后两月,又因动气而发,仍与前方,七帖而愈。(《吴鞠通医案》)

程文囿

家若谷兄乃郎胁痛。感证已逾两旬,胁痛依然不愈。按外感胁痛,病在少阳,内伤胁痛,病在厥阴。今外邪解经多日,胁痛何以不瘳?既无情志抑郁,定属动作闪力之伤,外邪引发耳。夫久痛在络,络主血,防其蓄瘀动红,从《金匮》肝着例,用旋覆花汤一法。(《杏轩医案》)

曹存心

嘉兴吴。大小便易位而出,名曰交肠。陡然气乱于中,却为暴病也。迟之又久,肠间秽物归并膀胱,一饮一食都从小便而出。比之交肠症似是而实非者,良由瘀血内阻,大肠废而不用,幽门辟为坦径,阑门不司泌别,舍故趋新,舍宽趋隘,日痹一日。窃恐元气不支而败,此时论治必须故道复通,瘀血渐消,庶乎近理。旋覆花,青葱,新绛,归须,柏仁,荠菜花,首乌。另用旧纱帽一顶,炙灰,每服一钱五分,煮酒下。(《曹仁伯医案论》)

王孟英

吴曲城仲郎。偶患少腹坚胀,左胁聚气,群医见其面黄,作暑湿治,攻补杂施,两月弗效。孟英视脉弦涩,溺赤便艰,口苦不饥,肢冷形瘦,曰:非外因也,肝郁耳。予旋覆花汤合金铃子散,加雪羹、竹茹、青皮、白芍煎,吞当归龙荟丸。八剂而病如失矣。(《王氏医案三编》)

林珮琴

夏氏。当脐疗痛,触寒屡发,痛来饮食都废,神色清减,脉虚弦。据述服和肝调气不应……此症明系血络阻滞为患,况痛久入络,宜辛温以通之。若但如四七汤、四磨饮仅开气分。昔贤谓经主气,络主血,不分经络,安能应手。用当归须(酒拌)、延胡索、小茴(酒焙)、新绛、桃仁(研)、旋覆花(绢包,煨)。服效。(《类证治裁》)

钱 艺

孔范。壬午八月,锦毛村。跌伤络瘀,咳嗽胁痛,痰带紫血,脉大舌红。久不愈,当搜

逐。桃仁,冬瓜子,新绛(炒炭),竹茹,杏仁,丝瓜络,三七(研,冲),苡仁,旋覆花,白前。(《慎五堂治验录》)

徐　镛

郡城七星桥翁氏女,经前发厥,厥必数日不省人事,医用朱、黄、胆星之属,经年不效。己卯六月,延予诊治。脉象搏指,余谓此系经血内瘀,久而发厥,非痰迷心窍也。朱、黄、胆星,焉能破瘀生新耶。乃合《内经》乌鲗骨丸、仲景旋覆花汤、河间金铃子散为一方,数剂全痊,竟不再发。(《医学举要》)

马　俶

动怒下血,胃疑刺痛,饮食留中不运,高年恐延噎膈反胃之症,大忌辛燥,宜辛甘以理甘,兼润燥以开结。柏子仁,旋覆花,青葱管,桃仁,麻仁,归身。(《马氏医案并附祁案王案》)

王泰林

丁。肝之积,在左胁下,名曰肥气。日久撑痛。川楝子,延胡索,川连,青皮,五灵脂,山楂炭,当归须,蓬莪术,荆三棱,茯苓,木香,砂仁。

复诊:左胁之痛已缓。夜增咳嗽,寒痰走于肺络。宜肺肝同治。旋覆花,杏仁,川楝子,荆三棱,茯苓,款冬花,半夏,新会皮,蓬莪术,新绛,青葱管。(《王旭高临证医案》)

赵海仙

阳络受戕,血从上溢;阴络受戕,血从下溢。失血数次,肝失所养。书云:肝旺则土气受侮,脘胁胀痛,痛久气虚,难以转运,血更瘀也。拟用通络消瘀法治之。鹿角尖(磨汁)一钱五分,黄郁金一钱五分,五灵脂一钱五分,紫丹参三钱,当归尾一钱,真红花八分,怀牛膝一钱五分,台乌药一钱五分,桃仁泥五分,延胡索一钱五分,旋覆花(布包)五分,降香屑三分,葱管三根。(《寿石轩医案》)

柳宝诒

张。胸板吐血,屡发不止。据述当胸不舒,有板闷搅痛之象。其始必因越走于巅,气火升动,致肺胃络脉,被其冲激,所谓"阳络伤,则血外溢",此之谓也。屡吐之后,络脉破而血道滑,非一时所能猝止。拟方和络疏瘀,降气止血,缓缓调之。旋覆花(新绛同包),归须,橘络,丹参,小生地,丹皮炭,长牛膝(炒炭),金石斛,竹茹。另:黄蚕茧(炙存性)六分、参三七六分、藏红花三分,研末,分两次开水送下。(《柳宝诒医案》)

曹。风温之邪,恋于肺胃。刻下木火易动,以致肝络之气,有升无降。内热气升,痰红鼻衄。脉象浮细而数,舌中苔浊。拟和络清肝,泄降肺胃。旋覆花(猩绛同包),鲜石斛,淡

黄芩,黑山栀,前胡,丹皮,南沙参,蛤壳,桑皮、叶(各),苡仁,杭菊花,广橘络,茅根肉,枇杷叶。(《柳宝诒医案》)

马。痛由肾俞而起,牵引脐腹,呼吸不舒,此必有余邪留于肝肾之络。每发必自五更,得阳升之气而外越也。邪伏甚深,内涉于脏。当于培养肝肾之中,参入和络泄邪之品,缓缓调之。炒当归,潼沙苑,金狗脊(酒洗),杜仲(酒炒),旋覆花(猩绛屑同包),橘络,白芍(炒),刺蒺藜,木瓜(酒炒),春砂仁,广木香,怀牛膝(酒炒),胡桃肉,青葱管。(《柳宝诒医案》)

张聿青

王右。先是肝胃不和,木郁土中,中脘作痛,痛势甚剧。至仲春忽尔面目肢体发黄,小溲红赤,漩脚澄下,则黄如柏汁。至今时痛时止,口吐涎沫。脉沉弦带涩。考中脘为胃土所居之地,阳明又为多气多血之乡,今久病而气滞于络,气多血多之处,气亦留阻,血亦瘀凝,相因之理,有必然者。夫至血凝气滞,则流行之道,壅而不宣,木气横行,土气郁阻,所以为痛为黄,实与黄疸有间。拟宣络化瘀法。当归须,延胡索,乌药,单桃仁,瓦楞子,广郁金,制香附,甜广皮,川桂木,旋覆花,猩绛,青葱管。

二诊:中脘较舒,痛亦未甚,未始不为起色。然面目色黄不减,脉仍弦涩。无非络阻气滞,气血不行。药既应手,宜守前意出入。旋覆花,瓦楞子,南楂炭,当归尾,建泽泻,单桃仁,广郁金,真猩绛,沉香曲,香附,青葱管。(《张聿青医案》)

右。久病经滞,气血不行,面目俱黄。与寻常湿热有间也。归尾,桃仁,泽泻,猩绛,赤猪苓,旋覆花,青葱管。(《张聿青医案》)

李左。寒痰内阻,络气不宣,胸胁肋游行作痛,睾丸痛胀。《经》云:冲脉为病,男子内结七疝。又云:冲脉者,起于气街,并少阴之经,挟脐上行,至胸中而散。所以上则胸痛,下则疝痛,病虽悬殊,其源则一。生香附,小青皮,归须,橘络,枳壳,乌药,旋覆花,金铃子,磨郁金五分,真猩绛六分,青葱管。(《张聿青医案》)

邹左。肝肾不足,闪挫气注,腰府不舒。当益肝肾而和络气。川桂枝五分,杜仲三钱,炒牛膝三钱,炒丝瓜络一钱五分,川独活一钱,猩绛五分,旋覆花(包)二钱,生、熟薏仁各二钱,橘红一钱五分,青葱管三茎。(《张聿青医案》)

某。中脘结块,按之不甚痛。脉象沉滑。此痰湿流入分肉之间。制香附,制半夏,广皮,台白术,青葱管,白茯苓,旋覆花,猩绛,指迷茯苓丸。(《张聿青医案》)

钱左。腹痛渐定,目黄略退。胸痛甚而气滞于络隧,以致气血不行。药既应手,再当扩充。旋覆花,当归尾,单桃仁,广郁金,青葱管,五加皮,金铃子,生薏仁,制香附,真猩绛,醋炒青皮。(《张聿青医案》)

王左。膺肋作痛已止,然肩臂又复痛楚。络隧尚未宣和。再拟宣通,参以和络。川桂枝,秦艽,旋覆花,桑寄生,酒炒桑枝,川草薢,独活,真猩绛,丝瓜络,青葱管。(《张聿青医案》)

【评析】 旋覆花汤出自《金匮要略》。《金匮要略·妇人杂病脉证并治第二十二》言："寸口脉弦而大,弦则为减,大则为芤,减则为寒,芤则为虚,寒虚相搏,此名曰革,妇人则半产漏下,旋覆花汤主之。旋覆花汤方:旋覆花三两,葱十四茎,新绛少许。上三味,以水三升,煮取一升,顿服之。"《金匮要略·五脏风寒积聚病脉证并治第十一》言:"肝着,其人常欲蹈其胸上,先未苦时,但欲饮热,旋覆花汤主之。"

旋覆花汤中旋覆花味咸性温,能理气舒郁,宽胸开结,尤擅通肝络而行气;葱管辛温,既能芳香宣痹,又能温通散结,且有通络之功;新绛以活血化瘀见长,为治肝经血滞之要药。三药合用,有活血祛瘀、理气通络之功效。

在上述名家医案中,运用旋覆花汤的医家有叶天士、薛雪、张飞畴、缪遵义、吴瑭、程文囿、曹存心、王孟英、林珮琴、钱艺、徐镛、马俶、王泰林、赵海仙、柳宝诒、张聿青16位医家,相关著作近20部,相关医案40余则,涉及胁痛、胃脘痛、腰痛、臂痛、腹痛、胸痛、吐酸、吐血、衄血、便血、尿血、崩漏、交肠、厥证、阳痿、癥瘕积聚、郁证、黄疸等近20种病症。

分析上述名家医案,叶天士治证属络虚血瘀的胃脘痛、胁痛、腹痛、便血、郁证等,常以原方加桃仁、柏子仁、当归等主之,活血祛瘀,理气止痛。张聿青治胃脘痛、腹痛、腰痛、肩臂痛、胸痛、睾丸胀痛等病症,常以旋覆花汤为基础方增损治疗,行宣通和络止痛之功。徐镛治"经血内瘀"所致厥证,合乌鲗骨丸、金铃子散等活血通络、破瘀生新、开窍醒神,数剂则瘥。赵海仙治气虚血瘀之吐血,原方加五灵脂、红花、当归等通络消瘀。薛雪治肝气上乘之作酸呃逆,原方去葱管加代赭石、枇杷叶等,加强理气之功。林珮琴治气血阻滞之腹痛,常加当归须、延胡索、小茴香、桃仁等理气活血止痛。魏之琇所著《续名医类案》中张飞畴治血瘀化热之崩漏,合金铃子散疏肝泄热,活血化瘀。曹存心治瘀血内阻之交肠,原方加归须、何首乌等活血化瘀。钱艺治瘀血所致胁痛,常用旋覆花汤法。程文囿治血瘀胁痛,常以原方主之。王孟英治肝郁血瘀之腹胀,合金铃子散治之。柳宝诒治吐血、衄血,原方去葱管加味主之,和络疏瘀,降气止血;治腰痛,常以原方加味培养肝肾、和络泄邪。缪遵义治肝郁气滞之胁胀,常以原方加味治之。

旋覆花汤的原条文记载其用于治疗肝着及妇人半产漏下等病。而从上述医案分析可知,其临床运用更为广泛,应用病机要点可归结于气血运行不畅,如案语中可见"气血阻滞""气血不行""血络阻滞""经血内瘀""肝气横逆"等字眼。

旋覆花汤现代临床常用其治疗肋间神经痛、慢性肝炎、肝硬化、月经不调、痛经、慢性肺源性心脏病等。笔者在运用该方时,因葱管及新绛现使用较少,故常以通阳散结、行气导滞之薤白代葱管,以行血止血、祛瘀通经之茜草代新绛,以此为基础方治疗反流性食管炎、慢性萎缩性胃炎、糜烂性胃炎、胆囊切除术后综合征、食管肿瘤等病症,常可获效。

肾 气 丸

薛 己

一疬妇咳而无痰，咽痛，日晡发热，脉浮数，先以甘桔汤少愈，后以地骨皮散而热退，更以肾气丸及八珍汤加柴胡、地骨皮、牡丹皮而愈。(《外科发挥》)

佐云：向因失足，哗然有声，坐立久则左足麻木，虽夏月，足寒如冰。嘉靖己亥夏月因醉睡，觉而饮水复睡，遂觉右腹痞结，以手摩之，腹间漉漉有声，摩热则气泄而止。每每加剧，饮食稍多，则作痛泻，求治于医，今服枳术丸，固守勿效。甲辰岁，求治于立斋先生，诊之喟然叹曰：此非脾胃病，乃命门火衰，不能生土，虚寒使之然也，若专主脾胃误矣！可服八味丸则愈。余敬服，果验。盖八味丸有附子，医家罔敢轻用。夫附子斩关夺旗，回生起死，非良将莫能用，立斋先生今之武侯也。家贫不能报德，姑序此以记治验。杉墩介庵朱佐顿首拜书。

疏曰：左足麻木，夏月如冰，虽似命门火衰，然得之失足而起。而麻木又只在一足，未始非因失足而至，气滞血凝，故为之寒如冰也。若必系命门火衰，则当两足皆然，何独止于左足乎？至于饮水而右腹为之痞结，以及饮食稍多则作痛泻等症，皆作脾胃气虚之故，即寒也，亦属脾胃虚寒也，何以见其必属命门火衰耶？要知麻木只在左足，而寒如冰，则两足所同，故曰左足麻木，又曰足寒如冰，不然当曰其寒如冰矣。若夫饮水而右腹痞结，余曾谓肝火从左，命门火从右。故左半身有火证者，责之肝火居多；右半身有火证者，责之命门火居多，则右半身有火。虚寒证者，以例而推，未始非命门火衰之故。今饮水而右腹痞结，是水伤其火，火衰而水不能运也。况饮食即睡，睡则气归于肾，肾并水亦引归于肾，肾中之命门火能不为水寒所伤，延及六年之久，而至于衰乎？合而观之，用八味丸无疑。若果系脾胃病，则当洞泻绝食，反不能历六年之久矣。(《薛案辨疏》)

一儒者胡济之。场屋不利，胸膈膨闷，饮食无味，服枳术丸不时作呕；用二陈、黄连、枳实，痰涌气促；加紫苏、枳壳，喘嗽腹痛，悉属虚寒。用六君加姜、桂，二剂不应，更加附子一钱，二剂稍退，数剂十愈六七，乃以八味丸全愈。

疏曰：场屋不利而患之症，似属郁结伤脾之意，归脾汤是合症方也。舍而不用，徒用大伤脾气之品，是以叠用而叠受，所变皆脾胃虚证，虽无寒证可见，并无热证可凭，故从虚者，必温之法治之。至于温补脾胃之后，继以温补命门者，亦补母生子之常法耳。夫用姜、桂而曰不应，更加附子而已，不更方也。要知危症用药不应，即是应处，不可更方，加重其剂，增其力耳。若一更方，便惑矣，倘日反甚，则宜更之。然亦有病重药轻之假甚者，仍不可更，要认假甚之法，然证变而脉不变，脉变而重按不变也。如后大司马王浚川之案是也。（《薛案辨疏》）

一男子。食少胸满，手足逆冷，饮食畏寒，发热吐痰，时欲作呕。自用清气化痰及二陈、枳实之类，胸腹膨胀，呕吐痰食，小便淋沥；又用四物、芩、连、柏、知母、车前，小便不利，诸病益甚。余曰：此脾胃虚寒，无火之证，故食入不消而反出。遂用八味丸补火以生土，用补中益气加姜、桂，培养中宫，生发阳气寻愈。

疏曰：此案初证即属脾胃虚寒，即当以补中益气加干姜以治之。或曰此初证似肝脾郁火，当用加味逍遥为是。余曰不然，诸症皆相似而作呕有辨。若郁火作呕，必多作酸苦，今不曰酸苦，则属脾胃虚寒也明矣。盖手足厥冷，饮食畏寒之症，非寒则热，非热即寒，寒者真病所现，热者反见之化，今既不是反见之化，即是真病所现耳。至于服伐脾之药而诸症变剧，理所宜然，以及小便淋沥，何也？盖中气不足，小便因而失常，是二陈、枳实之伐其脾故也。又服寒肾之药，而诸症益甚，势所必然，以使小便不利，何也？盖膀胱者，州都之官，气化则能出焉，是四物、芩、连、知、柏之寒其肾故也。是当曰此脾肾虚寒无火之证，何以云脾胃耶？盖以食入不消而反出，为脾胃虚寒无火也，明矣。然虽以食入不消而反出，为脾胃虚寒无火之验，而用药则先八味以补肾火，岂非温肾以及于膀胱，以气化其小便而能使之出者乎？盖此证以小便不利为急，故先八味以气化为主，若第云补火以生土，曷不先用补中益气加姜、桂以培养中宫之本脏不及，然后补本脏之母乎？此温补脾胃虚寒之法也。今先八味而后补中者，允属脾肾虚寒证。而先生只云脾胃者，盖初证只是脾胃虚寒，因误投寒肾之药而复现肾经无火之证，故曰脾胃虚寒无火，无火重矣，故先八味。（《薛案辨疏》）

一儒者。虽盛暑，喜燃火，四肢常欲沸汤渍之，面赤吐痰，一似实火，吐甚宿食亦出，惟食椒、姜之物方快。余曰：食入反出乃脾胃虚寒，用八味丸及十全大补加炮姜渐愈，不月平复也。

疏曰：盛暑燃火，四肢渍沸，望而知其为脾胃虚寒，而况食椒、姜物方快乎？独面赤吐痰，吐甚宿食亦出之症，此亦有阳明火亢者，亦有肝脾火郁者，似难概以虚寒论，且前症亦有火极似水之假象，火郁喜辛之暂开者乎，虽然必有可据者也。盖阳明火亢者，所吐之物必臭秽，或声厉，或发渴，脉必洪长而数；肝脾火郁者，所吐之物必酸苦，或胸闷，或吐后反快，脉必细数而涩。今此案大都所吐之物不臭秽、不酸苦，其声低而不渴，其气怯而不快，其脉必浮大而微，或迟细而虚，是可辨也，非独以食入反出即断为脾胃虚寒耳！然即以脾胃虚寒论，似亦当先用补中益气加姜、桂，而后或继以八味丸。何以此案即用八味丸耶？盖虚寒之证，而至面赤吐痰者，似有火衰戴阳之意，似有龙雷上窜之意，此皆不当升提而当用导引者也，故虽曰脾胃虚寒而即用八味，然脾胃之虚寒，未能同愈，又用十全大补加炮姜双补脾肾，非法之纯而无弊者乎？（《薛案辨疏》）

一妇人饮食无过碗许，非大便不实，必吞酸嗳腐。或用二陈、黄连，更加内热作呕。余谓东垣先生云：邪热不杀谷。此脾胃虚弱，末传寒中，以六君子加炮姜、木香数剂，胃气渐复，饮食渐进，又以补中益气加炮姜、木香、茯苓、半夏，数剂全愈。后因怒，饮食顿少，元气顿怯，更加发热，诚似实火，脉洪大而虚，两尺如无，用补中益气、八味丸，两月余诸症悉愈。

疏曰：此案初证，原属肝木乘脾土之郁火证，斯时宜用茱、连、逍遥散为是，奈何用二陈、黄连之寒凉削伐，致使脾胃更虚，而有内热作呕之变？然内热作呕，亦未始非郁火之验，但从寒凉削伐中来，故直断以末传寒中，而非邪热不杀谷之证乎？先六君而后补中者，盖脾胃既以虚寒而作呕，则元气有断脱之意，未敢骤升，故先温中以生其根，又加姜、半为止寒呕要药，俟胃气复，寒呕止，然后又用补中益气加味，以温升其元气，而元气充足无下陷之虞。此进药次序之妙也。至于后因怒而饮食顿少，元气顿怯，更加发热者，在症固宜于补中，然以两尺如无之脉，此无根之脉也，最忌升提，正恐其有脱之患，何以仍用补中耶？我因知用补中汤以下八味丸耳。补中，所以治症；八味，所以治脉；合而进之，则元气顿怯者，不因八味之沉降而更怯；两尺如无者，不因补中之升提而更无。此进药兼全之妙也。不然，何可先升后降耶？脉洪大而两尺如无者，尚可兼用升提，若微细而两尺如无者，升提并不可兼用，况敢独用乎？（《薛案辨疏》）

一儒者。失于调养，饮食难化，胸膈不利，或用行气消导药，咳嗽喘促；服行气化痰药，肚腹渐胀；服行气分利药，眠卧不宁，两足浮肿，小便不利，大便不实。脉浮大，按之微细，两寸皆短。此脾肾亏损，朝用补中益气加姜、附，夕用《金匮》肾气加破故纸、肉果各数剂，诸症渐愈。更佐以八味丸，两月乃能步履，恪服补中、八味，半载而康。

疏曰：此案失于调养而致饮食难化，胸膈不利，其脾肺之气已虚矣。用行气消导药而所变之症，肺气更虚也；服行气化痰药而所变之症，脾气更虚也；服行气分利而所变之症，脾肺气下陷而不能运，因而命门之火衰弱，而不能化也。脉象已现上不足，下真寒也。故补中益气之不足，又加干姜、附子；《金匮》肾气不足，又加故纸、肉果，皆因脉之微、细、短三字主见也。亦犹前刘禹功之脉，微细虚短，而用《金匮》重加桂、附，补中送二神丸之意也。虽服法稍殊，而大略则同。（《薛案辨疏》）

一富商。饮食起居失宜，大便干结，常服润肠等丸。后胸腹不利，饮食不甘，口燥体倦，发热吐痰，服二陈、黄连之类，前症益甚，小便滴沥，大便湿泻，腹胀少食，服五苓、瞿麦之类，小便不通，体肿喘嗽，用《金匮》肾气丸、补中益气汤而愈。

疏曰：此案饮食起居失宜，致大便干结，其津血少为多，润肠丸虽有养血之品，而克伐攻下者十居七八，宜乎？虚秘叠见，多属脾肾也。大概腹胀而至大便湿泻，小便不通，饮食减少者，法当不出二方为要。盖腹胀原属不能运化之象，而运化之机则在脾肺，生化之机则在命门故也。然亦因虚立法如此，而腹胀之症尽多实热、燥热、郁热等情，未可以此法为定例也。（《薛案辨疏》）

沈大尹。每五更泄泻，余以为肾泄，用五味子散数剂而愈。后不慎起居，不节饮食，其泻复作，日夜无度，畏寒，饮食且难消化，肥体日瘦，余曰：乃变火衰之证也。遂与八味丸泻止食进。

疏曰：五更泄泻，原属肾火衰证，故当用二神、四神治之。虽然亦有属肾水虚者，更有属肝木乘脾土者，须以脉症参之。至后变火衰之证，用八味丸，泻止食进，是属肾阴虚而火衰者宜之。若肾阳虚而火衰者，宜用二神、四神。若用八味，所谓生柴湿炭，不能发火，徒滋其湿也。而能辨之者，只在燥湿之分耳。（《薛案辨疏》）

一儒者善饮，便滑溺涩，食减胸满，腿足渐肿。证属脾肾虚寒，用加减《金匮》肾气丸，食进肿消，更用八味丸，胃强脾健而愈。

疏曰：以善饮之人患此诸症，未始非湿热所为，便滑溺涩，腿肿，湿热下流者有之，何以知其为脾肾虚寒耶？意其人必脉微面惨，体倦神疲，足冷畏寒，食少倦卧者也。此善饮之湿热，所以不化者，良由脾土之虚而不能运也。脾土虚至于溺涩腿肿，良由肾火之衰而不能气化也。斯时徒从脾经升补无益，故必用肾气丸与八味丸以益火生土，则肾得气化而脾得运行，斯湿热得去矣。夫肾气丸治火虚水肿之方，八味丸治肾虚火衰之方，未尝可治酒客湿热证之方。不知治病，但论本源，初不可以善饮之故，而谓其不宜于温热之药也。（《薛案辨疏》）

大方世家。湖乡离群索居，以妻赵氏，忽婴痰热，治者多以寒凉，偶得少愈，三四年余屡进屡退，于是元气消烁。庚子夏，遍身浮肿，手足麻冷，朝夕咳嗽，烦躁引饮，小水不利，大肉尽去，势将危殆，幸遇先生诊之。脉洪大无伦，按之若无，此虚热无火，法当壮火之源以生脾土，与《金匮》肾气丸料，服之顿觉小水溃决如泉，日服前丸以大补之药二十余剂而愈。三四年间，体康无恙。迄甲辰仲春，悲哀动中，前症复作，体如焚燎，口肉皆烂，胸腹胀满，食不下咽者四日，夫妇相顾，束手待毙而已。又承先生视之，投以八味丸，二服神思渐清，服《金匮》肾气丸料加参、芪、归、术，未竟夕而胸次渐舒，嗷嗷思食，不三日而病去五六矣。嗣后日服前二丸，间用逾日而起。至秋初复患痢，又服《金匮》肾气丸料加参、芪、归、术、黄连、吴茱萸、木香、五味，痢遂止。但觉后重，又投补中加木香、黄连、吴茱萸、五味，数剂而痊。大方自分寒素，命亦蹇剥，山荆抱病沉痼，本难调摄，苟非先生救援，填壑久矣。今不肖奔走衣食于外，而可无内顾之忧矣。

疏曰：此案知其虚矣，然未始非虚而有火也，至于脉之再象，则显然无火症矣。壮火生土，八味丸足以任之，因遍身浮肿，而小便不利，故用《金匮》肾气丸。三四年之后，偶因悲哀动中，而前症复作，则更伤脾肺之气血矣，似宜即参、术、归、芪。然如焚燎之热正盛，宁不更助其热，而火能降下乎？故服八味以归降其焚燎之火，然后加车前、牛膝以治肿满，并加参、芪、归、术以补其脾肺，法无渗漏，次序循然可法也。更可法者，至秋患痢，既已时移病变矣，仍用前药，其顾本之针线为何如哉？且能照管本病，加香、连、吴茱、味子等标本兼顾，法更可佳。因后重即易补中益气，此又见转换之灵妙为升降要法，加香、连原于痢也，加参、芪等顾本也。读此可用药之法，拈来即是也。（《薛案辨疏》）

州守王用之。先因肚腹膨胀，饮食少思，服二陈、枳实之类，小便不利，大便不实，咳痰腹胀，用淡渗破气之药，手足俱冷。此足三阴虚寒之证也，投《金匮》肾气丸，不月而康。

疏曰：此案先因肚腹膨胀，即继云饮食少思，其为脾虚可知。服削伐之品而致小便不利,大便不实,咳痰腹胀,则脾更损而肾亦虚矣。再加淡渗破气之药,则元阳有不导损乎?此手足俱冷之后,自属三阴虚寒可知。如此之症,乃可用《金匮》肾气丸。今人一见肿胀而小便短少者,不问虚实,不问寒热,即以此方投之,自居为名家,治法可笑也夫。(《薛案辨疏》)

罗工部。仲夏腹恶寒而外恶热,鼻吸气而腹觉冷,体畏风而恶寒,脉大而虚微,每次进热粥瓯许,必兼食生姜瓯许,若粥离火食,腹内即冷。余曰:热之不热是无火也,当用八味丸壮火之源以消阴翳。彼反服四物、玄参之类而殁。

疏曰:此案证属虚寒明甚,何反服四物、元参寒凉之剂耶?岂以仲夏而然乎?岂以外恶热而然乎?脉之大而然乎?独不顾寒证种种,不一而足。至于进粥不可离火,必兼食姜瓯许,非虚寒所彰著者乎?然此虚寒也,明理人论治必用参、术、姜、桂等温补脾胃之气而已,今用粥必兼食姜,每次必瓯许,以此大辛热之物食之久且多,虚或未回,其寒必退而热必至,何至略无少减耶?要知姜能入脾胃,脾胃既能受热,而热不至,即温补之亦必无益,不得不转而问诸火源。夫火之源不至脾胃,而在于肾水之中,所谓先天命门真火是也,凡寒证而用诸热药而不热者,是无真火故耳。欲补其火,须向肾水中补之,此八味丸所以用六味补水之剂,加桂、附之品,则后天之土直从先天之火而生矣。(《薛案辨疏》)

大尹沈用之。不时发热,日饮冰水数碗,寒药二剂,热渴益甚,形体日瘦,尺脉洪大而数,时或无力。王太仆曰:热之不热,责其无火;寒之不寒,责其无水。又曰:倏热往来,是无火也,时作时止,是无水也。法当补肾,用加减八味丸,不月而愈。

疏曰:倏热往来,是无时而作也。时作时止,是有时而作也。此案不时发热,即倏热往来也,正是无火之证,当用八味丸益火之源以消阴翳者也。而日饮冰水二碗,寒药二剂,热渴益甚,此即寒之不寒,责其无水之证,当用六味丸壮水之主以制阳光者也。是一人之身,既属无火,而又属无水矣,而熟知其不然也。试观先生用药,不曰补火,不曰补水,而曰补肾;不曰用八味丸,不曰用六味丸,而曰用加减八味丸。是非无火无水之证,而实肾虚火不归经之证也。夫肾虚而火不归经者,以言乎无火,则火但不归经耳,未尝是绝然无火之寒症;以言乎无水,则水但不能制其上越之热,未尝是绝然无水之热证,故用加减八味丸以引火归原而已。盖龙雷之火飞越上升,时隐时现,故为之不时发热也;销烁肺胃,故为之日饮冰水也。尺脉洪大而数,火未尝无也;时或无力,火未尝有也;或有或无,正火之不归经。处而后知先生察脉审症处方之妙,不越乎古人之模范,亦有不囿乎古人之模范者也。(《薛案辨疏》)

一妇人小便淋沥,小腹胀闷,胸满喘急,诸药不应。余视为转胞之症,用八味丸一服,小便如涌而出。(《校注妇人良方》)

一妇人因郁怒,小便滴涩,渐至小腹肿胀,痰咳喘促。余用八味丸料煎服,小便即利而痊。(《校注妇人良方》)

一妇人足跟患肿,两腿酸软,或赤或白,或痛或痒,后或如无皮,或如皲裂,日晡至夜胀痛焮热。此属足三阴虚损,用加减八味丸及逍遥散加熟地、川芎,百余剂而愈。(《校注妇

人良方》)

一妇人两足发热,足跟作痛,日晡热甚。余谓肾肝血虚,用逍遥散、八味丸五十余剂,诸症悉愈。(《校注妇人良方》)

孙文垣

粳芝岗文学。酒后近内,每行三峰采战、对景忘情之法,致成血淋。自仲夏至岁杪未愈,便下或红或紫,中有块如筋膜状,或如苏木汁色,间有小黑子,三五日一发,或劳心,或劳力,或久立、坐亦发,访医问道,百治不效。以吴中书汉源公交善,逆予治之,观其色白而青,肌肉削甚,诊其脉,左寸沉弱,关尺弦细,右寸略滑。据此必肺经有浊痰,肝经有瘀血,总由酒后竭力纵欲,淫火交煽,精离故道,不识澄心调气,摄精归源之法,以致凝滞经络,流于溺道,故新血行至,被阻塞而成淋浊也。三五日一至者,科盈满溢故耳。先与丹参加茅根浓煎服,小便解后,以瓦器盛之,少顷即成金色黄砂。乃用肾气丸加琥珀、海金沙、黄柏,以杜牛膝、连叶捣汁熬膏为丸调理,外以川芎三钱,当归七钱,杜牛膝草根煎服。临发时,用滑石、甘草梢、桃仁、海金沙、麝香为末,以韭菜汁、藕汁调服,去其凝精败血,则新血始得归源,而病根可除矣。三月痊愈。(《孙文垣医案》)

张介宾

余尝治一中年之妇患此证(下膈)者,因怒因劳,皆能举发。发时必在黄昏,既痛且吐,先吐清涎,乃及午食,午食尽,乃及早食,循次两尽,方得稍息,日日如是,百药不效。乃相延视,则脉弦而大。余曰:此下膈证也。夫弦为中虚,大为阴不足,盖其命门气衰,则食至下焦,不能传化,故直到日夕阳衰之时,则逆而不出耳。乃用八味、参、杞之属,大补阴中之阳,随手而应。自后随触随发,用辄随效,乃嘱其加意慎理,调到年余始愈。(《类经》)

汪 机

一人形肥苍白,年五十余,病淋,砂石涩痛。医用五苓或琥珀八正散之类,病益加。邀余往诊。脉皆濡弱而缓近驶。曰:此气血虚也。《经》云:膀胱者,津液之府,气化出焉。今病气虚,不惟不能运化蒸溽,而亦气馁不能使之出也。《经》又云:血主濡之。血少则茎中枯涩,水道不利,安得不淋?医用通利,血愈燥,气愈伤矣。遂用大补汤加牛膝,煎服月余,病减。仍服八味丸,除附子,加黄芪,服半月余,遂获安。(《石山医案》)

金九渊

武塘铨部计明葵夫人。昼夜不寝者八月,无医不延,往金坛就王宇泰治,亦不效。时四月,其外弟张翀玄偕先生往脉之,两关洪大,浮有余,沉不足,独左手尺脉微,右尺亦大,询之,善饭。先生曰:此非胃不和,卧不安症也。睹其所服药案,人人茯神、远志、枣仁、柏子,无一臻效。先生曰:此肾虚不能制心火,心肝两炽,补之反实。以肾气丸减泽泻、茯苓,

加人参、五味,熬膏服之,渐得寝,徐遂安卧。(《冰壑老人医案》)

李中梓

太史蕉漪园。当脐切痛。余曰:肾脾俱弱矣,当益火之源,以消阴翳,用八味丸作煎液,两剂而痛止。(《里中医案》)

郑重光

真州张右山兄令眷。久便血不止,以病状来郡,问治于余。询前治法,先用归地凉血不效,继用补中益气不效,又用归脾汤,重用人参,亦不效。困惫在床,求药治疗。证经三治法罔效,岂非阴结乎。《经》曰:阴络结则血下溢。余用桂枝、赤芍、生姜、大枣,和营而开络,人参、白术、茯苓、炮姜、甘草,补脾以助其健运之常,当归、枣仁引血归肝。姑以此试之,不意竟属斯证,三次来郡取药,半月而血全止。续后咳嗽气促,乘船来郡就诊,脉细紧,两尺犹甚,咳而兼喘,颈脉大动。予曰:便血既久,气随血脱,肺脾肾三经皆虚,将成水肿,惟有《金匮》肾气,汤丸并进,加人参于汤药,坚心久服,方得取效。病者乃同道李仲易兄之姊,仲易兄医理精通,不以予言为谬,坚服百剂而愈。(《素圃医案》)

沈鲁珍

崇明沈尚其。三消之证不一,有火衰不能蒸其津液上腾,小便清白而味甘者。昔汉武帝患此,张仲景以八味地黄丸治之。今尚其正是此证,服药已稍愈,惟口内干燥,小便如膏,足痿乏力,乃虚火上炎,肺金受灼,《内经》所谓诸痿皆属于肺热。脉息虚大,理宜生脉散治水之上源,八味丸补火为要。煎方:人参,五味子,麦冬,玉竹,黄芪,金石斛,生地,天冬,加莲子。丸方:熟地,山萸肉,山药,泽泻,茯苓,丹皮,天冬,麦冬,肉桂,附子。(《沈氏医案》)

叶天士

某。脉沉弦,饮泛呛咳,乃下虚无以制上。议早服肾气丸,摄纳下焦散失,以治水泛之饮;午服《外台》茯苓饮,转旋中焦,使食不致酿痰,茯苓饮去术。(《临证指南医案》)

张,四一。痰饮喘咳,肌肉麻痹,痞胀不堪纳谷,冬寒日甚,春暖日减,全是阳气已衰,阴浊逆干犯上。肺药治嗽,无非辛泄滋润,盖辛散则耗阳,滋清助阴浊,浊阻在阳分,气不肃,为夜不得卧,小青龙意。主乎由上以泄水寒,直从太阳之里以通膀胱,表中里药也。仲景谓:饮邪当以温药和之。驱阴邪以复阳,一定成法。早肾气去萸,换白芍、炒楂炭,水法丸;晚《外台》茯苓饮,姜枣汤法丸。(《临证指南医案》)

姚,四八。据说情怀不适,因嗔怒,痰嗽有血,视中年形瘁肉消,渐渐腹胀跗肿,下午渐甚,阳气日夺。早服肾气丸三钱,昼服五苓散(肾阳虚)。(《临证指南医案》)

陆,十六。经阻半年,腹形渐大,痛不拒按,溲短便通。据形色脉象,不是用通经丸者,

下气还攻于络,有形若癥瘕,炒枯肾气丸(肾气不摄,经阻腹胀)。《临证指南医案》

顾来安县,四十六岁。此病起痰饮咳嗽,或外寒劳倦即发,发必胸脘气胀,吐出稀涎浊沫,病退痰浓气降乃已。此饮邪皆浊饮久聚,两年渐渐腹中痞闷妨食,肛门尻骨,坐则无恙,行动站立,刻刻气坠,若大便欲下之象。肾虚不收摄显然。或于在前见痰嗽以肺治,苟非辛解,即以寒降,以致酿成痼疾。肾气丸加胡桃肉、角沉香。《叶天士晚年方案真本》

张,五十三岁。三疟久延两三年,面肌黄萎,唇口枯白,食入脘腹膜胀。足痿如堕,至晚浮肿。其所伤者脾阳、肾阳,然脾以运行则健,肾宜收纳为命根,非一方兼用,按古法。早服肾气丸,晚服理中汤。《叶天士晚年方案真本》

李,五十六岁。少腹满胀,必在夜卧而甚。晨起肠泄浊气,白昼仍可办事。延及几年,气冲胃脘,高突而冷,舌根亦胀痛,自胸及于舌。医用吴萸、川楝,苦辛温佐苦寒降泄不安,则知有年下元已虚,气散漫不为下归摄矣。八味丸三钱。《叶天士晚年方案真本》

俞申衙前,五十岁。男子中年,下元先亏,肾脏阴中之阳不司涵煦,阴不承载于上,遂渴饮溲频,溺有硝卤之形,《内经》有遗热、遗寒之分。上、中之消主气热,下消以摄肾蒸阳,以运津液。八味汤。《叶天士晚年方案真本》

徐,廿四岁。据述暴惊动怒,内伤由肝及胃,胃脉衰,肝风动,浮肿下起。若漫延中宫,渐次凶矣。两年余久恙,先议薛新甫法。八味丸二两五钱,匀十服。《叶天士晚年方案真本》

沈,湖州。农人单腹胀,乃劳力饥饱失时所致,最难见效。肾气丸。《叶天士晚年方案真本》

王,宁波,四十八岁。七疝肝病为多,有声响为气疝。寒入募络,积疝坚硬下坠。中年不可从张子和,用八味加大茴香、胡芦巴。《叶天士晚年方案真本》

尤　怡

命门阳衰,脾失温养,不克健运,食入辄胀,法当温补下焦。肾气丸去桂,加沉香、椒目。

诒按:此补火生土之法。[《(评选)静香楼医案》]

面黑目黄,脉数而微,足寒至膝,皮肤爪甲不仁。其病深入少阴,而其邪则仍白酒湿得之及女劳也。肾气丸。

诒按:此证载在《金匮》,近于《爱庐医案》中,见一方甚佳。此病兼有瘀血,不但湿也。肾气丸能否见效,尚未可定。[《(评选)静香楼医案》]

肿胀之病,而二便如常,肢冷气喘。是非行气逐水之法所能愈者矣。当用肾气丸,行阳化水。然亦剧病也。肾气丸。

诒按:此病阳衰气窒,不治之症也。[《(评选)静香楼医案》]

血去过多,气必上逆,肺被其冲,故作咳嗽。此非肺自病也。观其冲气甚则咳甚,冲气缓则咳缓,可以知矣。拟摄降法,先治冲气。《金匮》肾气丸去肉桂,加牡蛎。

诒按：认证独的，法亦老当。[《(评选)静香楼医案》]

真阳以肾为宅，以阴为妃，肾虚阴衰，则阳无偶而荡矣。由是上炎则头耳口鼻为病，下走则膀胱二阴受伤。自春及秋，屡用滋养清利之剂，欲以养阴，而适以伤阳，不能治下，而反以戕中。《内经》所谓热病未已，寒病复起者是也。鄙意拟以肾气丸，直走少阴，据其窟宅而招之，同声相应，同气相求之道也。所虑者，病深气极，药入不能制病，而反为病所用，则有增剧耳。肾气丸。

诒按：立论透切，医案中仅见之作。[《(评选)静香楼医案》]

真阳气弱，不荣于筋则阴缩，不固于里则精出，不卫于表则汗泄。此三者，每相因而见。其病在三阴之枢，非后世方法可治。古方八味丸，专服久服，当有验也。八味丸。

诒按：见识老到，议论明确，此为可法可传之作。[《(评选)静香楼医案》]

薛 雪

小产后去血过多，阴络空隙，气乘为胀，两年食减，腹现青筋，已属痼疾。肾气丸。（《扫叶庄一瓢老人医案》）

张路玉

张路玉治汤伯干子。年及三旬，患呕吐经年，每食后半日许吐出原物，全不秽腐，大便二三日一行，仍不燥结，渴不喜饮，小便时白时黄。屡用六君子、附子理中、六味丸，皆罔效，日濒于危。诊之，两尺弦细而沉，两寸皆涩而大，此肾脏真阳大亏，不能温养脾土之故，遂以崔氏八味丸与之。或谓附子已服过二枚，六味亦曾服过，恐八味未能奏效也。张曰：不然。此证本属肾虚，反以姜、附、白术伐其肾水，转耗真阴。至于六味，虽曰补肾，而阴药性滞，无阳则阴无以生，必于水中补火，斯为合法。服之不终剂而愈。（《续名医类案》）

薛廉夫子。强中下消，饮一溲二。因新娶继室，真阴灼烁，虚阳用事，强阳不到，恣肆益甚，乃至气急不续，精滑不收，背曲肩垂，腰膀疼软，足膝痿弱，寸步艰难，糜粥到口即厌，惟喜膏粱方物。其脉或数大少力，或弦细数疾，此阴阳离决，中空不能主持，而随虚火辄内辄外也。与八味肾气、保元、独参，调补经年，更与六味地黄久服而痊。（《续名医类案》）

吴孚先

吴孚先治一人。患肿胀，皮绷急。脉之系脾肾虚，用二陈去甘草，加人参、干姜、肉桂、木香、茯苓、大腹皮、姜皮、车前。十帖，腹有皱纹。复与《金匮》肾气丸，一料全愈。（《续名医类案》）

吴孚先治柯子宁。患咽喉齿痛，脉沉细，足冷，大便泄泻。此肾虚，龙火飞腾，欲用《金匮》肾气，彼疑火证，恐桂、附不合。或以石膏、连翘苦寒进之，其病尤甚。复求治，用前方一剂减，二剂痊。（《续名医类案》）

刘默生

刘默生治诸葛子立,胁痛连腰脊,不能转侧,服六味加杜仲、续断不效。或者以为不能转侧,必因闪挫,与推气散转剧。刘诊之曰:脉得弦细乏力,虚寒可知。与生料八味丸加茴香,四剂而安。(《续名医类案》)

张飞畴

张飞畴治一妇。平昔虚火易于上升,因有怒气不得越,致中满食减,作酸嗳气,头面手足时冷时热,少腹不时酸痛,经不行者半载余。其脉模糊,驶而无力。服诸破气降气行血药不愈。此蕴怒伤肝,肝火乘虚而克脾土,脾受克则胸中之大气不布,随肝火散漫肢体。当知气从湿腾,湿由火燥。惟太阳当空,则阴霾自散;真火行令,则郁蒸之气自伏。又釜底得火,则能腐熟水谷,水谷运则脾胃有权,大气得归,而诸症可愈矣。用生料八味倍桂、附,十日而头面手足之冷热除。间用异功而中宽食进,调理两月,经行而愈。(《续名医类案》)

萧万舆

萧万舆治一妇,年四旬。怀抱郁结,呕痰少食,胸膈胀痛,虽盛暑犹着棉衣,六脉浮结,或烦渴不寐,此命门火衰,元气虚寒也。以六君子加姜、桂及八味丸,不两月而症痊矣。(《续名医类案》)

冯楚瞻

冯楚瞻治王刑部。疝痛甚危,脉之,左三部弦洪而数,乃阴甚不足也。右关尺洪大,重按有力,此膏粱酒湿太过,房劳真水消亡,木失所养,筋无所荣,湿热内攻,阴寒外遏,所以为疼为痛,不可忍也。以熟地二两,山萸、山药各二钱,滋其肝肾;丹皮三钱,茯苓二钱,泽泻一钱五分,渗其湿热;橘核三钱,疏其木郁;制附一钱五分,盐酒炒黄柏一钱二分,使寒热互为向导。由是外寒散,内热除,真水生,雷火息而瘳。(《续名医类案》)

施笠泽

施笠泽治钱元一。患疝气冲痛,盖有年矣,每抑郁则大作,呕吐痰涎,不进饮食。己未春,病且浃旬。诊得左关弦急而鼓,右关尺俱浮大而无力。此命门火衰,不能生木土,肝木乘旺,复来侮脾。用胡芦巴、元胡索等疏肝之剂,以治其标;随用八味丸,益火之源,以消阴翳;间进参、术补脾之药,以治其本,渐安。数载沉疴,不三月而愈。(《续名医类案》)

蒋仲芳

蒋仲芳治一友。始而牙痛,既而咽肿。医投凉药痛转甚。诊其脉沉细,大便一日二三次,曰:浮火上升也,其足必冷。察之果然。以《金匮》肾气料,作汤与之,服完即睡,觉来病

如失。(《续名医类案》)

陈念祖

肾气失于收纳,阳不潜藏,水液变成痰沫,随气壅阻上焦,喘咳不能卧息,入夜尤甚,天明稍安,盖痰饮乃阴浊之邪,夜为阴分,阳不用事,故重,理自显见。《金匮》中有"短气倚息"一条,分外饮治脾,内饮治肾。又云:饮病当以温药和之。兹用潜藏固摄法,以肾气丸加减主之。干地黄八两,怀山药四两,陈萸肉四两,白茯苓三两,粉丹皮三两,泽泻三两,附子(炮)一枚,补骨脂(炒)三两。上药为末,炼蜜为丸,如梧桐子大,酒下十五丸,每日两服。(《南雅堂医案》)

水泛为痰,涎如清水,入水即化,乃肾寒而精变为痰。此痰系纯阴之水,宜补而不宜攻,须峻补水中之火,火旺则寒气转而为温,不必攻痰而痰自清,所谓益火之源,以消阴霾,非得以别脏痰证,视同一例施之。熟地黄八钱,怀山药五钱,山茱萸五钱,泽泻三钱,粉丹皮三钱,白茯苓五钱,肉桂一钱,附子(炮)八分。(《南雅堂医案》)

少年斫丧太过,一遇寒热劳役,头痛便发,岑岑欲卧,由下元亏损,水不能养木,则木气燥烈,龙雷之火,时时冲击,上升颠顶,是以头痛而晕,宜峻补肾中之水,稍用补火之品佐之,患始可平,先进三剂,病减再进五剂,方列后。干地黄五钱,山茱萸三钱,白茯苓二钱,怀山药三钱,粉丹皮二钱,泽泻二钱,肉桂五分,川芎八分。(《南雅堂医案》)

肾阳不足,脾失温养,不司健运,是以食入辄胀,拟温补下元,为益火生土法。熟地黄四钱,怀山药二钱,陈萸肉二钱,白茯苓三钱,车前子一钱,牛膝一钱,粉丹皮一钱五分,泽泻一钱五分,淡附子五分,沉香(磨冲)五分,椒目五分。(《南雅堂医案》)

肿胀气喘,痰涎壅滞,气化不行,小便闭而不通,肺脾肾三经皆病,宜为治本之计。大熟地四钱,怀山药三钱,白茯苓三钱,陈萸肉三钱,粉丹皮一钱,建泽泻一钱,车前子一钱,牛膝一钱,炮附子五分,肉桂八分。(《南雅堂医案》)

肾阳不足,腹大喘急,行动气觉下坠,着枕上拥,不得安眠,两跗亦肿,头胀,入夜尤甚,若不益火生土,焉望有效。大熟地四钱,陈萸肉二钱,怀山药二钱,白茯苓三钱,粉丹皮一钱五分,泽泻一钱五分,牛膝一钱,车前子一钱,肉桂一钱,淡附子五分。水同煎服。(《南雅堂医案》)

肿胀肢冷气喘,大小便如常,病属阳衰气窒,非行气逐水之法所能施以求愈,拟用肾气丸主之,冀其行阳化水,或有转机之望,然事已棘手,虑为难治。干地黄六钱,山萸肉三钱,怀山药三钱,白茯苓三钱,粉丹皮二钱,泽泻二钱,附子(泡)八分,桂枝八分。(《南雅堂医案》)

血为营,气为卫,血去过多,气必上逆,肺被其冲,是以作咳,非肺自病也,观其冲气盛而咳愈剧,冲气缓而咳稍平,其故自明,兹用摄纳之法。熟地黄四钱,山萸肉二钱,淮山药二钱,白茯苓二钱,粉丹皮一钱,泽泻一钱,附子五分,车前子一钱,牛膝一钱,牡蛎三钱。(《南雅堂医案》)

命门火衰,气虚不能摄精,致败精为浊,宜温养真元为主,并少以清导者佐之。炮附子五分,肉桂八分,陈萸肉二钱,白茯苓三钱,干地黄四钱,粉丹皮二钱,怀山药二钱,泽泻一钱,菟丝子一钱,车前子八分。水同煎服。(《南雅堂医案》)

癃闭一证,以利水为主,固为常法,奈屡用通利不效,势反增剧,是不可不明其理之所以然。《经》云:膀胱者,州都之官,津液藏焉,气化则能出矣。今小溲滴沥不出,病在气化无疑,但病有阴阳虚实之分,尤须审辨,据癃闭虽久,小腹不觉痛胀,右尺弱而无力,是阳虚不化,寒结膀胱所致,拟用肾气丸加减治之。干地黄五钱,怀山药二钱,陈萸肉二钱,白茯苓三钱,粉丹皮二钱,泽泻二钱,炮附子七分,桂枝一钱。(《南雅堂医案》)

腰痛不得动摇,右尺弱,命门火衰无疑,宜用温补法。大熟地四钱,山萸肉二钱,怀山药三钱,粉丹皮二钱,泽泻二钱,白茯苓三钱,川杜仲二钱,当归身三钱,川牛膝一钱,枸杞子一钱,肉桂八分,附子八分。水同煎服。(《南雅堂医案》)

齐秉慧

曾治富商汤名扬。自谓体旺,酒色无度,行年四十,饮食渐减,形神尪赢。或教以每早进牛乳酒,初食似可,久之朝食至暮,酒乳结成羊屎形,一一吐去,其大小便日夜不过数滴,全无渣滓下行,卧床不起,告急请诊。按之两尺脉微如丝,右关弦紧,乍有乍无,两寸与左关洪大而散。余曰:足下之恙,乃本实先拨,先天之阴虚宜补水,先天之阳虚宜补火,水火既济,庶可得生。富商请方,乃用熟地一两,山茱、山药各四钱,茯苓、泽泻、丹皮、肉桂、附子各三钱,煎服一剂。明早令进牛乳酒,至暮则下行而不上吐矣。连服十剂,饮食渐进。遂以前方药料为丸,日服二次。嘱戒酒色,半载而康。(《齐氏医案》)

曾治筠邑令叶进士。坐西台回任,途中沐雨栉风,致患反胃之证。余有一面之交,令进八味地黄丸,不信。初食官燕,次饮牛乳,数旬无功,以致朝食暮吐,命在垂危。叶与余友王馨桂同乡,交好莫逆,时王母年逾七旬,亦患证同叶,延予诊治。予曰:伯母之恙,乃肾中真水竭、真火衰,非得上上紫油肉桂合八味丸"壮水之主,益火之源"不可活也。忽叶令书至,托王聘余治疗。予曰:叶公之恙,前不信余方,延至今日,恐不可及也。王友迫至筠邑诊之,果不能起,但见觅得肉桂甚佳,催令速合八味地黄丸,计图脱身,余行而公明日不禄。来至庆邑,幸遇王友,遂语之曰:足下与叶公父子交厚,顺去致吊,便求丸饵,令堂可得生也。王求之,果惠然而与归俸为服,三日而饮食下行,不复上吐。丸药服毕,安康如常,后犹享寿十二年。以此观之,信药者存,不信药者亡,何幸、不幸,若斯也,其命也夫。(《齐氏医案》)

治一人,体肿喘嗽,小便不通。与之补中益气汤,兼服《金匮》肾气丸而安。(《齐氏医案》)

程文囿

色白肤嫩,肾气不充,数月病魔,脾元又困,诸医调治,病势日增,请求其本而论治焉。

《经》言：诸湿肿满，皆属于脾。曩服五苓、五皮，非无所据，但肾为胃关，关门不利，故聚水而从其类。仲师主用肾气丸，即此意也。若谓童年精气未泄，补之不宜，然治标不应，理应求本，所谓"有者求之，无者求之"是已。夫水流湿，火就燥，二阳结谓之消，三阴结谓之水。消者患其有火，水者患其无火，且水病虽出三阴，而其权尤重于肾。肾居水脏，而火寓焉，此火者真火也，天非此火，不能生物，人非此火，不能有生。即膀胱津液藏焉，亦必由命门气化而出。华元化曰：肾气壮则水还于肾，肾气虚则水散于皮。前服肾气丸颇应，日来饮食不节，病复再投不效。考诸《已任编》云：此病单用肾气丸不效，单用补中益气汤亦不效，须用补中益气汤吞《金匮》肾气丸。谨宗其旨。（《杏轩医案》）

何元长

积瘀吐泻后，宿痞顿消，而营阴大困，腹胀所由致也。舍温补无以为计，然臕根难脱。制附子，大熟地，萸肉，广陈皮，苓皮，建泽泻，赤肉桂，炒白芍，山药，炒怀膝，车前。（《簳山草堂医案》）

陆士龙

聂巡司令子室。产后百日余，大肠燥结，虚火上冲，便血肠鸣，腹满短气，内外皆热，半月不能进饮食，医家皆以养血清火，愈药愈重。余诊得两手浮洪而数，按之无神，脾肾两脉，更觉空虚。乃产后元气耗散，真阴不足，而非实热也。用八味丸，清晨淡盐汤服三钱，用人参、白术、茯苓、甘草、归芍、麦冬、知母、莲肉等作煎剂。立方已毕，有议之曰六脉浮洪，明是火证，若用八味丸，如以火济火也，断不可服。聂公曰：素仰此兄高明，姑试服之。投药便觉相宜，数帖诸症少缓，后以补中益气汤加白芍、麦冬，渐服渐减，一月而瘳。

按丹溪先生曰：产后当以大补气血为主，虽有杂症，以末治之。此先贤之明验，为后学之矜式。兹者现症，显是火热，投寒凉而益剧，则症非有余之火也；两手洪数而空，则脉非有余之火也。龙雷之火，不可以水湿折之，投之以温补，而火自退。《内经》所谓微者逆之，甚者从之之意也。（《陆氏三世医验》）

蒋宝素

《经》以内夺而厥，则为喑痱。此肾虚也。宜《金匮》肾气汤加味。大熟地，怀山药，山萸肉，云茯苓，牡丹皮，福泽泻，制附子，上肉桂，怀牛膝，车前子，人参，鹿茸。（《问斋医案》）

脉来迟慢，命火式微，风霾上翳清空，以故巅疼寒慄，唇吻㖞斜。斜乃风之象也。法当益火之本，以消阴霾。譬如赤日当空，群阴屏伏，又何霾翳、风斜之有。爰以《金匮》肾气法，加以扁鹊玉壶丹。大熟地，怀山药，山萸肉，云茯苓，牡丹皮，福泽泻，制附子，交趾肉桂，怀牛膝，车前子，玉壶丹一钱，和服。玉壶丹即硫黄一味丸。（《问斋医案》）

命火下亏，生阳不布，火不生土，土不生金，脾肺交困，痰嗽不已。脉来细涩少神，法当

益火之本。大熟地，怀山药，山萸肉，粉丹皮，福泽泻，云茯苓，制附子，油足肉桂，人参，鹿茸。（《问斋医案》）

喘在子、丑、寅之时，阳气孤浮于上可据。法当纳气归原，导龙归海。《金匮》肾气加味主之。第肾不纳气，本是危疴，多酌明哲。大熟地，粉丹皮，建泽泻，怀山药，山萸肉，赤茯苓，制附子，上肉桂，人参，车前子，怀牛膝，鹿茸。

连进《金匮》肾气加减，喘促渐平，脉神形色俱起，肾气摄纳有机。肾乃立命之根，阳无剥尽之理。纳气归原，导龙归海，前哲良规，依方进步。大熟地，怀山药，山萸肉，赤茯苓，怀牛膝，制附子，油多肉桂，当归身，枸杞子，人参，鹿茸。

《金匮》肾气加减，又服六剂，喘促虽定，反觉痰多。痰即肾水津液，脂膏所化，犹乱世盗贼，即治世良民，法当安抚。且《金匮》肾气能治痰之本，依方加减为丸，以善其后。大熟地，怀山药，山萸肉，赤茯苓，菟丝子，制附子，油肉桂，怀牛膝，鹿茸，当归身，枸杞子，人参。水叠丸。早晚各服三钱，淡盐汤下。（《问斋医案》）

怔忡、惊悸，固属阴亏。然亦有阳虚之症。譬如夜行心胆自怯，日中则无恐惧，服补阴诸法无效，当以"益火之源，以消阴翳"为主。大熟地，抱木茯神，怀山药，山萸肉，当归身，上肉桂，制附子，人参，鹿茸。（《问斋医案》）

胃主容纳，脾司运化，赖肾中水火为之斡旋。右命火亏，不能生土，则运化失常。左肾水虚，盗气于金，则治节传道失职，以故食入反吐。所服补中益气，助春升之气极是。然三阳从地而起，方能渐入春和，命火从肾而升，庶可以消阴翳。阳生阴长，阴从阳化，而收既济之功。愚见云然，未识高明以为当否。大熟地，粉丹皮，建泽泻，怀山药，山萸肉，云茯苓，制附子，油肉桂，怀牛膝，车前子，枸杞子，肉苁蓉。（《问斋医案》）

"益火之源，以消阴翳"，治其反胃之本。大熟地，粉丹皮，福泽泻，怀山药，山萸肉，云茯苓，制附子，油肉桂，车前子，怀牛膝。（《问斋医案》）

《经》以北方黑色，入通于肾，开窍于二阴。后阴秘结三十余日，现在前阴亦闭，涓滴皆无。少腹膜胀不堪名状，所服三承气、通幽汤、更衣丸及猪胆蜜导法，利小便五苓、七正、八正、蟋蟀、藏葱、陈麦苳、西瓜子壳等杂进，均皆无效。危急之秋，无方可拟，勉用《医话》仓公火剂汤，冀其一得。倭国石硫黄二钱，火硝一钱，巴豆三粒。上三味，千里长流水煎，冷服。

昨进《医话》仓公火剂汤，二便争出有声，浑如枪炮轰击，诸症悉平，神奇难信。用药用兵，任医任将，专精之力，一至于此。书不云乎，药不瞑眩，厥疾不瘳。此之谓也。再以《金匮》肾气加减，以善其后。大熟地，粉丹皮，福泽泻，怀山药，山萸肉，怀牛膝，制附子，油肉桂，车前子，淡苁蓉，枸杞子。（《问斋医案》）

便秘不能食，脉细为阴结。慎防肢冷。大熟地，粉丹皮，建泽泻，怀山药，山萸肉，云茯苓，制附子，油肉桂，巴豆霜。长流水煎，送半硫丸二钱。半硫丸见前。（《问斋医案》）

消症有三，上消善渴，中消善饥，下消则小便如膏如糊。万物入火无不消，然有无火阴消之证。现在脉来细涩，食少化迟，肌肉瘦损，血色不华，形神不振，夜来小便倍常，澄澈清冷。乃命门真火虚衰，不能敷畅阳和之气，驯致水精不布，有降无升。乃无火阴消危症。速宜益火之本，以消阴霾。在《经》旨饮一溲二，不治。大熟地，牡丹皮，车前子，怀山药，山萸肉，建泽泻，制附子，上肉桂，赤茯苓，怀牛膝，人参，鹿茸。（《问斋医案》）

《经》以黄如枳实者，危。犹草木将凋，无生生之气故也。勉拟《金匮》肾气加减，或可挽回。大熟地，怀山药，山萸肉，云茯苓，粉丹皮，建泽泻，制附子，油肉桂，当归身，人参，炮姜炭。（《问斋医案》）

肾统诸经之水，肺司百脉之气，脾为中土之脏。肾虚不能约水，肺虚不能行水，脾虚不能制水，泛溢皮肤则肿，流注脏腑则胀。脾土非肾火不生，肺金非脾土不长，补脾必先补肾，肾为先天之本，补肾宜兼补脾，脾为生化之源。治水必先治气，气化水亦化。治气宜兼治水，水行气亦行。此脾肾气水之难分，而治当兼顾。考前贤治法，惟薛立斋加减《金匮》肾气汤最当。如所用附子、肉桂以补阴中之火，熟地、山药、山萸、牛膝以益阴中之水，茯苓、泽泻、车前以利阴中之湿，能使气化于精。即所以治肺补火生土，即所以治脾壮水通窍，即所以治肾补而不滞，利而不伐。通阳气致津液，开玄门，洁净腑，一以贯之矣。大熟地，粉丹皮，建泽泻，怀山药，山萸肉，云茯苓，制附子，油肉桂，怀牛膝，车前子。（《问斋医案》）

脾为中土之脏，谏议之官，赖真火以煦和，真水以濡润。肾中水火皆亏，气不归精则喘，土不制水则肿，健运失常则胀。背为阳，乃五脏所系，胀从背起，五五二十五阳均皆不足，非独脾肾为言也。脉来细涩如丝，喘、肿、满危病已著。勉拟《金匮》肾气挽之。（《问斋医案》）

病起秋杪，延今入春，食饮少思，心神恍惚，面色戴阳，二便不爽，肿自足起，蔓延于上。乾道为逆，显系火亏，土困水流，湿而就下，阴病下行，极而上留于脾则中满，注入肺则气喘，最有喘满之变。脉细无神，虑难收效。勉拟《金匮》肾气挽之。（《问斋医案》）

六脉沉细如丝，命门真火不足，火不生土，土不生金，水道无以通调，肿胀由兹而起。法当益火之源，以消阴翳。《金匮》肾气主之。（《问斋医案》）

喘、满、肿乃命门真火不足，不能生土，土不生金，脾、肺、肾交困。考之于古，验之于今，非《金匮》肾气，乌能奏效。（《问斋医案》）

谚有之，淡薄不堪生肿胀。念年常素，脾土久亏。脾具坤静之德，而有乾健之运，故能使心肺之阳降，肝肾之阴升，而成天地交通之泰。脾伤不能为胃行其津液，反成天地不交之否。《经》言五畜为益，宜食肥美以壮脾土。用药归脾、六君助坤顺，法乾健为宜。人参，云茯苓，冬白术，炙甘草，制半夏，陈橘皮，绵黄芪，当归身，酸枣仁，远志肉，广木香，生姜，大枣，龙眼肉。

接展来函，知服《金匮》肾气丸以来，肿胀虽消，余氛未靖。现交夏令温热，何妨有是症，则投是药，不见泉源之水乎。冬温而夏冷，外热而中寒，证本火亏，药当温补，况夏月伏阴在内，理必扶阳。居深堂大厦之中，不致伤暑。所欲更方，不过参入酸收之意，照原方加生脉散，待九秋木落，仍服《金匮》肾气丸可也。特此奉覆，谨返谦简。（《问斋医案》）

产后血化为水，肿胀，出于《金匮要略》，肾气汤主之。然桂无佳品，以鹿代之。大熟地，怀山药，山萸肉，云茯苓，粉丹皮，建泽泻，制附子，鹿茸。（《问斋医案》）

饮食男女，人之大欲存焉。太过则真阴不固，真阳失守。无根之火，逼血上涌，狂吐如倾，面色戴阳，气促非喘，四末微冷，小便澄清，脉来细涩如丝，阴盛格阳已著。速宜引火归原，否则有汗眩之变。大熟地，怀山药，山萸肉，建泽泻，云茯苓，粉丹皮，油多肉桂，制附子。（《问斋医案》）

便有阴阳二结，溲亦宜然。脉细，皮寒，食少，小便不通，为阴闭。宜《金匮》肾气加减主之。大熟地，粉丹皮，福泽泻，怀山药，山萸肉，云茯苓，制附子，油肉桂，车前子，白通草，琥珀。（《问斋医案》）

俞　震

洞泄为脾衰不能分渗，食减泻频，腹鸣作胀，土将败矣。此犹可补可温，惟阳痿声喑，肾藏已竭，法在不治，春令木升而水不能供，何药能效？《金匮》肾气丸。（《沈俞医案合钞》）

林珮琴

王。阴疟服劫药，疟止。面色晦黑，决其后必病胀，不信。予曰：劫痰暂效，邪原未净，一也；今卯月中旬木火司令，一逢辰土，湿痰内动，脾阳失运，必变中满，二也；毒品易犯食忌，三也；面黑无泽，肾水侮土，小便不利，四也。后果如言。视其目窠微肿如新卧起状，知其裹水。先用实脾利水之剂，再用《金匮》肾气丸料煎汤数十服，肿胀悉退。药乍止，时交未月，湿土已旺，渐胀，小溲不利，又服前丸两月痊愈。（《类证治裁》）

族某。躯长体壮，病肿胀。或用破气消滞之品，胀益剧，行立肠几裂出，脐突，缺盆平，法本不治。诊其脉细如丝，度必劳力伤精，脾肾两惫之证。询所由，自言长途辇重，池间出浴，酒后入房，忽觉溺涩，通是浊血，惊眩欲仆，食减腹膨，绷急欲死。遂用肾气丸料大剂煎服，减附子、丹、泽，熟地炒炭用，一剂腹有皱纹，再剂缺盆现，溺爽膈宽。又数服腹胀渐退，仍用加减肾气丸服。《经》言用力举重，若入房过度，汗出浴水，则伤肾，故与肾气方合。后不守禁忌，饱食山芋及未熟鸡蛋，胀复作。求治，予言前方必不验，卒如言。（《类证治裁》）

温存厚

署忠州刺史李蓉洲，因壁间取物转身，腰即疼痛，自以为闪折，即用七厘散外揉内服，愈见痛不可当。又延外科诊治，用通气和血之剂，以致身为磬折，偻不可伸，延余诊视。审其两尺浮空，乃肾命大亏之象，并非闪折而成，遂用《金匮》肾气汤，两剂而愈。（《温氏医案》）

高斗魁

杭人沈孟嘉妻。患吞酸膈痛屡年矣，肌肉枯削，几于绝粒。予诊之，六脉细数。此肝木乘脾土也。先投六君子汤加炮姜。十余剂觉吞酸减半。继用补中益气汤加半夏、炮姜。十余剂而吞酸尽去，膈痛亦除矣。次用归脾汤倍加木香、炮姜，吞八味丸而愈。

木曰曲直，曲直作酸，故凡酸症，悉属肝木，以酸为木气也。然此症在他人，则混入逍遥、左金，疏肝滋肾等症去矣。四明乃从六脉细数中，看出肝木乘脾，而用六君补中等剂，以培脾土，并加炮姜之辛，以制肝木之酸。复用归脾、八味，补火生土，以善其后。试问今人临证，谁则能如此之分明不爽耶？（《四明医案》）

雷　丰

江南陶某之室。寡居五载，腰如两截，带下淋漓，时值中秋，炎蒸如夏，或当风而纳凉，或因渴而饮冷，其阴邪乘虚而陷少阴，发为牝疟。脉来沉小之象，畏寒而不甚热，肌肤浮肿，面色萎黄，饮食减少而乏味，小水淡黄而欠舒，此阴虚邪陷之证，显而易见。丰用《金匮》肾气去萸肉、丹皮，加干姜、苍术，连服十余剂，诸恙全安。（《时病论》）

王泰林

张。木旺乘脾，腹胀如鼓，形瘦脉细，症属瘅胀。法当温通。淡干姜，茯苓，川朴，砂仁，怀山药，吴茱萸，陈皮，泽泻，大腹皮。《金匮》肾气丸五钱，开水送。

渊按：虚胀治法，川朴易党参则善。（《王旭高临证医案》）

戚云门

云草李乾一。胀久气日益衰，致胸腹脐下渐硬，食下便甚，虽云脾病善胀，要亦肝肾少司摄纳使然。医家专事辛燥，罔顾下元虚损，多其不知量也。《金匮》肾气丸。（《龙砂八家医案》）

郭敬三

族侄媳聂氏，年廿余，冬间生产后，病肿胀。某医以为脾虚不能制水，用六君子汤加姜、附、黄芪、泽泻、猪苓之类，服至次年四月间，头面手足俱肿，腹胀如鼓，口中上腭作冷，小便不利，腹胁作痛，喘气不止，面色灰白，凡衣衾棺木皆备齐矣，始延余诊视。两手脉沉细模糊，似有似无。细思病起产后，明明肝肾之虚，肝不疏泄，肾水不化，二脏失其所司，气机之升降几息，水道不利，故肿胀大作。病久延及奇经，肾脉乏阳上升，故上腭作冷。夫肝为刚脏，肾又恶燥，六君子加姜、附、泽泻久服，二脏之阴愈伤，故脉象模糊不显。现值阴阳水火将熄之时，偏于回阳固不可，偏于滋阴亦不可，于是用肾气丸料，加车前仁、牛膝服三剂，小便即利，肿胀消去一半。乃改汤丸，另拟秦归、桂枝、小茴、茯苓、枸杞、鹿茸、沙苑汤剂，温煦奇经，与丸互服。调理百日始愈。（《萧评郭敬三医案》）

阮怀清

陈。贵恙痰多气喘，手足颤动，左边头鸣，眼胞面部略浮，食减，小溲短少。诊脉右手短滑，左手寻之弦强，按之洪大，两尺虚弱，舌苔淡白，而底紫色。此系金不清肃，土不运化，水不涵木，总是三焦元阳久弱，各失其司，则水谷之精微蕴结而为痰，但症虽多端，不外乎因痰致病。盖痰壅于太空则气喘,横溢于经络则手足颤动,上蒙清窍则头鸣面浮,下阻气化则小便短少。若究其所治者,总以治肾为扼要。《经》言三焦者,发原于肾,结蒂于肺故耳。今仿《金匮》肾气丸法,壮水之主,以敛浮阳,益火之源,以消阴翳,俾其水火交泰,精神乃复,则诸症不治而自治矣。山萸肉三钱,湖丹皮二钱,怀牛膝三钱,紫瑶桂一分,原怀药三钱,白茯苓三钱,净车前钱半,紫沉香六分,大蒸地六钱,建泽泻二钱,淡附片钱半,灵磁石三钱。(《阮氏医案》)

江。朝食暮吐,非反胃而何?系肾火衰微,脾阳困乏,所谓母寒子亦寒也。古云:益火之源,以消阴翳。师其法以治之。大熟地三钱,山萸肉三钱,淡附片一钱半,黑炮姜一钱半,怀山药三钱,白茯苓三钱,紫瑶桂一钱,益智仁一钱半。(《阮氏医案》)

李。高年肝肾阴阳两虚,气化衰微,现因劳倦伤脾,虚气挟湿下注膀胱,以致水腑失职,小便频数短涩,便后酸痛,或有余滴。随症拟方,即希平复。大熟地六钱,建泽泻二钱,肥知母(盐水炒)二钱,油瑶桂八分,怀山药四钱,湖丹皮二钱,川黄柏(盐水炒)二钱,绿升麻四分,白茯苓三钱,山萸肉三钱,淡附片八分,软柴胡四分。(《阮氏医案》)

丁。老年命火衰微,气化不健,加之烦劳损气,以致小便短涩不通,仿《金匮》肾气丸法治之。大蒸地六钱,山萸肉三钱,白茯苓三钱,怀牛膝三钱,怀山药三钱,湖丹皮二钱,福石少二钱,净车前一钱半,淡附片八分,油瑶桂八分。(《阮氏医案》)

叶。《经》云:八脉丽于肝肾。兹因胎产受病,肝肾空虚,八脉有损。诊得脉象细弱,两尺空浮,可知血衰而气无所归。是故肾不纳气,脾不运气,肺不化气。病在三阴,所以浮肿起于下部,以及中上,复加喘嗽痰凝,则时刻难安矣。仿《金匮》肾气丸治法。大蒸地六钱,山萸肉二钱,湖丹皮二钱,净车前一钱半,怀山药三钱,白茯苓三钱,建泽泻二钱,怀牛膝三钱,紫瑶桂八分,淡附片八分。(《阮氏医案》)

【评析】 肾气丸一方,在《金匮要略》中有五见。《金匮要略·妇人杂病脉证并治第二十二》载:"问曰,妇人病,饮食如故,烦热不得卧而反倚息者,何也?师曰:此名转胞,不得溺也。以胞系了戾,故致此病,但利小便则愈,宜肾气丸主之。肾气丸方:干地黄八两,薯蓣四两,山茱萸四两,泽泻三两,茯苓三两,牡丹皮三两,桂枝、附子(炮)各一两。上八味,末之,炼蜜和丸梧子大。酒下十五丸,加至二十五丸,日再服。"《金匮要略·中风历节病脉证并治第五》云:"崔氏八味丸,治脚气上入,少腹不仁。"《金匮要略·血痹虚劳病脉证并治第六》云:"虚劳腰痛,少腹拘急,小便不利者,八味肾气丸主之。"《金匮要略·痰饮咳嗽病脉证并治第十二》曰:"夫短气有微饮,当从小便去之,苓桂术甘汤主之,肾气丸亦主之。"《金匮要略·消渴小便不利淋病脉证并治第十三》载:"男子消渴,小便反多,以饮一斗,小便一斗,肾气丸主之。"

肾气丸(汤)又称崔氏八味丸、八味丸及八味肾气丸。方中附子大辛大热,为温阳诸药之首;桂枝辛甘而温,为温通阳气之要药;两者相合,温肾助阳,共为君药。干地黄滋阴补肾,配山茱萸、山药补肝肾而益精血,共为臣药。泽泻、茯苓利水渗湿,配伍桂枝则温化痰饮;

丹皮辛苦寒,善入血分,合桂枝则行血分之滞。诸药合之,共奏温补肾阳、化气行水之功。

在上述古代名家医案中,运用肾气丸(汤)的医家有薛己、孙文垣、张介宾、汪机、金九渊、李中梓、郑重光、沈鲁珍、叶天士、尤怡、薛雪、张路玉、吴孚先、刘默生、张飞畴、萧万舆、冯楚瞻、施笠泽、蒋仲芳、陈念祖、齐秉慧、程文囿、何元长、陆士龙、蒋宝素、俞震、林珮琴、温存厚、高斗魁、雷丰、王泰林、戚云门、郭敬三、阮怀清30余位,涉及相关著作近30部,相关医案100余则,涉及中风、咳嗽、哮喘、惊悸、便秘、消渴、臌胀、呕血、反胃、痞满、吞酸、泄泻、腹痛、内伤发热、咳血、痰饮、头痛、癃闭、腰痛、尿浊、痿证、水肿、癥瘕、不寐、足跟痛、郁证、淋证、牙痛、虚劳、遗尿、便血、阳痿、产后水肿等50余种病症。

分析上述名家医案,有径用原方者,亦有辨证加减者,各具特色。蒋宝素治咳嗽、哮喘、惊悸等证属肾阳虚损者,常以肉桂易桂枝主之,或加人参、鹿茸等,以增温补肾阳之功;治肾虚便秘,加巴豆霜增强润肠通便之力;治肺脾肾皆亏之喘满肿俱见,则常以原方主之;治"阳气不足"之臌胀,常合附子理中汤培补脾肾之阳。陈念祖治命门火衰所致病症,常以原方加味治之,腰痛者加杜仲、川牛膝、枸杞子等补肝肾、强筋骨,尿浊者加菟丝子、车前子等清导之物以温养真元;治"下元亏损,水不养木"之头痛,去附子加川芎,旨在行气止痛;治"阳虚不化,寒结膀胱"之癃闭,原方主之;治肾阳不足,脾失温养之腹胀,去桂枝加沉香、椒目等温中理气。叶天士治肾元虚衰之腹胀、下消、癥瘕等,常以原方主之;治肾阳虚之浮肿,合五苓散,增利水消肿之功;治脾肾阳虚之痿证,合理中汤,意在补益脾肾;治疝气,加小茴香、胡芦巴祛寒温阳。薛雪治小产后失血过多,以原方治之。阮怀清治"肝肾阴阳两虚",虚气挟湿下注膀胱之淋证,加车前子、知母等,意在清热祛湿、利尿通淋。雷丰治阴邪入肾之牝疟,去山茱萸、丹皮,加干姜、苍术。金九渊治心肾不交之不寐,去泽泻、茯苓,加人参、五味子,增益气安神之效。薛己治脾肾虚寒之痞满、臌胀等,常以原方主之;治脾肾亏损之呕吐、吐酸,常合补中益气汤;治"肝肾血虚"之足跟痛,常合逍遥散主之。高斗魁治吐酸愈后,合归脾汤补火生土。齐秉慧治肾阳虚之反胃,原方肉桂易桂枝主之。尤怡治"阳衰气窒"之肿胀,以原方行阳化水。戚云门治肝肾失于摄纳,下元虚损之腹胀,以原方主之。李中梓治"肾脾俱弱"之腹胀,原方主之。程文囿治肾气虚之水肿,合补中益气汤主之。林珮琴治阴疟服劫药后之肿胀,先实脾利水,后用原方主之。郑重光治便血日久、气血双亏而见水肿,原方主之。余听鸿、汪机常用肾气丸进行病后调护。郭敬三治脾肾阴伤之产后水肿,丸汤加车前、牛膝治之。温存厚治"肾命大亏"之腰痛,原方主之。

从上述分析可知,肾气丸治疗疾病种类颇多,但治则总属培补肾气,以单方或合方治之,如证属脾肾两虚者,常合理中汤、补中益气汤等;小便不利且水肿者,则常合五苓散治之。此外,古代医家也常将肾气丸作为疾病愈后调护之用。

肾气丸现代应用广泛,现代医家常用该方治疗慢性肾炎、糖尿病、醛固酮增多症、神经衰弱、肾上腺皮质功能减退、甲状腺功能低下等病症。笔者在临床上亦常用此方加减治疗顽固性失眠、便秘、慢性腹泻、支气管哮喘、阿尔茨海默病、老年性夜尿频症等证属肾阳虚者,疗效较好。

蛇 床 子 散

薛 己

一妇。遍身瘙痒，秋冬则剧，脉浮数。此风邪客于皮肤而然也，名曰血风疮。饮以消风散，及搽蛇床子散，少可。更以四物汤加荆、防，数剂而愈。（《外科心法》）

江 瓘

一宠妾三十余。凡交感则觉阴中隐痛，甚则出血。按其脉，两尺沉迟而涩。用补血散寒之剂，不愈。因思药与病对，服而不效，恐未适至其所也。偶检《千金方》，用蛇床子散绵裹纳其中，二次遂愈。（《名医类案》）

【评析】　蛇床子散出自《金匮要略·妇人杂病脉证并治第二十二》："蛇床子散方，温阴中坐药。蛇床子仁。上一味，末之，以白粉少许，和令相得，如枣大，绵裹内之，自然温。"

蛇床子辛苦而温，归肾经，内服可温肾壮阳，外用可燥湿杀虫止痒，单用蛇床子与白粉少许，纳于阴中，则助阳暖宫，散寒除湿，直达病所。薛己治遍身瘙痒予以本方外擦；江瓘治阴中隐痛，虽药与病对，然药力难达病所，故服而无效，予以蛇床子散外治，直达病所，则效如桴鼓。从以上古代医家的运用可以看出，蛇床子散在整体辨证和局部辨证都属于寒湿凝滞的前提下，外用阴中疗效甚佳，这提示我们临证要思路开阔，不可墨守成规。

现代医家常运用本方内服治疗阳痿、白带过多、痛经、腰痛、湿疹、性欲低下等病症，外用治疗阴道炎、滴虫性阴道炎、滴虫性白带、湿疹、痤疮、银屑病、带状疱疹、外阴白斑、宫颈糜烂、手足癣等病症。

参 考 书 目

［1］江瓘.名医类案［M］.北京：人民卫生出版社，1957.

［2］李中梓.里中医案［M］//李中梓，李中立，李延罡.李中梓集·李中立集·李延罡集（浦东历代要籍选刊）.上海：复旦大学出版社，2020.

［3］叶天士.临证指南医案［M］.北京：华夏出版社，1995.

［4］尤在泾.静香楼医案［M］//柳宝诒评选.盛燕江校注.柳选四家医案.北京：中国中医药出版社，1997.

［5］薛雪.扫叶庄一瓢老人医案［M］.上海：上海古籍出版社，1996.

［6］魏之琇.续名医类案［M］.北京：人民卫生出版社，1957.

［7］鲁峰.鲁峰医案［M］.北京：学苑出版社，2014.

［8］缪遵义.缪氏医案［M］//曹炳章辑.中国医学大成.北京：中国中医药出版社，1997.

［9］吴瑭.吴鞠通医案［M］.北京：人民卫生出版社，1985.

［10］陈念祖.南雅堂医案［M］.上海：上海群学书社石印本，1920.

［11］方略.尚友堂医案［M］.上海：上海中医学院出版社，1993.

［12］蒋宝素.问斋医案［M］.上海：上海中医学院出版社，1993.

［13］沈又彭，俞震.沈俞医案合钞［M］.上海：上海科学技术出版社，2004.

［14］谢星焕.得心集医案［M］.北京：中国中医药出版社，2016.

［15］吴达.吴东旸医案［M］.清代光绪十一年乙酉（1885 年）刻本.

［16］钱艺.慎五堂治验录［M］.上海：上海科学技术出版社，2004.

［17］张士骧.雪雅堂医案［M］.绍兴医药学报社铅印本，1918.

［18］余听鸿.余听鸿医案［M］.上海：上海科学技术出版社，1963.

［19］袁桂生.丛桂草堂医案［M］//裘吉生辑.珍本医书集成.上海：上海科学技术出版社，1986.

［20］张聿青.张聿青医案［M］.北京：人民卫生出版社，2006.

［21］阮怀清.阮氏医案［M］.抄本，1921.

［22］也是山人.也是山人医案［M］.上海：上海科学技术出版社，2010.

［23］汪机.石山医案［M］.明代崇祯六年癸酉（1633 年）刻本.

［24］王式钰.东皋草堂医案［M］.北京：中国中医药出版社，2016.

［25］李用粹.旧德堂医案［M］.北京：中国中医药出版社，2015.

［26］罗定昌.医案类录［M］.清代光绪年间千顷堂石印本.

［27］张畹香.张畹香医案［M］.上海：大东书局，1936.

［28］曹存心.曹仁伯医案论［M］//裘庆元辑.三三医书.北京：中国中医药出版社，1998.

［29］齐秉慧.齐氏医案［M］.北京：中国中医药出版社，1997.

［30］李文荣.仿寓意草［M］//裘庆元辑.三三医书.北京：中国中医药出版社，1998.

［31］王士雄撰，周振鸿辑.回春录［M］.集古阁石印本，1918.

［32］金九渊.冰壑老人医案［M］.北京：中国中医药出版社，2016.

［33］郑重光.素圃医案［M］.北京：人民军医出版社，2012.

［34］叶天士撰，叶万青编.叶氏医案存真［M］.清代道光十六年丙申（1836年）叶氏家刻本.

［35］汪廷元.赤厓医案［M］.清代乾隆四十七年壬寅（1782年）刻本.

［36］温存厚.温氏医案［M］.北京：中国中医药出版社，2015.

［37］陈廷儒.诊余举隅录［M］.北京：中国中医药出版社，2015.

［38］郭敬三撰，萧尚之编.萧评郭敬三医案［M］.泸县嘉明镇正光石印局本，1944.

［39］费伯雄等.孟河费氏医案　余听鸿医案［M］.上海：上海科学技术出版社，2010.

［40］孙一奎.孙文垣医案［M］.北京：中国医药科技出版社，2019.

［41］黄述宁.黄澹翁医案［M］//裘吉生辑.珍本医书集成.上海：上海科学技术出版社，1986.

［42］傅松元，张士骧.医案摘奇　雪雅堂医案［M］.太原：山西科学技术出版社，2010.

［43］许恩普.许氏医案［M］.//裘庆元辑.三三医书.北京：中国中医药出版社，1998.

［44］黄宫绣.锦芳太史医案求真初编［M］.清代嘉庆四年己未（1799年）家刻本.

［45］林珮琴.类证治裁［M］.北京：人民卫生出版社，1988.

［46］王旭高.王旭高临证医案［M］.北京：人民卫生出版社，1987.

［47］薛己.薛氏医案选　外科发挥　外科枢要　疬疡机要　正体类要　口齿类要［M］.北京：人民卫生出版社，1983.

［48］薛己，钱临疏.薛案辨疏［M］//裘庆元辑.国医百家本，1921.

［49］陈自明编著，薛立斋注.校注妇人良方［M］.上海：科技卫生出版社，1958.

［50］叶天士.叶天士晚年方案真本［M］.北京：学苑出版社，2011.

［51］吴楚.吴氏医验录全集［M］.北京：中国中医药出版社，2019.

［52］赵海仙.寿石轩医案［M］.南京：江苏人民出版社，1965.

［53］姜成之.龙砂八家医案［M］.北京：中国医药科技出版社，2019.

［54］张仲华.爱庐医案［M］//柳宝诒评选，盛燕江校注.柳选四家医案.北京：中国中医药出版社，1997.

［55］邵兰生.邵氏医案［M］.//裘吉生辑.珍本医书集成.上海：上海科学技术出版社，1986.

［56］程文囿.程杏轩医案［M］.北京：中国医药科技出版社，2018.

［57］高鼓峰.四明心法　四明医案［M］.北京：人民卫生出版社，1991.

［58］叶天士.种福堂公选医案［M］.清代道光九年己丑(1829年)《续刻临证指南医案》本.

［59］徐镛.医学举要［M］.上海：大东书局，1936.

［60］心禅.一得集［M］//裘吉生辑.珍本医书集成.上海：上海科学技术出版社，1986.

［61］马俶.马氏医案并附祁案王案［M］.常熟抱芳阁，清代光绪十二年(1886年).

［62］沈祖复.医验随笔［M］//裘庆元辑.三三医书.北京：中国中医药出版社，1998.

［63］王士雄.随息居重订霍乱论［M］.北京：人民卫生出版社，1993.

［64］何书田.簳山草堂医案［M］.上海：上海中医学院出版社，1989.

［65］俞震.古今医案按［M］.上海：上海科学技术出版社，1959.

［66］薛铠.保婴撮要［M］.北京：中国中医药出版社，2016.

［67］倪士奇.两都医案［M］.北京：中国中医药出版社，2016.

［68］沈鲁珍.沈氏医案［M］.上海：上海科学技术出版社，2010.

［69］顾金寿.吴门治验录［M］.北京：学苑出版社，2012.

［70］王堉.醉花窗医案［M］.太原：山西科学技术出版社，1985.

［71］马培之.马培之医案［M］//裘庆元辑.三三医书.北京：中国中医药出版社，1998.

［72］柳宝诒.柳宝诒医案［M］.北京：人民卫生出版社，1965.

［73］沈青霞.青霞医案［M］//裘吉生辑.珍本医书集成.上海：上海科学技术出版社，1986.

［74］王士雄撰，张鸿辑.王氏医案续编［M］.集古阁石印本，1918.

［75］陆锦燧.重固三何医案［M］//何时希编著.何氏八百年医学.上海：学林出版社，1987.

［76］喻嘉言.寓意草［M］.上海：上海科学技术出版社，1959.

［77］陆养愚，陆肖愚，陆祖愚.陆氏三世医验［M］.北京：中国中医药出版社，2011.

［78］王廷俊，虞庠辑.寿芝医略［M］.北京：中国中医药出版社，2015.

［79］徐大椿.徐大椿洄溪医案(附医学源流论)［M］.北京：人民军医出版社，2011.

［80］王泰林.环溪草堂医案［M］//柳宝诒评选，盛燕江校注.柳选四家医案.北京：中国中医药出版社，1997.

［81］王士雄撰，徐然石编.王氏医案三编［M］.集古阁石印本，1918.

［82］邵兰荪.邵兰荪医案［M］//曹炳章辑.中国医学大成.北京：中国中医药出版社，1997.

［83］曹沧洲.曹沧洲医案［M］.上海：上海科学技术出版社，2005.

［84］易大艮.易氏医案［M］.清代光绪二十二年丙申(1896年)上海图书集成印书局本.

［85］缪希雍.先醒斋医学广笔记［M］.天津：天津科学技术出版社，2003.

［86］张介宾.类经［M］.北京：中国中医药出版社，1997.

［87］雷丰.时病论［M］.福州：福建科学技术出版社，2010.

［88］薛己.口齿类要［M］.北京：人民卫生出版社，2006.

［89］王孟英.王孟英医书全集　归砚录［M］.北京：中医古籍出版社，1987.

［90］叶天士.未刻本叶氏医案［M］.上海：上海科学技术出版社，2010.

［91］江泽之.江泽之医案［M］.上海：上海科学技术出版社，2004.

［92］沈菊人.沈菊人医案［M］.上海：上海科学技术出版社,2004.

［93］叶天士.眉寿堂方案选存［M］.上海：大东书局,1937.

［94］曹颖甫.经方实验录［M］.上海：上海科学技术出版社,1979.

［95］丁甘仁.丁甘仁医案［M］.上海：上海科学技术出版社,2001.

［96］王金杰.王仲奇医案［M］.上海：上海科学技术出版社,2004.

［97］卧云山人.剑慧草堂医案［M］.上海：上海科学技术出版社,2004.

［98］曹存心.继志堂医案［M］//柳宝诒评选.柳选四家医案.盛燕江校注.北京：中国中医药出版社,1997.

［99］陈秉钧.陈莲舫先生医案［M］.上海：上海科学技术出版社,2004.

［100］薛己.外科心法［M］.《薛氏医按二十四种》明刻本.

［101］姚龙光.崇实堂医案［M］//裘庆元辑.三三医书.北京：中国中医药出版社,1998.

［102］李时珍.本草纲目［M］.北京：人民卫生出版社,1982.

［103］胡慎柔.慎柔五书［M］.北京：中国中医药出版社,2011.

［104］杜子良.药园医案［M］.京华印书馆铅印本,1920.

方 剂 索 引

名 家 索 引